现代肺癌诊断与治疗
——临床实践与临床研究

Advanced Diagnosis and Treatment of Lung Cancer
Clinical Practice and Clinical Research

龙 浩　张 力／主编

SPM 南方出版传媒

广东科技出版社｜全国优秀出版社

·广州·

图书在版编目（CIP）数据

现代肺癌诊断与治疗：临床实践与临床研究/龙浩，张力主编. —广州：广东科技出版社，2020.7
ISBN 978-7-5359-7467-9

Ⅰ.①现…　Ⅱ.①龙…　②张…　Ⅲ.①肺癌—诊疗　Ⅳ.①R734.2

中国版本图书馆CIP数据核字（2020）第074982号

现代肺癌诊断与治疗——临床实践与临床研究

Advanced Diagnosis and Treatment of Lung Cancer Clinical Practice and Clinical Research

出 版 人：朱文清
责任编辑：李　旻
装帧设计：友间设计
责任校对：陈　静　冯思婧　谭　曦　李云柯
责任印制：彭海波
出版发行：广东科技出版社
　　　　　（广州市环市东路水荫路11号　邮政编码：510075）
销售热线：020-37592148 / 37607413
http://www.gdstp.com.cn
E-mail：gdkjzbb@gdstp.com.cn（编务室）
经　　销：广东新华发行集团股份有限公司
印　　刷：广州市彩源印刷有限公司
　　　　　（广州市黄埔区百合三路8号201栋　邮政编码：510700）
规　　格：889mm×1 194mm　1/16　印张42.5　字数1 000千
版　　次：2020年7月第1版
　　　　　2020年7月第1次印刷
定　　价：468.00元

如发现因印装质量问题影响阅读，请与广东科技出版社印制室联系调换（电话：020-37607272）。

本 书 承

广东省优秀科技专著出版基金会推荐并资助出版

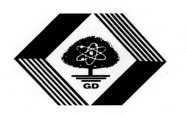

广东省优秀科技专著出版基金会

编委会名单

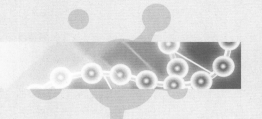

主　编　龙　浩　中山大学肿瘤防治中心　　　张　力　中山大学肿瘤防治中心

副主编　陈克能　北京大学肿瘤医院　　　　　刘　慧　中山大学肿瘤防治中心

　　　　　曹　烨　中山大学肿瘤防治中心　　　刘伦旭　四川大学华西医院

　　　　　司徒冬荣　中山大学肺癌研究所

编　委（按姓氏拼音排序）　　　　　　　车国卫　四川大学华西医院

　　　　　陈　椿　福建医科大学协和医院　　　陈丽昆　中山大学肿瘤防治中心

　　　　　陈　雯　中山大学　　　　　　　　　揣少坤　广州燃石医学检验所有限公司

　　　　　樊　卫　中山大学肿瘤防治中心　　　方文峰　中山大学肿瘤防治中心

　　　　　黄金华　中山大学肿瘤防治中心　　　黄　岩　中山大学肿瘤防治中心

　　　　　赖仁纯　中山大学肿瘤防治中心　　　李子平　中山大学附属第一医院

　　　　　林素暇　中山大学肿瘤防治中心　　　林耀彬　中山大学肿瘤防治中心

　　　　　林勇斌　中山大学肿瘤防治中心　　　刘帝涵　中山大学肿瘤防治中心

　　　　　刘万里　中山大学肿瘤防治中心　　　罗孔嘉　中山大学肿瘤防治中心

　　　　　马宇翔　中山大学肿瘤防治中心　　　邵建永　中山大学肿瘤防治中心

　　　　　苏晓东　中山大学肿瘤防治中心　　　王　洁　中国医学科学院肿瘤医院

　　　　　王思愚　中山大学肿瘤防治中心　　　夏建川　中山大学肿瘤防治中心

　　　　　杨　寒　中山大学肿瘤防治中心　　　杨云鹏　中山大学肿瘤防治中心

　　　　　郑　列　中山大学肿瘤防治中心　　　郑　燕　河南省肿瘤医院

　　　　　周宁宁　中山大学肿瘤防治中心　　　周文杰　中山大学肿瘤防治中心

　　　　　周燕斌　中山大学附属第一医院　　　朱孝峰　中山大学肿瘤防治中心

主 编 简 介

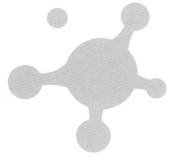

龙浩，教授、主任医师、博士研究生导师。1984 年毕业于中山医科大学医学系，曾先后赴澳大利亚墨尔本大学附属 Austin 医院、香港中文大学威尔斯亲王医院、加拿大多伦多总医院进修，专攻微创胸外科、肺移植等技术。现任中山大学肺癌研究所所长、中山大学肿瘤防治中心胸科副主任、肺癌外科首席专家。

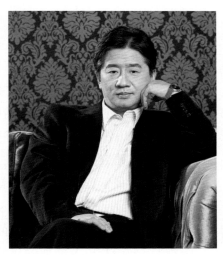

主要从事胸部肿瘤的外科治疗及综合治疗，在肺癌的临床及基础研究有较深造诣，主持开展了胸部微创外科技术的临床研究及系统探索。在国内肿瘤专科医院系统中率先开展微创胸部肿瘤外科技术，建立了规范化的胸腔镜胸部肿瘤手术模式，同时不断扩展其余胸部肿瘤微创外科创新性新技术，新术式"经胸肋三角手辅助双肺转移瘤切除术（HATS）"和"胸腔镜下（VATS）乳腺癌内乳淋巴结清扫术"已在国际重要杂志上发表并得到认可。在肺外科扩大手术领域，先后开展了扩大肺－心房联合切除、上腔静脉袖状切除与重建、支气管和肺动脉双袖切除、超长段气管肿物切除、胸壁巨大肿物切除与胸壁重建（包括假体置入与皮瓣移植等创新方式）、肺移植等尖端复杂手术。

主持或参与了国家科技支撑计划、国家级 863 计划、卫生部、广东省及中山大学等多项肺癌研究课题。参与中山大学肿瘤医院肺癌、乳腺癌诊治规范的制订及修订。近十年在国际著名肿瘤学杂志发表 SCI 论文 80 余篇。

社会兼职：

吴阶平基金会模拟医学部胸外科专业委员会（主任委员）

中国医师协会胸科医师分会肺癌专家委员会（委员）

Thoracic Cancer 医学杂志（常务编委）

《中国肺癌杂志》（常务编委）

主 编 简 介

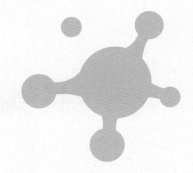

张力，教授、主任医师、博士研究生导师。1986年毕业于中山医科大学临床医学系，曾先后赴法国巴黎Institut Gustave Roussy 肿瘤中心、美国 Fox Chase 肿瘤中心、美国 M.D.Anderson 肿瘤中心进修。现任中山大学肺癌研究所副所长、中山大学肿瘤防治中心内科主任、肺癌内科首席专家。历任中山大学附属肿瘤医院国家新药（抗肿瘤药物）临床研究（GCP）中心主任、I 期病房主任，国家药品食品监督管理局 (SFDA) 药物评审咨询专家、澳门镜湖医院放射治疗中心顾问医生。

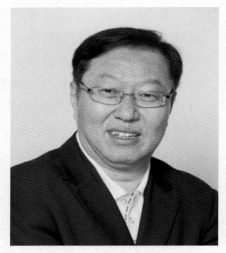

在肺癌和鼻咽癌等实体瘤的化学治疗、靶向治疗、多学科综合治疗以及晚期癌症的姑息治疗等领域有较高造诣。对开展临床研究具有丰富的经验，主持（PI）国际多中心临床研究 1 项、国家级多中心临床研究 10 多项，参与 30 多项国际多中心临床研究，担任多个国际多中心研究的独立数据管理委员会（IDMC）成员和专家委员会（SC）成员。受国家药品食品监督管理局（SFDA）委托负责起草《抗肿瘤药物临床研究技术指导原则》（2006 年，第二版）。

近年来分别承担和参与多项国家级科技攻关的科研基金（包括九五、十一五、1035 计划项目、863 项目、973 项目、新药创制国家重大专项）、广东省自然科学基金、广东省重点科技攻关基金、广东省医学科研基金、广州市科技局基金等研究。在国际著名肿瘤学杂志如 Lancet、Lancet Oncology、JCO、Annals of Oncology、Cancer、EJC、JTO、Lung Cancer、Support Care Cancer 等发表 SCI 论著 200 余篇，在国内核心期刊发表论文 90 余篇。主编及参与编写肿瘤专业的专著 9 本。

社会兼职：
中国抗癌协会肿瘤康复与姑息治疗专业委员会（候任主任委员）
中国抗癌协会临床试验专业委员会（副主任委员）
中国临床肿瘤学会（CSCO）（常务理事）
CSCO- 免疫治疗专家委员会（候任主任委员）
广东省抗癌协会肿瘤化疗专业委员会（主任委员）
广东省抗癌协会肺癌专业委员会（副主任委员）
广东省医学领军人才、"特支计划"杰出人才（南粤百杰）

序言一

在我国，肺癌无论是发病率还是死亡率均高居各大恶性肿瘤首位，是最常见的恶性肿瘤，也是研究最多并最受关注的恶性肿瘤之一。近年来，随着临床、基础研究的深入，肺癌领域的研究也得到了长足的发展与进步。因此，国内外肺癌相关的专著日渐增多，这些专著从不同的角度系统地阐述了肺癌的基本理论和诊疗技术的发展，对专科医师的培养起到十分重要的作用。然而，临床研究作为现代肺癌诊疗的热点，以之为主线的专著很少，而临床研究也是现代肺癌专科医师成长不可或缺的技能。

《现代肺癌诊断与治疗——临床实践与临床研究》由我国肺癌领域著名专家龙浩教授和张力教授联合组织了国内 40 多位知名专家精心撰写，参编者包括肺癌基础研究学者、流行病学专家、病理专家、内镜专家、影像学专家、胸外科专家、放疗专家和内科专家等。该书以肺癌诊疗临床实践中最关切的问题为立足点，以现代临床研究的形式，呈现当前肺癌临床诊疗相关的精准医学基础理论及其临床研究方法与统计学原则，内容丰富、形式新颖。本书紧紧围绕四大篇章：基础篇、诊断篇、治疗篇、临床研究方法篇，从不同领域分别针对肺癌的生物学本质、临床诊断与评估、综合治疗实践、临床研究探索展开深入叙述，紧密结合国内外最前沿的肺癌研究现状，全方位地为读者解读现代肺癌的诊断与治疗。

本书在参考了目前国内外先进临床经验和基础研究成就的基础上，凝聚了肺癌研究领域最新、最前沿的研究成果。全书共 47 章，分为 4 大部分。各章节除了介绍编者各自丰富的临床经验外，还详细介绍了肺癌基础与临床研究的新知识、新进展和新观点，提出了肺癌临床急需解决的问题的未来研究方向与方法，具有广泛的临床应用价值，可以科学、有效地指导临床工作者的日常临床诊疗实践和未来临床研究探索。

总之，该书实用性强，内容丰富，观点新颖，适用范围广泛，填补了我国肺癌综合性诊治参考书籍的空白。精读该书之后，本人认为其对医疗同行（尤其是肺癌专科医师）有一定的启迪作用，甚至对患者和家属也有很大的帮助，具有实用性、科学性和先进性。希望该书的出版对我国肺癌的预防、诊断治疗及教学科研等有所贡献，推动肺癌的规范化诊治和现代肺癌临床研究的发展。

中山大学肿瘤防治中心　胸科

2019 年 12 月于广州

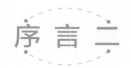

序 言 二

　　龙浩教授、张力教授主编的《现代肺癌诊断与治疗——临床实践与临床研究》一书即将出版，他们盛情邀我为之作序。我阅读该书后，觉得颇有新意，很愿意为本书浅谈几句，聊以为序。

　　肺癌是我国恶性肿瘤谱中的主要肿瘤之一，其发病率和致死率高居各大恶性肿瘤前列，严重威胁人类健康安全，故肺癌的诊治与研究是全球恶性肿瘤防治领域的重中之重。

　　这本书以肺癌临床实践为基点，整合了肺癌领域的研究进展。全书共分为四个篇章：基础篇、诊断篇、治疗篇、临床研究方法篇，从肺癌的基础研究、诊疗进展及临床研究探索等不同层面展开叙述，紧紧围绕肺癌临床研究这一主线，结合肺癌领域最前沿的经验和数据，全方位地为读者呈现了当下全球范围内肺癌研究的新进展、新知识和新技术。

　　显而易见，本书汇集了多学科的资源，反映了肺癌多学科治疗的现状。读者可以从肺癌基础研究学者、影像科医生、肿瘤内科医生、放疗科医生、外科医生等不同视角，品读现代肺癌的诊断与治疗进展。从不同专家的角度，了解肺癌诊疗方式的多样性，对认识并理解肺癌是非常重要的。而且，本书不仅汇集了各专家教授的独家经验，更整合了各相关专题最近、最新科学研究报道。其展示的不是陈旧的观点，数据也并非源自传统教科书。既可服务于初学者，也特别适合希望开展相关临床研究的临床医生和科学家。

　　此外，与国内外其他肺癌相关的专著不同，该书以肺癌临床研究为主线，以现代临床研究的形式，呈现当前肺癌临床诊疗进展及临床研究方法与统计学原则，内容丰富、形式新颖。书中提出了肺癌临床实践中急需解决的问题的未来研究方向与方法，而这些关于肺癌的突出问题、未解之谜以及争议是肺癌界学者终其一生的追求。本书可以为肺癌研究人员和临床医生提供大量实用性文章，希望对大家有所裨益。

中山大学肿瘤防治中心　胸科

2019 年 12 月于广州

前 言

近半个世纪以来，肺癌一直是威胁人类生存的最主要恶性肿瘤，其发病率与死亡率几乎均居于首位。相关的基础、诊断与治疗研究一直是肿瘤学的热点问题。

非小细胞肺癌的治疗曾经历了超过 30 年的瓶颈期，总 5 年生存率一直徘徊在 15% 左右。晚期患者由于治疗手段的局限，放疗、化疗疗效有限，且副作用较大，即便是第三代化疗药物的出现（及后续改良剂型的药物）结合铂类药物，亦未能有显著突破。传统的外科手术，尽管做了非常多的努力与探索，同样未能根本改变其预后。

小细胞肺癌的治疗停滞不前，以放疗、化疗为主，方案依旧，疗效如故。

直到新世纪到来，基础研究飞速发展，一系列技术革命被推到临床。观念全面更新，使人们对肿瘤的认知直接进入分子层面。精准治疗时代来临，靶向治疗与免疫治疗的临床应用使患者生存率大幅提升，生活质量明显提高。晚期肺癌成为慢性疾病已经逐步成为可能，甚至部分患者得到临床治愈亦并非遥不可及。

诊断技术及相关设备的提高，使早期肺癌的诊断率大幅度提高。微创理念的推广，一系列新观念、新术式的应用，如亚肺叶切除，肺叶特异性淋巴清扫，放射治疗新设备、新技术的应用，特别是基于人工智能的靶区勾画、精确放疗等，所有的这些临床进展都是在广泛的系列临床实践与研究中取得的。

然而，在这些进展的背后究竟发生了什么？还有哪些盲区与缺陷？今后的努力需要朝向哪个方向？对这些问题的探究，就是编写本书的初衷。

临床研究促进了学科的快速发展，然而，对于研究的选题、设计、施行、评估、总结等也是目前国内相当多的研究型医院，以及希望开展临床研究的高阶医生所面对的问题。

为此，中山大学肺癌研究所、中山大学肿瘤医院临床研究中心邀请国内相关领域的顶级专家就目前肺癌临床实践中的热点问题的现状及今后研究的方向做了全面的分析与总结，同时也全面系统地介绍了相关临床研究方法。

本书将有助于从事肺癌基础与临床领域第一线的专家掌握学科进展，在作为临床工作的指导性书籍的同时，也为开展进一步临床研究指明了方向。

为保持本书的先进性与指导性，编写过程中作者反复修订与更新，有些章节由于内容进展太快而不惜推翻重写。在此，致谢三年来为本书编写孜孜付出的各位专家学者！

中山大学肺癌研究所所长，
中山大学肿瘤医院肺癌外科首席专家：龙浩

中山大学肺癌研究所副所长，
中山大学肿瘤医院肺癌内科首席专家：张力

目录
CONTENTS

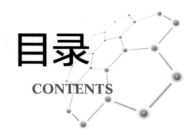

第一篇
基 础 篇
BASIC RESEARCH

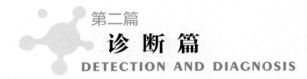

第二篇
诊 断 篇
DETECTION AND DIAGNOSIS

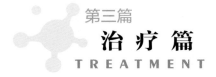

第三篇
治 疗 篇
TREATMENT

第四篇

临床研究方法篇

CLINICAL RESEARCH AND METHODS

第一篇

BASIC RESEARCH
基础篇

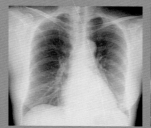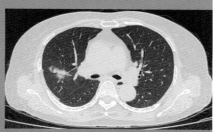

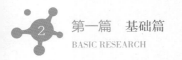

第一章

肺癌相关信号转导与信号转导抑制剂

第一节　肺癌相关信号转导

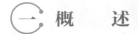

一、概　述

（一）信号转导相关概念

1. 细胞信号转导的定义　细胞信号转导通路是指细胞通过细胞表面受体（或胞内核受体）接受外界信号，通过系统级联传递机制，将胞外信号转导为胞内信号，最终引起细胞生理反应或诱导特定基因的表达，引起细胞的应答反应，这种特定的反应系统称为细胞信号通路（cellular signal transduction pathway）。

基因变异、感染及其他因素可以导致信号转导过程异常，例如，信号转导分子的基因突变或表达调控失常等，导致细胞对外界信号反应的失控，有的信号转导的分子的活性会受到抑制，有的则持续处于活化状态失去关闭功能，从而使细胞失去对环境的适应及应变能力，产生疾病。许多疾病的发生和发展与细胞信号转导异常都有直接或间接的关系。

2. 细胞信号的物质基础　第一信使是指生物体内结合并激活受体的细胞外配体，包括激素、神经递质、细胞因子、淋巴因子、生长因子和化学诱导剂等物质，通常统称为第一信使（the first messenger），也可称为细胞外因子。

受体是细胞表面或亚细胞组分结构各异的一类生物大分子，可以特异性地识别，并与有生物活性的化学信号物质（配体）结合，从而激活或启动一系列生物化学反应，最后导致该信号物质特定的生物效应。受体主要有两方面的功能：一是识别特异的信号物质—配体，与之结合；二是把识别和接收的信号准确无误地放大并传递到细胞内，启动一系列胞内信号级联反应，最后导致特定的细胞的生物学效应。根据受体在细胞结构中的位置，可分为细胞表面受体和胞内受体两种。

第二信使（the second messenger）是相对细胞外的第一信使而言，一般指一些受体与配体结合被激活后，导致细胞内浓度短暂升高（或降低）的一类小分子物质，它们包括 cAMP、cGMP、DAG、IP3、Ca^{2+}、NO 气体等。第二信使胞内浓度的升高导致酶蛋白或非酶类蛋白活性的改变，继而调节葡萄糖的摄取和利用、脂质的贮存和动员、细胞产物的分泌等生理现象，还能通过对特定基因转录活性的调节，参与细胞增殖、分化、凋亡的调控，从而发挥广泛的生物学效应。

（二）肺癌的组织学分类

肺癌根据分化程度和在显微镜下的形态特征分为两大类：非小细胞肺癌（non-small cell lung cancer，NSCLC）和小细胞肺癌（small cell lung cancer，SCLC）

1. 非小细胞肺癌　非小细胞肺癌（NSCLC）约占肺癌的4/5，其生长及扩散均相对缓慢，又可细分为以下几种。

（1）肺腺癌　临床上最常见的类型，常发生于较小支气管上皮，以周围型肺癌居多，约65%为周围型肺癌。最常见于女性、不吸烟者和既往吸烟者。易转移至肝、脑和骨，也易转移至胸膜而引起胸腔积液。

（2）肺鳞癌　发生率仅次于腺癌，多发生于大支气管上，80%~85%为中央型肺癌，多见于老年男性，与吸烟关系非常密切。鳞癌的生长缓慢，转移晚，约1/4的患者有手术机会。

（3）腺鳞癌　较少见，占肺癌总数的10%左右，该型肺癌发生于支气管上皮具有多种分化潜能的干细胞，所以组织中有腺癌和鳞癌两种成分。

（4）大细胞癌　又称大细胞未分化癌，占肺癌总数的15%~20%。50%发生于大支气管，肿块常较大，镜下呈实性团块或片状或弥漫分布。恶性程度高，生长迅速，转移早，仅有很少一部分患者有手术机会。部分大细胞癌呈神经内分泌分化，故又称大细胞神经内分泌癌。

（5）其他　肉瘤样癌、类癌、涎腺型癌等。

2. 小细胞肺癌　小细胞肺癌又称小细胞神经内分泌癌、燕麦细胞癌，占10%~20%，多为中央型，常发生于大支气管，向肺实质浸润生长，多为中、老年患者，男性多见（80%），多有吸烟史；恶性程度最高，癌细胞生长快，浸润力强，极易转移，患者预期生存较差，对化疗和放疗敏感，常伴有内分泌异常综合征。小细胞肺癌又可大致分为燕麦细胞型、中间型和混合型。

二、肺癌的多条信号通路

尽管我们目前对肺癌有一定的了解，但肺癌发生的精确分子机制尚未完全确定。肺癌的发病机制复杂，是多因素、多基因、多阶段共同参与的结果，其中细胞信号转导途径对其发生、发展起着至关重要的作用。目前针对肺癌的治疗方法主要包括手术、放疗、化疗等。因此，进一步研究肺癌的发生、发展以及转移的分子机制，寻找针对肺癌的靶向治疗手段是非常必要的。随着肺癌研究的不断进展，许多与肺癌发生、发展密切相关的信号通路被发现。肺癌存在基因异质性，几乎所有的单一信号通路阻滞的治疗手段最终都出现了耐药。基础研究也证明，细胞组成成分的多样性及基因表达的不同均导致了肺癌的异质性，而多条信号通路的阻滞则可能成为实体肿瘤靶向治疗的新选择。

多种信号通路在肺癌细胞中异常活化，目前研究较为清楚的为肺腺癌和肺鳞癌（图1-1）。在肺腺癌中一些信号通路的组成成分已经被证实，主要是癌基因突变，即所谓的驱动突变，包括表皮生长因子受体（EGFR）、Kirsten大鼠肉瘤病毒癌基因同源GTP酶（KRAS）、RAF家族、B-RAF（BRAF）和棘皮动物微管相关蛋白样4与间变性淋巴瘤受体酪氨酸激酶融合癌基因（EML4-ALK）。此外，HER2（ERBB2）、MET、ROS1、神经调节蛋白1（NRG1）、神经营养酪氨酸激酶受体1（NTRK1）和RET也在肺腺癌扩增。在肺鳞癌中，常见的突变有盘状结构域的受体2（DDR2）、成纤维细胞生长因子受体1（FGFR1）、FGFR2和FGFR3以及磷脂酰肌醇3-激酶（PI3K）途径中的基因。这些基因突变和基因扩增诱导细胞增殖相关的信号通路的激活，例如RAS-细胞外信号调节激酶（ERK）途径和信号转导与转录激活因子（STAT3）途径。目前针

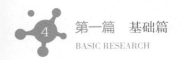

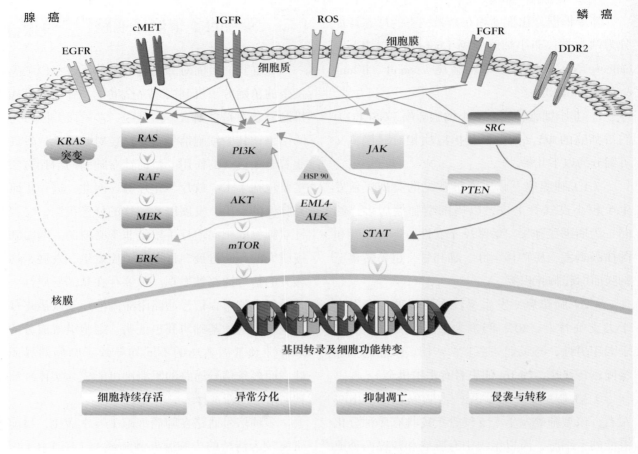

图 1-1　肺腺癌和肺鳞癌信号转导通路

引自：Janku F，Garridolaguna I，Petruzelka L B，et al. Novel therapeutic targets in non-small cell lung cancer[J]. Journal of Thoracic Oncology Official Publication of the International Association for the Study of Lung Cancer, 2011，6（9）：1601-1612.

对携带 *EGFR* 突变或 *ALK* 基因重排的非小细胞肺癌已有靶向治疗药物酪氨酸激酶抑制剂（TKI）。然而，由于肿瘤的复发耐药，这些 TKI 在改善患者的总生存期上的疗效有限。此外，SCLC、肺鳞癌和大细胞癌目前尚无有效的靶向药物，肺癌 5 年生存率仅为 16%。

（一）受体酪氨酸激酶信号转导途径

目前认为人类基因组中 1% 的基因编码蛋白激酶，大约有 90 多个酪氨酸激酶。蛋白激酶是一个大家族，按其靶氨基酸的特异性分为：酪氨酸激酶和丝氨酸 / 苏氨酸激酶。酪氨酸激酶按其结构分为：受体酪氨酸激酶和非受体酪氨酸激酶。酪氨酸激酶受体的分类主要是根据其细胞外区域的结构不同将其进行聚类。目前研究比较多、比较清楚的是表皮生长因子受体家族、纤维生长因子受体、血管内皮生长因子受体和血小板衍生性生长因子受体。

1. 酪氨酸激酶受体的基本结构　酪氨酸激酶受体由 4 个主要部分组成。位于细胞外侧的是它的识别配体并与配体相结合的部位，由此接受外部的信息；与之相连的是一段跨膜结构，其氨基酸在脂双层中成螺旋状态；位于细胞内的是酪氨酸激酶的催化部位，它催化各种底物蛋白磷酸化，从而将细胞外的信息转导到细胞内部。最靠近羧基末端的肽链尾部含有 1 个或几个调节部位，这些部位能发生自身磷酸化，而且不同受体之间的差异很明显。

2. 酪氨酸激酶受体的种类 表皮生长因子受体（human epidermal growth factor receptor，HER）属于酪氨酸激酶受体超家族，是细胞生长、分化和存活的重要调节因子。HER 又称 erbB 受体，此类受体本身是一种具有跨膜结构的蛋白，其胞外区域能与配体结合，含有两个半胱氨酸富集区，以及连续的胞内激酶区域。HER 家族（erbB）：erbB1（EGFR，HER1）、erbB2（neu，HER2）、erbB3（HER3）及 erbB4（HER4）。

有研究表明 EGFR 突变具有致癌性：L858R 和 G719S 的替代突变、外显子 19 的缺失突变和外显子 20 的插入突变可引起配体依赖性细胞转化。编码 TK 区的外显子 21 中的 L858R 活化突变是最常见的 NSCLC 突变。EGFR 活化与肿瘤细胞增殖和侵袭的增多及凋亡和化疗耐受相关。EGFR 的过表达亦见于大多数实体瘤中，包括 NSCLC。这是重度吸烟者支气管上皮所见的早期异常之一，且几乎见于所有鳞癌及 ≥ 65% 的大细胞癌和腺癌中。

PDGFR 家族：血小板衍生性生长因子受体（platele-derived growth factor receptor，PDGFR）家族主要由 PDGFR、CSF1R、KIT、FLK2 组成。PDGFR 信号转导先是自身磷酸化，建立与含有 SH2 结构域的蛋白结合位点，包括 PI3K、GTP 酶激活蛋白、磷脂酸 Cγ、Src、Grb2 和 Nck 等。这些因子相互作用影响细胞内信号的激活，如介导钙和磷脂代谢、基因表达、细胞形态的改变以及细胞增殖。

FGFR 家族：成纤维生长因子受体（fibroblast growth factor receptor，FGFR）家族由 4 个成员组成，它们的氨基酸序列高度保守。它们调节多种细胞过程，包括细胞生长、分化、迁移和生存，在一些病理过程中如血管生成、伤口愈合和肿瘤中起重要的作用。

血管内皮生长因子受体（vascular endothelial growth factor receptor，VEGFR）基因是从人内皮细胞 cDNA 文库中克隆出来的。血管内皮生长因子与其受体结合，激活受体酪氨酸激酶，使其产生磷酸化，激活下游的 RAS/MAPK、STAT3、PI3K/AKT 等信号转导途径，促进血管内皮细胞增殖及其迁移。

胰岛素受体（insulin receptor，IR）是一个由 2 个 α 和 2 个 β 亚单位组成的四聚体。α 和 β 亚单位是由单个基因所编码的，通过二硫键连接。在结构基因中或表达过程中突变可以导致胰岛素耐受。

MET 是肝细胞生长因子（hepatocyte growth factor，HGF）的受体。它是由胞外的 α 亚基和跨膜的 β 亚基构成的异源二聚体，两个亚基经二硫键在胞外结合。MET 可以激活 RASMAPK、PI3K/AKT、STAT3、IKK/NFκB 等信号转导途径，从而促进肿瘤细胞的增殖、抗凋亡、转移等。靶向 MET 的抑制剂也是目前抗肿瘤药物的研究热点。

ALK 间变大细胞淋巴瘤（anaplastic large cell lymphoma，ALCL）染色体 2、5 易位 t（2；5）（p23：q35）形成融合蛋白 NPM-ALK，NPM（nucleophosmin）为 N 末端的蛋白，ALK（anaplastic lymphoma kinase）属于受体酪氨酸蛋白激酶。ALK 具有受体酪氨酸蛋白激酶的典型结构，即胞外的配体结合区、跨膜区、胞内酪氨酸蛋白激酶区。在肺癌中，常可见 EML4-ALK 融合基因，其 ALK 部分均包括开始于第 20 外显子的编码细胞内酪氨酸激酶结构域的基因片段，EML4 部分则包括长短不一的编码蛋白 N 端部分的基因片段。这些融合基因均有生物学功能，其表达产物为一种嵌合酪氨酸激酶。ALK 通过形成融合蛋白与其配体 PTN（pleiotrophin）、MK（midkine）结合，激活下游 JAK/STAT、RAS/MAPK、PI3K 和 PLCγ 通路，PTN 与 RPTPβ/ζ 结合抑制下游通路。目前，针对 ALK 的抑制剂是研究的热点。

盘状结构域受体 2（discoidin domain receptor

2，DDR2）是一种受体酪氨酸激酶，其配体是细胞外基质中最为丰富的胶原。参与了细胞与细胞外基质间的信息交流，在脂肪代谢、上皮细胞的极性维持、细胞分化和存活等方面具有重要的功能。最新研究发现 DDR2 在肺鳞癌患者中存在突变，以 DDR2 为靶点的小分子抑制剂研究目前处于临床前期，但有报道 DDR2 突变对小分子酪氨酸激酶抑制剂达沙替尼敏感，DDR2 可能成为潜在靶向治疗的驱动基因。

其他酪氨酸激酶受体：TrK 受体、Tie 受体、Eph 受体等。

3. 受体酪氨酸激酶活性调控　酪氨酸激酶受体与配体的结合是其发挥功能的第一步。各种生长因子受体未与配体结合时，细胞内酶处于无活性状态，而一旦与配体结合，受体构象发生改变，多聚体形成等从而使胞内的酶激活。如果受体突变失去胞外识别部位，胞内的酶活性则持续处于较高的水平，而识别部位关键的点突变亦可能导致酶活性持续升高，这些变化往往导致细胞异常以及癌的发生。

受体与配体结合后，形成二聚体，二聚体的形成过程对受体激活有重大意义。HER2/neu 单聚体没有活性，必须形成二聚体才能成为活性形式。EGF 对 EGFR/HER2 异二聚体比 EGFR 同源二聚体具有更高的结合系数。异二聚体比同源二聚体更具有生长促进作用。HER2/neu 受体还能下调黏附分子 E-cadherin 和整合素 α2 亚单位，促进细胞的侵袭；另外，HER2/neu 受体能促进血管生成中起重要作用的 VEGF 的产生。

激活的受体向细胞内部传递信息有两种方式：一是蛋白磷酸化；二是蛋白质 – 蛋白质之间的相互作用。首先是受体发生酪氨酸磷酸化，酪氨酸磷酸化后与接头蛋白如 Grb2 的 SH2、SH3 结构域（Src 同源结构域 2、3）结合。配体触发的异二聚复合物形成激活下游信号分子。RAS/MAPK 信号途径是 EGF 样的配体激活的主要信号途径。MAPK 激活的动力学对于细胞的增殖分化是很关键的。HER2/neu 异二聚体激活的另外一个途径是 MAPK 非依赖的 $P70/P85^{S6K}$ 途径，此途径与 PI3K 偶联。

4. 酪氨酸激酶受体与肿瘤的形成　许多肿瘤中 EGFR 表达增强，包括非小细胞肺癌、结直肠癌、头颈癌、乳腺癌等。EGFR 的表达或功能的改变可增强配体产生，增加受体基因转录或扩增，或受体突变导致其酪氨酸激酶持续激活。EGFR 的突变有 3 种，EGFR Ⅵ、EGFR Ⅶ、EGFR Ⅷ，最常见的变异是 EGFR Ⅷ，仅表达在恶性细胞，可见于许多肿瘤，包括非小细胞肺癌、乳腺癌等。

HER2 过表达见于上皮肿瘤，包括乳腺癌、非小细胞肺癌。HER2 的基因扩增与其侵袭性相关。HER2/neu 过表达与肿瘤的化疗耐药相关。然而，单独的 HER2 高表达并不是主要的耐药决定因子，而 EGFR 或 HER3 与 HER3 复合表达显著增加耐药。EGFR 的表达在许多实体瘤的发生、发展中起重要作用，EFGR 的表达与肿瘤浸润增强和化疗耐药相关，降低肿瘤患者的生存率。阻断 EGFR 信号途径能增强该类肿瘤对化疗的敏感性。EGFR 通路的过度活化可引起各种人类恶性肿瘤的发生和进展。有研究表明 EGFR 突变具有致癌性：L858R 和 G719S 的替代突变、外显子 19 的缺失突变和外显子 20 的插入突变可引起配体依赖性细胞转化。编码 TK 区的外显子 21 中的 L858R 活化突变是最常见的 NSCLC 突变。EGFR 活化与肿瘤细胞增殖和侵袭的增多及凋亡和化疗耐受相关。EGFR 的过表达亦见于大多数实体瘤中，包括 NSCLC。这是重度吸烟者支气管上皮所见的早期异常之一，且几乎见于所有鳞癌及 ≥ 65% 的大细胞癌和腺癌中。

尽管较 EGFR 过表达少见，但 HER2 过表达亦见于 NSCLC 中，而且相比其他 NSCLC 类型（如鳞癌或大细胞癌），HER2 在腺癌中更为多见。

在 NSCLC 患者中，EGFR 和 HER2 的共过表达与临床预后不良相关。

血管生成有助于肿瘤生长、浸润和转移扩散。生长因子促进肿瘤血管生成包括 VEGFR 表达的增加，肿瘤细胞生长因子旁分泌，肿瘤相关内皮细胞血管生长因子自分泌等。VEFG 是最重要的血管生成生长因子，许多肿瘤表达 VEGF。VEGF 与其受体 VEGFR 相互作用，促进血管内皮细胞增殖，增加血管通透性，促进蛋白渗出。

（二）PI3K-AKT-mTOR 信号转导途径

PI3K-AKT-mTOR 信号转导通路是哺乳动物肿瘤细胞增殖以及免疫中的重要信号通路，此信号通路对于调节细胞的生长、增殖、自噬以及调亡有着重要的作用。

1. PI3K-AKT-mTOR 信号通路的组成

（1）磷脂酰肌醇-3 激酶（PI3K）　PI3K 存在于细胞质中，具有蛋白激酶及磷脂激酶的双重活性。PI3K 包括Ⅰ型、Ⅱ型、Ⅲ型，Ⅰ型的底物主要为磷脂酰肌醇（PI）、3-磷酸磷脂酰肌醇（PIP）及 3,4-二磷酸磷脂酰肌醇（PIP2）；Ⅱ型的底物主要为 PI 及 PIP，Ⅲ型的底物主要为 PI，但是只有Ⅰ型 PI3K 与肿瘤形成有着密切关联。Ⅰ型 PI3K 包括 IA 亚型和 IB 亚型，它们从酪氨酸激酶连接受体、G 蛋白连接受体进行信号传递，IA 亚型 PI3K 由调节亚基（P58）和催化亚基（P110）组成，其中调节亚基（P58）包含 SH2、SH3 两个重要结构域，在正常情况下 P58 与 P110 结合导致 PI3K 失活。PI3K 的激活有两种方式，一种是与包含磷酸化酪氨酸残基的生长因子受体相互作用导致二聚体构象发生改变而被激活：细胞受某些生长因子刺激后，磷酸化的络氨酸残基与 SH2 结构域相互作用，进而解除 P58 对 P110 的抑制作用。另一种是通过 RAS 和 P110 直接识别并结合导致 PI3K 活化。PI3K 激活后会导致 3,4-二磷酸磷脂酰肌醇（PIP2）转变为 3,4,5-三磷酸磷脂酰肌醇（PIP3），PIP3 作为第二信使

可以与细胞内含有 PH 结构域的 AKT 信号蛋白相互结合，导致 AKT 转位于细胞膜上并获得相应的催化活性进行下一步的信号转导。

（2）蛋白激酶 B（AKT/PKB）　AKT/PKB 是一种丝氨酸/苏氨酸蛋白激酶，AKT 家族主要包括 3 种亚型，即 AKT1、AKT2 和 AKT3，三者之间密切相关，它们对调控细胞的生长、增殖、存活及代谢起着极其重要的作用。AKT1 可以促进细胞的增殖和存活；AKT2 主要参与胰岛素对糖类物质代谢的调节；AKT3 对细胞大小及数目起着重要调节作用。AKT 是 PI3K 下游的关键蛋白，存在于胞浆中，AKT 包括 PH 结构域、催化结构域及调节结构域，PH 结构域缺失或者突变会引起 AKT 的活性降低、失活。PI3K 激活后生成 PIP3，与 AKT 的 PH 结构域相互识别作用，导致 AKT 从胞浆转位于胞膜，同时 AKT 的构象发生改变，暴露苏氨酸蛋白、丝氨酸蛋白，PIP3 与 AKT 的 PH 结构域结合，在 PDK1 的作用下苏氨酸蛋白发生磷酸化，同时在 PDK2 的作用下丝氨酸蛋白发生磷酸化，当二者全部磷酸化后 AKT 才被激活。激活的 AKT 由细胞膜转移到细胞质或细胞核内，进而继续靶向调控下游信号分子，如 mTOR、Bad、半胱氨酸蛋白酶（caspase-9）、周期蛋白 D1、核转录因子 KB（NF-KB）等。

（3）哺乳动物雷帕霉素靶蛋白（mTOR）　mTOR 是丝氨酸/苏氨酸蛋白激酶，PI3K 的催化区域与 mTOR 的羧基末端具有高度同源性，因此属于磷脂酰肌醇激酶相关激酶（PIKK）家族，mTOR 是多条信号通路汇合的枢纽，通过对信号的整合对细胞的生长、周期及营养代谢进行调节。mTOR 主要包括 5 个结构域：HEAT 重复序列、FAT、FRB、NRD 及 FATC 结构域。FAT 通过与 mTOR 分子末端的 FATC 相互作用形成一个空间结构，从而暴露出 mTOR 催化域；FRB 与 FKBP12-雷帕霉素复合物相互作用；NRD 是 mTOR 的负性调节结构域；mTOR 的活性与 FATC

有着密切联系，FATC 结构域中任何一个氨基酸残基的缺失都导致 mTOR 催化能力的丧失。在哺乳动物中，mTOR 以 mTORC1、mTORC2 复合物的形式存在：哺乳动物雷帕霉素靶蛋白复合物 1（mTORC1）由 mTOR 和 raptor 蛋白相互结合形成，主要促进合成代谢、限制分解代谢，调控细胞生长、增殖和存活；哺乳动物雷帕霉素靶蛋白复合物 2（mTORC2）由 mTOR 和 rictor 蛋白相互结合形成，通过对小 GTP 酶 Rho、Rac 的作用，提高蛋白激酶 C（PKC）磷酸化水平，进而调控肌动蛋白细胞骨架。研究表明两种复合物的活性受不同信号传导通路调节，尚未发现 mTORC2 具有雷帕霉素敏感性。AKT 可以激活 mTORC1，同时下游产物 S6K1 对 AKT 进行负反馈调节，但是激活的 mTORC2 对 AKT 发挥正反馈调节作用，因此 AKT 可以激活下游 mTOR 通路，同时被下游的 mTOR 进行反馈调节。mTOR 信号传导主要通过 PI3K-AKT-mTOR 途径激活，进一步调控下游蛋白，对细胞生长、增殖、凋亡、自噬及细胞周期等多种生理功能发挥调控作用。

2. PI3K-AKT-mTOR 信号通路与细胞调控

跨膜的酪氨酸激酶在生长因子、细胞因子等刺激因子的作用下被激活，从而招募 PI3K 的 p85 亚基，进一步把信号传递给 p110 亚基，最终激活 PI3K，PI3K 激活后把 PIP2 转化为 PIP3，这一过程受 PTEN 的负性调控，PTEN 具有蛋白磷酸酶和脂质磷酸酶双重活性，主要通过后者发挥抑癌功能。PTEN 导致 PI3K 的 D3 位去磷酸化生成 PIP2，介导 PI3K-AKT 信号通路的负性调节作用。生成的 PIP3 作用于下游信号分子 AKT，使其从细胞质转移到细胞膜上，同时血小板 - 白细胞 C 激酶与 PIP3 在细胞膜上相互结合，导致 AKT 构象改变，同时在 PDK1 的作用下使 Thr308 磷酸化，在 PDK2 的作用下使 Ser743 磷酸活化，二者的共同活化激活 AKT，被激活的 AKT 一方面对下游靶蛋白进行磷酸化而抑制细胞凋亡；另一方面抑制蛋白水解酶 Caspase-9 的活性，阻止凋亡级联反应的激活。此外，AKT 通过对 p53 上的结合蛋白 MDM2 磷酸化而促进 p53 蛋白降解，进而影响细胞存活。mTOR 是 AKT 的下游信号分子，结节性脑硬化复合物 -1（TSC-1）和 TSC-2 形成二聚体复合物抑制小 GTP 酶 Rheb，mTOR 的活化需要刺激蛋白 Rheb，因此 TSC-1/TSC-2 复合物的形成抑制了 mTOR 的功能。但是活化的 AKT 可以抑制 TSC-1/TSC-2 复合物的形成，而解除其对 mTOR 的抑制功能，使 mTOR 激活；AKT 也可以直接作用于 mTORC1 使 mTOR 激活。激活的 mTOR 被磷酸化后对其两个下游分子进行调控：核糖体 S6 蛋白激酶（S6K）、真核生物启动因子 4E 结合蛋白 1（4E-BP1），对特定的 mRNA 翻译及蛋白质合成进行调控。p70S6K 可以使核糖体 S6 蛋白发生磷酸化，从而促进核糖体蛋白的合成；4E-BP1 与真核细胞翻译起始因子（elF-4E）结合发挥抑制作用，从而抑制翻译的进行，活化的 mTOR 使 4E-BP1 发生磷酸化而失活，导致与 elF-4E 结合能力下降，进而启动蛋白质的翻译过程。

PI3K-AKT-mTOR 信号通路的激活与肿瘤的发生紧密相关，它可以加速细胞周期进行、抑制细胞凋亡、促进肿瘤细胞迁移。通过细胞周期蛋白（cyclin）、细胞周期蛋白激酶（CDK）及细胞周期蛋白激酶抑制蛋白（CKI）来实现对细胞周期的调控，激活的 AKT 可以促进 cyclin D1 的降解，加快 G1-S 期的进程，进而促进细胞增殖。此外，AKT 激活后直接抑制 p21，解除 p21 对细胞周期蛋白激酶复合物（cyclin D1-CDK4-CDK6）形成的抑制作用，进而使视网膜母细胞瘤抑制蛋白（pRB）磷酸化失活，最终促进细胞由 G1 期向 S 期转换。另外，AKT 激活后可以直接激活下游信号分子 mTOR，活化的 mTOR 导致下游分子 4E-BP1、p70S6K 的激活，从而加快 mRNA 的转录。细胞凋亡是控制机体细胞过度增殖的一种正常细胞功能，PI3K-AKT-mTOR 信号通路的激活抑制细胞凋亡，促进细胞的生存，Bad 属于 Bcl-2 家族成员之一，可与 Bcl-2 或 Bcl-xL 形成复合体而加快细胞凋亡，活化的 AKT 可以磷酸化 Bad 的 Serl36 位点，从而抑制 Bad 与 Bcl-2 或 Bcl-xL 形成二聚体，进而抑制 Bad 的促细胞凋亡作用。caspase-9 是细胞凋亡的启动者和效应者，活化的 AKT 可以磷酸化 caspase-9 Serl96 位点而导致其失活，抑制其促细胞凋亡作用。此外，p53 通过介导 DNA 损伤促进细胞凋亡，p53 的功能受到泛素连接酶（mdm2）调节，当 p53 与 mdm2 结合后，会导致 p53 的转录调节功能失活，活化的 AKT 通过磷酸化 mdm2 上调泛素连接酶的活性，进而促进 p53 的失活与降解，阻断 p53 介导的促凋亡转录反应。大量新生血管的生成是肿瘤生长的重要条件，对于肿瘤的生长、迁移起着重要作用，有研究表明，血管内皮生长因子（VEGF）的内皮信号传递可以通过 PI3K 介导，引起内皮细胞的黏附、迁移。另外，AKT 激活后可以直接与内皮型一氧化氮合酶相互作用，刺激内皮细胞增殖，提高血管的通透性，促进血管的生成。AKT 激活后磷酸化糖原合成酶激酶从而下调 E- 钙黏素的表达，导致细胞间黏附因子减少，从而增加了肿瘤细胞的运动性及侵袭性。

（三）Notch 信号转导通路

Notch 信号通路由细胞膜受体、配体及下游分子组成，其广泛存在于脊椎动物和非脊椎动物中，进化上高度保守，通过相邻细胞间的相互作用调节细胞、组织及器官的分化和发育，还参与出生后的造血、乳房发育、胃肠上皮成熟、免疫调节及神经干细胞存活等过程。Notch 通路与肿瘤的关系最先在由点突变或染色体易位引起的 T 细胞白血病中确立。随着研究的深入，大量实验证明 Notch 信号通路的异常与其他实体肿瘤的发生、发展有着密切关系。Westhoff 等研究发现 Notch 信号在 1/3 NSCLC 患者中发生改变，

且 Notch 通路激活与 NSCLC 患者的预后不良有关。研究发现 Notch 通路的功能失活能完全防止 NSCLC 的发生发展，且 K-Ras 癌基因导致的肺部致癌作用依赖于 Notch 通路的功能存在，同时 γ-分泌酶抑制剂能够降低 NSCLC 中发状分裂相关增强子 -7 水平，这说明 γ-分泌酶抑制剂能够抑制 NSCLC 生长。NSCLC 中 Notch 的活性较高，Notch 高活性与患者预后及耐受放射治疗呈正相关。目前已知 Notch 信号通路在不同的肺癌类型中表现出不同作用，Notch 在 NSCLC 中表现为促癌作用，在 SCLC 中表现为抑癌作用。调节 Notch 信号可能成为肺癌治疗的新靶点，但目前诸多问题有待进一步阐明。

Notch 基因突变可造成果蝇的残翅。Notch 在无脊椎动物到脊椎动物的多个物种中表达，其家族成员的结构具有高度保守性。Notch 主要决定细胞的分化方向，不仅在许多器官及细胞的正常发育中起作用，且与一些肿瘤的发生、发展相关。1991 年 Notch 在人类 T 淋巴母细胞白血病中首先被鉴定出来，提示其与肿瘤发生相关。人类许多肿瘤（如宫颈癌、头颈肿瘤、子宫内膜癌、肾癌、乳腺癌、黑色素瘤等）均发现 Notch1 受体的异常表达。多数研究结果显示 Notch 具有促癌作用，但也有文献报道为抑癌作用。Tonon 等阐述了 Notch 作为癌基因在信号通路中的作用，而 Nicolas 等则提出在鼠皮肤癌发生中，Notch1 为抑癌作用而不是促癌作用。有报道 Notch1 信号的激活可抑制前列腺癌细胞的生长。由于 Notch 通路参与肺的发育，近年关于该通路与呼吸道上皮修复及肺癌间联系的研究越来越多。

一个完整的 Notch 信号通路包括 Notch 受体、配体、细胞内效应分子 CSL 蛋白、其他的效应物、Notch 的调节分子等。

1. Notch 受体　在哺乳动物中共发现 4 类 *Notch* 基因，分别定位于染色体 1p13-p11、19p13.2-p13.1、9q34 和 6p21.3，编码 4 种 Notch

受体，分别为 Notch1~4。Notch 受体是一种跨膜受体，细胞外的结构域包含 29~36 个串联的表皮生长因子样重复序列（epidermal growth factor，EGF）及 3 个富含半胱氨酸的 Lin/Notch 重复序列（Lin/Notch repeats，LNR），参与配体 DSL 的结合及 Notch 活化。在 LNR 与跨膜结构域（transmembrane domain，TM）之间保守的半胱氨酸可能参与受体异二聚体化时的二硫键结合。Notch 受体的细胞内结构域（Notch intracellular domain，Notch IC）包含 6 个 cdc10/ankyrin 重复序列（ANK），是具有模体（motif）特性的分子，参与蛋白-蛋白相互作用，这是高度保守的区域，在 Notch 信号转导及淋巴细胞的发育调控中起重要作用。

2. Notch 的配体　果蝇中 Notch 有 2 个配体 Delta 和 Serrate；线虫的 Notch 配体是 Lag-2。取 Delta、Serrate 和 Lag-2 的首写字母，Notch 的配体又被称为 DSL 蛋白。在脊椎动物也发现了多个 Notch 的配体，一般与 Delta 同源性高的被称作 Delta 或 Delta-like；与 Serrate 同源性高的被称作 Jagged。与 Notch 相似，它们也是跨膜蛋白，胞外区包含数量不等的 EGF-R 结构域和 DSL 结构域。DSL 结构域在配体家族中高度保守，是与 Notch 结合并激活 Notch 所必需的。目前发现的人 DSL 蛋白包括 Jagged1、Jagged2、Delta1、Delta3 和 Delta4。

3. CSL 和 HESCSL 是脊椎动物中的 CBF1、果蝇中的 su（H）及线虫中的 Lag-1 等转录因子的缩写。作为 Notch 信号通路的初级效应分子，CSL 通过其 Rel 同源区 N 端的 β 折叠域（RHR-n）与 Notch 的活化形式 NICD（Notch intracellular domain）结合形成 NICD-CSL 复合体，此复合体再通过 CSL 分子的 Rel 同源区（RHR）及其 N 端的 31~435 位氨基酸残基与 GTGGGAA 序列结合，进而激活靶基因的表达。Notch 信号的靶基因多为 bHLH（basic helix-loop-helix，碱

式螺旋 - 环 - 螺旋）家族转录因子，如哺乳动物中的 HES（hairy/enhancer of split）、果蝇中的 E（sp1）（enhancer of split）等。HES1 可能作为 Notch 通路的下游基因参与对肿瘤细胞的调节。近年来又发现了另一类不同的 bHLH 家族分子 HERP（HES-related repressor protein，Hey/HESR/HRT/CHF/gridlock），HERP 分子既可以形成同型二聚体，也可与 HES 形成异型二聚体进而激活下游基因的表达。

4. Notch 信号通路的特点　Notch 是一个既简单又复杂的信号通路。其简单性体现在，Notch 受体与配体结合后，活化的 Notch 受体从胞膜脱落下来后无须经第二信使，可直接转至核内，与转录调节子结合而激活靶基因。其复杂性体现在，多种配体共同存在；激活 Notch 可引发多种信号；多种调节因素通过不同机制调节 Notch 信号。此外，Notch 信号通路这种直接从胞膜到胞核的传递信号的方式，虽放大效率低，但特异性强，可基本避免其他信号的干扰。

5. Notch 信号在肺发育中的表达及作用　Notch 作为一种跨膜蛋白受体，是多种组织和器官早期发育所必需的细胞间调节信号，与相邻细胞表面配体结合活化后，参与早期发育细胞的增殖、分化过程，决定细胞的定向分化方向。以往关于 Notch 信号的研究已证明 Notch 信号在肺发育过程中动态表达，可能在调控肺泡上皮、血管内皮细胞的分化发育中起关键作用。胚胎肺发育研究显示 Notch 信号途径在调节气管上皮发育和肺正常成熟过程中发挥重要作用。定量分析证明 Notch1-Notch4 和 Jagged1 mRNAs 的表达在肺发育过程中从胚胎到成熟个体是逐渐增多的。Post 等学者先后证实了 Notch1~4 及 Jagged1，2 和 Delta-like1，2，3，4 在正常肺内的表达；Taichman 等的研究表明，Notch 信号可能通过介导 bHLH 转录因子的表达，调控肺泡上皮和血管内皮细胞的增殖、分化、迁移等生物学活动，在肺发育中起

重要作用。胎肺不同发育时期 Notch 受体/配体的组织细胞定位既有重叠又有差别，反应强弱也有差异，提示在不同发育阶段，不同受体组合可能决定特定的组织细胞类型如上皮、血管、间质，发挥不同的功能。例如出生后 Notch1、Notch3 表达阳性反应分别定位于肺泡上皮和血管内皮。Artavanis 研究发现，Notch1 与其配体结合时，促进细胞增殖；当 Notch1 活性被抑制时，细胞进入分化程序，发育为功能细胞。Dang 等学者认为在肺发育早期 Notch1 和 Notch3 表达分布广泛重叠，Notch3 活化可能抑制 Notch1 介导的信号，以防止 Notch1 功能过强；在肺发育其他时期，当仅有 Notch1 表达而无 Notch3 时，抑制消失。目前 Notch2 功能尚不清楚，但其表达特征与 Notch1 和 Notch3 形成了鲜明对比，表明其功能可能有别于其他受体。有文献报道，配体 Jagged1 及 Jagged2 的不同活动可能是特异 Notch 受体选择性作用的结果。HES1 和 Mash1 在肺发育过程中也有表达，但 Mash 的表达局限于神经上皮，HES1 的表达在非神经内分泌上皮。

6. Notch 信号通路在肺癌发生中的作用　有趣的是，在不同类型的肺癌发生过程中不同类型 Notch 显示出促癌或抑癌作用。在 NSCLC（非小细胞肺癌）中，包括肺腺癌、鳞状细胞癌、大细胞未分化癌、细支气管肺泡癌，都有 HES1 的高表达；而在 SCLC（小细胞肺癌）中 HES1 则呈现低表达甚至检测不到。hASH1/ASCL1 的表达正好与 HES1 相反。在 NSCLC 中常可以检测到 Notch1 和 Notch2 的表达；在 SCLC 中却很少能测到 Notch1 表达，Notch2 也只偶有表达。可能由于 Notch 信号分子在不同肺癌中表达水平的显著差异，导致 Notch1 信号激活对 NSCLC 是促进肿瘤细胞生长，而对 SCLC 则表现出抑制作用。Notch3 mRNA 在 25 例 NSCLC 癌细胞株中有 7 例阳性，10 例 SCLC 癌细胞株中无 1 例阳性。上述 7 例阳性表达株中除 1 例外，其余 6 例均为腺癌；

同时有 6 例 Notch3 阳性表达株还伴有 19 号染色体的核型异常，但其与 Notch3 高表达的关系尚不清楚（因为 12 株 19 号染色体核型异常的细胞株中还有 6 株缺乏 Notch3 的过表达）。

（1）Notch1 在小细胞肺癌发生过程中的分子机制　小细胞肺癌具有神经内分泌（NE）表型特征。人体神经和神经内分泌组织的分化依赖于转录因子 achaetescute 同源体 1（hASH1）的作用。Notch 信号途径是神经系统发育中包括 hASH1 在内的 bHLH 因子表达及活化的主要调节机制。Notch1 和 HES1 在发育中的肺组织中的非 NE 上皮细胞表达水平较高。鉴于 Notch1 能抑制神经前体细胞的分化和定型，Notch1 可以将 NE 细胞局限在气管上皮中发育。Sriuranpong 等应用重组腺病毒载体在小细胞肺癌细胞系 DMS53 和 NCI-H209 过量表达组成性活化的 Notch1 胞内区段 ICN 或 Notch1 的效应蛋白 HES1，证明 Notch1 的活化可以引起 SCLC 细胞发生形态学的改变，使细胞周期阻滞在 G1 期，并使细胞生长停滞，而单独的 HES1 高表达不具有这种作用。在含有完整 Rb 蛋白的 DMS53 细胞，病毒感染 24 h 后 ICN 就可诱导 p21waf1 表达增高和细胞周期 G1 期停滞，p27kip1 表达未见明显变化。而在含有无活性的突变 Rb 基因的 NCI-H209 细胞，ICN 的表达可使 p21waf1 和 p27kip1 表达明显增高。p21waf1 和 p27kip1 表达的增高与细胞周期的变化一致。此外，ICN 的过量表达也可导致 DMS53 和 NCI-H209 细胞中 hASH1 蛋白迅速和完全的丢失。

（2）HES1 在非小细胞肺癌中的高表达　对某些肿瘤来说，HES1 可能起抑制增殖或诱导分化的作用，例如 17β2 雌二醇通过下调 HES1 的表达刺激乳腺癌细胞系增殖；而维 A 酸可上调 HES1 的表达，诱导小鼠畸胎瘤细胞 p19 干细胞向神经细胞分化，神经母细胞瘤细胞的分化也需要 HES1 的一过性表达上调等。另一方面，在人结肠腺癌、宫颈鳞状上皮癌和腺癌组织中，可检

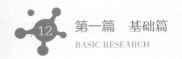

测到高水平的 Notch1，2 分子表达，且主要为分布于细胞核内的活化形式。由于 *HES1* 的表达受 Notch 信号的正调控，推测这些肿瘤组织中应有高水平 HES1 表达。此外，*HES1* 在非小细胞肺癌中高表达，而在类癌和恶性程度最高的小细胞肺癌中表达则很低。

（3）Notch3 在肺癌生长中的作用　Nobuhiro 等报道在 207 例肺癌切除病例中有 80 例（39%）Notch3 过表达。他们在软琼脂培养基中用显性负性受体抑制 Notch3 途径，结果发现肿瘤细胞在软琼脂培养基中生长明显受限且对生长因子的依赖增加，同时实验显示 Notch3 表达与 EGFR 表达显著相关。他们的研究表明 Notch3 与肺癌相关，且可能是通过调节 EGF 途径而维持肿瘤表型相关。Notch3 与 EGFR 通路间相互作用复杂，还有待进一步研究。

（4）与肺癌发生有关的其他 Notch 相关蛋白　GFI1（growth factor independence-1）与 ASH1 一样，在小细胞肺癌中表达且与 ASH1 的表达强烈相关，它的功能可能是作为 DNA 结合转录阻遏蛋白，在神经内分泌肺癌细胞株中表达；Jagged1（新近被命名为 CD339）是存在于哺乳动物细胞膜上 Notch 受体的主要配体之一，为单次跨膜糖蛋白，参与调控许多组织的生长发育，在维持正常造血前体细胞及其增殖过程中起着重要作用。Jagged1 与其受体结合后，激活 Notch 信号通路，能够诱导外周成熟 T 淋巴细胞分化成为产生高水平 IL210 的 1 型调节性 T 细胞（regulatory T cell1，Tr1）或产生高水平 TGF2β 的 Th3 细胞，在诱导免疫耐受中发挥着重要作用。最近有研究表明 Jagged1 与头颈鳞状上皮癌、乳腺癌等发生相关，可能是由于其引发附近肿瘤血管内皮细胞 *Notch* 的活化并促进新生血管的形成，但它在肺癌发生过程中的作用还有待探讨。除此外，*Notch* 与 *RAS* 基因、Clara 细胞等在肺癌发生、发展中的相互作用也陆续可见报道。

Notch 信号通路在细胞增殖分化及凋亡中起着重要作用，是许多重要细胞信号通路的交汇点，不同类型 Notch 受体及配体在肺的发育过程中起着不同作用。Notch 信号的抑制能阻止肿瘤细胞的增殖，促进其分化；信号的活化能维持干细胞的增殖和多潜能活性。肺癌与 Notch 受体表达异常有关，目前阻断 *Notch* 信号通路的策略分为两类：选择性和非选择性。选择性抑制 Notch 受体，包括应用反义 RNA、RNA 干扰和单克隆抗体，在体外及动物实验中证实有抑瘤的作用，针对不同型别 Notch 的小分子抑制物研究也颇具吸引力。非选择性抑制剂包括 Notch1 配体封闭剂、活化 Notch1 必需的水解酶的抑制剂等。选择性和非选择性抑制治疗策略各有优点：前者特异性强，毒性小，不易产生耐药；后者亦有优势，因肿瘤细胞常表达 1 种以上的 Notch 受体，某些情况下非选择性抑制 Notch 表达的抑制剂，可能更具临床实用价值。令研究人员兴奋的是已发现能干扰 Notch 途径的药物：之前开发的治疗阿尔茨海默症的一些药物能够抑制 γ 分泌酶，而 Notch 信号途径也依赖这种酶，因此这些药物有可能用于治疗 Notch 依赖性癌症。目前 Notch 配体抑制剂已用于皮肤癌治疗的研究。可以预言，以 *Notch* 为靶点的肿瘤基因治疗及新药开发将为肺癌治疗的研究开辟新的领域。

（四）Wnt 信号通路

Wnt 基因（Wingless Int），又称 Int-1。Wnt 信号途径是由 Wnt 蛋白及其受体、调节蛋白等组成的复杂信号通路，调节细胞的增殖、分化、转移、极性、黏附等。在正常成熟的细胞中没有 Wnt 信号，Wnt 信号通路处于关闭状态。Wnt 信号转导途径不恰当地激活参与多种人类癌症的发病，如 β- 连环素（β-catenin，β-cat）、APC（adenomatous polyposis coli）、Axin 等突变使细胞无能力调节 β-cat 至恰当水平，这些突变的最终结果是 *Wnt* 靶基因的激活及细胞增殖的失控。

1. Wnt 信号通路的途径　Wnt 通路主要有 3 条途径：①经典 Wnt 信号途径，即 Wnt/β-连环蛋白信号途径，通过 β-连环蛋白在核中累积，启动 Wnt 相关靶基因（至今已发现了 20 多种 Wnt β-cat 靶基因，包括细胞增殖调控基因、发育控制基因和与肿瘤发生相关基因，如 c-myc、细胞周期蛋白 D1 基因、基质金属蛋白酶 7 基因和血管内皮生长因子基因等，且不断发现有新的靶基因存在），调控细胞的增殖和分化；②平面细胞的极性（the planarcell polarity，PCP）途径：即 Wnt PCP 途径，在脊椎动物中又称 Wnt Jun 激酶途径，包括 RhoA 蛋白和 Jun 激酶，主要作用是在胚胎发育阶段调控细胞骨架的重排，并参与原肠胚形成，但迄今为止尚无此途径涉及肿瘤事件的报道；③ Wnt Ca^{2+} 途径：该通路由 Wnt-5α 或 Wnt-11 激活，通过钙调蛋白依赖的激酶、钙调磷酸酶起作用，激活卷曲蛋白受体后，释放 Ca^{2+} 并激活蛋白激酶 C，诱导细胞内 Ca^{2+} 浓度增加，活化 T 细胞核因子，可能通过调节细胞黏附，发挥抑癌作用。

在信号通路中，胞外的 Wnt 蛋白与跨膜受体卷曲蛋白结合后与共同受体——低密度脂蛋白受体相关蛋白 5/6（low-density lipoprotein receptor-related protein 5/6，L R P5/6）、Wnt-Frizzled-L R P5/6 复合体，转导信号到细胞质内，然后散乱蛋白磷酸化，抑制下游的酪蛋白激酶-结直肠腺瘤性息肉蛋白-糖原合成酶激酶 3β-轴蛋白（Axin）复合体，对胞质内 β 联蛋白降解的促进作用使 β 联蛋白在细胞内累积，并进入细胞核与 T 细胞因子/淋巴样增强因子形成复合体，特异性地结合靶基因转录启动子，共同调控转录过程，进而影响细胞的行为。

2. Wnt 信号通路与肺癌　肺癌中 Wnt 信号通路异常激活是已被证明了的，由 sFRP1、WIF-1 等的沉默，或较少见的 APC、β-catenin 等突变介导。暴露于吸烟的危险因素下能激活人支气管上皮细胞的 Wnt 通路从而诱导肿瘤样表型。在肺腺癌中已经观察到高度活化的经典 Wnt 通路。Wnt/β-catenin 信号通路是一已知的致瘤通路，其在胃肠癌、皮肤癌等癌症中起明确的作用，但研究发现在成年鼠支气管上皮细胞中只激活 Wnt/β-catenin 信号，其本身并不促使肿瘤发生。最近也有研究表明在细支气管上皮细胞中仅是 Wnt/β-catenin 信号激活并不导致肺癌变的发生，但是若合并 KRAS 基因的表达就能导致侵袭力更强的肺肿瘤表型，比仅 KRAS 所致的肺肿瘤侵袭力更强。KRAS 与 Wnt/β-catenin 信号激活共同作用没有引起上皮细胞向间充质细胞转化，但可引起肺癌加速进展；另有研究证明，与原代肺癌细胞系相比，在高转移肺癌模型中，cyclinD1 表达上调，同时 Wnt/β-catenin 通路中的相关蛋白 β-catenin TCF/LEF 蛋白的表达显著增加，从而得出结论：cyclinD1 与肺癌的侵袭转移密切相关，Wnt/β-catenin 信号通路可能有促进 cyclinD1 表达的作用。还有研究发现敲除 β-catenin 后不仅抑制了肺腺癌 A549 细胞的 Wnt/β-catenin 信号转导通路，而且能抑制肺癌细胞的增殖、克隆形成及侵袭转移能力。以上均说明 Wnt/β-catenin 激活可能是肺癌发生的促进因素。

有越来越多的证据表明干细胞可能是导致肿瘤发生的突变细胞的来源。肿瘤干细胞理论认为：肿瘤是一种干细胞疾病，肿瘤干细胞是存于肿瘤组织中的一小部分具有自我更新、多向分化等一系列干细胞特性的细胞群体，从而成为形成不同分化程度的肿瘤和肿瘤不断生长、转移、耐药、复发的根源。大量的研究表明，Wnt 信号通路在调控干细胞的行为、维持肿瘤干细胞的数量和肿瘤干细胞的干性方面起着重要的作用。另有研究表明当 Wnt 信号通路被激活后，肿瘤细胞在无血清培养基中形成肿瘤球的能力增加，其增殖能力有不同程度的增加，抗凋亡能力也有所增加。尽管在实质性肿瘤的发生中干细胞所起的作用仍不是很清楚，但 Wnt 信号通路在决定恶性肿瘤干细胞的命运和自我更新的潜能方面所起的作用表明其在恶性肿瘤的发生过程中很关键。因此以 Wnt 信号通路为靶点破坏肿瘤干细胞的干性进而消灭肿瘤干细胞不失为一种有潜力的治疗肺癌的策略，寻找抑制 Wnt 信号传导的靶向药物是治疗肺癌的有效途径。

有研究已证实肺癌细胞中有各种 Wnt 配体过表达现象，从而激活 Wnt 信号通路。在对 Wnt 配体研究过程中发现，果蝇的 Porc 基因编码在进化上较保守的内质网膜蛋白，参与 Wnt 家族蛋白的翻译后过程。PPN/MG61（果蝇 Porc 基因的人类类似物）在人类癌细胞系中过表达，但在正常细胞中没有过表达现象。PPN/MG61 可能是人类肺癌的一重要标记物，与相应的正常肺组织样本相比，PPN/MG61 在原发肺癌组织样本中过表达。当用 siRNA 敲除肺癌细胞的 PPN/MG61 mRNA 后，观察到凋亡诱导的发生和 Wnt 信号通路活性降低。PPN/MG61 对 Wnt 配体的翻译后修饰对于 Wnt 信号通路功能极为重要，如果能通过调节 PPN/MG61 来影响 Wnt 蛋白的翻译后修饰，在阻断 Wnt 信号激活方面，可能是一个很有潜力的靶点。在过量表达 Wnt1 的头颈癌中使用 Wnt1 单克隆抗体去除 Wnt1 的作用后能显著抑制 Wnt 信号。Wnt1 在非小细胞肺癌（NSCLC）中也过表达，使用 Wnt1 单克隆抗体去除 Wnt1 的作用后能诱导肺癌细胞凋亡。综上所述，去除 Wnt 配体的作用最终阻断 Wnt 信号通路应该可以作为一个不错的肺癌治疗策略。

3. Wnt 拮抗剂的研究　在肺癌中 Wnt 信号通路的激活已被证明，其激活很少是由于 *APC*、*β-catenin* 突变引起，主要是通过 Wnt/β-catenin/Tcf 通路的抑制性基因启动子区高甲基化而沉默来介导的，包括 sFRP1、WIF-1、APC、RUNX 等。由于启动子区甲基化而引起的 Wnt 转导通路抑制基因沉默在肺腺癌早期就有发生，并随着向

恶性进展而积累，启动子区发生甲基化的基因数目增加，某一基因启动子区发生甲基化的频率也在增加。有研究发现在非小细胞肺癌（NSCLC）中，*sFRP1* 基因因高甲基化而沉默。*WIF-1* 基因启动子区 G/C 含量高达 63.5%，富含 CpG 岛，目前已知 CpG 的超甲基化是多种抑癌基因表达缺失的主要原因。在肺癌细胞和组织中发现 WIF-1 基因因启动子区高度甲基化而沉默。大量研究表明，APC 表达的减少与肿瘤发生直接相关。Grote 等在 71% 的 NSCLC 和 38% 的 SCLC 患者中检出 *APC* 基因的甲基化。而 *APC* 基因高甲基化可使 *APC* 基因失活，不表达或低表达 APC 蛋白，从而导致肺癌的发生。在结肠癌的研究中证实，遗传的或散发的 *APC* 基因突变导致 CRC 的进展，恢复 APC 的功能可抑制结肠癌细胞的增殖转移。

RUNX3 是一 TGF-β 信号通路的下游靶点，能阻滞 β-catenin 于细胞核阻止其活化为转录激活物，是 Wnt 信号通路的一负性调节蛋白。有研究发现在肺腺癌中存在 *RUNX* 基因启动子区甲基化而沉默。在癌变过程中，基因改变是不可逆的，而表观遗传学的改变是可逆的，使之向正常逆转尤其是在癌变早期，对于肿瘤的防治很重要。综合以上，我们可以设想是否能够通过去甲基化的方式恢复 Wnt 信号通路相关拮抗剂的表达，从而达到治疗肺癌的目的。近来有研究表明姜黄素是一有效的去甲基化工具，证实在姜黄素诱导 *WIF-1* 基因启动子区去甲基化后 WIF-1 的表达得到恢复，所以去甲基化工具如姜黄素、甲基化转移酶抑制剂等可能是一个很有潜力的治疗肺癌的工具。

有研究发现在肺鳞癌（scc）样本中，表现除经典 Wnt/β-catenin 途径抑制，也有 Wnt/pcp 途径选择性上调。据统计，大多数 scc 样本表现出 Wnt/pcp 活性，只有一小部分 scc 样本没有 Wnt/pcp 活性。Wnt/pcp 被认为是细胞运动的主要介导因子。事实上，Wnt/pcp 途径能激活许多细胞骨架调节因子，包括 Rho 家族 GTPases 和 Rho 激酶。

Wnt1 和 Wnt3a 都能激活 RhoA，非经典 Wnt/pcp 途径代表配体 Wnt5a 通过激活 RhoB 促进黑素瘤的转移。另外，Rho 激酶抑制剂已被证明能阻断 Wnt3a 的作用。Vangl1 是 Wnt/pcp 信号途径的重要成分之一，并在肺鳞癌中过表达。有研究发现当 Vangl1 的表达被抑制后，小鼠胃肿瘤的体积大小和转移潜能均受到抑制。Wnt/pcp 在微环境的诱导下有调节细胞黏附和转移的作用，因此在调节肿瘤侵袭转移方面 Wnt/pcp 可能作为一个关键因子。经典 Wnt/β-catenin 途径在肿瘤发生中的作用研究得已很成熟，但非经典 Wnt/pcp 途径在肿瘤发生中所起作用的研究很少。近年来有越来越多的证据表明在肿瘤发生中非依赖 β-catenin 途径的存在，其也被证明在肿瘤生物学中起重要作用，但仍有争议。所以，在肺癌的治疗中也可以沿着 Wnt/pcp 途径方向研究。

另一条公认的非经典途径是 Wnt/JNK 激酶途径。JNK 激酶在 Wnt 介导的信号转导中的作用目前尚不清楚，有研究提示，Dsh 蛋白可诱导 JNK 激酶活化，且该激活还可能有一些 Rho 三磷酸鸟苷酶参与。最近发现，通过 siRNA 或特异性单克隆抗体阻断 Wnt1 介导的信号途径，可诱导缺乏 β 连环蛋白的间皮瘤细胞凋亡，提示 Wnt 非经典途径所起的作用。意外的是，阻断 Wnt1 介导的信号转导后，JNK 激酶在这些细胞株中表达增加。此外，选择性 JNK 激酶 1、JNK 激酶 2 和 JNK 激酶 3 抑制剂 SP600125 处理这些细胞后，阻断 Wnt1 所产生的细胞凋亡可被显著抑制，提示经典和非经典途径可能都参与了 Wnt1 介导的细胞凋亡。

4. Wnt 信号通路抑制蛋白 Wnt 通路作为一条多环节、多作用位点的开放通路，揭示了多种基因协同作用的一个较完整的信号系统是如何融合并通过多种不同的机制参与肿瘤发生、发展的。然而，对肿瘤中异常 Wnt 信号转导的研究在国际上还处于起步阶段，有许多问题尚不清楚，

如：Wnt 信号如何从卷曲蛋白受体传到 Dsh 蛋白；Dsh 蛋白抑制 β 连环蛋白降解的机制；APC 蛋白促进 β 连环蛋白降解的确切分子机制；β 连环蛋白的细胞黏附作用在 Wnt 信号转导中起多大作用以及是否存在与 Wnt 通路相互作用的其他信号途径等。由于 Wnt 抑制因子 1（Wnt inhibitory factor-1，WIF-1）基因甲基化在非小细胞肺癌中很常见，特别是在肺鳞癌，这种表观遗传学改变就可为非小细胞肺癌早期诊断及预防提供分子标志。另外，根据经典 Wnt 信号途径中一些关键蛋白和靶基因，还可设计针对某一特定靶点治疗肺癌等恶性肿瘤的药物。

这些靶向治疗药物根据作用靶点可分为 2 类：①直接抑制 Wnt 配体与 FZD 受体结合，如 sFRPs 和 Wnt 抑制因子 WIF；②通过结合 LRP5/6 抑制 Wnt 信号传导，如 DKK 家族。

sFRP 属于分泌型蛋白，结构上与富含半胱氨酸结构域 CRD 和 FZD 高度同源，在 Wnt 信号过度活化时 sFRP 可结合 Wnt 蛋白竞争性抑制 FZD 与 Wnt 蛋白的结合，从而抑制肿瘤的形成和发展并促进细胞凋亡。sFRP1~5 能结合 Wnt 蛋白，干涉 Wnt 信号通路。实验发现，Wnt 信号传导通路的抑制基因 sFRP-1、sFRP-2、sFRP-5 普遍发生异常甲基化，并发现 sFRP-2 的异常甲基化更倾向发生在女性、不吸烟者及腺癌患者中，这与吉非替尼治疗肺癌的优势人群高度吻合。WIF 通过直接与 Wnt 蛋白结合而抑制 Wnt 蛋白活性，阻断 Wnt 信号的进一步传导。Kim 等将包含 WIF 基因的基因载体转染入细胞株 A549 和 H460 中，并将其植入小鼠模型，发现 WIF 对活体内和活体外肺癌都有抑制作用。

DDK 通过抑制 Wnt 与辅助性受体 LRP5/6 结合而抑制 Wnt 通路。人体内确定的 DDK 蛋白分 4 种，分别为 DDK 1~4，早期的 NSCLC 中 DDK-3 的表达水平明显下调。现有研究表明，在肺癌中常出现 DKK-3 的失活，DKK-3 通过抑制

β-catenin、TCF-4 来抑制肺癌细胞的生长，同时发现 DKK-3 的表达下调与肿瘤的浸润生长密切相关。DKK-3 的异常甲基化也是 NSCLC 患者预后差的参考因素。Wnt 信号传导通路在肺癌的发生、发展中起着重要的作用，对于肺癌的预防、早期诊断以及靶向治疗的选择具有十分重要的意义。目前的研究仍处于起步阶段，有许多问题尚不清楚，相信不久的将来，随着 Wnt 信号通路相关研究的不断深入，必将开启肺癌诊断治疗的新篇章。

（五）Hedgehog（HH）信号通路

HH 信号通路有助于器官的发育和维持干细胞的功能，并且在各种癌症中包括肺癌在内观察到该信号通路的异常激活。肺癌中 HH 信号通路上调癌细胞增殖并维持肿瘤干细胞以及肿瘤相关成纤维细胞（cancer-associated fibroblasts，CAF）的功能。此外，CAF 和 NSCLC 细胞之间的物理接触在 NSCLC 细胞中诱导 HH 信号通路激活以增强其转移潜能。因此，HH 信号通路抑制剂可能是肺癌治疗的有用选择。最近，一项早期临床试验揭示了一重大发现——HH 信号传导途径的抑制剂可以阻断肿瘤的进展，这预示着有效的肿瘤治疗将有新的希望。HH 通路抑制剂阻断癌细胞中的内在信号或基质细胞的外源信号传导以抑制肿瘤细胞生长。这两种抑制剂的治疗策略探讨的是 HH 信号通路中不同的致癌功能。小细胞肺癌同非小细胞肺癌一样有 HH 信号通路的激活，HH 信号通路抑制剂有望成为治疗肺癌的有效工具。

HH 信号通路由 Nüsslein-Volhard 等于 1980 年在果蝇中通过基因突变筛选首先发现，其突变可使组织无毛部分变成有毛部分，故又被戏称为"刺猬"基因。HH 基因编码是一种分泌性信号蛋白，该蛋白家族成员均具有氨基端和羧基端 2 个结构域，氨基端表现为信号活性，羧基端则表现为自身水解功能。

哺乳动物的 HH 信号通路主要由 3 个配体即 Sonic hedgehog（SHH）、Desert hedgehog（DHH）、Indian hedgehog（IHH），2 个跨膜受体即 Petched（PTCH）、Smothen（SMO），3 个转录因子 GLI1、GLI2、GLI3 及下游的靶基因等组成。其中最常见的配体是 SHH，通过与 PTCH1 结合，解除对 SMO 的抑制，启动 GLI1 核转录，激活 HH 靶基因的转录。融合阻抑蛋白（suppressor of fused，SUFU）是 HH 信号通路的关键负性调节者，当缺乏 HH 配体时，SUFU 通过限定 GLI 于细胞质并促进 GLI3R（GLI3 repressor）的形成抑制 HH 信号通路。

HH 信号通路成分的异常高表达常与肿瘤增强的迁移和侵袭能力相关。HH 信号通路的靶基因常是生长因子或生长因子受体，包括胰岛素样生长因子 2（IGF-2）、血管内皮生长因子（VEGF）和血小板衍生生长因子受体 α（PDGFRα）。HH 信号通路在脊椎动物中呈保守状态，在哺乳动物的发育过程中高度激活，特别是神经管和骨骼中，但是随即在大多数成熟组织中沉默。然而，一些出生后成熟的器官，比如中枢神经系统、肺脏，在损伤后依靠持续的 HH 信号通路来维持组织的内环境稳定和修复。异常调节的 HH 信号通路在肿瘤一系列关键生物过程中起作用，如细胞增殖、细胞周期的调节、抗凋亡蛋白的下调、EMT 形成和干细胞信号途径（图 1-2）。

HH 信号通路在胚胎时期及出生后的肺发育中起着关键作用。在胚胎肺发育期间，HH 信号通路分子显著改变肺的表达模式和表达水平。从胚胎的第 10 天到第 16.5 天，*SHH* 表达模式对于支气管和支气管生长很重要。胚胎期第 16.5 天后，*SHH* 表达仅限于一系列肺上皮细胞，在生长支气管中的 PTCH 表达模式反映了 *SHH* 的表达模式，PTCH 也在胚胎期第 11.5 天左右在肺间质中表达。据报道，*SMO* 在胚胎的第 12.5 天至第 16.5 天（假肺腺阶段）在肺上皮和肺间质中均表达。*GLI1*、

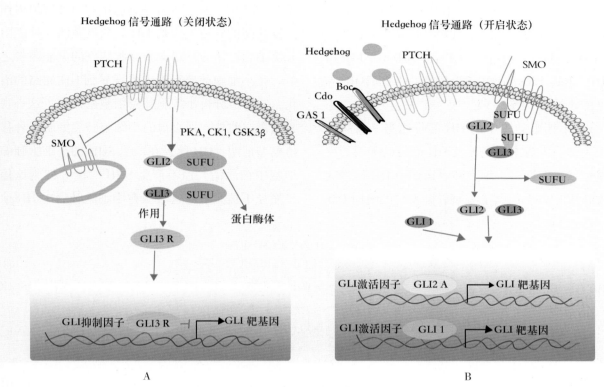

图 1-2 HH 信号通路的发生发展过程

A. 当缺少 SHH 配体时，细胞膜上的 PTCH 受体与 SMO 蛋白结合而抑制 SMO 的活性，这种抑制最终使 GLI 蛋白被蛋白酶水解使 GLI 受抑制，并释放出转录抑制蛋白，该蛋白进入细胞核内从而实现抑制目标基因的转录作用。B. 当 SHH 配体存在时，SHH 蛋白作为配体的形式与 PTCH 蛋白结合，PTCH 受体就会与 SMO 蛋白分离，从而解除了对 SMO 的抑制，进而激活下游的 GLI，从而诱导细胞核内目标基因的转录表达。SMO 之后激活 GLI 家族，主要是 GLI2。GLI2 上调 GLI1 以及 GLI 靶基因的表达，GLI1 也激活下游的 SMO。激活的 GLI2 和 GLI1 进一步上调 GLI 靶基因的表达。

GLI2、GLI3 在假肺腺阶段表达于肺间质，其表达水平在出生时下降。虽然 SHH 和 PTCH 表达水平在出生时下降，但仍可在肺上皮细胞中观察到。在出生后肺中 HH 信号通路的减少会引起异常的肺成熟。因此，HH 信号传导途径也参与出生后的肺成熟。在健康的成年肺中，HH 信号通路在成年肺中沉默并起调节修复作用。然而，目前尚不清楚 HH 信号通路一方面在成年肺中沉默，另一方面促进肿瘤发生的精确作用机制。

HH 信号通路在多种恶性肿瘤与细胞系中激活，包括肺癌、胰腺癌、基底细胞癌、乳腺癌等，参与肿瘤的增殖分化、细胞凋亡、血管新生、侵袭转移等过程。已有研究提出了癌症中 HH 信号通路激活的多种假设机制。HH 信号通路组分的

体细胞突变和 HH 配体的过表达均会引起异常的 HH 信号通路激活。在基底细胞癌和髓母细胞瘤中被证实有体细胞 PTCH1 和 SMO 的突变。HH 信号通路组分的其他突变，包括成神经管细胞瘤的 SUFU 和胰腺腺癌中的 GLI1 和 GLI3 突变。此外，在胶质母细胞瘤中观察到 GLI1 扩增。在上消化道、胰腺、结肠，以及转移性前列腺癌、小细胞肺癌、成胶质细胞瘤和黑色素瘤中观察到 HH 配体过表达。过表达的 HH 配体通过自分泌途径（autocrine signaling）和间质细胞的旁分泌途径（paracrine signaling），如位于 HH 配体附近的癌症相关的成纤维细胞（cancer-associated fibroblasts，CAF）持续激活 HH 信号途径诱导产生癌细胞。此外，非经典 HH 信号已被定义为不

依赖于 *SMO* 的 *GLI* 激活或依赖于 *SMO* 的配体激活，与 *GLI* 活化无关。非经典 *GLI* 活化途径包括转化生长因子 β（TGF-β）/mTOR、EGFR/mTOR、Ras-ERK/mTOR 和 PI3K-AKT/mTOR 等信号传导通路（图 1-3）。

1. 小细胞肺癌中的 HH 信号通路　虽然在小细胞肺癌中尚未发现涉及 HH 途径的基因的突变或扩增，但许多小细胞肺癌病例中 HH 信号通路被激活。Watkins 等人发现在肺发育的晚期（胚胎第 16.5 天）神经内分泌细胞中和急性气道损伤修复期间的气道上皮的 HH 途径被激活。神经内分泌细胞被认为是启动小细胞肺癌的可能因素之一。在小细胞肺癌组织中也观察到 HH 通路的活化，并通过分析小细胞肺癌细胞系证实了这一观察结果。此外，裸小鼠的小细胞肺癌细胞异种移植模型证明，HH 途径在产生 SHH 的小细胞肺癌细胞中被激活，但不产生 SHH 的癌旁细胞该信号途径不被激活。这表明在小细胞肺癌中 HH 途

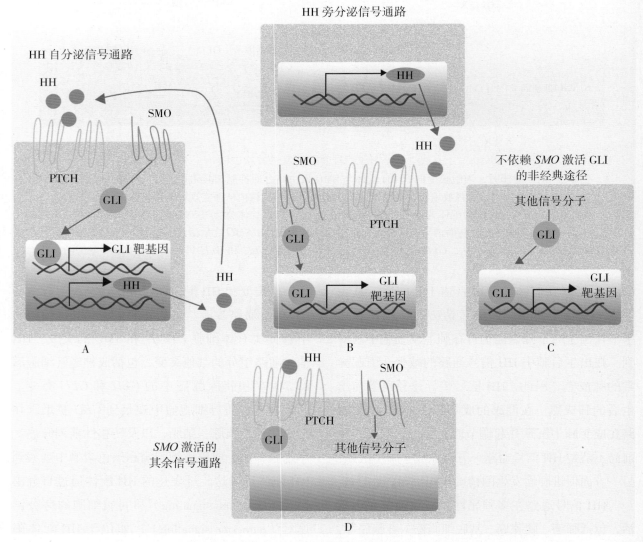

图 1-3　肿瘤中 HH-GLI 信号通路激活的几种模式

A. 肿瘤细胞通过自分泌途径分泌 HH 配体，持续性激活 HH 信号通路。B. 间质细胞通过旁分泌途径分泌 HH 配体，持续性激活 HH 信号通路。C. 非经典途径：不依赖于 *SMO* 激活 *GLI* 家族转录因子。D. *SMO* 在肿瘤细胞中也可以激活其他信号分子。

径的激活是通过自分泌和/或近分泌环（juxtacrine loop）活化。用小细胞肺癌小鼠模型分析也显示促进小鼠小细胞肺癌的起始和进展的 HH 途径的激活独立于肿瘤微环境，另一方面，在小细胞肺癌小鼠模型中抑制 *SMO* 可强烈抑制小细胞肺癌的起始和进展。此外，免疫组织化学分析显示小细胞肺癌患者 HH 通路的成分上调，表明 HH 信号通路也在小细胞肺癌患者中被激活。

最近的研究报道了 HH 途径和蛙皮素样神经肽［bombesin-（BBS-）like neuropeptide］在介导小细胞肺癌的信号通路中相互作用。小细胞肺癌细胞分泌蛙皮素，其作为自分泌生长因子。在 56% 的小细胞肺癌中观察到 SHH 和胃泌素释放肽受体（GRPR）的表达，蛙皮素同源受体。小细胞肺癌细胞系的分析显示蛙皮素信号可激活 GLI1 的活性，并且蛙皮素介导的 GLI1 活化能被环巴胺（SMO 抑制剂）抑制。此外，小细胞肺癌中 GLI1 的活化是通过蛙皮素信号 – 核因子 κB（NF-κB）介导 SHH 配体的形成而产生的。

2. 非小细胞肺癌中的 HH 信号通路　各种研究也表明 HH 信号通路在非小细胞肺癌中被激活。在非小细胞肺癌中 GLI1 的靶基因，如 *FOXM1*、*BMI1* 和 *NANOG* 的表达升高。另一项研究表明，40S 核糖体蛋白 S6 激酶 2（p70S6K2）调节非小细胞肺癌细胞的 GLI1 活性。siRNA 介导敲低的 p70S6K2 抑制细胞活力和 GLI1 活性，敲低的 p70S6K2 通过抑制糖原合成酶激酶的 3β（GSK3β）介导 GLI1 的磷酸化促进 GLI1 的降解。然而，SMO 抑制剂环巴胺不影响 GLI1 的活性，而 PI3K 抑制剂可抑制 GLI1 的活性。

肿瘤相关成纤维细胞（CAF）被广泛定义为肿瘤基质内的所有成纤维细胞，通过调节肿瘤微环境、肿瘤干细胞的维持、肿瘤细胞的代谢在肿瘤发生过程中起着重要作用。CAF 增殖由诸如生长因子［例如，TGF-β 和血小板衍生生长因子（PDGF）］和细胞因子（例如 IL-1 和 IL-6）等

各种因素维持。Bermudez 等人证明 NSCLC 细胞可以分泌 SHH 配体，分泌的 SHH 配体激活 CAF 中的 HH 信号通路。这种途径激活诱导 CAF 增殖。Huang 等人证明，在肺鳞癌细胞来源的细胞系中 PTCH、SMO 和 GLI2 表达上调。然而，用 SMO 抑制剂处理或敲除 *SMO* 仅对细胞增殖表现出轻微的抑制作用，而 GLI2 抑制剂则会显著抑制细胞增殖并诱导广泛凋亡。因此，GLI 转录活性可能受非经典（非依赖 *SMO*）途径的调节。这些研究表明 HH 途径被旁分泌机制激活，NSCLC 细胞中的 GLI 激活受非经典（非依赖 *SMO*）途径调控。

此外，有几项研究报道，HH 信号通路在 NSCLC 细胞中通过 *SMO* 自分泌途径激活。NSCLC 的侵袭性已显示与上皮 – 间质转化（EMT）的获得有关。与 A549 细胞相比，获得间质表型（A549-M 细胞）的 A549 肺腺癌细胞显示 SHH 配体和 GLI1 表达上调。在 A549-M 细胞中，通过自分泌信号激活 HH 通路，抑制 HH 通路有助于抑制 TGF-β 信号转导诱导的癌细胞迁移和转移。

CAF 可以分泌各种生长因子和细胞因子，分泌蛋白诱导细胞外基质（ECM）重塑。此外，CAF 与癌细胞相互作用，CAF 分泌蛋白通过旁分泌信号激活各种信号通路。ECM 重塑和 CAF 介导的旁分泌信号通路激活可诱导癌细胞的转移特性。Choe 等证明，在 NSCLC 细胞将肺腺癌细胞和肺 CAF 共培养后，EMT 相关基因和 HH 信号通路的表达上调。由此作者提出假设，肺腺癌细胞和 CAF 共培养时，CAF 通过旁分泌介导 HH 信号通路的激活使肺腺癌细胞获得转移性。

肿瘤干细胞（CSC）有自我更新能力，并与肿瘤的维持和复发相关。腺癌和肺鳞状细胞癌（LSCC）中的 CSC 的维持受到自分泌 HH 信号通路的调节。多个分子和酶的活性如 CD44、CD133 和高醛脱氢酶（ALDH）活性已被鉴定为 NSCLC 的 CSC 标记物。激活的 HH 信号通路中高

表达 CD44/ALDH 的癌细胞有 CSC 的特性。此外，CD133（+）的 NSCLC 细胞也表现出 CSC 性质并分泌 SHH 配体，并且 CD133（+）细胞中的 HH 通路抑制会导致细胞成球能力减弱，表明自分泌 HH 途径参与 CD133（+）的 CSC 的维持。但是被鉴定为有 CSC 表型的 CD133（+）的 SCLC 细胞，没有证据表明 HH 途径参与 SCLC 干细胞维持。此外，以前的报告显示 GLI1 通过与来自肺腺癌的细胞系中的 EGF 信号传导相关联，上调胚胎干细胞转录因子 SOX2（SRY-like HMG box2）的表达。如上所述，CAF 和 NSCLC 细胞的相互作用通过 CAF 介导的 HH 信号传导途径在 NSCLC 细胞中诱导 NSCLC 细胞的转移性质。Chen 等证明 CAF 和 NSCLC 细胞的相互作用，以及 CAF 介导的 HH 信号通路在 NSCLC 细胞中的活化也参与 CSC 维持。Abe 等实验室观察到 GLI1 抑制剂可以减少细胞成球能力，但非依赖 SMO 抑制剂并不能导致这样结果，表明干细胞在 NSCLC 的维持中，GLI1 活性受其他信号通路调节（未发表的数据）。

SOX2 表达在 LSCC 中上调，因此 SOX2 被用作 LSCC 的肿瘤标志之一。尽管 SOX2 在 CSC 维持方面具有至关重要的作用，但 SOX2 介导的 CSC 维护的精确机制在很大程度上是未知的。Justilien 等人报道 SOX2-HH 途径在 LSCC 的 CSC 维护中具有重要作用。PRKCI（protein kinase C iota）在 SOX2 中磷酸化 Ser394，导致刺猬酰基转移酶（HHAT）的上调表达。通过 HHAT 将 SHH 配体改变为其活性形式，导致 HH 信号通路激活。PRKCI-SOX2-HH 信号通路在 CSC 维护中起重要作用。

如上所述，SMO 抑制剂通过重塑肌动蛋白细胞骨架和 NSCLC 细胞的运动来抑制上皮间质化。尽管 SMO 抑制剂能下调 EMT 相关基因的表达，但 GLI1 靶基因的表达不受影响，这些结果表明，*SMO* 可能在激活 GLI 转录因子的同时激活其他途径的信号分子，使 NSCLC 细胞获得上皮间质化的性质。

许多关于 HH 信号通路在 NSCLC 中作用的研究表明，GLI1 和 GLI2 在肿瘤进展、肿瘤转移和 CSC 维持中发挥核心作用。GLI 激活的机制在不同癌细胞类型和癌细胞周围的肿瘤微环境中是多种多样的，因为 GLI 能被各种途径激活，包括自分泌和旁分泌的 HH 途径，以及经典和非经典的 GLI 激活途径。

3. 在肺癌中 HH 信号通路相关的靶向治疗之前的研究表明，肺癌的一些患者中有致癌驱动基因的突变，这些基因介导肿瘤细胞的生存和进展。这些突变包括 EGFR 和 EML4-ALK 融合蛋白。因此，已经研发了靶向 EGFR 和 EML4-ALK 的各种 TKI 抑制剂，然而 TKI 抑制剂的临床疗效在不同患者中各不相同，并且在长期使用 TKI 抑制剂的大部分患者中会产生耐药。此外，小细胞肺癌、鳞状细胞肺癌和大细胞肺癌没有有效的抗癌药物。之前的研究报道，通过 HH 通路抑制剂或联合 HH 途径抑制剂和其他类型的化学治疗剂，如 TKI 和含铂药物可以抑制肿瘤的体积和肿瘤复发。Park 等使用小鼠异种移植模型证明，依托泊苷和 SMO 抑制剂（LDE225：Sonidegib）的联合治疗减轻 SCLC 的肿瘤复发。此外，用 LDE225 处理 TKI 耐药的 NSCLC 细胞系 HCC827-GR（吉非替尼耐药），能降低肿瘤细胞的生长能力，减弱耐药性。在 HCC827-GR 异种移植瘤中用 SMCC 抑制剂联合 MET 抑制剂能抑制肿瘤体积，并且在 HCC827-GR 细胞中观察到组成型甲硫氨酸的激活。此外，RNAi 介导的 GLI1 敲低抑制肿瘤形成和肿瘤球形成，目前已经开发了几种 SMO 抑制剂和 GLI 抑制剂。GDC-0449（Vismodegib，维莫德吉）被批准用于基底细胞癌治疗，并且包括 GDC-0449 在内的几种 SMO 抑制剂用于 SCLC 的临床研究。GLI 抑制剂如（GLI-antagonist-）GANT-51、GANT-61、HH 途径抑制剂 -1（HPI-1）、金雀异黄素（Genistein）

和 Glabrescione B（GLAB）也已经被开发。此外，三氧化二砷（ATO）能抑制 GLI1 转录活性，作为 GLI 抑制剂已用于临床研究。然而，其他 GLI 抑制剂尚未进入临床试验。由于 HH 途径和 GLI 活性在肺癌形成和肺 CSC 维持中具有重要作用，因此这些化合物可用于肺癌治疗。

上述已经讨论了 HH 信号通路与肺癌之间的关系以及 HH 信号通路在肺癌中的激活机制。图 1-4 总结了在 NSCLC 和 SCLC 中 GLI 的激活机制以及在 HH 途径的作用有所不同，并且在不同类型的非小细胞肺癌中其激活机制和作用也不相同。此外，HH 信号通路参与肿瘤细胞和肿瘤相关成纤维细胞（CAF）的相互作用。各种 SMO 抑制剂用于肺癌的临床研究，从体外和体内实验研究结果证明，SMO 抑制剂能有效地抑制肺肿瘤。事实上，SMO 抑制剂已用于 SCLC 的临床试验。HH 信号通路参与 NSCLC 中 CSC 的维持、肿瘤进展和转移。因此，SMO 抑制剂在未来可能是肺癌治疗的更好选择。然而，之前的研究表明，GLI 转录因子能被各种机制激活，包括 SMO 非依赖性途径。值得注意的是，多种不依赖于 SMO 的 GLI 活化途径可能导致 SMO 抑制剂的耐药。最近也开发了几种 GLI 抑制剂。因此，HH 途径激活的肺癌使用 GLI 抑制剂的治疗将是一个有效的选择。为了研发更有效的用于治疗肺癌的 HH 通路抑制剂，目前的挑战不仅是需要加速 HH 抑制剂的研发，更需要深入地了解介导 GLI 转录的调控机制（图 1-4）。

（六）PD-1 信号通路

1. PD-1 信号通路在免疫应答中的作用　近年来，对于程序性死亡因子 -1（programmed death-1，PD-1）与肿瘤免疫逃逸关系的研究已越来越深入，尤其是对以 PD-1 信号通路为靶点的临床肿瘤治疗研究取得了令人瞩目的进步。PD-1 是一种 50~55kD 的 I 型跨膜糖蛋白，属于 B7-CD28 家族成员，主要以细胞表面共受体形式表达于 T 细胞、B 细胞、单核细胞及自然杀伤细胞（natural killer cell，NK 细胞）。目前已知 PD-1 有 PD-L1 和 PD-L2 两个配体，它们主要表达于抗原提呈细胞（antigen-presenting cell，APC）上。PD-1 与其结合可抑制信号传递至 T 细胞受体；可通过增加 p15 的表达和抑制 SKP2（泛素连接酶成分，降低 p27）转录，使细胞停留于 G1 期。在非造血细胞中 PD-L1 的表达可以抑制免疫介导的组织损伤。此外，PD-1 通路参与慢性感染的免疫调节，高表达 PD-1 功能耗尽持续活化的 T 细胞，使 T 细胞丧失增殖和杀灭侵入机体微生物的功能，导致感染持续存在。另一方面，这些丧失活性的 T 细胞也间接减少了免疫相关的自身损害。

2. PD-1 信号通路在肿瘤中的作用　在肿瘤细胞中，PD-L1 可作为抗凋亡因子存在，表达于 APC 上的 PD-L1 也可与 T 细胞的 CD80 结合，从而降低 T 细胞活性和细胞因子的产生。此外，尚可上调 PD-L1 表达，促使 T 细胞释放 IFN-γ，从而使失去活性的 T 细胞表达 PD-1，进一步使肿瘤细胞获得逃避免疫清除的能力。临床证据表明，PD-L1 多在肺癌、肾癌、恶性黑色素瘤及一些克隆肿瘤细胞表达，而在正常组织中缺如。因此，PD-1 信号通路可能在肿瘤细胞与自身免疫应答间起着关键作用，特别是高表达的 PD-L1 可能为适应性免疫耐受机制所在。换言之，如果 PD-L1 参与下调抗肿瘤免疫应答，那么它们很可能会在肿瘤特异性 T 细胞表面表达。随后实验证实，NSCLC 患者肿瘤浸润淋巴细胞（tumor-infiltrating lymphocytes，TIL）PD-L1 表达水平远远高于外周淋巴细胞。而后的许多证据也表明，PD-L1 不仅有助于免疫耐受，还与一些肿瘤的不良预后有关。另外，肿瘤细胞亦被检测到 PD-L2 的表达，如：非小细胞肺癌相关的成纤维细胞同时表达两种配体，和 PD-L2（-）患者对比，PD-L2（+）患者生存期更短。一些学者认为，

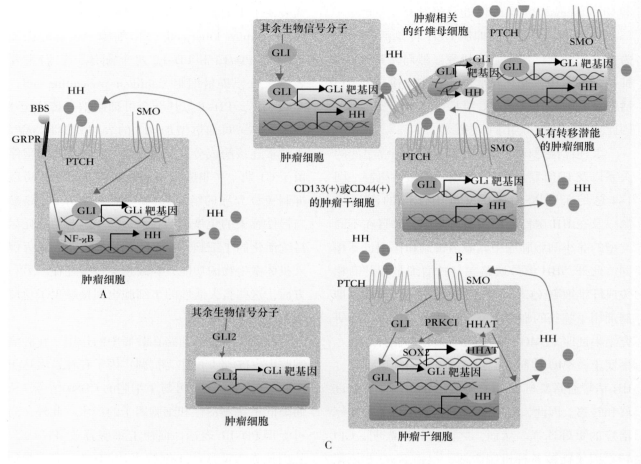

图 1-4　HH 信号通路在肺癌中的作用

　　A. 小细胞肺癌中的 HH 信号通路：HH 信号通路通过自分泌促进癌细胞增殖。B. 肺腺癌中的 HH 信号通路：非经典通路的 GLI 激活通路保持肿瘤细胞的增殖，HH 信号通路通过旁分泌维持肿瘤相关成纤维功能，在肿瘤细胞和肿瘤干细胞中肿瘤相关成纤维细胞可以分泌 HH 配体激活 HH 信号通路。肿瘤相关成纤维细胞介导的 HH 旁分泌途径在肺癌细胞的转移中起重要作用。此外，肿瘤相关成纤维细胞激活的 HH 信号通路可能与肿瘤干细胞的维持相关。肿瘤细胞通过 HH 的自分泌途径，获得转移特性，并且维持肿瘤干细胞。SMO 可能通过激活其他信号通路使细胞获得转移特性。C. 肺鳞癌中大 HH 信号通路：通过非经典激活 GLI2 维持肿瘤细胞的特性，PRKCI-HH 信号通路在维持肿瘤干细胞中起重要作用。

　　就肿瘤的发生发展而言，PD-1 与 PD-L2 的结合较 PD-L1 具有一些差异，然而这些差异是否会形成 T 细胞不同刺激信号从而导致不同抗肿瘤效应尚不清楚。目前，PD-1 通路降低肿瘤局部微环境 T 细胞免疫效应，介导肿瘤免疫逃逸，促进肿瘤生长的具体机制尚不完全清楚，但可能有如下几方面：①通过诱导、扩增增加效应 T 细胞数量；②增强肿瘤特异性细胞杀伤活性；③促进促炎因子的产生；④招募效应 T 细胞聚集；⑤减少 Tregs 活性或数量；⑥下调潜在的抑制性细胞因子。相对于 PD-L1，PD-L2 仅在 NSCLC、黑色素瘤、肾细胞癌等少数肿瘤细胞及浸润性免疫细胞中表达，其具体免疫调节机制尚不完全明确，但 PD-L1、PD-L2 在信号通路中的功能或有重叠，值得未来进一步探究。

第二节　肺癌相关信号转导抑制剂

（一）概述

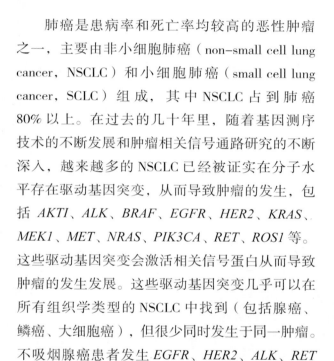

肺癌是患病率和死亡率均较高的恶性肿瘤之一，主要由非小细胞肺癌（non-small cell lung cancer，NSCLC）和小细胞肺癌（small cell lung cancer，SCLC）组成，其中 NSCLC 占到肺癌 80% 以上。在过去的几十年里，随着基因测序技术的不断发展和肿瘤相关信号通路研究的不断深入，越来越多的 NSCLC 已经被证实在分子水平存在驱动基因突变，从而导致肿瘤的发生，包括 *AKT1*、*ALK*、*BRAF*、*EGFR*、*HER2*、*KRAS*、*MEK1*、*MET*、*NRAS*、*PIK3CA*、*RET*、*ROS1* 等。这些驱动基因突变会激活相关信号蛋白从而导致肿瘤的发生发展。这些驱动基因突变几乎可以在所有组织学类型的 NSCLC 中找到（包括腺癌、鳞癌、大细胞癌），但很少同时发生于同一肿瘤。不吸烟腺癌患者发生 *EGFR*、*HER2*、*ALK*、*RET* 和 *ROS1* 突变的概率相对较高。

小细胞肺癌（SCLC）占肺癌的 10%~15%，中位生存率＜1 年，是最难治疗的肺癌类型。除了传统治疗手段，还没有获批的有效靶向疗法。肿瘤免疫疗法，如百时美施贵宝（BMS）的 PD-1 抗体的效果也不是很理想，Opdivo（nivolumab，纳武单抗）初步应答率为 10%，与 CTLA-4 的抗体 Yervoy 合用总缓解率为 20%。SCLC 的治疗很难取得突破，目前没有找到真正的驱动基因和治疗靶点，在 SCLC 的靶点和发病机制等领域的研究仍面临很大挑战。目前，对 SCLC 现有药物进行良好运用、优化治疗策略和模式、使老药焕发新的生机是最具有现实意义的。当前 SCLC 的研究热点包括：化疗新药、靶向治疗、免疫治疗、全基因组测序研究等。SCLC 的靶向治疗虽然尚无突破，但通过全基因组测序研究阐明 SCLC 的可能靶点，实现针对驱动基因的 SCLC 靶向治疗是未来的研究方向。

非小细胞肺癌（NSCLC）占肺癌的 85%。NSCLC 是所有实体瘤中由单基因驱动突变致癌比例最高的，这使得一种新型肿瘤治疗方法——分子靶向治疗，因其针对特定的分子和基因靶点，更具选择性、高效性、低毒性的特点而备受关注。除表皮生长因子受体（epidermal growth factor receptor，*EGFR*）和间变淋巴瘤激酶（anaplastic lymphoma kinase，ALK）等主要基因突变之外，血管内皮生长因子（vascular endothelial growth factor，*VEGF*）、*ROS1*、*c-MET*、*RET*、*KRAS*、*BRAF* 也是目前肺癌分子靶向治疗的相关靶点。另外免疫疗法近年在肺癌治疗方面取得了突破进展，肿瘤免疫疗法不是直接针对癌细胞，而是通过激活患者内在的抗癌免疫力来抗癌，即通过特异性的释放或激活 T 细胞来消灭肿瘤。在 NSCLC 上，免疫疗法只有 PD-1/PD-L1 通路的单抗获得 FDA 批准，用于非 *EGFR*、*ALK*、*ROS1* 等靶向突变的人群。

尽管有那么多的通路及靶向药物，但大多是用于腺癌（图 1-5），鳞状细胞癌的靶向治疗还在研究阶段。尽管研究者在寻找肺鳞癌驱动基因上做了很多努力，但肺鳞癌分子标志物的研究步伐远落后于腺癌，肺腺癌的驱动基因很少在肺鳞癌中被检测到。并且一些较新的药物例如贝伐单抗和培美曲塞也不支持用于肺鳞癌或被证实疗效不理想。因此，晚期肺鳞癌患者较非鳞癌患者的治疗选择要少得多。然而，最近越来越多的研究发现驱动基因突变也存在于肺鳞癌，并且可能与肺鳞癌的靶向治疗疗效相关，这些基因包括 FGFR1、DDR2 和 PIK3CA 等。

最近，自癌症基因组图谱中得出的关于鳞状细胞癌分子病理学相关发现已经确定了几个重要信号通路。尽管这些通路可以被抑制，但还缺乏临床意义上的获益。进一步研究，有望在不久的将来看到鳞状细胞癌靶向制剂成为现实。磷脂酰肌醇3激酶（PIK3CA）通路异常包括 PIK3CA 突变、扩增以及 PTEN 肿瘤抑制基因丢失等情况，是鳞状细胞癌中最常见的信号通路异常之一。NSCLC 患者中正在进行 PI3K 抑制剂 buparlisib 联合化疗的 Ⅱ 期试验。成纤维细胞生长因子受体 1（FGFR1）是另一条可开发的通路，其过表达可见于高达 20% 的鳞状细胞癌，而在腺癌中仅

3%。FGFR 抑制剂如布立尼布（brivanib）及其他多重激酶抑制剂均在体内试验中展现出了阳性结果，目前正在进行早期试验。盘状结构域受体 2（DDR2）是一种酪氨酸激酶受体，可见于高达 4% 的鳞状细胞癌。DDR2 的配体是胶原，参与了细胞迁移、增生及存活。体外及大鼠模型中，靶向性针对多重酪氨酸激酶抑制剂的 BCR- 抗体 1（达沙替尼），以及针对酪氨酸激酶 Src 家族的抑制性试验结果喜人。Ⅱ 期试验阴性，但针对 DDR2 抑制的进一步研究仍在继续。

肺癌中存在多条异常的信号转导途径，信号转导抑制剂的靶向治疗和生物免疫治疗近年来取得了突破进展。目前肺癌的靶向药物主要是根据驱动基因突变或异常表达而研发的，生物免疫治疗以 PD-1/PDL-1 为主。

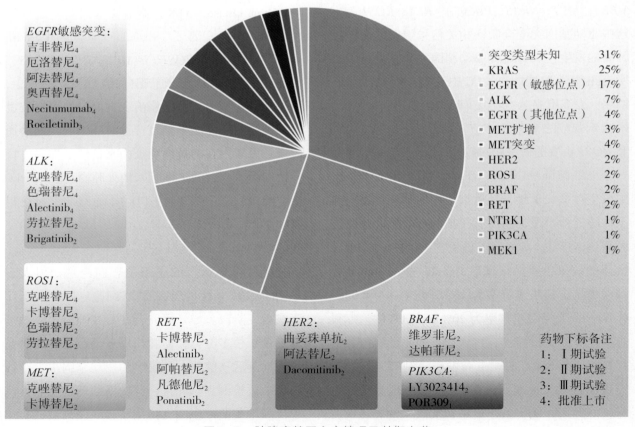

图 1-5　肺腺癌基因突变情况及其靶向药

二 肺癌靶向药物

（一）EGFR 受体及其靶向药物

表皮生长因子（EGFR）是酪氨酸激酶受体 ErbB 家族的主要成员，该家族包括 ErbB1（EGFR 或称 HER1）、ErbB2（HER2）、ErbB3（HER3）及 ErbB4（HER4）。EGFR 由胞外配体结合域、α-螺旋跨膜域、胞内酪氨酸激酶结构域及包含自身磷酸化位点的羧基终端区域所构成。EGFR 的内源性配体主要包括表皮生长因子（epidermal growth factor，EGF）、转化生长因子-α（transforming growth factor -α，TGF-α）、肝素结合表皮生长因子（heparin binding EGF，HB-EGF）、双调蛋白（amphiregulin，AREG）、细胞调节素（betacellulin，BTC）和上皮调节蛋白（epiregulin，EREG）等。当配体与受体结合后，引起 EGFR 二聚化，激活细胞内蛋白质酪氨酸激酶活性，导致酪氨酸残基发生自身磷酸化，招募相关信号蛋白，引起下游 ERK/MAPK、PI3K/Akt 和 JNK 信号通路的激活，从而调节肿瘤细胞的增殖、存活、分化、转移和肿瘤新生血管的形成。因此，针对 EGFR 的靶向治疗可抑制下游信号通路的传导，达到抑制肿瘤生长和分化的作用。50% 亚裔 NSCLC 患者中可检测到 EGFR 突变，突变主要是在其酪氨酸激酶的编码区，大多数集中在 18~21 外显子（图 1-6），最常见的突变是位于 19 外显子的缺失突变（约占 EGFR 突变的 45%）和位于 21 外显子的 L858R 点突变（约占 EGFR 突变的 41%），占所有突变的 90%，称为 EGFR 基因的敏感突变。其他包括位于 18 外显子的 G719X 点突变（占 EGFR 突变的 3%~4%）、21 外显子的 L861Q 点突变（约占 EGFR 突变的 2%）、19 外显子的插入突变（约占 EGFR 突变的 1%）以及耐药突变外显子 20 的 T790M 突变等。

目前针对肺癌 EGFR 的分子靶向药物主要有两大类：小分子酪氨酸激酶抑制剂（tyrosine kinase inhibitors，TKI）和单克隆抗体。EGFR-TKI 是一种小分子 EGFR 抑制剂，它们通过与 ATP 或底物竞争性结合胞外的配体结合位点，阻断 EGFR 分子内酪氨酸激酶的自身磷酸化及酪氨酸激酶活化，抑制 EGFR 激活，阻止下游信号转导，从而抑制细胞周期进程、加速细胞凋亡、抑制血管生成、抑制浸润和转移等一系列生物学效应。单克隆抗体治疗是通过在实验室内对某一特定类型的免疫细胞进行扩增培养从而获取抗体的一种抗肿瘤治疗方法。这些抗体可以识别肿瘤细胞表面的分子或血液、组织中能促进肿瘤细胞生长的正常物质，并与之结合从而杀死肿瘤细胞，阻止肿瘤细胞生长或播散。

多项临床试验已证明，表皮生长因子受体（EGFR）敏感突变阳性患者可从 EGFR-酪氨酸激酶抑制剂（EGFR-tyrosine kinase inhibitor，EGFR-TKI）一线治疗中获益，无疾病进展生存期（progression-free survival，PFS）从标准含铂双药化疗的 4~6 个月延长到 9~13 个月，疾病客观反应率（objective response rate，ORR）从 50% 提高到 80%，但遗憾的是均不可避免地出现了耐药。T790M 是 1/2 代 TKI 继发耐药的主要机制（继发耐药的主要机制有 T790M 突变、HER-2 扩增、c-MET 扩增、转换为小细胞癌、上皮-间叶转化、PIK3CA 突变、BRAF 突变）。对于 1/2 代 EGFR-TKI 的原发耐药机制，TKI 治疗前与 EGFR 突变伴随的基因改变影响 EGFR-TKI 治疗预后，伴随存在的 TP53 和 MET 异常与 TKI 原发耐药相关。3 代 EGFR-TKI 的耐药机制研究也在进行中。耐药存在着时间与空间的多样性，即所说的肿瘤异质性。对耐药患者实施二次活检非常重要。目前，液体检测和 NGS 技术更为成熟，血浆、尿液和组织 T790M 检测显示出高度一致性。

1. 第一代单靶点可逆 EGFR-TKI　EGFR 酪氨酸激酶抑制剂主要通过竞争性结合受体 ATP，

抑制 EGFR 胞内酪氨酸激酶的去磷酸化过程，从而抑制肿瘤细胞的增殖和侵袭。第一代单靶点可逆 EGFR-TKI 主要包括吉非替尼（gefitinib）、厄洛替尼（erlotinib）和埃克替尼（icotinib）。三者均有相同的喹唑啉母环，药效学机制都是与过表达或过度活化的 EGFR 上 ATP 结合位点可逆地结合，抑制 EGFR 磷酸化酪氨酸残基的形成。

（1）吉非替尼（gefitinib）　商品名：易瑞沙（Iressa）。2015 年被美国 FDA 批准为一线药，生产商：阿斯利康（AstraZeneca）。吉非替尼是第一个获得 FDA 批准用于治疗 NSCLC 的小分子 EGFR-TKI。目前吉非替尼主要应用于一线化疗失败的晚期 NSCLC 的二、三线治疗及 EGFR 突变晚期 NSCLC 的一线治疗。一项 I 期临床试验表明，吉非替尼的最佳剂量范围为 250~500mg/d，且已

通过剂量安全耐受性试验。一项针对吉非替尼作为一线治疗 EGFR 突变晚期 NSCLC 患者（亚裔、无吸烟史、肺腺癌）的 III 期临床试验（IPASS）中，受试者分为两组，一组予吉非替尼治疗，另一组予卡铂 / 紫杉醇化疗。结果显示，EGFR 突变患者中吉非替尼组的疗效明显优于化疗组，两组的无进展生存期（PFS）分别为 9.5 个月和 6.3 个月（HR=0.48，P=0.001），客观缓解率（ORR）分别为 71.2% 和 47.3%（P=0.000 1）。可见，对于亚裔、无吸烟史、肺腺癌，同时具有 EGFR 敏感突变的晚期 NSCLC 患者，吉非替尼治疗的有效率较高。据统计，约 40% 的晚期 NSCLC 患者发生脑转移，其中位生存期为 3~6 个月。对 40 例晚期 NSCLC 放化疗后脑转移的患者口服吉非替尼进行治疗，结果显示，吉非替尼治疗组的 PFS 为 9 个

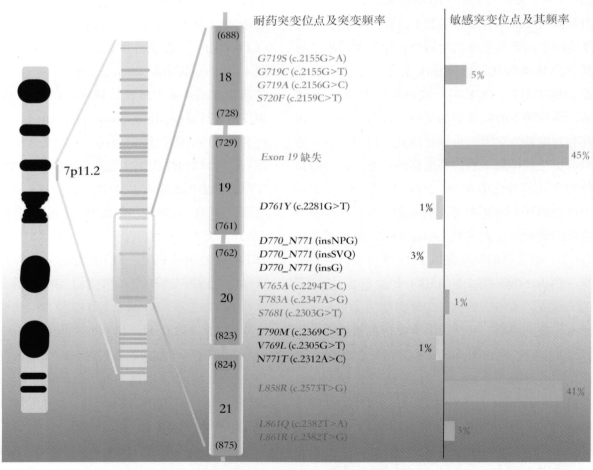

图 1-6　EGFR 突变位点及其耐药突变

月，总生存期（OS）为 15 个月，提示吉非替尼对 NSCLC 伴脑转移患者具有一定疗效。痤疮样皮疹和腹泻是吉非替尼常见的不良反应。

（2）厄洛替尼（erlotinib）　商品名：特罗凯（Tarceva）。2013 年被 FDA 批准为一线药，生产商：罗氏（Roche）。厄洛替尼是一种合成的喹唑啉类小分子可逆 EGFR-TKI。2004 年美国 FDA 批准厄洛替尼用于治疗晚期 NSCLC 患者，2006 年该药进入中国市场。多项临床试验结果表明，厄洛替尼可有效延长晚期 NSCLC 患者的生存期。一项在中国开展的Ⅳ期临床试验（TRUST-China）显示，通过给放化疗失败未经手术治疗的ⅢB 期或Ⅳ期 NSCLC 患者口服厄洛替尼（150mg/d），其缓解率（RR）和疾病控制率（disease control rate，DCR）分别为 24.7% 和 75.3%，中位 PFS 为 6.4 个月，OS 为 15.4 个月；其中，不吸烟的肺腺癌患者的中位 PFS 和 OS 分别为 10.2 个月和 18.9 个月。可见，厄洛替尼在中国晚期 NSCLC 患者的治疗中具有一定的有效性和安全性，其中亚裔、不吸烟、女性肺腺癌患者是其最好的临床受益者。一代 EGFR-TKI 的 3 种药物在疗效方面无明确的优劣之分，对于脑转移患者，厄洛替尼的证据相对更多一些，在有脑转移的患者中，更倾向选择厄洛替尼作为一线治疗方案，但厄洛替尼的皮疹、腹泻等不良反应的发生率稍高于吉非替尼和埃克替尼。

（3）埃克替尼（icotinib）　商品名：凯美纳（Conmana）。2011 年 CFDA 批准为二线药，生产厂家：贝达药业股份有限公司。埃克替尼是我国第一个具有自主知识产权的口服小分子 EGFR-TKI，对 EGFR 突变的 NSCLC 患者表现出明显的抗瘤活性。Ⅲ期临床研究显示，埃克替尼常见的毒副作用为皮疹和腹泻，其发生率低于吉非替尼（61% vs 70%，P=0.046）。与吉非替尼、厄洛替尼相比，埃克替尼在化学结构、作用机制及临床疗效方面大致相仿，但其半衰期更短。

2. 第二代广谱不可逆 EGFR-TKI　第一代 EGFR-TKI 易出现耐药现象，究其原因可能与受体结构发生改变引起非共价结合的可逆性相关。第二代 EGFR-TKI 主要为不可逆酪氨酸激酶抑制剂，其活性基团与受体以共价方式结合，亲和力较高，与可逆性 EGFR-TKI 相比，具有更好的选择性和稳定性，在一定程度上能延缓耐药的发生，第二代 EGFR-TKI——Afatinib、Neratinib、Dacomitinib 三者均为 EGFR 的不可逆抑制剂，治疗机制除竞争性地占据 EGFR 上 ATP 结合位点外，还能与 EGFR 结合区附近所特有氨基酸残基发生烷基化作用或共价键结合，进而实现对 EGFR 的不可逆抑制。其代表药物为阿法替尼（afatinib）。

阿法替尼　商品名：Gilotrif。2013 年 FDA 批准为一线药，2015 年 8 月在中国上市。生产厂家：德国勃林格殷格翰公司。阿法替尼通过共价结合 ErbB1、ErbB2 和 ErbB4，抑制表皮生长因子二聚化状态，阻断下游信号通路的传导，具有抑制肿瘤生长的作用。LUX-Lung 1 临床试验表明，与安慰剂组相比，阿法替尼组能更好地改善肺癌相关症状，如咳嗽、呼吸困难等，延缓疾病进展。LUX-Lung 3/LUX-Lung 6 研究首先证实，在 EGFR 突变（尤其是 19 外显子缺失突变）患者中，一线应用阿法替尼优于传统的化疗，而 LUX-Lung 7 研究则进一步提出，对于 EGFR 敏感突变的患者，一线使用阿法替尼，其 PFS 及疾病进展时间（time to progression，TTP）均长于吉非替尼。LUX-Lung 8 研究探索了阿法替尼对于肺鳞癌患者的疗效，虽然与 EGFR 突变的患者相比，鳞癌患者从靶向治疗中的获益明显降低，但是阿法替尼仍然带来了优于厄洛替尼的 PFS 及 OS，为临床决策提供新的选择。

3. 第三代不可逆多重 EGFR-TKI　EGFR-TKI 的获得性耐药是指一线使用 TKI 后有临床获益，但 TKI 治疗 1 个月以上出现疾病进展，其最主要的耐药机制就是发生 EGFR 耐药突变（如

20 外显子 *T790M* 突变）。吉非替尼、厄洛替尼作为晚期 NSCLC 患者的有效治疗手段，尽管疗效确切，但多数患者在用药 1 年内会产生耐药现象。早期研究发现，约 60% 的相关耐药患者存在 *T790M* 突变。因此，积极克服 EGFR-TKI 耐药现象成为亟待解决的问题。第三代 EGFR-TKI 主要针对特异性靶向 *T790M* 耐药突变，主要包括 AZD9291（Osimertinib）、CO-1686（Rociletinib）、olmutinib（HM61713）、EGF816、ASP8273 等。

（1）奥希替尼（Osimertinib，AZD9291）商品名：泰瑞沙。*AZD9291* 结构上不同于第一代、第二代 TKI，是一种不可逆的选择性激酶抑制剂，主要作用于 *EGFR-T790M* 突变，对野生型受体没有明显的抑制作用，因此不良反应较轻。多中心、单臂 I 期试验数据显示，第一代和第二代 EGFR-TKI 治疗进展后，*T790M* 突变阳性的患者接受 AZD9291 治疗的客观缓解率（ORR）为 61%，疾病控制率（DCR）为 95%，中位无进展生存期（progression-free survival，PFS）为 9.6 个月；*T790M* 阴性的患者，ORR 和 DCR 分别为 21% 和 61%，PFS 为 2.8 个月。常见不良反应为腹泻（47%）、皮疹（40%）、恶心（22%）、食欲减低（21%），因不良反应致减量和停药的比例分别为 6% 和 7%。AURA I 期剂量扩大研究（P1）中，第一代和第二代 EGFR-TKI 治疗进展后，63 例 *T790M* 突变阳性的晚期 NSCLC 患者接受 AZD9291 治疗的 ORR 为 71%，中位缓解持续时间（duration of response，DoR）为 9.6 个月，中位 PFS 为 9.7 个月。AURA 扩展研究和 AURA2 研究的 Pool 分析（P2）中，411 例患者独立评审的 ORR 为 66%，中位 DoR 为 12.5 个月，中位 PFS 为 11.0 个月。P1 和 P2 研究汇总最常见的不良反应为皮疹（3 度以上分别为 2% 和 < 1%）和腹泻（3 度以上分别为 2% 和 < 1%）。P2 研究结果验证了 P1 研究，AZD9291 在经过 TKI 治疗的 *T790M* 阳性的晚期 NSCLC 患者中疗效好，安全性可控。基于此，美国食品药品管理局（FDA）批准 AZD9291 用于 EGFR-TKI 治疗失败后 *T790M* 突变阳性的晚期 NSCLC。目前正在进行的 AURA3 研究是一项Ⅲ期随机对照试验。试验设计为 AZD9291 与含铂两药化疗对比，二线治疗一线 EGFR-TKI 治疗后进展的、*T790M* 突变的、化疗初治的晚期 NSCLC 患者，主要研究终点是 PFS。2017 年 3 月 24 日，阿斯利康公司宣布，中国国家食品药品监督管理总局（CFDA）已正式批准其公司研发生产的第三代肺癌靶向药物泰瑞沙®（甲磺酸奥希替尼片，AZD9291）上市。以 AZD9291 为代表的第三代对 *T790M* 突变有效的 EGFR 抑制剂成功上市，临床疗效可喜。

（2）WZ4002　紧随 AZD9291 处于临床研究的还有 WZ4002。与 AZD9291 一样，WZ4002 对出现 *T790M* 突变的患者有显著的疗效，可是由于 AZD9291 批准在先，让 WZ4002 的批准上市变得遥遥无期。AZD9291 和 WZ4002 同属于第三代的非小细胞肺癌靶向性治疗药物，为不可逆选择性 EGFR 突变抑制剂。

（3）Olmutinib（BI1482694/HM61713）、CO-1686、艾维替尼（avitinib）　Olmutinib（BI1482694/HM61713）是韩美研发的口服第三代 *T790M* EGFR 抑制剂，主要用于晚期或转移性 NSCLC 患者的治疗。韩国批准用于治疗局部晚期或转移性的既往接受过 EGFR-TKI 治疗的、*EGFR T790M* 突变阳性的非小细胞肺癌患者。I～Ⅱ期研究显示，HM61713 的最大耐受剂量为 800 mg，1 次 / 天；300 mg 组和 800 mg 组的 ORR 分别为 29.1% 和 54.8%，800 mg 组腹泻发生率高于 300 mg 组，分别为 42% 和 23%，均为 1、2 级。Ⅱ期研究进一步在 76 例既往接受 EGFR-TKI（无论是否接受系统性治疗）进展后 *T790M* 阳性的患者中使用 800 mg、1 次 / 天的剂量。结果显示，ORR 为 62%，DCR 为 91%，基于 I 期 / Ⅱ期 HM-EMSI-101[NCT01588145] 临床试验的结果，在 69 个可以评估的患者中，客观响应率为 62%，包括 32 位患者（46%）的肿瘤被确认具有响应。主要不良反应为腹泻（55%）、皮疹（38%）、恶心（37%）和皮肤瘙痒（36%），9 例（12%）患者出现严重不良反应。在曾服用该药的 731 人中有 3 人（0.4%）出现了皮肤溃烂的严重异常反应，其中一名 65 岁的男性患者和一名 57 岁的女性患者死亡。

CO-1686 作用靶点同样是 *EGFR* 敏感突变和 *T790M* 突变，因 ORR 远低于预期，且有高血糖和心电图 QT 间期延长两种比较严重的毒副反应，此药物停止了研发。其他第三代 EGFR-TKI 的药物：艾维替尼（avitinib）、olmutinib（BI1482694/HM61713）、ASP8274、Nazartinib（EGF816）、PF-06747775、EGF816 等。艾维替尼是在中国研发的第三代 TKI，目前正进行临床研究，其有效性及安全性均需临床试验进一步检验。

4. 研究中的第四代 EGFR-TKI　第三代 EGFR-TKI 药物为 *EGFR-T790M* 突变阳性的 NSCLC 患者带来新希望的同时，其引起的耐药问题也逐渐显现出来。目前临床试验中发现的第三代 EGFR-TKI 耐药机制主要包括新发突变（*EGFR-C797S*）、旁路激活（*MET* 扩增、*HER2* 扩增以及 *RAS* 突变）和组织学转化等。此外，*EGFR-T790M* 突变的丢失、组织学转化（NSCLC-SCLC）、*FGFR1* 的扩增、*PTEN* 的丢失、*MAPK1* 或 AKT3 的过表达也有可能是引起第三代 EGFR-TKI 的耐药原因。

EAI045：研究表明，EAI045 对于有 *C797S* 突变的小鼠模型，其与抗肿瘤的基因治疗药物爱必妥联合用药，有效率能达到 80%，当然，此药物还处于临床前研究，离成功上市还有很长的路要走，据有关人士称，如果 EAI045 成功上市，那就算是第四代 *EGFR* 突变抑制剂了。然而，抗肿瘤药物研发的未来将走向何方呢？是随着 *EGFR* 突变不断被动地研究新的突变抑制剂，还

是通过其他途径，比如联合肿瘤免疫等多种手段来进一步有效杀灭肿瘤细胞呢？

5. EGFR 单克隆抗体　与 EGF、TGF-α 等胞内配体相比，单克隆抗体与 EGFR 的亲和力更强，其主要作用于胞外区，通过与胞内配体竞争性结合受体 EGFR，抑制自身磷酸化过程，阻断受体介导的多种信号通路的传导，抑制肿瘤细胞的生长。与传统的细胞毒药物相比，单克隆抗体具有特异性强、生物利用度高、不良反应小等优势。目前 EGFR 单克隆抗体主要包括西妥昔单抗（cetuximab）和帕尼单抗（panitumumab）。

（1）西妥昔单抗　西妥昔单抗是一种抗 EGFR 的新型人鼠嵌合型 IgG1 单克隆抗体，通过竞争性结合 EGFR，阻止受体二聚化、自身磷酸化，阻断信号传导，抑制受体功能。此外，西妥昔单抗还可通过介导免疫反应发挥抗肿瘤作用。2004 年西妥昔单抗被美国 FDA 批准用于治疗晚期结直肠癌。早期的临床试验表明，在奥沙利铂联合氟尿嘧啶治疗无效的转移性结直肠癌患者中，伊立替康联合西妥昔单抗组比伊立替康单药组疗效更好。一项Ⅲ期研究（FLEX）显示，西妥昔单抗联合化疗可显著延长晚期 NSCLC 患者的总生存期。同时，对于头颈部鳞癌放疗联合西妥昔单抗治疗也有显著疗效。西妥昔单抗引起的相关副作用主要包括痤疮样皮疹、偶然性腹泻、罕见的输液反应及肺间质纤维化等。

（2）帕尼单抗　帕尼单抗是一种抗 EGFR 重组全人源性 IgG2 单克隆抗体，通过与 EGFR 的胞外区结合，抑制受体磷酸化，阻断下游信号通路。2006 年帕尼单抗已被美国 FDA 批准用于转移性结直肠癌的单药治疗和联合化疗。研究表明，帕尼单抗可通过受体内化而使细胞表面的 EGFR 下调，诱导细胞凋亡、自噬，抑制血管生成等，进而抑制肿瘤细胞增殖。皮疹、低镁血症、输液反应是帕尼单抗的主要不良反应。由于帕尼单抗的全人源性属性，引起输液反应较西妥昔单

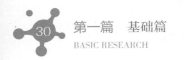

抗少见（3% vs 14%）。

（二）ALK 及其靶向药物

ALK（anaplastic lymphoma kinase，间变性淋巴瘤激酶）是一种受体酪氨酸激酶，由 2 号染色体短臂上 ALK 基因编码。它参与调控细胞增殖的信号通路，当其不受控制时就会导致癌症的发生。ALK 引发癌症的最主要原因是染色体某部位易位导致的 ALK 基因重排，导致它与其他基因融合。其中棘皮动物微管相关类蛋白 4（EML4）与 ALK 的融合基因是其最常见的类型。多项研究表明，EML4-ALK 融合基因在 NSCLC 的发生、发展中起重要作用。EML4 基因片段能使融合基因的产物发生二聚化，同时激活 ALK 基因的膜内催化区域，导致细胞癌变。3%~7% 的 NSCLC 患者中存在 ALK 基因重排，且以年轻、不吸烟或少量吸烟的肺腺癌患者为主。ALK 基因具有排他性，在 EGFR、KRAS 野生型 NSCLC 患者中，ALK 融合基因阳性率达 25%。常见的 ALK 抑制剂包括克唑替尼（crizotinib）、色瑞替尼（ceritinib，LDK378）、阿雷替尼（alectinib，CH5424802）等。

1. 第一代 ALK 抑制剂　第一代 ALK 融合基因抑制剂是一种竞争性 ATP 抑制剂，可竞争性抑制 ATP 与 ALK 结合，阻断下游信号通路的激活，从而抑制肿瘤细胞的增殖。

克唑替尼（crizotinib），商品名：XALKORI。2011 年经美国 FDA 批准上市，2012 年 NCCN 推荐克唑替尼为一线治疗药物，生产厂家：辉瑞（Pfizer）。克唑替尼是一种口服小分子 ATP 竞争性 ALK 基因抑制剂，同时可阻断 c-MET 和 ROS1 的信号转导。2011 年克唑替尼获美国 FDA 批准用于治疗 ALK 阳性的晚期 NSCLC，2013 年在中国上市。克唑替尼也是第一个应用于临床的 ALK 基因抑制剂。一项 Ⅲ 期临床试验纳入 347 例 ALK 阳性、一线含铂方案化疗无效的晚期 NSCLC 患者，随机分为克唑替尼组（250 mg）和化疗组（培美曲塞或多西他赛），结果显示两组

中位 PFS 分别为 7.7 个月和 3.0 个月，RR 分别为 65% 和 20%，克唑替尼组疗效明显优于化疗组；与化疗组相比，克唑替尼组能更好地减少肺癌症状，改善生活质量；克唑替尼的主要不良反应包括视觉障碍、转氨酶升高及恶心、呕吐等胃肠道反应，与化疗相比，克唑替尼的毒副反应小，患者耐受性好。

2. 第二代 ALK 抑制剂　尽管 ALK 抑制剂使晚期 NSCLC 患者获益明显，但在用药 1 年后常出现耐药现象，且脑转移常见。二代 ALK 小分子 TKI 主要目标是克服一代克唑替尼的耐药性（最主要的是门控突变），包括诺华的 ceritinib、罗氏的 alectinib 及 ARIAD 的 brigatinib（NDA）。主要手段就是提高 ALK 小分子的活性，同时能够克服门控突变，及多数其他的克唑替尼产生的突变。获得性耐药通常与 EML4-ALK 融合基因的扩增和二次突变相关，主要包括 C1156Y 和 L1196M 的突变。其他 ALK 相关信号通路的激活也会导致克唑替尼耐药。第二代 ALK 抑制剂能够抑制 ALK 激酶区的继发性耐药突变，从而克服克唑替尼耐药。

（1）色瑞替尼（ceritinib）　商品名：ZYKADIA。2014 年被 FDA 批准上市，用于治疗克唑替尼治疗后已进展或不能耐受的间变性淋巴瘤激酶（ALK）- 阳性转移非小细胞肺癌（NSCLC）患者的治疗，生产厂家：诺华。色瑞替尼是一种新型选择性小分子 ATP 竞争性第二代 ALK 基因抑制剂，不仅针对 ALK 基因阳性 NSCLC，且对存在 C1156Y 突变的 NSCLC 也具有一定疗效。一项国际多中心的 Ⅰ 期研究显示，163 例 ALK 阳性、克唑替尼治疗后进展的晚期 NSCLC 患者予以色瑞替尼口服，其 ORR 为 54.6%，中位缓解持续时间为 7.4 个月，提示色瑞替尼对克唑替尼耐药的 ALK 阳性患者的有效率较高。2014 年美国 FDA 批准色瑞替尼用于 ALK 融合基因阳性的晚期 NSCLC 患者（克唑替尼治疗进展或无法耐受）

的治疗。色瑞替尼的副作用包括腹泻、呕吐、脱水、肝酶升高、低血磷。

（2）阿雷替尼（艾乐替尼，alectinib）　阿雷替尼是一种强效选择性 ALK 基因抑制剂，其效力比克唑替尼强 5 倍。阿雷替尼主要作用于 ALK 和 ALK 酪氨酸激酶区 L1196M，因此，对克唑替尼耐药的 ALK 阳性 NSCLC 具有显著疗效。2015 年 12 月 FDA 批准阿雷替尼胶囊（Alecensa）用于治疗晚期 NSCLC 的患者。一项全球性单臂开放的 II 期临床研究表明，ALK 阳性、克唑替尼治疗无效或一线含铂方案化疗无效的晚期 NSCLC 患者经阿雷替尼（600 mg）口服治疗，其 ORR 为 50%，DCR 为 79%；对于有中枢神经系统复发转移的患者，其 ORR 为 57%，完全缓解（CR）率为 27%，缓解持续时间为 10.3 个月。可见，阿雷替尼对 ALK 阳性的 NSCLC 疗效显著，且中枢神经系统复发转移患者也可获益。阿雷替尼常见不良反应包括肌痛（17%）、便秘（15%）、疲乏（14%）等。

（3）Brigatinib（AP26113）　美国 FDA 2017 年 5 月 17 日加速批准了武田制药下属子公司的 Brigatinib（AP26113），该药属于第二代 ALK 抑制剂，即对于非小细胞肺腺癌 ALK（间变性淋巴瘤激酶）基因重排阳性的患者，在第一代 ALK 抑制剂克唑替尼耐药后，可使用 Brigatinib（AP26113）进行治疗。

Brigatinib（AP26113）是一种新型的 ALK 和 EGFR 双重抑制剂，可强效抑制 ALK 的 L1196M 突变和 EGFR 的 T790M 突变。2016 年 ASCO 会议上公布的一项研究结果，即将患者 1：1 随机分为两组，A 组患者每天口服 Brigatinib 药物 90 mg，B 组患者前 7 天每天口服 Brigatinib 药物 90 mg，后面加量到 180 mg，两组人群的 ORR 分别为 46% 和 54%，A 组有 1 例证实的完全缓解，B 组有 5 例证实的完全缓解，中位 PFS 分别为 8.8 个月和 11.1 个月，证明了该药良好获益。

Brigatinib（AP26113）的 II 期临床试验使用 180mg 计量客观缓解率是 54%，均优于艾乐替尼（II 期临床的客观缓解率是 50%）和色瑞替尼（II 期临床的客观缓解率是 36%）。中位生存期方面 Brigatinib（AP26113）是 12.9 个月，优于艾乐替尼的 8.9 个月，更显著优于色瑞替尼的 5.7 个月。对于脑转移患者而言，AP26113 的颅内客观缓解率是 67%，疾病控制率为 86%，也优于入脑效果较好的艾乐替尼。Brigatinib（AP26113）最为常见的不良反应是恶心、腹泻、疲劳、咳嗽和头痛。最为严重的不良反应是间质性肺炎。

普遍认为，ALK 和 EGFR 基因是互斥的，因为肿瘤其实没有必要制造两个驱动基因。但是对于后期经过多种治疗后反复耐药的患者，EGFR 和 ALK 共存的概率也不容忽视。对于这一部分患者，联合使用 EGFR 和 ALK 的抑制剂较好，比单独使用一种起到更好的控制作用，但是联合治疗副作用会较大，也需要看患者的耐受情况。目前关于两类靶向药物联用效果、副作用等还缺乏数据。当然这部分患者可以考虑下 Brigatinib（AP26113），该药是 ALK 和 EGFR 双靶点的抑制剂，可以考虑参加入组试验等。

3. 第三代 ALK 抑制剂　二代 ALK TKI 的耐药突变与一代大有不同，主要体现在突变比例增加，突变种类减少，主要集中在 solvent front 区域突变。同时旁路耐药机制的比例有所减少。

劳拉替尼（lorlatinib，PF06463922），该药应该算是第三代 ALK 抑制剂，可抑制克唑替尼耐药的 9 种突变，具有较强的血脑屏障透过能力，入脑效果较强，特别适合对其他 ALK 耐药的晚期 NSCLC 患者。2016 年 6 月 5 日，辉瑞在 ASCO 会议上公布了该药的 I / II 期临床研究数据，入组的 54 例患者有 41 例为 ALK 阳性，12 例为 ROS 阳性，其中 39 例有脑转移。该临床试验最终确定的给药方案为每天 1 次 100 mg，患者的总应答率为 46%，3 例实现完全应答，16 例实现部分应答，中位 PFS 为 11.4 个月，另外还显示出缩小转移性的脑部肿瘤体积的效果。Alice Shaw 实验室对劳拉替尼的耐药突变做了进一步的研究，经过 4 周的快速突变诱导，野生型的 *EML4-ALK* 在克唑替尼的处理下，出现了 8 个耐药突变，与临床耐药突变类型基本相符。而劳拉替尼在同样的处理下却没有出现耐药突变。显示活性获得大幅提高的二代、三代 ALK TKI 确实可以延缓耐药突变的产生（这也许是二代 ALK TKI 推到一线后，表现比克唑替尼好的内在机制之一）。有意思的是，劳拉替尼在已有的耐药突变的基础上进行快速突变诱导，结果发现了多个 *L1198F* 双突变，如 *L1198F/L1196M*、*L1198F/G1202R* 等。看来，双突变或多突变可能是劳拉替尼的主要耐药突变。部分双突变可以用克唑替尼克服，如 *C1156Y/L1198F* 双突变。最新进入临床的 TPX-0005 可以克服 *L1198F* 类的突变，另外还有几个其他药物如 X-396、ASP3026 等。

除了 ALK 本身的突变导致耐药，还有近一半的患者由于旁路替代信号（bypass）引起的原发或继发性耐药突变，特别是 SYC 活性的增加，EMT 等起着重要的作用。来自日本的研究进一步证明了 SRC 在不同的 ALK TKI 的耐药机制中均起着重要的作用。选择性地合用 SRC 抑制剂 saracatinib 与 ALK TKI，在临床前的细胞及动物模型中可以有效地克服 SRC 引起的耐药。TPX-0005 有不错的 SRC/FAK 活性，期望看到积极的临床反应。

4. 新一代 ALK 抑制剂联合热休克蛋白抑制剂　热休克蛋白（HSP90）是一类称为"分子伴侣"的蛋白质，可帮助新合成的蛋白质形成能发挥他们特定生物学功能的正确形状。体外细胞系研究发现 HSP90 抑制剂 Ganetespib 对 ALK 阳性的细胞系有活性。突变的 EML4-ALK 和 HSP90 是需要相互结合的，目前有关 HSP90 抑制剂 Ganetespib 的临床试验正在进行中。

另一种 HSP90 抑制剂是 AUY922，目前正在进行 ALK 阳性的 NSCLC 的 II 期临床试验，每周计量 70 mg/m^2。疾病控制率为 59%（未经克唑替尼治疗的控制率为 100%，克唑替尼耐药组的为 36%）。

（三）*KRAS* 及其靶向药物

KRAS 是 *EGFR* 信号转导的下游因子，其突变可激活 RAF/MEK/ERK 信号通路。*KRAS* 突变与肺癌的不良预后和 EGFR-TKI 耐药相关。约 25% 肺腺癌患者中可检测到 *KRAS* 突变。*KRAS* 参与调控细胞生长和细胞内信号传递，当 *KRAS* 突变时，该基因持续活化，使细胞内信号传导紊乱，细胞增殖失控，诱发癌变。肺癌患者，*KRAS* 基因突变的主要类型有：第 2 外显子区的第 12、13 位密码子的点突变，第 3 外显子区的第 61 位密码子和第 4 外显子区的第 117、146 位密码子的点突变。

曲美替尼（trametinib）为一种口服、可逆性、高选择性 MEK1/2 抑制剂，对存在 *KRAS* 突变的 NSCLC 患者具有一定抗肿瘤活性。一项 II 期临床试验中，129 例一线铂类化疗失败的 *KRAS* 突变 NSCLC 患者随机分为曲美替尼组（2 mg）和多西他赛组，结果显示两者的 PFS 无明显差异（12 周 vs 11 周）；曲美替尼组的不良反应较多西他赛组更多，主要为皮疹、腹泻、恶心、高血压和呼吸困难。目前 MEK 抑制剂曲美替尼用于 *KRAS* 突变的 NSCLC 患者。

（四）ROS1 及其靶向药物

ROS1 融合突变占 NSCLC 的 1%~2%，主要发病人群为年轻非吸烟的女性。ROS1 是胰岛素受体家族的一种跨膜酪氨酸激酶，与 ALK 同属 RTK 家族成员，是位于 6 号染色体 q21 上的原癌基因。当发生基因重排时，ROS1 的高表达可激活下游信号通路，包括 JAK/STAT3、PI3K/AKT/mTOR 和 MAPK。ROS1 与 ALK 的激酶结构域具有高度同源性。2007 年首次在 NSCLC 患者中发

现 ROS1 基因重排。ROS1 通过基因重排产生融合蛋白，驱动肿瘤细胞增殖。近期研究表明，在 0.9%~1.7% NSCLC 患者中可检测到 ROS1 重排。ROS1 与 ALK 在结构上存在一定的同源性，故可应用 ALK 抑制剂来治疗 ROS1 重排的 NSCLC。

PROFILE 1001 临床试验显示，克唑替尼（crizotinib）治疗 50 例 ROS1 重排的 NSCLC 患者的 ORR 为 66%（95% CI：0.51~0.79），2 例达完全缓解。克唑替尼只具有较弱 ALK 活性，其 ROS1 活性比 ALK 活性提高了 2~5 倍。结果克唑替尼在 ROS1 融合突变呈阳性的 NSCLC 患者中间表现出比在 ALK 阳性的患者几乎高一倍的中位 PFS，达到 18.3 个月，ORR 为 66%。基于其积极的临床表现，克唑替尼于 2016 年 3 月 11 日获得 FDA 加速批准，用于治疗 ROS1 融合突变呈阳性的 NSCLC 患者。

Brigatinib（AP26113）和色瑞替尼（ceritinib）虽然也有 ROS1 活性，但它们的活性比克唑替尼要低，并且不能克服克唑替尼的耐药突变，鉴于 ROS1 的市场份额也不大，二者最初并没有积极推进 ROS1 的临床试验。2016 年底的肺癌大会上显示，有关色瑞替尼最新的靶向 ROS1 的临床研究（韩国）还在积极进行中。

一代 ROS1 TKI 色瑞替尼的耐药突变主要包括门控突变和 solvent front 的突变等。

卡博替尼（cabozantinib）在二期临床上能够较有效地克服克唑替尼的耐药突变，如果能够克服毒性的困扰，有望成为二线药。Lorlatinib（PF-06463922）对野生型的 ROS1 活性比色瑞替尼提高了 20~50 倍，但对 ROS1 的主要耐药突变 ROS1 G2032R 活性减弱了接近 1 000 倍，细胞实验超过 200 nM 水平，较难克服 crizotinib 的耐药突变。临床试验中，lorlatinib 对色瑞替尼耐药进展的患者总体反应不佳。

TPX-0005 对 crizotinib 引起的 ROS1 耐药突变在临床前的研究中表现出极强的活性。期待 TPX-0005 能够给耐药突变患者带来有效的选择。

（五）MET 及其靶向药物

MET 是一类原癌基因，其编码的蛋白产物为肝细胞因子（HGF）的受体。HGF 与 MET 编码产物结合后可激活一系列跨膜信号通路，在细胞的增殖、分化、迁移、血管新生过程中发挥重要作用。MET 扩增、基因重排、突变会导致 HGF/MET 通路的异常激活，HGF 和 MET 的高表达与肿瘤的侵袭性和预后不良相关。有研究表明，在 NSCLC 中，MET 扩增是 EGFR-TKI 的耐药机制之一。

克唑替尼为 ALK 和 MET 的双重酪氨酸激酶抑制剂，其抗癌疗效好，且耐受性良好。卡博替尼（cabozantinib）是一种多激酶抑制剂，通过抑制 c-MET、VEGFR、酪氨酸激酶受体（KIT）、RET、ROS1 等激酶活性，抑制肿瘤血管生成，促进肿瘤细胞凋亡，减少转移风险。一项 Ⅱ 期试验显示，卡博替尼治疗晚期 NSCLC 患者的 ORR 为 10%，中位 PFS 为 4.2 个月，其不良反应主要包括疲乏、腹泻、恶心、呕吐、手足综合征等。

INC280 为一新型 MET 靶向抑制剂。2016 年 ASCO 年会上报道了一项有关 INC280 的 Ⅰb/Ⅱ 期临床试验（NCT10610336）结果，该研究采用吉非替尼联合 INC280 治疗 EGFR-TKI 治疗失败后出现 MET 扩增或过表达的患者，ORR 为 31%，DCR 为 81%，且疗效与 MET 基因拷贝数呈正相关。在 2015 年 ASCO 年会上报告了一项回顾性研究的结果，EGFR-TKI 耐药后 MET 蛋白过表达的患者接受吉非替尼联合克唑替尼治疗，ORR 为 45.5%，DCR 为 54.5%。这提示 INC280 和克唑替尼可能成为 EGFR-TKI 耐药后伴有 MET 扩增或过表达患者的治疗选择，EGFR-TKI 联用 MET 抑制剂可能是克服此耐药机制的有效方法。

（六）RET 及其靶向药物

RET 融合突变占 NSCLC 的 1%~2%，其中

KIF5B-RET 融合突变占一半以上，发病人群年龄较高。RET 蛋白是一种酪氨酸激酶受体（receptor tyrosine kinase），其原癌基因定位于第 10 号染色体 q11.2 区，常以本身断裂再与另一基因接合，重组成一新基因，从而逃脱配体（ligand）的控制，具备自我磷酸化自动传导讯号的功能。RET 蛋白的激活可激活多个下游信号通路，包括 RAS 通路、RAF 通路、ERK 通路、PI3K 通路、AKT 通路、JNK 通路。*RET* 基因能与多种基因发生融合，形成融合基因，逃脱细胞正常的调控机制，促进肿瘤发生。研究显示，*RET* 基因突变可引发多发性内分泌腺瘤和甲状腺髓样癌。1%~2% 的 NSCLC 患者中可检测到 *RET* 融合基因。目前临床上尚无选择性 RET 抑制剂，应用多激酶抑制剂也能阻断 RET 下游信号通路的传导，抑制肿瘤细胞的增殖。

RET 的小分子抑制剂分为多靶点的，含有 VEGFR2 等活性的一大类如卡博替尼（cabozantinib）、凡德他尼（vandetanib）等，以及最新的选择性的一类 RET 抑制剂（无/较少VEGFR2 活性）。最新报道了卡博替尼和凡德他尼在 NSCLC 上的临床数据。卡博替尼和凡德他尼都是 FDA 批准的用于甲状腺癌的一个小类——转移性甲状腺髓样癌的靶向药，因为这类甲状腺癌具有较多的 *RET* 突变。MSKCC 的 Drilon 等临床医生在 2012—2016 年招募了 26 个 RET-fusion 的 NSCLC 患者进行卡博替尼治疗，并于近期在 *Lancet Oncology* 上发表了相关的初步分析结果，总体应答率为 28%（7/25），中位 PFS 为 7 个月。由于卡博替尼靶点较多，可以抑制多个激酶，如 RET、VEGFR2、ROS1、cMET 等，具有较大的副作用。临床试验中，高达 73% 的患者降低了卡博替尼的用量。来自日本的临床研究从 1 500 个患者中筛选到 19 个 RET 融合突变的患者，对 17 个患者的数据分析表明，53% 的患者有部分反应，平均反应时间 4.7 个月。迄今为止在临床上有多个 RET 抑制剂都是"半道出家"的，多激酶靶点的 TKI 都具有较高毒性的 VEGFR2 高活性，包括凡德他尼、乐伐替尼（lenvatinib）、舒尼替尼（sunitinib）和普纳替尼（ponatinib）等。在已报道的 RET 抑制剂中，卡博替尼的活性较高，细胞活性也仅为 100~200 nM。偏低的活性再加上脱靶的 VEGFR2 的毒性，使得其应答率只有其他靶点 ALK 的克唑替尼的一半不到。总体来看，这一类的 RET TKI 可能不是很好的选择。

选择性的 RET 抑制剂。罗氏的阿雷替尼具有高活性的 ALK 活性，同时也具有一定的 RET 活性，但它的活性为卡博替尼的 1/3~1/2，初步的临床试验也不是很好。Ignyta 与 LOXO 最近推出选择性更好的 RET 抑制剂。Ignyta 的 RXDX-105（CEP32496）活性与卡博替尼相当，但减弱了 VEGFR2 的活性。初步的临床试验数据显示，在初诊 RET 患者上反应还不错，但不能克服耐药突变。LOXO 的 LOXO-292 活性比卡博替尼提高了 10 倍，好像是迄今活性最高的，计划今年底推上临床。美中不足的是对门控突变等耐药突变，LOXO-292 的活性降低为 1/8 左右，用来治疗耐药的患者可能处在临界点，需要一些运气。

（七）BRAF 及其靶向药物

BRAF 是 7 号染色体 q34 上的一个原癌基因，编码丝氨酸苏氨酸蛋白激酶，是 RAF 家族成员之一。BRAF 蛋白是 RAS-MAPK 信号通路中的关键激活因子，位于 KRAS 蛋白下游，并通过该信号途径调控细胞的增殖和存活。

BRAF 是 NSCLC 的另一驱动基因，与 *RAS* 同为 RAS/RAF/MEK/ERK 信号通路的上游调节因子。BRAF 在 MAPK 信号传导过程中发挥重要作用，*BRAF* 基因突变可导致下游信号传导发生紊乱，影响细胞增殖、分化。*BRAF* 突变以 *V600E* 最常见，1%~2% 肺腺癌患者中可检测到 *BRAF* 基因突变。

目前，两种 BRAF 抑制剂达拉菲尼（dabrafenib）和维罗非尼（vemurafenib）已被批

准应用于 *BRAF* 突变的恶性黑色素瘤的治疗。一项 Ⅱ 期临床研究表明，达拉菲尼（150 mg）治疗 *BRAF* 突变的晚期 NSCLC 的总 RR 为 32%，中位缓解持续时间为 12 个月。另一项类似的关于维罗非尼治疗 *BRAF* 突变的 NSCLC 的 Ⅱ 期试验结果显示，RR 为 42%，中位缓解持续时间为 7.3 个月。近期研究表明，达拉菲尼联合 MEK 抑制剂曲美替尼治疗 *BRAF V600E* 突变的晚期 NSCLC，能提高治疗效果，且延缓耐药。

（八）PI3K 及其靶向药物

PI3K-AKT-mTOR 是众多调控细胞增殖、分化和存活的信号转导通路之一。*PIK3CA* 基因位于 3 号染色体 q25~27，编码 PI3K 的催化亚基 p110α。*PIK3CA* 突变主要集中在 9 外显子的螺旋区（E542 和 E545）和 20 外显子的激酶区（H1047）这两个突变热点上，并可以与 *EGFR*、*ALK* 或 *KRAS* 突变同时出现。与其他类型的突变相比，*PIK3CA* 突变与 *EGFR* 突变同时存在的概率相对较高，约 5% 的 *EGFR* 突变患者对 EGFR-TKI 发生获得性耐药时出现了 *PIK3CA* 突变。PI3K、AKT 和 mTOR 抑制剂在 *PIK3CA* 突变 NSCLC 中的临床效果还未知晓，临床试验仍在进行。另有一项 PI3K 抑制剂 buparlisib 与多西他赛联合治疗晚期肺鳞癌的 Ⅱ 期临床研究正在进行，其他处于试验中的还有 LY3023414、ROR309、PIK3CAPI-103、BEZ235 等。

（九）HER2 及其靶向药物

人表皮生长因子 2（HER2/ErbB2/neu）基因属于 ErbB 受体家族的一员，其编码的蛋白为受体酪氨酸激酶。HER2 过表达可见于高达 20% 的 NSCLC，但 *HER2* 突变率不高，最多 3%~4%，更常见于女性、不吸烟的肺腺癌患者。NSCLC 中对其进行阻断的依据是借鉴了 HER2 阳性乳腺癌患者中的成功经验，不过，曲妥珠单抗联合化疗用于 NSCLC 的 Ⅱ 期试验，迄今为止仍是阴性结果。值得注意的是，具有 *ERBB2* 基因突变的 NSCLC

预后较好，一项回顾性分析发现这类患者的中位生存期可达 2.3 年。

（十）NTRK1 及其靶向药物

NTRK1 是编码高亲和性神经生长因子（TRKA 蛋白）的基因，就目前的研究发现约 3% 的肺腺癌存在 *NTRKD* 的重排，且不与 *EGFR* 突变、*KRAS* 突变和 *ROS1* 融合基因同时存在。目前发现的 *NTRK* 融合基因型为 *MPRIP-NTRK1* 和 *CD74-NTRK1*，这两种基因型在体外实验中被证实可与 TRKA 蛋白发生自磷酸化从而激活其致瘤作用。在体外模型中，具有抗 TKRA 活性的酪氨酸激酶抑制剂 ARRY-470、lestaurtinib（CEP-701）和 crizotinib 可以使细胞周期停滞，抑制细胞增殖。在 Vaishnavi 的研究中，携带 MPRIP-NTRK1 的 NSCLC 患者接受了 crizotinib 的治疗，该患者在接受治疗后肿瘤缩小，CA125 下降，但在 3 个月后疾病进展。虽然目前还没有专门针对肺癌 *NTRK1* 融合基因阳性患者的临床试验，但 TSR-011、PLX7486 等具有 TRK 抑制剂作用的药物在 NRTK 重排的实体瘤中的临床试验已经开始。

（十一）MEK1 及其靶向药物

MEK1 是 BRAF 下游增殖信号通路的丝氨酸苏氨酸蛋白激酶，约 1% 的 NSCLC 存在 *MEK1* 突变，这种突变在肺腺癌中较肺鳞癌多见，主要突变位点为 *K57N*、*Q56P* 和 *D67N*。在体外模型中，*MEK1* 突变可以导致信号通路持续激活并对 MEK 抑制剂敏感。但 MEK 抑制剂在临床中应用的疗效目前还未知晓，一项 MEK 抑制剂 MEK162 的 Ⅱ 期临床试验已在 *RAF*、*RAS*、*NF1* 或 *MEK* 突变的实体瘤患者中展开。其他试验中的 MER 抑制剂有 trametinib、selumetinib、cobimetinib 等。

（十二）PTEN 及其靶向药物

PTEN 是目前为止发现的第一个具有磷酸酶活性的抑癌基因，也是人类癌症中最常见突变抑癌基因之一。*PTEN* 编码的脂质磷酸酯酶对 PI3K-AKT 信号起负调控作用，*PTEN* 丧失可导

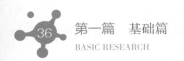

致组成性 PI3K-AKT 信号。相比腺癌，*PTEN* 表失在鳞状细胞癌中更常见。目前 PTEN 抑制剂 LY3023414、POR309 的临床试验已开始。

（十三）VEGF 及其靶向药物

血管内皮生长因子（VEGF）是一类由实体瘤产生的血管内皮细胞有丝分裂抗原，与肿瘤生长和转移密切相关。VEGF 受体（VEGFR）-2 主要存在于内皮细胞，通过结合 VEGF 和其他血管生成配体，诱导血管的结构和功能形成、细胞增殖和迁移等生物学变化。

（1）贝伐珠单抗（bevacizumab） 商品名：阿瓦斯汀（avastin）。2006 年被 FDA 批准为一线药，生产厂家：罗氏（Roche）。贝伐珠单抗是一种重组抗人 VEGF 单克隆抗体，通过与 VEGF 特异性结合，抑制 VEGF 与 VEGF 受体（VEGFR）结合，阻断下游信号通路的传导，进而抑制肿瘤血管的生成。在肺癌人群中开展的 III 期临床研究表明，化疗（卡铂 + 紫杉醇）联合贝伐珠单抗组与单用化疗组相比，PFS 分别为 6.2 个月和 4.5 个月，OS 分别为 12.3 个月和 10.3 个月，贝伐珠单抗联合化疗能显著提高治疗的有效率；贝伐珠单抗引发的不良反应主要为肺出血、肺栓塞等。基于这些研究结果，很多国家采用贝伐珠单抗联合化疗治疗 NSCLC。

（2）雷莫芦单抗（IMC-1121B，LY3009806）可与 VEGFR-2 特异性结合，亲和力高。体外实验已经证明雷莫芦单抗可有效对抗原发肿瘤并抑制肿瘤转移。I 期以及 II 期临床试验已经提供了雷莫芦单抗治疗多种肿瘤的有效性和安全性数据。目前尚无可用于 NSCLC 治疗的二线抗血管生成药。

（3）血管内皮抑素（恩度，YH-16） 是一种内源性抗血管生成因子，作用于新生内皮细胞，发挥抗血管生成作用。恩度是首个我国自主研发的新型重组人血管内皮抑素，在 NSCLC 的靶向治疗中具有良好的应用前景。其他抗血管内皮生长因子的药物还有舒尼替尼、帕唑替尼、索拉非尼、阿西替尼等。

（十四）免疫检查点抑制剂及其靶向药物

程序性死亡受体 1（PD-1）是表达于 T 细胞表面的一种蛋白质，有助于保持机体的免疫反应。PD-1 与肿瘤细胞表面的配体（PD-L1）结合后可抑制 T 细胞对肿瘤细胞的杀伤作用。PD-1 抑制剂通过阻断癌细胞表面的 PD-L1 与 T 细胞的 PD-1 结合，阻断其对 T 细胞的抑制，促进 T 细胞对肿瘤细胞的杀伤功能。CTLA-4 是 T 细胞上的一种跨膜受体，与 CD28 共同享有 B7 分子配体，而 CTLA-4 与 B7 分子结合后诱导 T 细胞无反应性，CTLA4 检查点阻滞剂包括伊匹单抗在临床上发挥重要的抗肿瘤作用。

1. PD-1 抗体 目前已经上市的 PD-1 抗体有：派姆单抗（pembrolizumab）和纳武单抗（nivolumab）。上市的 PD-L1 单抗有阿特珠单抗（atezolizumab，商品名 Tecentriq），另外一个有希望上市的 PD-L1 抗体药物是 Durvalumab。

（1）派姆单抗（pembrolizumab、MK-3475、Lambrolizumab） 商品名：Keytruda。2014 年美国 FDA 授予 pembrolizumab 用于治疗晚期非小细胞肺癌患者（NSCLC）突破性治疗药物资格，生产厂家：默沙东。人类单克隆免疫球蛋白 G4 抗 PD-1 抗体，已于 2014 年 9 月被 FDA 批准用于复发黑色素瘤。在针对 NSCLC 的研究中，I 期临床试验，在既往接受过两种治疗方案失败的 NSCLC 患者中，根据标准实体瘤的疗效评价标准（response evaluation criteria in solid tumors，RECIST）1.0 版评估标准，ORR 为 24%，OS 和 PFS 分别为 51 周和 9.7 周。一项关于治疗过的 NSCLC 患者 II / III 期临床试验正在进行中，主要评估 MK-3475（低剂量 / 高剂量）对照多西他赛的 OS、PFS 及安全性。另外，入组 PD（+）复治和转移性初治 NSCLC，进行 MK-3475 对照铂类为基础的双药化疗正在 III 期试验中。目前，MK-

3475 用于初治的 NSCLC 脑转移患者或联合化疗、靶向药或 ipllimumab 运用于特定 NSCLC 人群的相关临床试验也在Ⅰ期或Ⅱ期试验中。2016 年研究者报告了一项大型临床试验的结果，该试验纳入既往接受过治疗的 PD-L1 阳性晚期 NSCLC 患者，对比 pembrolizumab 和标准多西他赛化疗方案的疗效。结果发现，pembrolizumab 和化疗的中位生存期分别为 10.4 个月和 8.5 个月，PD-L1 表达较高的患者，中位生存期更长（14.9 个月 vs 8.2 个月），而且 pembrolizumab 的不良反应发生率更低（16% vs 35%）。这些发现表明 pembrolizumab 可作为既往接受过治疗的晚期 NSCLC 患者的一种新标准方案。

（2）纳武单抗（nivolumab、MDX-1106、BMS-936558、ONO-4538）　商品名：Opdivo。2015 年美国 FDA 批准百时美施贵宝 PD-1 抑制剂 OPDIVO（nivolumab）作为一款治疗药物用于先前有过治疗的晚期鳞状非小细胞肺癌（NSCLC）患者，生产商：百时美施贵宝。nivolumab 为全人源化 IgG4、抗 PD-1 单克隆抗体，是所有应用于 NSCLC 的 PD-1 通路抑制剂中经历了最广泛临床评估的一种。自Ⅰ期临床试验显示在 NSCLC 中有效后，随后一系列研究进一步验证了 PD-1 通路阻断带来的持久肿瘤应答。nivolumab 的活性，无论是单药还是联合化疗都已经在所有 NSCLC 组织亚型患者中被证实。在既往接受过治疗的 NSCLC 患者中，nivolumab 单药 ORR 17%（22/129），55% 患者获得持续应答，1 年、2 年生存率分别提高至 42%、14%。在肿瘤初次评估（第 8 周）时即有 50%（11/22）获得缓解，而且中位持续达 74.0 周（6.1~133.9 周）。常见毒性为乏力、食欲下降、腹泻，治疗相关 3/4 级毒性 14%，7% 并发肺炎，3 例患者因此死亡。正在进行的Ⅲ期临床试验主要评价 nivolumab 单药对照多西他赛在二线治疗中的效果。另一项Ⅲ期临床试验，关于 nivolumab 单药对照标准化疗在 PD-1

（+）转移性 NSCLC 治疗的效果研究也正在招募中。临床试验表明，对于高表达 PD-L1 的转移性 NSCLC 患者，nivolumab 作为初始治疗方案可能比化疗更有效。但是，另外一项类似的研究却发现 nivolumab 并不优于化疗。

（3）阿特珠单抗（atezolizumab）　在 2016 年被 FDA 批准用于既往接受过治疗的转移性 NSCLC 患者。该批准基于两项大型临床试验，发现接受 atezolizumab 治疗的患者（13.8 个月和 12.6 个月），生存期要长于接受标准多西他赛化疗的患者（9.6 个月和 9.7 个月）。atezolizumab 在之前被批准用于治疗膀胱癌。

2. PD-L1 抗体　PD-L1 抗体阻断剂主要阻断 PD-1 与 PD-L1 结合，及 PD-L1 与 T 细胞上的 CD80 结合。

（1）BMS-936559　第一个率先被报道的在 NSCLC 中有效的 BMS-936559，是一种全人源化 IgG4、抗 PD-L1 单克隆抗体，在晚期非小细胞患者中的客观缓解率（ORR）可达到 10%（5/49）。细分其组织学亚型发现，13 例鳞癌患者中，1 例获得客观缓解，3 例 SD（stable disease）≥ 24 个月，6 例获得 24 个月的无进展生存期（PFS）；36 例非鳞癌患者，4 例获得客观缓解，3 例 SD ≥ 24 个月，9 例获得 24 个月 PFS。

（2）MPDL3280A　另外一种抗 PD-L1 单克隆抗体，在一组有 55% 接受过至少 3 种化疗方案的转移性 NSCLC 患者（81% 吸烟者或既往吸烟者，19% 从未吸烟者）试验中，中位治疗维持时间是 48 周，获得 23% 的 ORR，应答者的 17% 保持稳定超过 24 周，在 NSCLC 鳞状细胞中 24 周 PFS 为 44%，非鳞状细胞为 46%。大部分不良事件是轻度的，无剂量 - 限制毒性发生，目前尚无 3~5 级肺炎或腹泻的病例报告。该项试验中，研究人员通过免疫组化（IHC）发现 MPDL3280A 治疗的患者 ORR 随着 PD-L1 表达增加而增加，反之亦然；在分析预测吸烟情况是否影响治疗效果时发

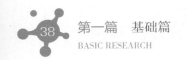
现既往/当前吸烟者 ORR 为 26%，从未吸烟者为 10%，一定程度说明了吸烟者的治疗效果更好。因此，这些初步而又有前景的数据，也开启了吸烟史和对抑制 PD-1 通路响应之间潜在关系的研究。

除此之外，两个 II 期临床试验正在进行中，一个是观察 MPDL3280A 单药治疗对于 PD-L1（+）的晚期或有转移的 NSCLC 的客观缓解情况；另一个试验是以铂类治疗失败的晚期或有转移的 NSCLC 为对象，评估 MPDL3280A 对照多西他赛的总生存期差异。除此之外，尚有一些联合其他药物（厄洛替尼、贝伐单抗、MEK 抑制剂）的 I 期临床试验正在被评估。2015 年 2 月 MPDL3280A 获得 FDA 的突破性治疗认定，将用于治疗 PD-L1（+）的 NSCLC，主要针对人群为正在进行以铂类为基础化疗过程中或治疗后进展的，同时也是针对 EGFR 或 ALK 阳性肿瘤患者的一种靶向治疗。

（3）MEDI4736　是一种全人源化单克隆抗 PD-L1 抗体，I 期临床试验中，入组的晚期实体瘤中，NSCLC 组 12 个月 ORR 12%，另一方面也显示出良好的耐受性，无治疗中断、药物性肠炎及 3/4 级肺毒性。目前，MEDI4736 单药或联合 CTLA-4 单抗、吉非替尼等多项临床试验正在进行中。

3. 小结　虽然抗 PD-1、抗 PD-L1 抗体均作用于 PD-1/PDL1 信号通路，但两者的作用靶点不同：抗 PD-1 抗体能阻断 PD-1 与 PD-L1、PD-L2 结合，却不能阻断 PD-L1 与 CD80 相互作用；抗 PD-L1 抗体能阻断 PD-L1 与 PD-1、CD-80 结合，却不能阻断 PD-1 与 PD-L2 的结合；其次，两者的亲和力、抗体亚型都不尽相同，因此，哪个靶点更有效、如何选择适用人群仍有待进一步研究。另外，研究显示，PD-1（+）患者使用上述药物效果优于 PD-1（-）患者，但是对 PD-1（-）患者仍有一定效果，因此，探索出恰当生物标志物指导用药及疗效预测指标也将是未来研究方向。除此之外，治疗模式、持续时间等也亟待探索。如今，肿瘤个体化、最优化治疗日益被重视，NSCLC 中免疫治疗扮演着不可忽视的角色，PD-1 信号通路已有的试验结果能否最终使更多患者获益，从而使得 NSCLC 治疗得到新突破，尚需大规模、多中心的研究进行验证。

（三）问题与展望

目前而言，大部分肿瘤仍未检测到驱动突变，因此对这类患者仍为细胞毒性化疗经验性治疗。对于具有已知驱动性突变的非小细胞肺癌患者，已经表现出了显著临床获益，但仍常见获得性耐药，对我们制定独特的个体化治疗提出了挑战。

既往经验有助于我们在靶向治疗道路上的探索。比如，克唑替尼用于 ALK 阳性患者，从开始 I 期试验到 III 期试验得到阳性结果仅用了 6 年；仅 II 期试验的数据就得到了 FDA 的批准，仅仅耗时四年。

未来，诊断治疗学的成功、真正肿瘤个体化治疗的关键，将是充分利用有限资源、通过预测性生物标志物确保筛选出恰当的患者并使得不良作用最低。至于耐药性方面，恰当应用抑制剂或联合应用抑制剂，同时控制不良作用最低，有望在将来实现患者生存改善。

分子靶向药物以其高效性、低毒性为晚期 NSCLC 的治疗开辟了新的途径，放化疗已不再是其唯一治疗手段。晚期 NSCLC 患者可通过检测驱动基因，选择针对突变基因的靶向药物，实施精准治疗、改善预后。但目前一些分子靶向药物仍处于临床试验阶段，其疗效尚未得到一致的认可。同时随着肺癌患者新的耐药问题的不断出现，研发新型分子靶向药物并对其疗效及安全性作进一步确证将成为该领域未来发展的主要方向。

（唐云云　朱孝峰）

参考文献

[1] 陈万青, 郑荣寿, 张思维, 等. 2013年中国恶性肿瘤发病和死亡分析[J]. 中国肿瘤, 2017, 01: 1−7.

[2] 尹承龙, 劳学军. PI3K−AKT−mTOR信号通路的研究进展[J]. 中国医学创新, 2016 (1): 145−148.

[3] 邹志伟, 刘求真. 肺癌相关信号转导通路的研究进展[J]. 临床肿瘤学杂志, 2014 (6): 564−568.

[4] 姜昕, 周建华. Notch信号通路及其在肺癌发生中的作用[J]. 临床与病理杂志, 2007, 27 (3): 231−234.

[5] 黄文林, 朱孝峰. 信号转导与疾病[M]. 2版. 北京: 人民卫生出版社, 2012.

[6] ABE Y, TANAKA N. The hedgehog signaling networks in lung cancer: the mechanisms and roles in tumor progression and implications for cancer therapy[J]. BioMed Res Int, 2016 (17): 1−11.

[7] TIAN F, MYSLIWIETZ J, ELLWART J, et al. Effects of the hedgehog pathway inhibitor gdc−0449 on lung cancer cell lines are mediated by side populations[J]. Clin Exp Med, 2012, 12 (1): 25−30.

[8] KOSTAS N S, MUHAMMAD W S, EVANGELOS G S. The biological role of PI3K pathway in lung cancer[J]. Pharmaceuticals, 2012, 5 (11): 1236−1264.

[9] MACKAY H J, EISENHAUER E A, KAMEL−REID S, et al. Molecular determinants of outcome with mammalian target of rapamycin inhibition in endometrial cancer[J]. Cancer, 2014, 120 (4): 603−610.

[10] XIA Z, GAO T, ZONG Y, et al. Evaluation of subchronic toxicity of GRD081, a dual PI3K/mTOR inhibitor, after 28−day repeated oral administration in Sprague−Dawley rats and beagle dogs[J]. Food Chem Toxicol, 2013, 62 (12): 687−698.

[11] MARAVER A, FERRNANDEZ−MARCOS P J, HERRANZ D, et al. Therapeutic effect of γ−secretase inhibition in krasg12v−driven non−small cell lung carcinoma by derepression of DUSP1 and inhibition of erk[J]. Cancer Cell, 2012, 22 (2): 222−234.

[12] THEYS J, YAHYANEJAD S, HABETS R, et al. High NOTCH activity induces radiation resistance in non small cell lung cancer[J]. Radiother Oncol, 2012, 108 (3): 440−445.

[13] ALAMGEER M, GANJU V, WATKINS D N. Novel therapeutic targets in non−small cell lung cancer [J]. Curr Opin Pharmacol, 2013, 13 (3): 394−401.

[14] DANG Y J, SUN J. Research progress on the relationship between Wnt signaling transduction and therapy in lung cancer[J]. J Pharm Res, 2014, 7:415−417,427.

[15] RIMKUS T, CARPENTER R, QASEM S, et al. Targeting the sonic hedgehog signaling pathway: review of smoothened and GLI inhibitors[J]. Cancers, 2016, 8 (2): 22−44.

[16] ABE Y, TANAKA N. The hedgehog signaling networks in lung cancer: the mechanisms and roles in tumor progression and implications for cancer therapy[J]. BioMed Res Int, 2016,(17): 1−11.

[17] HYMAN J M, FIRESTONE A J, HEINE V M, et al. Small−molecule inhibitors reveal multiple strategies for Hedgehog pathway blockade[J]. P Nat Acad Sci USA, 2009, 106 (33): 14132−14137.

[18] PARK K S, MARTELOTTO L G, PEIFER M, et al. A crucial requirement for hedgehog signaling in small cell lung cancer[J]. Nat Med, 2011, 17 (11): 1504−1508.

[19] DELLA CORTE C M, BELLEVICINE C, VICIDOMINI G, et al. SMO gene amplification and activation

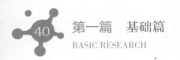
of the hedgehog pathway as novel mechanisms of resistance to anti-epidermal growth factor receptor drugs in human lung cancer[J]. Clin Cancer Res, 2015, 21（20）: 4686-4697.

[20] TIAN F, MYSLIWIETZ J, ELLWART J, et al. Effects of the hedgehog pathway inhibitor GDC-0449 on lung cancer cell lines are mediated by side populations[J]. Clin Exp Med, 2012, 12（1）: 25-30.

[21] 徐晓燕, 解卫平, 孙晓如, 等. 非小细胞肺癌分子靶向药物治疗的研究进展[J]. 药学进展, 2016 (11): 811-817.

[22] 袁冬梅, 宋勇. 表皮生长因子受体敏感突变阳性晚期非小细胞肺癌内科一线治疗的精准化[J]. 中华肿瘤杂志, 2017, 39 (2): 98-101.

[23] 皮灿, 张一辰, 徐崇锐, 等. 表皮生长因子受体敏感突变阳性非小细胞肺癌耐药后的精准治疗[J]. 中华肿瘤杂志, 2017, 39 (2): 94-97.

[24] JANNE P A, YANG J C, KIM D W, et al. AZD9291 in EGFR inhibitor-resistant non-small cell lung cancer[J]. N Engl J Med, 2015, 372（18）: 1689-1699.

[25] YANG J, RAMALINGAM S S, JANNE P A, et al. LBA2_PR: Osimertinib（AZD9291）in pre-treated pts with T790M-positive advanced NSCLC: updated Phase 1（P1）and pooled Phase 2（P2）results[J]. J Thorac Oncol, 2016, 11（4）: S152-S153.

[26] SEQUIST L V, SORIA J C, GOLDMAN J W, et al. Rociletinib in EGFR-mutated non-small cell lung cancer[J]. N Engl J Med, 2015, 372（18）: 1700-1709.

[27] PARK K, LEE J S, HAN J Y, et al. 1300: Efficacy and safety of BI 1482694（HM61713）, an EGFR mutant-specific inhibitor, in T790M-positive NSCLC at the recommended phase II dose[J]. J Thorac Oncol, 2016, 11（4）: S113.

[28] SULLIVAN I, PLANCHARD D. Osimertinib in the treatment of patients with epidermal growth factor receptor T790M mutation-positive metastatic non-small cell lung cancer: clinical trial evidence and experience[J]. Ther Adv Respir Dis, 2016, 10（6）: 549-565.

[29] ORTIZ-CUARAN S, SCHEFFLER M, PLENKER D, et al. Heterogeneous mechanisms of primary and acquired resistance to third-generation EGFR inhibitors[J]. Clin Cancer Res, 2016, 22（19）: 4837-4847.

[30] PLANCHARD D, LORIOT Y, ANDRE F, et al. EGFR-independent mechanisms of acquired resistance to AZD9291 in EGFR T790M-positive NSCLC patients[J]. Ann Oncol, 2015, 26（10）: 2073-2078.

[31] KIM T M, SONG A, KIN D W, et al. Mechanisms of acquired resistance to AZD9291: a mutation-selective, irreversible EGFR inhibitor[J]. J Thorac Oncol, 2015, 10（12）: 1736-1744.

[32] THRESS K S, PAWELETZ C P, FELIP E, et al. Acquired EGFR C797S mutation mediates resistance to AZD9291 in non-small cell lung cancer harboring EGFR T790M[J]. Nat Med, 2015, 21（6）: 560-564.

[33] MIN Q, PENG M, SONG Q B, et al. Research progress of PD-1 signal pathway in non-small cell lung cancer[J]. China Cancer, 2015,（11）: 928-933.

[34] BRAHMER J R. Safety and activity of anti-PD-L1 antibody in patients with advanced cancer[J]. N Engl J Med, 2012, 366（26）: 2455-2465.

[35] LEE S M, CHOW L Q. A new addition to the PD-1 checkpoint inhibitors for non-small cell lung cancer—the

anti-PDL1 antibody—MEDI4736[J]. Translational Lung Cancer Res, 2014, 3 (6): 408-410.

[36] CHA E, WALLIN J, KOWANETZ M. PD-L1 inhibition with MPDL3280A for solid tumors[J]. Semin Oncol, 2015, 42 (3): 484-487.

[37] IBRAHIM R, STEWART R, SHALABI A. PD-L1 blockade for cancer treatment: MEDI4736 [J]. Semin Oncol, 2015, 42 (3): 474-483.

[38] BRAHMER J R, DRAKE C G, WOLLNER I, et al. Phase I study of single-agent anti-programmed death-1 (MDX-1106) in refractory solid tumors: safety, clinical activity, pharmacodynamics, and immunologic correlates[J]. J Clin Oncol, 2010, 28 (19): 3167-3175.

[39] TOPALIAN S L, HODI F S, BRAHMER J R, et al. Safety, activity, and immune correlates of anti-PD-1 antibody in cancer[J]. N Engl J Med, 2012, 366 (26): 2443-2454.

[40] BORGHAEI H, VOKES E E, BURGIO M A, et al. Nivolumab versus docetaxel in advanced nonsquamous non-small cell lung cancer[J]. N Engl J Med, 2015, 373 (17): 1627-1639.

[41] CURRAN M A, MONTALVO W, YAGITA H, et al. PD-1 and CTLA-4 combination blockade expands infiltrating T cells and reduces regulatory T and myeloid cells within B16 melanoma tumors[J]. P Nat Acad Sci USA, 2010, 107 (9): 4275-4280.

[42] WOLCHOK J D, KLUGER H, CALLAHAN A K, et al. Nivolumab plus ipilimumab in advanced melanoma[J]. N Engl J Med, 2013, 369 (2): 122-133.

[43] YAQUB F. Nivolumab for squamous-cell non-small cell lung cancer[J]. Lancet Oncol, 2015, 16 (7): e319-e319.

[44] JANKU F, GARRIDO-LAGUNA I, PETRUZELKA L B, et al. Novel therapeutic targets in non-small cell lung cancer[J]. J Thorac Oncol, 2011, 6 (9): 1601-1612.

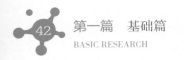
第二章

肺癌相关基因组学与下一代测序

第一节　概　述

（一）基因组学概况

　　基因组学一词最早在 1986 年，由著名遗传学家 Tom Roderick 在人类基因组测绘会议期间首次提出。基因组学是研究生物基因组的组成，组内各基因的精确结构、相互关系及表达调控的科学。基因组学、转录组学、蛋白质组学与代谢组学等一同构成系统生物学的组学（omics）生物技术基础。

　　简单来讲，基因组学是遗传学中涉及生物体基因组测序和分析的领域。自从其概念提出以后，20 世纪 90 年代随着几个物种基因组计划的启动，基因组学取得长足发展。1980 年，噬菌体 Φ–X174（5 368 碱基对）完全测序，成为第一个测定的基因组。1995 年，嗜血流感菌（*Haemophilus influenzae*，1.8 Mb）测序完成，是第一个测定的自由生活物种。从这时起，基因组测序工作迅速展开。2001 年，人类基因组计划公布了人类基因组草图，为基因组学研究揭开新的一页。

　　基因组 DNA 测序是人类对自身基因组认识的第一步。20 世纪 70 年代中期首次引入脱氧核糖核酸（DNA）测序技术。1982 年，在第一例患者中发现致瘤性体细胞突变时，临床研究者们开始意识到，对癌症基因组进行测序可能是揭开癌症发生与发展机制，乃至开发新型治疗方法的核心所在。而第一个人类基因组测序完成的整整十年时间里，这一跨国跨领域的全球大合作极大地促进了技术的进步，推动了测序方法的不断升级。而这种突破性的技术进展使得第一个人类癌症基因组测序工作在短短的四年后就得以开始进行。

　　桑格（Sanger）测序在 1975 年被首次描述为"确定 DNA 序列的快速方法"，而由人类基因组计划所孕育和催生的下一代测序（NGS）技术因其可提供旧方法所不可比拟的准确性、灵敏性和序列连续性，以及它在适用范畴上巨大的可扩展性，正在迅速提高我们探索癌症基因组的能力，并极大地提升了我们对肺癌发病机制及其诊断和治疗的认识。

　　肺癌是数十年内世界范围内最常见的癌症。2012 年，全球估计有 180 万肺癌新发病例，占全球所有新发癌症病例的 12.9%；肺癌导致 160 万人死亡，占所有癌症死亡总病例的 19.4%。中国的肿瘤流行病学数据显示在 2012 年有 652 000 名新发肺癌病例，597 000 人死亡，在恶性肿瘤中均占首位（GLOBOCAN 2012）。预计到 2025 年，中国肺癌患者将达到 100 万，成为世界第一肺癌大国。肺癌按组织学类型分为小细胞肺癌（SCLC）和非小细胞肺癌（NSCLC），其中非小细胞肺癌约占所有肺癌病例的 80%~85%，非小细胞肺癌包括腺癌（44%）、鳞癌（26%）、大细胞肺癌（9%）和未分类肺癌（6%）。

在过去的数年里，对 NSCLC 生物学认知取得的进步促使人们识别出对于恶性肿瘤转化和癌细胞生存至关重要的一些分子事件。这些异常的分子事件是关键的致癌驱动因子，同时也代表了潜在的治疗靶点。近年来，随着二代测序（NGS）技术的发展，NSCLC 的基因谱更加直观地呈现在人们面前。腺癌中常见包括受体酪氨酸激酶（例如 EGFR）激活在内的肿瘤信号通路异常，这些受体位于细胞表面，通过与配体结合、受体二聚化或异源二聚化引起细胞内酪氨酸激酶域的自身磷酸化，从而启动多种信号级联反应，包括 RAS/RAF/MEK、PI3K/AKT/mTOR 通路等。而鳞癌的基因谱则大不相同，最常见的为 FGF/FGFR 信号通路异常或 PI3K/AKT/mTOR 通路异常，并且绝大多数的鳞癌患者伴随有 TP53 等抑癌基因突变；腺癌中则约有一半的患者并不发生抑癌基因的突变。这些不同的分子改变为晚期不同病理类型肺癌的治疗提供了截然不同的治疗策略。

近年来，随着更多的靶向治疗药物接踵而至，全世界都将更多的目光投向肺癌基因组学。肺癌由于靶向药物丰富、分子分型明确等原因，成为肿瘤精准医学的"先锋试验田"。转化基因组学快速的发展可以提高我们对肺癌的认识和管理。

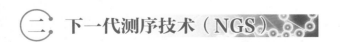

（二）　下一代测序技术（NGS）

NGS 是英文"下一代测序（next generation sequencing）"的缩写，与其相对应的是一代测序，一般指的是 Sanger 测序法为主的上一代测序方法。NGS 有另外一个名称为 MPH 测序（massive parallel high-throughput sequencing）。从字面上即可了解，NGS 的特征就是并行及高通量，相比一代测序，以芯片技术以及微量反应实现了大规模多模板并行测序。单次测序数据产出量指数式的增长并且测序成本指数式的下降。

NGS 测序平台的兴起源于 21 世纪早期，从 2005 年第一台商业化的基于焦磷酸测序的 NGS 测序平台 454 亮相到现在仅十余年的时间里，NGS 平台蓬勃发展，主流产品由几大生物仪器制造商发布并且快速占领了全球市场。其中以 Illumina 公司的基于 SBS 的测序平台市场份额最大，Thermo Fisher 基于氢离子测序的 Ion Torrent 平台紧随其后。新兴的基于单分子测序的平台例如 PacBio 以及纳米孔测序 Oxford Nanopore 也崭露头角（图 2-1）。

NGS 技术在肿瘤领域有丰富的应用场景与潜力。在 NGS 应用于肿瘤研究领域的早期，研究者们多采用全基因组测序（WGS）或全外显子测序（WES）对肿瘤组织以及对照的癌旁组织或白细胞的整个基因组或所有基因的编码区进行测序，从而检出所有肿瘤细胞所独有的基因突变、插入缺失、融合重拍、拷贝数改变等 DNA 变异事件。而当 NGS 渐渐作为成熟的技术应用于肿瘤分子诊断时，由于医生更注重与临床诊疗明确相关的基因突变，同时为了克服肿瘤异质性而需要高灵敏性地检出低丰度的突变，针对有明确临床意义的基因进行目标基因组区域测序（targeted DNA-Seq）渐渐成为检测方法的主流。除此以外，RNA 测序、甲基化测序、miRNA 测序等多种方法学也都在肿瘤基因组研究领域被广泛适用。各种方法的简要比较见表 2-1。

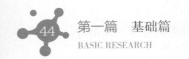
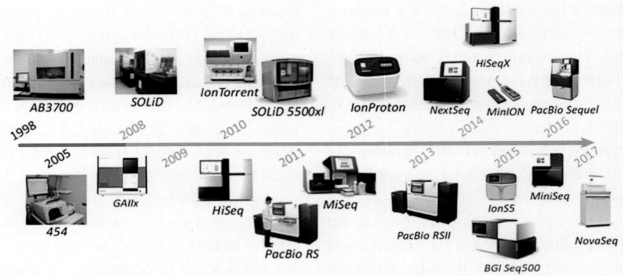

图 2-1　主流测序平台的发展史

表 2-1　不同检测方法的区别

检测类别	检测目标	在肿瘤分子诊断中的应用	优势	劣势
WGS	全基因组	罕见遗传性肿瘤；癌症组织与正常组织的对比检测体细胞突变以及拷贝数变异	覆盖全基因组所有位点，可检测拷贝数变异与罕见大片段重排	极为昂贵，一般仅进行 30 ~ 50X 测序，对体细胞突变检出不够敏感，在肿瘤临床应用中极少适用
WES	全外显子组	罕见遗传性肿瘤；癌症组织与正常组织的对比检测体细胞突变以及拷贝数变异	对所有蛋白编码区的覆盖有助于检测出罕见胚系突变，而同时有比 WGS 较低的成本	拷贝数变异检测不如 WGS 敏感，一般仅进行 100~500X 测序，对 ctDNA 检测不适用
Targeted DNA-Seq	选择性富集的基因组目标区域	癌症组织以及循环肿瘤 DNA 突变（包括热点基因重排）检测及复发监控；靶向用药指导；肿瘤分子分型与预后预测；疾病进展监控与术后微小残存灶疾病（MRD）监控	对目标区域的超高覆盖率有助于超高灵敏度的突变检测；可以平行检测突变融合扩增等多种变异形式；是目前肿瘤临床应用的主流方法	仅覆盖已知基因或已知区域的变异事件
Methyl-Seq	甲基化相关	癌症高危人群的筛查；肿瘤的良、恶性判断	多位点同时检测表观遗传学标志有助于在 DNA 序列变化以外检测病变；近年来多项研究表明甲基化在癌症早期诊断有很大潜力	实验操作流程较为复杂；临床应用尚在探索阶段
RNA-Seq	全转录组或针对靶向基因的 RNA	对于基因融合特别是未知融合的检测；肿瘤组织的表达谱检测有时被作为 DNA 检测的辅助手段	基于表达谱的分子标志物依赖于 RNA 测序的方法；对未知融合基因的 RNA 测序检出效率高于 DNA 测序	实验建库流程较为复杂；RNA 与 DNA 比较易于降解从而导致数据质量下降；无法应用于 ctDNA 检测

（续表）

检测类别	检测目标	在肿瘤分子诊断中的应用	优势	劣势
miRNA-Seq	小RNA	在转化医学中，miRNA也被认为是一类潜在的癌症生物标志物，其表达水平以及种类可被开发作为疾病的检测、监控或者预后预测的相关产品	丰度高，容易测序，数据量要求很低，分析流程成熟	提取方法繁琐，建库流程特殊，临床应用场景不成熟

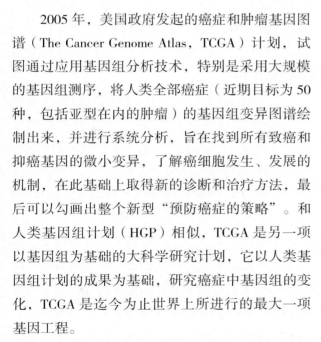

第二节 肺癌基因组学

（一）肺癌基因谱特征

2005年，美国政府发起的癌症和肿瘤基因图谱（The Cancer Genome Atlas，TCGA）计划，试图通过应用基因组分析技术，特别是采用大规模的基因组测序，将人类全部癌症（近期目标为50种，包括亚型在内的肿瘤）的基因组变异图谱绘制出来，并进行系统分析，旨在找到所有致癌和抑癌基因的微小变异，了解癌细胞发生、发展的机制，在此基础上取得新的诊断和治疗方法，最后可以勾画出整个新型"预防癌症的策略"。和人类基因组计划（HGP）相似，TCGA是另一项以基因组为基础的大科学研究计划，它以人类基因组计划的成果为基础，研究癌症中基因组的变化，TCGA是迄今为止世界上所进行的最大一项基因工程。

截至目前，癌症基因组图谱（TCGA）及其他研究人员已经报道了肺腺癌、鳞状细胞癌及小细胞癌的基因组改变。

1. DNA 单核苷酸改变、插入和缺失　肺腺癌中最常见的致癌基因突变包括 KRAS（33%）、EGFR（14%）、BRAF（10%）、PIK3CA（7%）和 MET（7%）。常见的抑癌基因突变包括 TP53（46%）、STK11（17%）、KEAP（17%）、NF1（11%）、RB1（4%）和 CDKN2A（4%）。另外，在约10%的肺腺癌样本中发现参与染色质修饰的基因（SETD2、ARID1A 和 SMARCA4）和 RNA 剪接基因（RBM10 和 U2AF1）的突变。来自 TCGA 的数据显示从未吸烟肺癌患者中，EGFR 突变发生率高于其他突变，而 TP53、KRAS、NF1、STK11 及 RBM10 在吸烟患者中更常见。

尽管某些突变在肺腺癌及鳞状细胞癌中都是常见的（如 TP53、CDKN2A），鳞状细胞癌的特征是编码受体酪氨酸激酶（RTK）的基因突变较少，肿瘤抑癌基因失活突变频率较高（涉及 PTEN、NOTCH1 和 RB1）。CDKN2A 纯合缺失最常见（29%），其次为甲基化（21%）、失活突变（18%）及外显子1β的跳跃剪切改变（4%）。

小细胞肺癌的基因特征是常见失活突变，常见的基因包括：抑癌基因（RB1、RBL1、RBL2、TP53 和 PTEN）；RNA 调控基因（XRN1）；编码 G 蛋白偶联受体信号分子的基因（*RGS7* 和 *FPR1*）；参与中心体调控的功能基因（*ASPM*、*ALMS1* 和 *PDE4DIP*）。在一项研究小细胞肺癌体细胞基因组改变的大型研究中，对 110 个标本进行的全基因组测序结果显示在 13% 的病例中，存在 *TP73* 突变或重排导致的致癌活化。约四分之一的肿瘤样本中存在 *NOTCH* 家族成员失活突变。

2. 表观遗传学改变 除了 DNA 序列的改变，基因转录可能受到表观遗传改变（包括组蛋白修饰和 DNA 甲基化）的影响。参与肺癌的多种抑癌基因通过表观遗传改变发生基因沉默。染色质修饰基因（例如 *SMARCA4*、*ARID1A* 和 *SETD2*）突变已经在肺腺癌中报道。肺腺癌中已经发现了 CpG 岛高甲基化表型：存在 *SETD2* 突变和 *CDKN2A* 甲基化。已经在小细胞肺癌中观察到影响组蛋白乙酰转移酶活性的 *CREBBP* 和 *EP300* 的突变及有甲基转移酶功能的 *MLL* 基因突变。甲基化检测的整合分析包括外显子和转录组的数据，这是充分了解肺癌表观遗传改变所必需的。

3. 转录组异常 肿瘤标本的转录组分析已经有了一些重要发现，包括 RNA 转录体上影响 DNA 序列改变的基因融合或剪接位点突变。*U2AF1* 是 3' 端拼接选择的重要基因，因此，存在于 3% 肺腺癌中的 *U2AF1* 突变（S34F）与许多基因中的不适当剪接位点选择相关，包括 β- 连环蛋白原癌基因（*CTNNB1*）选择剪接的位点。*MET* 14 号外显子的剪接位点突变引起的基因跳读导致肺腺癌中可表达持续激活的稳定蛋白。在肺腺癌中包括 *ALK*、*ROS*、*NTRK1*、*NRG1*、*FGFR4*、*ERBB4*、*BRAF* 和 *RET* 在内的融合 / 重排事件提供了患者靶向治疗的机会。肺鳞癌中已报道的 FGFR 家族成员的基因重排也可能是干预的靶点。然而，在小细胞肺癌中报道的大多数重排涉及转录因子（例如 MYCL1）、组蛋白修饰物（例如 CREBBP）或抑癌基因（例如 *PTEN*、*RB1* 和 *TP73*），当下仍缺乏针对性的治疗。

4. 信号通路异常 全外显子及转录组测序的综合分析结果显示肺腺癌中 RTK–RAS–RAF 通路起着关键作用，76% 病例中存在通路中各成分的变异。磷酸化蛋白质组学研究表明，在一些 *KRAS* 野生型肿瘤中，可能存在由 RTK–RAS–RAF 通路中尚未发现的成员的改变引起的 MAPK 通路的大量活化。影响肺腺癌的其他信号通路包括细胞周期调节因子（64%）、p53（63%）、染色质和 RNA 剪接因子（49%）和氧化应激反应（22%）。

鳞状细胞癌中最常见参与氧化应激反应和鳞状细胞分化相关信号通路的改变包括基因突变和拷贝数改变。几乎三分之一的鳞状细胞癌肿瘤样本中存在 *NFE2L2* 或 *KEAP1* 突变。这两种基因在细胞对氧化损伤的反应中起重要作用，这可能是由于与吸烟有关的细胞损伤的持续攻击引起的。TCGA 数据库中显示，在 44% 的肿瘤样本中存在 *SOX2* 和 *TP63* 的过表达和扩增、*NOTCH1*、*NOTCH2* 和 *ASCL4* 的功能丧失性突变以及 *FOXP1* 的局部缺失，所有这些基因都参与鳞状细胞分化。

小细胞肺癌主要表现为细胞周期调控基因网、Notch 信号通路和神经内分泌分化基因的改变。在少数小细胞肺癌样本中存在参与受体激酶 PI3K 信号通路和转录调节的基因异常。低级神经内分泌肺癌，特别是高分化类癌很少显示 TP53 和 RB1 这一小细胞肺癌的典型特征。

值得一提的是，上述肺癌基因谱特征全是基于 TCGA 数据库或者国外报道，而中国肺癌人群与西方国家人群的驱动基因突变尚存在较大的差异分布。如 *EGFR* 突变方面，亚裔（包括中国）人群与白种人群的 *EGFR* 突变率存在较大差异（30% vs 17%），尤其在非吸烟的中国肺腺癌患者中，*EGFR* 突变可高达 71.6%，而 *KRAS* 突变在白种人群的发生率却远高于中国人群，腺癌患者中 *EGFR* 突变和 *KRAS* 突变比例分别为 33%、3.4%。

这也意味着，肺癌分子谱特征具有明显地域性，而中国肺癌的靶向治疗必需参考国人基因特征。

二 可靶向用药的驱动基因

1. *EGFR* 突变 *EGFR* 编码基因位于 7 号染色体断臂（7p12-14）上，由 28 个外显子组成，其经转录、翻译后生成的 EGFR 是一种具有酪氨酸激酶活性的跨膜糖蛋白，为人表皮生长因子受体（human epidermal growth factor receptor，HEGFR）家族成员之一。EGFR 由胞外区、跨膜区及胞内区三部分组成，胞外区可与其配体结合，介导第一信号的传入，跨膜区将受体锚定在胞膜上，从而起到固定的作用，而胞内区具有酪氨酸激酶活性，可进一步活化下游信号通路。当表皮生长因子（epidermal growth factor，EGF）、转化生长因子（transforming growth factor，TGF）等配体结合于 EGFR 的胞外区后形成二聚体，信号沿跨膜区传至胞内区，其内的酪氨酸激酶域活化，结合一个 ATP 后使其酪氨酸残基发生自身磷酸化，激活下游若干信号通路，如 RAS/RAF/MAPK、PI3K-AKT 通路等，从而进一步调控细胞增殖、凋亡等生物学行为，增强细胞的迁移能力。

腺癌 *EGFR* 突变的发生率西方患者是 10%，而亚洲患者高达 50%，尤其在非吸烟、女性腺癌患者中，*EGFR* 突变率可高达 70%~80%。进一步研究表明，*EGFR* 突变主要位于外显子 18-21，其中 19 号外显子的缺失突变（delE746-A750）和 21 号外显子的点突变（*L858R*）更为常见，两者发生率之和约占 *EGFR* 突变的 90% 左右。由此可见，*EGFR* 突变引起的酪氨酸激酶异常活化最终可导致细胞生物学行为失控，形成 NSCLC。

现今临床上常用的一代 EGFR 抑制剂（EGFR-tyrosine kinase inhibitors，EGFR-TKI）有吉非替尼、厄洛替尼、埃克替尼等，三者均选择性地与 EGFR 胞内酪氨酸激酶区域的 ATP 位点结合，阻断 *EGFR* 的自身磷酸化，达到抑制肿瘤细胞生长、增殖和凋亡等目的。然而，*EGFR* 突变患者接受一代 TKI 治疗约 10 个月后，疾病仍不断发展，研究发现这是由 EGFR-TKI 耐药所引起的。EGFR-TKI 耐药机制分为原发性和获得性，其中，原发性耐药有 *KRAS* 突变、PI3K/AKT 信号通路激活、*HER2* 突变、*BRAF* 突变及 *EML4-ALK* 融合等多种方式；而 60% 的获得性耐药是由 *T790M* 突变引起的，即 EGFR 酪氨酸激酶域 790 位点的苏氨酸突变为蛋氨酸，进而阻止 EGFR-TKI 与其结合位点结合，使其失效。奥希替尼（AZD9291）被推荐用于既往 TKI 耐药后携带 *T790M* 的晚期 NSCLC 的二线或二线以上治疗。尽管目前已有很多报道揭示了奥希替尼的获得性耐药机制，比如，*C797S* 突变、*MET* 扩增等，但后续的靶向药物仍需开发。

2. *ALK* 基因重排 间变性淋巴瘤激酶（ALK）基因重排是 ALK 和各伙伴基因之间的融合，包括最常见的 *EML4-ALK*。*ALK* 融合在 NSCLC 中发生率为 2%~7%，代表一个独特的亚组。*ALK* 基因重排的高检出率与 NSCLC 临床患者特定特征相关，包括无吸烟史或轻度吸烟史、较低的年龄及印戒细胞腺癌。ALK 抑制剂对其可能是一种非常有效的治疗策略。目前，克唑替尼、色瑞替尼和艾乐替尼是 FDA 批准的用于治疗具有 *ALK* 基因重排（即 ALK 阳性）的转移性 NSCLC 患者的口服 ALK 抑制剂。

3. *ROS1* 基因重排 尽管 ROS1 是一个独特的受体酪氨酸激酶，但是 *ROS1* 与 *ALK* 具有高度的同源性（在激酶结构域中约 50%，在 ATP 结合位点中约 75%）。*ROS1* 基因重排在 NSCLC 中发生率仅为 1%~2%，且在不吸烟的年轻女性腺癌中常见，并且与 *EGFR* 突变、*KRAS* 突变、*ALK* 重排等多互斥存在。目前 FDA 已经批准克唑替尼用于治疗携带 *ROS1* 重排的晚期 NSCLC 患者的一线治疗。

4. *RET* 基因重排 *RET* 基因位于人类染色

体 10q11.2 区域，含 21 个外显子，由胞外结构域、跨膜区和胞内结构域三部分构成，具酪氨酸激酶活性。与 ALK、ROS1 类似，活化的 RET 可激活下游一系列信号通路，如 RAS/RAF/MAPK、PI3K/AKT 及 JNK 通路等。研究表明，NSCLC 患者中 RET 融合基因阳性率约为 1%。临床上常见的 RET 融合基因为 KIF5B 基因的前 15 个外显子与 RET 基因的第 12~20 个外显子发生融合，使得原本在正常肺组织中低表达的 RET，表达量明显增加。此外，研究者发现 RET 融合基因阳性易发于年轻、不吸烟、早期淋巴结转移、低分化的实体亚型瘤患者中，且与其他驱动基因互相排斥。新版 NCCN 指南推荐携带 RET 重排的晚期 NSCLC 一线接受卡博替尼治疗（2A），目前如凡德他尼、索拉菲尼等可作用于 RET 的多靶点药物也已进入临床试验。

5. MET 扩增或 14 号外显子跳读突变　MET 基因位于人类 7 号染色体 7q21-q31 区域，编码干细胞生长因子特异性受体，该受体具有酪氨酸激酶活性。MET 扩增在 NSCLC 中极少见，而较常见于 EGFR-TKI 的获得性耐药，发生率约为 4%。MET 胞内近膜结构域是 14 号外显子编码的，且包含了重要调控元件，MET 14 号外显子跳读突变（14skipping）可导致突变受体增加从而增加 MET 通路活性，引起癌变可能。MET 14 号外显子跳读突变是另一类罕见的亚型，临床对 MET 抑制剂敏感。目前，NCCN 指南推荐 MET 高扩增或 14 号外显子跳读突变的晚期 NSCLC 一线接受克唑替尼治疗（2A）。

6. BRAF 突变　BRAF 基因位于染色体 7q34 上，编码丝氨酸 / 苏氨酸蛋白激酶，是 RAF 家族成员之一。已知 BRAF 是 RAS-RAF-MEK-ERK 信号通路中的上游调节因子，可直接使 MEK 磷酸化，进而活化 ERK，最终对细胞的一系列生物学行为进行调控。BRAF 基因突变可致其激酶活性大大提高，促进细胞的生长、增殖及抗凋亡能

力。研究发现，约 80% 的突变发生于 BRAF 基因的 15 号外显子（即激酶功能域的 V600E），该位点突变后能够产生类似于 T598 和 S601 两个位点磷酸化的作用，使 BRAF 蛋白持续激活，从而刺激细胞生长增殖。目前 NCCN 指南推荐 BRAF V600E 的晚期 NSCLC 接受威罗非尼、达拉菲尼或达拉菲尼联合曲美替尼（2A）。

7. HER2 突变　人表皮生长因子受体 2（HER2）是 HER 家族成员之一。HER2 突变可导致下游信号通路激活，如 PI3K/AKT 或 MEK/ERK 等。HER2 突变在 NSCLC 中发生率为 2%~4%，最多见 20 外显子插入突变。有个案报道或小样本回顾性研究数据证实 HER2 活化突变对曲妥珠单抗或阿法替尼敏感，目前 NCCN 指南推荐级别为 2B。

（三）NCI-MATCH 研究

NCI-MATCH 项目是由美国国家癌症研究所（NCI）主持的一个史上最大精准医疗临床试验。NCI-MATCH 的英文全称是 "NCI-Molecular Analysis for Therapy Choice"，也就是由分子特征的分析来决定治疗方案的选择。这个试验遵从了来源于异病同治思路的篮子试验的设计，由分析患者的肿瘤样本中是否携带特定驱动基因变异，且该变异是否存在相应的靶向药物，从而基于该变异选择治疗方案。NCI-MATCH 旨在确立根据肿瘤的分子异常指导临床治疗是否带来晚期肿瘤患者临床获益的科学依据，并希望通过一个高效的"全民参与式"的志愿患者招募机制，在科学完整的临床试验方案指导下，用最少的医疗费用，让更多的肿瘤患者从新的肿瘤药物或"老药新用"中获益。

（四）液体活检及应用

随着分子生物学的快速发展，"精准医疗"

已经成为肿瘤诊疗新进展中应运而生的新理念。在肿瘤的临床诊疗过程中，特别是在肺癌的临床实践中，先明确肿瘤的基因组学类型，渐渐成为临床治疗的第一步。诸多研究已经证实，存在 *EGFR* 突变与 *ALK* 融合基因变异的患者接受相应的靶向治疗的疗效显著优于含铂双药化疗，而不存在相应驱动基因突变的患者其靶向药物疗效反而显著低于化疗。因此，国内外的临床指南均推荐肺腺癌患者在接受治疗前必需接受基因检测。然而，在液体活检技术诞生以前，如果接受基因检测，患者必需接受有创的组织活检，患者所受损伤较大。另一方面，靶向药物通常会在 10 个月左右产生耐药，因此提供有效的手段监测耐药，同时提示耐药机制便成为非常重要的临床需求。

基于如上原因，"液体活检"的概念应运而生，液体活检是指运用敏感的检测方法在血液中检测并分析潜在的肿瘤细胞或核酸分子。简而言之，就是通过血液检测代替肿瘤组织检测。随着各种高敏感度检测方法的出现，目前的液体活检技术平台主要包括循环肿瘤细胞（circulating tumor cell，CTC）、循环肿瘤 DNA（circulating tumor DNA，ctDNA）及外泌体。2017 年 3 月 2 日，*Nature Reviews Clinical Oncology* 杂志发表了一篇液体活检综述，题为 "Integrating liquid biopsies into the management of cancer"。文章指出，由于 ctDNA 中的分子信息可以进一步补充 CTCs（循环肿瘤细胞）、RNA、蛋白质以及外泌体所提供的信息，因此，基于 ctDNA 的液体活检是目前临床应用的主要检测手段。

2017 年 2 月 22 日 *Nature Reviews Cancer* 发表了另一篇题为 "Liquid biopsies come of age: towards implementation of circulating tumour DNA" 的综述，该综述通过分析将近 250 篇已有文献，认为当前是液体活检激动人心的过渡时期，因为 ctDNA 已经开始应用于临床，具体应用场景遍布肿瘤的全程管理阶段（见图 2-2）。

尽管游离 DNA 生物学还有很多尚未解开的谜团，但其在肺癌中的临床应用证实了 ctDNA 在疾病预测、分子分析以及疾病监测上的潜力：

1. 肺癌辅助诊断　由于 ctDNA 来源于肿瘤细胞的坏死和凋亡，因此，理论上来说，早期肿瘤外周血中即可能存在 ctDNA，但是可能极为微量。NGS 方法与微滴式数字 PCR（droplet digital PCR，ddPCR）的敏感度均较此前常用于组织检测中的 ARMS 方法敏感性更高，其中基于 NGS 的方法可以同时平行检测与分析多个基因的变异全景。因此，通过检测 ctDNA 来辅助诊断肺癌方面，NGS 法具有比较明显的优势。其中最为经典

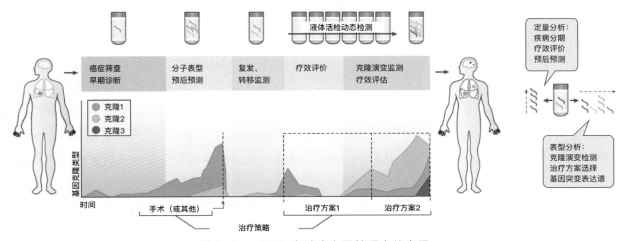

图 2-2　ctDNA 在肿瘤全程管理中的应用

的 CAPP-Seq 方法采用探针捕获法，通过捕获精心挑选的肿瘤基因组常见变异区域，配合以超高深度测序（目标区域测序深度 5 000~50 000X），可以在有限的基因组区域内确保几乎所有非小细胞肺癌（NSCLC）都有变异检出，从而达到灵敏地检测 NSCLC ctDNA 的目的。由此，研究者认为基于高通量的 NGS 技术检测 ctDNA 中的肿瘤基因变异可用于诊断 NSCLC。并且研究发现，ctDNA 在血液中的浓度与肿瘤大小及分期显著相关，这一发现也被后续一系列研究不断证实。远端转移及肿瘤负荷较高的晚期患者血液 ctDNA 浓度高于中、早期患者。但是，由于血液循环中游离 DNA 的来源各异，且不同时间点游离 DNA 的释放量亦不相同，还受到如炎症反应等多种临床特征的影响，并且肺癌具有高度的异质性和广泛的突变谱，因此，ctDNA 对于肺癌的诊断仅起到辅助作用，基于组织的病理诊断依然是肺癌诊断的金标准。而近年来对肺癌患者的肿瘤组织与相应的血浆血清中的 ctDNA 进行的甲基化检测，发现大多数的肺癌患者都存在特定基因启动子区高甲基化的现象。因此基于甲基化的液态活检技术未来可能可以应用于肺癌患者的早期诊断。

2. 肺癌驱动基因检测　ctDNA 作为一种非侵入性的无创检测，对于晚期无法获取组织的肺癌患者最具有临床意义的价值就是可以提供驱动基因的检测从而指向特定的靶向药物选择。新版 NCCN 指南提到的肺癌驱动基因包括 *EGFR* 突变、*ALK* 融合、*ROS1* 融合、*BRAF* 突变、*HER2* 突变、*MET* 扩增及 14 外显子跳读、*RET* 融合等 7 个基因的多种变异形式，同时建议患者接受多基因平行检测。肺癌所有的驱动基因中，最为常见且备受关注的就是 *EGFR* 的检测，一项 Meta 分析选择荟萃了 2007—2015 年发表的 27 项研究，包括近 4 000 名患者，采用不同的检测方法，最终发现血浆或血清中 *EGFR* 突变检测的灵敏度为 60%、特异性为 94%。另外，吉非替尼的 IV 期临

床研究中，对 652 例患者的肿瘤组织和血浆样本进行了 *EGFR* 突变状态比对，结果发现，ctDNA 检测敏感性和特异性分别为 65.7%、99.8%。这些检测结果可能受到研究采用的 PCR 方法较低的分析敏感性影响。近年来，随着 NGS 与 ddPCR 等高灵敏度技术不断涌现，可显著提高 ctDNA 的检测敏感性，对 *EGFR* 突变的检测敏感性可提高至 90%。回顾性分析中，尽管 ctDNA 与组织对 EGFR 检测存在不一致性，但是，ctDNA 阳性患者的 TKI 反应率与组织阳性患者的反应率相似。例如，ctDNA *T790M* 阳性或组织 *T790M* 阳性的患者接受 AZ9291 治疗后，应答率与无进展生存期（PFS）均几乎完全相等。这说明，ctDNA 与组织检测存在着强烈的互补关系，并同时存在与药物疗效的关联性。因此，在组织无法获取的情况下，ctDNA 可作为有效的检测手段，对患者后续治疗提供有价值的用药指导。

3. 疗效监控及微小残留病灶（MRD）检测　近年来，肿瘤血检监控的研究报道越来越多，液态活检这一工具渐渐被应用于多个瘤种不同分期等各种场景。例如，2015 年 Johann S.deBono 等人的一篇报道选择了那些在早期肿瘤靶向新药临床试验中的晚期肿瘤患者，通过 NGS 检测选择入组人群，并探索使用 NGS 方法检测 ctDNA 监控给予靶向治疗后患者系列血样中的突变等位基因丰度，观察到肿瘤克隆的疗效反应（称之为克隆反应，clonal response）。占主导地位的突变与其他突变具有不同的变化趋势，说明药物压力下克隆反应具有异质性，并且与影像学缓解或进展相关联。而具体就 *EGFR* 突变人群而言，例如 TRIGGER 研究提示，治疗初始阶段的 *EGFR* 突变的 SQI 下降可以较早地预示临床疗效（与肿瘤缩小程度有关），而在 FASTACT-2 研究中，也探讨了 ctDNA 中 *EGFR* 突变状态及其动态变化与临床结局之间的关系，其重要结论是 *EGFR* 的动态变化可以预测疗效反应，具体来说即在治疗第 3 周期时是否

仍可检测到 ctDNA 中的 *EGFR* 突变与患者 PFS 和 OS 均显著相关，同时该研究也提出了一个有趣的问题，即如何根据 ctDNA 中 *EGFR* 的动态变化去选择相应的治疗方案。类似的，2016 年的另一篇报道也在一线接受化疗或靶向治疗的晚期非小细胞肺癌（NSCLC）患者中探讨了根据 ctDNA 监控早期疗效反应的问题。这个研究中主要结果之一是治疗后第一次评价时（大多数发生在治疗开始后 6±2 周）的 ctDNA 转阴（而不仅仅是丰度下降）是 PFS 的最佳预后指标，并且与 OS 有关（HR：3.27，95% CI：1.66~6.40，$P < 0.001$）。因此文末提出，下一步的研究方向在于早期 ctDNA 探察以及根据 ctDNA 是否在治疗后第一次随访时保持阳性而进行治疗方案转换。

4. 靶向药物耐药机制探索 众所周知，存在驱动基因突变的 NSCLC 患者需接受相应的靶向治疗。但是，目前的靶向治疗药物，无论是 EGFR 还是 ALK 抑制剂均会在 10~12 个月出现耐药，与此同时对于这部分患者耐药状态的准确判定，实体瘤疗效评价标准（response evaluation criteria in solid tumors，RECIST）可能并不完全适用。另一方面，酪氨酸结构域的二次突变是导致酪氨酸激酶抑制剂耐药的重要原因之一。因此，通过 ctDNA 检测获得性耐药突变的发生，成为了目前研究的重点方向之一。

2013 年，Murtaza 等在 *Nature* 杂志上发表了其利用血浆 DNA 检测观察肿瘤治疗后获得性耐药的研究。其动态观察了 6 例肿瘤患者（2 例乳腺癌、2 例卵巢癌、2 例肺癌）接受相应治疗后的 1~2 年中，外周血 DNA 肿瘤突变数量的变化。结果发现，外周血中突变负荷的增加与治疗的耐药密切相关。其中一例接受吉非替尼治疗的患者在耐药时外周血中检出了 *T790M* 突变。在接受 EGFR-TKI 治疗的 *EGFR* 突变患者中，ctDNA 中检测 *T790M* 突变的技术方法较为普遍。而且，

2015 年美国临床肿瘤学会（American Society of Clinical Oncology，ASCO）年会中报告了 ctDNA 中 *T790M* 突变与三代 EGFR-TKI Rociletinib 治疗之间的关系，存在 *T790M* 突变患者的有效率为 53%，疾病控制率为 82%，两者具有明确的相关性。2015 年发表在 *Nature Medicine* 中关于三代 EGFR-TKI 耐药机制的研究报道，更是提示 ctDNA 检测在这一方面的前景。该研究通过随访 15 例 *T790M* 突变的患者接受 AZD9291 治疗，动态监测 ctDNA，发现并证实了 AZD9291 获得性耐药的突变位点 C797S。同时通过动态观察，发现 AZD9291 存在三种耐药模式，一种是耐药后 *T790M* 突变与 C797S 突变同时存在，一种是耐药后仅出现 *T790M* 的再次升高，第三种是耐药后既不伴有 *T790M* 也无 C797S 的出现。该研究首次提出了耐药突变与原发突变之间在分子水平上的顺式（incis）与反式（intrans）关系可以决定肿瘤是否对一代与三代 EGFR-TKI 的联合治疗敏感，这就为未来的检测手段提出了更高的要求。

NGS 技术出现的短短十余年以来，已经带给肿瘤分子生物学以及临床诊疗翻天覆地的变化，多基因平行检测与多时间节点顺序检测的结合，首次为我们揭示肿瘤进化的时空全景提供了可能。而随着对肿瘤异质性的理解不断深入，癌症的治疗模式开始从以"疗"为中心走进以"诊"为中心的新格局。肺癌由于其分子分型明确，靶向药物丰富，因而成为 NGS 技术应用的最前沿阵地。在未来的数十年，我们可以预期，随着检测技术的灵敏度不断提高，覆盖基因组范畴不断拓宽，更多的靶向药物不断研发，NGS 的临床应用将逐渐拓宽到各个期别患者的病程全程管理，乃至健康人群的早期肿瘤筛查。技术的进步将与临床知识的积累交相辉映，不断为肺癌患者带来更多的临床获益与更高的生存质量。

（揣少坤）

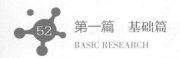

参考文献

[1] SANGER F, COULSON A R. A rapid method for determining sequences in DNA by primed synthesis with DNA polymerase. [J]. Mol Biol, 1975, 94 (3): 441-448.

[2] MAXAM A M, GILBERT W. A new method for sequencing DNA[J]. Proc Natl Acad Sci USA, 1977, 74 (2): 560-564.

[3] REDDY E P, REYNOLDS R K, SANTOS E. et al. A point mutation is responsible for the acquisition of transforming properties by the T24 human bladder carcinoma oncogene[J]. Nature, 1982, 300 (5888): 149-152.

[4] DULBECCO R. A turning point in cancer research: sequencing the human genome[J]. Science, 1986, 231 (4742): 1055-1056.

[5] Human Genome Sequencing Consortium, International. Finishing the euchromatic sequence of the human genome[J]. Nature, 2004, 431 (7011): 931-945.

[6] LANDER E S, LINTON L M, BIRREN B. et al. Initial sequencing and analysis of the human genome[J]. Nature, 2001, 409 (6822): 860-921.

[7] LEY T J, MARDIS E R, DING L. et al. DNA sequencing of a cytogenetically normal acute myeloid leukaemia genome[J]. Nature, 2008, 456 (7218): 66-72.

[8] MARX V. Next-generation sequencing: The genome jigsaw[J]. Nature, 2013, 501 (7466): 263-268.

[9] ROSS J S, CRONIN M. Whole cancer genome sequencing by next-generation methods[J]. Am J Clin Pathol, 2011, 136 (4): 527-539.

[10] MARDIS E R. A decade's perspective on DNA sequencing technology[J]. Nature, 2011, 470 (7333): 198-203.

[11] LANDER E S. Initial impact of the sequencing of the human genome[J]. Nature, 2011, 470 (7333): 187-197.

[12] MEYERSON M, GABRIEL S, GETZ G. et al. Advances in understanding cancer genomes through second-generation sequencing[J]. Nat Rev Genet, 2010, 11 (10): 685-696.

[13] Cancer Genome Atlas Research Network. Comprehensive molecular profiling of lung adenocarcinoma[J]. Nature, 2014, 511 (7511): 543-550.

[14] DANIELS M G, BOWMAN R V, YANG I A. et al. An emerging place for lung cancer genomics in 2013[J]. Thorac Dis, 2013, 5 (5): S491-S497.

[15] HAMMERMAN P S, LAWRENCE M S, VOET D. et al. Comprehensive genomic characterization of squamous cell lung cancers[J]. Nature, 2012, 489 (7417): 519-525.

[16] GEORGE J, LIM J S, JANG S J. et al. Comprehensive genomic profiles of small cell lung cancer[J]. Nature, 2015, 524 (7563): 47-53.

[17] RUDIN C M, DURINCK S, STAWISKI E W. et al. Comprehensive genomic analysis identifies SOX2 as a frequently amplified gene in small cell lung cancer[J]. Nat Genet, 2012, 44 (10): 1111-1116.

[18] PEIFER M, FERNANDEZ-CUESTA L, SOS M L. et al. Integrative genome analyses identify key somatic driver mutations of small cell lung cancer[J]. Nat Genet, 2012, 44 (10): 1104-1110.

[19] KIM Y, HAMMERMAN P S, KIM J. et al. Integrative and comparative genomic analysis of lung squamous cell

carcinomas in East Asian patients[J]. Clin Oncol, 2014, 32（2）: 121−128.

[20] IWAKAWA R, KOHNO T, TOTOKI Y. et al. Expression and clinical significance of genes frequently mutated in small cell lung cancers defined by whole exome/RNA sequencing[J]. Carcinogenesis, 2015, 36（6）: 616−621.

[21] IMIELINSKI M, BERGER A H, HAMMERMAN P S. et al. Mapping the hallmarks of lung adenocarcinoma with massively parallel sequencing[J]. Cell, 2012, 150（6）: 1107−1120.

[22] GOVINDAN R, DING L, GRIFFITH M. et al. Genomic landscape of non−small cell lung cancer in smokers and never−smokers[J]. Cell, 2012, 150（6）: 1121−1134.

[23] VAISHNAVI A, CAPELLETTI M, LE A T. et al. Oncogenic and drug−sensitive NTRK1 rearrangements in lung cancer[J]. Nat Med, 2013, 19（11）: 1469−1472.

[24] NAKAOKU T. Druggable oncogene fusions in invasive mucinous lung adenocarcinoma[J]. Clin Cancer Res, 2014, 20（12）: 3087−3093.

[25] FERNANDEZ−CUESTA L, PLENKER D, OSADA H. et al. CD74−NRG1 fusions in lung adenocarcinoma[J]. Cancer Discov, 2014, 4（4）: 415−422.

[26] WU Y M, SU F Y, KALYANA−SUNDARAM S. et al. Identification of targetable FGFR gene fusions in diverse cancers[J]. Cancer Discov, 2013, 3（6）: 636−647.

[27] GOU L Y, NIU F Y, WU Y L. et al. Differences in driver genes between smoking−related and non−smoking−related lung cancer in the Chinese population[J]. Cancer, 2015, 121（17）: 3069−3079.

[28] LANDI L, CAPPUZZO F. Pharmacotherapy targeting the EGFR oncogene in NSCLC[J]. Expert Opin Pharmacother, 2014, 15（16）: 2293−2305.

[29] SHARMA S V, BELL D W, SETTLEMAN J, et al. Epidermal growth factor receptor mutations in lung cancer[J]. Nat Rev Cancer, 2007, 7（3）: 169−181.

[30] HAN B, ZHENG C X, ZHOU X. et al. Mutations of the epidermal growth factor receptor gene in NSCLC patients[J]. Oncol Lett, 2011, 2（6）: 1233−1237.

[31] LIU H H, WANG M Z, HU K. et al. Research progress of the resistance mechanism of non−small cell lung cancer to EGFR−TKIs[J]. Zhongguo Fei'ai Zazhi, 2013, 16（10）: 535−540.

[32] GEATER S L, XU C R, ZHOU C H. et al. Symptom and quality of life improvement in LUX−lung 6: an open−label phase III study of Afatinib versus Cisplatin/Gemcitabine in Asian patients with EGFR mutation−positive advanced non−small cell lung cancer[J]. Thorac Oncol, 2015, 10（6）: 883−889.

[33] JANNE P A, YANG J C, KIM D W. et al. AZD9291 in EGFR inhibitor−resistant non−small cell lung cancer[J]. N Engl J Med, 2015, 372（18）: 1689−1699.

[34] THRESS K S, PAWELETZ C P, FELIP E, et al. Acquired EGFR C797S mutation mediates resistance to AZD9291 in non−small cell lung cancer harboring EGFR T790M[J]. Nat Med, 2015, 21（6）: 560−562.

[35] KWAK E L, BANG Y J, CAMIDGE D, et al. Anaplastic lymphoma kinase inhibition in non−small cell lung cancer[J]. N Engl J Med, 2010, 363（18）: 1693−1703.

[36] ROBINSON D R, WU Y M, LIN S F. The protein tyrosine kinase family of the human genome[J]. Oncogene, 2000, 19（49）: 5548−5557.

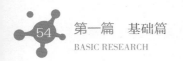
[37] SHAW A T, LE L P, ZHENG Z, et al. Crizotinib in ROS1-rearranged non-small cell lung cancer[J]. N Engl J Med, 2014, 371 (21): 1963-1971.

[38] BERGETHON K, SHAW A T, OU S H, et al. ROS1 rearrangements define a unique molecular class of lung cancers[J]. Clin Oncol, 2012, 30 (8): 863-870.

[39] KIM H R, LIM S M, KIM H J, et al. The frequency and impact of ROS1 rearrangement on clinical outcomes in never smokers with lung adenocarcinoma[J]. Ann Oncol, 2013, 24 (9): 2364-2370.

[40] PHAY J E, SHAH M H. Targeting RET receptor tyrosine kinase activation in cancer[J]. Clin Cancer Res, 2010, 16 (24): 5936-5941.

[41] LIPSON D, CAPELLETTI M, YELENSKY R, et al. Identification of new ALK and RET gene fusions from colorectal and lung cancer biopsies[J]. Nat Med, 2012, 18 (3): 382-384.

[42] WANG R, HU H, PAN Y, et al. RET fusions define a unique molecular and clinicopathologic subtype of non-small cell lung cancer[J]. Clin Oncol, 2012, 30 (35): 4352-4359.

[43] WANG S X, ZHANG B M, WAKELEE H, et al. Case series of MET exon 14 skipping mutation-positive non-small cell lung cancers and response to Crizotinib[J]. Int J Radiat Oncol Biol Phys, 2017, 98 (1): 239.

[44] JI H, WANG Z, PERERA S A, et al. Mutations in BRAF and KRAS converge on activation of the mitogen-activated protein kinase pathway in lung cancer mouse models[J]. Cancer Res, 2007, 67 (10): 4933-4939.

[45] KOTOULA V, SOZOPOULOS E, LITSIOU H, et al. Mutational analysis of the BRAF, RAS and EGFR genes in human adrenocortical carcinomas[J]. Endocr Relat Cancer, 2009, 16 (2): 565-572.

[46] MAZIERES J, PETERS S, LEPAGE B. Lung cancer that harbors an HER2 mutation: epidemiologic characteristics and therapeutic perspectives[J]. Clin Oncol, 2013, 31 (16): 1997-2003.

[47] SOS M L, RODE H B, HEYNCK S, et al. Chemogenomic profiling provides insights into the limited activity of irreversible EGFR Inhibitors in tumor cells expressing the T790M EGFR resistance mutation[J]. Cancer Res, 2010, 70 (3): 868-874.

[48] ALIX-PANABIERES C, PANTEL K. Circulating tumor cells: liquid biopsy of cancer[J]. Clin Chem, 2013, 59 (1): 110-118.

[49] SIRAVEGNA G, MARSONI S, SIENA S, et al. Integrating liquid biopsies into the management of cancer[J]. Nat Rev Clin Oncol, 2017, 14 (9): 531-548.

[50] WAN J C, MASSIE C, GARCIA-CORBACHO J, et al. Liquid biopsies come of age: towards implementation of circulating tumour DNA[J]. Nat Rev Cancer, 2017, 17 (4): 223-238.

[51] VOGELSTEIN B, PAPADOPOULOS N, VELCULESCU V E, et al. Cancer genome landscapes[J]. Science, 2013, 339 (6127): 1546-1558.

[52] QIAN X, LIU J, SUN Y H, et al. Circulating cell-free DNA has a high degree of specificity to detect exon 19 deletions and the single-point substitution mutation L858R in non-small cell lung cancer[J]. Oncotarget, 2016, 7 (20): 29154-29165.

[53] DOUILLARD J Y, OSTOROS G, COBO M, et al. Gefitinib treatment in EGFR mutated caucasian NSCLC: circulating-free tumor DNA as a surrogate for determination of EGFR status[J]. Thorac Oncol, 2014, 9 (9):

1345-1353.

[54] DOUILLARD J Y, OSTOROS G, COBO M, et al. First-line gefitinib in Caucasian EGFR mutation-positive NSCLC patients: a phase-IV, open-label, single-arm study[J]. Br J Cancer, 2014, 110 (1): 55-62.

[55] OXNARD G R, THRESS K S, ALDEN R S. Association between plasma genotyping and outcomes of treatment with Osimertinib (AZD9291) in advanced non-small cell lung Cancer[J]. Clin Oncol, 2016, 34 (28): 3375-3382.

[56] THRESS K S, BRANT R, CARR T H, et al. EGFR mutation detection in ctDNA from NSCLC patient plasma: A cross-platform comparison of leading technologies to support the clinical development of AZD9291[J]. Lung Cancer, 2015, 90 (3): 509-515.

[57] REMON J, CARAMELLA C, JOVELET C, et al. Osimertinib benefit in EGFR-mutant NSCLC patients with T790M-mutation detected by circulating tumour DNA[J]. Ann Oncol, 2017, 28 (4): 784-790.

[58] FRENEL J S, CARREIRA S, GOODALL J, et al. Serial next-generation sequencing of circulating cell-free DNA evaluating tumor clone response to molecularly targeted drug administration[J]. Clin Cancer Res, 2015, 21 (20): 4586-4596.

[59] MARCHETTI A, PALMA J F, FELICIONI L, et al. Early prediction of response to tyrosine kinase inhibitors by quantification of EGFR mutations in plasma of NSCLC patients[J]. Thorac Oncol, 2015, 10 (10): 1437-1443.

[60] MOK T, WU Y L, LEE J S, et al. Detection and dynamic changes of EGFR mutations from circulating tumor DNA as a predictor of survival outcomes in NSCLC patients treated with first-line intercalated Erlotinib and chemotherapy[J]. Clin Cancer Res, 2015, 21 (14): 3196-3203.

[61] PECUCHET N, ZONTA E, DIDELOT A, et al. Base-position error rate analysis of next-generation sequencing applied to circulating tumor DNA in non-small cell lung cancer: a prospective study[J]. PLoS Medicine, 2016, 13 (12): e1002199.

[62] TIBALDI C. Mechanisms of resistance to crizotinib in patients with ALK gene rearranged non-small cell lung cancer[J]. Pharmacogenomics, 2014, 15 (2): 133-135.

[63] CHOI Y L. EML4-ALK mutations in lung cancer that confer resistance to ALK inhibitors[J]. N Engl J Med, 2010, 363 (18): 1734-1739.

[64] MURTAZA M, DAWSON S J, TSUI D W Y, et al. Non-invasive analysis of acquired resistance to cancer therapy by sequencing of plasma DNA[J]. Nature, 2013, 497 (7447): 108-112.

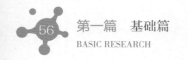

肺癌临床病理研究

第一节 概 述

近年来随着分子生物学、影像学、肿瘤治疗学的飞速发展，2004 年版原有的肺癌组织学分类，尤其是肺腺癌的分类已经无法适应这些学科快速发展的需要，因此，2015 年推出了最新版 WHO 肺癌分类。2015 年版 WHO 肺癌分类中最引人注目的变化是肺腺癌的分类，尽管新的肺腺癌分类仍然是以病理组织学为主，但是综合了近年来分子生物学、影像学、肿瘤治疗学等学科的最新研究成果，适应了肿瘤治疗、影像诊断和病理诊断上的需要。肺腺癌新分类的提出是由胸外科、放射医学、分子生物学、肿瘤治疗学和病理学等学科的专家，共同组成一支代表国际肺癌研究协会、美国胸科协会及欧洲呼吸学会（IASLC/ATS/ERS）三个学会的国际性核心专家小组，于 2008 年 6 月至 2009 年 6 月，从 11 368 篇文献中选取符合标准的 312 篇文献，根据"提出、评估、发展和评价"的级别提出并制订了有助于肺腺癌的分子生物学和治疗学的发展、有助于改进或确定患者的治疗方案和判断预后的肺腺癌分类新标准，并于 2011 年 2 月发表于 *Journal of Thoracic Oncology* 上。2015 年版 WHO 肺癌分类中肺腺癌的分类主要是依据这一篇标志性的文献制订的。

目前，腺癌患者因具有靶基因的改变而开发出针对性的靶向治疗，而鳞状细胞癌患者还未有合适的药物治疗选择。例如，针对腺癌患者 *EGFR* 基因敏感突变、*ALK* 融合基因、*ROS1* 融合基因及 *c-MET* 扩增等靶基因改变的靶向治疗。又比如贝伐单抗是针对血管内皮细胞生长因子的靶向治疗药物，如果用来靶向治疗鳞状细胞癌，不但起不到治疗效果，而且还有造成大血管破裂导致致命性大出血的潜在危险。另外，化疗药物培美曲塞等对肺腺癌较敏感，治疗效果好。所以，这就要求病理学家能够准确地区分腺癌与鳞状细胞癌，以便更加适应临床治疗上的需求。本章内容将介绍并简要总结肺癌分类的变化以及临床病理研究所面临的挑战。

第二节 肺癌的病理分类

 最新版肺癌病理分类

2015 年版 WHO 肺癌分类中肺癌的类型主要包括腺癌、鳞状细胞癌、神经内分泌肿瘤、大细胞癌、腺鳞癌、肉瘤样癌、癌肉瘤、肺母细胞瘤、其他及未分类癌、涎腺型肿瘤等。

腺癌的分类包括浸润性腺癌、微小浸润性腺癌及浸润前病变。浸润性腺癌的类型有：贴壁型腺癌、腺泡型腺癌、乳头型腺癌、微乳头型腺癌、实性型腺癌、浸润性黏液腺癌、胶样型腺癌、胎儿型腺癌、肠型腺癌。微小浸润性腺癌分为非黏液性和黏液性两种。浸润前病变分为非典型腺瘤样增生和原位腺癌，原位腺癌又分为非黏液性和黏液性两种。

鳞癌的分类包括角化型鳞状细胞癌、非角化型鳞状细胞癌、基底细胞样鳞状细胞癌及浸润前病变。浸润前病变是指鳞状细胞原位癌。

神经内分泌肿瘤的分类包括小细胞癌、大细胞神经内分泌癌、类癌及浸润前病变。小细胞癌中又包括了混合性小细胞癌。大细胞神经内分泌癌也包括了混合性大细胞神经内分泌癌。类癌分为典型类癌和不典型类癌。浸润前病变是弥漫性特发性肺神经内分泌细胞增生。

肉瘤样癌可分为多形性癌、梭形细胞癌和巨细胞癌。

其他及未分类癌包括淋巴上皮瘤样癌和 NUT 癌。

涎腺型肿瘤的分类包括黏液表皮样癌、腺样囊性癌、上皮 – 肌上皮癌、多形性腺瘤等。

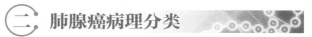 **肺腺癌病理分类**

2015 年版 WHO 肺腺癌的分类如表 3-1 所示。

表 3-1　2015 年版 WHO 肺腺癌分类

浸润型腺癌
贴壁型腺癌
腺泡型腺癌
乳头型腺癌
微乳头型腺癌
实性型腺癌
浸润性黏液腺癌
混合型浸润性黏液和非黏液腺癌
胶样型腺癌
胎儿型腺癌
肠型腺癌
微小浸润性腺癌
非黏液性
黏液性
浸润前病变
不典型腺瘤样增生
原位腺癌
非黏液性
黏液性

与 2004 年版 WHO 肺癌分类相比较，2015 年版 WHO 肺癌分类中变化最大的部分是肺腺癌的分类。首先，取消了细支气管肺泡癌（BAC）这一类型，并且根据肿瘤的大小、有无贴壁生长模式以外的生长模式、有无间质浸润及浸润灶的大小、有无淋巴管和血管浸润、有无胸膜浸润、有无肿瘤坏死、有无通过肺泡腔播散等情况把原

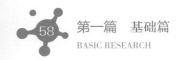
来诊断为细支气管肺泡癌（BAC）的病例分别诊断为原位腺癌、微小浸润性腺癌、贴壁生长为主型腺癌和伴贴壁生长为主的浸润性黏液腺癌。

原位腺癌的诊断必须满足以下的条件：①病灶≤3 cm的局限性腺癌；②纯粹的贴壁生长模式；③无间质、血管或胸膜浸润；④无贴壁生长以外的生长模式，比如腺泡、乳头、微乳头、实性、胶样、肠型、胎儿型或浸润性黏液腺癌等；⑤无肿瘤坏死；⑥无血管或胸膜浸润。原位腺癌在影像上表现为磨玻璃样病灶，预后非常好，病灶经完整切除后可治愈，5年无病生存率为100%。

微小浸润性腺癌的诊断标准是：①病灶≤3 cm的局限性腺癌；②贴壁生长为主；③任何一个浸润灶最大径≤0.5 cm；④浸润灶包括：a.贴壁生长以外的生长模式，比如腺泡、乳头、微乳头、实性、胶样、肠型、胎儿型或浸润性黏液腺癌等；b.肿瘤细胞浸润肌纤维母细胞所构成的间质；⑤无淋巴管、血管、气道或胸膜浸润；⑥无肿瘤坏死；⑦无气道播散。微小浸润性腺癌在影像上表现为磨玻璃样为主伴部分实性病灶，预后好，病灶经完整切除后5年无病生存率几乎100%。

其次，2015年版WHO肺腺癌分类中浸润性腺癌的类型有贴壁型、腺泡型、乳头型、微乳头型、实性型腺癌，而取消了混合型腺癌。现在浸润性腺癌主要分为5种生长方式：贴壁生长型，腺泡生长型，乳头状生长型，微乳头状生长型和实性生长型。其5年无病生存率分别为93.5%、83.7%、75.0%、44.4%和62.5%。浸润性腺癌的变异型取消了印戒细胞腺癌和透明细胞腺癌这两个亚型，而增加了肠型腺癌这一亚型。肠型腺癌是指组织学形态与结直肠癌相似的原发性肺腺癌，肠型腺癌的免疫组化可以表达CDX2、CK20、Villin等肠癌标记，同时也可表达CK7和TTF-1。诊断肠型腺癌时必须在临床上先排除原发性肠癌肺转移后再考虑这一诊断。另外，如果TTF-1阳性，则可支持肠型腺癌的诊断。

因为部分腺癌亚型具有表皮生长因子受体（EGFR）和KRAS突变，以及间变性淋巴瘤激酶（ALK）重排，因此分子与组织学亚型的相关性在预测患者预后中具有重要意义，同时也可以根据分子改变特点选择合适的治疗方案。2015年版WHO肺腺癌分类中的组织学分型与分子改变有显著相关性。相关性研究表明，与EGFR突变频率相关的组织学类型包括不典型腺瘤样增生、微小浸润性癌、贴壁生长型和乳头状型（分别为85.7%、83.3%、71.4%和68.5%），其次是腺泡生长型（38.4%）和微乳头状生长型（40.1%）亚型；而实性生长亚型比较少见，仅为14.3%。另外来自韩国的一项研究显示，EGFR突变与贴壁生长型和微乳头型腺癌具有显著的组织表型–基因型相关性；KRAS突变主要在腺泡生长型（23.1%）和实体生长型（25.0%）中，其次是微小浸润性癌（8.3%）和乳头状生长型（4.5%），而在原位腺癌或贴壁生长型中没有发现KRAS有突变，所有浸润性黏液腺癌都具有KRAS突变；病理形态学研究提示，在含有印戒细胞的黏液型或实性腺癌中ALK融合基因的发生率高于其他类型的肺腺癌（46.2% vs 8.0%）。

肺鳞癌病理分类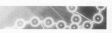

肺鳞癌的分类较简单，如表3-2所示。

表3-2　2015年版WHO肺鳞癌分类

鳞状细胞癌
角化型鳞状细胞癌
非角化型鳞状细胞癌
基底细胞样型鳞状细胞癌
浸润前病变
鳞状细胞原位癌

与 2004 年版 WHO 肺癌分类相比较，2015
年版 WHO 肺癌分类中鳞状细胞癌的变化不大，
只是把原来属于大细胞癌的基底细胞样癌亚型划
归鳞状细胞癌的基底样鳞状细胞癌亚型。角化型
鳞状细胞癌由于在光镜下可观察到鳞状细胞癌具
有角化现象和细胞间桥，因此不需要免疫组化标
记就可以诊断。对于非角化型和基底样鳞状细胞
癌，则需要依靠免疫组化标记才能准确诊断。否
则，无法与大细胞癌和实性腺癌相鉴别。p63 和
p40 是目前鳞状细胞癌的主要标记蛋白。研究表
明，p63 在鳞状细胞癌中表达灵敏度高，但是其
特异性低，在一些其他肿瘤类型中也会表达，比
如腺癌以及淋巴瘤等。p40 是一个比较新的鳞状
细胞癌标记蛋白，具有与 p63 一样的灵敏度，而
且其特异性更高。在分化差或未分化的非小细胞
肺癌中，细胞角蛋白 CK5/6 也用来辅助鳞状细胞
癌的标记。但是需要注意的是，偶尔肿瘤同时含
有腺癌和鳞状细胞癌两种组织学亚型，如果其中
每种成分 > 10%，则诊断为腺鳞癌。在 2015 年
以前的 WHO 肺癌分类中，基底样鳞状细胞癌原
来是属于大细胞癌的基底细胞样癌亚型，但是由
于其免疫组化显示"鳞状细胞癌标记"（例如
p40，p63 和 CK5/6）阳性，因此 2015 年版 WHO
分类中将其归入鳞状细胞癌。但是有时候基底样
鳞状细胞癌在很多方面与小细胞癌难以鉴别，如
肿瘤周围有栅栏状排列、中央呈粉刺样坏死、可
见菊形团及大量的核分裂，偶尔还表达 CD56、
CgA 和 Syn，这时候二者鉴别诊断就非常困难，
由于治疗原则的不同，区分二者就显得非常有意
义。

四、肺神经内分泌肿瘤病理分类

神经内分泌肿瘤的分类如表 3-3 所示。

表 3-3　2015 年版 WHO 肺神经内分泌肿瘤分类

小细胞癌
混合性小细胞癌
大细胞神经内分泌癌
混合性大细胞神经内分泌癌
类癌
典型类癌
不典型类癌
浸润前病变
弥漫性特发性神经内分泌细胞增生

对于神经内分泌肿瘤，在 2015 年版 WHO 肺
癌分类中除了将大细胞神经内分泌癌从原来的大
细胞癌中的亚型归入神经内分泌肿瘤中的亚型以
外，各类型的诊断标准与 2004 年版的国际分类
没有大的变化。肺的神经内分泌肿瘤尚不能按照
胃肠神经内分泌肿瘤进行分级，应根据组织结构
和细胞形态、核分裂像和 / 或坏死灶来区分类癌、
不典型类癌、小细胞癌和大细胞神经内分泌癌。
而小细胞癌与大细胞神经内分泌癌则根据肿瘤细
胞的大小、胞浆丰富程度以及核仁清晰程度来区
分。在病理及临床工作中区分高级别神经内分泌
肿瘤（包括小细胞癌和大细胞神经内分泌癌）与
类癌是非常重要的。这是因为一方面小细胞癌和
大细胞神经内分泌癌在基因表型及发生机制上具
有相似性，但与类癌不存在相关性。另一方面，
高级别神经内分泌肿瘤是肺肿瘤中最具侵袭性的
亚型之一，且患者多有大量吸烟史，而类癌通常
预后良好，患者通常没有吸烟史。另外，小细胞
癌中存在着复合性小细胞癌，当小细胞癌中出现
了任何其他的一种肿瘤成分，无论比例多少，都
称为复合性小细胞癌。

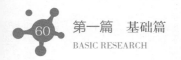

（五）其他类型肺癌病理分类

与 2004 年版 WHO 肺癌分类相比较，2015 年版 WHO 肺癌分类中大细胞癌的分类是变化较大的部分之一，其中大细胞神经内分泌癌亚型被归入神经内分泌肿瘤，基底细胞样癌被归入鳞状细胞癌，淋巴上皮瘤样癌被归入其他及未分化癌，另外取消了透明细胞癌和横纹肌样癌这两个亚型。因此，2015 版的大细胞癌只包括未分化的非小细胞癌。同时，由于免疫组化在肺癌中的广泛应用，可以把相当一部分以前根据光镜下形态诊断为大细胞癌的病例依据它们的免疫组化标记 TTF-1、CK7、Napsin-A、CK5/6、p40、p63 等表达结果分别诊断为低分化腺癌和低分化鳞状细胞癌，因此大细胞癌的诊断率将大大下降。

2015 年版 WHO 分类中对于其他类型的癌也进行了更新和修订。淋巴上皮瘤样癌原来属于大细胞癌中的亚型，现在被归为其他及未分类癌。其他及未分类癌还包括了 NUT（the nuclear protein of the testis，NUT）癌。NUT 癌也称为中线癌。目前 NUT 癌预后很差，暂未有非常好的治疗方案。

（六）小活检标本和细胞学标本病理分类

在 2015 年版 WHO 肺癌分类中，专门对肺的小活检标本和细胞学标本的分类进行了详细的规定。肺的小活检标本和细胞学标本的病理诊断的首要任务是明确病变是否为癌，如果是癌应进一步明确是小细胞癌还是非小细胞癌，如果是非小细胞癌还应做出是腺癌还是鳞状细胞癌的诊断，以满足临床制定治疗方案的需求。

因为有将近 70% 肺癌患者无法进行手术治疗，所以对于进展期的非小细胞癌患者的小活检标本和细胞学标本的病理诊断应减少或不宜诊断为"非小细胞癌"，应该进一步进行组织学分类和分子检测。为了充分利用有限的标本进行病理诊断和分子检测，使标本的利用最大化，专门制定了小活检标本和细胞学标本的诊断流程，如图 3-1 所示。

对于在光镜下有明确腺样或鳞状分化特征的非小细胞癌应明确诊断为肺腺癌或鳞状细胞癌。对于在光镜下没有明确腺样或鳞状分化特征的非小细胞癌应借助免疫组化染色和组织化学染色尽可能判断出腺癌和鳞状细胞癌的分类。因此 2015 年版 WHO 肺癌分类中特别强调免疫组化和黏液染色的重要性。

支持腺癌诊断的免疫组织标记有 TTF-1、Napsin-A、CK7，支持腺癌诊断的组织化学染色有黏液染色；支持鳞状细胞癌诊断的免疫组织标记有 p40、p63、CK5/6。当在光镜下没有明确的腺癌生长方式，但 TTF-1 和/或黏液染色阳性，而 p63 阴性时，应诊断为 NSCLC-倾向腺癌。当在光镜下不存在明确的鳞状细胞癌特征，但 p40、p63、CK5/6 等标记阳性，而 TTF-1 和/或黏液染色阴性时，应诊断为 NSCLC-倾向鳞癌。如果肿瘤细胞 TTF-1 强阳性，无论鳞癌标记物表达程度如何，均应诊断为 NSCLC-倾向腺癌。当鳞癌标记和腺癌标记分别表达于不同的细胞群体时，则提示为腺鳞癌。

对于部分小活检和/或细胞学的病例，通过形态学观察、免疫组化和组织化学染色后仍然无法明确其为腺癌或鳞癌分化的非小细胞肺癌，则可诊断为非特指性非小细胞肺癌（NSCLC-NOS）。对于形态学不提示神经内分泌分化的肿瘤，不宜进行神经内分泌相关的免疫组化标记检测，以便节省组织用于分子检测，使靶向治疗的可能最大化。

由于小活检标本的局限性和肺癌的高度异质性，对于小活检标本不要做出原位腺癌和微小浸润性腺癌的诊断，当小活检标本中仅见贴壁生长方式时，应标明"不除外存在浸润成分的可能"。小活检标本也不要做出大细胞癌和肉瘤样癌类型的诊断，此时，可诊断为 NSCLC-NOS。

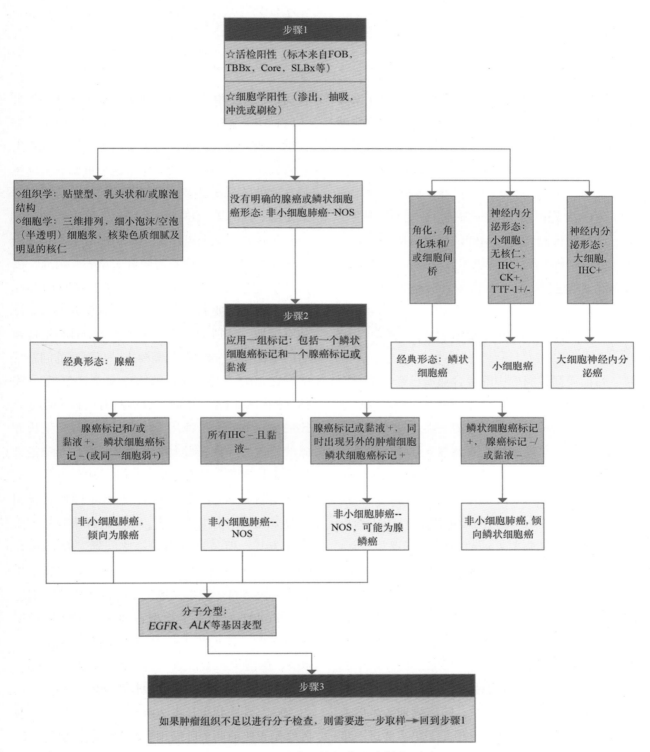

图 3-1　肺癌活检标本的诊断流程

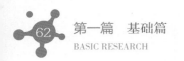

第三节 临床病理研究的特点及挑战

2015 年版 WHO 肺癌分类是最近 10 多年来肺癌相关领域的重大进步。腺癌领域提出了非典型腺瘤性增生是一种癌前病变，以及原位腺癌和微小浸润性腺癌的概念，并且这些新概念的应用改变了手术切除标本的分类。再有，新的肺癌分类中强调了免疫表型和特有的分子遗传学改变的重要性；另外，分子检测和靶向治疗的广泛应用为进展期肺癌的治疗和改善预后提供了更多的机会。但是，在肺癌诊断过程中也出现了一些问题和挑战。

（一）肺腺癌亚型问题的探讨

目前浸润性腺癌中的混合亚型已经取消，而以某种亚型生长为主来表述。由于浸润性腺癌是高度异质性的肿瘤，常表现为一类连续的形态学变化，而很少单纯以某个亚型独立存在，所以在诊断腺癌的过程中对病理医生来说是很大的一个挑战。最容易混淆的亚型是贴壁型和腺泡型。一项研究表明，重复性最好的是实体型（$\kappa = 0.65$），其后依次是微乳头型（$\kappa = 0.35$）、贴壁型（$\kappa = 0.28$）、乳头型（$\kappa = 0.2$）和腺泡型（$\kappa = 0.08$）。而在另一项研究中，5 种生长方式诊断一致性平均百分比在 59.6%~75.0%，其中实体生长方式具有最高的诊断一致性（75.0%），贴壁生长方式诊断一致性最低（59.6%），其他生长方式中乳头状生长为 65.8%，腺泡生长为 67.8%，微乳头生长为 74.2%。经过培训后，肺癌病理医生的亚型诊断一致性会得到提高，但是，仍需要进一步的研究来区分不同亚型，特别是贴壁生长型。另外，次要生长方式对预后的影响有多大也是需要进一步探讨及研究的。2013 年 3 月 2 日，Borczuk

在美国巴尔的摩举行的美国和加拿大病理学年会（USCAP）肺病理学会上提出了关于次要生长方式的矛盾问题。比如，如果实体生长和微乳头生长方式是不良预后模式，那么这个重要的次要生长方式的百分比是多少？如果微乳头生长方式这么重要，所有关于早期肺腺癌患者的研究均证实微乳头生长方式亚型预后不良，那么是不是无论百分比如何，都要诊断为微乳头型呢？因此，浸润性腺癌中是否也可以像在前列腺癌的 Gleason 评分，增加次要的生长方式是否对患者的预后评估有帮助，特别是微乳头和实体这些具有不良预后的生长方式。这是我们需要进一步探讨的问题。

在 2015 年版 WHO 肺腺癌分类中还有一些值得探讨的地方，比如当肿瘤具有两种相近百分比的生长方式时，使用 5% 的增量在定义生长方式的时候的确具有很大的灵活性。新分类中定义主要生长方式为具有最大百分比的生长方式，不一定是占有 50% 成分以上，并规定即使具有相等百分比的两个生长方式，也应选择单一的主要生长方式。但是这也出现一些问题，Borczuk 在 2013 年 USCAP 上就对以下 3 个肿瘤的主要生长方式分类进行了质疑：腺泡生长为主型（腺泡生长型占 40%，乳头生长型占 30%，实性生长型占 30%）；乳头状生长为主型（乳头生长型占 40%，腺泡生长型占 30%，实性生长型占 30%）和实性生长为主型（实性生长占 40%，腺泡生长占 30%，乳头状生长占 30%）；实性生长为主型肿瘤是否比前两个肿瘤预后都差？这是值得探讨和进一步研究的问题。

再有，与乳腺、前列腺和肾脏等其他器官的癌症不同，肺腺癌在切除的标本中没有确定的分级系统。除了 TNM 分期外，比较普遍认同的是组织学亚型和核分裂数是肺腺癌重要的预后因素。但是很多研究也证实了核级等因素也有很好的预测作用。因此，需要进一步研究来探讨肺腺癌分级标准，以便更好地评判预后及指导临床治疗。

（二）肺腺癌浸润问题的探讨

对于微小浸润性癌而言，其浸润的定义为：出现贴壁生长方式以外的其他亚型（即腺泡、乳头状、微乳头状、实性等生长方式）；或具有肿瘤细胞引起的肌纤维母细胞增生。然而，浸润与否的确定是日常病理诊断中最困难的地方。这些困难主要是区分真正的间质浸润和一些容易误诊的良性病变，比如肺泡塌陷等。

目前肿瘤分类的最新修订重点是将具有贴壁生长方式的浸润性肿瘤分为两组：微小浸润性腺癌和贴壁型浸润性腺癌。IASLC / ATS / ERS 的肺腺癌分类共识及 2015 年版 WHO 肺癌分类中都是根据肿瘤浸润灶最大径来决定是微小浸润还是浸润性癌。由于间质浸润和肺泡塌陷是病理学家之间存在巨大争议的一个领域，因此将微小浸润作为新概念引入在这种情况下有很大的帮助。然而，这种新概念在诊断过程中也会出现一些新的问题。比如，贴壁生长型浸润性腺癌除了主要为贴壁生长方式外，还必须有至少一处直径 > 0.5 cm 的浸润性成分，这种情况下对肿瘤大小不作要求。因此，测量浸润灶的大小是区分微小浸润和贴壁型浸润性腺癌的决定性因素。Anami 等发现具有 > 50% 贴壁生长成分的肿瘤的预后明显好于 < 50% 贴壁生长方式的肿瘤。其他研究表明，对于单一贴壁生长型肿瘤，浸润范围的大小与肿瘤大小的比值可能是更好的生存预测指标。然而，目前的指南只按肿瘤大小来确定 T 分期。虽然目前已经证明了 0.5 cm 的临界标准具有很好的预测预后作用，但仍需要进一步探讨是否浸润范围大小与肿瘤大小的比值更适合用于预测预后。

（三）鳞状细胞癌问题的探讨

与其他非小细胞肺癌亚型相比，鳞状细胞癌的预后更差，治疗上具有非常大的挑战性，其原因主要是与肿瘤的好发部位、高发的合并症和疾病的遗传复杂性有关。肺鳞状细胞癌通常为中央型，相比较腺癌，更容易侵犯大的血管和纵隔中的重要结构，并且造成支气管阻塞。此外，周围型的鳞状细胞癌的肿瘤通常体积更大，并且侵犯胸壁。值得注意的是，鳞状细胞癌生长速度比腺癌更快，更容易导致致命的肺出血。在多项肺癌死亡病例的回顾性研究中，肺出血被证实与鳞状细胞癌显著相关，并且是肺鳞状细胞癌重要的独立危险因素。近年来出现的几种非小细胞肺癌的治疗手段，包括靶向基因治疗、新的化疗药物以及抗血管生成疗法对鳞状细胞癌的治疗效果都不理想。因此，需要对鳞状细胞癌的组织学亚型和分子遗传学进一步研究，推进新型靶向药物的研发，并指导临床治疗。

（四）肺多发肿瘤问题的探讨

在区分多发性非小细胞肺癌是肺内转移还是多原发肺癌的过程中，病理学评估起着非常重要的作用。区分是肺内转移还是多原发肺癌对肺癌分期和治疗策略方面具有重要的临床意义，以往主要是通过 Martini 和 Melamed 定义的临床病理学标准来实现对两者的鉴别。在他们设计的分类中，没有涉及肺癌组织学及亚型的内容。自 20 世纪 70 年代提出这些标准以来，已经出现了各种各样的分子工具应用到肺癌的诊断及治疗中，例如突变分析和基于阵列的比较杂交技术提供了可靠和强大的方法来评估多个肿瘤之间的克隆关系。此外，腺癌取代了鳞状细胞癌成为最常见的组织学亚型，并且腺癌显示出更为复杂的组织学特征，这表明对于区分肺内转移还是多原发肿瘤时，组织学特征具有很重要的作用。Nicolas Girard 在 2009 年的研究中提出了综合组织学评估方法，该方法不仅包含了组织学亚型的比例，还包括其他的组织学特征，比如级别、细胞特征以及基质特征（胶原、炎症、淋巴细胞增生和 / 或坏死）。对于鳞状细胞癌，根据细胞学形态、

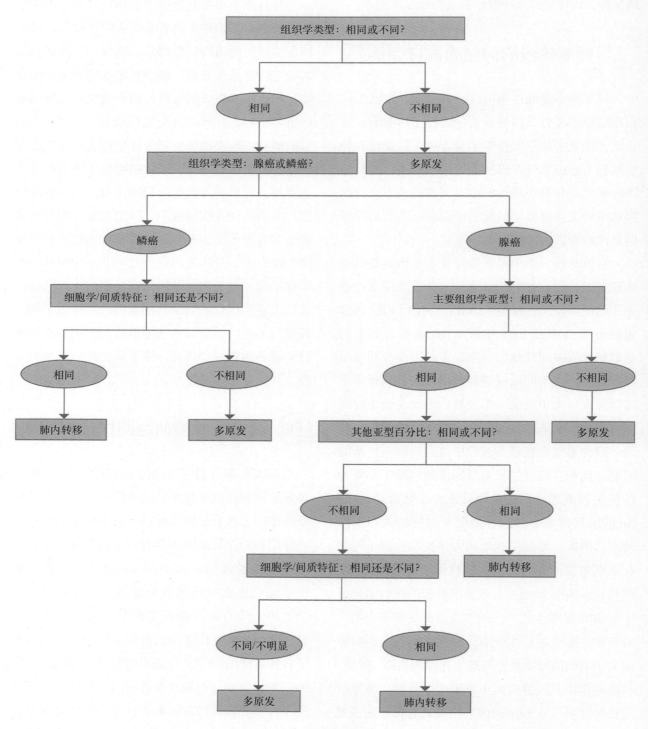

图 3-2　肺多发非小细胞肺癌综合组织学评估方法

角化程度、基质外观、坏死以及基底样细胞、透明细胞、乳头状或肉瘤样等组织学成分的存在进行详细的组织学评估（见图 3-2）。如果表现出类似组织学特征的多发肿瘤被认为是转移瘤，而具有不同组织学特征的多发肿瘤则为多原发性肿瘤。

2016 年，Frank C. Detterbeck 在第八版肺癌 TNM 分期即将到来之际，发表了 IASLC 肺癌分期项目的一项研究。该研究在前期研究的基础上，制订了肺多发肿瘤临床和病理鉴定的标准（表 3-4，表 3-5）。此标准除了临床定义外，进一步完善了病理在鉴别中的作用。在病理方面，最后诊断性的鉴别需要综合组织学评估。这种评估也是需要综合各种临床信息，根据既有的证据来对肺多发肿瘤进行分类，区分是肺内转移还是多原发。所以，该标准是综合了临床、病理和生物标志物的综合评估方法。

表 3-4　肺多发肿瘤临床诊断标准

以下情况认为是多原发肿瘤
具有不同的组织学类型（比如鳞状细胞癌和腺癌）
以下情况认为是单一肿瘤肺内转移
通过比较基因杂交检测具有相同的基因断点
支持多原发肿瘤的证据
不同的影像学及代谢特点
不同生物标记物表达模式（驱动基因突变）
不同的肿瘤生长速度
缺乏淋巴结或远处转移
支持单一肿瘤肺内转移的证据
相同的影像学特点
相似的生长模式
出现淋巴结或远处转移
相同的生物标记物表达模式（和组织学亚型）

表 3-5　肺多发肿瘤病理诊断标准（手术切除后）

以下情况认为是多原发肿瘤
具有不同的组织学类型（比如鳞状细胞癌和腺癌）
综合组织学评估有明显差异
各自具有原位癌改变的鳞状细胞癌
以下情况认为是单一肿瘤肺内转移
通过比较基因杂交检测具有相同的基因断点
支持多原发肿瘤的证据（与临床因素一并考虑）
不同生物标记物表达模式
支持单一肿瘤肺内转移的证据（与临床因素一并考虑）
综合组织学评估相同
相同的生物标记物表达模式
出现淋巴结或远处转移

Andrew Nicholson 在 2017 年发表的研究中也证实肺部病理学家利用综合组织学评估对肺多发肿瘤的分类具有良好的重复性。该研究认为除主要肿瘤组织类型和主要亚型模式外，核多形性、细胞大小、腺泡形成、核仁大小和有丝分裂率也可用于区分多原发性和肺内转移。

所以，作者认为在鉴别多发性非小细胞肺癌是肺内转移还是多原发性的过程中，病理学家利用综合组织学评估方法，参考临床信息以及必要的生物标志物作出最终诊断是非常有效的。

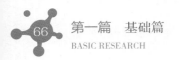
第四节　肺癌病理临床研究展望

本章节主要介绍了肺癌分类的最新进展、临床病理特点及一些问题。其中最重要的是对肺腺癌的组织学分型进行了更新，并且引入了原位腺癌和微小浸润性癌的新概念指导临床治疗及预后。该分类概述了影响临床诊疗模式的转变，并开辟了新的研究途径。病理学家现在在肺癌患者的个性化医学中发挥着越来越重要的作用。除了TNM分期外，肺癌的治疗方式严重依赖于肺癌的组织学类型及其分子特征（即 *EGFR* 突变和 *ALK* 重排状态等）。基于多个Ⅲ期临床试验，新分类建议所有患有晚期肺腺癌的患者均可进行EGFR筛选。自从新的肺癌分类出现后，有几项研究表明克唑替尼在晚期肺癌 *ALK* 重排肿瘤患者中是有效的，同时美国FDA也批准了通过Ventana IHC方法测定 *ALK* 重排阳性，则可将克唑替尼应用于晚期非小细胞肺癌的治疗。因此，对 *EGFR* 突变和 *ALK* 重排在晚期肺腺癌患者中的检测已不再是研究性的检测，而应该纳入常规临床实践。

新版肺癌分类的中心主题就是强调组织学分类和分子检测对患者进行精准治疗的重要性，因此临床工作中对于个体化治疗方案的选择，需要通过不同方法进行验证。肺癌领域正在快速发展，特别是在分子领域的进展，组织学和分子检测相结合的分类不仅为患者提供更为精准的治疗，并且为临床试验提供了非常需要的病理诊断标准。新的肺癌的分类及修订能更好了解肺癌的分子病理研究现状以及新的分子靶向药物的进展，但是在精准医学时代，这些分类变化仍然不足。对于目前发展势头最迅猛的肿瘤免疫治疗，如何挑选出最合适的患者接受相应的治疗是非常值得探讨的课题。

（张意军　林素暇）

参考文献

[1] TRAVIS W D, BRAMBILLA E, BURKE A P, et al. WHO Classification of Tumors of the Lung, Pleura, Thymus and Heart[M]. Lyons, France: International Agency for Research on Cancer（IARC）, 2015.

[2] TRAVIS W D, BRAMBILLA E, NOGUCHI M, et al. International association for the study of lung cancer/american thoracic society/european respiratory society international multidisciplinary classification of lung adenocarcinoma[J]. J Thorac Oncol, 2011, 6: 244-285.

[3] MOK T, WU Y L, THONGPRASERT S, et al. Gefitinib or carboplatin-paclitaxel in pulmonary adenocarcinoma[J]. N Engl J Med, 2009, 361: 947-957.

[4] KWAK E L, BANG Y J, CAMIDGE R D, et al. Anaplastic lymphoma kinase inhibition in non-small cell lung cancer[J]. N Engl J Med, 2010, 363（18）: 1693-1703.

[5] GRONBERG B H, SUNDSTROM S, KAASA S, et al. Influence of comorbidity on survival, toxicity and

health-related quality of life in patients with advanced non-small cell lung cancer receiving platinum-doublet chemotherapy[J]. Eur J Cancer, 2010, 46: 2225-2234.

[6] SOGAARD M, THOMSEN R W, BOSSEN K S, et al. The impact of comorbidity on cancer survival: A review[J]. Clin epidemiol, 2013, 5: 3-29.

[7] SHI Y K, WANG L, HAN B H, et al. First-line icotinib versus cisplatin/pemetrexed plus pemetrexed maintenance therapy for patients with advanced egfr mutation-positive lung adenocarcinoma (convince): A phase 3, open-label, randomized study[J]. Ann Oncol, 2017, 28: 2443-2450.

[8] WADA S, FUJIMOTO N, GEMBA K, et al. Successful treatment with pemetrexed, carboplatin, and bevacizumab for platinum-resistant adenocarcinoma of the lung[J]. Case reports in oncological medicine, 2012: 821280.

[9] TRAVIS W D, BRAMBILLA E, et al. World Health Organization classification of tumours: pathology and genetics of tumours of the lung, pleura, thymus and heart[M]. Lyon: IARC Press, 2004.

[10] YOSHIZAWA A, MOTOI N, RIELY G J, et al. Impact of proposed iaslc/ats/ers classification of lung adenocarcinoma: Prognostic subgroups and implications for further revision of staging based on analysis of 514 stage i cases[J]. Mod Pathol, 2011, 24: 653-664.

[11] YOSHIZAWA A, SUMIYOSHI S, SONOBE M, et al. Validation of the iaslc/ats/ers lung adenocarcinoma classification for prognosis and association with EGFR and KRAS gene mutations: Analysis of 440 japanese patients[J]. J Thorac Oncol, 2013, 8: 52-61.

[12] WOO T, YAMAMOTO T, RINO Y, et al. Prognostic value of the iaslc/ats/ers classification of lung adenocarcinoma in stage i disease of Japanese cases[J]. Pathol Int, 2012, 62: 785-791.

[13] ZHAO Z R, XI S Y, LI W, et al. Prognostic impact of pattern-based grading system by the new iaslc/ats/ers classification in asian patients with stage i lung adenocarcinoma[J]. Lung Cancer, 2015, 90: 604-609.

[14] MURAKAMI S, ITO H, TSUBOKAWA N, et al. Prognostic value of the new iaslc/ats/ers classification of clinical stage ia lung adenocarcinoma[J]. Lung Cancer, 2015, 90: 199-204.

[15] GU J, LU C, GUO J, et al. Prognostic significance of the iaslc/ats/ers classification in chinese patients: a single institution retrospective study of 292 lung adenocarcinoma[J]. J Surg Oncol, 2013, 107: 474-480.

[16] TRAVIS W D, BRAMBILLA E, NOGUCHI M, et al. Diagnosis of lung adenocarcinoma in resected specimens: Implications of the 2011 international association for the study of lung cancer/american thoracic society/ european respiratory society classification[J]. Arch Pathol Lab Med, 2013, 137: 685-705.

[17] TRAVIS W D, REKHTMAN N. Pathological diagnosis and classification of lung cancer in small biopsies and cytology: Strategic management of tissue for molecular testing[J]. Sem Resp Crit Care M, 2011, 32: 22-31.

[18] YOSHIDA A, TSUKA K, WATANABE S I, et al. Frequent alk rearrangement and TTF-1/p63 co-expression in lung adenocarcinoma with signet-ring cell component[J]. Lung Cancer, 2011, 72: 309-315.

[19] MCLEER-FLORIN A, MORO-SIBILOT D, MELIS A, et al. Dual ihc and fish testing for alk gene rearrangement in lung adenocarcinomas in a routine practice: a french study[J]. J Thorac Oncol, 2012, 7: 348-354.

[20] SHIM H S, LEE D H, PARK E J, et al. Histopathologic characteristics of lung adenocarcinomas with epidermal

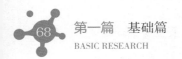

growth factor receptor mutations in the international association for the study of lung cancer/american thoracic society/european respiratory society lung adenocarcinoma classification[J]. Arch Pathol Lab Med, 2011, 135: 1329－1334.

[21] INAMURA K, TAKEUCHI K, TOGASHI Y, et al. EML4－ALK fusion is linked to histological characteristics in a subset of lung cancers[J]. J Thorac Oncol, 2008, 3: 13－17.

[22] THUNNISSEN E, KERR K M, HERTH F J F, et al. The challenge of nsclc diagnosis and predictive analysis on small samples. Practical approach of a working group[J]. Lung Cancer, 2012, 76: 1－18.

[23] TERRY J, LEUNG S, LASKIN J, et al. Optimal immunohistochemical markers for distinguishing lung adenocarcinomas from squamous cell carcinomas in small tumor samples[J]. Am J Surg Pathol, 2010, 34: 1805－1811.

[24] BISHOP J A, TERUYA－FELDSTEIN J, WESTRA W H, et al. p40 (DNp63) is superior to p63 for the diagnosis of pulmonary squamous cell carcinoma[J]. Mod Pathol, 2012, 25: 405－415.

[25] LOO P S, THOMAS S C, NICOLSON M C, et al. Subtyping of undifferentiated non－small cell carcinomas in bronchial biopsy specimens[J]. J Thorac Oncol, 2010, 5: 442－447.

[26] WELLS J M, MUKHOPADHYAY S, MANI H, et al. Application of the new proposed adenocarcinoma classification: a reproducibility study[J]. Mod Pathol, 2013, 26 (2): 469A.

[27] WARTH A, CORTIS J, FINK L, et al. Training increases concordance in classifying pulmonary adenocarcinomas according to the novel iaslc/ats/ers classification[J]. Virchows Arch, 2012, 461: 185－193.

[28] SICA G, YOSHIZAWA A, SIMA C S, et al. A grading system of lung adenocarcinomas based on histologic pattern is predictive of disease recurrence in stage i tumors[J]. Am J Surg Pathol, 2010, 34: 1155－1162.

[29] VON DER THUSEN J H, THAM Y S, PATTENDEN H, et al. Prognostic significance of predominant histologic pattern and nuclear grade in resected adenocarcinoma of the lung: Potential parameters for a grading system[J]. J Thorac Oncol, 2013, 8: 37－44.

[30] MAESHIMA A M, TOCHIGI N, YOSHIDA A, et al. Histological scoring for small lung adenocarcinomas 2 cm or less in diameter: A reliable prognostic indicator[J]. J Thorac Oncol, 2010, 5: 333－339.

[31] NAKAZATO Y, MAESHIMA A M, ISHIKAWA Y, et al. Interobserver agreement in the nuclear grading of primary pulmonary adenocarcinoma[J]. J Thorac Oncol, 2013, 8: 736－743.

[32] AMIN M B, TAMBOLI P, MERCHANT S H, et al. Micropapillary component in lung adenocarcinoma: A distinctive histologic feature with possible prognostic significance[J]. Am J Surg Pathol, 2002, 26: 358－364.

[33] BORCZUK A C, QIAN F, KAZEROS A, et al. Invasive size is an independent predictor of survival in pulmonary adenocarcinoma[J]. Am J Surg Pathol, 2009, 33: 462－469.

[34] HIRSCH F R, SPREAFICO A, NOVELLO S, et al. The prognostic and predictive role of histology in advanced non－small cell lung cancer: a literature review[J]. J Thorac Oncol, 2008, 3: 1468－1481.

[35] ROSADO－DE－CHRISTENSON M L, TEMPLETON P A, MORAN C A, et al. Bronchogenic carcinoma: radiologic－pathologic correlation[J]. Radiographics, 1994, 14: 429－446, quiz 447－428.

[36] WILSON D O, RYAN A, FUHRMAN C, et al. Doubling times and ct screen－detected lung cancers in the

pittsburgh lung screening study[J]. Am J Resp Crit Care, 2012, 185: 85−89.

[37] NICHOLS L, SAUNDERS R, KNOLLMANN F D, et al. Causes of death of patients with lung cancer[J]. Arch Pathol Lab Med, 2012, 136: 1552−1557.

[38] PAO W, GIRARD N. New driver mutations in non−small cell lung cancer[J]. The Lancet Oncology, 2011, 12: 175−180.

[39] MULLER I B, DE LANGEN A J, GIOVANNETTI E, et al. Anaplastic lymphoma kinase inhibition in metastatic non−small cell lung cancer: Clinical impact of alectinib[J]. Onco Targets Ther, 2017, 10: 4535−4541.

[40] MARTINI N, MELAMED M R. Multiple primary lung cancers[J]. J Thorac Cardiov Sur, 1975, 70: 606−612.

[41] OSTROVNAYA I, OLSHEN A B, SESHAN V E, et al. A metastasis or a second independent cancer? Evaluating the clonal origin of tumors using array copy number data[J]. Stat Med, 2010, 29 (15): 1608−1621.

[42] WEISS M M, KUIPERS E J, MEUWISSEN S G M, et al. Comparative genomic hybridisation as a supportive tool in diagnostic pathology[J]. J Clin Pathol, 2003, 56 (7): 522−527.

[43] TRAVIS W D, TRAVIS L B, DEVESA S S. Lung cancer[J]. Cancer, 1995, 75 (S1): 191−202.

[44] GIRARD N, DESHPANDE C, LAU C, et al. Comprehensive histologic assessment helps to differentiate multiple lung primary nonsmall cell carcinomas from metastases[J]. Am J Surg Pathol, 2009, 33 (12): 1752−1764.

[45] DETTERBECK F C, FRANKLIN W A, NICHOLSON A G, et al. The iaslc lung cancer staging project: background data and proposed criteria to distinguish separate primary lung cancers from metastatic foci in patients with two lung tumors in the forthcoming eighth edition of the TNM classification for lung cancer[J]. J Thorac Oncol, 2016, 11 (5): 651−665.

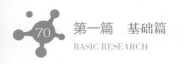

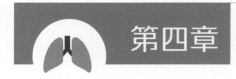

第四章

肺癌的分子诊断

第一节　概　　述

一　分子诊断的概念

分子诊断是利用各种分子生物学方法（如核酸扩增、测序、杂交等）对目标组织样本进行检测，从分子水平判断该个体有无整体或局部的基因结构变异或表达水平异常。其在人类疾病的临床诊疗中的主要应用领域为产前诊断、遗传代谢病、肿瘤防治和病原体检测等。对于肿瘤领域来说，分子诊断是肿瘤诊疗特别是靶向治疗的重要基础，可以有效识别出各种靶向治疗药物的获益人群和耐药人群，从而实现肿瘤的精准治疗。而对于少数遗传性肿瘤或遗传相关肿瘤，分子诊断可以识别出高风险人群，从而制定个体化的预防保健策略。

二　分子诊断在肺癌中的起源和发展

作为开启肺癌靶向治疗大门的钥匙，EGFR酪氨酸激酶抑制剂吉非替尼早在 2003 年就被美国 FDA（Food and Drug Administration，食品药品监督管理局）批准作为治疗进展期 NSCLC 的药物。但是，临床运用结果表明这些靶向药物仅对部分患者有效（主要为女性、腺癌包括细支气管肺泡细胞癌、不吸烟者及日本人）。2004 年，Thomas J 等人首次发现 EGFR 与靶向药物吉非替尼的疗效密切相关，EGFR 突变的 NSCLC 患者对吉非替尼有较好的反应。2010 年 IRESSATM Pan Asia Study（IPASS）报道，随机入组 230 例符合条件的 EGFR 突变患者进行对照试验，研究结果显示，吉非替尼组中位无进展生存期和中位生存期明显优于化疗组，而几乎同时期的 NEJGSG002、WJTOG340 以及中国的 OPTIMAL 也得出了相似结论。伴随着一个个临床研究的发现，靶向治疗的规律和经验也慢慢被发现和积累，分子诊断的重要性也愈发得到重视。在如此好势头下，一方面是有治疗或预后意义的分子靶点的不断发现并推向临床检验，如 KRAS 基因突变、ALK-EML4 融合基因、ROS1 基因、MET 基因扩增等；另一方面是多种水平、不同方法学的检测设备平台、试剂耗材等的百花齐放和更新换代。整个行业在肿瘤领域迅速发展壮大，其结果又反过来推动了肺癌等恶性肿瘤的临床诊疗研究，充实了肿瘤个体化诊疗理论体系。也正是在这样的良性循环背景下，肺癌率先进入了个体化精准诊疗阶段。

肺癌是目前分子分型最为成熟以及靶向治疗效果最好的实体肿瘤，这种成功得益于非小细胞肺癌中大量驱动基因变异的发现及层出不穷的靶向药的问世。2011 年美国国立癌症研究所报道了一项基于多重检测的大规模研究结果，在 830 例肺腺癌中，主要的 10 种驱动基因变异状态为：*KRAS* 107 例（25%）、*EGFR* 98 例（23%）、*ALK* 重排 14 例（6%）、*BRAF* 12 例（3%）、*PIK3CA* 11 例（3%）、*MET* 扩增 4 例（2%）、*HER2* 3 例（1%）、*MEK1* 2 例（0.4%）、*NRAS* 1 例（0.2%）。上述结果显示 60% 的肺癌都存在驱动基因的变异，这更加坚定了人们关于肿瘤是一种基因疾病的信念，进一步促进了精准医学的发展。本节将对目前认知到的非小细胞肺癌会发生变异的主要基因进行介绍。

一、*EGFR* 基因

表皮生长因子受体（epidermal growth factor receptor，EGFR）基因的突变在人类肺癌组织中经常被检出，尤其是东亚人群，突变率可达 30%~50%，而在亚裔、女性、非吸烟、腺癌中 *EGFR* 突变率可以更高，达 70%~80%。更进一步的腺癌亚型分类中，有研究显示以乳头状腺癌和腺泡状腺癌为最高，突变率分别为 72.7% 和 68.8%。因为拥有较高的突变率及有效的分子靶向药物，EGFR 已经成为肺癌个体化治疗中最重要的分子靶点，是肺癌临床检测不可缺少的项目。

EGFR 基因位于 7 号染色体短臂 7p21-14 区，长度为 192 kbp，拥有 28 条外显子。常见的 EGFR 分子异常有碱基突变和拷贝数变异（copy number variations，CNV）等。就碱基突变来说，最常发生突变的区域主要集中在 18~21 号外显子区域，突变类型主要有碱基置换、片段缺失、片段插入等。其中 19 号外显子缺失突变最常见，占 45%~50%，21 号外显子 *L858R* 点突变次之，占 40%~45%。大多数的突变都对各代小分子 EGFR 酪氨酸激酶抑制剂（tyrosine kinase inhibitor，TKI）有较好的反应，以 18、19 和 21 号外显子上的突变为主。相反，*EGFR* 基因 20 号外显子上的多数突变对一代 TKI 耐药，其中以 *T790M* 突变最为多见。

不同于碱基突变，CNV 主要指的是基因整体拷贝数量发生了变异，而碱基序列往往正常。肺癌中 *EGFR* 基因的 CNV 主要有单拷贝 / 缺失、低度多体、高度多体及扩增等。有研究显示，对于高度多体和扩增的病例，EGFR-TKI 也可以起到不错的疗效，另外，其在疾病预后预测方面也有一定作用。因此，*EGFR* 的 CNV 检测是肺癌诊疗中可以考虑的补充检测项目，特别是在 *EGFR* 突变阴性而患者又想要争取 EGFR-TKI 治疗的情况下。

二、*EML4-ALK* 融合基因

位于 2 号染色体短臂的间变性淋巴瘤激酶（anaplastic lymphoma kinase，ALK）基因发生断裂并重排后与同样位于 2 号染色体短臂的棘皮类微管相关样蛋白 -4（echinoderm microtubule associated protein like 4，EML4）基因发生融合，形成了 *EML4-ALK* 融合基因，具有癌基因属性，可产生异常活化，刺激细胞生长增殖。因此，

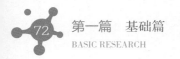
携带此变异的患者往往对化疗等传统治疗方式及 TKI 的治疗反应欠佳，但应用克唑替尼或色瑞替尼治疗效果较好。

在 NSCLC 人群中，EML4-ALK 阳性率约为 5%，以年轻男性、不吸烟的腺癌患者居多，并且与 EGFR 等其他变异共存现象少见。因为发生断裂的位点不同，ALK 断裂后形成的融合基因有众多亚型，其中绝大多数是和 EML4 基因融合。而在 EML4-ALK 融合基因中又存在多种变体，其中变体 1 为 EML4 基因 13 号外显子和 ALK 基因 20 号外显子融合（E13；A20），约占 54%；变体 2 为 EML4 基因 20 号外显子和 ALK 基因 20 号外显子融合（E20；A20），约占 14%；变体 3a/3b 为 EML4 基因 6a 或 6b 外显子和 ALK 基因 20 号外显子融合（E6a/b；A20），约占 12%；其他的融合类型共占 20%。进一步的研究表明，EML4-ALK 变体 1 使用克唑替尼的疗效要优于其他变体。

克唑替尼同样也存在着耐药问题，多数在靶向治疗 1~2 年后出现，可能和 EML4-ALK 融合基因进一步发生突变有关。有研究显示，在克唑替尼靶向治疗后，EML4-ALK 融合基因可继发 C1156Y、L1196M、G1296A 等突变，可能会阻碍克唑替尼结合进而导致耐药。其他基因继发突变也可能会是继发耐药的原因。

三、ROS1 基因

ROS1 基因位于 6 号染色体长臂 22（6q22），也是酪氨酸激酶受体之一。在酪氨酸激酶区，ROS1 与 ALK 的同源氨基酸序列有 49%，并且其也会发生重排。目前认为 ROS1 融合基因在 NSCLC 患者中发生率为 0.8%~2.0%，与 EGFR 突变、KRAS 突变、EML4-ALK 融合等罕有同时出现。

ROS1 融合基因也有多种形式，NSCLC 中常见的主要为 CD74-ROS1 和 SLC34A2-ROS1，并且在体外及动物实验中证明了这两种变异具有致癌性。

因为 ROS1 激酶催化区的 ATP 结合位点与 ALK 激酶催化区的 ATP 结合位点（即克唑替尼的作用区）同源性高达 77%，所以使用克唑替尼作为有 ROS1 重排的 NSCLC 患者的靶向药理论上是可行的。2008 年 McDermott 等首先在细胞实验中证实了携带 SLC34A2-ROS1 重排的细胞对 ALK 酪氨酸激酶抑制剂敏感。2012—2013 年 Bergethon 及 Ou S H 等先后报道了克唑替尼在治疗单例 ROS1 重排患者及 31 例 ROS1 重排患者临床试验中取得成功。此后 ROS1 重排也顺利成为肺癌常规分子检测靶点之一，并成为克唑替尼的治疗适应证。

四、其他基因

（一）c-MET

原癌基因 c-MET 编码 HGFR 蛋白，可能和肿瘤的增殖、侵袭等多种生物学行为相关。其在肺癌中的变异形式主要为扩增和点突变。c-MET 扩增属于 CNV 的一种，在肺癌中的发生率约为 2%，而在肺腺癌中可达 4%，被认为和多种靶向药物耐药有关，一般提示预后不良。多数临床研究都认为克唑替尼对于有 c-MET 扩增的 NSCLC 患者有一定疗效，可能是克唑替尼可抑制扩增状态的肿瘤与细胞的 MET 通路进而导致其凋亡所致。c-MET 的点突变之前并不被重视，但近期一项基于下一代测序（next generation sequencing，NGS）的研究显示，MET 基因 14 号外显子突变占 NSCLC 的 3%，数量上不可忽视；另外在单个体的研究中，克唑替尼也显示出了不错的效果，因此 MET 基因突变可能是较有潜力的检测及治疗靶点。

（二）KRAS

KRAS 点突变在 NSCLC 中较为常见，占 15%~30%，突变热点主要集中在第 12 号及第 13

号密码子的 6 个碱基上，其中 12 号密码子约占 90%。*KRAS* 突变往往提示多种类型的靶向药物耐药，早期作为预后预测的指标。但由于 EGFR 检测日渐成熟，靶向药物数量和疗效都不断提高，再加上一直没有成熟的针对 KRAS 的药物上市，因此 *KRAS* 现已非肺癌的主流检测基因。

（三）*BRAF*

在 NSCLC 中，*BRAF* 的突变占 1%~3%，最常见的突变是 *V600E*，约占 50%，余下的主要为 *G469A*（约 40%）和 *D594G*（约 10%）。*BRAF* 突变在多种肿瘤中都有报道，并且不罕见。*V600E* 是最常出现的突变型，因此针对 *V600E* 出现了专门的抑制剂 dabrafenib，并已经用于恶性黑色素瘤的临床治疗。近期的一项Ⅱ期临床试验显示，在 *V600E* 突变患者中，ORR 为 54%，DCR 为 96%，整体 PFS 为 20 周，OS 为 43 周。但是对于携带非 *V600E* 的 *BRAF* 突变的肿瘤，dabrafenib 是无效的，治疗上仍以泛 BRAF 抑制剂（如 sorafenib 等）为主。

（四）*NTRK1*

神经营养酪氨酸激酶 1 型受体（neurotrophic receptor tyrosine kinase 1，NTRK1）的突变和重排在肿瘤中都有被发现，而在肺癌中，目前较有研究意义的主要是重排。*NTRK1* 的重排主要位于染色体 1q21-22 的第 17 号外显子上，涉及激酶域。据 Vaishnavi 等人报道，在肺腺癌中 *NTRK1* 重排发生率约为 3.3%，并且与其他变异互斥，因此比较具有治疗研究价值。细胞实验的结果显示，携带 *MPRIP-NTRK1* 或 *CD74-NTRK1* 融合基因的细胞株可以被 TRKA/B/C 抑制剂 ARRY-470 及 FLT3/TRKA 抑制剂 lestaurtinib 所抑制。上述的药物目前已经开展了相关临床试验，具体结果有待公布。

（五）*RET*

肺癌中 *RET* 基因目前发现的变异以融合基因居多，主要是 *KIF5B-RET* 融合基因，阳性率 1%~2%。多项研究显示 *KIF5B-RET* 也与其他多种变异互斥。2012 年的一项细胞实验显示，多靶点的激酶抑制剂 vandetanib 可以抑制携带 *KIF5B-RET* 融合基因的细胞增殖，并且随后的个案报道也显示 vandetanib 在携带 *KIF5B-RET* 融合的 NSCLC 患者的治疗中有作用。2013 年的一项Ⅱ期临床试验显示，多靶点激酶抑制剂 cabozantinib 对于 *RET* 融合阳性的患者也有一定的疗效。

（六）*HER2*

不同于乳腺癌中常见的 HER2 扩增，*HER2* 基因在 NSCLC 中以突变为主（2%~4%），绝大多数为 20 号外显子插入突变，而在 EGFR、KRAS 及 ALK 阴性的 NSCLC 患者中，这个比率可达 6%。已开展的针对 *HER2* 基因 20 号外显子插入突变的 NSCLC 临床试验规模都较小，主要以 HER2 抑制剂 neratinib 及 afatinib 为主，回顾性分析显示其疾病控制率最高可达 100%。

（七）鳞癌常见变异基因

目前肺鳞癌已经发现了 9 种以上的肿瘤驱动基因，其中主要为 *PIK3CA*（约占 15%）、*FGFR1*（约占 15%）、*PTEN*（约占 15%）、*PDGFRA*（约占 9%）、*EGFR* 扩增（约占 5%）、*BRAF*（约占 4%）。相对于腺癌，肺鳞癌的基因突变谱更加分散和复杂，提示着鳞癌的发生、发展可能存在不同的分子生物学机制。鳞癌是肺癌中发病率第二高的病理亚型，但不同于肺腺癌，肺鳞癌的靶向药物与临床研究非常少，这可能与肺鳞癌的基因突变谱研究较晚有关，期待未来更多的临床研究能够在肺鳞癌中开展。

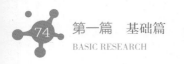

第三节 主要检测方法及应用简介

一、一代测序法

一代测序出现在 20 世纪 70 年代，原理上有加减测序法（plus-minus sequencing）、化学测序法（chemical method）及双脱氧链终止法（chain termination method）。如今主要采用的是双脱氧链终止法（也叫 Sanger 测序法）及其改进方法。

Sanger 测序法的原理主要是利用了模板链的合成终止形成随机片段。正常情况下，引物以 DNA 单链为模板在 DNA 聚合酶的作用下以 dNTP 为原料进行延伸，但如果合成原料加入 ddNTP，则延伸反应将会终止。通过控制 dNTP 和 ddNTP 的比例，尽可能使目标链延伸随机终止在各个碱基位置，便会获得目标区域各个长度的基因片段。将产物注入电场中的凝胶中，进行电泳使其按照质量大小依次分开，依次通过激光激发荧光基团，最后通过识别标记的荧光信号来读出目标序列的碱基顺序。

Sanger 测序法的优势是可以读出目标基因片段的全长，因此不光可以判断目标序列是否有变异，更可以准确知道发生的是哪种变异。对于帮助发现未知的变异帮助更大，因此在研究机构更加受欢迎。在临床检测领域，Sanger 测序因出现较早、检测技术门槛低及稳定性好等优点，是很多分子检测实验室较早拥有的检测平台之一，也有较高的普及率。因为其具有阳性峰较易识别及正反双向测序等特点，其检测阳性结果可靠性较强，很长一段时间被认为是基因检测的"金标准"。

虽然 Sanger 测序有各种优点，但其缺点也较为明显，其中之一是较低的检测通量。在肺癌靶点检测的早期，*EGFR* 基因多数是采用 Sanger 测序法检测，主要是 18 ~ 21 号 4 条外显子。以常见的 ABI 3500 测序仪为例，在正反向测序并算上对照品的情况下，一次最多可做 10 例样本。这在肺癌个体化治疗时代的早期尚可应付，但随着靶向治疗的规范化，EGFR 成为肺癌常规检测项目，并且中国肺癌人群基数大、突变率高，这种较低的通量已经远远满足不了临床检测的需要。另一个影响检测通量的主要因素是操作相对繁琐、费时。

不仅如此，过低的检测灵敏度也逐渐无法适应临床需要。普遍认为，Sanger 测序法的敏感性在 20% 左右，在实体瘤体细胞检测中就意味着，如果检测样本中的突变细胞占所有组织的比例不足 20%，就很有可能产生假阴性结果，使患者丧失靶向治疗的机会。相比之下，ARMS-PCR 法 1% 的灵敏度在临床上更容易被接受。另外，液体活检和肿瘤负荷检测越来越被倡导，这些都需要检测技术具有极高灵敏度，并不是一代测序可以满足的。

二、实时荧光 PCR

实时荧光 PCR（real-time PCR，RT-PCR）是另一种在临床检测领域广泛采用的技术。它是由 Higuchi R 等人于 1993 年首先建立起来的，具有简便快速、灵敏度高等特点，现在已经成为临床检测机构的中流砥柱。

该技术的原理是用荧光染料或发光基团处理引物或探针，并在每个 PCR 循环结束后检测荧光信号，根据信号强度推断产物的量，以达到实时检测的目的。而如果有合适的标准品，则可以实现相对定量和绝对定量检测。

和测序相反，RT-PCR 无法读取序列碱基，只能检测目标位点的碱基类型，并且多数试剂一条引物探针只能检测一种碱基型是否存在。因其前期操作相对便捷，数据产生快，与一代测序法相比，纯检测周期可以缩短 1 倍以上，报告周期相应缩短。同样以 EGFR 检测为例，如果采用 384 孔板及相应检测平台，使用多重 PCR 检测 18~21 号外显子的所有热点突变，相比一代测序可多检测 3~4 倍的样本量。因此，RT-PCR 牺牲了单位信息量换来的是较高的通量。在临床应用中，一般有意义的或被要求检测的都是已知位点，并且要求较短的报告周期，因此这种策略明显更适合临床检测使用。RT-PCR 另外一个优势是高灵敏度。以 ARMS 法为代表，其检测灵敏度可以达到 1%，对于高异质性的肿瘤组织样本来说，可以防止漏检。

目前，在肺癌常见靶点中，主要采用 RT-PCR 检测的有 EGFR 基因突变和 KRAS 基因突变，有些机构也采用此方法检测 ALK 的融合变异型，但是覆盖面不全及假阳性依然是此类检测存在的问题。

（三）高通量测序

高通量测序也称下一代测序（next generation sequencing，NGS）、第二代测序技术。和一代测序一样，NGS 也是以读取序列全长获取全部碱基序列顺序为目的，但不同的是，一代测序检测的片段长度有限，一般不超过 1 000 bp，而 NGS 通过高效的扩增、高灵敏的识别技术以及后期的生物信息学分析，可以还原整个基因甚至基因组的全貌，一次运行数据量可达 40G，是名副其实的"高通量"。

高通量测序是一大类技术的统称，根据仪器平台的不同，其原理上可能相差很大。目前主流的用于临床检测的主要是 Illumina 公司的各型号高通量测序仪，其原理是以杂交捕获配合桥式扩增进行边合成边测序。首先，提取好的核酸被特定频率的超声随机打断成 200~500bp 长的小片段，然后各小片段两端将被添加上特定的接头成为文库。当单链 DNA 文库在下一个环节流经锚定有两种特定核酸序列（和接头互补）的芯片后，这些小片段便会结合在各个位点上，进而在特定的环境和原材料支持下进行桥式扩增，迅速地生长成 DNA 序列簇。经过一定次数的循环扩增后，达到测序所需 DNA 链，则其中一种接头便会被化学剪切并被清洗掉。在延伸反应过程中，注入过量的原料，每次只延伸一个带有荧光标记的 dNTP 并进行显微拍照，拍照完成后，立即进行冲洗、消荧光，然后再次添加一个 dNTP、拍照，如此反复循环。最后通过图像信息转化及后期生物信息学分析，得到基因序列的信息。

另一种主要测序平台 Ion torrent 则采用了收集化学信号的策略。首先是核酸的打断并加接头，接下来 DNA 片段模板和反应原料在微乳滴中的微珠上进行 PCR 扩增。一定反应循环后，经过磁珠等纯化，过滤出符合检测条件的微珠并使其通过特定的带有孔槽的半导体芯片且使微珠卡在空槽之中，然后轮番加入 4 种 dNTP 进行单碱基延伸并冲洗。由于 dNTP 在结合到模板上时，会释放出 H^+，在微珠上众多单克隆序列的同时反应下，其微环境的 pH 值便会改变，进而被每个孔槽下的原件记录下来。如此，每个孔槽在加入某种 dNTP 时有没有延伸、延伸了多少等就会被记录下来。通过后期的信息转化和生物信息分析，基因序列便被解读出来了。

完整的信息量带来的好处之一是样本的节约。对于很多患者，临床采集的组织样本异常宝贵，特别是活检的样本，组织量少，而要检测的项目却往往很多，很容易造成标本耗竭，致使一些检测无法进行或复现。高通量测序使用常规量的样本就可以获得基因水平较多的数据，显然大大节约了样本的使用。另一方面，肺癌的变异很多，如果通过一次检测便同时明确多种基因的变异状态，无疑会辅助临床医生制订更好的临床决策。

在敏感性方面，高通量测序可以通过增加测序深度提高检测灵敏度，目前部分平台可以达到0.01%的水平，远比普通ARMS-PCR灵敏得多，完全可以胜任从患者循环血液中检测游离DNA的需求，目前已成为液体活检、肿瘤动态监测及治疗反应评估的常用手段之一。

基于NGS的高检测通量特征，在肺癌中目前各平台的主要产品是许多大大小小的肿瘤靶点检测panel，少至数十个基因的组合，大至数百个基因的套餐，主要目的是通过一定规模的基因筛查，寻找可能存在的可靶向的突变位点，为患者争取治疗机会。具体如何选择应用应兼顾检测成本和检测目的综合决定。

二代测序受益于其极高的通量和极大的信息量，在临检活动中占有一席之地。但同时也是因为过大的信息量，往往有很多意义未明的变异被检测出，检测方面临着报告与不报告的难题，而临床医生则面临着不知如何应用的尴尬。期待未来临床和科研更紧密的结合，依靠人类基因组学的进一步发展及各种临床研究的开展来不断填补那些未知的空白。

（四）数字PCR

数字PCR即digital PCR（dPCR），类似于实时荧光PCR，也是利用PCR原理技术及探测荧光来检测目标基因的一种技术，其最大的优势及特色是精确的绝对定量。前面介绍的实时荧光PCR虽然也可以进行绝对定量检测，但是需要依赖标准品，因此其定量结果是近似值。但数字PCR不同，在进行定量检测时不依赖标准品，而是直接对产物的数量进行分析计算，因此受影响较小，定量结果更加精确。

数字PCR目前最经典的方法是微滴式数字PCR（droplet digital PCR，ddPCR），其采用油注入PCR反应液并打散成几万至几百万个极小的油滴，这些油滴里可能有1份、多份或没有PCR反应模板及原料。有模板及原料的小油滴将在PCR循环中进行各自独立的扩增，并且探针会被酶切断，导致荧光基团和淬灭基团分离，荧光被激发。扩增结束后，这些微油滴将依次通过检测探头，从而计算出有荧光的油滴数量，再根据泊松分布进行校正后得到最终数值。

数字PCR操作简便，检测迅速，并且检测灵敏度很高，可达到1个拷贝，但因为油滴隔绝等因素，其并不像实时荧光PCR技术一样易被污染，因此结果可靠性较高。拥有上述优点并且成本适中使得数字PCR技术适合在临床检测应用，但目前主流检测平台BIO-RAD一次仅可上8个反应，每个反应仅可检测一种突变型，与实时荧光PCR相比，通量大大降低。针对其高灵敏度、低通量的特征，数字PCR目前在肿瘤个体化诊疗方面的定位十分明确，就是用来进行液体活检及动态监测。在肺癌中主要以检测T790M突变为主，能够尽早发现耐药基因的出现，准备后续适合的治疗方案。

（五）荧光原位杂交

荧光原位杂交（fluorescence in situ hybridization，FISH）是20世纪80年代末出现的一种分子遗传检测技术，其基本原理是将设计好的探针进行分子标记，而后使其杂交到目标基因区域，然后再使用不同荧光标记的抗体结合到探针上，从而对目标基因的数目、位置等进行识别。

FISH技术结果相当直观，对于目标基因的位置定位判断很方便。在肿瘤中，有很多基因易发生重排而形成融合基因，此时一般采用双色荧光标记探针，但对于识别融合基因和识别基因断裂的试剂设计稍有不同。对于特异性识别某融合基因存在与否的试剂，红绿两种荧光分别标记在融合的两种基因片段上。正常情况下，未发生融合的两个基因在染色体上有一定距离，显微镜下将观察到红绿分离的信号；而发生融合后，红色信号将和绿色信号紧邻，因此在显微镜下观察到的宏观景象中将呈现黄色（混色原理）。相反，对于识别基因是否发生断裂的试剂，则红绿荧光标记的探针分别位于目标基因常见断裂点两边，正常情况下为黄色，当发生断裂后，两条基因片段分开，镜下观察则为红绿分离的信号。

FISH 技术另一项优势是拷贝数变异（copy number variation，CNV）的检测。其他分子检测技术如 NGS 等虽然也可进行 CNV 的检测，但目前主要是根据海量数据的推算，并且是整个样本的均数，价值及可靠性有限。而 FISH 采用的是显微镜直接观察，并且根据镜下细胞核形态可区分肿瘤区域与非肿瘤区域，因此结果更加精准有说服力。目前肺癌常用的 CNV 检测为 *c-MET*、*PTEN* 及 *EGFR* 拷贝数检测。一般以绿色荧光标记染色体相对稳定的区域（如着丝粒），以红色荧光标记靶基因，根据红绿比值可以判断目标基因是否发生扩增 / 缺失，以及程度如何。

FISH 检测相比于其他基于 PCR 的分子检测具有结果直观、危险小、抗污染等优势，并且一个项目一般只耗费一张白片。但与其他基于 PCR 的分子检测技术相比敏感性较差，并且仍有一定主观性存在，不同的人可能存在计数不一致的情况，因此可与其他检测手段互补或相互验证。

第四节　肺癌分子诊断临床检测应用

（一）方法选择

人类有约 2 万个基因，尽管只有其中很少的一些应用在了临床诊疗当中，但依然让人眼花缭乱，再加上同基因异名、检测方法众多、仪器和试剂不一等，容易让医务人员在临床应用时产生疑惑，因此本节将对肺癌常用的分子靶点检测及对应的方法做简要介绍（表 4-1）。

EGFR 基因是亚洲人群突变最多、应用最成熟的分子靶点，是肺癌分子诊断的主角之一，目前主要有突变检测和拷贝数变异检测。对于 *EGFR* 突变检测，目前的主要方法是实时荧光 PCR 法，其敏感性一般在 1%~5%，主流检测试剂都涵盖了 18~21 号外显子上的热点突变，包括常见的 TKI 敏感位点和耐药位点。对于手术或活检样本（新鲜组织或石蜡包埋组织），实时荧光 PCR 法可实现稳定检测，而对于循环血液游离 DNA，要求检测灵敏度很高，有条件的最好采用数字 PCR 或者 NGS。直接测序法检测灵敏度较低，一般在 10%~20%，如果是肿瘤占比高的手术样本可以选择此方法；此外，若目标位点不是热点突变或者可获得的荧光 PCR 检测试剂盒未覆盖该位点，也可采用直接测序法进行检测。对于 *EGFR* 基因拷贝数检测，由于其发生的是基因数量的非二倍体变化，基因序列不一定有改变，因

此测序和实时荧光 PCR 无法检测，目前最佳检测技术是 FISH 法。和 *EGFR* 基因扩增一样，*CET* 基因扩增及 *PTEN* 基因缺失属于拷贝数变异，由于其基因序列并不一定有变化，所以从染色体水平观察的 FISH 技术可以实现方便、准确的检测，从而满足临床检测需求。

ALK 基因变异在肺癌中以重排较为常见，常和 *EML4* 形成融合基因。FISH 法是检测 *ALK* 重排的主要手段之一，根据设计不同，现有 *EML4-ALK* 融合探针和 *ALK* 断裂探针两种试剂。*EML4-ALK* 融合探针特异性检测融合基因，但覆盖面较窄，而 *ALK* 断裂探针能够检测到更多类型的 *ALK* 重排。由于 *EML4-ALK* 已发现多种融合类型，并且有报道 *ALK* 也会和其他基因发生融合，因此 *ALK* 断裂探针因为其较广的检测覆盖面，现已基本取代了 *EML4-ALK* 融合探针。实时荧光

PCR 技术也可检测 *EML4-ALK* 融合基因，其优势是可以区分具体的变异亚型并且灵敏度比 FISH 法高，但相应的假阳性也会增多。另外，因为其需要逆转录，所以对样本质量要求较高。在检测覆盖面上，多重 PCR 要比 *EML4-ALK* 融合探针高，但比 *ALK* 断裂探针低。与 *ALK* 基因类似，*ROS1* 基因及 *NTRK1* 基因在肺癌中的变异也以重排多见，但因为关于其融合类型的研究还较少，目前罕有实时荧光 PCR 试剂盒出现，主要检测手段依然是 FISH 法的断裂探针。

KRAS、*BRAF*、*HER2* 等基因在肺癌中以碱基突变多见，实时荧光 PCR 及直接测序是相应的检测手段。肺癌突变多见且种类较多，因此在有条件的情况下，采用 NGS 技术对肺癌相关基因进行全面检测也是较好的策略。

表 4-1 肺癌主要检测方法及基因列表

检测方法	检测范畴		检测灵敏度	适宜检测的肺癌相关基因
一代测序	碱基突变、插入、缺失		10%~20%	*EGFR*、*KRAS*、*BRAF*、*HER2*、*PIK3CA*、*PDGFRA* 等
实时荧光 PCR	碱基突变、插入、缺失		1%~10%	*EGFR*、*KRAS*、*BRAF*、*HER2*、*PIK3CA*、*PDGFRA* 等
FISH	碱基序列大范围变异、重排、CNV		需有镜下可见变异	*ALK*、*ROS1*、*c-MET*、*EGFR*、*PTEN*、*NTRK1*、*FGFR1* 等
数字 PCR	碱基突变、插入、缺失		1 个拷贝	*EGFR*、*KRAS*、*BRAF*、*HER2*、*PIK3CA*、*PDGFRA* 等
高通量测序	各种基因变异		0.01%~0.1%	全肺癌变异谱

（二）样本要求

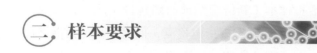

无论临床检测还是科研，石蜡样本都是最易保存和获取的组织学样本，但离体时间过久且经过福尔马林浸泡后会造成核酸大量降解及基因碎片化，对下游的影响是导致有效核酸量不足，进而无法进行检测。另一方面，甲醛可以使胞嘧啶脱氨，使得 C > T 转变出现，从而导致检测结果错误。因此，有条件的单位可以直接送检新鲜肿瘤组织样本，但需要注意尽快送检或在低温环境下保存及运输送检，而如果送检的样本是石蜡组织，为提高检测成功率，应当避免使用保存过久的蜡块。

石蜡样本送检后保证其送样准确是十分有必要的，对所送样本进行 HE 形态学质控，观察样本符合度及肿瘤状态等是最佳手段。因此，送检样本为蜡块或白片要优于直接送蜡卷。每次切片最好多提供一张白片供 HE 染色，以很好地判断样本肿瘤细胞占比是否适合检测技术的灵敏度，

以及识别是否存在送错样本等。因为免疫组化等特殊检查可能引起蜡块的大量耗损，肿瘤细胞数目可能发生减少或不足，因此对于病理科自行进行分子检测的情况，本建议同样适用。

对于外周血液样本，虽样本质量要远远高于石蜡样本，但因为此类样本送检目的多为对灵敏度要求高的液体活检等，目标基因占比极少，对于降解的抵抗力差，因此要求采集后尽快送检或处理。另外，采血管中肝素、EDTA、柠檬酸钠等添加剂的存在可能会与下游的提取、检测环节的试剂等产生作用，也需引起注意，应当使用检测机构要求的容器采样。

胸水也是肺癌中一种常见的样本，在其他组织学样本难以获得的情况下可以作为送检样本行基因检测，但需明确胸水中存在一定量肿瘤细胞，否则有假阴性可能。另外同样也需注意样本送检的及时性。

三　送检策略

随着人们对肺癌突变状态认识的深入，如今肺癌的分子诊断已不像数年之前对病理类型有诸多限制。对肺鳞癌亚型，虽然 EGFR 突变率较低，但很多肺鳞癌中也混有腺癌成分，并且这种现象在亚洲人群中更为多见，其中很可能出现 EGFR 等的突变。另一方面，肺鳞癌中也存在多量突变，进行广泛的基因检测更有利于患者选择潜在的靶向治疗药物或参加临床试验。而对于早期肺癌，送检样本进行检测可以避免以后蜡块保存过久造成的检测失败，并且明确基因分型后也可完善综合诊疗策略。

关于送检样本选择，目前的共识是首选肿瘤病灶组织样本，原发灶和转移灶皆可用来检测，根据组织易获取性、位置、大小等综合考虑。对于靶向治疗后的患者，若有新发病灶鼓励再次行分子检测，以明确变异变化状态。若无实体瘤病灶，含有肿瘤细胞的胸水也是很好的检测对象，若肿瘤细胞丰富、处理得当，其检测质量有时甚至优于石蜡包埋组织样本。在不可获取上述样本的情况下才考虑采用外周血液来明确患者基因突变状态，因为绝大多数患者外周血游离 DNA 含量极低，因此行此种检测应选择极高灵敏度的可靠检测手段。

送检项目方面，因为已有在临床证明有效的靶向药物，故 EGFR 基因突变、ALK 重排和 ROS1 重排被推荐为肺癌常规分子检测指标，若以上 3 项阴性，可继续检测其他突变（如 c-MET 扩增及突变、RET 重排、NTRK1 重排等）甚至是基于高通量测序的广泛的基因筛查，可根据临床目的、患者的期望及其经济能力等做综合决策。

四　报告解读

（一）非高通量测序报告

一份分子诊断检测的报告同样也具备常规检验及检查的要素，包括受检者姓名、性别、年龄等，是对检测进行识别的重要依据；除此之外，样本的类型及编号也是重要的识别要素，尤其是当样本为石蜡组织时登记的病理号，根据对应的病理报告可以明确是否为肿瘤以及病理亚型等。特别是在多取材样本中，根据对应的详细编号可识别不合适的样本。

对于肿瘤组织样本，多数机构会有一栏病理形态学质控的描述。粗略描述送检样本取材类型、是否为肿瘤、肿瘤亚型及肿瘤细胞占所有有核细胞的比例等。此信息可成为样本是否合格的判断指标，根据其描述及检测方法等来对报告的可信度进行判断。对于新鲜组织、外单位送检组织等，样本对应的精细病理报告可能缺如或获取不易。值得一提的是，由于仅进行 HE 形态学观察，特殊检查并未一并采用，其描述和真实病理结果描述可能存在出入，因此此栏信息不可作为或替代

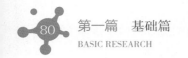
病理报告。

正常情况下，检测结果一栏会首先对结果定性，如阴性／阳性／失败、野生型／突变型等，若为突变型则会标识具体变异类型，前提是采用方法及试剂可识别区分具体变异型。部分检测存在参考范围，如肺癌采用 FISH 法检测 *ALK* 基因断裂，使用雅培公司的试剂探针采用 4 μm 左右的肿瘤组织石蜡白片检测，其参考值为 15%，低于此阈值的非零结果可能为真实值，也可能为系统误差，一般不报阳性，具体情况需结合患者临床情况综合判断。若有结果附图，则应留意所附图片是否和结果定性及描述一致。

（二）高通量测序报告

由于检测数据多，信息量大，并且技术手段相对复杂，质控点多，高通量测序的报告内容相对复杂。和普通分子检测相比，检测目的不是某个基因的某种变异，而往往是包含几十个甚至上百个基因的列表，供送检者明确本次检测的基因范围（针对全外显子或整个基因组的检测例外）。

相应的说明部分应明确检测的水平及范畴，即外显子、内含子、转录组、甲基化等。

质量控制结果也是高通量测序报告的一大特色，主要包括：①样本类型、样本重量／体积、样本状态等原始样本的描述；②DNA 总量、片段质量、文库量、文库片段质量等上机前核酸质量的评估；③平均有效测序深度、Q30 比例、目标区域捕获率、测序错误率等产出数据质量的评估。全面完整的质控报告可以综合判断结果的可信度。

对应检测列表，多数报告的检测结果也会以列表形式或者图表结合的形式体现。在结果中，各基因的变异应具体到变异类型并以 HGVS 标准命名方式命名。对于有明确临床治疗指征的变异应当放在首位并重点标识及注释临床意义，而对于暂无明确治疗指征的变异类型可考虑列出试验性药物及相关临床试验的信息，以供患者选择性尝试或参加入组。

第五节 肺癌分子诊断的展望

不到十年的时间，肺癌的个体化精准诊疗已经取得了重大突破，靶向治疗与分子诊断相辅相成，共同促进了两个领域的迅猛发展。肺癌的靶点和药物越来越多，而相应的分子诊断技术也越来越先进。从单基因、单位点检测到多基因甚至全基因检测，一份检测报告所含的信息量越来越大。近些年来，由于高通量测序应用于临床，很多临床医生甚至报告签发人员都面临着一个问题，即很多意义不明确的变异被报道出来却不知如何应用，因而有人觉得那些多余的信息很鸡肋。但信息全面本身并没有错，人类基因组信息量巨大，基因检测的终极目标就是展现它的真实全貌。前期的科学研究发现分子生物学特征和靶点，制药商根据其制造靶向药物，临床学者进而开展临床试验观察疗效，这种良性生态循环已在肺癌领域逐渐成熟，并且该模式已被证明是成功的，而脱离了研究的医学将止步不前。这种良性循环的起点便是对基因的发现、认识和了解，随着后续药物的研发及临床研究的开展，必将有更多有效的治疗手段被发现。而分子诊断未来的主要任务是保证检测更加准确、信息量更多。目前行业规范及标准陆续推出，如果高通量测序在价格和报告周期上更加亲民一定会越来越被接受。相信终有一日，便捷高效的分子检测及个人基因数据库的建立都不再是梦想。

（张子辰　邵建永）

参考文献

[1] LYNCH T J, BELL D W, SORDELLA R, et al. Activating mutations in the epidermal growth factor receptor underlying responsiveness of non-small cell lung cancer to gefitinib[J]. New Engl J Med, 2004, 350（21）: 2129-2139.

[2] MITSUDOMI T, MORITA S, YATABE Y, et al. Gefitinib versus cisplatin plus docetaxel in patients with non-small cell lung cancer harbouring mutations of the epidermal growth factor receptor（WJTOG3405）: an open label, randomised phase 3 trial[J]. Lancet Oncol, 2010, 11（2）: 121-128.

[3] ZHOU C, WU Y L, CHEN G, et al. Efficacy results from the randomised phase III optimal（Ctong 0802）study comparing first-line Erlotinib versus Carboplatin（Cbdca）plus Gemcitabine（Gem）, in Chinese advanced non-small cell lung cancer（NSCLC）patients（Pts）with EGFR activating mutations[J]. Ann Oncol, 2010, 21: 6.

[4] MOLLBERG N, SURATI M, DEMCHUK C, et al. Mind-mapping for lung cancer: towards a personalized therapeutics approach[J]. Adv Ther, 2011, 28（3）: 173-194.

[5] PAO W, MILLER V, ZAKOWSKI M, et al. EGF receptor gene mutations are common in lung cancers from 'never smokers' and are associated with sensitivity of tumors to gefitinib and erlotinib[J]. Proc Natl Acad Sci USA, 2004, 101（36）: 13306-13311.

[6] TOKUMO M, TOYOOKA S, KIURA K, et al. The relationship between epidermal growth factor receptor mutations and clinicopathologic features in non-small cell lung cancers[J]. Clin Cancer Res, 2005, 11（3）: 1167-1173.

[7] SORIA J C, MOK T S, CAPPUZZO F, et al. EGFR-mutated oncogene-addicted non-small cell lung cancer: current trends and future prospects[J]. Cancer Treat Rev, 2012, 38（5）: 416-430.

[8] TOYOOKA S, TSUDA T, GAZDAR A F. The TP53 gene, tobacco exposure, and lung cancer[J]. Hum Mutat, 2003, 21（3）: 229-239.

[9] CAPPUZZO F, HIRSCH F R, ROSSI E, et al. Epidermal growth factor receptor gene and protein and gefitinib sensitivity in non-small cell lung cancer[J]. J Natl Cancer Inst, 2005, 97（9）: 643-655.

[10] HAN S W, KIM T Y, JEON Y K, et al. Optimization of patient selection for gefitinib in non-small cell lung cancer by combined analysis of epidermal growth factor receptor mutation, KRAS mutation, and AKT phosphorylation[J]. Clin Cancer Res, 2006, 12（8）: 2538-2544.

[11] SOLOMON B, VARELLA-GARCIA M, CAMIDGE D R. ALK gene rearrangements: a new therapeutic

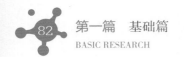
target in a molecularly defined subset of non-small cell lung cancer[J]. J Thorac Oncol, 2009, 4 (2): 1450-1454.

[12] SODA M, CHOI Y L, ENOMOTO M, et al. Identification of the transforming EML4-ALK fusion gene in non-small cell lung cancer[J]. Nature, 2007, 448: 561-566.

[13] CHOI Y L, SODA M, YAMASHITA Y, et al. EML4-ALK mutations in lung cancer that confer resistance to ALK inhibitors[J]. N Engl J Med, 2010, 363: 1734-1739.

[14] SASAKI T, RODIG S J, CHIRIEAC L R, et al. The biology and treatment of EML4-ALK non-small cell lung cancer[J]. Eur J Cancer, 2010, 46: 1773-1780.

[15] HORN L, PAO W. EML4-ALK: Honing in on a new target in non-small cell lung cancer[J]. J Clin Oncol, 2009, 27: 4232-4235.

[16] TATSUYA Y, YUKO O, KOSUKE T, et al. Differential crizotinib response duration among ALK fusion variants in ALK-positive non-small cell lung cancer[J]. Journal of Clinical Oncology, 2016, 34 (28): 3383-3389.

[17] CHOI Y L, SODA M, YAMASHITA Y, et al. EML4-ALK mutations in lung cancer that confer resistance to ALK inhibitors[J]. N Engl J Med, 2010, 363 (18): 1734-1739.

[18] DOEBELE R C, PILLING A B, AISNER D L, et al. Mechanisms of resistance to crizotinib in patients with ALK gene rearranged non-small cell lung cancer[J]. Clin Cancer Res, 2012, 18 (5): 1472-1482.

[19] RIMKUNAS V M, CROSBY K E, LI D, et al. Analysis of receptor tyrosinekinase ROS1-positive tumors in non-small cell lung cancer: identification of a FIG-ROS1 fusion[J]. Clin Cancer Res, 2012, 18 (16): 4449-4457.

[20] GU T L, DENG X, HUANG F, et al. Survey of tyrosine kinase signaling reveals ROS kinase fusions in human cholangiocarcinoma[J]. PLoS One, 2011, 6 (1): e15640.

[21] JUN H J, JOHNSON H, BRONSON R T, et al. The oncogenic lung cancer fusion kinase CD74-ROS activates a novel invasiveness pathway through E-Syt1 phosphorylation[J]. Cancer Res, 2012, 72 (15): 3764-3774.

[22] OU S H, TAN J, YEN Y, SOO R A, et al. ROS1 as a 'druggable' receptor tyrosinekinase: lessons learned from inhibiting the ALK pathway[J]. Expert Rev Anticancer Ther, 2012, 12 (4): 447-456.

[23] MCDERMOTT U, IAFRATE A J, GRAY N S, et al. Genomic alterations of anaplastic lymphoma kinase may sensitize tumors to anaplastic lymphoma kinase inhibitors[J]. Cancer Res, 2008, 68 (13): 3389-3395.

[24] BERGETHON K, SHAW A T, OU S H, et al. ROS1 rearrangements define a unique molecular class of lung cancers[J]. Clin Oncol, 2012, 30 (8): 863-870.

[25] OU S H, KWAK E L, SIWAK-TAPP C, et al. Activity of crizotinib (PF02341066), a dual mesenchymal-epithelial transition (MET) and anaplastic lymphoma kinase (ALK) inhibitor, in a non-small cell lung cancer patient with de novo MET amplification[J]. Thorac Oncol, 2011, 6 (5): 942-946.

[26] JANKU F, GARRIDO-LAGUNA I, PETRUZWLKA L B, et al. Novel therapeutic targets in non-small cell lung cancer[J]. Thorac Oncol, 2011, 6 (9): 1601-1612.

[27]AWAD M M, OXNARD G R, JACKMAN D M, et al. MET exon 14 mutations in non-small cell lung cancer are associated with advanced age and stage-dependent MET genomic amplification and c-Met over expression[J]. Clin Oncol, 2016, 4 (34): 1-13.

[28] GAUTSCHI, AYA F. Clinical outcomes in BRAF V600-mutant metastatic melanoma with sequential treatment with immunotherapy and BRAF inhibitors or vice versa[J]. ASCO Annual Meeting Abstract, 2015: e20030.

[29] ALBERTI L, CARNITI C, MIRANDA C, et al. RET and NTRK1 proto-oncogenes in human diseases[J]. Cell Physiol, 2003, 195 (2): 168-186.

[30] VAISHNAVI A, CAPELLETTI M, LE A T, et al. Oncogenic and drug-sensitive NTRK1 rearrangements in lung cancer[J]. Nat Med, 2013, 19 (11): 1469-1472.

[31] TAKEUCHI K, SODA M, TOGASHI Y, et al. RET, ROS1 and ALK fusions in lung cancer[J]. Nat Med, 2012, 18 (3): 378-381.

[32] GAUTSCHI O, ZANDER T, KELLER F A, et al. A patient with lung adenocarcinoma and RET fusion treated with vandetanib[J]. Thorac Oncol, 2013, 8 (5): e43-e44.

[33] DRILON A1, WANG L, HASANOVIC A, et al. Response to cabozantinib in patients with RET fusion-positive lung adenocarcinomas[J]. Cancer Discov, 2013, 3 (6): 630-635.

[34] ARCILA ME, CHAFT JE, NAFA K, et al. Prevalence, clinicopathologic associations, and molecular spectrum of ERBB2 (HER2) tyrosine kinase mutations in lung adenocarcinomas[J]. Clin Cancer Res, 2012, 18 (18): 4910-4918.

[35] DEGREVE J, TEUGELS E, GEERS C, et al. Clinical activity of afatinib (BIBW 2992) in patients with lung adenocarcinoma with mutations in the kinase domain of HER2/neu[J]. Lung Cancer, 2012, 76 (1): 123-127.

[36] GANDHI L, BAHLEDA R, TOLANEY S M, et al. Phase I study of neratinib in combination with temsirolimus in patients with human epidermal growth factor receptor 2-dependent and other solid tumors[J]. Clin Oncol, 2014, 32 (2): 68-75.

[37] MAZIERES J, PETERS S, LEPAGE B, et al. Lung cancer that harbors an HER2 mutation: epidemiologic characteristics and therapeutic perspectives[J]. Clin Oncol, 2013, 31 (16): 1997-2003.

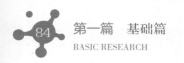

资源库的建立与管理

第一节　概　　述

21世纪是遗传学、生物化学、分子生物学、生物信息学等多学科结合的时代，对肿瘤的研究也是不断拓宽，已经提升到分子和基因的水平。而实现这一目标，对肿瘤标本的研究是至关重要的。既往研究人员只是根据某个研究课题的需要，进行临时的肿瘤标本收集，使得大量各种有价值的肿瘤标本和相关材料流失，给肿瘤的深入研究带来了极大损失。随着当今科学技术的飞速发展，实验条件的不断完善，建立规范的、标准的肿瘤标本库已经受到了医学研究者的重视。尤其是近20年来，肿瘤标本管理和利用日益引起部分发达国家肿瘤研究者的重视，逐渐建立和完善肿瘤标本库。美国NIH自1987年建立了人类组织协作网（the Cooperative Human Tissue Network，CHTN）以来，已收集来自数千名患者不同组织器官的标本共20万份以上，成为肿瘤研究的重要资源。将手术后采集的肿瘤标本低温冷冻保存，建立起肿瘤资源库及相关数据库，一方面满足自身研究的需要，另一方面可向医院、科研机构和高等院校的研究者们提供经确诊的、合乎科研设计要求的各种肿瘤标本和正常对照标本及血清标本，有利于有效利用肿瘤资源，为肿瘤的基础研究和临床研究工作提供平台。

目前对于肺癌的研究来说，主要集中在临床病例分析、组织病理学、血液学等方面，研究的开展需要大量的临床资料，如治疗方案、预后、大量的组织标本及血液标本等，但是，不合理的采集患者信息及生物标本会对肿瘤的临床试验和基础研究造成极大的不良影响。

（一）肿瘤生物标本资源不足，影响科研设计及进程

很多科研项目有好的科研设计，但因无法获得足够的肿瘤组织标本或血液学标本而导致科研项目终止或延长科研项目完成时间；或将科研设计由回顾性改为前瞻性，耗费大量的人力、物力收集肿瘤标本，导致研究周期长，进程慢，此现象在地域较偏远、人口相对较少的地区尤为显著，严重制约该地区的学科发展。

（二）肿瘤标本未标准化留取及使用，质量控制不严，造成严重浪费

目前肿瘤标本（组织及血液）的留取存在一定的盲目性和随意性。首先，无专人留取并管理肿瘤标本，例如手术医师在术中仅保存手术组织标本；而科研人员，仅为自己的科研需要，留取

组织或血液标本。其次，标本采集人员未经过严格的培训，未记录组织标本及血液标本的留取时间、部位、大小、范围、形状、多少等问题，不了解各类标本的保存方法。未按照严格的程序使用保存的肿瘤标本，比如冻存标本的解冻程序等。再次，对于保存的标本未按期进行检测，使用标本时不明标本质量，致使标本从留取、保存、直至使用前均未行质量控制，从而导致得不到理想的实验数据，造成肿瘤标本的浪费和科研人力、物力、财力的浪费，延长了科研周期，导致科研进展缓慢。

（三）肿瘤生物标本种系单一，缺乏优势

中国是一个多民族共同聚居的国家，不同地区、不同民族的患者发生情况都不同。目前大多数的肿瘤生物标本库，缺乏针对民族性、地区性肿瘤的标本库，可考虑建立多种系的肿瘤标本库，为下一步科研做好充分的准备。

（四）预先未采集肿瘤标本，错失科研良机

当临床中发现特殊肿瘤患者或治疗中出现特殊效果时，往往没有前期采集的血液标本，而只能提出假设。肿瘤科研中的可重复性较差，没有良好的准备，将会错失大量的科研设想。

（五）无信息化管理，无法资源共享，使用不方便

目前很多情况下虽然采集了肿瘤患者的手术标本或血液标本，但是未系统统计患者的基本信息，例如患者姓名、性别、年龄、联系电话、住院编号、疾病诊断、肿瘤分期、治疗时间、治疗方案等，没有设计完整合理的调查表，没有将调查表内容系统化、信息化，往往存在"谁使用、谁统计，现用、现统计"的弊端，耗时、耗力，统计结果存在一定的差异性。另外，各学科之间相对较独立，收集的肿瘤生物标本较局限，如外科部门仅可收集到手术患者的肿瘤标本，很少采集到仅化疗或者放疗患者的血液学标本，各科室、部门之间的资源共享方面存在问题，限制了学科

间的交叉及发展。

由此可见，通过规范、科学建立标准化的肿瘤数据库具有非常重要的现实意义及实践意义。一方面可以满足医学高等院校、医院等科研人员开展研究时的需要，快速、准确、高效率地实现科学研究；同时能够规范、合理地利用肿瘤组织及血液标本，并为肿瘤临床研究和基础研究搭建有利的研究平台，为病理诊断提供相关的信息支持和标本，最终达到为肿瘤患者早预防、早诊断、早治疗提供指导和帮助的目的。综上所述，肿瘤生物标本资源库标准化的建立，可以在肿瘤研究中有效地解决重现性较差、研究周期长、研究进程较慢等弊端。

目前国内外肿瘤生物学数据库的发展非常迅速，比较著名的有美国的两大组织库，一个是PathServe组织库，另一个是LifeSpan组织库，它们分别位于美国西部的旧金山和西雅图。西雅图的LifeSpan组织库包含所有的大器官系统，标本分石蜡包埋和新鲜冻存两种。LifeSpan组织库除了包括人类组织外，还保存了许多正常灵长类动物的标本。目前LifeSpan组织库保存超过200万例福尔马林固定的石蜡包埋的样本，是全球最大的保存人类组织样本的商业机构。LifeSpan组织库利用多种人体组织，提取DNA、RNA或制备生物芯片，用于研究临床药物的筛选和药物作用机制，大大缩短了研究周期，提高了研究和开发新药速度。

欧洲地区建立了标准化的欧洲人类冰冻肿瘤组织标本库TUBAFrost。TUBAFrost隶属于欧洲癌症机构组织（OECI），他们建立了一个完整的交流平台，制订了标准化的标本采集方法、出入库方式、管理方法，收集了大量的优质的肿瘤组织标本，并与各参与者分享这些资源，取得了诸多成就。

这些年来，国内在肿瘤生物标本库的建设方面也取得了较大的发展。例如1996年北京大

学临床肿瘤学院季加孚等人率先建立了肿瘤组织库；天津医科大学附属肿瘤医院和美国癌症研究基金会 NFCR 在 2004 年签订合作协议，计划 5 年内由两方共同投资建立亚洲规模最大（超过 5 万例标本）的肿瘤组织库。广西壮族自治区肿瘤医院收集保存各类肿瘤组织标本，同时保存了患者的血浆标本、血清标本以及淋巴细胞标本，并且由该院信息科开发了用于管理标本库的一套数据管理软件，达到标本的信息化管理水平，促进了医院肿瘤相关学科的发展。2003 年甘肃省建立了肿瘤血清资源库，为各类肿瘤及其余疾病开展检查，为肿瘤的医学基础研究以及肿瘤的防治研究提供合理有效的科研平台。在此基础上使用血清库信息资料对甘肃省肿瘤的发病情况进行了分析，对肿瘤治疗的发展提出了建设性意见。另外一些单病种肿瘤组织库也陆续建成，比如大肠癌标本库、鼻咽癌组织库以及肝癌组织库等。

随着信息科学及计算机应用技术的飞速发展，建立恶性肿瘤疾病数据库来管理肿瘤患者的临床资料也是临床医学信息化现代化的必然趋势。医院建立肿瘤数据库、组织库及血液库，有利于医疗、教学、科研的全面发展。可采用网络关系型数据库管理系统建立肺癌临床数据库及血液标本库，力求涵盖多地区、多民族、多项临床资料、多元化血液标本达到资源共享，为肺癌的科学研究提供平台，为肺癌临床预后研究提供充足的资源保障。

第二节　肺癌临床数据库的建立

（一）病例资料

收集从建院以来肺癌患者的病历资料，对其归纳总结。纳入标准：①经组织病理学诊断为肺癌的患者；②经细胞学及肺部 CT 诊断为肺癌的患者；③符合医学伦理学规定，并通过所属医院医学伦理委员会批准。排除标准：①其他器官转移至肺部肿瘤的患者；②多发肿瘤原发灶不能明确是否肺部来源的患者。

（二）方法

数据管理模块是整个肺癌病例数据信息管理系统的核心，其中包括基本信息管理、检验诊断信息管理、病理诊断信息管理、影像诊断信息管理、临床治疗信息管理、肿瘤样本信息管理、临床评估信息管理七大管理模块，具体如下：

（一）基本信息管理

管理相互关联的基本信息，如肺癌患者的姓名、年龄、性别、身高、体重、体表面积、住院号、电话号码、家庭住址、邮政编码、联系人姓名、联系人家庭住址、联系人邮编、联系人电话号码，还包含临床流行病学（吸烟史、肿瘤家族史、化学物质接触史等）、症状学、体征学和诊断等。依据最新的国际抗癌联盟（Union for International Cancer Control，UICC）2017 年 第 8 版肺癌国际分期标准录入或提取患者 TNM 分期数据信息。体能状态（performance status，PS）评分以美国东部肿瘤协作组（Eastern Cooperative Oncology Group，ECOG）制定的 5 分法进行。

（二）检验诊断信息管理

实验室检测指标，包括血及体液肿瘤标志物测定、血生化、血液检验、常用免疫指标等，该模块可进行有效管理。对新发现的检测分子、免疫抗体，可通过新增或删除所需的检测项目，并显示检测正常值的范围作为参考，另还兼顾管理血液标本库的信息等。

（三）病理诊断信息管理

肺癌病例的病理诊断信息数据相当丰富，除各种各样的病理类型外，组织标本也有多种不同的取材部位。病理学诊断手段包含常规组织病理、细胞病理、免疫组化及基因 IE 标检测等相关信息。信息录入以 2004 年世界卫生组织（WHO）颁布的病理学分类划分肺癌病理类型、淋巴结转移、胸膜及周围组织侵犯等，免疫组化检测指标包含肺癌病理学分型和增殖活性等参数。随着分子病理学技术的发展，新版病理学分型标准的不断修正和更新，数据库病理诊断信息管理是动态而灵活的，故预留一定的空间做这方面的补充和更新。

（四）影像诊断信息管理

包含胸部 CT、头颅 MRI、骨 ECT、全身 PET、超声及内镜检查信息等，其中胸部 CT 影像学变化特征是重点内容，在存储 CT 特征性影像图片同时配合本院影像归档和通信系统（picture archiving and communication systems，PACS）进行专业的文字描述，如病灶部位、大小、形状、密度、周边变化等。

（五）临床治疗信息管理

详细列出肺癌患者不同分期下现行治疗手段及方案，包括手术、化疗、放疗、介入、分子靶向治疗和姑息支持治疗等，标注治疗准确时间以利于随访分析。常用手术、放化疗方案及分子靶向药物以易于识别的字段限定，提高录入效率。

1. **手术情况**　术前辅助检查、手术日期、手术治疗方式、手术病检、术后恢复情况、术后并发症发生与否、具体术后并发症为哪一项（支气管吻合口瘘、支气管胸膜瘘、血胸、脓胸、肺部感染、心功能不全、心律失常、呼吸衰竭、其他）、术后辅助治疗情况。

2. **化疗**　ECOG 评分、PS 评分、体重、身高、体表面积、辅助检查、化疗日期、化疗方案（顺铂、奈达铂、卡铂、长春瑞滨、依托泊苷、吉西他滨、长春新碱、培美曲塞、多西紫杉醇、伊立替康、紫杉醇、丝裂霉素、异环磷酰胺、贝伐单抗、白蛋白紫杉醇）、化疗毒副反应（恶心、呕吐、腹泻、便秘、脱发、黏膜炎、神经毒性、药物静脉炎、食欲不振、骨髓抑制）、骨髓抑制分度情况、化疗评效结果等。

3. **生物靶向治疗**　ECOG 评分、PS 评分、辅助检查、生物靶向治疗时间、生物靶向治疗方案（厄洛替尼、吉非替尼、埃克替尼、克唑替尼、阿法替尼）、生物靶向治疗毒副反应（皮肤反应、腹泻、食欲减退、乏力、脱发、肝功能异常、口腔黏膜反应、恶心、呕吐、眼疾、其他）、治疗后效果等。

4. **放疗**　ECOG 评分、PS 评分、放疗日期、放疗计划（具体部位、剂量、射线能量）、放疗副反应（皮肤反应、脑水肿症状、放射性肺损伤、食管黏膜反应、脱发、骨髓抑制）、皮肤反应及骨髓抑制分度情况、放疗后效果（完全缓解、部分缓解、无缓解）等。

（六）肿瘤样本信息管理

即肺癌组织标本库的相关信息，组织标本按时间顺序、取材部位标记并编号，及时放置于 −80℃冰箱中保存。样本和与其相关的临床病例资源之间通过肿瘤样本信息管理建立关联，利于后期的数据查询检索。

（七）临床评估信息管理

包括实体瘤疗效评价标准（response evaluation

criteria in solid tumors，RECIST），以 RECIST（1.1版）作为肺癌疗效评价标准进行近期疗效的评估，依据完全缓解（complete remission，CR）、部分缓解（partial remission，PR）、稳定病灶（stable disease，SD）或进展（progressive disease，PD）的定义来判断经过治疗后病灶的疗效，按靶病灶、非靶病灶的疗效变化情况和有无出现新的病灶来综合评估病情，进行实体瘤的总体疗效评价（overall response，OR）。统计特定条件所需的不同组别的病例资料，分别计算客观缓解率（objective response rate，ORR）和疾病控制率（disease control rate，DCR）进行近期疗效的测评；按照无病生存期（disease-free survival，DFS）、肿瘤无进展生存期（progress-free survival，PFS）、中位生存期（median survival time，MST）、总生存期（overall survival，OS）进行远期疗效评价。依据 WHO 抗癌药物常见毒副反应分级标准评定不同治疗方案所致毒副反应的严重程度；以欧洲癌症研究和治疗组织（European Organisation for Research and Treatment of Cancer，EORTC）开发的癌症患者生活质量核心 30 问卷调查表（Quality of Life Questionnaire-Cancer 30，QLQ-C30）来判断肺癌生存者的生命质量及其改善情况；相关随访资料按时间顺序管理。

标准化肺癌临床资料数据库可采用网络关系型数据库系统在 Web 环境下运行，能够快速处理海量的数据。根据临床设计好的调查表利用浏览器 / 服务器结构模式进行设计，前端使用超级文本标记语言（hyper text markup language，HTML）制作，后台是使用的超文本预处理器（hypertext preprocessor，PHP）和关系型数据库管理系统（MySQL）。应用于数据库的浏览器 / 服务器结构模式可形成浏览器 /web 服务器 / 数据库管理服务器三层架构，实现数据库管理系统的查询、浏览功能，并将本数据库需要的文字、数字、图片信息统一结合起来，保存更为详尽的肺癌病例资料资源。MySQL 可将数据保存在不同的表中，而不是将所有数据全部放在同一个存储空间内，这样就增加了运行速度并且提高了其灵活性。

第三节　肺癌组织标本库的建立

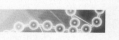

一　伦理问题

收集患者的标本务必经过患者或家属同意并签署知情同意书，由当地医院伦理委员会通过论证，并且与具体相应临床科室和病理科协商，在绝对保证病理诊断前提下进行标本收集，避免不必要的纠纷。

二　设施及仪器设备

1. 采样间　医院手术室附近设置采样间，便于新鲜组织标本的取材、编码、相应病理信息录入与标本的临时保存。采样间拥有空调及良好的通风系统，配置液氮罐，-86 ℃低温冰箱，取材所需的生物安全柜、取材器械、照相机、空气消毒机、生物安全转运箱、信息管理软件、电脑、二维条码打印机。标本库的管理系统与医院内部各个网络系统联网共享，包括：入院病历管理系统、临床病程记录及治疗管理系统、临床检验管理系统、病理管理系统、电子病历系统、手术排程管理系统、影像学诊断系统等，便于患者病理信息的查询和录入。

2. 实验室及基本配置 实验室设置专业的库房，通风良好并配备空调，配备双路式供电及备用电源，液氮罐、−152 ℃超低温冰箱、−86 ℃低温冰箱，并连接温度监控报警系统。实验室还具备基本制样和标本检测、鉴定仪器设备，如基因扩增仪、生物安全柜、低温高速离心机、紫外分光光度计、制冰机、高压灭菌锅、电泳仪等。

三、实施方案与技术路线

肿瘤组织标本库运作方式为：标本采集、制样、鉴定、保存、分配。标本采集的关键是标本取材的准确性，操作过程避免标本自身污染及标本间的交叉污染，标本需控制离体时间以确保标本的质量。标本首先根据科研机构及医院各个课题组要求的条件保存，其次采取最优的保存方法（首选液氮保存）。利用标本的申请人或申请课题组必须办理相关的手续，满足利用条件，避免浪费。肿瘤组织标本库的运作是一个团队协作的过程，需要医生、护士、病理医师、技术人员、计算机管理人员等各类专业人员的统一合作，严格按照国际标准的标准操作规程执行。

肿瘤组织标本库标本获取与保存的基本技术路线：①医院伦理委员会的批准；②患者或患者家属签署知情同意书；③查看手术排程系统中患者的资料；④组织离体后尽快送到手术室旁的取材室，离体时间尽量控制在 30 min 内；⑤由病理科专业人员判断肿瘤大小是否能确保病理诊断，

肿瘤标本组织直径 ≤ 1 cm 不宜取，如标本符合取材条件，则测量记录肿瘤大小，拍摄组织标本；⑥取材应用消毒灭菌器械分别取材肿瘤组织、肿瘤旁组织（距离肿瘤组织 2 cm 的组织）和切缘远端非肿瘤组织（距离肿瘤组织 > 5 cm 的组织）各数份，标本应用磷酸盐缓冲液冲洗后分装到无菌的去 RNA 酶和 DNA 酶冻存管内；⑦录入标本相关信息；⑧编码：电脑生成标本对应的二维条码和一维条码，粘贴条码；⑨保存：取材后的标本优先按需求方的保存条件保存，其次是液氮罐、−80 ℃低温冰箱保存；⑩构建病例随访平台：针对患者制订个性化的随访方案，建立随访数据库并录入随访信息，包括患者的一般资料、随访时间、术后治疗情况、术后复发转移情况、死亡日期和死亡原因等；并建立随访样本库，在患者知情同意下，保存随访过程中收集的组织样本。

四、标本的质量控制

1. 取材标本部位的准确性 由病理科专业技术人员判断，确保肿瘤组织、肿瘤旁组织和切缘远端非肿瘤组织的区分。取材时应注意肿瘤组织的数目、大小、形态、颜色、硬度，明确区分肿瘤组织与非肿瘤组织，保证取材质量。病理科还需对采集的组织进行病理切片观察，肿瘤成分应不低于 75%，如不足 65% 则应加以标识。

2. 标本的质量控制 控制标本的离体时间，由专人定时到各个手术室将标本送到取材室，控制标本离体时间在 30 min 内，保证标本的新鲜。同时，避免肿瘤组织与对照组织相互污染，避免标本与标本相互污染，避免基因组 DNA、RNA 和蛋白质的降解。

3. 标本的控制与抽查 定时查看温度监控系统的温度记录，确保标本存放在相对低温环境。定期抽查标本的质量，提取基因组 DNA、RNA 和蛋白质，用紫外分光光度计来测量标本浓度和

纯度。很多研究发现，DNA 的质量保证是一个相对容易的过程，而避免 RNA 的降解是样本保存过程中最有挑战性的一步，对库存标本定期随机抽样进行总 RNA 提取鉴定，对 RNA 样品经紫外分光光度计分析，若得出 A260/A280 > 1.6，则说明 RNA 已水解为单核酸；1% 琼脂糖凝胶电泳后，可见明显的 28 s 和 18 s 条带，而且 28 s 的亮度大约是 18 s 的 1~2 倍，表明 RNA 保存比较完整。有研究发现样本取材时间对样本 RNA 质量存在关键影响，时间越短 RNA 保存越完整，众多文献推荐在样本切除后 30 min 内取材。

4. 标本库的规范管理　标本库从建设开始就应有统一的管理规范，从标本的入库到出库都必须做到有章可循。标本库人员编制相对固定，实现专人负责，增强对标本库维护的责任感，避免标本信息在标本保存的过程中丢失，从根本上保证标本质量。同时标本库的维护人员需具备有一定的技术水平和实验室管理能力，从而保证标本从收集、保存到利用的整个过程能有条不紊地进行。

第四节　肺癌血清标本库的建立

（一）收集对象

收集从建库以来当地医院经病理证实为肺癌的患者的血液标本。根据肺癌不同治疗方式收集其各项治疗前后血液标本，血液标本结合实际情况分为血清、血浆、淋巴细胞、血清 DNA。血清标本库的建立需当地医院伦理委员会的批准，并征得入组患者的同意，签署知情同意书。

1. 患者入组标准　①年龄 ≥ 20 岁；②ECOG 功能状态评分 0~2 分；③重要脏器功能基本正常；④经病理学或细胞学证实为肺癌患者；⑤入组患者均签署知情同意书。

2. 排除标准　①缺乏肺癌病理学诊断；②肝、肾功能异常者；③既往在外院接受过放疗、化疗者；④依从性较差者。

（二）血液标本的收集及保存

1. 静脉血液标本收集及记录基本信息　静脉采血前先核对并记录患者基本信息，肺癌患者可直接录入肺癌临床资料数据库。再向患者耐心解释采血目的，并征得患者同意。检查静脉采血器及真空采血管的完整性，选取肘窝合适的采血部位，对该部位皮肤常规消毒，采血点上方扎止血带，嘱患者握拳，左手拇指绷紧采血点周围的皮肤，右手持采血器，针尖斜面朝上，约与患者肘窝皮肤成 30° 夹角斜行进入，见回血后插入不添加抗凝剂真空采血管收集静脉血液约 5 mL，再插入添加 EDTA 抗凝剂真空采血管收集静脉血液约 5 mL，采血后及时颠倒混匀数次。

2. 血清的收集、分离及保存　将收集的不添加抗凝剂的静脉血液 5 mL，室温静置 2~3 h，

2 000 r/min 离心 10 min。将所得血清分装到 6 支 200 μL 的冻存管内，每支约 200 μL，编号后放入 -80℃低温冰箱内保存，并做好登记。

3. 血浆、淋巴细胞的分离及保存　将收集的添加 EDTA 抗凝剂的静脉血液 5 mL，2 000 r/min 离心 10 min。将所得血浆分装到 6 支 200 μL 的冻存管内，每支约 200 μL，编号后放入 -80 ℃ 低温冰箱内保存，并做好登记。

将收集添加 EDTA 抗凝剂血浆后剩余的血液用 0.01 g/L PBS（或生理盐水）稀释 2 倍，轻微颠倒混匀。取与上述稀释后血样等量的淋巴细胞分离液平均分配至 15 mL 离心管中（5 mL 淋巴细胞分离液加入 5 mL 稀释后全血），然后将稀释血样缓慢加入轻铺在分离液上。再使用离心机约 1 500 r/min 离心 20 min，可见离心管内从上至下分四层细胞，第一层为血浆层，第二层为环状乳白色淋巴细胞层，第三层为透明分离液层，最底层为红细胞层。用移液器收集第二层细胞移至 0.01 mol/L PBS 约 5 mL 的离心管中充分混匀，以 1 500 r/min 离心 10 min 后去上清液，沉淀为淋巴细胞，再加 0.01 mol/L PBS 约 5 mL，用吸管轻轻吹打冲洗数次，混匀，1 500 r/min 离心 10 min 后去上清液。所收集的沉淀物即为淋巴细胞。

淋巴细胞的冻存：取小牛血清、1640 培养液、DMSO 以 5 : 4 : 1 比例混匀配置成冻存液。取已配置好的冻存液 3 mL 加入淋巴细胞中混匀。分装到 4 支 2 mL 的冻存管内，每支约 0.8 mL。分装好的淋巴细胞编号后先放入 -4 ℃低温层 0.5 h，再放入 -20 ℃ 低温层 2 h，最后再放入 -80 ℃低温层，保存。做好登记，资料录入电脑保存。

4. 血清 DNA 的提取及保存　①取 1.5 mL 离心管，首先加入 20 μL 蛋白酶 K，其次加入 200 μL 血清，再次加入 200 μL Buffer AL，漩涡震荡 15 s，56 ℃孵育 10 min 后，低速离心去除盖子上的液体，再加入 200 μL 无水乙醇，漩涡震荡 15 s，继续低速离心去除盖子上的液体。②在收集管中插入 QIAamp Mini 离心柱，转移第一步得到的液体在离心柱中，以 6 000 r/min 的速度离心 1 min，弃液体，再加入 500 μL Buffer AW1 以 6 000 r/min 的速度离心 1 min。③将离心柱转移至一个干净的收集管中，加入 500 μL Buffer AW2，以 20 000 r/min 的速度离心 3 min，弃液体。④将离心柱转移到一个干净的收集管中，全速（约 20 000 r/min）离心 1 min。⑤把离心柱转移到一个干净的 1.5 mL 离心管中，向管中加入 200 μL Buffer AE，以 6 000 r/min 的速度离心 1 min。⑥把第五步得到的 DNA 吸到离心柱中，再重复离心一次，将收集管中的 DNA 编号后放入 -80℃低温冰箱内保存，并做好登记。

（三）血液标本的存储、质量控制及管理

1. 血液标本储存管理　同一患者的干预前及干预后血液标本都放入同一 EP 管盒中，编号并记录。在血液标本保存过程中，为避免冰箱断电及冰箱故障等影响血液标本储存质量等问题，将所有血液标本平均分成两份，分别置于不同供电系统的两台 -80 ℃低温冰箱内保存。

2. 血清标本的质量控制　选取 5 例癌胚抗原（CEA）、细胞角蛋白 19 段（CYFRA21-1）阳性肺癌患者的血清作为研究对象，血清入库后每 6 个月再次对其肿瘤标记物 CEA、CYFRA21-1 用电化学发光法进行检测，观察检测结果的变化情况，监测血清标本的保存质量。

3. 淋巴细胞的质量控制　选取 5 例患者淋巴细胞入库前行台盼蓝染色，计数净存活率，淋巴细胞入库后每 6 个月再次取出淋巴细胞，复苏后行台盼蓝染色，计数净存活率，监测淋巴细胞的保存质量。

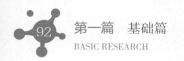
第五节　小　结

标本库作为重要的医学研究资源的采集部门，具有重要的战略价值，其建设和维护需要大量的人力、物力支持。标本库在收集标本时会遇到许多问题，例如收集患者的标本要经得患者或家属同意并签署知情同意书，有时患者或家属不同意、不理解，会使一些标本流失，而临床科室工作人员的不配合也会使患者的血液标本收集不齐全。要妥善地处理好这些问题，就需要院方的大力支持，需要院方协调好各手术科室以及病房工作人员全力配合、支持标本库的工作。标本质量保证方面是关键，组织的收集应严格按照规范并由专人执行。收集者应当具备相当的专业知识和富有责任心。标本的保存过程中还应该完整保存标本的相关资料，并定期对标本进行质量检查。

目前，数据库计算机管理技术已非常成熟，但对于不同应用领域的数据，由于其数据资料的特性应有适合自己需要的管理软件。目前国内外没有现成的软件供我们标本库使用。可考虑联合计算机公司，开发一套标本库数据管理系统，主要功用在于根据标本库系统的特殊性和具体需求，建立一个适合科研应用信息的管理系统。在收集、处理、登记完标本后，工作人员便会将各项数据输入此系统，通过此系统，可以根据患者的住院号查询到患者的信息以及标本的储存和使用等情况。另外，该系统同临床的患者病历管理系统相联系，可以方便地查询到患者病历的详细情况。

通过建立标本库，希望能更有效、更合理地利用宝贵的人类肿瘤标本资源，充分利用标本库的巨大资源优势，深入开展肿瘤基础和临床研究，以造福千千万万肿瘤患者。

（杨　寒）

参考文献

[1] 段刘剑, 张杰, 周晓光. 肿瘤组织库规范化操作程序的探讨[J]. 医学与哲学, 2010, 31 (5): 28-30.

[2] 陈明清, 珠珠, 戴莉萍, 等. 云南省遗传性大肠癌组织库的建立及管理[J]. 世界华人消化杂志, 2008, 16 (27): 3122-3125.

[3] 万美容, 刘富民, 刘小云. 肿瘤组织库的建立与管理[J]. 徐州医学院学报, 2009, 29 (2): 104-105.

[4] 党裔武, 陈罡, 罗殿中, 等. 肿瘤组织标本库的创建及意义[J]. 实用医技杂志, 2008, 15 (12): 1499-1502.

[5] 周晓光, 张杰. 肿瘤组织库的研究进展[J]. 国际肿瘤学杂志, 2009, 36 (9): 1673-1674.

[6] 季加孚. 北京大学临床肿瘤学院标本库的建设[J]. 北京大学学报, 2005, 37 (3): 38-42.

[7] 杨春, 葛莲英, 贺海平, 等. 肿瘤血清标本库的建立及意义[J]. 中国癌症防治杂志, 2009, 1 (4): 307-309.

[8] 董峰. 肿瘤血清资源库在肿瘤临床研究中的应用[J]. 甘肃科技, 2008, 24 (9): 156-158.

[9] 赵丹. 在线肺癌病例数据库的构建和初步应用[D]. 上海:第二军医大学, 2013: 10-45.

[10] 鲍萍萍, 郑莹, 王春芳, 等. 上海市肿瘤病人数据库的建立和利用[J]. 中国肿瘤, 2005, 14 (8): 514-516.

[11] SIEGEL R, NAISHADHAM D, JEMAL A, et al. Cancer statistics, 2013[J]. CA Cancer J clin, 2013, 63 (1): 11-30.

[12] GATELY K, FORDE L, CUFFE S, et al. High coexpression of both EGFR and IGF1R correlates with poor patient prognosis in resected non-smal cell lung cancer[J]. Clin Lung Cancer, 2014, 15 (1): 58-66.

[13] OKAMOTO K, NEUREITER D, OCKER M. Biomarkers for novel targeted therapies of hepatocellular carcinoma[J]. Histol Histopathol, 2009, 24: 493-502.

[14] OOSTERHUIS J W, COEBERGH J W, VAN VEEN E B. Tumour banks: well-guarded treasures in the interest of patients[J]. Nat Rev Cancer, 2003, 3: 73-77.

[15] BHASKARLA A, TANG P C, MASHTARE T, et al. Analysis of second primary lung cancer in the SEER database[J]. Surg Res, 2010, 162 (1): 1-6.

[16] CAHANE M, VAN BAARE J. European association of tissue banks[J]. Dev Ophthalmol, 2009, 43: 131-135.

[17] RUIZ-GODOY L, MENESES-GARCIA A, SUAREZ-ROA L, et al. Organization of a tumor bank: the experience of the National Cancer Institute of Mexico[J]. Pathobiology, 2010, 77 (3): 147-154.

[18] International Society for Biological and Environmental Repositories (ISBER). Best practices for repositories I: collection, storage, and retrieval of human biological materials for research[J]. Cell Preserv Technol, 2005, 3 (1): 5-48.

[19] PULLEY J M, BRACE M M, BERNARD G R, et al. Attitudes and perceptions of patients towards of establishing a DNA biobank[J]. Cell Tissue Bank, 2008, 9 (1): 55-65.

[20] TROYER D. Biorepository standards and protocols for collecting, processing, and storing human tissues[J]. Methods Mol Biol, 2008, 441: 193-220.

DETECTION AND DIAGNOSIS

诊断篇

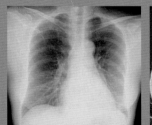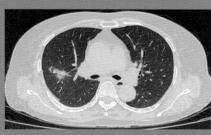

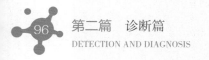

第六章

肺癌肿瘤标志物检测

第一节　概　　述

一　流行病学

在我国，肺癌的发病率高于发展中国家而低于发达国家，但男性和女性死于肺癌的人数均位居全部恶性肿瘤之首，肺癌是我国居民第 1 位肿瘤死因，占恶性肿瘤分类构成的 22.7%。过去 30 年间，我国肺癌的死亡率上升了 465%。肺癌每年约致 40 万例患者死亡，成为我国增长幅度最大、危害最为严重的恶性肿瘤。究其原因，是缺乏简单有效的早期筛查手段，约 85% 的肺癌患者在发现时已经有淋巴结转移或远处转移。肺癌的预后直接与分期有关。Ⅰ期肺癌 5 年生存率可达到 67%，Ⅱ期为 55%，ⅢA 期降为 23%，ⅢB 期为 5%，Ⅳ期仅为 1%。在"国际早期肺癌行动筛查项目"中，发现的 Ⅰ期肺癌术后 10 年生存率可达 88%。因此，早期诊断是改善癌症患者预后和生存的关键，在肺癌的防治中起着至关重要的作用。

二　早期认识

目前临床上常用的肺癌诊断方法包括胸部 X 线、低剂量螺旋 CT、痰液细胞学检查、支气管镜下刷片或取活检、支气管肺泡灌洗液细胞学检查等，但各种检查手段在敏感性、特异性、适用度等方面均存在局限性。因此，临床上需要一种能够早期诊断肺癌的方法。

近年来，肿瘤标志物（tumor marker，TM）的研究十分活跃。肿瘤标志物主要是指由肿瘤细胞产生、分泌、释放到体液或组织中的物质，并以抗原、酶、激素或代谢产物的形式存在于肿瘤细胞内或宿主体液中，这些物质不存在于正常人体内而只见于胚胎中，或在正常人体内含量极低，或在肿瘤组织中的含量大大超过在正常组织里的含量。肿瘤标志物具有特异性高、灵敏度高、方便、标本易获取及创伤小等优点，在肿瘤倾向患者的防治、恶性肿瘤的诊断及病程分析、药物治疗后患者的生存期观察中得到了广泛应用。因此肿瘤标志物的检测、筛选一直是肺癌早期诊断研究的重点，它们在肺癌的早期诊断、病程分期、指导治疗、评估疗效、监测复发或转移及提示预后等方面均起着重要作用。现临床上常应用高特异性的肺癌肿瘤标志物协同其他检测手段进行肺癌诊断。

第二节　肺癌肿瘤标志物的分类及概念

目前，临床上常用的肿瘤标志物主要可分为以下几类。①胚胎抗原：如癌胚抗原（carcinoembryonic antigen，CEA）；②糖链抗原（carbohydrate antigen，CA）：主要有CA19-9、CA125、CA15-3、鳞状细胞癌抗原（squamous cell carcinoma antigen，SCC-Ag）等；③角蛋白类抗原：如细胞角蛋白19片段抗原（cytokeratin fragment 21-1，CYFRA21-1）、组织多肽特异性抗原（tissue polypeptide specific antigen，TPS）等；④酶类抗原：主要包括同工酶类，如神经元特异性烯醇化酶（neuron specific enolase，NSE）、胃泌素释放肽前体片段（pro-gastrin releasing peptide，ProGRP）、乳酸脱氢酶（lactic dehydrogenase，LDH）、谷胱甘肽S-转移酶（glutathione S-transferase，GST）等；⑤其他新发现的肿瘤标志物。

1. 癌胚抗原（CEA）　CEA是最早应用于检测肺癌的肿瘤标记物之一。属于糖蛋白类，其分子量较大，在18 000~20 000 kD。在胚胎期表达，正常成人不表达，伴随肿瘤发生又重新表达。研究发现该类物质在消化道上皮组织中多见，同时也存在于肺部组织以及胆道组织等。在癌症患者中，CEA呈现升高的状态。众多相关学者认为，CEA实际的升高程度与肺癌存在一定的相关性。其中患者血清CEA的动态变化水平能够直接反应肺癌患者的治疗效果。目前认为，CEA增高与肺癌的病理分型有关，对肺腺癌的阳性预测值高达87%，对肿瘤复发的预测值为58%，在小细胞肺癌（SCLC）中有10%~30%的患者呈CEA阳性。

2. 鳞状细胞癌抗原（SCC-Ag）　SCC-Ag是肿瘤相关抗原TA4的亚单位，分子量在48 000 kD。1977年由Kato等从子宫颈鳞状细胞癌组织中分离出来的一种糖蛋白，存在于子宫、子宫颈、肺、头颈等鳞状上皮细胞的胞浆内，特别是在高分化型大细胞中含量丰富，敏感度高。肺鳞癌患者中SCC-Ag阳性率为40%~60%，而其他类型的肺癌中SCC-Ag阳性率极低。因此SCC-Ag是肺鳞癌较特异的标志物。SCC-Ag有助于肺癌的诊断和分型，尽管其敏感性（30%~50%）低于CEA，但特异性高于CEA。有研究表明，SCC-Ag增高与TNM分期无明确联系，但提示预后不良。在肺鳞癌患者的手术前后动态观察中发现，行根治术的患者术后72 h内SCC-Ag转阴，而行姑息切除或探查术的患者术后SCC-Ag仍高于正常值，且SCC-Ag血清水平不受吸烟影响，因此，SCC-Ag可用于早期观测手术效果。术后患者出现复发和转移时，SCC-Ag水平的升高亦早于临床。

3. 细胞角蛋白19片段（CYFRA21-1）　CYFRA21-1属于中间丝蛋白家族，主要分布于单层上皮细胞的胞浆内，如支气管树、肺泡、胰腺、胆囊等上皮细胞。在上皮细胞恶性转化时，激活的蛋白酶加速阿乐细胞角蛋白的降解，大量溶解的片段被释放到血液循环中，使CYFRA21-1含量升高。在健康人群中，体内CYFRA21-1水平与年龄、性别、吸烟有关。自1987年Bobenmuller等发现CYFRA21-1以来，大量对各种组织类型肺癌（包括鳞癌、腺癌、SCLC、复发性肺癌和转移性肺癌）血清CYFRA21-1的研究显示，肺鳞癌患者血清CYFRA21-1明显升高，其对鳞癌的敏感性(76.5%)明显高于腺癌(47.8%)和SCLC（42.1%）。因此，目前CYFRA21-1常

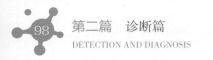

是检测肺鳞癌的首选指标。化疗后鳞癌患者的 CYFRA21-1 水平较化疗前明显下降。因此测定血清 CYFRA21-1 水平可以评价肺鳞癌化疗疗效。

4. 神经元特异性烯醇化酶（NSE） NSE 是一种糖酵解酶，分布于神经元和神经内分泌细胞中，是神经内分泌肿瘤的特异性标志，如神经母细胞瘤、甲状腺髓质癌和小细胞肺癌（SCLC）等。小细胞肺癌因具有神经内分泌细胞和 APUD（amine precursor aptake and decarboxylation）细胞的特征，可高频率地产生 NSE，比其他肺癌和正常对照高 5~10 倍以上，因此 NSE 是目前 SCLC 最有价值的肿瘤标志物之一，可用于 SCLC 辅助诊断。高水平的 NSE（> 100 μg/L），并怀疑患恶性肿瘤的患者，提示患有 SCLC 的可能性很大，可用于鉴别诊断；NSE 中等程度的升高也见于良性肺病、胰腺癌、胃癌、结直肠癌、乳腺癌。综上，NSE 对 SCLC 的预后检测和复发的检测具有重要价值。

5. 胃泌素释放肽前体（ProGRP） ProGRP 是一个相对稳定的激素胃泌素释放肽（GRP）的前体。SCLC 是神经内分泌起源的肿瘤，因而 SCLC 患者血中可以检测到升高的 ProGRP。ProGRP 普遍存在于非胃窦组织、神经纤维、脑和肺的神经内分泌细胞中，在肺癌和健康人群或良性病变患者血中浓度差异很大，可较敏感地反映病情，是 SCLC 一项新的可靠的标志物，具有良好的特异性和敏感性；在其他恶性肿瘤中，它很少升高或轻度升高，肾脏疾病可导致升高至 300 ng/L，但在其他良性疾病中不升高；ProGRP > 200 ng/L，高度怀疑肺癌；若无肾功能损害，ProGRP > 300 ng/L，高度怀疑 SCLC。ProGRP 有助于鉴别诊断，尤其是鉴别 SCLC。

6. 糖类抗原 15-3（CA15-3） CA15-3 是一种由腺体分泌的黏蛋白，可以存在于多种腺癌内，如乳腺癌、卵巢癌、胰腺癌等，临床上常用于乳腺癌及卵巢癌的检测。近年来对 CA15-3 在肺癌诊断中的作用已有报道，它对肺癌的诊断、疗效及预后的判断有较高的临床价值。报道显示，肺癌患者 CA15-3 水平高于肺良性病变者，尤其以肺腺癌升高最明显，SCLC 次之。当 CA15-3 特异性为 92% 时，对肺癌诊断的敏感性为 58.8%，肺腺癌敏感性最高为 74.0%，SCLC 为 46.4%。CA15-3 血清含量随肺癌期别的升高而升高。

上述各项血清肿瘤标志物在肺癌中均有较高的阳性率，而且不同的病理类型有各自的优势指标，可以用于诊断及初步判断病理类型。如肺腺癌中 CEA、CA15-3 增高最明显；肺鳞癌中 CYFRA21-1 增高最明显；NSE 是 SCLC 最有价值的血清肿瘤标志物之一；而转移患者 CA15-3 升高明显。这几项标志物在有效治疗下有较为明显的变化，容易通过动态观测标志物的水平变化了解患者对治疗的反应及病情的变化。

第三节 新发现的肺癌相关标志物

近年来，随着基因组学和蛋白质组学技术的发展，对于一些新的肿瘤标志物的研究越来越多，如肿瘤释放蛋白、血清淀粉样蛋白 A、肿瘤循环 DNA、肿瘤相关 RNA 等，以期找到一种敏感度及特异性均较高的肿瘤标志物。

1. 血清淀粉样蛋白A（serum amyloid A protein, SAA）　SAA是一种急性时相反应蛋白，主要由肝脏合成，在一些肿瘤（如肾癌、卵巢癌）患者的血清中都检测到该蛋白有不同程度的提高。近年来，已用于临床。Yildiz等发现SAA可能为肺癌一个的标志物。国内戴嵩玮等从肺癌患者血清中鉴定并证实了SAA，其敏感性和特异性分别为84.1%和80%，表明血清淀粉样蛋白A很可能成为肺癌诊断和病情监测的一个标志分子。

2. 微小核糖核酸（miRNA）　miRNA是一类内源性非编码小分子单链RNA，对约30%人类蛋白的表达具有调节作用，参与调控细胞分化、生长、凋亡、代谢等功能。研究发现miRNA在多种肿瘤组织中均有特异性的表达谱，参与肿瘤发生、发展、转移的各个阶段。血清游离miRNA被认为是有价值的肿瘤检测指标之一，能够稳定地被检测并且提示肿瘤状态。肺癌中let-7、miRNA-21、miR-155较常见。let-7是研究最多的与肺癌密切相关的miRNA，超过60%的肺癌组织与80%的肺癌细胞株中let-7的表达水平显著降低，且let-7低表达的肺癌患者预后不良。let-7表达减少在NSCLC较为常见。

3. 肺癌自身抗体　对于肺癌的早期诊断，自身抗体已受到越来越多的重视。肺癌自身抗体主要有p53、GAGE7、PGP9.5、GAGE、MAGE-A1、SOX2和GBU4-5。①血清中抑癌基因p53（tumor protein 53, p53）和抗p53抗体与癌症风险密切相关，可作为恶性肿瘤早期诊断的血清学标志物。②G抗原7（G antigen 7, GAGE7）在多种癌症中升高且广泛表达，表明其在肿瘤的发生、发展中起重要作用，尤其是在鳞状细胞癌中更常见。③肺癌中蛋白基因产物9.5（protein gene product 9.5, PGP9.5）的表达可能在人类肺上皮细胞的致癌转化中起到一个因果作用。④人癌抗原（cancer antigen）能在胃癌、胰腺癌和部分肺癌中诱导

自身抗体的应答。⑤黑色素瘤抗原（melanoma antigen, MAGE）：在黑色素瘤、胃癌、结直肠癌、肝细胞癌和非小细胞肺癌中都发现了MAGE-A1和MAGE-A3的表达，其中有报道表明，由MAGE启动中去甲基化介导的MAGE的表达与非小细胞肺癌的侵袭性密切相关。⑥SOX2（SRY-box containing gene 2）的表达与小细胞肺癌的分期和增殖密切相关。⑦肿瘤抗原（GBU4-5）因其具有的免疫原性及肿瘤特异性，可能成为癌症诊断和治疗的潜在靶标。

4. DKK1　DKK1是Dickkopf家族的一员，主要通过抑制Wnt/β-catenin信号转导通路影响细胞凋亡、肿瘤细胞侵袭和转移。DKK1是重要的分泌性糖蛋白，含有1个信号肽序列、2段富含半胱氨酸的保守结构域，其羧基端能通过与低密度脂蛋白受体相关蛋白6的互相作用而抑制Wnt信号通路。大量研究证实，DKK1表达异常与肿瘤的发生相关。Sheng等人的研究发现，相比其他恶性肿瘤、肺部良性疾病和健康对照组，肺癌患者血清DKK1水平明显升高。

5. 异质性细胞核核糖蛋白A2/B1（hnRNPA2/B1）　1983年Mulshine等首次报道了一种IgG2bK，单克隆抗体703D4，该抗体可识别一种在多数NSCLC细胞中均有表达的蛋白，且这种蛋白与肺癌有关。后发现hnRNPA2/B1就是703D4的抗原，该蛋白低水平表达于各种细胞内，而在肺癌细胞及形态改变的支气管上皮细胞中的表达较高。

6. 多效蛋白（PTN）　PTN于1989年，由华盛顿医学研究中心分离纯化得到。PTN是一种分泌性生长因子，可分泌至血液及组织液中。现已证实，PTN不仅在胚胎发育期参与神经组织分化和增生，还具有诱导细胞迁移，促进细胞有丝分裂、血管生成等功能。Jager等对肺癌患者血清PTN进行检测，发现肺癌（尤其SCLC）患者血清PTN水平可达健康人的10.8倍，并与肿瘤的分期成正比，与化疗药的疗效成负相关，因此推

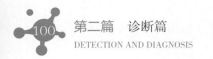
测 PTN 可作为早期诊断肺癌,并可判断化疗疗效的有效方法。

7. 组织多肽特异性抗原(TPS) TPS 是细胞角蛋白 8、18、19 抗体所识别的组织抗原的可溶性片段,在细胞分裂的 S/G2 期合成,并在减数分裂后立即释放到细胞外,故细胞分裂时其浓度升高,是组织多肽抗原中至关重要的 M3 抗原决定簇。在肿瘤细胞增殖活跃期间,TPS 高表达并大量入血,直接反映肿瘤细胞增殖分裂的情况。肺癌患者血液中 TPS 水平较高,且诊断阳性率高。广泛转移的 SCLC 患者 TPS 水平较局限期显著增高。化疗后 TPS 水平与治疗前相比明显下降,可见 TPS 在肺癌诊断、监测疗效方面是有价值的。

第四节 肺癌肿瘤标志物的现状与展望

肿瘤标志物的检测,对肺癌的早期诊断、病理分型、临床分期、预后及疗效评估具有重要应用价值。但由于肿瘤标志物的产生与肿瘤细胞的总数、肿瘤的病理多样性、癌灶扩散及分期有关,会出现假阳性及假阴性的可能,因此对肿瘤标志物应综合分析判断,考虑引起肿瘤标志物假阳性及假阴性的因素。理想的肿瘤标志物应具有灵敏度高、特异性好、半衰期短、准确度高、表达量或血液定量与肿瘤组织进展或大小呈正相关的特点。迄今为止仍未发现一种特异性、灵敏度均十分理想的肿瘤标志物,单一肿瘤标志物的灵敏度及特异性有其相对的局限性,容易造成漏诊和误诊。

液态活检(liquid biopsy)是针对患者体内循环系统的一类非侵入性病理检测方法,能够快捷、无创伤地对肿瘤患者进行诊断和治疗监测。在肺癌的诊断治疗中,主要的研究对象为循环肿瘤细胞(circulating tumor cell,CTC)、循环肿瘤 DNA(circulating tumor DNA,ctDNA)、外泌体(exosomes)、肿瘤相关血小板(tumor educated platelets,TEP)。① CTC:是指由原位肿瘤或转移灶脱落进入循环系统中的细胞。其具有肿瘤干细胞特性,同时 CTC 能够发生上皮间质转化(epithelial mesenchymal transition,EMT)行为,可以使得细胞失去细胞间黏附性,同时侵袭、迁移能力增强。Hofman 等对 NSCLC 的研究发现,高水平 CTC 的患者预后不良。Hanssen 等发现,在 NSCLC 中,EGFR 突变的患者相比野生型 EGFR 的患者更容易检测到 CTC。但有报道称 CTC 在肺癌患者血液中含量较少,尤其是在 NSCLC 中。② ctDNA 是指原位肿瘤、转移灶中的凋亡与坏死细胞或者 CTC 中的游离 DNA。基因突变导致肿瘤的发生,因此 ctDNA 代表肿瘤细胞的基因组信息,能够解释肿瘤发生机制以及反映肿瘤发展状况。Mao 等的 pooled 分析表明,705 例 NSCLC 患者 ctDNA 中检出的 EGFR 突变与患者的无疾病进展生存时间密切相关,而 ctDNA 中的 KRAS 突变则提示患者预后不良。Pecuchet 等报道称,监测 NSCLC 患者治疗中 ctDNA 的改变能够预测患者治疗的反应性和总生存时间。③外泌体(exosomes):直径在 30~100 nm 的囊泡类物质,在细胞间的物质和信息转导中起着重要作用。几乎所有细胞都可分泌 exosomes，肿瘤细胞所分泌的 exosomes 的生物学作用成为目前肿瘤研究的新热点。肿瘤可通过 exosomes 传输特异性 miRNA、lncRNA、DNA 和蛋白组等，从而调节肿瘤微环境，促进肿瘤的转移、侵袭等多个生物学过程。大量研究表明，exosomes 及其中的 RNA 和 microRNA 与肺癌的早期诊断及预后密切相关。④肿瘤相关血小板（tumor educated platelets，TEP）：血小板主要在机体的止凝血中发挥重要作用，但近期研究表明其在肿瘤的发生、发展中扮演着重要的角色。通过与肿瘤细胞的相互接触，能够将肿瘤相关的生物分子转移到血小板上，形成 TEP。研究表明，正常人和肺癌患者 TEP 中的非编码 RNA 序列有不同的表达，进一步分析发现 TEP mRNA 能够用于区分 NSCLC 患者中是否有 KRAS 突变、EGFR 突变和 MET 的过表达。

此外，多种肿瘤标志物的联合检测可作为提高检测灵敏度和准确度的有效途径之一。临床上将肿瘤标志物用于肺癌辅助诊断时必须与患者临床表现相结合，严格排除相关影响因素，采用多肿瘤标志物蛋白芯片系统检测，有可能将肿瘤标志物在肺癌临床诊断中的价值提高到一个新的水平，以期能有效地对肺癌进行早期诊断、早期治疗、降低病死率，提高患者的存活率、存活期和生存质量。

（王雪萍　吴兴平　刘万里）

参考文献

[1] 白晓雪, 张妍蓓. 肺癌肿瘤标志物检测的研究现状[J]. 临床肺科杂志, 2011, 16 (02): 259-260.

[2] 王静, 倪然. 7种血清肿瘤标志物联合检测对肺癌诊断和治疗的临床价值[J]. 山东医药, 2009, 49 (5): 44-46.

[3] 戴嵩玮, 王小敏, 刘丽云, 等. 一个在肺癌血清中高表达的标志分子SAA的发现及鉴定[J]. 中国科学（C辑）, 2007, 37 (2): 129-134.

[4] XIANG W, SHI J F, LI P, et al. Estimation of cancer cases and deaths attributable to infection in China[J]. Cancer Causes Control, 2011, 22 (8): 1153-1161.

[5] TRAN Q N. A novel method for finding non-small cell lung cancer diagnosis biomarkers[J]. BMC Med Genomics, 2013, 6 (1): 1-10.

[6] JEMAL A, BRAY F, CENTER M M, et al. Global cancer statistics[J]. CA Cancer J Clin, 2011, 61 (2): 69-90.

[7] KAGOHASHI K, SATOH H, KURISHIMA K, et al. Squamous cell carcinoma antigen in lung cancer and nonmalignant respiratory diseases[J]. Lung, 2008, 186 (5): 323-326.

[8] OREMEK G M, SAUER-EPPEL H, BRUZDZIAK T H. Value of tumour and inflammatory markers in lung cancer[J]. Anticancer Res, 2007, 27 (4A): 1911-1915.

[9] KATO H, TORIGOE T. Radioimmunoassay for tumor antigen of human cervical squamous cell carcinoma[J]. Cancer, 1977, 40 (4): 1621-1628.

[10] BUCCHERI G, TORCHIO P, FERRIGNO D. Clinical equivalence of two cytokeratin markers in non-small cell lung cancer: a study of tissue polypeptide antigen and cytokeratin 19 fragments[J]. Chest, 2003, 124 (2): 622-632.

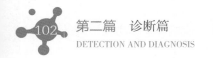
[11] MATSUOKA K, SUMITOMO S, NAKASHIMA N, et al. Prognostic value of carcinoembryonic antigen and CYFRA21-1 in patients with pathological stage I non-small cell lung cancer[J]. Eur J Cardiothorac Surg, 2007, 32 (3): 435-439.

[12] OKADA M, SAKAMOTO T, NISHIO W, et al. Characteristics and prognosis of patients after resection of non-small cell lung carcinoma measuring 2 cm or less in greatest dimension[J]. Cancer, 2003, 98 (3): 535-541.

[13] MOLINA R, AUGE J M, BOSCH X, et al. Usefulness of serum tumor markers, including progastrin-releasing peptide, in patients with lung cancer: correlation with histology[J]. Tumour Biol, 2009, 30 (3): 121-129.

[14] YILDIZ P B, SHYR Y, RAHMAN J S, et al. Diagnostic accuracy of MALDI mass spectrometric analysis of unfractionated serum in lung cancer[J]. J Thorac Oncol, 2007, 2 (10): 893-901.

[15] TAKAMIZAWA J, KONISHI H, YANAGISAWA K, et al. Reduced expression of the let-7 microRNAs in human lung cancers in association with shortened postoperative survival[J]. Cancer Res, 2004, 64 (11): 3753-3756.

[16] WU M, MAO C, CHEN Q, et al. Serum p53 protein and anti-p53 antibodies are associated with increased cancer risk: a case-control study of 569 patients and 879 healthy controls[J]. Mol Biol Rep, 2010, 37 (1): 339-343.

[17] LOWE F J, SHEN W, ZU J, et al. A novel autoantibody test for the detection of pre-neoplastic lung lesions[J]. Mol Cancer, 2014, 13: 78.

[18] HIBI K, WESTRA W H, BORGES M, et al. PGP9. 5 as a candidate tumor marker for non-small cell lung cancer[J]. Am J Pathol, 1999, 155 (3): 711-715.

[19] CHAPMAN C J, MURRAY A, MCELVEEN J E, et al. Autoantibodies in lung cancer: possibilities for early detection and subsequent cure[J]. Thorax, 2008, 63 (3): 228-233.

[20] RUDIN C M, DURINCK S, STAWISKI E W, et al. Comprehensive genomic analysis identifies SOX2 as a frequently amplified gene in small cell lung cancer[J]. Nat Genet, 2012, 44 (10): 1111-1116.

[21] SHENG S L, HUANG G, YU B, et al. Clinical significance and prognostic value of serum Dickkopf-1 concentrations in patients with lung cancer[J]. Clin Chem, 2009, 55 (9): 1656-1664.

[22] BILODEAU P S, DOMSIC J K, MAYEDA A, et al. RNA splicing at human immunodeficiency virus type 1 3' splice site A2 is regulated by binding of hnRNP A/B proteins to an exonic splicing silencer element[J]. J Virol, 2001, 75 (18): 8487-8497.

[23] JAGER R, LIST B, KNABBE C, et al. Serum levels of the angiogenic factor pleiotrophin in relation to disease stage in lung cancer patients[J]. Br J Cancer, 2002, 86 (6): 858-863.

[24] WANG J, SHI G, ZHANG S, et al. Clinical value of serum TPS, CEA, ProGRP and CYFRA21-1 in patients with lung cancer [J]. Zhongguo Fei Ai Za Zhi, 2010, 13 (5): 500-505.

[25] HOFMAN V, BONNETAUD C, ILIE M I, et al. Preoperative circulating tumor cell detection using the isolation by size of epithelial tumor cell method for patients with lung cancer is a new prognostic biomarker[J]. Clin Cancer Res, 2011, 17 (4): 827-835.

[26] HANSSEN A, WAGNER J, GORGES T M, et al. Characterization of different CTC subpopulations in non-

small cell lung cancer[J]. Sci Rep, 2016, 6: 28010.

[27] TANG Y, QIAO G, XU E, et al. Biomarkers for early diagnosis, prognosis, prediction, and recurrence monitoring of non-small cell lung cancer[J]. Onco Targets Ther, 2017, 10: 4527-4534.

[28] SCHWARZENBACH H, HOON D S, PANTEL K. Cell-free nucleic acids as biomarkers in cancer patients[J]. Nat Rev Cancer, 2011, 11 (6): 426-437.

[29] CHENG F, SU L, QIAN C. Circulating tumor DNA: a promising biomarker in the liquid biopsy of cancer[J]. Oncotarget, 2016, 7 (30): 48832-48841.

[30] MAO C, YUAN J Q, YANG Z Y, et al. Blood as a substitute for tumor tissue in detecting EGFR mutations for guiding EGFR TKIs treatment of non-small cell lung cancer: a systematic review and meta-analysis[J]. Medicine (Baltimore) , 2015, 94 (21): e775.

[31] FAN G, ZHANG K, DING J, et al. Prognostic value of EGFR and KRAS in circulating tumor DNA in patients with advanced non-small cell lung cancer: a systematic review and meta-analysis[J]. Oncotarget, 2017, 8 (20): 33922-33932.

[32] PECUCHET N, ZONTA E, DIDELOT A, et al. Base-position error rate analysis of next-generation sequencing applied to circulating tumor DNA in non-small cell lung cancer: a prospective study[J]. PLoS Med, 2016, 13 (12): e1002199.

[33] CAZZOLI R, BUTTITTA F, DI NICOLA M, et al. microRNAs derived from circulating exosomes as noninvasive biomarkers for screening and diagnosing lung cancer[J]. J Thorac Oncol, 2013, 8 (9): 1156-1162.

[34] LESLIE M. Cell biology. Beyond clotting: the powers of platelets[J]. Science, 2010, 328 (5978): 562-564.

[35] BEST M G, SOL N, KOOI I, et al. RNA-Seq of tumor-educated platelets enables blood-based pan-cancer, multiclass, and molecular pathway cancer diagnostics[J]. Cancer Cell, 2015, 28 (5): 666-676.

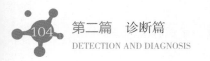

第七章

循环 DNA 检测在肺癌诊疗中的应用现状及前景

第一节 概 述

表皮生长因子受体（epidermal growth factor receptor，EGFR）基因突变基础上的 EGFR 酪氨酸激酶抑制剂（EGFR-tyrosine kinase inhibitors，EGFR-TKI）治疗是 20 世纪晚期非小细胞肺癌（NSCLC）个体化治疗领域里程碑式的进展，对 EGFR 基因突变的晚期 NSCLC 患者，国际上一系列多中心临床研究已证实 EGFR 靶向治疗能显著降低疾病进展或死亡风险、改善患者生活质量。这些临床研究和系统分析均指出 EGFR 基因突变检测是晚期肺癌患者使用 EGFR-TKI 治疗的先决条件。鉴于多种原因，临床实践中利用肺癌组织行 EGFR 基因突变的受检率并不高，导致基于驱动基因变异靶点的个体化治疗策略难以实施。

研究显示，大部分晚期 NSCLC 患者的血液中存在循环游离 DNA（circulating free DNA，cfDNA），如果来自肿瘤细胞则称为循环肿瘤 DNA（ctDNA）。ctDNA 片段主要来源于四个部分：①坏死的肿瘤细胞释放的 DNA 片段；②凋亡的肿瘤细胞释放的 DNA 片段；③循环肿瘤细胞释放的 DNA 片段；④肿瘤细胞分泌的外排体包含的 DNA 片段。ctDNA 占所有循环游离 DNA 的 0.1%~10%，其含量高低主要取决于疾病分期、肿瘤负荷、肿瘤血管分布、肿瘤细胞凋亡率以及转移潜能等因素。

ctDNA 含有与实体瘤本身相同的遗传学信息，因此诸如 EGFR、KRAS 等体细胞突变可以在外周血 ctDNA 中检测。既往系列研究已经在 NSCLC 患者的血浆或血清样本 ctDNA 中发现 EGFR 基因突变，初步显示外周血 ctDNA 的 EGFR 基因突变检测对 EGFR-TKI 疗效预测具有可行性，与肿瘤组织相比，ctDNA 中 EGFR 基因突变检测具有高度特异性，IPASS、IFUM 和 IGNITE 研究中的特异度分别为 100%、99.8% 和 97.2%，但敏感度相对较低（分别为 43.1%、65.7% 和 49.6%）；这可能与肿瘤分期、血液标本的处理、检测方法差异等相关。CFDA 在 2015 年 2 月已批准吉非替尼说明书进行更新，在推荐所有 NSCLC 患者的肿瘤组织都应进行 EGFR 基因突变检测基础上，补充了如果肿瘤标本不可评估,则可使用从血液(血浆)标本中获得的 ctDNA 进行评估，以尽最大可能明确最可能从吉非替尼治疗中受益的 NSCLC 患者。

以上结果表明，外周血 EGFR 突变的假阳性率低，临床上一旦检测结果阳性，可指导 EGFR-TKI 的选择；检测结果阴性，则可能为假阴性。

未来研究将致力于提高外周血 EGFR 突变检测的　敏感性和对治疗预测的准确性。

第二节　ctDNA 基因突变检测方法

近年来，有关 EGFR 突变检测方法的研究众多，然而用于检测突变的标准方法，如 Sanger 测序法，由于其检测灵敏度低并不适用于 ctDNA 的检测。ctDNA 仅占 cfDNA 的一小部分，平均浓度为 17 g/L，ctDNA 中携带有体细胞突变的等位基因片段仅占 0.01%，为满足检测超低含量突变 DNA 的要求，高灵敏度的检测方法应运而生。

1. 实时定量 PCR 法（qPCR）　在 qPCR 基础上进化而来的检测技术目前已广泛应用于肿瘤患者的 ctDNA 突变检测，这些方法包括扩增阻滞突变检测系统（amplification-refractory mutation system，ARMS）、蝎形探针扩增阻滞突变系统（scorpion-ARMS）、肽核酸突变富集 PCR（peptide nucleic acid mutant-enriched PCR，PNA-PCR）。目前已有商品化试剂盒应用于临床检测，这些方法简单快速，价格相对低廉，其基本原理是利用优化的荧光标记的序列特异性探针检测已知位点突变，荧光信号循环阈值（cycle threshold，CT）代表初始突变模板的含量，与设定的内参基因 CT 值经过计算后，可得知样品突变信息，qPCR 法只能检测已知位点突变，检测限为 0.1%~0.5%。

2. 数字 PCR 法（dPCR）　dPCR 是近年来迅速发展起来的一种定量分析技术。其原理是利用微流控技术将大量稀释后的 DNA 分子分散至芯片的微反应器中，形成上千个单分子 DNA 反应体系，每个反应器的 DNA 模板数 ≤ 1 个。这样经过 PCR 循环之后，有 DNA 模板的反应器就会亮，没有 DNA 模板的反应器就是暗的。根据相对比例和反应器的体积，可以推算出原始溶液的 DNA 浓度。该方法检测流程相对简单，除了能检测已知位点突变外，还能检测基因拷贝数变异。临床实验室最常见的是液滴数字 PCR，DNA 分子被包裹在数以千计的液滴中，这些液滴包含突变型或野生型的单个 DNA 分子，通过荧光标记的 TaqMan 探针将突变的 DNA 分子鉴定出来，该方法灵敏度高于 qPCR 法，检测限约为 0.1%。

3. BEAMing 法　BEAMing 法结合了数字 PCR 以及流式技术，最早是由 Bert Vogelstein 提出。其方法是每一类 DNA 分子都会专一地与磁性珠相连接，然后 DNA 分子之间的差异可以通过流式细胞仪检测荧光标记来做出评估。这种方法是基于小珠（bead）、乳浊液（emulsion）、扩增（amplification）、磁性（magnetic）四个主要组分来构建的。该方法灵敏度与 dPCR 相当，但因其检测流程复杂且费用昂贵而限制了其在临床实践中的应用。

4. 变性高效液相色谱法（denaturing high-performance liquid chromatography，DHPLC）　这是一种高通量、自动化的基因突变检测技术，能够基于片段大小的不同和通过温度调控来分离纯合双链（野生型模板）和杂合双链（突变型模板）。笔者利用该方法检测了 230 例晚期肺癌患者外周血 EGFR 基因突变，与组织相比，其灵敏度和特异性分别为 81% 和 90%。该方法快速、简便且

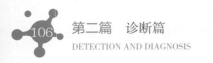
价格便宜，其检测限约为3%。

5. 二代测序法（next-generation sequencing，NGS）　基于PCR的检测方法简单易操作、费用较低、检测快速，然而这些方法只能检测已知位点且只能检测单一基因突变，NGS法的最大优势在于能够同时对成百上千DNA模板进行平行测序，能够发现未知突变。NGS已广泛应用于组织标本检测，然而在ctDNA突变检测中还具有挑战性，需超高测序深度提高灵敏度以满足低含量突变等位基因检测需要，但是灵敏度提高的同时易产生假阳性，因此对NGS测序结果应谨慎解读，必要时重复检测。很多优化后的NGS方法如标记扩增深度测序（tagged-amplicon deep sequencing，TAM-Seq）、癌症个体化深度测序分析法（cancer personalized profiling by deep sequencing，CAPP-Seq）、安全测序系统（safe-sequencing system）、环化单分子扩增和重测序技术（circulating single molecule amplification and re-sequencing technology，cSMART）等，这些方法进一步提高了测序准确性并扩展了测序种类的多样性。

目前已有大量商品化panel用于肺癌NGS测序，这些panel所包含的基因从几个到上千个，NCCN非小细胞肺癌指南中推荐的8个驱动基因，如 EGFR、ALK、ROS1、RAF、MET、RET、HER2、KRAS 等完全可以满足已有分子靶向药物基因突变检测需要，可作为晚期NSCLC患者用药指导首选panel。由于NGS检测价格昂贵、费时，推荐在肺癌分子诊断之初检测以获得全面的分子变异谱信息，而在随后的治疗随访期，针对已知突变采用价格较便宜、快速的检测方法是适宜选择。

第三节　cfDNA 临床应用及未来展望

（一）肺癌早期诊断

cfDNA定量分析作为肺癌早期诊断以及复发监测的手段已经在多个研究中得到证实。与健康人或肺良性病变者相比，肺癌患者血浆或血清中cfDNA含量明显增高，由此开启了利用监测cfDNA浓度进行肺癌筛查的研究。两项独立研究证实，非小细胞肺癌患者cfDNA浓度是健康人的4~8倍。Catarino研究发现，cfDNA浓度的临界值（cutoff值）> 20 ng/mL 时，区分肺癌患者和健康人的灵敏度和特异性分别为79%和83%。而Newman等人研究发现，cfDNA浓度与疾病分期、病理类型并无相关性，而与肿瘤负荷显著相关。对10个独立研究进行荟萃分析显示，利用cfDNA浓度作为肺癌筛查的灵敏度和特异性分别为80%和77%，但由于cfDNA浓度作为鉴别诊断的效力过低，并不推荐单独应用cfDNA浓度进行肺癌筛查。

目前cfDNA突变检测进行肺癌筛查或早期诊断的研究凤毛麟角，比较有代表性的研究出自Gormally等人。该项研究对入组健康人群（高危人群）进行5年随访，并动态留取外周血检测 TP53 和 KRAS 基因突变状态。研究发现两种基因突变分别在肿瘤影像学确诊之前的20.8个月和14.3个月即可检测到，但是仍有4%未发生肿瘤的健康人也检测到基因突变。这项研究提示 cfDNA 突变检测作为预测癌症发生具有潜在意义，实际上 cfDNA 突变做为癌症早期诊断手段并不完美，因为即使发现突变，在缺乏影像学数据证实之前亦不能对"健康人"进行抗肿瘤治疗，而应对阳性人群进行密切随访以尽早发现肿瘤。

（二）早期肺癌术后复发监测

肺叶或全肺切除是早期肺癌标准化治疗手段，无法手术者也可进行立体定向放疗（SBRT）。术后行含铂双药 4 周期辅助化疗仅使 5 年生存率提高 5%，TNM 分期是术后选择辅助化疗患者的重要依据，除此之外，利用肿瘤组织标本进行基因图谱分析以筛选适合术后辅助化疗人群的研究方兴未艾。最具代表性的研究来自美国约翰·霍普金斯医学研究所，研究人员对早期直肠癌手术标本行基因组测序后，为每个患者绘制一套个体化、独特的分子变异标签，对手术后患者进行 2~5 年随访，期间检测 cfDNA 基因突变，研究发现血浆中检测到基因突变的患者随访期内均出现疾病复发，而未检测到突变的患者无一复发，该结果显示了 cfDNA 突变检测对于预测术后复发的价值。另一项研究同样针对直肠癌患者，术后检测 cfDNA 中 *KRAS* 基因突变状态，突变阳性者预后较差。这些研究提示，通过对术后患者血浆中 cfDNA 进行特异性基因检测可筛选易复发高危人群，或可作为选择术后辅助化疗的参考依据。另有研究证实，基因水平变异在影像学证实复发数周前即可在血浆 cfDNA 中检测到。利用 NGS 技术发现 50% 早期肺癌患者可检测到肿瘤特异性驱动基因改变，在外周血中对这些基因进行动态监测可提早发现复发。

（三）中期肺癌术后监测与疗效评估

中期肺癌治疗手段包括手术联合新辅助化疗或同步放化疗。手术联合同步放化疗 5 年生存率仅 15%，而且放化疗因其严重副反应如食管炎和肺炎而降低患者生存质量，因此同步放化疗前对肿瘤组织进行分子遗传学分析以获得与预后或预测相关的分子标志物用以筛选适合同步放化疗人群至关重要，通过对 cfDNA 肿瘤特异性基因突变的定性或定量改变观察肿瘤对放化疗的反应性。影像学是评估肿瘤复发的直接证据，然而由于放疗所致肺炎或肺纤维化，临床上易误判为疾病复发，此时如联合外周血 cfDNA 肿瘤特异性基因突变分析可辅助诊断肿瘤复发与否。目前分子靶向治疗并未常规用于局部进展晚期肺癌，但已有分子靶向治疗作为新辅助或辅助治疗用于局部晚期肺癌患者的临床研究，因此 cfDNA EGFR 动态监测用于评估术后辅助化疗效果、监测复发的临床意义尚需大样本前瞻性研究证实。

（四）晚期肺癌治疗决策的调整

针对 *EGFR*、*ALK*、*ROS1* 等基因突变的分子靶向治疗以及 PD-L1 高表达或高突变负荷的免疫检查点抑制剂治疗是晚期肺癌患者的两个重要治疗手段。cfDNA 在 TKI 治疗过程中动态监测可以及时发现与继发耐药相关的获得性基因突变，包括 *EGFR* 基因 *T790M* 突变、*C-MET* 或 *HER2* 扩增、*PIK3CA* 或 *BRAF* 突变。比如一代 EGFR-TKI 耐药后检测 ctDNA 中 *T790M* 突变可决定是否能选择三代 TKI 药物 osimertinib 而避免再次进行活检。

Taniguchi 采用 BEAMing 法定量检测 44 例 EGFT-TKI 继发耐药患者血浆中 *T790M* 突变率，阳性率为 43.5%；郑迪等人利用液滴数字 PCR 对 117 例 EGFR-TKI 疾病进展患者血浆进行 *T790M* 检测，发现 55 例为 *T790M* 突变阳性，随访后发现近一半的 *T790M* 出现在疾病进展前 2.2 个月。

Mok 等对 238 例肺癌患者组织和配对血浆标本行 *EGFR* 突变检测，并以血浆 *EGFR* 状态分为突变阳性组和阴性组，给予厄洛替尼和化疗，其 PFS 和 OS 均能得到与组织标本分类相似的结果，同时还发现治疗第三个周期后 *EGFR* 突变转阴者预后优于持续阳性者，再次证实了 cfDNA 用于临床疗效监测的可靠性。

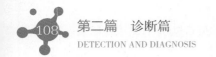
Oxnard 研究发现 *EGFR* 敏感突变患者接受 TKI 治疗过程中 *T790M* 突变动态改变与肿瘤影像学变化具有相关性，发现 *T790M* 突变早于影像学进展前 16 周出现，提示血液动态监测 *T790M* 能及时发现 TKI 获得性耐药的分子机制。

笔者对以铂类为基础的一线化疗人群血浆 *EGFR* 突变进行动态评估，通过比较化疗前与化疗 2 个周期时 *EGFR* 突变状态，发现大部分患者（70.4%）化疗前后 *EGFR* 突变状态（野生型与突变型）保持不变，但 20.5% 的患者化疗后 *EGFR* 状态由突变型转变为野生型，而 9.1% 的患者则呈相反变化。这种遗传学事件在很大程度上受化疗影响：在 PR 组中，*EGFR* 突变阳性率从化疗前的 35.4%，降低到 15.9%；而 PD 组中，化疗前突变阳性率为 26.3%，化疗后下降为 24.6%。

第四节　小　　结

目前 cfDNA 基因突变检测的应用非常广泛，包括肿瘤组织分子诊断、靶向治疗动态监测、预后评估等。与组织相比，cfDNA 检测特异性接近 100%，灵敏度为 50%~80%，这与检测方法、标本类型（血浆 / 血清）、样本储存条件均有关系，因此，为了保证 cfDNA 检测的灵敏度、特异性、精准度，需要制订标准化检测流程。随着 NGS 等技术的不断完善，cfDNA 检测灵敏度尚有提升空间，未来血液检测有望成为组织标本的补充甚至另一种选择。

（王洁）

参考文献

[1] MOK T, WU Y L, THONGPRASERT S, et al. Gefitinib or arboplatin-paclitaxel in pulmonary adenocarcinoma [J]. N Engl J Med , 2009, 361: 947-957.

[2] MAEMONDO M, INOUE A, KOBAYASHI K, et al. Gefitinib or chemotherapy for non-small cell lung cancer with mutated EGFR [J]. N Engl J Med, 2010, 362: 2380-2388.

[3] ZHOU C, WU Y L, CHEN G, et al. Erlotinib versus chemotherapy as first-line treatment for patients with advanced EGFR mutation-positive non-small cell lung cancer (OPTIMAL, CTONG-0802): a multicentre, open-label, randomised, phase 3 study [J]. Lancet Oncol, 2011, 12 (8): 735-742.

[4] YANG J C, WU Y L, SCHULER M, et al. Afatinib versus cisplatin-based chemotherapy for EGFR mutation-positive lung adenocarcinoma (LUX-Lung 3 and LUX-Lung 6): analysis of overall survival data from two

randomised, phase 3 trials [J]. Lancet Oncol, 2015, 16 (2): 14151.

[5] KIDESS E, JEFFREY S S. Circulating tumor cells versus tumor-derived cell-free DNA: rivals or partners in cancer care in the era of single-cell analysis [J]. Genome Med, 2013, 5 (8): 70-75.

[6] DIEHL F, SCHMIDT K, CHOTI M A, et al. Circulating mutant DNA to assess tumor dynamics [J]. Nat Med, 2008, 14: 985-990.

[7] DOUILLARD J Y, OSTOROS G, COBO M, et al. Gefitinib treatment in EGFR mutated caucasian NSCLC: circulating-free tumor DNA as a surrogate for determination of EGFR status [J]. J Thorac Oncol, 2014, 9: 1345-1353. .

[8] KIMURA H, KASAHARA K, KAWAISHI M, et al. Detection of epidermal growth factor receptor mutations in serum as a predictor of the response to gefitinib in patients with non-small cell lung cancer [J]. Clin Cancer Res, 2006, 12 (13): 3915-3921. .

[9] MOK T, WU Y L, LEE J S, et al. Detection and dynamic changes of EGFR mutations from circulating tumor DNA as a predictor of survival outcomes in NSCLC patients treated with first-line intercalated erlotinib and chemotherapy [J]. Clin Cancer Res, 2015, 21 (14): 3196-3203. .

[10] KIM H R, LEE S Y, HYUN D S, et al. Detection of EGFR mutations in circulating free DNA by PNA-mediated PCR clamping [J]. J Exp Clin Cancer Res, 2013, 32: 1-8.

[11] SHODA K, ICHIKAWA D, FUJITA Y, et al. Monitoring the HER2 copy number status in circulating tumor DNA by droplet digital PCR in patients with gastric cancer [J]. Gastric Cancer, 2017, 20, 126-135.

[12] BAI H, MAO L, WANG S H, et al. EGFR mutations in plasma DNA samples predict tumor response in Chinese patients with stage ⅢB/Ⅳ non-small cell Lung cancer [J]. J Clin Oncol, 2009, 27 (16): 2653-2659.

[13] FORSHEW T, MURTAZA M, PARKINSON C, et al. Noninvasive identification and monitoring of cancer mutations by targeted deep sequencing of plasma DNA [J]. Sci Transl Med, 2012, 4 (136): 136ra68.

[14] NEWMAN A M, BRATMAN S V, TO J, et al. An ultrasensitive method for quantitating circulating tumor DNA with broad patient coverage [J]. Nat Med, 2014, 20, 548-554.

[15] KINDE I, WU J, PAPADOPOULOS N, et al. Detection and quantification of rare mutations with massively parallel sequencing [J]. Proc Natl Acad Sci USA, 2011, 108, 9530-9535.

[16] LV W, WEI X, GUO R, et al. Noninvasive prenatal testing for Wilson disease by use of circulating single-molecule amplification and resequencing technology (cSMART) [J]. Clin Chem, 2015, 61, 172-181.

[17] GAUTSCHI O, BIGOSCH C, HUEGLI B, et al. Circulating deoxyribonucleic acid as a prognostic marker in non-small cell lung cancer patients undergoing chemotherapy [J]. J Clin Oncol, 2004, 22: 4157-4164.

[18] SOZZI G, CONTE D, MARIANI L, et al. Analysis of circulating tumor DNA in plasma at diagnosis and during follow-up of lung cancer patients [J]. Cancer Res, 2001, 61: 4675-4678.

[19] SOZZI G, CONTE D, LEON M, et al. Quantification of free circulating DNA as a diagnostic marker in lung cancer [J]. J Clin Oncol, 2003, 21: 3902-3908.

[20] PACI M, MARAMOTTI S, BELLESIA E, et al. Circulating plasma DNA as diagnostic biomarker in non-small cell lung cancer [J]. Lung Cancer, 2009, 64: 92-97.

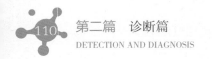
[21] CATARINO R, COELHO A, ARAUJO A, et al. Circulating DNA: diagnostic tool and predictive marker for overall survival of NSCLC patients [J]. PLoS One, 2012, 7 (6): e38559.

[22] GORMALLY E, VINEIS P, MATULLO G, et al. TP53 and KRAS2 mutations in plasma DNA of healthy subjects and subsequent cancer occurrence: a prospective study [J]. Cancer Res, 2006, 66: 6871-6876.

[23] ARRIAGADA R, DUNANT A, PIGNON J P, et al. Long-term results of the international adjuvant lung cancer trial evaluating adjuvant cisplatin-based chemotherapy in resected lung cancer [J]. J Clin Oncol, 2010, 28: 35-42.

[24] MOULIERE F, ROBERT B, ARNAUPEYROTTE E, et al. High fragmentation characterizes tumour-derived circulating DNA [J]. PLoS One, 2011, 6: e23418.

[25] NILSSON R J, KARACHALIOU N, BERENGUER J, et al. Rearranged EML4-ALK fusion transcripts sequester in circulating blood platelets and enable blood-based crizotinib response monitoring in non-small cell lung cancer [J]. Oncotarget, 2016, 7: 1066-1075.

[26] REINERT T, SCHOLER L V, THOMSEN R, et al. Analysis of circulating tumour DNA to monitor disease burden following colorectal cancer surgery [J]. Gut, 2016, 65: 625-634.

[27] AUPERIN A, LE PECHOUX C, ROLLAND E, et al. Meta-analysis of concomitant versus sequential radiochemotherapy in locally advanced non-small cell lung cancer [J]. J Clin Oncol, 2010, 28: 2181-2190.

[28] OXNARD G R, THRESS K S, ALDEN R S, et al. Association between plasma genotyping and outcomes of treatment with osimertinib (AZD9291) in advanced non-small cell lung cancer [J]. J Clin Oncol, 2016, 34 (28): 3375-3382.

[29] HUANG Z, WANG Z, BAI H, et al. The detection of EGFR mutation status in plasma is reproducible and can dynamically predict the efficacy of EGFR-TKI [J]. Thorac Cancer, 2012, 3: 334-340. .

[30] ROSELL R, KARACHALIOU N. Implications of blood-based T790M genotyping and beyond in epidermal growth factor receptor-mutant non-small cell lung cancer [J]. J Clin Oncol, 2016, 34 (28): 3361-3362.

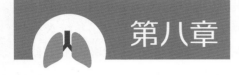

第八章

现代影像学技术在肺癌临床诊疗中的应用与评价

第一节 概　　述

（一）现代影像学技术的发展历史

近年来，随着我国工业化进程加速，空气污染加剧，及人们吸烟习惯等因素的影响，肺癌发病率呈逐年增高趋势。早期肺癌由于发病隐匿，病灶较小，且患者多无明显临床症状，仅少数表现为胸痛、胸闷、气促、咳嗽、咳痰、痰中带血等，当确诊肺癌时，往往已经失去根治机会。城市的肺癌发病率高于乡村，且肺癌病死率已经占癌症病死率的首位，早发现、早诊断、早治疗可使肺癌患者5年存活率＞60%，而影像学是早期肺癌的主要诊断方法。

（一）X线平片

胸部有较好的X线自然对比，X线平片检查是诊断胸部疾病最为常用也是最为基本的影像学检查方法，临床普及率高，费用低廉，能够观察到肿瘤的整体形态，但是病灶易被周围骨骼、脏器遮蔽，比如无法准确检测肺尖、心影后及肋膈角等处的病灶（图8-1）。X线平片的密度分辨力也较低，对较小病灶无法准确定位、定性及分期。数字X线成像（digital radiography，DR）是

目前X线平片检查较主流的手段，它是一种以探测器替代传统胶片的成像方式，直接将拍片时穿过胸部不同厚度和密度的组织器官而产生衰减后剩余的X线转化成数字图像，其较传统X线平片提高了密度分辨力，一定程度上提高了肺部病灶的检出率。DR的双能量减影技术（dual-energy subtraction），通过患者一次屏气高低电压两次成像再减影，去除骨性胸廓的干扰，从而提高血管、支气管等解剖结构的分辨力，使与骨性结构重叠部分的肺部小病灶容易显示。通过提高DR的诊断显示器的分辨力及对感兴趣区的放大，也能提高孤立性肺结节（solitary pulmonary nodule，SPN）的检出率。尽管如此，胸部X线检查在SPN的漏诊率还是很高，检出率远不如CT，但胸部X线在前期普查及后期随访中仍有其重要的意义。

（二）计算机断层成像

计算机断层成像（computed tomography，CT）：CT不同于传统DR，因其具有较高的密度分辨力和空间分辨力，一直是SPN检测和诊断的首选方法，特别是多层螺旋CT（MSCT）的出现，因其强大的后处理技术，在对SPN的形态学研究更加全面深入的同时，还可通过增强扫描对病灶

的血流动力学进行分析，使临床医生对 SPN 良、恶性的诊断水平提高。CT 自 20 世纪 70 年代问世以来有了突飞猛进的发展，近年来随着滑环技术、螺旋式扫描技术、超高速 CT 技术的发展，使 CT 检查技术也提高到了一个崭新的水平。常规 CT、螺旋 CT（spiral CT，SCT）、电子束 CT（electron beam CT，EBCT）、多层螺旋 CT（multi-slices spiral CT，MSCT）或称多排探测器 CT（multi-detector CT，MDCT）等多种 CT 机已商品化，且被广泛应用于临床。CT 是对 X 线检查的重要补充方法，通过后期的图像处理，可以显示被肋骨、心脏以及纵隔等部位所遮挡的肺组织，提高了传统 X 线的检查效果（图 8-2，图 8-3），可以有效提高隐蔽病灶检出率，对于早期诊断具有重要意义。通过高分辨 CT 的薄层放大扫描图像（图 8-4），能够清晰显示肺部病灶的内部结构及血管走行，有意义的影像征象检出率明显高于 X 线平片检查，如肿块、毛刺、棘样突起、胸膜凹陷、空泡征及支气管充气征、空洞、血管聚集、胸水、肺门淋巴结肿大等。随着 MDCT 的高速发展及其强大的后

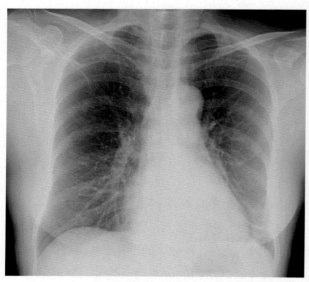

图 8-1 肺癌患者，胸部 X 线平片，病灶位于心影后方，观察不清

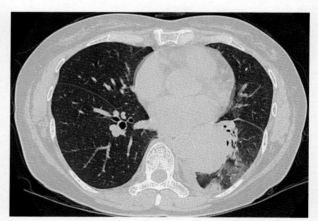

图 8-2 与图 8-1 同一病例，CT 检查显示心影后方病灶清晰可见

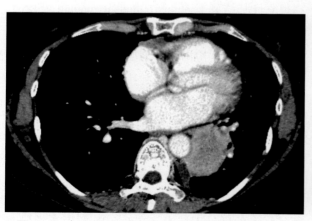

图 8-3 与图 8-1 同一病例，CT 增强扫描检查，见病灶不均匀强化

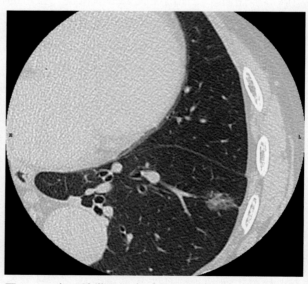

图 8-4 左下肺微浸润癌，高分辨 CT 薄层放大扫描，小病灶也能清晰可见，并能显示病灶内血管走行

处理功能，肺癌的早期诊断准确率进一步提高。

能谱CT成像（gemstone spectral imaging，GSI）是近年来新兴的一种全新CT扫描技术，通过X线球管高低双能（80 kVp和140 kVp）获取高分辨力的图像，能有效避免硬化伪影、运动等对CT图像的影响，实现能谱CT四大功能：单能量成像、能谱曲线、基物质分离及有效原子序数，为影像学的诊断和鉴别诊断提供突破性的新思路。能谱CT成像作为一项新生的技术，代表着当今CT成像技术发展的潮流。能谱CT继承了传统CT的优点，也为临床工作提供了重要的影像学诊断信息。能谱成像在去除伪影、微小病灶的检出、微细结构的显示及低剂量成像等方面显示了其特有的优点，同时在肿瘤良恶性鉴别诊断、病理类型预判、评估淋巴结转移及疗效评估等方面具有潜在价值。能谱CT成像作为一项全新的技术，联合多参数、定量分析等成像特点可对SPN进行综合分析，并能较准确地确定病变组织的来源、范围及结构特征，对SPN的诊断及鉴别诊断具有重要的临床实用价值。

（三）磁共振成像

磁共振成像（magnetic resonance imaging，MRI）为医学影像的核心技术之一，现在的磁共振成像技术主要利用活体组织氢质子密度的空间分布及其弛豫时间，最大的优势在于没有电离辐射损伤，可以解决很多有特殊要求检查者的检查需求，又可以满足检查的目的。MRI的诊断准确性依赖于MRI检查技术，选择正确的参数和成像序列，才能保障MRI图像质量，给诊断提供正确的信息。传统观点认为肺缺乏氢质子，MRI图像信噪比较低，加上空气与组织界面产生的磁敏感伪影及呼吸与心脏搏动的伪影，使得MRI检查没有成为一个"常规"肺部检查方法。但MRI有着自身优势，比如其软组织分辨力高于CT，能准确显示肿瘤的某些组织特征，有利于肿物的定性诊断，更方便肿瘤的T分期，对淋巴结的分辨力亦高于CT，对肿瘤的N分期较CT更为敏感。随着MRI一些新技术的快速进展，如快速成像序列及呼吸、心电门控等技术的发展，MRI对肺结节的成像能力得到明显提高，有效消除了心跳、呼吸等影响，对肺部结节的诊断在临床上的应用越来越广泛（图8-5至图8-7）。通过技术的改进，MRI对肺结节的诊断具有良好前景，在CT发现肿块的情况下，再利用MRI鉴定肿块组织的特征，避免了MRI在发现肺结节上灵敏度不足的一面，又能充分利用MRI对组织的良好分辨力，两者能够相互补充，协同提高肺癌确诊率。肺部MRI不仅可以根据各种不同序列、参数显示形态学的信息，还可以提供功能学方面的信息，如组织弥散、灌注等情况。MRI检查能提供高分辨力的解剖信息和良好的软组织对比，具有多参数成像、无放射线损伤等优点，在肺部恶性病变的早期诊断、实性病变良恶性鉴别诊断、分期等多方面显示了更多的应用价值。近年来，功能性MRI成像技术有了革命性的进展，广泛应用于临床。与CT及PET相比，MRI无放射性损害，不使用对比剂，成像参数多、序列多，比CT依靠单一的X线衰减系数成像获得的信息丰富，能给医师提供更多信息。

随着影像学技术的发展，CT、PET/CT、MRI等检测手段在疾病诊断、治疗、疗效评估等方面扮演着越来越重要的角色。目前的影像检查不仅可以获取病灶的形态特征，还能通过功能显像等手段了解病变的生物学特性。将数字图像处理技术和机器学习等方法应用到医学影像的分析中，催生了影像组学（Radiomics）的概念。Radiomics是通过对CT、MRI、PET等医学影像感兴趣的区域提取数百个定量影像特征，对这些特征进行筛选、分析，用于描述肿瘤生物学特征和异质性等信息的一种高通量定量分析方法，其融合了数字影像处理、统计学、机器学习等方法，对医学影像进行定量的、高通量的分析，从常规影像学检查中挖掘更多的临床意义。

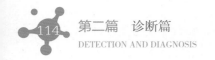

二、现代影像技术的原理与检查方法

（一）多排螺旋CT原理

CT用于肺部组织监测，具有简便、密度分辨力高等优点，是诊断周围型肺癌较为常用的检查方法。普通CT扫描的速度慢，通常由于患者不能配合屏气造成图像不清或错层而漏检病灶，且对病灶的内外征象显示欠佳，对结节定性困难。MSCT扫描速度快，可减少运动伪影，获得清晰图像；采用容积扫描，不存在漏扫病灶现象；即使采用较薄的层厚，也可获得较大扫描范围。随着MSCT高速发展及其强大的后处理功能，周围型肺癌的检出率明显增高，MSCT采用快速容积扫描，检查时间更短，无呼吸伪影，可以行任意方向重建图像，从而多方位观察分析病灶，显示肿瘤形态、内部、边缘及邻近结构改变等。MSCT与单层CT相比，其核心变化体现在探测器构成和数据采集系统。MSCT在Z轴上设有多排探测器，并有多个数据采集系统；而MSCT图像重建所采用的计算方法也与单层和双层CT不同。

普通CT与MSCT的差异主要包括探测器的排列和组合不同，数据采集系统（date acquisition system，DAS）不同，图像重建方法不同，以及螺距的不同。单层CT仅有一排探测器与X线球管直线对应，探测器随球管同步旋转并记录透射过患者的X线剂量，层面厚度由X线准直器调节。球管曝光时所有探测器处于激发状态，因而增加了部分容积效应，使扫描架每旋转一周仅采集的一层数据边缘模糊，影响了图像质量。MSCT的多排探测器则排成多列，可分为固定阵列和可变阵列。单个探测器宽度从0.5~5.0 mm不等，探测器的排数与阵列决定扫描覆盖的最大区域，最薄扫描层厚由中心区的探测器决定，最佳层厚组合由探测器排列方式决定，探测器的排数越多，它选择扫描层厚的组合越灵活，但由于探测器排数越

多，探测器之间的间隙也越多，从而降低了X线利用率，丢失一定的信息，造成图像质量下降。因此，MSCT多采用大容量球管和高毫安扫描来增加信息量，以提高图像质量。单个探测器的最小宽度决定Z轴分辨力，宽度越小，Z轴分辨力越高。MSCT有多个数据采集系统，每一个系统所获得的数据产生一层图像。每个数据采集系统都独立与探测器相连，所以增加数据采集系统对于增加CT成像速度同样重要。当前商品化的MSCT具有4~16个数据采集系统，因此球管每旋转一周可以最多获得16层图像。如中央区4排0.5 mm探测器的MSCT可获得4层0.5 mm层厚的图像，而16排0.5 mm探测器的MSCT可得到16层0.5 mm层厚的图像。CT采用180度线性内插法和360度线性内插法进行图像重建，MSCT则采用一种新的计算方式即扇形束反投影，它主要由以下三个部分组成：最优化抽样扫描、过滤内插入和扇形束重建。①最优化抽样扫描目的是为了改变非常小的层面补充数据和直接数据采样间隙，所以扫描层面越薄，补充数据的采样间隙越大，从而导致重建图像质量下降。②过滤内插入是在Z轴方向上用过滤器滤过大量采样数据的过程，目的是为了减少图像不连续转化的作用，过滤内插入时宽度（即扫描层厚）及螺距（球管旋转一周时扫描进动距离与X线束宽度的比值）的大小共同对噪声产生影响。③经过以上两个步骤，再利用扇形束重建计算程序，即可得到良好的图像。螺距是CT扫描中的一个重要参数，其与螺旋CT扫描的图像质量密切相关，并影响着Z轴上的扫描范围和扫描时间。单层螺旋CT的X线束宽度就是扫描层厚，而对于MSCT来说其是指一排探测器的宽度。当螺距值在一定范围内变化时，其对图像质量的影响不是很大，但当螺距＞6时，图像有效层面厚度增加从而导致图像的空间分辨力下降，图像质量也因此明显下降。此外，MSCT除了探测器和DAS的改进外，也有其他方面的改进，如驱动方式多采用

磁悬浮电磁驱动技术，使扫描速度更快、更平稳。

（二）螺旋 CT 检查方法

1. 平扫 CT　平扫 CT 作为临床一种常见影像学技术，是检出 SPN 的重要方法，MSCT 常规扫描能系统地对孤立性肺结节的形态学进行研究，主要包括结节部位、直径、内部密度、边缘、病灶与周边组织关系等（图 8-8）。通常，结节越大，恶性的可能性随之升高，而直径 < 2 cm 的结节良性的可能性大。对于更小的 SPN，直径 < 4 mm 的结节没必要进一步处理，认为其没有发生肺癌的风险。可见 SPN 的大小对其特异性有一定影响，可作为评估良、恶性及前期处理的一个参考。SPN 中良、恶性病灶的形态结构及边缘改变常有以下表现：恶性 SPN 一般形态不规则，边缘有细毛刺，边缘出现丛毛征、不规则小棘状突起或出现大小不等、深浅不一的分叶，内部可见空泡征或空洞，一般单发厚壁，洞壁朝向胸膜面，洞内壁一般不规则，有壁结节。结节周边常出现血管集束征、胸膜凹陷征及肺门引流征等。良性 SPN 呈圆形或椭圆形，或有卫星灶，内部常见钙化，胸膜面呈带状或星状密度增高影，肺门引流呈"双轨状"，结节内空洞一般呈裂隙状。可见 CT 形态学特征在孤立性肺结节疾病鉴别上有一定的价值。但由于 SPN 在影像学上存在异病同影或同病异影现象，即 SPN 良、恶性形态学特征可能存在重叠现象，因而仅通过肺结节形态特征来诊断易出现误诊。

2. 常规增强扫描　目前，传统 CT 平扫及增强检查是肺结节、肿块诊断与鉴别诊断的首选方法。增强 CT 扫描是诊断周围型肺癌最重要、最可靠和最佳的检查方法，主要用于良、恶性肿块鉴别。CT 空间分辨力高，可清晰显示肺癌的分叶征、周围密集的细毛刺征、钙化、厚薄不均的坏死空洞等征象，增强后表现出血管集束征、不均匀明显强化（图 8-9）。良性肿块主要为肉芽肿性病变，包括结核瘤、炎性假瘤、慢性炎性肉芽肿、机化性肺炎、慢性化脓性肺炎、肺脓肿等。

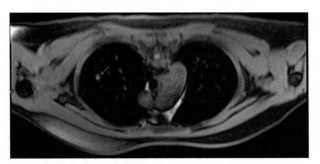

图 8-5　右上肺炎症病灶，MR 扫描 T1WI 观察，可见与肌肉等信号结节（↑）

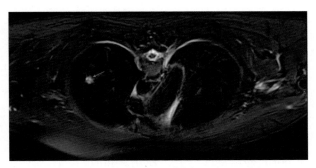

图 8-6　与图 8-4 同一病例，T2WI 观察，见病灶信号较高（↑）

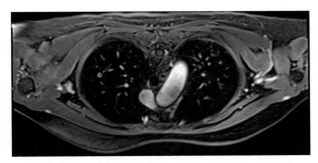

图 8-7　与图 8-4 同一病例，增强扫描 T1WI 观察，见病灶稍有强化（↑）

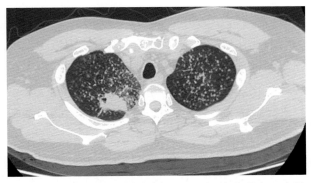

图 8-8　右上肺周围型肺癌，CT 平扫肺窗观察，病灶分叶、毛刺和空洞。双肺见多发粟粒状转移灶

良性肿块 CT 表现出不规则粗长毛刺、扩张扭曲的支气管等征象,均匀强化且持续时间长。但仍有一部分肿块通过 CT 定性诊断困难,临床手术切除的患者肿块中有 30% 为良性。对于肺内单发的结节或肿块,不伴有明显肺不张、炎症或局部淋巴结肿大时,影像学的精确诊断是一直以来的难点。CT 的定性诊断主要在于区分病变的良、恶性,传统的 CT 平扫及增强检查可以很好地显示病变的部位、形态学征象、强化特点。很多学者利用良、恶性病变强化程度的不同鉴别病变的良、恶性,认为肺癌的强化多为中度和高度强化,增强后的 CT 值比平扫增加 20~60 Hu 以上,增强后 CT 值多在 70~90 Hu,少数病例轻度强化或无强化,增强扫描 CT 值为 40~60 Hu。一般认为,25 Hu <增强值< 60 Hu 者应视为恶性结节,而强化≤ 20Hu 或≥ 60Hu 提示良性结节,强化≥ 60Hu 以活动性炎性结节可能性大。增强扫描相对于平扫图像而言,为病变的定性诊断提供了更多的信息。

3. 动态增强扫描 CT 动态增强检查既继承了胸部平扫图像对 SPN 形态特征的评价,又可以通过动态增强特征参数评价 SPN 的某些功能信息,成为评价 SPN 良、恶性的常用技术。良、恶性结节内血管数量、组织间隙的大小、淋巴管回流速率等是影响其增强特点的重要因素,恶性结节的血供与良性结节有着显著差别,这种差别为利用影像学技术鉴别肺结节的良、恶性提供了可能性。应用动态增强 CT 扫描可清晰显示肺癌和炎症的不同,炎症的强化峰值提前于小肺癌,即炎症的强化速度快于肺癌,注入对比剂后组织增强主要依赖于组织血供及细胞外间隙的大小。在病灶强化这一过程中,病变强化的早期改变与单位组织血流量有关,晚期改变则与组织间质细胞外间隙的大小有关。炎症使小动脉扩张,微循环加速,造成单位组织血流量增加。因此在强化的早期有明显改变,即强化明显。而小肺癌病灶中有大量病理性毛细血管,广泛吻合成血管网、血

管池和血管湖,异常的肿瘤血管毛细血管通透性增加导致血液黏稠度增加,血管阻力增加导致血流淤滞,这些都可以使细胞外间隙明显增大,因此小肺癌增强明显改变主要发生在强化的后期。时间 - 密度曲线是反映结节强化趋势随时间改变的曲线,因此,一般认为恶性结节时间 - 密度曲线呈抛物线形态,上升支明显,到达峰值后维持一个较长的平台期,而炎性结节则表现为迅速上升,中间可见降支,峰值较恶性结节高,良性结节时间 - 密度曲线多平坦低平。

4. 高分辨力 CT 扫描 高分辨力 CT(high resolution CT,HRCT)较常规 CT 增加了空间分辨力,减少部分容积效应,使影像更清晰,因此,高分辨力 CT 扫描较常规扫描能更好地显示 SPN 的内部结构、界面及病灶周边肺野的各种细微特征、病灶与周围血管的关系。但由于其采用高分辨力算法亦会高估了图像信息,增加噪声造成一定的失真。靶扫描技术就是通过缩小扫描野,使视野(FOV)减小,达到缩小像素数,提高结构分辨力的做法。

5. CT 三维重组技术 由于受 CT 扫描技术、图像分辨力的限制,对于改变细微的瘤 / 肺界面显示不佳;而且由于肿瘤三维方向生长,受扫描角度的限制,肺内结节在垂直方向的表面分叶在横断面扫描中可能表现阴性,而斜行方向上的明显分叶可能表现为浅分叶。随着多层螺旋 CT 技术的普遍应用与进一步发展,各种图像后处理方法可以改善不同结节边缘的检出,更准确地显示结节的边缘特点,因而有可能更准确地反映不同类型结节边缘的病理基础。结节边缘形态学的改变体现了周围型小肺癌及瘤 / 肺界面的病理改变,是肿瘤及其周围结构细微病理改变在宏观 CT 图像上的客观反映。

近年来 MSCT 的图像后处理技术发展迅速,在 SPN 的良、恶性鉴别中发挥着一定作用。较常用于 SPN 的后处理技术主要有多平面重建法(multi-planar reformation,MPR)、表面遮盖显示法(shadow surface display,SSD,也称表面

遮盖法）、最大强度投影法（maximum intensity projection，MIP）。MPR 技术通过成像采集的连续性容积数据可进行小间隔层面重叠重组，在此基础上行冠状面、矢状面和任意斜面图像重组，有利于 Z 轴和斜面方向征象的整体显示，因而对 SPN 形态学的显示优于常规横断面，MPR 重组结合横断面图像能显著提高不同结节边缘的检出率（图 8-10，图 8-11）。SSD 的优势在于能立体显示结节及周围的改变，尤其对胸膜的改变显示最佳，但其重建时需要人为设定阈值，易对图像信息造成失真。MIP 的优势则在于显示病灶周边血管。有报道认为动态增强扫描后行 MIP 及 MPR 重建 SPN 相连的血管能明显提高诊断的准确性，但由于其剔除了周围的其他结构如相邻支气管、病变的纤维组织等，而不能显示结节的边缘特征。所以 MSCT 的重建技术虽能直观、全面显示病灶结构，但仍需与常规扫描结合。

6. 低剂量 CT 扫描　随着 CT 扫描在各个临床领域越来越广泛的使用，CT 扫描对人体可能产生的辐射危害得到了人们更多的关注。同其他放射学诊断工具相比，CT 扫描一般伴随着较高剂量的 X 射线辐射。CT 扫描剂量的降低往往伴随着成像质量的下降，对于放射剂量和成像质量之间的权衡，国内外的专家学者们给出了共同的答案。国际辐射防护委员会建议，在能得到清晰图像的情况下，剂量越低越好，"低剂量"已经成为目前影像设备研发的主要方向。低剂量 CT 成像研究的主要目标是在更低剂量的扫描条件下，获得和常规剂量扫描同等或更高质量的图像。在 CT 扫描中，影响照射剂量最直接的因素是 X 射线强度以及照射时间，目前临床上常见的剂量降低方式是通过降低 X 射线球管的管电压或者管电流来降低 X 射线强度。肺部病变的发现依赖于病变与周围正常肺组织的对比和影像的噪声水平，而肺组织密度的自然对比高，因此在一定范围内降低管电流，并不影响肺部病变的 CT 肺窗观察。影响肺结节的 CT 检出因素很多，包括有结节的大小、结节所在的位置、扫描条件（准直、螺距、重建间隔、管电流）、影像噪声水平和探测器的类型等。结节的大小是重要的因素，低剂量 CT 与常规剂量 CT 对发现直径 5 mm 的结节没有显著性差异，但对于发现直径 < 5 mm 的结节尚无一致意见。低剂量 CT 对直径 ≤ 5 mm 结节的敏感度从 52%~88.1% 不等。鉴于低剂量 CT 能发现 5 mm 以上的病灶，因此低剂量 CT 被推荐用于高危人群的健康体检（图 8-12）。

7. CT 灌注成像　CT 灌注成像是 CT 动态增强技术与核医学灌注成像原理相结合的产物，是近年来研究的热点。CT 灌注成像与动态扫描的不同之处主要在于静脉快速团注对比剂时，对感兴趣区层面进行连续 CT 扫描，进而获得感兴趣区的时间 - 密度曲线，并通过不同数学模型来计算器官的各类灌注的参数值：血流量（blood flow，BF）、血容量（blood volume，BV）、平均通过时间（mean transit time，MTT）以及表面通透性（permeability surface，PS）、强化峰值（peak hight，PH）等参数，以此来评价组织、器官的血流灌注状态。近年来，随着 CT 扫描成像技术的不断发展，临床诊断逐渐向着多层次灌注发展，不仅缩短了扫描的时间，还提升了扫描的空间分辨力，使 CT 灌注技术具备了诊断的功能。CT 灌注成像中得出的 BV 是指：肿瘤的内部脉管系统中所含的血液容量，其能够对肺组织血液的灌注量进行最直接的反映，同时还能对功能性毛细血管的灌注量进行反映。BF 是指：血液在器官或肿瘤中的流动速度，该数值常常受到各种因素的影响，例如：器官组织的耗氧量、淋巴回流、静脉引流、血容量等。MTT 是指：血液流经静脉、毛细血管、动脉等的耗时与对比剂流经毛细血管耗时的比值。PS 是指：对比剂经毛细血管进入到细胞间隙所需的传送速率，若该数值增加就表明毛细血管的灌注容量有所增加，或者毛细血管表面的渗透性增强。肺部肿瘤具有依赖肿瘤血管生成的生物学特性，是一种肿瘤转移及生长的生物行为，因此，能够引起 BV、PS 等灌注指标发生改变，以此形成 CT 强化基础。由此可见，对肺部肿瘤予以 CT 灌注成像扫描能够对肿瘤血供、肿瘤生物行为及肿瘤周边灌注区予以真实的反映，医生可根据病灶的各项灌注参数变化对患者治疗前后予以衡量及评价，进行治疗效果的早期预测。较高的血容量及灌注值有更为敏感的化疗药物反应，有助于优化化疗方案。此外，CT 灌

注成像为彩图，能够更加清晰及直观地对患者肺不张轮廓及肺癌病灶予以显示，利于医生采取医疗方案，值得临床推广及应用。

8. 能谱 CT 扫描　能谱 CT 成像是近年来兴起的一种崭新的成像技术，其理论基础是物质分解原理。由于物质对 X 射线的吸收衰减系数是随着 X 射线能量的变化而变化，并且对 X 射线衰减的吸收曲线具有特征性，因此任何物质都可用其他两种相应比例的基物质对的衰减系数加权和来表示。在医学影像成像中，碘是临床中常用的对比剂，

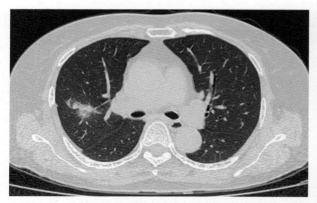

图 8-9　右中叶周围型肺癌，CT 扫描肺窗观察，见病灶分叶、毛刺、血管集束征

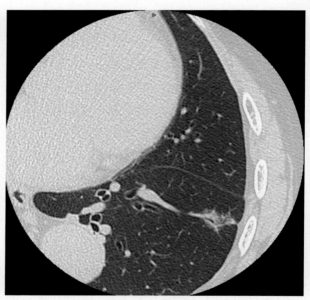

图 8-10　右下叶前内基底段周围型肺癌，横断图像观察

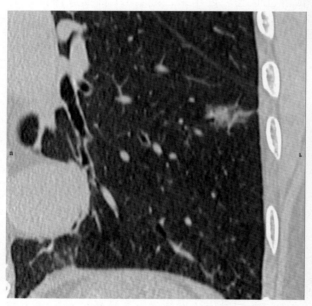

图 8-11　与图 8-10 同一病例，冠状重组图像观察，可以显示病灶更多征象

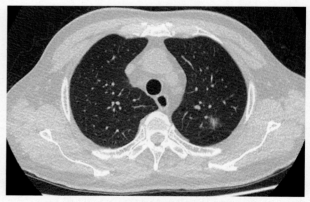

图 8-12　低剂量体检（100kV、80mA），发现左上叶尖后段微浸润癌灶

水在人体各组织分布广泛，而这两种物质的X线衰减系数值相差显著，又覆盖了从软组织到含碘对比剂以及临床中常见物质的范围，并且图像易于解释，所以医学上常选用水和碘作为基物质对。根据高低能量的原始数据求解基物质对（碘/水）的原始数据，然后根据基物质对的原始数据重建出相应的图像和吸收曲线，最后通过对应的吸收曲线计算出不同能量水平下的单能量图像（keV）。由于水和碘的密度与X线能量无关，因此在能谱成像中，可通过求解基物质对的密值进一步求解相应物质的CT值。此外，能谱CT物质分离技术通常可以获得任意两种基物质对组成的图像，通过对病变组织碘浓度值的定量分析，可以准确反映病灶内的血供状态。能谱曲线是描述X线束穿过某种特定物质时的衰减情况的曲线，可用病变组织在不同单能量（40~140 keV）水平下的平均CT值表示，能谱CT能够重建出40~140 keV范围任一单能量高清图像，得到比常规CT更准确的CT值，同时消除硬化伪影，提高图像对比度和分辨力。通常，不同病理类型的组织具有独特的能谱衰减曲线，而曲线的差异性主要表现在斜率上，因此在一定程度上能谱曲线斜率可对病变性质、差异性及同源性进行定量分析，为SPN的定性分析提供更多信息，也为临床诊疗提供新的思路。

能谱CT是通过单一X线球管高低双能（80 kVp和140 kVp）瞬时切换的方法产生完美匹配的双能数据，并使用原始数据投影模式对两组数据进行单能量重建。通常，一次GSI（gemstone spectral imaging）扫描不仅能够获得常规的混合能量图像（kVp），同时还能够重建40~140 keV共101个不同keV的单能量图像、基物质分离图以及特征性能谱曲线，这就是能谱CT成像的基础和基本原理。能谱CT从2009年用于临床以来已成为影像领域研究的热点。其优势：①低剂量成像，其特殊的能谱测器及ASIR能谱重建引擎使其革新了影像链，极大降低了辐射剂量。一次

GSI扫描除能获得扫描部位混合能量的传统图像和101个的单能图像（40~140 keV）外，还能获得基物质对图像。②优化图像质量及对比噪声，其单能量图像避免了硬化伪影产生，并可选取某一能量时病灶与实质器官之间的衰减差异最大而噪声最低的图像，从而达到图像质量的提高。③创新性引入能谱曲线及基物质图像。能谱CT根据不同的病灶和人体组织对X线能量水平（keV）的变换而变化的原理，产生了能谱曲线，从而开创了CT技术对良、恶性肿瘤鉴别的新思路，与CT多参数联合测量，为肺内小结节的检出及SPN性质的鉴别提供了新的方法。另有研究表明，单能量水平下SPN的CT值较GSI扫描模式所得CT值更准确、误差更小。在相同碘浓度下，CT值的变化率随着keV的增加而减小，当单能量越低时不同病变组织间CT值差异越大，而随着单能量不断增加，这种差异将逐渐缩小。这可能与能谱CT成像中，低能量图像组织对比度较高能量图像组织对比度明显增大有关，进一步提示低单能量图像更有利于肺内SPN病灶的检出与诊断，更能准确反映组织的特性，因此可根据单能量图像所提供的定性、定量信息初步鉴别诊断肺部SPN的良、恶性，为临床工作者提供新的视角。

CT能谱曲线由组成物质的分子结构决定，物质的CT值衰减差异可以在一定程度上区分不同的化学成分，而反映CT值衰减的能谱曲线的差异可以用曲线斜率来定量评估，并且影响能谱曲线CT值衰减率的主要因素之一就是结节或肿块的密度。可以利用GSI扫描获得碘基图，并且准确测量图像上病灶的碘含量，从而反映病灶的血供情况。能谱CT升级后，将自动电流最大限由原来的600 mA降低到260 mA，可以明显减少患者接受的辐射剂量。GSI模式、自动电流最大限260 mA条件下（CT容积剂量指数为8.91 Gy），对肺部结节、肿块进行三期增强扫描（静

脉期及延迟期只针对病灶局部进行扫描），在不影响图像质量的情况下，患者接受的辐射剂量比混合能量下单独动脉期扫描还要小。双能 CT 虚拟平扫技术使用两套 X 线管及两套探测系统，通过一次扫描后的信息可获得平扫及增强的图像，大大减少了常规 CT 胸部检查时需平扫、增强两期扫描的辐射剂量，在 SPN 良、恶性的判断中亦有较高准确性。

（三）超高场 MR 原理

磁共振成像（MRI）的信号通常情况下是由少量不成对的氢原子核（氢质子）在静磁场方向上排列形成，静磁场方向氢质子的数量也就是常规 MR 信号强度与静磁场强度呈正比关系，基于此原理使得人们不断追求高场强的 MR 成像系统。当前 3T 磁共振设备的装机数量越来越多，相对于常规 1.5T 场强，3T 设备在科研和常规临床检查方面均具有很多优势，3T 设备早期主要应用于神经系统，进行脑功能成像或磁共振波谱的检查。当前 3T 设备的检查范围涉及肌骨系统、腹部、心脏及冠脉成像、血管成像乃至全身的检查。高场强 MRI 发展的主要动力是图像信噪比、血氧水平依赖（BOLD）对比和磁共振波谱分析的增加，而功能 MRI（fMRI）对敏感性和特异性的需求是高场强发展的首要因素。3T MR 设备的最大优势是高信噪比和与之相伴的高分辨力。

随着磁场强度增加，图像信噪比（signal noise ratio，SNR）几乎呈线性增加，理论上讲，3T MRI 图像 SNR 是 1.5T MRI 的 2 倍。但是，图像 SNR 不仅仅依赖于磁场强度，也依赖于其他参数，如空间分辨力、接收带宽、射频线圈、图像采集方式等。由于高场强 MR 存在一些缺点，而要克服这些缺点需要牺牲 SNR，在临床实际工作中，不能简单理解为"双倍场强得到双倍 SNR"，实际上 3T MRI 所得图像 SNR 的增加约为 48%。3T MRl 系统 SNR 的提高，意味着在其他不变的情况下，获得相同的图像质量可以减少成像时间，在相同的时间内获得分辨力更高的图像。在高场强下提高空间分辨力能够增加 SNR，通过给定的 FOV 下增加矩阵大小也即更小的像素与层厚来实现。这样对细微结构和微小病变的显示和检出率明显提高，同时显示的病灶边缘结构更加清晰，因此，可得到具有更高空间分辨力的图像。对比噪声比（contrast noise ratio，CNR）主要描述图像中不同物体影像的分辨范围。3T MRI 同时能明显提高图像的 CNR，使信号强度与噪声干扰因素的对比更加强烈，因此，对组织和病变的显示更加清晰，定位更加准确。

（四）超高场 MR 检查方法

1. MR 常规扫描序列

（1）T1WI 平扫　MRI 快速成像是屏气扫描的基础，目前常用的快速成像序列有梯度回波和快速自旋回波。T1WI 肺实质信号最弱，胸壁软组织层次明显。在心脏和大血管影的前后方向上出现搏动伪影。心脏和大血管的血液呈中等信号，肺门结构不甚清晰。T1WI 胸壁显示结构清晰，但肺实质的信噪比最低，同时心脏的搏动伪影叠加左下肺后基底段，容易被误认为渗出性病变。

（2）T1WI 增强扫描　增强 T1WI，从静脉推注 0.2 mmol/kg MRI 钆对比剂后，行梯度回波快速小角度激发扫描，并采用脂肪抑制技术，通过调节激励脉冲的频率和带宽，有选择地使脂肪处于饱和状态，脂肪质子不产生信号。本序列增强了肺实质的信噪比，肺血管和心脏、大血管强化明显，胸壁肌肉轻度强化，在皮下和纵隔脂肪信号被抑制的背景下，血管与含气的肺和胸壁软组织之间形成明显的对比，在数种胸部 MR 图像质量的参数中，本序列的对比是最高的（图 8-13），但在纵隔的前后方向上形成较明显的心脏和大血管搏动伪影。

（3）T2WI　T2WI 显示肺纹理较丰富，无心脏和大血管搏动伪影。胸壁和纵隔脂肪的高信号影明显减弱，含水量不同的组织对比明显。但本底噪声较大，大血管内出现不规则的流动相关增强效应，肺门结构欠清晰。

2. MR功能成像

（1）DWI及ADC　弥散加权成像（diffusion weighted imaging，DWI）是MRI的一种功能成像技术，可以提供以组织中水分子扩散的差异为基础的组织对比，这种对比可以被测量为表观扩散系数（apparent diffusion coefficient，ADC）值（图8-14，图8-15）。不同的细胞与结构拥有不同的ADC值，从而确定不同的组织类型与组织特征。DWI的靶位目标是组织中的水分子的弥散状态，如果存在某种因素造成细胞变性，势必会影响细胞的形态、密度以及水分子的弥散，使病变组织产生与正常组织不同的信号。在DWI检测的各种恶性肿瘤中，实体部分弥散下降，DWI呈高信号。近年来，3T MR扫描仪的应用为临床和科研提供了平台，3T的超高场强和并行采集技术能够明显缩短扫描时间，减少器官和组织运动所致的伪影，且易被受检者接受并取得其合作，适合胸部DWI检查。DWI的主要参数是扩散敏感因子即b值。b值越小，DWI图像的信噪比（SNR）和对比噪声比（CNR）越高，T2穿透效应（T2 shine-through）、灌注、宏观运动等因素的影响越大；b值越大，各种影响因素减小，ADC值越接近组织的真实弥散值，但SNR和CNR会显著降低，磁敏感伪影、图像几何变形等也逐渐变得严重。由于血液灌注、限制性扩散、各向异性及细胞膜等多种因素影响，MR信号和b值间的关系较复杂。

（2）磁共振灌注加权成像PWI　早在1996年，就有研究报道了MR首过增强法在肺实质灌注成像中的应用。近年来，随着磁共振设备硬件和成像技术的不断更新，PWI得以在肺部应用，且可定量分析肺的血管及灌注情况。尽管目前PWI技术日趋成熟，但仍存在许多影响图像质量的因素，如呼吸配合问题、心脏搏动伪影、磁敏感伪影、肺实质增强持续时间很短等。一般而言，

有肺部疾患的患者屏气配合都不理想，而呼吸运动会使磁场不均匀，还会产生运动伪影。影像学上，PWI可以通过半定量值反映组织的血管及灌注情况。肿瘤因其血管增生及其导致肿瘤组织细胞外间隙的容量、灌注和毛细血管通透性都明显增加，使得对比剂通过肿瘤血管的流速增快及流量增加，都将影响其PWI的半定量值。磁共振肺灌注成像技术主要包括动脉自旋标记技术（arterial

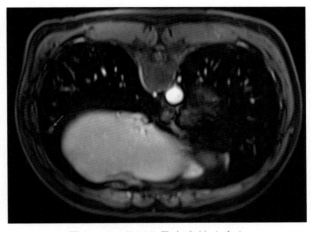

图8-13　T1WI见小病灶（↑）

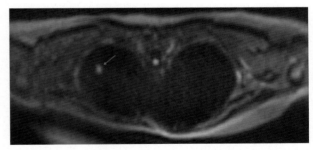

图8-14　右上肺炎症病灶，DWI见病灶稍高信号（↑）

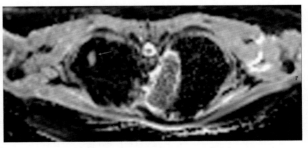

图8-15　与图8-14同一病例，
ADC图见病灶（↑）呈稍高信号

spin labeling，ASL）和静脉团注顺磁性对比剂的快速肺实质动态扫描技术。ASL 是以磁化标记的血管内自由流动的水分子作内源性的示踪剂，来评价组织特异性灌注的方法。ASL 无需静脉注射外源性对比剂，可重复性高且组织对比度较好。静脉团注顺磁性对比剂的快速肺实质动态 2D 扫描的时间分辨力高，可以应用于肺灌注首过时的定量分析，但空间分辨力较低，在临床应用中不能完全发现段或亚段的灌注缺损。近年，超短 TR 和 TE 序列的迅速发展，使屏气的 3D MR 对比增强扫描成为可能。其中并行采集技术由于提高了肺组织成像的时间和空间分辨力，缩短了采集时间，更适宜于评价肺部灌注情况。MR 肺灌注成像能够清楚地显示肺循环和灌注状态。目前临床应用研究主要包括肺栓塞性疾病、慢性阻塞性肺疾病、肺肿瘤性和炎症性疾病以及先天性肺血管疾病、肺移植和减容手术等。PWI 图像上，肺实质信号较强且均匀，肺门结构清楚，心脏和大血管无搏动伪影，心脏和大血管内的血液呈均匀一致的低信号，肺纹理较少，脑脊液呈中等信号。PWI 使用心电门控技术抑制了心脏和大血管的搏动伪影，黑血技术使心脏和大血管的血流信号消失。本序列肺实质的信噪比最高，肺门结构显示好，心脏和大血管结构显示清晰，成为其他几种扫描的重要参照。

（3）体素内不相干运动成像技术（IVIM）DWI 是通过检测组织中水分子扩散运动受限制的方向和程度等信息，间接反映组织微观结构的变化。体素内不相干运动成像是基于 DWI 发展的一项新技术，不但可以提供定量组织中水分子运动的参数，还可以反映组织灌注的情况，现已越来越广泛地应用于人体各脏器的研究。IVIM 相关参数，包括表观扩散系数（ADC）、扩散系数（diffusion coefficient，D）、伪扩散系数（pseudo-diffusion coefficient，D*）和灌注分数（perfusion fraction，F）。IVIM 理论假设血液微循环是一种非一致性、

无条理的随机运动，认为血液受磁化矢量的影响而发生位移，导致信号衰减。通过非线性最小二乘法整合出表观扩散系数（ADC），该值包括扩散和灌注两方面。IVIM 假设生物体的微观运动分为两种，一种是做缓慢移动，其扩散为布朗运动，从宏观角度描述血液在循环网络中的随机分布，为伪扩散系数（D*），即灌注；另一种是快速移动，受压力梯度影响，以扩散系数（D）描述，代表血管外产生的自旋及细胞间液的运动，即扩散。因此，IVIM 是一种可以同时检测到组织内部水分子扩散和毛细血管灌注的先进的无创影像技术，通过处理，可以得到参数 F 值、D* 值及 D 值，分别代表体素内毛细血管容积占整个组织容积的比值、毛细血管网的微循环灌注相关情况、组织中水分子的扩散状态。IVIM 在诊断方面有巨大潜力，临床应用前景广阔。D 为扩散系数，反映水分子在组织中的扩散情况，其主要取决于细胞密度及细胞外基质成分。研究表明，D 值与细胞结构和核浆比呈负相关，即细胞越多、核浆比越高，细胞外空间越小，水分子扩散运动受限，D 值减低。伪扩散系数（D*）与血液流速及平均毛细血管区段长度呈比例，在转移性淋巴结中，与肿瘤血管及微循环的灌注相关。除了 D*，F 也是 IVIM 序列中反映灌注情况的一个重要参数，反映每一个体素中的毛细血管血流量。换而言之，F 可以反映在 MRI 扫描范围内水分子在毛细血管网中所占的比例。所以，F 与组织灌注呈正相关。IVIM 无需外源性对比剂，其分子层面的检测方法可以在组织发生形态学变化前做出相应诊断，真正做到早诊断。

（五）多排螺旋 CT 或超高场 MR 在肺癌检查中的选择

虽然磁共振发展迅速，各种新技术层出不穷，但目前 MRI 技术在肺部疾病应用中仍存在较多缺陷：空间分辨力较 CT 低；膨胀的肺组织内质子密度较低致信噪比低；空气组织交界面较多致

磁敏感伪影明显；采集时间相对较长，极易受内在的心血管搏动和呼吸运动伪影影响。虽然磁共振检查对于正常肺结构显示不佳，但当肺内出现病变时，病灶局部氢质子量与周围环境的改变，在肺的衬托下，病变组织能够清晰地显示，并且病变组织与肺正常结构的差异越大，显示越清晰。MRI 对 SPN 检出率及形态学的显示不如传统 CT，特别是直径 < 5 mm 的 SPN 检出率。MRI 不同序列对结节显示的敏感性不同，既往研究认为如果患者能做到屏气 20s 或者很好地使用心电门控，MRI 可以发现 3~4 mm 的结节。总之，MRI 在小结节显示方面比多排螺旋 CT 差些，特别是 < 5 mm 磨玻璃结节或者半实性结节在 MRI 的任何序列上都不显示。虽然 MRI 对直径 < 5 mm 的结节及纯磨玻璃密度结节的检出率低，但其在肺结节性质的评估中具有独特的优势。由于 MRI 拥有较高的组织对比分辨力，在观察胸壁及纵隔组织的影像方面较 CT 好，并能准确地显示肿瘤的某些组织学特征，比如是否含有脂肪，有利于肿块的定性诊断。T1WI、T2WI 和 DWI 序列对肿块内部成分鉴别相当敏感，如区别周围型肺癌中央的凝固性坏死与炎性肿块的液化坏死及典型干酪样坏死（图 8-16 至图 8-18）；对于周围型肺癌侵及胸膜，当胸腔仅有微量积液时，磁共振扩散加权脂肪抑制序列就会明确显示，其敏感性明显高于增强 CT。近年来随着 MRI 快速成像序列、动态增强技术、功能磁共振成像成熟，MRI 在 SPN 的定性诊断中将发挥更大的作用。此外，增强 CT 可鉴别 MRI 信号重叠的慢性炎性纤维化肿块与肺癌，反映肿块的血供，空间分辨力高，准确地提供细小病灶形态、边缘和密度的详细信息，对毛刺征、桃尖征、支气管侵犯、钙化等显示清晰，可以弥补 MRI 的不足。增强 CT 协同磁共振扫描在周围型肺肿块良、恶性的鉴别诊断中，特异性较高，明显高于单一检查方法，对良、恶性判断有一定的帮助。其次，与胸部 CT 对比，

MRI 可在无对比剂的情况下清晰显示胸部实性病变的大小、数目及与周围组织器官的关系，适用于孕妇、碘对比剂过敏及肾功能不全的患者，且 MRI 检查对患者没有电离辐射的影响。综上所述，对肺内病变诊断的检查方法的合理选择，需结合病灶特点及受检者的自身情况，以使每种检查方法发挥其最大效能。

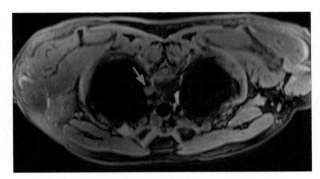

图 8-16　右上肺结核球，T1WI 见与肌肉等信号病灶（↑）

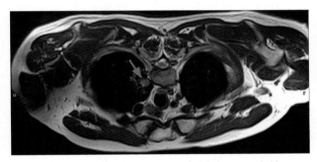

图 8-17　与图 8-16 同一病例，T2WI 病灶信号稍高于肌肉（↑）

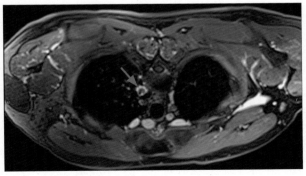

图 8-18　与图 8-16 同一病灶，增强扫描见病灶呈环形强化（↑），中央不强化区为干酪样坏死

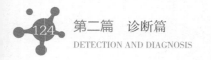

第二节　多排螺旋 CT 在肺癌诊断中的应用

一　多排螺旋 CT 在肺癌定位中的价值

（一）发现肿瘤

近年来的国内外研究表明，低剂量 CT（LDCT）是肺癌早期筛查最有效的影像方法。2005 年，Fleischner 学会发表了 CT 检出的肺小结节的处理推荐方案，现已得到广泛认可与推行。2012 年底，Fleischner 学会根据结节性质又进一步补充发表了亚实性结节（纯磨玻璃结节及含实性成分的磨玻璃结节）的随诊推荐方案（表 8-1，表 8-2）。此后，许多筛查项目的结节随诊都是依照此方案再根据筛查项目的特点形成的。美国国立综合癌症网络（NCCN）根据 Fleischner 学会指南提出了更详细及更适合 LDCT 筛查的肺结节随诊方案。NCCN 指南推荐基线 CT 检出结节的随诊方案具体如下：

（1）实性和部分实性结节　①＜ 6 mm：年度 LDCT 筛查至少 2 年（图 8-19，图 8-20）。②6~8 mm：3 个月内复查 LDCT，结节无增大，则建议 6 个月内复查 LDCT，仍无增大，则进入年度 LDCT 筛查；结节增大，建议外科手术。③＞ 8 mm：建议行 PET/CT 检查，如果 PET/CT 怀疑肺癌可能性小，则建议 3 个月后复查 LDCT；如果 PET/CT 高度怀疑肺癌，则建议活检或外科手术。但 PET/CT 对于实性成分＜ 8 mm 的结节敏感度低。④支气管腔内实性结节：1 个月后复查 LDCT，如未消散，则建议支气管镜检查。

（2）非实性结节　①≤ 5 mm：年度 LDCT 筛查至少 2 年；如果增大或实性成分增加，则建议 3~6 个月后复查 LDCT 或考虑外科手术。②5~10 mm：6 个月内复查 LDCT，结节无增大，进入年度 LDCT 筛查；结节增大，或变为实性或部分实性结节，建议外科手术。③＞ 10 mm：3~6 个月内复查 LDCT，结节无增大，则建议 6~12 个月内复查 LDCT、活检或外科手术；结节增大，或变为实性或部分实性结节，建议外科手术。

表 8-1　Fleischner 学会 CT 检出的实性肺结节的随诊与临床处理推荐方案

结节大小（mm）[a]	低危人群[b]	高危人群[c]
≤ 4	不需要随诊[d]	年度 CT 复查，如果无变化，则不需继续随诊[e]
4~6	年度 CT 复查，如果无变化，则不需继续随诊[e]	6~12 个月复查，如果无变化，则 18~24 个月复查[e]
6~8	6~12 个月复查，如果无变化则 18~24 个月复查	3~6 个月复查，如果无变化，则 9~12 个月、24 个月复查
＞ 8	3 个月、9 个月、24 个月各复查 1 次，可行动态增强 CT、PET 和 / 或活检	同低危人群

注　a：长径和短径的均值；b：不吸烟且没有其他危险因素；c：吸烟或有其他危险因素；d：低危人群恶性结节检出率（＜ 1%）明显低于无症状吸烟者基线 CT；e：非实性（磨玻璃）结节或部分实性结节则需要更长的随诊时间，以排除腺癌的可能

表 8-2　Fleischner 学会 CT 检出的亚实性肺结节的随诊与临床处理推荐方案

结节类型	处理推荐方案	注意事项
孤立纯磨玻璃密度结节		
≤ 5 mm	不需 CT 随诊	1 mm 连续薄层扫描确认为纯磨玻璃密度结节
> 5 mm	3 个月内复查 CT，如果无变化，则每年度复查 1 次，持续 3 年	PET/CT 价值有限，且可能误导患者，因此不推荐
孤立部分实性结节	3 个月内复查 CT，如果无变化或实性成分 < 5 mm，则每年度复查 1 次，持续 3 年；如果结节稳定或实性成分 ≥ 5 mm，则活检或手术切除	> 10 mm 的部分实性结节可考虑行 PET/CT 检查
多发亚实性结节		
纯磨玻璃密度结节 ≤ 5 mm	2 年及 4 年 CT 复查	排除其他可导致多发且直径 ≤ 5 mm 磨玻璃密度结节的疾病
纯磨玻璃密度结节 > 5 mm，且无主病灶	3 个月复查 CT，如果结节稳定则年度复查 3 年	PET/CT 价值有限，且可能误导患者，因此不推荐
主要结节为部分实性或实性	3 个月复查 CT，如果结节稳定则推荐活检或手术切除，尤其对于实性成分 > 5 mm 者	行胸科微创手术，切除可疑恶性结节

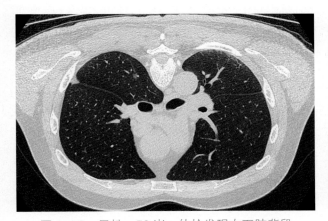

图 8-19　男性，58 岁。体检发现右下肺背段 4mm 大小磨玻璃结节

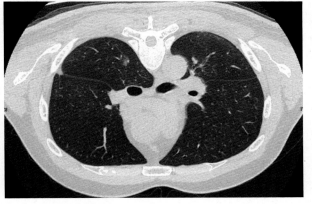

图 8-20　2 年后复查，病灶稍有增大，约 5mm。手术病理为原位癌

（二）肿瘤可切除性的评估

肿瘤的可切除性与多种因素有关，其中，肺癌侵犯纵隔及肺门结构是影响其手术切除的主要因素。临床不能切除的肿瘤病例大多数是由于肺门大血管受侵所致，如胸部 CT 出现肿瘤包埋大血管，或纵隔肺门结构改变、隆突增宽，则其手术切除的可能性极小。近年来，随着 CT 三维重建技术的开展应用，较以前能够更清晰地显示肿瘤与周围组织的关系，从而进一步减少了手术探查的盲目性。此外，纵隔肺门淋巴结肿大对估测肺癌切除的可能性有重大意义，CT 在判读肺门及纵隔淋巴结情况方面发挥着重要作用。

 多排螺旋 CT 肺癌征象及其诊断价值

周围型肺癌作为多发肺癌类型之一，是指发

生于肺段以下支气管直到细小支气管的肺癌，也就是指发生于支气管末端及肺小叶的肺部肿瘤。患者早期临床表现为胸痛、咳嗽，具有进展迅速、转移率高等特点，如不及时治疗预后较差。早期诊断、早期治疗周围型肺癌对于改善患者生存率及生活质量具有重要意义。周围型肺癌瘤体边缘征象特点取决于癌结节、形态、生长方式及瘤-肺界面的关系。CT诊断周围型肺癌的主要依据是病灶的边缘征象和病灶内部特点。

（一）结节/肿块

影像学上对于直径≤3 cm的病变定义为结节，对于直径＞3 cm的病变定义为肿块，肺癌的基本病理形态为肺内结节或肿块，结节可分为实性结节和磨玻璃样结节，这与肺癌类型及增长方式有关。2011年，美国联合欧洲对肺腺癌进行国际多学科病理分型，将肺腺癌分为浸润前病变，包括不典型腺瘤样增生（atytipcal adenomatous hyperplasia，AAH）和原位腺癌（adenocarcinoma in situ，AIS）、微浸润腺癌（minimally invasive adenocarcinoma，MIA）和浸润性腺癌。肺腺癌国际多学科病理新分型不仅考虑了病理学表现，还结合了临床、影像、分子遗传学等学科内容。新分型取消了"细支气管肺泡癌"这个名词，增加了"AIS"和"MIA"的概念。2004年，WHO中指出AAH病变通常表现为直径≤5 mm的纯磨玻璃密度结节。上皮细胞沿着肺泡间隔生长，细胞间彼此排列紧密，但无细胞重叠，HRCT病变表现为类圆形小病灶，边界清楚，低、中等密度，密度均匀的毛玻璃或磨砂玻璃阴影，不遮蔽其下的肺实质。AIS病灶直径≤3 cm，相当于1999年和2004年世界卫生组织分型中的"细支气管肺泡癌"，CT表现为类圆形结节状磨玻璃密度影，多无实性成分，但比AAH的密度稍高。显微镜下见肺泡结构存在，肺泡间隔增厚，间质增生，细胞呈立方形或柱状，核异型性不显著，无分层现象。MIA定义为直径≤3 cm、内部浸润灶≤5

mm的病灶，AIS病灶若继续发展则出现浸润成分，CT上大多表现为实性密度区，形成MIA。在HRCT上表现为纯GGO或混杂密度GGO，多可见分叶及毛刺。病理表现为伏壁样生长为主的病灶，浸润表现为肿瘤细胞穿透基底膜，浸润纤维间质，细胞出现分层现象，排列成腺泡样、乳头状、微乳头状或实体形亚型，肿瘤周边见纤维化改变。浸润性腺癌被定义为直径＞3 cm、内部浸润灶＞5 mm的病灶，病灶常可见分叶、毛刺、肿瘤血管及胸膜凹陷等征象。

（二）分叶

分叶是指肿瘤边缘凹凸不平，有多个切迹，部分呈"脐凹"样改变。分叶征的形成与肿瘤的生长速度不同有关，可分为深分叶及浅分叶，深分叶征及分叶凹陷处与血管相连，此征象对周围型肺癌确诊有较高的特异性（95.2%）。分叶征的形成是因为肿瘤各部分生长速度不一致和受到肺支架结构的制约程度不同所致，以及由于瘤体内部瘢痕纤维收缩，通过瘤外肺支架结构牵拉小血管、小支气管而形成支气管血管切迹。在良性结节中，虽然有时可看到有支气管血管束与其相连，但局部不形成切迹。这主要是由于结节的炎性刺激作用引起周围小血管增生、支气管血管束不进入病灶内部而是贴附于病变的包膜外，因此不影响其边缘轮廓。

（三）毛刺

毛刺表现为肿块或结节边缘呈放射状的细短线条影，多无分支，且不与胸膜相连。由于肿瘤周围水肿和细胞浸润导致肺间质纤维性或细胞性增厚，也有部分是周围肺组织的不规则纤维结缔组织增生反应。短毛刺即肿瘤周边细小的棘状突起，对诊断恶性肿瘤价值较高。有的毛刺较粗、较长，亦常见，但应与炎性病变相鉴别。有研究表明，细短毛刺征多见于早期周围型肺癌，提示这对于周围型肺癌的早期诊断具有重要价值。

（四）棘突征

棘突征表现为瘤体边缘一个或多个棘突状或锯齿状凸起。棘突征由癌细胞和间质结构构成，是癌细胞生长活跃区，在周围型肺癌中的发生率较高，以鳞癌、小细胞癌和腺癌多见。

（五）胸膜凹陷征

胸膜凹陷征主要表现为肿块与邻近胸膜牵拉、粘连、凹陷的征象，是由肿瘤内纤维瘢痕组织收缩牵拉脏层胸膜而产生的胸膜凹陷，呈线条样或三角形改变，以腺癌和支气管肺泡癌多见，是周围型肺癌常见的特征性影像表现之一。

（六）支气管血管集束征

支气管血管集束征包括血管集束征、血管通过及血管推移等，表现为肿瘤周围增粗的小动脉、小静脉向病灶聚拢，且在肿瘤边缘截断，血管从病灶区通过，受病灶牵拉向病灶方向移位。恶性肿瘤细胞往往产生肿瘤血管形成因子，诱发肿瘤新生血管，生长活跃的恶性肿瘤有丰富的血管，向肿瘤供血的血管代偿增粗。良性结节不产生血管形成因子，没有丰富的供血血管。

（七）血管穿行征

一般而言，结节 / 肿块内部有血管穿行说明病灶有相对独立的血供，提示病灶有进一步生长或恶变的可能与趋势，病灶内部是否有血管穿行，在一定程度上反映了病灶对血供的需求，尤其是发现病灶内有增粗的血管时，对提示其良、恶性有一定的指导意义。

（八）空泡征

空泡征表现为肿瘤中央出现直径 < 5 mm 的小圆形低密度小泡影，单个或数个不等，边界清晰。其病理基础是由于肺癌浸润性生长，肿瘤沿肺泡壁及肺泡间隔呈伏壁式生长，但未破坏肺支架结构，保存肺泡腔、支气管结构，未出现阻塞性肺不张。多见于 < 2 cm 的肿瘤，可见圆点状透亮影，为肿瘤内残存的气体或含气支气管的断面影，因而在肿瘤内形成 1~3 mm 的小透亮区。

（九）空气支气管征

肿瘤细胞沿肺泡壁及肺间质生长，使得支气管被残留下来，从而形成空气支气管征。有研究显示，在所有出现空气支气管征的肺癌病例中，腺癌占 86%。

综上所述，周围型小肺癌的诊断不能仅凭一种征象诊断，因有些征象非肺癌所特有，例如：炎性结节如真菌性或结核性肉芽肿，亦可有毛刺、分叶等征象，诊断肺癌时需综合多种征象并结合临床资料，客观地、定量地综合分析，才能有效提高诊断的准确率。

第三节　多排螺旋 CT 能谱成像在肺癌诊断与鉴别诊断中的价值

 ## 能谱 CT 鉴别肿瘤与非肿瘤

孤立性肺结节（SPN）指可勾画轮廓的、影像学上不透明的、直径 < 3 cm、周围完全被含气肺组织包绕的圆形或椭圆形密度增高影，不伴有肺不张、肺门肿大和胸腔积液。肺结节为肺内常见病变，依据结节大小，将 ≤ 8 mm 的病灶定义

为亚厘米结节，直径＞3 cm的病灶定义为肿块，影像学上将肺小结节分为非实性结节（纯磨玻璃结节）、部分实性结节（混合性磨玻璃结节）及实性结节，非实性结节和部分实性结节的恶性率较实性结节高。SPN有良、恶性之分，常见的良性结节有肉芽肿、错构瘤、结核球、硬化性肺细胞瘤及炎性假瘤等，恶性结节多为支气管肺癌。早期对SPN定性诊断，对改善患者预后有重大意义，恶性者可以早期手术切除，良性者则可以避免过度诊断与治疗。

常规CT扫描是发现病变的最常用手段，但因其存在X线硬化现象，进而影响CT值的准确测量，而且不同CT机型因采用的球管不同所测得的CT值也存在偏差，不同性质病变的平扫CT值相近，增强强化模式不典型，使不同性质的肺部病变鉴别存在一定的困难。能谱CT单能量成像能有效去除伪影，提供比常规混合能量成像更精确的CT值，有利于肺结节的鉴别。碘是CT增强对比剂的主要成分，通过对组织碘含量定量分析，可有效反映组织的血流动力学状况。能谱CT提供的碘基图可更好地反映病灶内碘的分布情况，其碘浓度能客观准确地反映病灶的血供情况，从而区分炎性或恶性病变。炎性结节肉芽组织较多，结构疏松，恶性结节血供较丰富，随着对比剂的注入，二者碘含量明显增加，因此炎性结节和恶性结节碘基值明显高于良性结节。能谱曲线可用病变组织在不同单能量（40~140 keV）水平下的平均CT值表示。通常，不同病理类型的组织具有独特的能谱衰减曲线，而曲线的差异性主要表现在斜率上，因此在一定程度上能谱曲线斜率可对病变性质、差异性及同源性进行定量分析。影响能谱曲线CT值衰减的主要因素是病变的密度、血供及强化差异。恶性结节内的微血管网主要由增多、扭曲、扩张的支气管动脉分支构成，在动脉增强早期强化。炎性结节的微血管同样来源于支气管动脉的毛细血管网，很多炎性

病变内微血管数量更密集，扩张更明显，血供更丰富，所以强化程度较恶性结节更明显。常见的良性结节是乏血供的，强化程度一般较弱。

肺部结节、肿块的血供情况一直以来都是诊断及鉴别诊断病变性质的一个重要参考指标，多数学者认为肺癌的肺动脉血供减少，而支气管动脉血供增加，炎性孤立性肺结节支气管动脉的血供也会增加，而常见的多数良性病变是乏血供的。病变血供情况在增强CT上即表现为对碘的摄取量，而双能技术能准确地分离出基质碘，从而得到"纯碘图"，较以往方法能更好地反映病灶内碘的分布情况。能谱曲线通过不同X线能量下物质CT值衰减差异的趋势反映病灶血供，进而分析、鉴别病灶性质。碘浓度能直接、客观、准确地反映病灶的血供情况，从而区分炎性病变与恶性病变。动态增强早期第30 s左右采集的图像主要是反映病变的血管特征，癌性结节或肿块内的微血管网是由增多、扭曲、扩张的支气管动脉分支构成，其在动脉增强早期强化。炎性结节、肿块的微血管同样来自支气管动脉密集的毛细血管网，并且很多炎性病变内微血管的数量更多，扩张也更明显，由于血供更丰富，其强化程度较恶性结节更明显。有研究认为，增强晚期肺结节的强化受血管外间隙中的细胞、非血管间质容积以及纤维化程度等因素影响。癌性病变紊乱扭曲的微血管网使得对比剂在血管内流速减慢，加上淋巴回流减少、细胞外间隙扩大使得病变内对比剂流出减慢，滞留时间长，从而使得其强化曲线为缓升型，强化持续时间较长。炎性病变毛细血管丰富，形态较成熟，管径长，走行迂曲，加之病灶区组织水肿，压迫引流血管和淋巴管，所以病灶呈现持续并快速的强化。在增强第60s，由于恶性病变和炎性病变都处于病灶内对比剂滞留的一个上升期，反映的都是微血管床的紊乱迂曲以及病灶回流减少的病理状态，故两者标准化碘浓度（NIC）值与能谱曲线斜率并无显著差异；而

延迟期第90s时，由于肿瘤血管发育不成熟，血管内皮细胞表面渗透性增高，对比剂经过不完整的基底膜进入组织间隙，使得病灶内对比剂逐渐减少，NIC值与能谱曲线斜率下降。因此，动脉期30 s、延迟期90 s，再加上中间状态的静脉期60 s三个时相的CT增强扫描，可以更好地鉴别不同性质的肺结节、肿块。

（二）能谱CT鉴别不同病理类型肺癌

肺癌根据组织病理学分为非小细胞肺癌和小细胞肺癌两大类，非小细胞肺癌中最常见的是肺鳞癌和肺腺癌。肺癌病理诊断主要通过活检或细胞学检查获得，如何通过无创检查手段来确定病理类型是临床始终探索的目标。同一大类肿瘤的不同类型的瘤细胞在物质构成及细胞排列的紧密程度等方面存在细微差异。例如，鳞癌主要以堆积式生长，瘤细胞增殖堆积逐渐充满肺泡，鳞癌多存在细胞间桥及角化珠，瘤体一般偏大且瘤内血管分布不均，瘤细胞易发生变性坏死，局部酸碱度改变，易引起钙质沉着。腺癌则以伏壁式生长为主，瘤细胞沿肺泡壁等肺内支架结构蔓延生长，常伴有腺样分化及黏液产生。这些差异在CT成像上主要表现为CT值不同，传统CT混合能量成像获得的单一CT值难以显示这种细微差异，能谱CT成像对富血供小病灶的检测、肿瘤特征的分析具有传统CT所没有的新作用，可为临床提供更多病理信息。能谱CT成像能提供40~140 keV之间一系列不同病理类型肺癌的连续能量图像，因此可选取最佳对比噪声比（CNR）下的单能量图像进行鉴别。有研究认为，不同病理类型的肺癌在70 keV单能量下均可获得最佳单能量图像，使病灶更易检出，肺鳞癌、肺腺癌与小细胞肺癌在不同单能量下具有不同的CT值。其次，通过测量计算能谱曲线斜率的不同，对鉴别不同类型肺癌亦有一定帮助。有研究认为，小细胞肺

癌＞鳞癌＞腺癌，尤其是曲线斜率鉴别鳞癌和腺癌具有较高的灵敏度（86%）和特异度（89%），不同病理类型的肺癌，能谱曲线斜率差异均有统计学意义。此外，由于能谱CT通过得到不同能量水平的单能量图像及CT值，对病灶进行能谱参数测量与分析，包括CT值能谱曲线图、能谱曲线斜率、钙含量、碘（水）基图、碘（水）密度、标准化碘（水）密度、有效原子序数图。这些基本信息也可能为肺癌不同病理学类型的鉴别提供更多信息。有研究认为，不同病理类型的肺癌钙含量的测定：鳞癌的钙含量显著高于腺癌和小细胞肺癌，差异有统计学意义；小细胞肺癌和腺癌之间的钙含量差异无统计学意义。通过测量碘密度、水密度得出：腺癌、小细胞肺癌碘密度明显高于鳞癌，腺癌与小细胞肺癌之间碘密度差异无统计学意义，不同病理类型的肺癌水密度无显著差异。总之，能谱CT可以作为鳞癌和腺癌鉴别诊断的有效辅助手段，对小细胞癌与非小细胞癌的鉴别具有一定临床价值。目前，能谱CT针对某一病变（如肺恶性肿瘤）不同病理类型间的生物学差异的相关研究尚未成熟，还缺乏大样本的病例证实和权威性的统一标准。相信随着医学影像技术的不断发展，临床科研工作的广泛开展，能谱CT成像将发挥更加强大的作用，为肺内小病灶的检出、诊断及鉴别诊断提供更多有价值的信息。

（三）能谱CT对纵隔淋巴结转移的评估

淋巴结转移是肺癌常见的扩散途径，能谱CT对淋巴结评估、肺癌分析及治疗和预后评估具有重要的临床价值。肺癌淋巴结转移与否是确定术前分期、治疗方案及预后评价的重要因素。判断纵隔淋巴结转移的方法主要有纤维支气管镜、超声引导下穿刺活检及纵隔镜检查等，诊断准确率高，但均为有创的侵入性检查，容易并发

气胸、出血及瘤细胞种植等，因而受到一定限制。PET/CT 作为无创检查方法，灵敏度较高，但易出现较高的假阳性率，且因价格昂贵而不能普及。能谱 CT 可通过显示纵隔淋巴结的最佳单能图像来更好地显示淋巴结病变，将病变淋巴结与肺内原发病灶两者的能谱曲线进行同源性数据分析，克服了传统 CT 只依赖淋巴结形态学的诊断模式，通过分析碘含量及低能量下的 CT 值及能谱曲线，对不同来源的转移性淋巴结有一定的鉴别意义，能够为纵隔转移性淋巴结诊断提供新方法，有利于肺癌患者术前分期更准确。能谱 CT 在评价纵隔转移性淋巴结中已经发挥一定价值。由于每一种物质都有其特有的能谱曲线，在医学上，能谱曲线的形状类似和／或走行一致提示类似或同样的结构和病理类型，即运用能谱曲线进行同源性分析，可判断纵隔肿大淋巴结的病理类型及是否转移。肺癌不同病理类型的转移性淋巴结在不同 keV 值下衰减程度不同，其衰减曲线表现也不同。例如，有研究认为，小细胞肺癌转移性淋巴结与鳞癌转移性淋巴结在 40~60 keV 的 CT 值，差异有统计学意义；鳞癌转移性淋巴结与腺癌转移性淋巴结的 CT 值，在 40~50keV 差异有统计学意义；小细胞肺癌转移性淋巴结与腺癌转移性淋巴结能谱衰减曲线差异无统计学意义。另有研究认为，转移淋巴结平扫及动脉期碘基物质密度，以及有效原子序数、标准化有效原子序数，动脉期标准化碘基物质密度均低于非转移淋巴结组。能谱 CT 在肺癌纵隔淋巴结转移中的应用，能谱曲线对转移淋巴结诊断的灵敏度、特异度和准确度分别为 66.7%、82.77%、84.20%。由此可见，能谱 CT 有望提高肺癌术前分期及疗效评估的准确性，为肺癌纵隔淋巴结转移的准确诊断提供无创性检测方法。

四、能谱 CT 肺癌疗效评估

众所周知，肿瘤的产生和生长与其微环境密切相关，检测肿瘤微环境的改变对肿瘤的诊断、治疗和预后有着极其重要的意义。常规 CT 检查是最常用的肿瘤疗效评估方法，该方法的特点是操作快捷、风险和价格低等。随着对肿瘤的研究不断深入，关于肿瘤微环境的研究逐渐成为学者的研究热点。肿瘤的微环境可以促进肿瘤的发生和侵袭，微环境的改变也可以限制肿瘤的生长和发展。近些年兴起的影像学检测肿瘤的方法是通过肺癌组织的血流动力学或新陈代谢等肿瘤微环境的改变来检测肺癌的发生、分期和疗效，如 CT 灌注、MRI 和 PET/CT 就是从不同侧面分析肿瘤组织的血流情况的变化来对肿瘤做出诊断、分期和疗效评价。肺癌个体化治疗方案选择及疗效评价一直是临床关注的问题，临床上肺癌的疗效评价主要依据 CT 等图像中实体肿瘤大小变化，即实体肿瘤治疗反应评价标准，来判断治疗疗效，其灵敏度和准确率有限。因形态学改变晚于组织代谢方面的改变，瘤体缩小与瘤细胞死亡间存在不同步性。能谱 CT 对肿瘤疗效的评价研究主要运用物质分离技术，得到碘基图像进而对碘的浓度进行定量测量。肿瘤组织治疗前后，组织结构发生了改变，因而进入瘤体的碘相应发生变化，所测得的碘浓度值亦发生了变化。当肺癌伴有阻塞性肺不张、肺炎，或因胸腔积液导致肺压缩使病变表现复杂化，难以准确测得瘤体大小时，可通过最佳单能图像来勾画瘤体边缘，以更好地观测治疗前后瘤体的变化情况。

第四节　MRI 在肺癌诊断中的价值

(一)　超高场 MRI 鉴别肿瘤与非肿瘤

虽然磁共振扫描具有软组织分辨力高、多参数、多方位，成像序列多，越来越多应用在肺部肿块的诊断上，但是 MRI 图像质量受巨大的气体 / 组织界面引起磁敏感性伪影影响，加上容积效应以及 MRI 空间分辨力等因素，对部分细小病灶的内部结构以及周围征象的显示不理想。主要表现为以下几点：①毛刺征的显示。MRI 上较低的空间分辨力和质子密度使细毛刺征象难以显示，加上巨大的气体 / 组织界面引起的磁敏感伪影和操作时间长引起病灶的相对移动，MRI 图像失去准确性。CT 上边缘呈细毛糙的病变在磁共振上表现为边缘光整，而细毛刺是癌细胞浸润扩散的直接征象，这些较具诊断价值的征象却难以在 MRI 上准确显示。②肺癌钙化多呈细砂粒状，无定型，分布弥散，肺癌典型钙化发生率可达 6%~7%，钙化、空泡征、支气管征对周围型肿块鉴别诊断具有重要意义。MRI 难以区别钙化、空泡征及血管流空征象。③对于炎症纤维化肿块如炎性假瘤、不典型结核瘤等，DWI 信号低，与肺癌的扩散加权像信号存在重叠。肺内良、恶性肿块在 T1、T2 值上重叠范围多。鉴于上述原因，MRI 在肺癌的诊断与鉴别诊断上价值有限。

MRI 有多种成像方式，包括常规的 T1WI、T2WI、弥散加权成像 DWI、动态增强 MRI、肺癌波谱成像 MRS 等，使其对肺部良、恶性病变的鉴别及肺癌类型的分型潜在重要作用。目前，国内外对肺结节良、恶性判断的磁共振研究多数基于 DWI 序列及 ADC 图的研究。DWI 是 MRI 功能成像方法，通过在体无创性评价水分子运动情况，从分子水平反映组织、器官的病理生理情况。肿瘤组织增殖旺盛，细胞数量增多、排列致密、胞外间隙减小，使细胞外水分子运动受限；肿瘤细胞内胞核增大、细胞器增多、胞质减少，使细胞内水分子运动减慢。而不同分化程度肺癌之间的肿瘤细胞排列方式、细胞密度、周围间质均存在差异，因此水分子的扩散就可以把内部特征显示出来。基于以上原理，肿瘤与非肿瘤组织在 DWI 上可能存在信号强度与 ADC 值的差别。DWI 是唯一可无创反映组织内水分子微观扩散运动的 MRI 成像新技术，可检测病理状态下细胞外间隙和细胞内外水分子的扩散变化，通过测定表观扩散系数 ADC 值来对病变进行定性、定量分析。DWI 信号可反映肿块自由水运动情况及组织密实、坏死等情况，区分肿瘤细胞增殖密集部分与富含黏液基质肿瘤细胞稀疏部分，DWI 信号强度有助于良、恶性病变的鉴别诊断，有助于肺癌的诊断。ADC 值可以反映弥散能力，研究表明细胞密度是影响肿瘤内水分子弥散的主要原因，肿瘤组织内细胞密度高、水分子弥散明显受限，ADC 值低；非肿瘤组织细胞密度较低，ADC 值高。各研究使用机器类型不一致，采用 b 值不同，成像参数存在很多差异，尽管全身各部位的 DWI 开展得非常广泛，但很难制订一个用 ADC 值鉴别诊断良、恶性病变的量化标准。总之，扩散加权成像可作为鉴别肺部良、恶性病变的较好补充手段，采用 CT 联合 ADC 值检测的方法，对肺部孤立性病变良、恶性诊断的准确度高，对肺部良、恶性病变的判断具有较高的临床价值。国内外有研究表明，在与 PET/CT 的比较研究中，DWI 诊断肺恶性病变的敏感性与 PET/CT 相当，但特异性明显高于 PET/CT。由此可以看出，仅通过 DWI 的信号强度鉴别病变良、恶性有一定限度，ADC 值对于肺内良、恶性病变鉴别具有重要价值，甚至具有替代 PET/CT 鉴别肺部病变良、恶性的潜力。

此外，肺癌病灶引起支气管狭窄或闭塞时可导致阻塞性炎症和肺不张，MRI 有助于鉴别病灶阻塞远端的继发改变与肿瘤本身，由于不同组织含水等情况不同，多数肺肿块、肺不张在 DWI 或 T2WI 图像上有明显的界线。有研究认为，磁共振 T2WI 对鉴别肿瘤与肺不张有重要价值，70%~80% 的病灶在 T2WI 可以予以鉴别，T2WI 图像多数肺不张信号高于肿瘤；DWI 多数可鉴别的病例，肺不张信号不均，信号强度低于肿瘤，ADC 值高于肿瘤。DWI 与 T2WI 联合，对肺癌与肺不张的鉴别能力达到 85%。

磁共振 PWI 也可为肺部疾病良、恶性鉴别诊断提供重要线索，作为血管生成依赖性疾病之一的肺肿瘤，其血管生成是新生血管在肿瘤血管上形成的过程。在血管生成前，因缺乏营养、氧气及生长因子等，肿瘤生长缓慢且体积小。肿瘤外周部分的血管生成带微血管密度（microvessel density，MVD）最高，中央部分随着肿瘤的生长变得相对乏血供而坏死，血管生成后肿瘤生长迅速且具有了转移能力。MVD 反映肿瘤新生血管情况，是评价肿瘤生长、转移、良恶性及恶性程度的重要指标。肿瘤因性质及分化程度不同，具有不同的血液动力学改变。肿瘤恶性度越高，其分化程度越低，肿瘤新生血管的内皮细胞越不完整，相邻的细胞间隙越大，肿瘤细胞越容易进出血管形成远处转移。PWI 通过半定量值分析，可反映活体内肿瘤血管生成的微血管变化，评价肿瘤的良、恶性程度，不但可以明确肿瘤的供血情况，还可以更为准确地判定肺部供血血管参与肿瘤供血的情况。炎症的半定量值较正常肺组织、肿瘤组织都低，反映了炎症组织的生理演变过程，可以为疾病的诊断及鉴别提供证据。这是因为炎症常有细胞水肿、脂肪变性、凋亡、细胞凝固性坏死和液化性坏死、渗出、增生等改变。炎症过程中，先是细动脉短暂收缩，血管扩张和血流加速，很快地变成血流减速。

二、超高场 MR 在肺癌的分型及分期中的应用

不同组织学类型和不同分化程度的肺癌，肿瘤细胞排列方式、细胞密度、细胞成分以及周围间质存在差异，其内水分子的弥散能力不同，因此磁共振 DWI 检查可对肺癌的分型及分化程度的判断提供重要信息。国内外研究表明，小细胞肺癌（SCLC）的 ADC 值低于非小细胞肺癌（NSCLC），这与 SCLC 细胞密度大、细胞间隙小的组织学特性相符合。ADC 值可能为 SCLC 和 NSCLC 的鉴别提供一个新途径。然而，对于 NSCLC 进一步分型的 DWI 研究结果尚不统一。肺癌 ADC 值还可在一定程度上区分肺癌的分化程度，高分化的腺癌呈现紧贴肺泡壁的替代性生长，而低分化腺癌或鳞癌则呈现变异性、侵袭性的恶性增殖，因此，高分化腺癌的细胞密度要低于低分化腺癌和鳞癌，水分子弥散受限程度要低于后者，故高分化腺癌的 ADC 值明显高于中、低分化的鳞癌和低分化腺癌。

肺癌的 TNM 分期在指导临床选择治疗方式及预后方面是一项非常重要的指标。首先，精确地进行肺癌的 N 分期，评价支气管、肺门、隆突以及纵隔淋巴结是否存在转移，对于肺癌治疗方式的选择有着举足轻重的作用。N1 期患者大多仍存在手术切除的可能，N2 期则需要系统评估肿瘤范围，若为 N3 期则分期为ⅢB 已经失去手术切除的机会。对于肺癌的 N 分期，MRI 在分辨良、恶性淋巴结上有着极大的优势。国外有学者认为，应用 MRI 进行非小细胞肺癌（NSCLC）

的 N 分期，其敏感性及特异性均高于 PET/CT。也有研究应用 MRI 的弥散加权成像对纵隔淋巴结进行分析，通过比较表面扩散系数 ADC 值，发现肺癌转移淋巴结中 ADC 值明显低于良性淋巴结。随着 MRI 技术的进步，特别是在 MRI 的 T2WI 时应用半傅里叶采集单次激发快速自旋回波（HASTE）序列和 T1WI 时应用容积插入法屏气检查（VIBE）序列（3D 梯度回波技术）在肺癌的分期尤其是 N 分期中极为重要。其次，对于肺癌的 M 分期，即评估远处转移，PET/CT 一直被认为是标准化的筛查手段，但实际上约有 20% 的手术患者在术前未能寻找到转移灶。全身 MRI 检查在脑转移和肝转移的评估上要强于 PET/CT，尤其后者在骨转移和软组织转移的诊断上具有独特的优势，背景抑制全身 DWI 技术（diffusion weighted imaging with background body signal suppression，DWIBS）作为一种新兴的方法，无需对比剂，无电离辐射，自由呼吸状态下即可快速获得全身薄层扫描图像，可应用于恶性肿瘤的远处转移灶的全身评估，能直观地显示转移灶，并可进行 ADC 值的定量分析，其凭借潜在的优势在肺癌 M 分期方面的应用越来越受到关注。

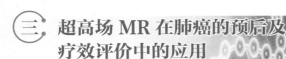

（三）超高场 MR 在肺癌的预后及疗效评价中的应用

对于不能手术的或者晚期肺癌患者来说，放化疗的联合疗法是最常用的治疗手段。由于个体化治疗方案的制订越来越多地受到重视，因此早期评估肺癌的放化疗效果以指导个体化治疗方案的制订和调整至关重要。磁共振弥散加权成像

（DWI）是目前唯一能够活体检测水分子微观运动的功能成像技术，对肿瘤治疗后微环境变化较为敏感，在评估肺癌患者早期放化疗效果方面具有很大的潜力。近年来，随着 MR 成像设备和技术的进步，DWI 在肺部的应用也越来越广泛。DWI 评估肺癌放化疗效果的研究表明，ADC 值变化的出现要早于肺癌形态学的变化，即在肿瘤病灶大小还没有发生变化时，就可以观察到肿瘤内部结构的细微变化，可由此来判断治疗是否有效。可见，ADC 值对于接受放化疗的患者是一个很好的监测早期疗效并借此判断预后的工具。治疗前 ADC 值相对高者可能预示一个较差的疗效；治疗后 ADC 值升高者一般提示对治疗敏感，预后相对较好，降低者多提示治疗无效。DWI 中 ADC 值变化与肿瘤对放化疗产生反应的病理生理学基础是：有效的抗肿瘤治疗会使肿瘤细胞结构受到破坏，细胞膜完整性被破坏甚至消失，诱发细胞凋亡；抗肿瘤药物的细胞毒作用也可以使细胞坏死，二者共同作用使肿瘤细胞膜完整性缺失，细胞溶解，细胞密度减小，细胞外间隙增加，因而水分子弥散运动增加，DWI 信号强度降低，ADC 值升高。另外，放化疗可以抗血管生成，以此降低肿瘤灌注量来诱导细胞缺氧进而触发细胞凋亡，使 ADC 值增加。上述肿瘤内部构成的细微变化在放化疗早期就可以通过 DWI 监测到，而肿瘤大小的变化一般在肿瘤细胞大面积凋亡或坏死吸收后，才可以在 CT 或胸片上观察到。由此可见，在肺癌放化疗效果评估上，ADC 值的变化早于肿瘤形态学的变化，可以从分子水平监测肺癌放化疗的早期效果，并评估预后，具有重要的临床应用价值和潜力。

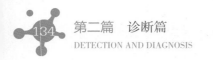
第五节 影像组学在肺癌诊断中的应用

（一）影像组学的定义

近年来大数据技术与医学影像辅助诊断的有机融合产生了新的影像组学方法，其通过从影像中提取海量特征来量化肿瘤等重大疾病，可以有效解决肿瘤异质性难以定量评估的问题，具有重要的临床价值。影像组学技术来源于计算机辅助诊断（computer aided diagnosis，CAD），目前已经发展成为融合影像、基因、临床等信息的辅助诊断、分析和预测的方法。影像组学作为医工交叉的产物，其应用先进的计算机方法解决临床具体问题，将有广阔的应用前景。影像组学"Radiomics"这一名词的概念最早由荷兰学者Lambin P 在 2012 年提出，其强调的深层次含义是指从影像（CT、MRI、PET 等）中高通量地提取大量影像信息，关键词是"高通量"和"大量影像特征"，实现肿瘤分割、特征提取与模型建立，凭借对海量影像数据信息进行更深层次的挖掘、预测和分析来辅助医师做出最准确的诊断。影像组学可直观地理解为将视觉影像信息转化为深层次的特征来进行量化研究。同年，Kumar V 把 Radiomics 定义补充为："高通量地从 CT、PET、MRI 中提取并分析大量高级的定量影像特征"，增加了"分析""定量"等关键词，并把影像手段加以拓展。此后，关注 Radiomics 的研究人员逐年增加并已在 2014 年北美放射学会（RSNA）上引起重视。2015 年，Mitra S 把该定义进一步扩展为："高通量、自动地从放射影像如 CT、PET、MRI 的图像中分析大量定量的影像数据，提取它们的特征"，强调"自动"。

随着医学影像的使用和发展，医学影像技术已从单纯的诊断学工具扩展为个体化医疗的核心之一。但是长期以来，影像学家仅从医学影像中提取了主观的、半定量的信息。实际上目前高分辨力的影像数据除了可以显示的常规描述性特征以外，还包含了极其庞大的可深度挖掘的数字化信息，如果能够对隐含信息进行解码，揭示其所包含的细胞学、生理学、遗传学信息，则对临床医学具有重大意义。在上述背景下，影像组学应运而生。影像组学是一项全新的领域，它使用自动化的数据特征提取算法将影像数据转化为可挖掘的影像特征数据，通过影像特征的数据挖掘可以提供给临床医生更多更好的信息。影像组学认为，通过对现有的医学影像进行深入挖掘和分析，可以得到隐含在影像中的额外信息，具体来说，可以获得基因组学或者蛋白组学表达的宏观上的影像特征。

（二）影像组学的方法

影像组学的处理流程总结归纳为以下五个部分：影像数据的获取；影像的轮廓分割；特征的提取和量化；影像数据库的建立；分类和预测。

1. 影像数据的获取 影像数据的获取主要是通过计算机断层扫描、磁共振成像和正电子发射型断层扫描等得到的 DICOM 图像文件，影像数据的收集以薄层数据最佳。影像组学的入组数据需要具有相同或相似的采集参数，保证数据不会受到机型、参数的影响。由于每种疾病具体到每家医院的数量相对有限，而影像组学研究需要在众多的医院数据中查找严格符合入组条件的数据来保证一致性，这样做又会使数据量急剧减少。因此，影像组学的研究要从数据量和入组规范中寻找一个折中点，保障基本的数据量，为大样本、多特征、多序列和多方法的研究提供保障。

2. 影像的轮廓分割　对影像图像的分割是影像组学方法的第一步，将感兴趣区域和其他组织分离，便于进行下一步影像特征的提取。影像轮廓分割主要是对感兴趣部位的勾画，目前对于感兴趣区域的勾画主要是人工、自动以及半自动三种方法，如滑降区域生长法（region-growing methods）、图割法（graph cut methods）、半自动分割算法（semiautomatic segmentations）、基于容量 CT 的分割法（volumetric CT-based segmentation）等，人工跟踪分割方法（manually traced segmentations）常被用来作为"金标准"。对于不同的分割算法，都有其适用范围和条件。目前尚无认可度较高的通用分割算法，大部分算法均无法满足分割效果的要求，不能解决科研工作者的难题，因此高精度、全自动特定肿瘤分割算法将是未来的发展趋势。

3. 特征的提取和量化　从影像处理狭义概念来讲，分割算法将 ROI 分割完成后，就可以对其进行特征提取。影像特征提取主要包括预处理（滤波、影像变换）和特征计算两个步骤。常见的影像特征为强度、形状、纹理特征以及小波分析等，其中纹理特征最为常用。特征的常用分析方法有线性回归、主成分分析、交叉验证、聚类分析以及自举法等。

4. 影像数据库的建立　影像不仅仅是图片，而是更重要的数据，数据库的建立是影像组学进一步发展的重要工作。一个高精度的预测模型必须要有庞大的数据库支持，所以多中心、标准化的数据库也是影像组学应用到临床的保证。最佳的模型可以很好地包含临床和基因的变量，这样就需要依赖更大的数据样本，未来获取影像和其他数据资源时要有意识地把质量和标准化作为要

求，可以避免数据的损失，有效提高影像组学流程的处理效率。

5. 分类和预测　分类和预测是影像组学方法最终要实现的结果。大数据分类主要通过利用不同特征的相关性对已有数据进行分类。首先将数据分为训练集和验证集，使用训练集建立描述预先定义的数据类或概念集的分类器。这一步也可以看作是通过训练样本学习一个映射或者函数，建立起相应的分类模型后就可以应用该模型对新数据进行分类。对于一个特定的模型而言，衡量其性能的主要指标是准确率，在分类中所面临的挑战就是如何在没有出现过拟合的情况下尽可能提高准确率，一个好的分类模型不仅要能够很好地拟合训练数据，而且应该对未知样本能够准确分类。

（三）影像组学深度学习的初步探讨

影像组学分析主要应用于医学图像并进行定量处理。目前，影像组学应用于肺部肿瘤方面，国内外研究主要包括肺结节良恶性的辅助诊断、转移性和非转移性淋巴结的判断、肿瘤侵袭性的判断、肿瘤基因表型的预测、治疗方案的制订和随访等方面。在肺癌诊断中最广泛使用的成像方法是 CT，肺肿瘤在 CT 图像中呈现出很强的对比度，包括图像中肿瘤灰度值强度差异、肿瘤内纹理差异和肿瘤形状差异。影像组学处理流程与 CAD 相似，提取特征后进行分析，从而帮助医师做出治疗决策，但是在个别流程存在差异，CAD 是检测和诊断病灶，而影像组学是从影像中提取海量特征来进行特征分析。MRI 是医学影像的重要组成部分，从 MRI 中提取大量特征来进行研究已经成为现阶段的研究热点之一。PET 图像的影像组学分析流程与其他模态的图像类似，包含图像分割、特征提取及选择、信息分析和数据挖掘等环节。在 PET 图像中，纹理特征是可以很好地

描述组织、预测治疗效果和存活率的。传统的影像诊断主要依赖于医师的判断，而影像组学基于数据进行分析，提取高维图像特征作为新的生物标志物来帮助临床决策。通常，大规模影像组学数据的提取依赖于电脑视觉和图像处理技术，低层次的图像特征描述用于定义肿瘤的形状、清晰度、紧密度及视觉外观。因此，大量的影像组学数据可以实现常规影像学不能达到的医疗数据整合。另一方面，影像组学将横断面影像阵列转化为可定量的特征，为构建影像基因组学框架奠定了基础，这个框架整合了不同领域的知识，进而得出它们之间因果关系的推论。

影像组学作为一种新兴的研究方法，通过从不同模态的影像中提取高通量的影像特征，一定程度上实现了肿瘤异质性的评估和肿瘤的预后评估，其方法来源于CAD，早期主要用于评估放疗效果，并逐步在影像领域应用，到目前已经发展成为融合影像、基因、临床等信息的辅助诊断、分析和预测的工具。与活检对比而言，它有明显的优势，不仅可以减少活检带来的痛苦，也在一定程度上提高了工作效率，减轻患者经济上的负担，为将来患者病情复查提供了更健康、安全的途径。此外，随着深度学习浪潮的推动，基于深度机器学习的分析预测方法将是影像学术未来的发展方向之一，为预测准确率的提高提供了突破方向。

（朱莹　李子平）

参考文献

[1] 康眼训, 刘雨峰, 张鹏天, 等. 周围型小肺癌的 X线与CT影像诊断分析[J]. 齐齐哈尔医学院学报, 2010, 31 (3): 357−359.

[2] 李惠民, 肖湘生, 刘士远, 等. 孤立肺结节诊断中 CT 容积显示的价值[J]. 中国医学计算机成像杂志, 2005, 11 (1): 29−34.

[3] 徐元昌, 郭爱华. 多层面CT的现状与发展[J]. 成都军区医院学报, 2002, 4 (2): 36.

[4] 林晓珠, 沈云, 陈克敏. CT能谱成像的基本原理与临床应用研究进展[J]. 中华放射学杂志, 2011, 45 (8): 798−800.

[5] 黄仁军. 能谱CT的临床应用与研究进展[J]. 放射学实践, 2015, 30 (1): 81−83.

[6] 王乐, 刘斌, 余永强, 等. 能谱成像测量单能量下CT值与碘含量的相关性分析[J]. 实用放射学杂志, 2012, 28 (5): 784−787.

[7] 夏平, 陈刚, 郝敬明, 等. 能谱CT扫描技术在肺良恶性病变鉴别诊断中的初步研究[J]. 实用放射学杂志, 2015, 31 (3): 473−476.

[8] 吴维, 张进华, 万维佳, 等. 能谱CT诊断孤立性肺结节/肿块的初步研究[J]. 放射学实践, 2014, 29 (9): 998−1002.

[9] 关静, 徐元昌, 郭爱华, 等. 多排探测器CT的基本原理及临床应用优越性[J]. 西南军医, 2004, 6 (4): 51−53 .

[10] 刘道柱. 谢敏. 64排螺旋 CT 对周围型肺癌的诊断价值[J]. 中国当代医药. 2012, 19 (34): 95.

[11] 吴恩惠. 医学影像诊断学[M]. 北京: 人民卫生出版社, 2002: 474−486, 510−515.

[12] 刘大亮, 马大庆, 陈广. CT的分叶征表现在肺内孤立结节影像诊断中的价值[J]. 中华放射学杂志, 2007, 41 (5): 487-489.

[13] 王文献, 邹利光. 肺癌影像学诊断和进展 [J]. 中华肺部疾病杂志, 2011, 6 (2): 45-46.

[14] 何慧, 孙鹏飞. CT 灌注成像在肺癌诊断及疗效评估中的价值 [J]. 国际医学放射学杂志, 2013, 7 (9): 113-115.

[15] 孙琼芳, 张业雨, 李胜达, 等. CT 灌注成像对肺癌的诊断研究 [J]. 海南医学, 2014, 6 (3): 72-73.

[16] 王锐. 临床I期非小细胞肺癌 CT 灌注成像临床意义 [J]. 放射学实践, 2010, 3 (11): 69-71.

[17] 宋之光, 李邦国. 肺癌 CT 灌注成像研究进展 [J]. 遵义医学院学报, 2013, 12 (4): 119-120.

[18] 雷苑麟, 刘红艳, 陈建初, 等. CT 灌注成像在肺癌诊断中的临床意义[J]. 辽宁医学院学报, 2015, 36 (5): 52-54.

[19] 刘士远, 肖湘生. 孤立性肺结节的处理策略[J]. 中华放射学杂志, 2005, 39 (1): 6-8.

[20] 郭兴, 丁伟, 秦慧娟. 双能CT虚拟平扫鉴别良恶性孤立肺结节的临床应用价值[J]. 中华放射学杂志, 2011, 45 (9): 846-849.

[21] 林晓珠, 沈云, 陈克敏. CT能谱成像的基本原理与临床应用研究进展[J]. 中华放射学杂志, 2011, 45 (8): 798-800.

[22] 张敏鸣, 邹煜, 商德胜, 等. 孤立性肺结节动态增强MRI的定量研究[J]. 中华放射学杂志, 2002, 36 (6): 592-597.

[23] 邓海. 胸部X线与CT诊断38例周围型肺癌的对照分析[J]. 中国现代药物应用, 2012, 6 (3): 40-41.

[24] 李果珍. 临床 CT 诊断学[M]. 北京: 中国科学技术出版社, 1994: 324-331.

[25] 吴恩惠, 李铁一. 中华影像医学呼吸系统卷[M]. 2 版. 北京: 人民卫生出版社, 2010: 184-221.

[26] 李松年, 唐光健. 现代全身 CT 诊断学[M]. 2 版. 北京: 中国医药科技出版社, 2007: 622-645.

[27] 马大庆. 周围型肺癌的诊断[J]. 中华全科医师杂志, 2011, 10 (1): 69-70.

[28] 熊小平, 段庆红. 53 例早期周围型肺癌 CT 征象的分析与体会[C]. 贵阳: [出版者不详], 2013.

[29] 陈广, 马大庆. 多平面重建对支气管血管连接引起肿瘤切迹的检出[J]. 实用放射学杂志, 2003, 19: 990-993.

[30] 李惠民, 肖湘生. 肺结节CT影像评估[J]. 中国医学计算机成像杂志, 2001, 7: 30-41.

[31] 刘大亮, 马大庆, 陈广. CT的分叶征表现在肺内孤立结节影像诊断中的价值[J]. 中华放射学杂志, 2007, 41 (5): 487-489.

[32] 袁伟. 38 例周围型肺癌的 X 线与 CT 诊断对比分析[J]. 中国实用医药, 2010, 5 (26): 67-68.

[33] 刘卫金, 邹利光, 廖翠薇, 等. 胸膜凹陷征在肺外周结节CT诊断中的价值[J]. 第三军医大学学报, 2006, 28 (1): 3.

[34] 刘东宇. CT 重建技术在小肺癌血管集束征的诊断价值[J]. 临床肺科杂志, 2014, 19 (7): 1341-1343.

[35] 王劲. CT 诊断周围型肺癌的特征分析[J]. 中国医药科学, 2014, 4 (23): 97-99, 122.

[36] 张定钧. 周围型肺100例CT图像特征分析[J]. 现代中西医结合杂志, 2013, 22 (6): 653-654.

[37] 沈晓速, 王冰, 陶芳, 等. 周围型肺癌支气管气相的 HRCT分型及其诊断价值[J]. 中国 CT 和 MRI杂志, 2012, 10 (6): 44-46, 106.

[38] 王珂, 吴红霞, 罗民新, 等. CT诊断中心型肺癌的准确性及MRI补充诊断的意义[J]. 中国CT和MRI杂志,

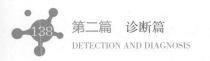
2013, 11 (3): 61-63.

[39] 黄文起. 磁共振成像对周围型肺癌的诊断价值[J]. 中国CT和MRI杂志, 2011, 9 (2): 35-37.

[40] 李伟栋, 李东, 刘海东, 等. 3.0TMR扩散加权成像对肺实性良恶性病变的鉴别诊断效能及b值优化探讨[J]. 中国肺癌杂志, 2011, 14 (11): 853-857.

[41] 邓启明, 邱维加, 周智鹏, 等. 不同b值下DWI鉴别肺部良、恶性病变的价值[J]. 中国医学影像技术, 2012, 28 (8): 1537-1540.

[42] 屈春晖. 肺部良恶性病变MR功能成像DWI研究[D]. 泸州: 泸州医学院, 2011, 445.

[43] 李伟栋, 李东, 刘海东, 等. 3.0TMR扩散加权成像对肺实性良恶性病变的鉴别诊断效能及b值优化探讨[J]. 中国肺癌杂志, 2011, 14 (11): 853-857.

[44] 张婷婷, 李智勇, 伍建林. MR动态增强和扩散成像在肺癌的研究现状[J]. 大连医科大学学报, 2010, 32 (4): 475-478.

[45] 张婷婷, 李智勇, 伍建林. MRI新技术对肺癌靶向治疗与放化疗疗效评价的研究现状与进展[J]. 国际医学放射性杂志, 2009, 32 (5): 453-456.

[46] 李智勇, 张婷婷, 李梦颖, 等. 动态增强MR在不典型肺结核球的应用[J]. 实用医学杂志, 2012, 28 (12): 2035-2038.

[47] 杨春山, 李惠民, 肖湘生, 等. 孤立性肺结节MRI动态增强血流模式及其定量研究[J]. 中国医学计算机成像杂志, 2005, 11 (2): 95-99.

[48] 吴维, 张进华, 万维佳. 能谱CT诊断孤立性肺结节/肿块的初步研究[J]. 放射学实践, 2014, 29 (9): 998-1002.

[49] 任庆国, 滑炎卿, 李剑颖. CT能谱成像的基本原理及临床应用[J]. 国际医学放射性杂志, 2011, 34 (6): 559-563.

[50] 林吉征, 张亮, 邹婧, 等. CT能谱成像诊断孤立性肺结节[J]. 中国医学影像技术, 2014, 30 (2): 224-227.

[51] 林晓珠, 沈云, 陈克敏. CT能谱成像的基本原理与临床应用研究进展[J]. 中华放射学杂志, 2011, 45 (8): 798-800.

[52] 黄仁军. 能谱CT的临床应用与研究进展[J]. 放射学实践, 2015, 30 (1): 81-83.

[53] 任庆国, 滑炎卿, 李剑颖. 能谱CT成像的基本原理及临床应用[J]. 国际医学放射学杂志, 2011, 34 (6): 559-563.

[54] 侯唯姝, 殷焱, 程杰军, 等. 能谱CT成像在鉴别周围型肺癌和肺炎性肿块中的价值[J]. 中华放射学杂志, 2014, 48 (10): 832-835.

[55] 刘琪, 张旭婷, 靳宏星, 等. 宝石能谱CT在孤立性肺结节鉴别诊断中的价值[J]. 肿瘤研究与临床, 2014, 26 (5): 294-297.

[56] 林吉征, 张亮, 邹婧, 等. CT能谱成像诊断孤立性肺结节[J]. 中国医学影像技术, 2014, 30 (2): 224-228.

[57] HU H. Multi-slice spiral CT: scan and reconstruction[J]. Med Phys, 1999, 26 (1): 5.

[58] WANG G, VANNIER MW. The effect of pitch in multi-slice spiral CT[J]. Med Phys, 1999, 26 (12): 2648.

[59] YANG C F, CHEN T W, et al. Primary pulmonary epithelioid angiosarcoma presenting as a solitary pulmonary nodule on image[J]. Pathol Int, 2012, 62 (6): 424-428.

[60] MALDONADO F, DANIELS C E, HOFFMAN E A, et al. Focal organizing pneumonia on surgical lung biopsy: causers, clinicoradiologic feature, and outcomes[J]. Chest, 2007, 132 (5): 1579−1583.

[61] CHAE E J, SONG J W, KRAUSS B, et al. Dual−energy computed tomography characterization of solitary pulmonary nodules[J]. J Thorac Imag, 2010, 25 (4): 301−310.

[62] HOU W S, WU H W, YIN Y, et al. Differentiation of lung cancers from inflammatory masses with dual−energy spectral CT imaging[J]. Acad Radiol, 2015, 22 (3): 337−344.

[63] SILVA A C, MOME B G, HARA A K, et al. Dual−energy (spectral) CT: applications in abdominal imaging[J]. Radio Graphics, 2011, 31 (4): 1031−1046.

[64] TOEPKER M, MORITZ T, KRAUSS B, et al. Virtual noncontrast in second−generation, dual−energy computed tomography: reliability of attenuation values[J]. Eur J Radiol, 2012, 81 (3): e398−e405.

[65] FANG Y J, HUANG Z Q, LING C X, et al. Experimental study on quantitative measurement of CT attenuations of pulmonary nodules with gemstone spectral imaging[J]. J Prac Radiol, 2012, 28 (3): 454−457.

[66] LEE S H, HUR J, KIM Y J, et al. Additional value of dualenergy CT to differentiate between benign and malignant mediastinal tumors: an initial experience[J]. Eur J Radiol, 2013, 82 (11): 2043−2049.

[67] PONTANA F, REMY−JARDIN M, DUHAMEL A, et al. Lung perfusion with dual−energy multi−detector row CT: can it help recognize ground glass opacities of vascular origin? [J]. Acad Radiol, 2010, 17 (5): 587−594.

[68] LV P, LIN X Z, LI J, et al. Differentiation of small hepatic hemangioma from small hepatocellular carcinoma: recently introduced spectral CT method[J]. Radiology, 2011, 259 (3): 720−729.

[69] CHAE E J, SONG J W, SEO J B, et al. Clinical utility of dual−energy CT in the evaluation of solitary pulmonary nodules: initial experience[J]. Radiology, 2008, 249 (2): 671−681.

[70] LI M, ZHENG X, LI J, et al. Dual−energy computed tomography imaging of thyroid nodule specimens: comparison with pathologic findings[J]. Invest Radiol, 2012, 47 (1): 58−64.

[71] YI C A, LEE K S, KIM E A, et al. Solitary pulmonary nodules: dynamic enhanced multi−detector row CT study and comparison with vascular endotllelial growth factor and microvessel density [J]. Radiology, 2014, 233 (1): 191−199.

[72] WINER−MURAM H T. The solitary pulmonary nodulel[J]. Radiology, 2006, 239 (1): 34−49.

[73] SWENSEN S J, VIGGIANO R W, MIDTHUN D E, et al. Lung nodule enhancement at CT: Multicenter Study[J]. Radiology, 2000, 214 (1): 73−80

[74] SHIRAISHI J, KATSURAGAWA S, IKEZOE J, et al. Development of a digital image database for chest radiographs with and without a lung nodule receiver operating characteristic analysis of radiologists' detection of pulmonary nodules[J]. Am J Roentgenol, 2000, 174 (1): 71−74.

[75] REN L, ZHANG J, THONGPHIEW D, et al. A novel digital tomosynthesis (DTS) reconstruction method using a deformation field map[J]. Med Phys, 2008, 35: 3110.

[76] DOBBINS III J T, MCADAMS H P, SONG J W, et al. Digital lomosynthesis of the chest for lung nodule detection: interim sensitivity results from an ongoing NIH−sponsored trial[J]. Med Phys, 2008, 35: 2554.

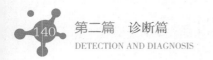
[77] MACMAHON H, AUSTIN J H, GAMSU G, et al. Guidelines for management of small pulmonary nodules detected on CT Scans: a statement from the Fleischner Society[J]. Radiology, 2005, 237 (2): 395-400.

[78] AOKI T, NAKATA H, WATANABE H, et al. Evolution of peripheral lung adenocarcinomas CT findings correlated with histology and tumor doubling time[J]. Am J Roentgenol, 2000, 174 (3): 763-768.

[79] RAPP-BERNHARDT U, WEITE T, DOEHRING W, et al. Diagnostic potential of virtual bronchoscopy: advantages in comparison with axial CT slices, MPR and mIP [J]. Eur Radiol, 2000, 10 (6): 981-988.

[80] ZHANG M, KONO M. Solitary pulmonary nodules: evaluation of blood flow patterns with dynamic CT[J]. Radiology, 1997, 205 (2): 471-478.

[81] GOULD M K, MACLEAN C C, KUSCHNER W G, et al. Accuracy of positron emission tomography for diagnosis of pulmonary nodules and mass lesions[J]. JAMA, 2001, 285 (7): 914-924.

[82] SIM Y T, GOH Y G, DEMPSEY M F, et al. PET/CT evaluation of solitary pulmonary nodules: correlation with maximum standardized up take value and pathology[J]. Lung, 2013, 4: 1-8.

[83] MORI T, NOMOFI H, IKEDA K, et al. Diffusion-weighted magnetic resonance imaging for diagnosing malignant pulmonary nodules/masses: comparison with positron emission tomography[J]. J Thorac Oncol, 2008, 3 (4): 358-364.

[84] MENEZES R J, ROBERTS H C, PAUL N S, et al. Lung cancer screening using low-dose computed tomography in at-risk individuals: the Toronto experience[J]. Lung Cancer, 2010, 67 (2): 177-183.

[85] SWENSEN S J, JETT J R, HARTMAN T E, et al. CT screening for lung cancer: five-year prospective experience [J]. Radiology, 2005, 235 (1): 259-265.

[86] SATOH S, KITZZUME Y, OHDAMA S, et al. Can malignant and benign pulmonary nodules be differentiated with diffusion-weighted MRI [J]. Am, 2008, 191: 464-470.

[87] BAMMER R. Basic principles of diffusion-weighted imaging [J]. Eur J Radiol, 2003, 45 (3): 169-184.

[88] SEKI S, KOYAMA H, OHNO Y, et al. Diffusion-weighted MR imaging vs. multi-detector row CT: Direct comparison of capability for assessment of management needs for anterior mediastinal solitary tumors [J]. Eur J Radiol, 2014, 83 (5): 835-842.

[89] RSSI A, GANDOLFO C, MORANA G, et al. New MR sequences (diffusion, perfusion, spectroscopy) in brain tumos [J]. Pediatr Radiol, 2010, 40 (6): 999-1009.

[90] YANG C F, CHEN T W, TSENG G C, et al. Primary pulmonary epithelioid angiosarcoma presenting as a solitary pulmonary nodule on image[J]. Pathol Int, 2012, 62 (6): 424-428.

[91] MALDONADO F, DANIELS C E, HOFFMAN E A, et al. Focal organizing pneumonia on surgical lung biopsy: causers, clinicoradiologic feature, andoutcomes[J]. Chest, 2007, 132 (5): 1579-1583.

[92] HOU W S, WU H W, YIN Y, et al. Differentiation of lung cancers from inflammatory masses with dual-energy spectral CT imaging[J]. Acad Radiol, 2015, 22 (3): 337-344.

[93] SILVA A C, MOME B G, HARA A K, et al. Dual-energy (spectral) CT: applications in abdominal imaging[J]. Radio Graphics, 2011, 31 (4): 1031-1046.

[94] TOEPKER M, MORITZ T, KRAUSS B, et al. Virtual noncontrast in second-generation, dual-energy

computed tomography: reliability of attenuation values[J]. Eur J Radiol, 2012, 81 (3): e398−e405.

[95] LEE S H, HUR J, KIM Y J, et al. Additional value of dual−energy CT to differentiate between benign and malignant mediastinal tumors: an initial experience[J]. Eur J Radiol, 2013, 82 (11): 2043−2049.

[96] PONTANA F, REMY−JARDIN M, DUHAMEL A, et al. Lung perfusion with dual−energy multi−detector row CT: can it help recognize ground glass opacities of vascular origin? [J]. Acad Radiol, 2010, 17 (5): 587−594.

[97] WANG G, ZHANG C, LI M, et al. Preliminary application of high−definition computed tomographic Gemstone Spectral Imaging in lung cancer[J]. J Comput Assist Tomo, 1900, 38 (1): 77−81.

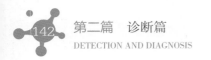

第九章

PET/CT 在肺癌诊疗中的应用现状与前景

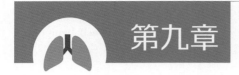

第一节　PET/CT 显像原理及图像解读

（一）PET/CT 显像原理

PET/CT 是正电子发射计算机断层显像 / 计算机体层扫描（positron emission tomography / computed tomography）的缩写，是将 PET 和 CT 两个设备有机地结合在一起，使用同一个检查床和同一个图像处理工作站。它是功能学和形态学影像技术的最佳组合，也是目前唯一可在分子水平上通过观察细胞代谢而动态、精确地显示人体各器官的正常组织与病变部位微观结构及细胞分化程度的影像学方法。PET 检查采用正电子核素药物作为示踪剂，通过病灶部位对示踪剂的分布了解病灶功能代谢状态，显示病灶病理生理特征；CT 是利用 X 射线对人体进行体层检查，可以精确定位病灶，显示病灶结构变化；PET/CT 将 PET 与 CT 图像融合，同时反映病灶的病理生理变化及形态结构变化，具有灵敏度高、准确性高及定位准确的特点，对肿瘤既可以早期发现、早期诊断并准确分期，又可以通过治疗前后代谢信息的变化为评价肿瘤对药物的疗效反应提供依据，对实现肿瘤的个体化治疗有着重要意义。

正电子核素如 ^{11}C、^{18}F、^{15}O、^{13}N 等都是组成人体组织的基本元素的放射性同位素，用它们标记不会改变所标记分子的生物学特性，其显像结果还能客观准确地揭示活体的生物信息。根据所用放射性核素药物的不同，图像反映体内该种药物所代表的分子及其生物活动的信息也不同，可补充和完善病理检查对疾病本质的认识。目前，国内外研发的放射性核素药物有数百种，临床应用最广泛的是 ^{18}F- 氟代脱氧葡萄糖（^{18}F-2-fluro-D-deoxy-glucose，^{18}F-FDG）。^{18}F-FDG 是葡萄糖类似物，和葡萄糖分子结构相似，在体内的部分代谢过程也与葡萄糖相似。经静脉注入体内后，^{18}F-FDG 与葡萄糖一样通过细胞膜上葡萄糖转运蛋白进入细胞内，进入细胞后在己糖激酶的作用下被磷酸化形成 6- 磷酸 -^{18}F-FDG（6-P-^{18}F-FDG），但由于空间结构上的差异，6-P-^{18}F-FDG 不能被葡萄糖异构酶等催化进入下一步代谢；同时，由于 6-P-^{18}F-FDG 带有负电荷，不能通过细胞膜而逸出细胞，从而滞留在细胞内。细胞对 ^{18}F-FDG 的摄取量与其葡萄糖代谢率成正比，故体内葡萄糖代谢率越高的细胞，摄取聚集 ^{18}F-FDG 越多。

大部分恶性肿瘤细胞基因表达异常，细胞膜上葡萄糖转运蛋白表达增加，肿瘤细胞内已糖激酶活性增高，葡萄糖 -6- 磷酸酶活性低，使肿瘤细胞内的 ^{18}F-FDG 大量磷酸化，生成 6-P-^{18}F-FDG 而贮留在肿瘤细胞内，在 PET/CT 显像时表现为 ^{18}F-FDG 高摄取。值得注意的是，^{18}F-FDG 摄取多少仅反映病灶的葡萄糖代谢状态，而不反映病灶的良、恶性。一些增殖速度快的良性病变 ^{18}F-FDG PET/CT 显像也可以表现为 ^{18}F-FDG 高摄取，如活动性结核、肉芽肿性炎症、炎性假瘤、甲状腺腺瘤、大动脉炎以及感染性炎症病变。非特异性炎性病灶如嗜酸性肉芽肿、慢性胰腺炎、慢性甲状腺炎以及非特异性淋巴结炎等，主要由于组织内的淋巴细胞、内皮细胞和巨噬细胞增殖所致，活动期糖酵解明显增加，磷酸已糖旁路由于吞噬作用被激活，比基础值提高了几十倍，从而引起活动期病灶摄取 ^{18}F-FDG 显著增高。而大多数良性病变，如血管瘤、畸胎瘤、子宫肌瘤、脂肪瘤、腺瘤、囊肿等表现为 ^{18}F-FDG 低摄取或无摄取。但也有一部分良性肿瘤可以表现为 ^{18}F-FDG 摄取增高，如甲状腺腺瘤、骨样骨瘤、垂体瘤、腮腺瘤，其摄取机制不明。而部分高分化的肝细胞肝癌、胃印戒细胞癌、肺支气管肺泡癌、前列腺癌等可以表现为 ^{18}F-FDG 摄取不高，与正常组织相比并没有明显的差异，对比度不明显，使得 ^{18}F-FDG PET/CT 显像鉴别肿瘤的良、恶性存在一定的困难。

总之，^{18}F-FDG 的摄取没有疾病特异性，与病灶的良、恶性没有关系，只是反映病灶的葡萄糖代谢水平的高低。目前，尽管对于非肿瘤性病灶 ^{18}F-FDG 摄取增高的临床意义尚未得到充分研究，但临床实践表明 ^{18}F-FDG 在体内感染和非特异性炎症的诊断和治疗决策方面有较大的应用潜力，从这个意义上讲 ^{18}F-FDG 摄取没有假阳性，凡是肯定的浓聚灶，都应该深入检查，因为这可能代表了目前尚未认识的疾病发展的早期阶段。

二 PET/CT 显像及图像判读

（一）正常 ^{18}F-FDG PET 图像

了解示踪剂使用时的正常图像，是正确分析、判断 PET/CT 图像的前提。^{18}F-FDG 进入人体内，根据脏器能量需要和消耗的程度，各种组织器官摄取 ^{18}F-FDG 能力不同，构成体内正常分布图像。不同器官对葡萄糖的利用能力不同，在 PET/CT 显像时浓聚程度也不一样。^{18}F-FDG 主要分布于脑、心肌、活动状态的肌肉、肝脏、肾脏及膀胱（图9-1）。

脑部：脑组织能量主要来源于葡萄糖。^{18}F-FDG PET 显像时，大脑皮层、尾状核、豆状核、丘脑、小脑皮层均表现为明显而清晰的 ^{18}F-FDG 高摄取；脑白质表现为 ^{18}F-FDG 低摄取；脑室系

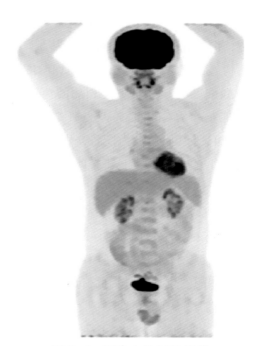

图 9-1 正常人的 MIP 图像

静脉注射 ^{18}F-FDG 1h 后显像采集的前位 PET 最大强度投影图（maximum intensity projection，MIP），图上可见脑部、心脏、肝脏、双肾及膀胱的生理性显影

统表现为无摄取。正常人脑垂体摄取 ^{18}F-FDG 较弱，强度与脑白质相近。

头颈部：正常人的眼肌、舌根、扁桃体都可以表现为 ^{18}F-FDG 高摄取。部分人的唾液腺、颌下腺也可以表现为 ^{18}F-FDG 高摄取。颌面软组织的 ^{18}F-FDG 摄取较低。甲状腺的 ^{18}F-FDG 摄取均匀、对称，但浓聚程度多变。

胸部：经衰减校正的 PET 显像上，双肺是放射性最为低下的空白区。纵隔、肺门与胸壁的放射性摄取程度均为本底水平（正常皮肤、脂肪组织和肌肉均有一定程度的 ^{18}F-FDG 摄取，我们通常把其称为本底水平）。部分儿童和少年，胸腺可出现轻度放射性摄取，表现为前纵隔呈倒 V 形影像。青年女性乳腺可摄取 ^{18}F-FDG，摄取程度与胸壁肌肉相等，乳头、乳晕部摄取稍高于乳腺腺体。在月经周期末，乳腺的摄取可有所增加。哺乳期的乳腺 ^{18}F-FDG 摄取明显增加。

心脏：心肌的能量来源较复杂，游离脂肪酸、葡萄糖、乳酸和酮体都可以成为心脏的能量代谢底物。在正常禁食状态下，血糖浓度低而游离脂肪酸浓度高，心肌主要利用游离脂肪酸提供所需能量，大多数正常人心肌 ^{18}F-FDG 摄取不高。当心肌以葡萄糖为能量来源时，^{18}F-FDG PET 显像可见左心室心肌 ^{18}F-FDG 摄取增高，右心室心肌无或轻度摄取 ^{18}F-FDG。如果右心室心肌 ^{18}F-FDG 摄取增高，提示右心室心肌肥厚，或右心室负荷过重。一般情况下心房不显影。

腹部：正常人肝的 ^{18}F-FDG 摄取比较均匀，在不同个体间变化很小，因此肝脏可以作为 PET 检查的质控指标。脾脏位于膈肌下左后外方处，表现为轻度的放射性摄取。正常人胰腺不显影。

胃肠道：胃肠道的 ^{18}F-FDG 显像表现多变，正常人中 30%~40% 可出现胃底或全部胃黏膜的浓聚，其中约 1/3 的人可以表现为强浓聚。食管下段、贲门、幽门、十二指肠球部可出现局限性浓聚，小肠、结肠和直肠的摄取也较常见。一般

全胃黏膜均匀性摄取没有明确临床意义，但如出现明显不规则、局灶摄取增高时需仔细观察、鉴别生理性和病理性放射性浓聚。

泌尿系统：肾实质的 ^{18}F-FDG 摄取程度与肝脏摄取程度相近。由于 ^{18}F-FDG 主要经肾脏排泄，在肾盏、肾盂、输尿管和膀胱可见大量 ^{18}F-FDG 积聚。这种放射性积聚会干扰病变的检出，在注射 ^{18}F-FDG 后充分水化，必要时加用利尿剂加速肾清除，是提高病变检出率的有效方法。

生殖系统：女性的子宫、卵巢对 ^{18}F-FDG 的摄取受月经周期的影响。在月经周期末，局部充血和代谢改变可以造成子宫内膜的放射性浓聚。一般在青春期前和绝经后，子宫、附件的放射性摄取与周围软组织水平相当。

骨皮质一般无放射性摄取，有造血活性的骨髓组织可轻度摄取；在特殊情况下，如化疗、失血后及使用升白药物后等，骨髓的放射性摄取可显著增加。^{18}F-FDG 静息状态下肌肉的放射性摄取较轻；紧张或活动可造成明显的 ^{18}F-FDG 摄取，检查时因体位或情绪紧张造成的肌紧张、检查前的过度活动、说话甚至胃肠的过度蠕动，都可以表现为相应肌肉或器官的高浓聚。

（二）异常 ^{18}F-FDG PET 图像

判断放射性分布是否异常通常有两种方式：视觉分析法和半定量分析法。视觉分析一般是选择 ^{18}F-FDG 摄取比较恒定，且较少受其他因素干扰的部位做参照部位进行比较性观察，不同部位的病灶可以选择不同的参照物；例如胸部可以选择纵隔血池作为参照物，病灶 ^{18}F-FDG 摄取高于纵隔血池定义为高代谢灶（图 9-2）；病灶 ^{18}F-FDG 摄取低于纵隔血池的定义为低代谢灶。也有一些研究根据视觉分析病灶代谢活性的高低给病灶的代谢活性进行评分，例如多维尔五分法。多维尔五分法是同时选择纵隔血池和肝脏作为参照物（图 9-3），1 分病灶：无 ^{18}F-FDG 摄取；2 分病灶：^{18}F-FDG 摄取低于纵隔血池；3 分病

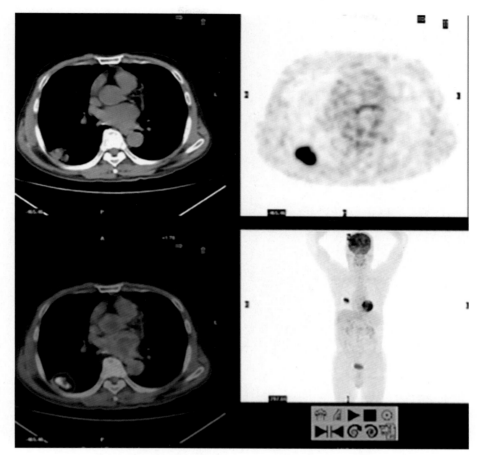

图 9-2　胸部横断位 CT、PET、PET/CT 融合与 MIP 图

图中可见右肺软组织结节 ^{18}F-FDG 摄取，且浓聚活跃程度高于纵隔血池，该病灶定义为 ^{18}F-FDG 高代谢灶

灶：^{18}F-FDG 摄取高于纵隔血池但低于肝脏；4 分病灶：^{18}F-FDG 摄取轻度高于肝脏；5 分病灶：^{18}F-FDG 摄取显著高于肝脏。目前多维尔五分法主要用于淋巴瘤治疗后的疗效评价，是否可用于肺癌的疗效评价仍有待研究。

另外一种是通过半定量分析即测量标准化摄取值（standard uptake value，SUV）来判断病灶放射性分布是否异常。SUV 是描述病灶摄取放射性多少的指标，它是一个相对量，是病灶处对放射性药物的摄取与全身平均摄取之比。其定义公式为：

$$SUV = \frac{病灶比活度（MBq/g）}{显像剂注射剂量（MBq）/体重（g）}$$

影响 SUV 的因素较多，涉及检查设备、图像采集处理条件、患者的身高和体重、药物的注射剂量、血糖水平、显像时间及病灶大小等，使用 SUV 作良、恶性鉴别诊断及疗效评价时，应考虑到这些因素的影响。^{18}F-FDG 在人体不同组织的分配系数不同，脂肪组织对 ^{18}F-FDG 的摄取很少；体型肥胖者，脂肪组织所占比例增加，其 SUV 相对偏高。血糖是影响 ^{18}F-FDG 全身分布及病灶摄取的重要因素，血糖升高会导致肿瘤对 ^{18}F-FDG 的摄取下降，从而使计算的 SUV 减小。其作用通过以下两条途径实现：首先，肿瘤为非胰岛素敏感组织，当血糖升高时，体内葡萄糖将与 ^{18}F-FDG 竞争该类组织细胞的葡萄糖转运蛋白及己糖激酶，使 ^{18}F-FDG 进入肿瘤

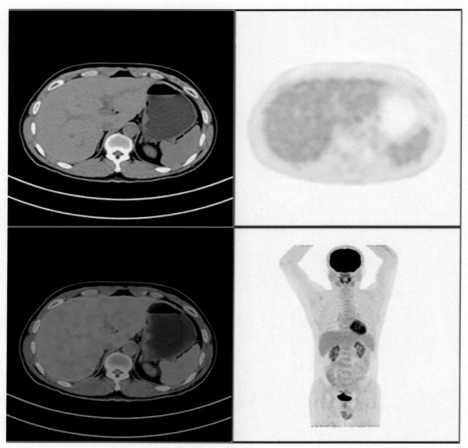

图 9-3　上腹部横断位 CT、PET、PET/CT 融合与 MIP 图

图中可见肝脏 ^{18}F-FDG 放射性分布均匀一致，略高于纵隔血池，在多维尔五分法中作为评分的参照物

细胞减少；其次，血糖升高导致胰岛素分泌增加，使心肌、骨骼肌、脂肪等胰岛素敏感组织对 ^{18}F-FDG 的摄取增加，血液循环中 ^{18}F-FDG 的清除加快，血液中可供肿瘤摄取的 ^{18}F-FDG 减少。^{18}F-FDG 在不同病理类型的肿瘤组织摄取达到高峰的时间各不相同，因此 ^{18}F-FDG 注射后显像时间可影响肿瘤的 SUV。部分容积效应随病灶的减小而增加，对具有相同摄取的病灶，病灶越小，图像上得到的 SUV 或计数较实际值越低；尤其是肺内小病灶。

（三）影响图像分析的因素

PET/CT 显像所示放射性分布主要反映组织器官的生物学特点，极易受体内生物活动、生理变化等内环境和操作技术等外界因素的影响。

PET/CT 显像时出现的伪影，即 PET/CT 图像中出现与实际正常显像剂分布或解剖结构不相符的部分，可能是设备技术类导致，也可能是患者自身原因所致，可分为以下几类：

1. 设备本身的故障或质量控制失误是图像失真的主要原因　无论是 PET 还是 CT，设备硬件、软件故障，可造成图像的畸变。图像融合要求 CT 图像与 PET 图像空间信息的一致性，即配准精确性。如果不同方式所获的图像间的配准和空间变换达不到技术要求，有造成伪影的可能。两种成像方式和条件的不同，如 CT 采集时间很短，一般 < 1 min，而 PET 采集时间较长，不同呼吸时相可造成肺膈交接处两者的失匹配。另外就是截断伪影，在 CT 图像上表现为双上肢

未完全被包括在扫描野之内，呈放射状的骨伪影，双上肢上举时出现在头部，双上肢放于体部两侧时出现在肝脏区域，PET 图像表现为靠近扫描野边缘的双上肢出现条纹状的高浓聚，一般双侧对称分布。截断伪影多发生于体型较大的患者，主要由于人体双臂紧贴 PET 的探测器所致。

2. 注射操作不当或其他原因造成放射性外漏或污染，可以造成注射侧肢体局部及引流区域淋巴结显影，干扰肿瘤分期诊断。故应防止静脉注射时血管外漏，并防止其他可能的污染。

3. 尿液污染所形成的伪影　患者不慎把尿液沾染在身体的某个部位也会在局部形成伪影；怀疑污染时可将局部清洁后再次扫描排除污染。

4. 高密度物质所致伪影　高密度物质（异物、义齿、支架、碘油等）会造成局部 PET 图像的"过度衰减校正"，表现为局部的假性高浓聚。服高浓度造影剂或肠道内钡剂残留等，在 CT 上表现为放射状、条纹状影像等，伪影程度依赖于高密度物质的密度和体积。

5. 呼吸运动伪影　呼吸运动伪影在 CT 图像上表现为肝脏畸形变，肝脏重叠于肺底，PET 图像上在肺底有时表现为放射性缺损或肝脏畸形及融合图像偏差。

6. 肌紧张造成的肌肉摄取　运动后显像，运动造成肌肉紧张，葡萄糖利用增加，致肌肉明显摄取 ^{18}F-FDG 而显影。检查前休息不好或注药后体位不正确也可造成肌肉的高浓聚，多表现为颈部和脊柱周围小肌群浓聚。这种浓聚，一般呈长条状或梭形，与肌肉形态一致，仔细分析 CT 及融合图像不难判断。无意识运动也可导致肌肉摄取，如说话和候诊时部分肌肉未能放松均可产生相应肌肉的明显显像。对怀疑头颈部肿瘤病变患者，保持安静，避免说话和任何口咽部运动尤为重要。在紧张和过度呼吸状态下可造成肋间肌和膈肌活动增加，以及被检者有肌肉痉挛性病变，如斜颈均可导致相应肌肉摄取。双侧对称性摄取容易想到是肌肉显影，但是当一侧神经瘫痪时，健侧可表现为非对称性明显摄取，有时可能误诊为肿瘤性病变。

7. 褐色脂肪摄取　一部分人在颈部、肩部及胸部脂肪组织内见 ^{18}F-FDG 摄取，多表现为双侧颈部、锁骨上脂肪组织内对称性线条状中度摄取，胸椎两旁胸肋关节部位可见对称性的或非对称性的浓聚，局部未见占位性病变。其机制是因为寒冷褐色脂肪代谢活跃，注意调节室内温度，给受检者保暖可以降低其发生率。

第二节　PET/CT 显像在肺癌诊断中的应用

PET/CT 显像结合代谢显像及解剖学特点的优点，能有效提高肺癌诊断的准确性。越来越多的证据表明：将 ^{18}F-FDG PET/CT 显像纳入常规肺癌诊断流程中，能显著改善肺癌患者的诊断和分期诊断。在 NCCN 的肺癌指南推荐中，明确推荐所有的可疑肺癌患者都应该在治疗前行 ^{18}F-FDG PET/CT 显像进行分期评估。在 2016 年中国原发性肺癌诊疗指南中，也明确推荐怀疑肺癌患者需要 PET/CT 显像做出诊断。

一 肺癌 ^{18}F-FDG 代谢特征分析

肺部恶性病变增殖速度快，需要能量多，^{18}F-FDG PET/CT 显像大多表现为高代谢，无论其病理类型是鳞癌、腺癌还是小细胞癌。而肺内良性病变，如错构瘤，增殖速度相对缓慢，一般表现为低代谢。^{18}F-FDG PET 显像判断孤立性肺结节的良、恶性，有视觉分析和半定量分析两种方法：

1. 视觉分析 视觉分析是核医学医生诊断时最常用的方法，通过肺内病变的放射性摄取高低和形态来确定。孤立性肺结节 ^{18}F-FDG PET 显像需具备下述 3 条特征才能诊断为肺癌：放射性浓聚程度明显高于纵隔血池；浓聚灶呈结节状或团块状分布；放射性浓聚灶的边界清晰。肺癌 ^{18}F-FDG PET 显像通常表现为放射性浓聚，而不少良性病变也可表现为放射性浓聚，因此仅仅根据病灶代谢活跃程度诊断病灶的良、恶性是不够的，病灶的形态特征也十分重要。肺癌因其呈递增性生长，在图像上表现出向外膨突的趋势，尤其在病变较小时，通常为圆形或类圆形，大的肿块也表现出向外突出生长的形态特征。

2. 半定量分析 SUV 是判断病灶良、恶性最常用的半定量指标。以 SUVmean ≥ 2.5 为判断肺孤立性结节为恶性病变，其诊断的灵敏度和特异性分别为 80%~95% 和 65%~85%，与视觉分析法诊断肺癌的准确性相当。但是，SUV 受很多因素的影响，不能作为唯一的诊断依据。

值得注意的是，SUV > 2.5 诊断为恶性病变只是一个统计学指标，实际临床工作中并不能根据 SUV 的高低来判断病灶的良、恶性，SUV 的应用还要密切结合临床资料进行分析，包括患者是否吸烟、年龄、性别、肿瘤标志物、病变的形态及与周围组织的关系、病灶随访过程大小的变化、有无肺外转移灶、双时相显像情况等。对于 SUV < 2.5 的孤立性肺结节，临床工作中也不能完全排除肺癌，尤其是 < 1.5 cm 的结节性，应充分考虑部分容积效应对 SUV 的影响。目前，随着 PET/CT 机的更新换代，大多数机器配置的 CT 都是高质量诊断级 CT，已很少单独采用 SUV 判断肺孤立性结节的良、恶性，诊断时要结合 CT 所提供的解剖学信息进行诊断。

二 肺癌的形态学特征分析

按原发性肺癌所在部位距离中央支气管的距离可分为周围型（起自远端支气管肿瘤）和中央型（起自与肺门密切相关的支气管）两种。周围型多表现为肺孤立性结节，而中央型更容易堵塞大的支气管造成远端肺不张。周围型以腺癌多见，而中央型以鳞癌多见。不同的位置，不同的病理亚型及生长方式，决定了其在 CT 图像上表现有一定的特征。

1. 大小、形态和边缘 对于 CT 图像上发现的单发的周围型肺结节，一般都表现为圆形或卵圆形，称为孤立性肺结节。孤立性肺结节恶性病变发生率与病灶的大小相关，在 > 20 mm 的孤立性肺结节中恶性肿瘤的发生率达到 80%~85%；11~20 mm 的结节中，33% 为恶性结节；6~10 mm 的结节中，24% 为恶性结节；而 < 5 mm 的结节，恶性肿瘤的发生概率 < 1%。由于肿瘤各部分的生长速度不一，可出现分叶状边缘，在生长较慢处呈脐样切迹或凹陷。无钙化的孤立性肺结节的边缘形态在 CT 上分为 4 类：1 型，边缘锐利、光滑；2 型，中度光滑伴有一些分叶状；3 型，不规则起伏或轻度毛刺状；4 型，明显的不规则和毛刺状。结果是：78.8%（52/66）的 1 型边缘结节为良性结节，57.7%（202/350）的 2 型边缘结节为良性结节；而 3/4 型结节中 88.5%（193/218）呈

恶性。88%~94% 的原发性肺癌可见毛刺状边缘，表现为自结节向周围放射的无分支的细短线影，近结节端略粗。病理上，多为结节中的促结缔组织增生反应引起的纤维性线条，也可以是肿瘤直接向邻近支气管血管鞘内浸润或局部淋巴管扩张的结果。

2. 密度　大多数恶性结节在 CT 图像上呈不均匀密度，可见钙化、磨玻璃影、小泡样低密度区、空气支气管征、明显的空洞或无空洞的肿瘤坏死。

（1）钙化　在病理上，钙化可由于肿瘤坏死区的营养不良或肿瘤本身的原因而致，后者可见于黏液性腺癌。肺癌中的钙化多数表现为结节或肿块内、偏心性的针尖状或云雾状钙化，不常出现大块钙化区。钙化与细胞类型无关，非小细胞肺癌或小细胞肺癌都可发生钙化。

（2）磨玻璃影成分　肺结节出现全部或局灶性磨玻璃影密度，称为非实心结节。此种磨玻璃影多伴有支气管充气征。2001 年，Kim 报道了有磨玻璃影的 132 例肺泡细胞癌和 92 例腺癌，肺泡细胞癌的磨玻璃影范围较腺癌大，无淋巴结或远处转移的磨玻璃影比例越大，提示预后越好。

（3）空泡征　指肿块内 1~3 mm 的点状低密度透亮区，是早期周围型肺癌的重要征象。其病理基础主要是尚未被肿瘤破坏替代的肺结构支架如肺泡、扩展扭曲的未闭细支气管等，部分是肿瘤坏死腔、含黏液的腺腔结构以及乳头状癌结构间的含气间隙；与支气管征象的区别在于支气管扭曲变形甚至闭塞。发生率肺泡癌＞腺癌＞鳞癌。

（4）空气支气管征　是一种在含气少的致密肺的背景上见到含气支气管的表现。主要是支气管周围肺组织因各种原因导致气体含量减少，密度增高，而此时病变肺组织中的支气管内气体无明显减少，两者形成密度对比而成。就其发病部位而言，以肺实质病变为主，但也有近端支气管完全或不完全阻塞，导致远端肺实质炎症与肺不张，而病变区支气管内仍残留有空气，形成空气支气管征。在恶性结节中，65% 的病例可见空气支气管征，以腺癌出现的空气支气管征最多；而良性病变出现空气支气管征概率较小。

（5）空洞　是指结节内较大而无管状形态的低密度透亮影，一般直径＞ 5 mm，而且与上下层面的支气管不相连通；病理基础是结节内坏死液化并已排出，肿瘤性空洞多为厚壁空洞，壁不规则，可有壁结节；腺癌出现空洞概率较鳞癌高。

3. 结节和胸膜的关系　位于肺外周带的孤立性肺结节和邻近的胸膜之间可见"胸膜尾征"，它表现为从结节外缘走向胸膜的三角形或放射状线条影，也称"兔耳征"或胸膜皱缩。"胸膜尾征"最常见于恶性结节中，多见于腺癌和细支气管肺泡癌（63.3%~78.6%），少数见于鳞状细胞癌和类癌，转移瘤罕见。但要注意的是部分良性结节也可见到"胸膜尾征"，特别是结核和机化性炎症。

4. 生长速度　大多数肺癌的体积倍增时间（或直径增加 26%）为 1~18 个月。不同病理类型的肺癌倍增时间不一样，未分化癌的平均倍增时间为 4.1 个月，鳞状细胞癌为 4.2 个月，腺癌为 7.3 个月，而细支气管肺泡癌、黏液表皮样癌和囊腺癌生长较慢，倍增时间更久，也可见随访数年大小没有明显变化。

5. 肺门肿块及肿块远端肺不张　肺门区肿块是肺癌的重要征象，肿块可来自肿瘤本身，也可来自转移的肺门淋巴结。肺癌可直接侵犯纵隔胸膜及各种纵隔器官和组织，如心脏、大血管、气管、食管和脊柱。肿瘤蔓延而致的纵隔脂肪线的消失是诊断纵隔侵犯的重要征象。

支气管受侵犯早期，支气管管壁内缘呈不规则的高低不平，而后管壁增厚，发生不同程度的管腔狭窄，最终导致管腔阻塞。支气管狭窄、闭塞后将发生一系列继发性改变，如阻塞性肺炎、阻塞性肺不张等，它们并无特征性。由于鳞状细胞癌起源于中央气道者较多，是最容易发生肺不张和实变的肺癌类型。由于存在侧支通气，这种阻塞后的改变可以是完全的或不完全的，在 CT 上形成的致密影表现为斑片状或均匀性密度增高，常伴有肺容积缩小。当肺癌合并阻塞性肺不张或实变时，在 CT 图像上要明确肿瘤的大小存在困难。

三、肺癌 ^{18}F-FDG PET/CT 典型表现

除少数肺癌（如部分分化良好的肺癌、肺泡细胞癌和部分类癌等）以外，大多数肺癌 PET/CT 显像表现为代谢活性明显增高，典型的肺癌 PET/CT 显像表现为肺内软组织结节/肿块代谢活性显著增高。对于体积较小的癌性结节，由于部分容积效应，在 PET/CT 图像上结节的放射性分布高于肺本底却低于肝脏，并不表现为明显的浓聚灶；而较大的恶性肿瘤中心可形成空洞，表现为中央放射性缺损、周围放射性浓聚的环形放射性浓聚灶。部分中心型肺癌阻塞支气管导致阻塞性肺不张或肺炎，除肿瘤部位放射性浓聚外，肺炎或肺不张区域也表现为放射性摄取增高，但这部分区域的放射性摄取一般都明显低于肿瘤，这种放射性分布差异一般较明显。不同病理类型肺癌的典型表现存在一定的差异。

1. 鳞癌 肺鳞癌是最常见的肺癌类型，占原发性肺癌的 25%~30%，多见于中老年男性，与吸烟有密切关系。肺鳞癌以中央型肺癌多见，并有胸管腔内生长的倾向，早期就可出现支气管狭窄或阻塞性肺炎。肺鳞癌生长缓慢，转移晚，手术切除机会较多，5 年生存率较高。鳞癌 PET/CT 显像一般可见邻近肺门或位于肺门的团块状或结节状软组织肿块，以右上肺最为多见，表现为明显的 ^{18}F-FDG 摄取增高；位于中央的

肺鳞癌患者大约有 80% 会出现支气管或支气管截断的征象，并合并病灶远端的阻塞性肺炎或肺不张；病灶远端不张的肺组织可出现轻度 ^{18}F-FDG 摄取，一般不均匀摄取，浓聚程度显著低于肺癌病灶；鳞癌确诊时瘤体多数较大且边界清晰，超过一半的患者会出现瘤体中心坏死，形成空洞而呈环状放射性浓聚灶，或呈不均匀放射性浓聚。肺鳞癌淋巴结转移相对腺癌少见，多表现为大肿块小淋巴结转移的特点（图 9-4）。

2. 腺癌 肺腺癌属于非小细胞癌，起源于支气管黏膜上皮。近年来的流行病学调查结果显示，在我国，无论是在吸烟还是非吸烟人群中，肺腺癌的发生率已超过肺鳞癌，几乎占了所有肺癌的一半，也是青年人肺癌最常见的病理类型。肺腺癌来自于支气管腺体，可发生于各级支气管，但以小支气管为多，以周围型肿块常见。早期常没有明显的临床症状，体检时意外被发现。尽管肺腺癌一般生长较慢，但血行转移发生早。有时是以转移灶为首发症状，而肺上原发病灶仍比较小的情况时常可见。肺腺癌无论在临床、影像、分子生物学及病理方面都具有高度的组织学异质性。肺癌的影像表现多样，可表现为实性结节、半实性结节或磨玻璃结节，^{18}F-FDG 摄取可高可低。典型的恶性程度较高的腺癌，PET/CT 显像表现为肺内软组织结节状放射性浓聚，多数病灶位于肺的周边，可见分叶、毛刺、胸膜牵拉等典型肺癌征象（图 9-5）。有时肺腺癌伴远处转移者很难和起源于肠道、乳腺、甲状腺和肾脏的转移性腺癌相鉴别。

腺癌有多种亚群，其中细支气管肺泡癌生长缓慢且代谢率明显低于其他类型的肺癌，容易被误诊和漏诊。在 CT 上表现为磨玻璃样结节的细支气管肺泡癌，^{18}F-FDG PET 显像通常表现为放射性稍高甚至正常的单发结节，SUV < 2.5，很容易误诊（图 9-6）；但是，延迟显像 SUV 比正常相显像可有进一步增高，既往 CT 随诊过

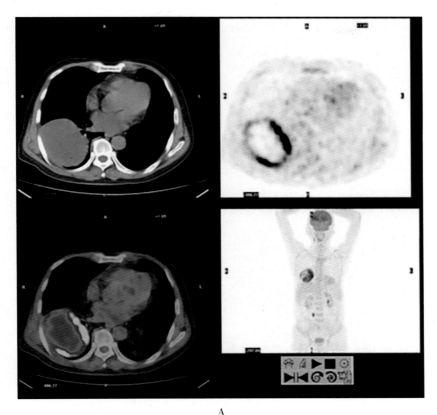

A

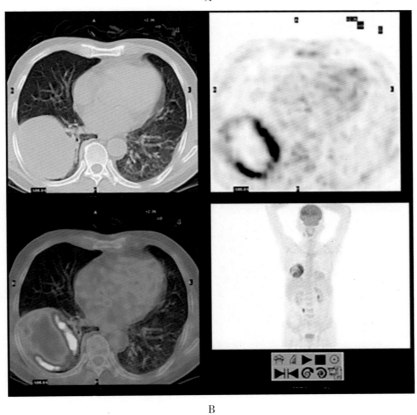

B

图 9-4　右下肺肿物（病理：鳞癌）

A. 纵隔窗。B. 肺窗。

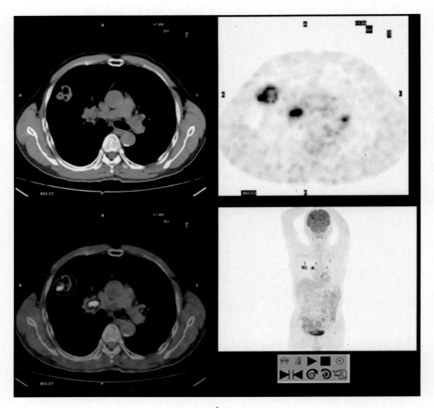

A

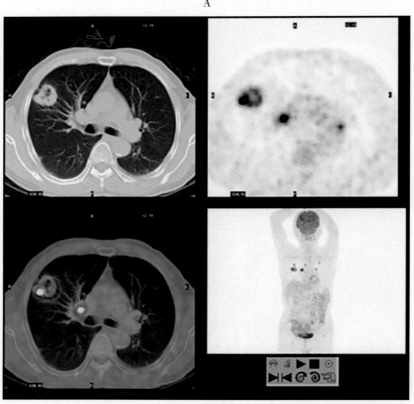

B

图 9-5 右上肺肿物（病理：腺癌）

A. 纵隔窗。B. 肺窗。

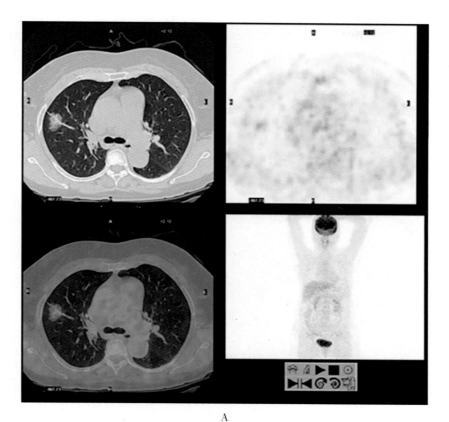

A

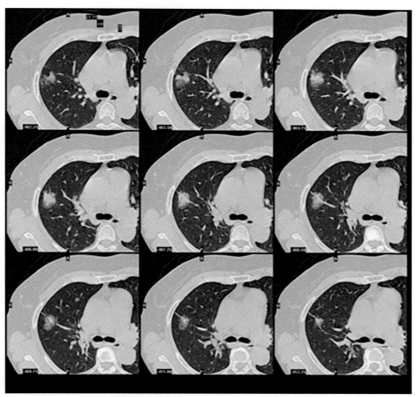

B

图 9-6　右上肺结节（病理：细支气管肺泡癌）

A. 结节最大径断面图像。B. 结节连续断面图像。

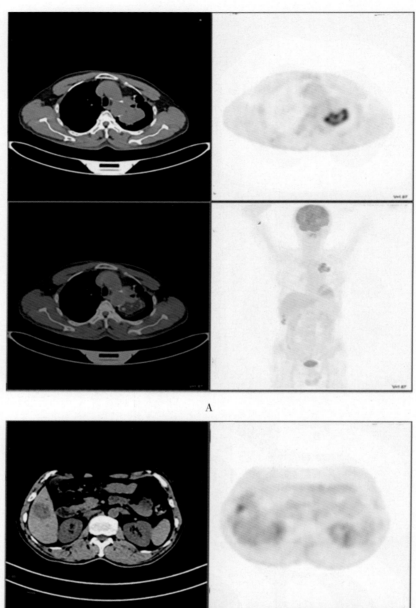

图 9-7 左上肺癌伴肝转移（病理：肺大细胞癌）

A．左上肺肿物。B．肝转移瘤。

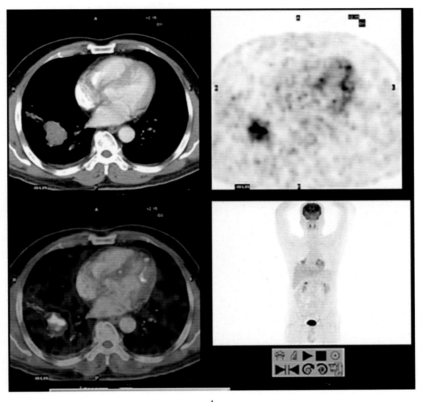

A

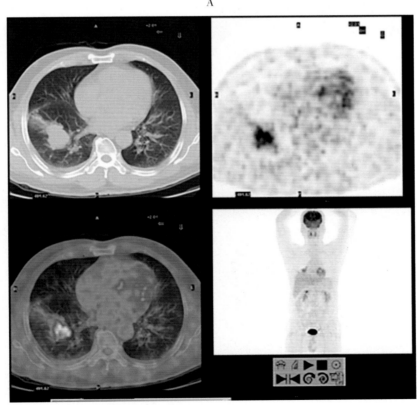

B

图 9-8　右下肺肿物（病理：小细胞癌；分期：局限期）
A. 纵隔窗。B. 肺窗。

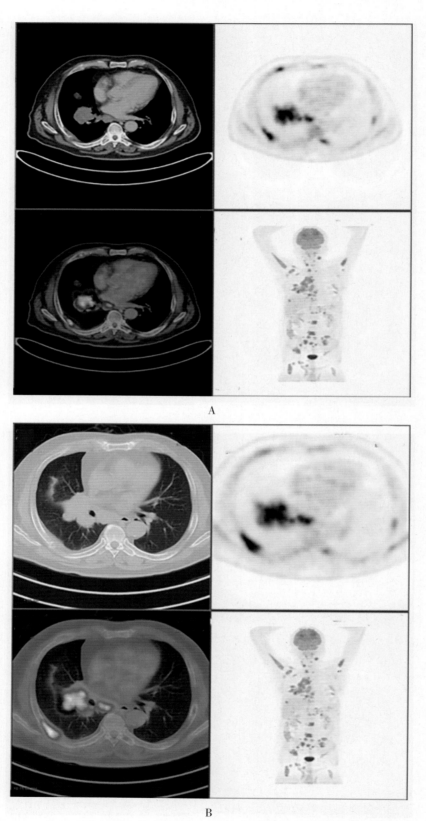

图9-9 右下肺肿物伴淋巴结、骨转移（病理：小细胞癌；分期：广泛期）
A．纵隔窗。B．肺窗。

程中该结节通常有逐渐变大、变实的历史，CT 图像上可以发现其他提示恶性病变的征象，如实变影边缘外突、支气管扭曲、血管集束征、短毛刺等均可提示肺泡癌的诊断。其他类型的细支气管肺泡细胞癌，如肺炎型、弥漫实变型，则在 CT 表现为实变的部位，放射性片状增高，少数病灶放射性摄取很低，这些类型的肺泡肺癌，容易误诊。

3. 大细胞肺癌　大细胞肺癌是支气管肺癌的一个独特病理组织学类型，具有高度恶性的临床行为特征。2015 版 WHO 肺癌组织学分型标准（第 4 版）对大细胞肺癌的定义为：大细胞肺癌是一种未分化的非小细胞肺癌，其在细胞学和组织结构及免疫表型等方面缺少小细胞癌、腺癌及鳞癌等特征，且必须由手术切除标本才可做出大细胞癌的诊断。大细胞肺癌恶性程度高，PET/CT 显像多表现为位于肺周边的放射性浓聚灶（图 9-7）。

4. 小细胞肺癌　小细胞肺癌是肺癌的基本类型之一，在肺癌中所占的比例约 15%，据近年流行病学资料显示该类型已有上升的趋势。小细胞肺癌是一种恶性程度较高的肿瘤，一般起源于较大支气管，大多为中央型肺癌，分化程度低，生长快，较早出现淋巴道转移和经血道转移到远处器官组织。因此在各类肺癌中，小细胞癌的预后最差。小细胞肺癌只分为两期：①局限期：肿瘤侵犯范围仅局限于一侧肺脏，即使有淋巴结转移，也只局限于肿瘤旁边，占所有小细胞肺癌的 30% 左右（图 9-8）。②广泛期：这一期的小细胞肺癌已经突破患侧胸腔，出现心包积液、胸膜腔积液或远处转移，大概 70% 的小细胞肺癌被诊断时属于广泛期（图 9-9）。肿瘤内部较少坏死，早期就容易发生远处转移和肺门纵隔淋巴结转移。又因肿瘤在支气管黏膜下呈浸润性生长，引起管腔狭窄，容易并发肺不张。

四、^{18}F-FDG PET/CT 诊断肺癌的局限性及鉴别诊断

1. 假阴性　像所有的影像学检查一样，^{18}F-FDG PET/CT 显像诊断肺癌也有假阴性和假阳性。一些肺癌因为病灶 ^{18}F-FDG 摄取不高而误诊为良性病变，称为假阴性。假阴性主要与病变太小、病变内细胞含量太少、肿瘤分化程度高等因素有关。由于 PET 探头的空间分辨在 5 mm 左右，5 mm 以下的肺结节不太适合 PET 显像。对于 5~10 mm 的肺结节，^{18}F-FDG PET 显像阴性对于临床判断没有太多的帮助，^{18}F-FDG PET 显像阳性将促使临床采取活检或切除措施。NCCN 指南及 Fleischner 协会对于肺孤立性小结节，认为直径 8 mm 是分水岭，直径 > 8 mm 的肺结节推荐行 PET/CT 显像鉴别病灶的良、恶性，并根据 PET/CT 结果进行下一步决策；而直径 < 8 mm 的结节，认为 PET/CT 显像价值不大，不建议行 PET/CT 显像。除结节大小外，肺癌的 ^{18}F-FDG 摄取与病理亚型密切相关。对于高分化腺癌、细支气管肺泡癌和黏液腺癌等病理类型的肺癌，病灶 ^{18}F-FDG 摄取通常不高。在一项研究中发现，43 例 SUV < 2.5 的肺结节患者中，有 16 例为肺癌，多数是细支气管肺泡细胞癌。因此，单纯以 SUV < 2.5 作为良性结节的诊断标准是远远不够的。

2. 假阳性　一些良性肺结节因 ^{18}F-FDG 摄取增高而诊断为恶性病变，称为假阳性。^{18}F-FDG 具有非特异性的特点，除恶性肿瘤细胞高摄取 ^{18}F-FDG 外，单核细胞、白细胞和激活的淋巴细胞均能摄取 ^{18}F-FDG。肺癌与肺部增殖活性高的良性病变之间的 ^{18}F-FDG 摄取有相当大的交叉重叠。以病灶 ^{18}F-FDG 摄取高于纵隔血池为标准诊断孤立性肺结节为肺癌，假阳性率为 20%~25%。PET/CT 医生在诊断的过程中，不仅仅依靠其影像学表现，还要结合病史、生化检查、

肿瘤标志物、有无远处转移情况、患者职业以及是否结核高发地区等资料做出综合分析。临床上易误诊为肺癌的肺结节有活动性肺结核、炎性假瘤、真菌感染等。

（1）结核球　活动性肺结核是导致PET/CT假阳性的最常见疾病。陈旧性肺结核的PET显像通常表现为病灶不摄取^{18}F-FDG，但活动性肺结核往往表现为病灶^{18}F-FDG摄取显著增高。活动性肺结核的^{18}F-FDG PET显像有其特点：放射性摄取表现为浓聚者多见，放射性增高区的形态明显不规则；肺结核内部往往伴随干酪样坏死，从而在横断面图像上其放射性浓聚明显不均匀；因实变周围肺组织内伴随浸润性炎性病变，放射性浓聚病灶临近区域可呈现云雾状的放射性稍高；浸润性肺结核，可以表现出斑片状或云雾状放射性增高；而且，由于淋巴结结核和胸膜结核经常伴随，这些部位的活动性结核病灶也表现为^{18}F-FDG摄取显著增高。结核球主要需和周围型肺癌鉴别。周围型肺癌的形态不规则，边缘毛糙，有分叶，而且多为深分叶，并可见毛刺，可有空泡征和支气管充气征，但钙化少见；而结核球边缘多光滑整齐，空洞多呈偏心性，钙化常见，周围多有卫星灶等（图9-10）。

（2）炎性假瘤　肺炎性假瘤是一种肺实质非特异性炎性增生性肿瘤样病变，是由肺内慢性炎症产生的肉芽肿、机化、纤维结缔组织增生及相关的继发病变形成的肿块，并非真正肿瘤。肺炎性假瘤的病理学特征是组织学的多形性，排列成条索的成纤维细胞、浆细胞、淋巴细胞、组织细胞、上皮细胞以及内含中性脂肪和胆固醇的泡沫细胞或假性黄瘤细胞，肿块内含有肉芽组织的多寡不等。根据细胞占有的优势而定出不同的名称和类型，如假乳头状瘤型、纤维组织细胞瘤型、浆细胞瘤型、假淋巴瘤型等，病原及发病机制尚不清楚。肺炎性假瘤一般位于肺实质内，累及支气管的仅占少数，绝大多数单发，呈圆形或

椭圆形结节，一般无完整的包膜，但肿块较局限，边界清楚。PET/CT显像因其表现为^{18}F-FDG摄取增高而产生假阳性。王淑侠等报道了16例肺炎性假瘤^{18}F-FDG PET的显像情况，其中4例轻度摄取增高，10例明显浓聚，只有2例无明显^{18}F-FDG摄取；其中6例做了延迟显像，其延迟显像SUV均有不同程度的增高。可见，单纯依赖^{18}F-FDG PET显像做诊断，很难鉴别炎性假瘤与肺癌。肺炎性假瘤^{18}F-FDG高摄取的形态有某特征：放射性摄取最强的部位常位于病灶的远心端，与肺癌压迫导致肺不张、血流回流障碍产生的病灶远端部分较淡摄取形成对照。诊断肺炎性假瘤还应该密切结合CT表现，一般而言，炎性假瘤位于肺的周边，多呈圆形或椭圆形结节，在CT上边界清晰，锐利，多无分叶，可有较为粗大的索条状影，靠近胸膜者，往往胸膜无受侵犯的征象（图9-11）。

（3）肺真菌感染　随着广谱抗生素、免疫抑制剂和激素的大量应用以及免疫抑制患者的增多，肺真菌病有增加的趋势。多种真菌可在肺部形成病灶，其中较常见的有曲霉菌、毛霉菌、白色念珠菌、隐球菌和组织胞浆菌等。肺真菌感染的病理改变主要有过敏反应、炎性渗出、肉芽肿、出血、坏死及脓肿，可合并胸膜渗出及淋巴结肿大。孤立性真菌感染所致的结节或肿块与周围型肺癌很难鉴别（图9-12）。病变常位于胸膜下，为多发或单发结节，单发时有的结节周围环绕着较低密度影（磨砂玻璃密度影），出现所谓"晕征"是病变累及小肺动脉导致出血性梗死的结果。肿块内部密度均匀或不均匀，有坏死液化时出现空洞，一般空洞内壁较光滑，厚薄不一。真菌性肉芽肿形成的空洞内壁常光滑，洞内常无液平面，若空洞内出现含气新月征或洞内见球形病灶，则强烈提示真菌感染。

（4）错构瘤　起源于支气管的未分化间质细胞，由间质和上皮组织混合组成，有不同程

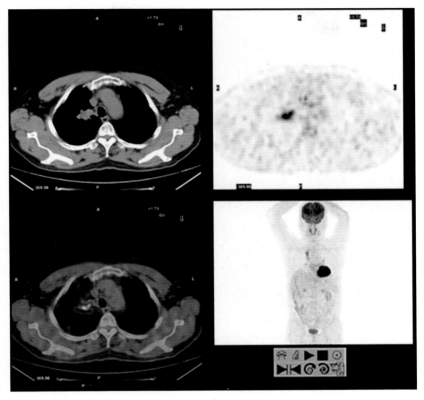

A

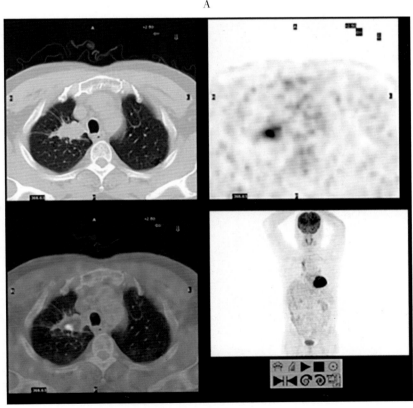

B

图 9-10 右上肺结核球

A. 纵隔窗。B. 肺窗。

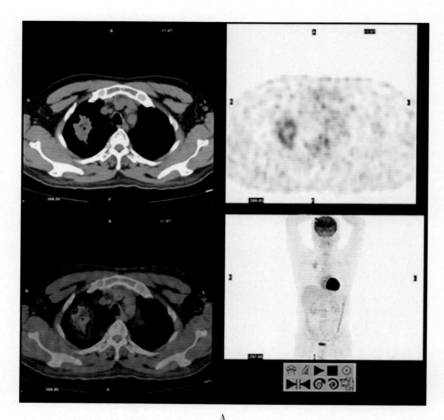

A

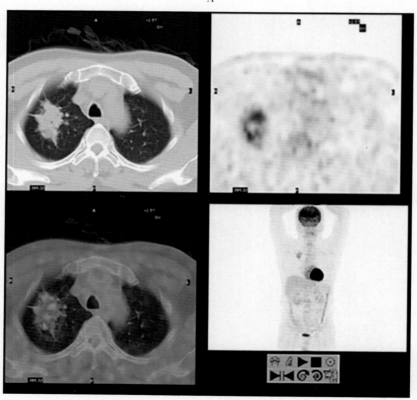

B

图 9-11　右上肺炎性假瘤
A.纵隔窗。B.肺窗。

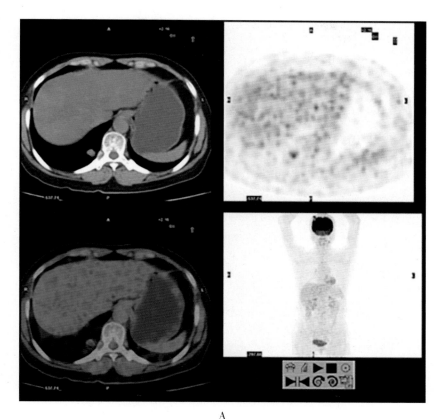

A

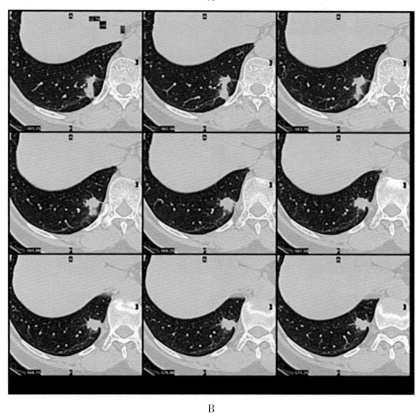

B

图 9-12　右下肺真菌感染

A. 纵隔窗。B. 肺窗。

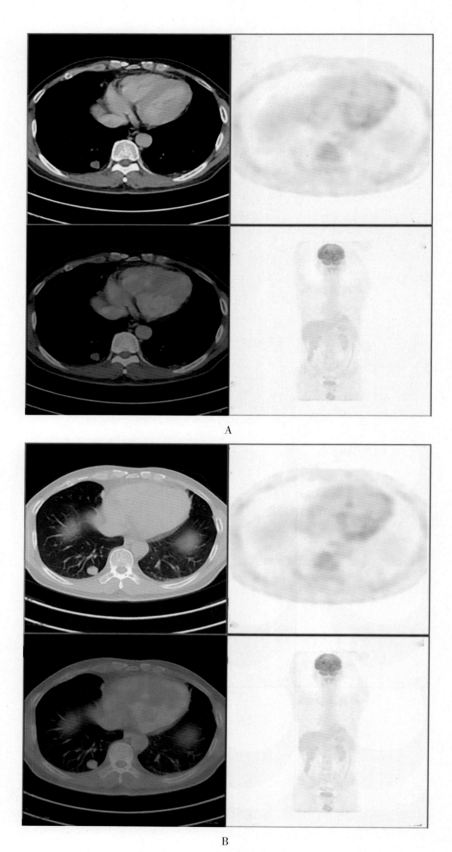

图 9-13 右下肺错构瘤
A. 纵隔窗。B. 肺窗。

度钙化和骨化的软骨、脂肪或黏液样结缔组织。错构瘤是最常见的肺部孤立性结节，占手术切除的肺结节病例中的 6%~8%，仅次于肺癌和结核球。CT 表现为肺内结节或肿块，呈圆形或类圆形，77% 的直径在 3 cm 以下，但也可达到 10 cm 以上，边缘光滑，可有分叶，密度均匀，内部可有钙化或代表脂肪的低密度区。CT 诊断标准为：①结节直径 < 2.5 cm；②边缘光滑；③结节内含有 CT 值在 -40~120 Hu 的局灶性脂肪区，或有与脂肪共存的钙化。有时分叶较深，可误诊为肺癌，但后者除有分叶外，常有细短毛刺和棘状突起，胸膜凹陷，结节内有时有支气管充气征或空泡，有利于鉴别诊断。PET/CT 显像可见轻度或不摄取 FDG，有时候容易误诊为黏液性腺癌（图 9-13）。

　　尽管有假阴性和假阳性的存在，PET/CT 与 PET、CT 相比较，一定程度上改变了单一影像学诊断的局限性，提高了诊断的准确性。由北京医院牵头完成的 PET/CT 对 SPN 诊断价值的多中心研究，共纳入 SPN 患者 120 例（肺癌 92 例，良性病变 28 例），PET/CT 显像对病灶良、恶性定性诊断正确的 102 例（良性 16 例，恶性 86 例）；假阳性 9 例，分别为隐球菌性肺炎伴机化性肺炎 1 例、巨细胞间质性肺炎 1 例、纤维慢性增殖性炎症 1 例、结核 2 例、炎性假瘤 2 例、其他炎性病变 2 例；假阴性 5 例，包括细支气管肺泡癌 1 例、中高分化腺癌 4 例；4 例 PET/CT 显像诊断结果为不确定，手术病理 3 例为良性（炎性）病变，1 例为恶性病变（中高分化腺癌）。PET/CT 显像对肺孤立性结节的诊断灵敏度为 94.51%（86/91），特异性为 64.00%（16/25）；准确性为 87.93%（102/116）。

　　虽然 PET/CT 显像能有效提高肺癌诊断的准确性已经成为一种共识，但是各家在具体诊断过程中，如何规范、有效地使用 PET/CT 显像诊断肺癌，并没有共同认可的方法学和判断标准。

五、其他示踪剂 PET/CT 显像在肺癌诊断中的应用

　　1. 氨基酸代谢显像　氨基酸代谢显像剂有 ^{11}C- 甲硫氨酸（MET）、^{11}C- 酪氨酸（TYR）、^{18}F- 乙基酪氨酸（FET）、^{18}F- 乙基甲硫氨酸（FEMET）等，其中 ^{11}C-MET 最为常用。MET 是 S- 腺苷 MET 的前体，后者参与蛋白质合成。一项对 101 例疑似肺肿瘤的患者分别行 ^{11}C-MET 及 ^{18}F-FDG PET/CT 的对比研究发现，^{11}C-MET 以 SUV > 2.66 为界值，诊断肺癌的敏感度、特异度及准确性分别为 83.8%、88.9% 及 84.8%。^{18}F-FDG 以 SUV > 3.20 为界值，诊断肺癌的敏感度、特异度及准确性分别为 81.3%、78.9% 及 80.9%。MET 摄取与 FDG 摄取存在相关性（r=0.71，$P < 0.001$），两者在肺部病变良、恶性鉴别诊断作用相当，联合应用不能提高诊断效能。但是由于 ^{11}C-MET 半衰期非常短，限制了其在临床方面的应用。

　　2. 核酸代谢显像　^{18}F- 氟代脱氧胸腺嘧啶（FLT）是常用的核酸代谢示踪剂，其为胸腺嘧啶脱氧核苷（TdR）类似物。FLT 经胸腺嘧啶激酶 1（TK-1）磷酸化形成 FLT- 单磷酸盐，不能参与 DNA 的合成，滞留于胞质内。多项研究表明，肺癌 FLT 摄取增加和肿瘤样本中 Ki-67 表达显著相关，Ki-67 反映的是肿瘤的增殖活性，因此 ^{18}F-FLT 可以反映肿瘤细胞的增殖情况。与 ^{18}F-FDG 比较，在诊断恶性病变方面，^{18}F-FLT 特异性较高，但灵敏度较低。^{18}F-FLT 诊断肺癌的灵敏度与肿瘤的组织学类型有关，鳞癌的灵敏度要高于腺癌。于丽娟等对 ^{18}F-FLT 和 ^{18}F-FDG PET/CT 在肺结节良、恶性鉴别诊断中的应用价值进行研究，^{18}F-FDG 和 ^{18}F-FLT 诊断肺癌的灵敏度、特异度、准确性分别为 87.5%、59.0%、67.3% 和 68.8%、76.9%、74.5%。^{18}F-FLT 诊断的灵敏度低于 ^{18}F-FDG，特异度却高于 ^{18}F-FDG，

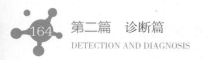
两者联合可以提高诊断的准确性。

3. 乙酸盐显像　乙酸盐（AC）在细胞浆及线粒体内由乙酰辅酶 A 合成酶转化成乙酰辅酶 A，后者参与合成胆固醇和脂肪酸。^{11}C–AC 可用于测定胆固醇及脂质的合成，参与细胞膜脂质合成。近年来，^{11}C-AC 应用越来越广泛，主要优势表现在诊断 ^{18}F-FDG PET/CT 显像阴性的高分化、生长缓慢的恶性肿瘤方面，其中包括高分化肺腺癌和肺泡细胞癌。Nomori 等对 54 例直径 1~3 cm 的肺磨玻璃样结节行 ^{11}C-AC 与 ^{18}F-FDG 双示踪剂 PET/CT 显像，其中 37 例为肺腺癌，^{11}C-AC 诊断为真阳性的 19 例，^{18}F-FDG 诊断为真阳性的 14 例。在 23 例不摄取 ^{18}F-FDG 的肺高分化腺癌病例中，8 例有明显的 ^{11}C-AC 摄取。^{11}C-AC PET/CT 显像有助于诊断不摄取 ^{18}F-FDG 的肺部病灶。

4. 胆碱代谢显像　胆碱参与磷脂代谢，经转运体进入细胞内，经磷酸化最终成为磷酸酰胆碱整合于细胞膜上。肿瘤细胞胞膜合成活跃，因而放射性核素标记胆碱摄取增加。^{11}C–胆碱(CH)、^{18}F– 胆 碱（CH）及 ^{18}F– 氟乙基胆碱（FECH）均属于此类显像剂。有研究比较了 ^{11}C-CH 和 ^{18}F-FDG 检测原发性肺癌的能力，发现 ^{11}C-CH 与 ^{18}F-FDG 在直径＞ 2 cm 的病灶中，两者诊断肺癌的准确度相当，但对于小病灶诊断能力要劣于 ^{18}F-FDG，且病灶的 SUV 要低于 ^{18}F-FDG 显像。研究还显示 ^{11}C-CH 检测肺癌脑部转移的能力显著高于 ^{18}F-FDG，因为前者背景摄取很低，甚至可忽略。

综上，多种新的分子影像学方法正在快速发展中，分子影像学在肺癌中的应用必然加深人们对肺癌的理解，从而改善肺癌的诊断及疗效评价方法。

第三节　PET/CT 在原发性肺癌分期中的价值

对于初诊的肺癌患者来说，准确的分期是制定个体化治疗方案的基础，是肺癌患者选择治愈性治疗或姑息性治疗的依据，也是预测患者预后的关键。目前主要使用的分期系统是美国癌症联合委员会和国际抗癌联盟共同推荐的 TNM 分期系统，2015 年国际肺癌研究协会对分期系统进行了更新，为第八版国际肺癌 TNM 分期系统。该系统是基于三个基本方面的综合：原发性肿瘤的位置和范围（T）；区域淋巴结（N）的存在与否；以及对侧肺结节、胸膜转移或胸外远处转移（M）的存在与否。根据不同 TNM 组合分层后患者的个体预后及治疗前景，将患者分成四个疾病阶段

（Ⅰ~Ⅳ期），不同阶段的患者因预后的差异而选择不同的治疗方案。对于可行根治性切除术的肺癌患者，单纯依靠解剖结构影像学作为术前检查是不够的，需要更为敏感的探查转移的检查手段，以降低术后一年内发生复发或远处转移的概率。当然，提高转移探查灵敏度，不能以损失特异性为代价，否则，潜在可治愈肺癌会因为错误诊断为远处转移而失去切除的机会。

^{18}F-FDG PET/CT 显像对恶性病灶和转移灶的代谢变化非常敏感，加之其全身图像采集模式，能够发现更多的远处转移灶，其结果有可能改变最初的肺癌分期诊断和治疗方案。研究证实，PET/

CT 显像在肺癌分期方面的价值要优于增强 CT。

（一）非小细胞肺癌的肿瘤分期（T 分期）

T 是用来描述原发病灶的特征，包括病灶的形态、大小、位置及病灶和纵隔、叶间裂、胸壁等周围组织的关系，分为 T1~T4 四种，数目的增加代表了原发肿瘤大小和侵袭性的增加。T1 和 T2 的区别主要在于大小的不同（T1 ≤ 3 cm，T2 > 3 cm），及是否累及主支气管内（T2）。T3 肿瘤累及胸壁、膈肌、纵隔胸膜、心包或距离隆突 2 cm 以内的主支气管，以及同一肺叶内单个或多个不连续结节；其中累及胸壁但没有远处或淋巴结转移的肺癌患者，仍可以手术切除，其术后 5 年存活率可达 30%~40%。T4 一般认为是广泛侵犯纵隔、心脏、大血管、气管、隆突、食管或有恶性胸腔积液无法作完全切除者，也包括同侧不同肺叶内有卫星结节者。

胸部增强 CT 扫描是评价原发病灶侵犯范围最常用的方法。CT 在正确区分 T1 和 T2 上的作用是无可置疑的，但在区分 T3 或 T4 上的正确性仍不让人满意。CT 在评价是否有胸壁及纵隔侵犯的灵敏度和特异度较低，只有 50% 左右，而这些对能否进行手术切除至关重要；且 CT 不能够将病灶与远端因支气管阻塞导致的肺不张或炎症区别开来。当病变显示病灶侵犯肺上沟、胸壁或靠近心脏和大血管的情况时，胸部的磁共振成像（MRI）可以提供有用的补充信息。^{18}F-FDG PET 能够提供病灶代谢信息，但由于空间分辨率差，单独 ^{18}F-FDG PET 显像与在肺癌 T 分期方面与常规 CT 相比并不具有优势。而且，^{18}F-FDG PET 显像会因结节太小而可能无法探及与原发肿瘤同肺叶的结节（T3 期）或不同肺叶的结节（T4）。对于低代谢肿瘤，如细支气管肺泡癌，^{18}F-FDG PET 显像可能因肿瘤代谢率太低而无法行 T 分期诊断。

PET/CT 显像在肺癌 T 分期上已经显示出很好的应用前景，它能更好地确定肺癌病灶有无侵犯胸壁、纵隔，以及肺癌周围炎症和肺不张等。当肺癌堵塞支气管，有阻塞性肺炎或肺不张等合并症时（图 9-14），PET/CT 在评估原发肿瘤的大小方面要显著优于 CT/MR。在一项研究中，Pawaroo 等对 59 例肺小细胞肺癌患者的 T 分期进行 PET/CT 评估，当病灶远端合并阻塞性肺炎或肺不张时，PET 与 CT 相比能更好地评估肿瘤的大小，无论是纵隔窗或肺窗；当合并阻塞性肺不张不能手术需要放疗时，准确的肿瘤大小对放疗靶区的勾画非常重要。但是研究同时也指出，PET 用于评估细支气管肺泡癌等低 FDG 摄取肿瘤时，其结果可能并不可靠。

在判断肺癌 PET/CT 在 T 分期的准确性方面，有一项研究纳入了 50 例肺癌患者，将 PET/CT、CT 与 PET 的 T 分期与手术结果进行比较，PET/CT 在判断 T 分期的准确度为 85%，CT 的准确度为 68%，单独 PET 显像只有 46%，单独 PET 与 CT 视觉联合分析只能达到 72%；可见，PET/CT 显著优于 CT、PET 和 PET 与 CT 的视觉联合分析。综上，PET/CT 在肺癌的 T 分期方面，能够提供更多关于纵隔浸润、胸膜浸润的信息，能够更好地区分肿瘤与阻塞性肺不张 / 肺炎的边界等重要信息，是目前最准确的肺癌 T 分期手段。

（二）非小细胞肺癌的区域淋巴结分期（N 分期）

根据 2009 年国际肺癌研究协会制定的第 7 版肺癌分期系统，如果纵隔淋巴结没有转移，大部分为 Ⅰ 期、Ⅱ 期，如果有纵隔淋巴结转移（N2 期），则为局部进展期（ⅢA 期、ⅢB 期）。无纵隔淋巴结转移 Ⅰ 期、Ⅱ 期患者最佳的治疗方法是手术切除，局部进展期（ⅢA 期）患者推荐新辅助化疗或化放疗后手术切除为主的多学科综合治疗，而不可切除的局部进展期（ⅢA 期、ⅢB 期）

以及Ⅳ期，只能行放疗、化疗或靶向治疗。此外，纵隔淋巴结是否转移也是判断预后的重要依据。研究表明无纵隔淋巴结转移的ⅠA期、ⅠB期、ⅡA期、ⅡB期NSCLC患者5年生存率分别为73%、68%、46%、36%，而ⅢA期、ⅢB期、Ⅳ期患者5年生存率仅为24%、19%、13%。因此，NSCLC纵隔淋巴结准确的分期对指导治疗决策和判断预后具有十分重要的意义，如何提高纵隔淋巴结分期的准确性一直是肺癌研究的热点与难点。

CT是基于淋巴结形态学改变来诊断有无淋巴结转移的。理论上，淋巴结转移的CT标准应该包括淋巴结的形状、密度和边缘等形态学征象及大小上的改变，例如淋巴结大部分或全部已经钙化、淋巴结内有脂肪密度时一般为良性淋巴结；而肺癌患者纵隔淋巴结中央有坏死性低密度区时，一般是恶性淋巴结的指征。尽管多重诊断标准被报道，目前淋巴结短径＞1 cm是判断纵隔淋巴结有无转移的公认CT诊断标准，而不论其分布部位。正常淋巴结的大小和其分布位置有关，从肺门区的7 mm到隆突下和下气管旁区的15 mm；有研究认为转移标准应按其解剖部位区分，4R及7区淋巴结短径＞11 mm，而2R、2L和4L区淋巴结短径＞7 mm诊断为淋巴结转移。近年来，经大量淋巴结活检后的报告显示以淋巴结短径＞1 cm的标准检出转移淋巴结的灵敏度只有67%，特异性只有62%。增大的淋巴结不一定是转移，良性淋巴结增大可由反应性增生、尘肺、炎症或感染所致。据统计在肺癌远端合并有阻塞性肺炎和/或肺不张的患者中，

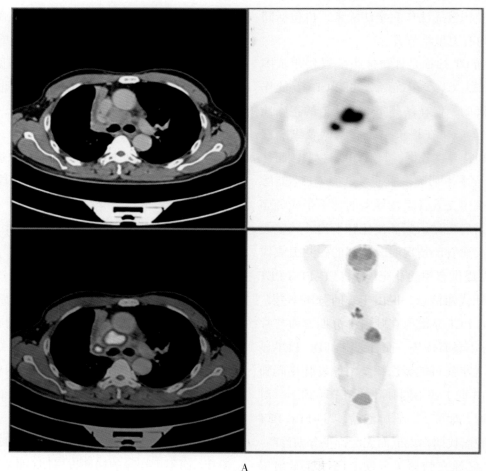

A

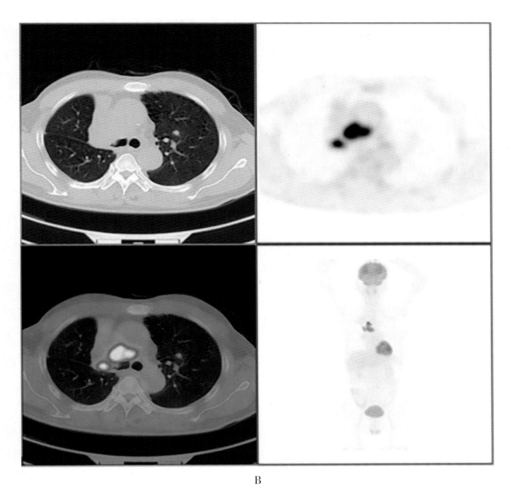

B

图 9-14　右上肺癌合并右上肺叶不张

A. 纵隔窗。B. 肺窗。

约 54% 的患者有＞1 cm 的淋巴结，而有转移者仅为 50%。另一方面，在短径＜1 cm 的淋巴结内可在镜下见到肿瘤细胞的转移，特别是腺癌患者，CT 诊断淋巴结转移的假阴性率为 7%~10%。在一项包含 20 个研究共 3 438 个患者的荟萃分析中，CT 诊断纵隔淋巴结转移的灵敏度、特异性、阳性预测价值、阴性预测价值分别为 57%（95% CI：0.49~0.66），95%（95% CI：0.77~0.86），56%（95% CI：0.26~0.84）和 26%（95% CI：0.63~0.93）。

^{18}F-FDG PET 显像是以淋巴结代谢活性增高作为诊断转移的依据。肺癌区域淋巴结转移一般呈单个或多个出现，大小、形态不规则，呈结节状或团块状放射性增高，其放射性摄取高于纵隔，大多沿原发肺癌病灶侧肺门和纵隔呈纵向排列，与淋巴结引流路径一致。早期的研究报道认为 PET 与传统影像学相比，在鉴别区域淋巴结良、恶性方面要优于 CT，其灵敏度更高。但是 PET 显像糟糕的空间分辨率及 ^{18}F-FDG 的非特异性摄取导致其准确度不高。亚临床感染或肉芽肿性炎症也可导致肺门和纵隔淋巴结 ^{18}F-FDG 摄取增高，这种情况在老年人中较为常见，通常呈类圆形，大小相近，沿双侧肺门和纵隔呈大致对称的排列，典型的呈"八字形"分布。除纵隔淋巴结的形态和分布以外，有研究以 SUV≥2.5 为诊断纵隔转移淋巴结的半定量标准。也有研究认为 SUVmax

阈值太低会降低 PET 诊断的准确性。Bryant 等在一项前瞻性研究中收集了 397 例 NSCLC 患者（其中有 143 例患者经病理证实为 N2 期患者），他们应用 ROC 曲线分析了 1 252 组淋巴结 SUVmax 后认为，SUVmax 的阈值为 5.3 时诊断转移的准确度最高，各区诊断淋巴结转移的准确度至少为 92%，其中以对 4R 区淋巴结转移的诊断准确性改善最明显。

PET/CT 通过功能与解剖信息的整合，较单独 PET 或 CT 相比，能够提供更准确的 N 分期。多项研究表明 PET/CT 显像能提高肺癌 N 分期的准确性，NCCN 指南也推荐手术前行 PET/CT 显像进行分期。不同的研究报道的 ^{18}F-FDG PET/CT 对纵隔淋巴结分期的准确性仍有很大差异，这可能是因为他们诊断淋巴结转移的标准不同。Shim 等在一项 PET/CT 与 CT 对肺癌分期准确性的前瞻性研究中，对 106 例患者分别行单独 CT 和 PET/CT 显像并分期，将分期结果与手术病理对照；CT 以淋巴结短径 > 1 cm 为转移诊断标准；PET/CT 以淋巴结 ^{18}F-FDG 摄取高于周围纵隔血池并且边缘清楚时定义为 ^{18}F-FDG 摄取阳性，同时结合 PET/CT 中 CT 平扫图像，将淋巴结的显像结果分为 4 组：①阳性摄取无钙化或密度增高；②阳性摄取并有钙化或密度增高；③阴性摄取并有钙化或密度增高；④阴性摄取无钙化或密度增高。以阳性摄取无钙化或密度增高作为诊断纵隔淋巴结转移的标准，结果发现 PET/CT 对纵隔淋巴结转移诊断的灵敏度、特异度和准确度分别为 85%（28/33）、84%（302/360）、84%（330/393），而 CT 分别为 70%（23/33）、69%（248/360）、69%（271/393）（P=0.25，$P < 0.001$，$P < 0.001$），特异度和准确度差异有统计学意义。在一项收集了 12 个研究的荟萃分析中，以 SUVmax > 2.5 做为诊断淋巴结转移的标准，其灵敏度和特异度分别为 81.3%（95% CI：0.702~0.889）和 79.4%（95% CI：0.700~0.865）。由于 SUV 受影响因素

较多，如机型、FDG 注射剂量、扫描时间等，很难对各项研究进行统一比较。

尽管 PET/CT 在淋巴结分期方面优于 CT，但是并没有能制订出一个能够让各方专家都接受的诊断标准。临床实际工作中，遇到的问题和判断指标远多于统计指标，而且很多指标互相矛盾，比如 ^{18}F-FDG 摄取增高但淋巴结短径 < 1 cm 该如何定性，淋巴结短径 > 1 cm 但 ^{18}F-FDG 摄取明显低于原发灶的又该如何定性？在实际工作中，PET/CT 诊断医生在分析纵隔淋巴结是否为转移淋巴结时会综合考虑患者的情况，包括患者的年龄、病理类型、原发灶的大小、有无尘肺职业暴露、是否结核高发区域、是否长期抽烟、肺部是否有陈旧性炎性病变、原发灶有无合并阻塞性肺炎/肺不张、淋巴结的分布、淋巴结大小、淋巴结密度及是否钙化等多方面因素，综合分析后做出判断。

纵隔镜病理活检是诊断纵隔淋巴结转移的金标准，灵敏度和特异度分别约为 78%、100%，准确性较高，但是有大约 10% 的假阴性。但纵隔镜是有创性检查，并发症发生率 2%~6%，如出血、气胸、声带麻痹等，严重的可导致死亡；检查视野也有一定局限性，5 区、6 区、8 区、9 区淋巴结往往无法探及。PET/CT 显像能否代替纵隔镜检查目前有很大的争议。研究表明，常规影像学检查术前分期为 T1N0 肺癌患者，纵隔淋巴结转移的可能性是 5%~20%；对这类患者而言，如 PET/CT 显像纵隔淋巴结未见高代谢病灶，就可能避免不必要的纵隔镜检查。一项对 14 篇论文的 Meta 分析表明，淋巴结的 ^{18}F-FDG PET 显像阴性且 CT 测量淋巴结大小在 10~15 mm 者，其 N2 期淋巴结转移的可能性是 5%，提示这类患者不必行纵隔镜检查，可以直接手术；而淋巴结长径 ≥ 16 mm，^{18}F-FDG PET 显像阴性者，N2 期淋巴结转移的可能性是 21%，提示这类患者术前先行纵隔镜检查，以减少不必要的开胸手术。由

于 ^{18}F-FDG 的非特异性，对于淋巴结转移概率较低的 T1 期肺癌患者，纵隔淋巴结 ^{18}F-FDG 高摄取者很有必要行纵隔镜证实。

虽然 PET/CT 在肺癌 N 分期上有上述局限性，但毋庸置疑的是，^{18}F-FDG 摄取增高的淋巴结是最有可能转移的淋巴结，以 PET/CT 显像结果指导淋巴结活检，可以显著提高活检的准确性。

（三）非小细胞肺癌的远处转移（M分期）

尽管根治性手术治疗可以治愈早期非小细胞肺癌，但 T1 以外的肺癌经手术治疗后的 5 年治愈率不到 50%，大部分会出现局部复发或者远处转移。对肺癌患者术后一年内死亡者的死因调查显示，1/3 病例死于远处转移，常见的部位为骨、脑、肝、肾上腺和对侧肺。肺癌分期诊断常规影像学检查包括胸部和上腹部增强 CT、骨扫描、脑 MRI，如此广范围的转移区域，加上各区域的解剖形态、特性的巨大差异，以常规影像学检查程序来完成 M 分期是一件相当耗时和复杂的系统工程，这就需要一种高效探查远处转移的解决方案。和常规检查不同，^{18}F-FDG PET/CT 显像因其以高代谢病灶作为转移灶的醒目标志，加之其全身成像的检查模式，成为目前公认的最佳 M 分期手段。

肾上腺是非小细胞肺癌最常见的转移区域，初诊非小细胞肺癌患者在行上腹部 CT 检查时大约 20% 的患者会发现肾上腺结节 / 团块，其中约 2/3 为腺瘤，而不是肾上腺转移。尽管良性肾上腺瘤在 CT 上有其特征性表现（如含脂肪），增强 CT 延迟显像上 CT 值下降 50% 以上，但不能确定肿大肾上腺性质的情况依然常见。穿刺活检是确诊是否转移的金标准，但是由于侵入性而难以执行。在一项回顾性分析中，94 例肺癌患者通过 CT 或 MR 共发现 113 个肾上腺结节（75 例双侧、19 例单侧，大小 0.8~4.7 cm），FDG PET 显像以肾上腺结节放射性摄取高于肝脏为诊断转移瘤的标准，其灵敏度为 93%，特异度为 90%，准确度为 92%，研究认为 PET 可以较好地区别肾上腺结节的良、恶性。而 ^{18}F-FDG 摄取低于肝脏的肾上腺结节，通常为良性结节。当然，部分肾上腺腺瘤可能导致假阳性，而如果肾上腺转移瘤太小或肾上腺中心有坏死出血等，均可能导致假阴性。PET/CT 显像增加的 CT 信息，可以帮助确定 ^{18}F-FDG PET 难以判断的肾上腺 ^{18}F-FDG 摄取的性质（图 9-15）。

肺癌的另一个容易发生转移的部位是骨骼（图 9-16）。^{99m}Tc-MDP 骨扫描是最常用的诊断骨转移的方法，但由于受骨折、骨退行性变等因素的影响，假阳性较多，尤其是骨扫描发现的单发高摄取灶，往往需要局部 CT 或 MRI 证实。SPECT/CT 的出现很大程度上提高了诊断的准确性，局部 SPECT 断层扫描加上 CT 断层扫描，可以从骨结构改变及骨代谢所处的位置排除骨折及骨退行性变，最终提高了诊断的特异性。由于肺癌骨转移中溶骨性病变较多，^{99m}Tc-MDP 骨扫描部分病灶并不表现为高摄取，降低了诊断的灵敏度。PET/CT 显像是通过病灶的 FDG 摄取增高发现病变的，FDG 摄取不受成骨或溶骨性的影响，且 CT 扫描提供了异常代谢增高灶的形态结构特征，从另一个侧面支持骨转移的诊断，最终提高特异性。有研究对 PET/CT 诊断肺癌骨转移进行了分析，共入组 59 例患者 113 个病灶，通过病理或长期随访确定是否为骨转移，研究结果是 PET 与 CT 均为阳性，其阳性预测价值为 98%（46/47），PET 阳性 CT 阴性时阳性预测价值为 61%（19/31），PET 阴性 CT 阳性时阳性预测价值为 17%（6/35）；研究认为 PET/CT 检查对肺癌骨转移有较高的阳性预测价值，尤其是 PET 与 CT 结果一致时。一项荟萃分析比较了 PET/CT、MRI 和骨扫描诊断肺癌骨转移的能力，研究认为 PET/CT 在诊断肺癌骨转移方面要优于 MRI 和骨

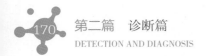
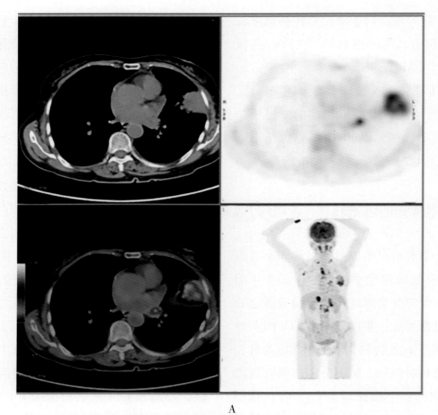

图 9-15 左上肺癌伴双侧肾上腺转移

A. 左上肺癌。B. 双侧肾上腺转移癌。

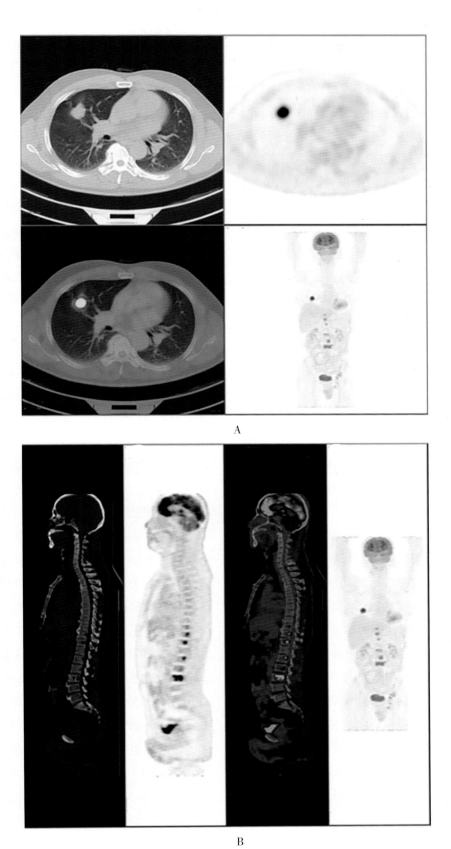

图 9-16 右中肺癌伴骨转移

A. 右中肺癌。B. 全身多发性骨转移。

扫描的，无论是灵敏度（92% vs 77% vs 86%）还是特异度（98% vs 92% vs 88%）。所以，如果已经完成 PET/CT 检查，一般是不需要再做骨显像的。

肺癌胸膜转移的存在被定义为 M1，并排除了治愈性手术的可能。胸膜转移常导致胸腔积液，但是肺癌中出现胸腔积液也可以是阻塞性肺炎、肺不张或淋巴道阻塞后的良性胸腔积液。胸腔积液并不是肺肿瘤不可切除的可靠证据。胸膜增厚并不是特异性的，纤维性、炎症性、出血性等改变都可导致胸膜增厚或形成胸膜结节。传统的成像方式如 CT 和 MRI 能够检测到胸膜增厚或形成结节，但区分增厚胸膜的良、恶性能力有限。PET/CT 可以根据增厚的胸膜出现 FDG 摄取，从而诊断为胸膜转移（图 9-17）。在一项研究中，研究者对 33 例合并胸腔积液的肺癌患者 PET/CT 图像进行了分析，研究认为，在诊断肺癌胸膜病变的良、恶性方面，PET/CT 是非常可靠的非侵入性方法。Gupta 等也报道了类似的结果，同样认为 FDG PET/CT 是诊断肺癌胸膜转移 / 胸膜受侵的可靠方法，其敏感性、特异性和准确率分别为 88.8%、94.1% 和 91.4%。同时，研究还发现，在大约 30% 的恶性胸腔积液中，胸腔镜检可能并不能发现病灶的存在。尽管 PET/CT 在诊断胸膜转移方面有很大的优越性，然而应强调的是，在做出非根治性手术选择之前，应尽全力通过胸腔镜或胸膜积液细胞学确认胸膜的转移性质。

CT、超声和 PET 显像诊断肺癌肝转移均是比较好的检查方法。和常规影像学相比，PET/CT 诊断肝转移的特异性较高，能检查出一些常规影像学不能确定的肝转移，确定或排除常规影像学不能确定的肝转移（20%）。有不少研究报道分化良好的肝细胞肝癌摄取 ^{18}F-FDG 能力较弱，在 PET/CT 显像时常表现为代谢活跃程度与周围肝组织一致而误诊。但肺癌肝转移一般表现为高代谢，很少见到肺癌肝转移不摄取 ^{18}F-FDG 的报道。

CT 图像上肺部病变和周围组织之间的对比度高，CT 能分辨毫米级的、PET 显像无法分辨的肺结节。PET/CT 显像借助 ^{18}F-FDG PET 显像肺结节定性能力和同机 CT 的高空间分辨力的能力互补，在探查肺内转移上的效率大为提高。

由于脑组织以葡萄糖为能量来源，较高的本底水平决定了脑转移在 ^{18}F-FDG PET 图像上的灵敏度没有优势可言，PET 显像在无症状脑转移患者中的诊断价值也不如增强 CT 和 MRI。PET/CT 显像较单独 PET，其诊断脑转移瘤的能力得到进一步提高。PET/CT 显像加上同机脑部 CT 增强扫描，对于脑部直径 > 8 mm 的转移灶诊断效能与 MR 基本相当，但是对于发现直径 < 8 mm 的病灶仍不尽人意（图 9-18）。肺癌转移是全身性的，脑转移的发生大部分是伴发骨转移肾上腺转移的，且肺癌早期发生脑转移的概率是比较小的，也有研究认为 PET/CT 显像诊断为早期肺癌患者没有必要行脑部 MRI 扫描的。^{18}F-FLT 及 ^{11}C-MET PET/CT 显像在脑转移中有独特的价值，由于本底水平较低，能够较容易发现病灶，但目前仍在探索当中。

PET/CT 显像在肺癌分期中的主要价值是发现常规影像学未发现的转移灶，以及鉴别常规影像学发现但不能定性的病灶，从而改变患者分期最终改变治疗方案。在一项 105 例非小细胞肺癌患者的分析研究中，PET/CT 显像改变了 36.2% 患者的分期，包括 31 例分期上调，7 例分期下调。在另外一项前瞻性的研究中，将拟手术的非小细胞肺癌 189 例患者分为两组，一组（98 例）行 PET/CT 分期，另外一组（91 例）行常规手段分期；分期后，61%（60/98）的 PET/CT 组患者认为适合手术，常规影像学组有 80%（73/91）的患者认为适合手术（P=0.004）。在行手术的患者中，21 例 PET/CT 组患者和 38 例常规影像学组患者被认为手术是无效的。非小细胞肺癌手术前行 PET/CT 检查能有效减少无效手术的发生。目前，NCCN 指南明确推荐，所有患者治疗前行 PET/CT 检查进行分期。

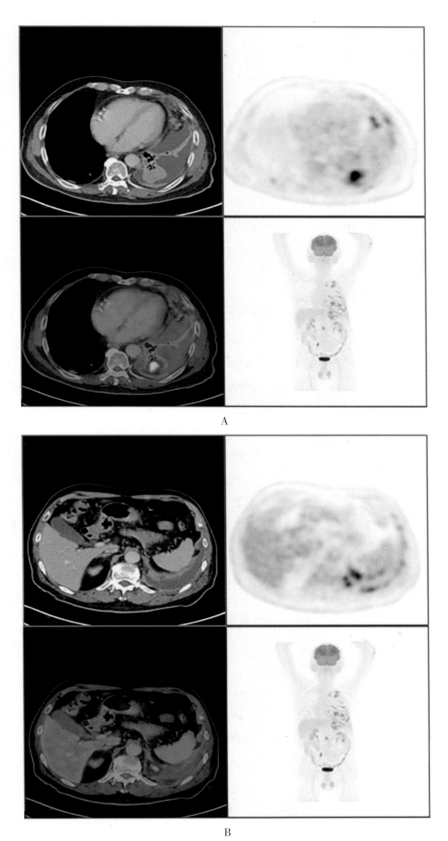

图 9-17　左下肺癌伴左侧胸膜转移

A. 左下肺肿物。B. 左侧胸膜转移灶。

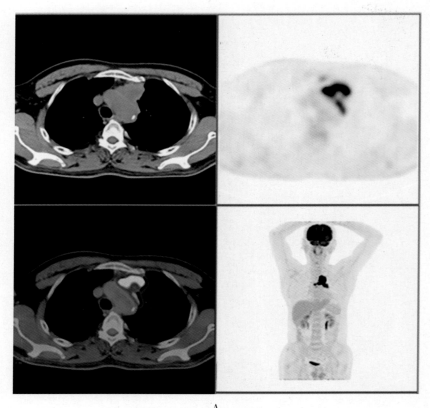

A

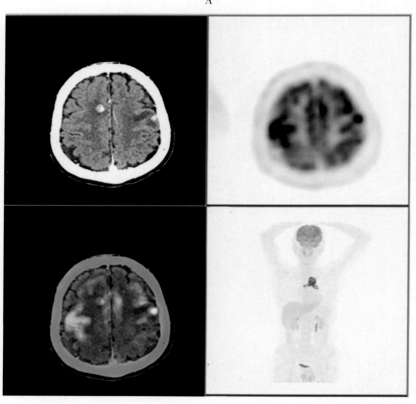

B

图 9-18 左肺癌伴脑转移

A. 左肺癌。B. 脑转移瘤。

第四节　PET/CT 显像用于放射治疗计划

放射治疗（放疗）是局部晚期非小细胞肺癌患者重要的治疗手段，但疗效仍不能令人满意，其失败的主要原因有局部未控、复发和远处转移。提高放射治疗剂量是提高肿瘤局部控制率的关键，近十余年来，肿瘤放射治疗技术得到了长足的发展，以三维适形放疗和调强放疗为代表的新技术的应用使得提高肿瘤的照射剂量成为可能。放疗新技术的应用关键在于肿瘤照射靶区的精确确定，肿瘤影像的精准定位是实现精准靶区勾画的关键。CT 是放疗靶区勾画最常用的影像学技术，它能够提供病灶的形态结构，但不能够有效区分病灶与远端的肺不张，也不能提供病灶的生物学信息，而这些都明显影响患者的预后，需要一种有效的确定靶体积和周围正常组织的方法。

近年来，PET 显像越来越多地被应用到肿瘤放疗靶区的勾画，PET 的应用在一定程度上改变了传统的以解剖图像来定义靶区范围的概念，为靶区的确定提供了更多有价值的活体生物信息，使临床放疗计划中区的精确勾画变得更方便，有助于提高靶区剂量和降低正常组织照射剂量。PET 显像从肿瘤代谢角度来界定肺癌的范围，展示给放疗科医生的是肺癌生物学行为状况（包括肿瘤分化高低和乏氧程度）和这些肿瘤生物学改变所累及的范围，从而为放疗医师根据肺癌的生物学特性差异来制订针对性的放疗计划提供依据，而不再单纯地依赖肿瘤大小来制订肺癌放疗计划。

PET/CT 在肺癌放射治疗区确定上具有肯定的优势，它主要通过修正肺癌 TNM 分期而影响放疗计划的制订和实施。对于 T 分期——能有效鉴别肺癌病灶与合并肺不张、阻塞性肺炎区域的边界，避免不必要的放射损伤；对于 N 分期——检出大小正常的转移纵隔淋巴结，避免靶区遗漏，排除因其他原因而增大的纵隔淋巴结，缩小照射体积；对于 M 分期——利用 PET/CT 显像的远处转移检出能力，更正患者的临床分期及其治疗策略。在一项临床 Ⅱ 期随机对照研究中，研究组入组 47 例非小细胞肺癌患者，其中肿瘤分期为 Ⅱ 期的患者占 6%，ⅢA 期占 40%，ⅢB 期占 54%，所有患者分别通过 CT 和 PET/CT 制订两套放疗计划，结果显示：与通过 CT 勾画靶区制订放疗计划相比，PET/CT 计划改变了 51% 的病例靶区，PET/CT 勾画靶区显著缩小（$98.7cm^3$ vs $86.2cm^3$，$P < 0.001$）。但是该研究并没有对照，根据 PET/CT 勾画靶区减少靶区体积的同时是否会影响局部病变控制率仍是一个谜。另一个对 101 例非小细胞肺癌患者 PET/CT 影响放疗计划的研究也显示，PET/CT 显像使 23% 患者 GTV 减少，26% 患者 GTV 增加。需要注意的是，即使对于没有更改靶区的肺癌患者，PET 也有利于确定 CT 信息和更好地勾画 GTV 或 CTV，展示出 PET/CT 显像这种多影像结合模式在放疗靶区勾画上的优越性。对于晚期肺癌而言，PET/CT 显像主要是通过更准确的 N 分期和肿瘤范围确定影响 CTV。有鉴于此，甚至有研究者提出，要用基于 PET/CT 显像的解剖生物学轮廓勾画 GTV 模式替代传统 GTV 模式。

与根据 CT 勾画肺癌靶区在不同的放疗医师之间存在较大的变异一样，依据 PET/CT 医师间勾画的靶区仍然有差异，尤其在纵隔淋巴结勾画上。迄今为止，利用 PET/CT 勾画 NSCLC 放射治疗靶区的研究仍然处于初步阶段，标准的勾画方

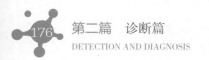
法尚未获得。为了使勾画的靶区能与"金标准"病理结果很好的相符，许多学者做了大量的研究工作。有研究利用目标本底值比较法自动勾画非小细胞肺癌放疗区与病理结果大小的对比，观察自动勾画的靶区是否减少人工勾画靶区的差异，认为自动勾画能很好地与病理结果相符，能减小手工勾画的体积，减少不同勾画者之间的差异。也有研究探讨自动勾画与人工勾画肿瘤靶区两组方法优劣的比较，提示人工勾画肿瘤靶区要比自动勾画更贴近病理结果，强调在使用 PET 自动勾画靶区时应酌情行手工补充以免遗漏病灶。不同观察者间对解剖结构勾画的差异是放疗计划中最大的不确定性因素。由核医学医师协助放疗医师来共同勾画靶区是否能提高靶区的准确性也是需要研究的问题。

利用 PET/CT 显像确定放疗靶区与传统方法确定靶区的远期疗效尚未得到确认，而且 PET/CT 显像用于肺癌放疗计划确定有一些难题尚有待解决。由于 PET/CT 扫描目前多数是以准确分期为目的的，而大多数分期扫描所做的 PET/CT 是在曲面床上进行，而放疗计划 CT 图像是在平面床上获取的，两种扫描体位的差异使两种图像解剖配准变得困难，导致图像判读及靶区勾画不准确。严格按照放疗体位要求进行 PET/CT 扫描可以减少 PET/CT 扫描与放疗所做 CT 配伍不准的

问题，这就需要对潜在行根治性放疗的患者进行筛选。其次是以 PET 图像勾画 GTV 边界的标准问题，有研究者提出，因为 PET 显像的分辨率只有 4~6 mm，^{18}F-FDG 摄取增高区域只适合确定肺癌位置而不适合精确的边界确定（肺癌伴肺不张的情况除外）。如果 PET 用于靶区勾画，建议一名放射肿瘤学家及一名核医学医师或 PET 放射学家参与靶区勾画。在任何讨论基于 PET 的靶区勾画过程中，重点关注核医学医师或 PET 放射学家对图像解读的意见以及放射肿瘤学家所有关于临床因素解读的意见。这也就意味着不建议使用未经改进的基于 PET 图像的靶区自动勾画方法，最终的勾画评估应该基于对图像的人工视图解读。为保证充分且可重复的解读 PET 图像用于放疗计划，这一过程需要标准化。还有就是如何消除呼吸运动导致的肿瘤移动对放疗计划的影响，采集不同呼吸时段的 CT 以计算肺癌移动范围，再将 PET 图像加到 CT 图像上，也许是一个简单有效的方法，而呼吸门控 PET/CT 显像有望较好地解决这个问题。除上述待解决问题外，有些配准不准确因素是 PET 显像特有的，包括部分容积效应、图像空间分辨能力、患者移动、显示图像的亮度和本底设置以及邻近肺癌的代谢摄取增高的肺部炎症使肿瘤边界模糊化等。这些问题也需要更多的研究予以解决。

第五节　PET/CT 显像用于疗效监测

在我国，超过一半的非小细胞肺癌诊断明确时已是晚期，而晚期非小细胞肺癌的平均 5 年生存率仅约 3.8%。化疗是晚期肺癌最常用的治疗

手段，但即使最好的联合方案，其有效率也只有 20%~40%。近年来，肿瘤分子靶向治疗成为大家关注的焦点。肺癌靶向治疗药物主要包括表皮生

长因子受体酪氨酸激酶抑制剂，棘皮动物微管相关蛋白样 4- 间变淋巴细胞瘤激酶融合基因抑制剂、抑制肿瘤血管生成药物以及抗表皮生长因子受体单克隆抗体等，其中以表皮生长因子受体为治疗靶点的靶向药物（吉非替尼或厄洛替尼等）在临床上应用最为广泛。肺癌靶向治疗药物提高了患者的生存期，但平均 8~10 个月就会出现耐药性而失去疗效。因此早期评估非小细胞肺癌对各种治疗的敏感性，对于及时调整患者治疗方案，判断患者的预后和转归具有重要意义，同时可减少无效治疗造成不必要的毒副作用和医疗费用。

目前，基于 CT 的形态分析是评估非小细胞性肺癌及其他实体瘤治疗疗效的主要方法。2000 年国际上制订了 RECIST 疗效评价标准，并在 2009 年进行了修订（RECIST 1.1），是目前实体瘤疗效评估的最常用标准。RECIST 标准主要是根据治疗前后肿瘤的大小改变程度将疗效分成四组：完全缓解（CR）是全部病灶消失，无新病灶出现，肿瘤标志物降至正常，并至少维持 4 周；部分缓解（PR）是肿瘤最长径之和缩小 ≥ 30%，并至少维持 4 周；疾病稳定（SD）是肿瘤最长径之和缩小未达 PR，或增大未达 PD；疾病进展（PD）是最大径增大 ≥ 20%，或出现新病灶，但原发灶分裂不应算在内。RECIST 疗效评价标准用于治疗结束时评价肿瘤对化疗药物的疗效，但在治疗早期肿瘤大小的变化并不明显，不能早期预测疗效。肿瘤由于高度异质性，由药物敏感细胞及耐药细胞共同组成，对药物敏感的细胞被杀灭的同时，耐药细胞在不断增殖，因此肿瘤缩小并不是治疗有效的最佳指标。靶向治疗药物主要是通过抑制肿瘤细胞的增殖，促使其凋亡，治疗早期肿瘤大小变化不明显，因此 RECIST 标准以肿瘤大小作为指标难以准确反映分子靶向药物的疗效。

2009 年，以 PET/CT 为基础的疗效评价标准被提出用于实体瘤的疗效评价，即 PERCIST 标准。PERCIST 是建立在恶性肿瘤增殖受抑制时对

葡萄糖的利用也随着降低这一生物代谢基础之上的。多项研究表明，^{18}F-FDG PET 显像治疗前后 SUV 的变化与化疗临床反应显著相关，且肿瘤组织葡萄糖代谢率的降低比肿瘤体积缩小要早，化疗早期 ^{18}F-FDG 摄取降低可预测病理缓解情况，因此 ^{18}F-FDG PET /CT 可用来预测早期化疗疗效。根据 PERCIST 标准，肺癌的化疗分为四组：完全代谢反应（complete metabolic response，CMR），指可测量靶病灶的葡萄糖代谢完全消失，其葡萄糖代谢水平与周围本底相当或低于周围血池本底（图 9-19）；部分代谢反应（partial metabolic response，PMR），指可测量靶病灶葡萄糖代谢水平降低，标准瘦体质量摄取值（standardized uptake value lean，SUL）最大值至少降低 30%（图 9-20）；代谢反应进展（progressive metabolic disease，PMD），指葡萄糖代谢水平增高，SUL 最大值增加 30% 以上，能够看到肿瘤自身的葡萄糖代谢所引起的摄取范围变大，或有新发病灶的出现，且葡萄糖摄取明显增高，具有典型的肿瘤特征，仍需对炎症或治疗后的反应进行排除；代谢反应稳定（stable metabolic disease，SMD），靶病灶葡萄糖代谢水平降低或增高不超过 30%（即除外 CMR、PMR 或 PMD 的情况）。

^{18}F-FDG PET/CT 监测早期化疗效果是基于肿瘤细胞在化疗后被杀灭从而对葡萄糖的需要减少，当病灶 ^{18}F-FDG 摄取较治疗前明显降低或完全被抑制，提示肿瘤细胞被大量杀灭或抑制，预示患者可能获得较好的治疗效果。肿瘤组织对于葡萄糖摄取能力的降低往往要早于其体积的缩小，在化疗的早期阶段 ^{18}F-FDG 代谢降低即能够反映化疗药物对病灶起到杀灭作用，因此 ^{18}F-FDG PET/CT 可预测早期化疗疗效。Weber 等对 57 例晚期 NSCLC 患者在第 1 周期含铂方案化疗前、后分别进行 ^{18}F-FDG PET 扫描，以 SUV 降低 20% 为代谢反应界值评价患者的治疗反应，预测实体瘤最佳疗效的灵敏度和特异度分别为

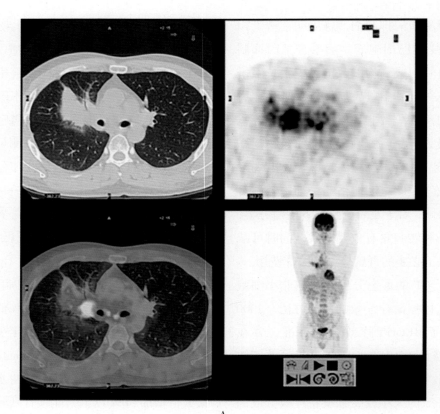

图 9-19 右上肺癌
A. 治疗前。B. 治疗后。评价：CMR。

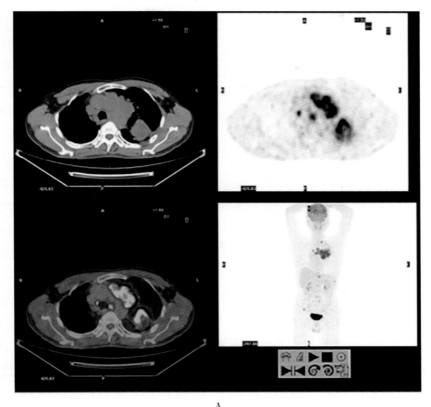

A

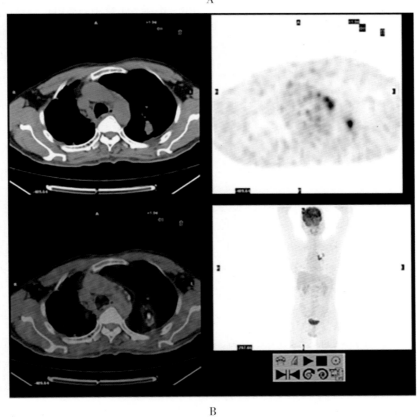

B

图 9-20　左上肺癌

A. 治疗前。B. 治疗后。评价：PMR。

95% 和 74%，其中 28 例有代谢反应的患者，其无进展生存期（PFS）及总生存期（OS）的中位时间较无代谢反应者明显延长（有反应组分别为 163 天和 252 天，无反应组分别为 54 天和 151 天）。Wolfgang 通过对 55 例晚期 NSCLC 患者化疗前和第 1 周期化疗后分别行 ^{18}F-FDG PET 检查，以 SUV 下降 20% 为临界值作为其能否达到代谢缓解的疗效评价标准，显示第一周期化疗后按 PET 标准评价的代谢缓解率与两周期化疗后 RECIST 评价标准具有明显的一致性。[18]F-FDG PET/CT 较 CT 可以更早地预测哪些患者可能接受无效的化疗，避免不必要的毒副作用及花费。尽管 ^{18}F-FDG PET/CT 比传统影像学可更早、更准确地评估 NSCLC 化疗疗效，但缺乏统一标准，统计结果差别较大。也有研究认为治疗前后病灶 SUV 下降界值为 30% 时，其生存率没有统计学意义。有研究对 65 例Ⅲ期的 NSCLC 辅助化疗治疗前后 PET 结果进行分析后认为，治疗早期原发灶 SUVmax 减低 70% 作为界值才能够更好地区分两组患者的预后。虽然临床上对于治疗后原发灶 SUVmax 减低率的界值尚无统一定论，但是有一点是得到大家认可的，治疗前后原发灶代谢降低越明显，患者的预后越好。

PET/CT 在预测肺癌靶向药物疗效方面也有独特的价值。Sunaga 等使用 PET 监测了 5 例接受吉非替尼治疗的 NSCLC 患者疗效，所有患者在治疗前、接受治疗 2 天后及 4 周后行 ^{18}F-FDG PET 显像，4 例治疗有效的患者在接受治疗第 2 天原发灶 SUV 就出现不同程度的下降，4 周后病灶 SUV 下降更加明显，其无进展生存期超过 12 个月；另外 1 例治疗后病灶 SUV 无下降的患者，病情出现进展。Aukema 等对 23 例术前接受 3 周厄洛替尼治疗的患者进行了评估，所有患者治疗前及治疗 1 周后均接受 ^{18}F-FDG PET/CT 显像，并设定病灶 SUV 治疗后下降超过 25% 为有效代谢反应者，并统计不同代谢改变患者的手术切除后病灶

的坏死情况，发现治疗 1 周后有代谢反应的患者中位肿瘤坏死率为 70%（30%~91%），而无反应的患者的中位肿瘤坏死率只有 40%（20%~50%），其差异具有统计学意义。研究认为 ^{18}F-FDG PET/CT 显像提供的代谢信息可早期准确预测靶向治疗中的疾病反应与耐药性，从而及时指导更改方案，减少副作用和不必要的费用。

除了 ^{18}F-FDG PET/CT 显像用于肺癌疗效评估，近年来，[18]F-FLT PET/CT 显像用于肺癌疗效评估也越来越受到关注。[18]F-FLT 与肿瘤细胞的增殖相关，治疗有效的患者增殖受抑制而摄取相应减少。在一项研究中，共 28 例非吸烟的晚期或复发非小细胞肺癌患者获得完整的分析数据，所有患者接受吉非替尼（250 mg/d）的治疗，治疗前及治疗第 7 天分别行 ^{18}F-FLT PET/CT 显像，并记录原发灶的 SUVmax，治疗 6 周后采用 CT 根据 RECIST 标准评估疗效。6 周后，结果显示 14 例 PR、4 例 SD 及 10 例 PD。治疗前原发灶 SUVmax 在治疗有反应者与无反应者之间并没有统计学差异；而治疗前后 SUVmax 下降率治疗有反应者显著高于治疗无反应者。研究者以 SUVmax 下降超过 10.9% 作为判断有无反应的界值，其阳性预测价值与阴性预测价值均为 92.9%，其中治疗反应者的无进展生存时间显著高于治疗无反应者（7.9 个月 vs 1.2 个月）。研究认为 ^{18}F-FLT PET/CT 显像能够较好地预测非小细胞肺癌患者接受吉非替尼治疗的预后，可以发现那些耐药的患者。

也有研究对通过 PET 观察肺癌治疗疗效持异议，在一项 23 例新辅助放化疗前后的 N_2Ⅲ期非小细胞肺癌患者的研究发现，新辅助治疗后，80%PET 显像阴性的原发灶部位和 25%PET 显像纵隔淋巴结阴性的淋巴结有肿瘤残存，研究认为 PET 显像对放化疗后 4~6 周患者残存病变的预测价值有限，需要更多的研究以便确定 PET/CT 显像在肺癌疗效中的价值。从临床使用的角度出发，时间点的选择对于准确判断有较大的帮助，

以 PET/CT 显像观察肺癌化疗疗效应该在完成化疗后 3~4 周进行，观察放疗疗效则要在放疗后 3 个月进行，部分肺癌患者放疗后局部区域代谢增高反应可持续更长时间，给疗效判断造成影响。

综上所述，我们可以认为 ^{18}F-FDG PET/CT 是早期预测局部非小细胞肺癌疗效的有效方法。但 ^{18}F-FDG PET/CT 显像评估缺乏统一标准，统计结果差别较大。此外，^{18}F-FDG PET/CT 作为治疗评估的最佳时间也没有统一的标准。对于 PERCIST1.0 标准，其对显像剂异常浓聚的肿瘤病灶才能够进行疗效评价，并且其在图像采集及后期处理方法等方面均具有苛刻的条件限制，如测量指标（包括 ROI、SUL）的规范化、假阳性与假阴性的鉴别、最佳临界值的确定（25% 或 30% 是否合理）、病变数量多时如何取舍以及不同病灶疗效矛盾时如何评价等，且 PERCIST 标准只针对 1 个靶病灶，多靶病灶或 TLG 还处于研究阶段，其并未设定具体标准，还有待研究。鉴于 ^{18}F-FDG PET/CT 显像评价疗效还存在如此多的问题，目前暂时还无法取代 CT 在肺癌疗效评价的地位。但随着研究的深入、高级别循证医学证据的进一步积累，相信 PET/CT 在非小细胞肺癌疗效预测方面会有广阔的应用前景。

第六节　PET/CT 显像在肺癌复发监测中的应用

肺癌治疗后是否复发是其预后的关键，肺癌的复发包括原发部位的复发和转移性复发，大部分肺癌患者在治疗后 1~2 年内死于局部复发或远处转移。临床上主要采用两种方法监测肿瘤的复发和转移。一种是血清肿瘤标志物，另一种是影像学检查。肿瘤标志物常用于肿瘤的辅助诊断及治疗后的随访，目前常用于肺癌的肿瘤标志物有神经元特异性烯醇化酶（NSE）、细胞角蛋白 19 片段（CYFRA21）以及癌胚抗原（CEA）。肿瘤标志物预测患者是否复发灵敏度高，但缺乏特异性，也不能够提示转移或复发的部位。影像学检查肺癌局部是否复发目前主要依靠 CT，但 CT 对术后形成的瘢痕组织与残留或复发的肿瘤组织的鉴别困难，而且对于放疗后的患者，残留或复发组织与放疗引起的放射性肺炎也难以鉴别。因此，对于肺癌治疗后残留或复发的评价依旧是临床上的一大难题。

PET/CT 利用肿瘤组织的葡萄糖代谢旺盛，而坏死纤维组织葡萄糖代谢低的特点，能够有效鉴别纤维瘢痕组织与复发，被用于监测肺癌治疗后的残留或复发以及转移。治疗后 PET/CT 显像病变局部出现摄取显著增高的肿物提示残留或复发，有较高的准确性及特异性，其价值已初步得到证实。在一项前瞻性研究中，Keddar Z 等对 42 例怀疑复发的非小细胞肺癌患者分别进行 PET/CT 显像和 CT 显像，结果通过病理活检或临床随访证实；在 27 例 PET/CT 显像阳性患者中 24 例被证实是复发，而 15 例 PET/CT 显像阴性患者中只有 1 例是复发，PET/CT 诊断复发的敏感性、特异性、阳性预测值、阴性预测值分别为 96%、82%、89% 和 93%；与 CT 比较提高了复发的检出率，最终使 29% 的患者（12/42 例）的治疗计划改变。但应注意的是，由于 ^{18}F-FDG 显像是一种非常敏感的代谢显像，并非肿瘤的特异性显像剂，一些良性病变如炎性组织、肉芽肿、真菌或细菌感染组织、结核组织均可摄取 ^{18}F-FDG，且部分炎性肉芽肿对 ^{18}F-FDG 摄取甚至高于肿瘤组织的摄取，因此可以导致误判为肿瘤复发的情况。放疗引起的放射性损伤组织或放射性肺炎以及手术后局部的炎症均可摄取 ^{18}F-FDG，从而降低了其对肺癌复发诊断的特异性。肺癌放疗相关的 ^{18}F-FDG 高摄取通常表现为片状浓聚影，边缘模糊，病变范围和照射野一致等特点；手术所致的骨骼、软组织及胸膜损伤也会出现不同程度的放射性浓聚，分析图像时结合手术范围及形态学表现可以进行鉴别。因此，在临床工作中，不能以残留软组织影放射性浓聚程度高于纵隔作为诊断肺癌复发的绝对标准，必须结合病史、临床表现及体征，CT、超声、肿瘤标志物，以及患者的治疗经过（手术及放化疗距离显像的时间）等因素综合诊断，降低误诊率。

第七节 小结与展望

^{18}F-FDG PET/CT 显像已广泛应用于肺癌的诊断、鉴别诊断、疗效评价、临床分期及预后预测等方面，是在肿瘤应用方面效果较好的典范。但 PET/CT 显像在肺癌诊疗应用中也存在不少问题，主要是假阳性的问题，与 ^{18}F-FDG 并不是肿瘤的特异性显像剂相关，例如活动期炎症或感染、结核、炎性假瘤、肉芽肿都可摄取 ^{18}F-FDG 导致假阳性的误判。目前正在应用其他的示踪剂有助于提高诊断的准确性，比如 ^{18}F-FLT 显像具有更好的诊断特异性，在病灶良、恶性诊断及淋巴结分期方面具有非常好的前景，但是由于药物合成效率低下限制了其大规模应用。随着技术的不断成熟以及新的更特异的显像剂的不断出现，PET/CT 将会推动肺癌的诊治迈上一个新台阶。

近年来，以吉非替尼、阿法替尼及奥希替尼为代表的表皮生长因子受体（EGFR）酪氨酸激酶抑制剂（TKI）很大程度上改善了肺癌患者的预后。^{18}F-FDG PET/CT 在预测经小分子靶向药物治疗后患者的预后方面也是近年来研究的热点问题。研究表明，经小分子靶向药物治疗后早期病灶 SUV 显著下降是治疗有效的标志。但是这些研究并没有回答显像的最佳时间问题，目前还不知道治疗进行多长时间显像能够较好地评估疗效，也缺乏疗效评价的标准方法，期待更多的研究来证实。

近年来，免疫治疗的应用给晚期非小细胞肺癌带来了新的希望。目前临床应用的免疫治疗药物主要是 PD-I 和 PD-L1 单克隆抗体。免疫治疗的机制主要是使免疫系统活化，从而达到杀灭肿瘤细胞的目的。由于其良好的抗肿瘤特性及安全性，出现不久就被 FDA 批准了在非小细胞肺癌中的应用。免疫治疗与传统的化疗及靶向治疗不同，起作用时间缓慢而持久，一些早期评估病情进展的患者也可以通过免疫治疗获益。尽管有早期常规影像学评估进展的患者继续治疗可以获益，但临床实际应用中是否继续进行免疫治疗对医生来说是一个艰难的选择，迫切需要更精确的评估手段来预测药物是否对患者治疗有效。近两年，以 PD-1/PD-L1 通路为靶点的肿瘤分子显像临床前研究取得了突破性进展，借助非侵入性的成像技术（包括 PET、SPECT 和光学成像），有助于检测 PD-1/PD-L1 表达量，并对患者进行分层，从而筛选出对免疫治疗有效的患者，监测疾病进展，避免无效的免疫治疗引起不良反应。

Heskamp 等首先报道利用 [111]In 标记人源性抗 PD-L1 单抗（PD-L1.3.1）对 PD-L1 高表达和低表达的人乳腺癌细胞株移植瘤进行 SPECT 显像，显像剂摄取值的高低与乳腺癌 PD-L1 的表达水平密切相关，表明该显像剂能够区分同系肿瘤细胞株之间不同的 PD-L1 表达水平，提示可用于 PD-1/PD-L1 免疫治疗的患者选择。体外研究发现，[64]Cu 标记的人源化 PD-L1 单抗 Atezolizumab 与肿瘤细胞的特异性结合跟 PD-L1 的表达水平相关；PET 显像显示，高表达 PD-L1 的癌细胞高摄取，而低表达 PD-L1 的癌细胞摄取明显降低。在 2017 年 ESMO 会议上，A. Niemeijer 等报道 [18]F 标记 PD-L1 PET 显像与 [89]Zr-Nivolumab PET 显像结果与非小细胞肺癌病灶体外 PD-L1 与 PD-1 免疫组化结果具有直接相关性，阳性患者经免疫治疗后预后良好，而阴性患者预后不良。上述研究进展提示，以 PD-1/PD-L1 为靶点的分子影像探针可用于肿瘤免疫治疗效果及预后的评估。

免疫治疗作为肿瘤治疗的新方向，已经成为肺癌综合治疗的重要组成部分。肿瘤 PD-L1 的表达与不良预后相关，很有可能作为预后评估的生物标志物。肿瘤分子显像有可能实现肿瘤 PD-L1 表达的无创、动态、三维活体显示，从而有助于筛选肿瘤免疫治疗优势人群，使治疗个体化、最优化。随着越来越多基础研究和临床试验的展开和深入，肿瘤 PD-1/PD-L1 显像将有望最终实现临床转化，为评估肿瘤恶性程度、预测免疫治疗的反应概率及效应、决策免疫治疗提供帮助。

（张旭　樊卫）

参考文献

[1] 石木兰. 肿瘤影像学[M]. 北京: 科学出版社, 2002.

[2] 王荣福. PET/CT肿瘤诊断学[M]. 北京: 北京大学医学出版社, 2008.

[3] 潘中允, 屈婉莹, 周诚, 等. PET/CT诊断学[M]. 北京: 人民卫生出版社, 2009.

[4] 于丽娟. PET/CT诊断学[M]. 北京: 人民卫生出版社, 2009.

[5] HIGUCHI M, OWADA Y, INOUE T, et al. FDG-PET in the evaluation of response to nivolumab in recurrent non-small cell lung cancer [J]. World J Surg Oncol, 2016, 14 (1): 238.

[6] KAIRA K, HIGUCHI T, NARUSE I, et al. Metabolic activity by ^{18}F-FDG-PET/CT is predictive of early response after nivolumab in previously treated NSCLC [J]. Eur J Nucl Med Mol Imag, 2018, 45 (1): 56-66.

[7] VOLPI S, ALI J M, TASKER A, et al. The role of positron emission tomography in the diagnosis, staging and response assessment of non-small cell lung cancer [J]. Ann Transl Med, 2018, 6 (5): 95.

[8] CHENG G. Non-small cell lung cancer PET imaging beyond ^{18}F-Fluorodeoxyglucose [J]. PET Clin, 2018, 13 (1): 73-81.

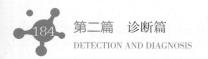
[9] SZYSZKO T A, YIP C, SZLOSAREK P, et al. The role of new PET tracers for lung cancer [J]. Lung Cancer, 2016, 94: 7-14.

[10] CREMONESI M, GILARDI L, FERRARI M E, et al. Role of interim 18F-FDG-PET/CT for the early prediction of clinical outcomes of non-small cell lung cancer (NSCLC) during radiotherapy or chemo-radiotherapy. A systematic review [J]. Eur J Nucl Med Mol Imag, 2017, 44 (11): 1915-1927.

[11] GULDBRANDSEN K F, HENDEL H W, LANGER S W. Nuclear molecular imaging strategies in immune checkpoint inhibitor therapy [J]. Diagnostics (Basel), 2017, 7 (2): Pii: E23.

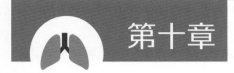

肺磨玻璃结节 CT 征象和早期肺腺癌

近年来随着多层螺旋 CT（multidetector CT，MDCT）的普及以及低剂量 CT（low dose CT，LDCT）在早期肺癌筛查中的广泛应用，磨玻璃结节（groundglass nodule，GGN，又称 ground glass opacity，GGO）的检出率明显提高。而这些 GGN，尤其是持续存在的单纯 GGN（pure GGN，pGGN）的诊断及处理成为影像诊断和临床医师面临的难题，因为 GGN 阶段可供参考的影像征象较少，其良恶性、侵袭性的鉴别及判断均具有很大难度。

早期肺腺癌在薄层 CT 上以磨玻璃结节最为多见。

第一节 磨玻璃结节的定义及病理基础

磨玻璃结节（GGN）的定义为在高分辨率 CT（high resolution CT，HRCT）上局部肺组织呈模糊的轻度密度增高影，但是其中的支气管、血管束仍可显示。GGO 的病理基础为肺泡内气体减少，细胞数量增多，肺泡上皮细胞增生，肺泡间隔增厚和终末气囊内部分液体填充，且肺泡尚未完全塌陷。

按成分不同，GGN 可分为纯磨玻璃密度结节（pure ground glass nodule，pGGN）及混合磨玻璃密度结节（mixed ground glass nodule，mGGN）。pGGN 的病理基础是病理组织沿肺泡壁伏壁生长，不伴肺泡结构的破坏，肺泡含气比较充分。国际肺癌研究协会（International Association for the Study of Lung Cancer，IASLC）、美国胸科学会（American Thoracic Society，ATS）、欧洲呼吸学会（European Respiratory Society，ERS）综合临床、病理学、分子生物学、影像学以及外科学对肺腺癌分类进行了较为细致的修订，于 2011 年联合公布新的肺腺癌国际多学科分类标准。pGGN 的病理类型包括：非典型腺瘤样增生（atypical adenomatous hyperplasia，AAH）、原位癌（adenocarcinoma in situ，AIS）、微浸润腺癌（minimally invasive adenocarcinoma，MIA）及浸润性腺癌（invasive adenocarcinoma，IAC）。AAH 和 AIS 属于非侵袭性病变。AAH 是一种衬覆肺泡和呼吸性细支气管上皮的局限性轻度至中度非典型增生；AIS 为 ≤ 3 cm 的局限性小腺癌，癌细胞沿肺泡壁生长，无间质、血管及胸膜浸润。MIA 和 IAC 属于侵袭性病变。MIA 是指 ≤ 3 cm 的小腺癌内有一个或数个 < 5 mm 的浸润灶；结节内如有 > 5 mm 的浸润灶，无论结节大小及浸润灶数量多少，均可判断此病变为 IAC。

由于 MIA 及 IAC 的发展可预期为不可逆的恶性生长过程，需要尽快进行手术切除。mGGN 中实性成分出现的原因包括肺腺癌的浸润、瘢痕形成、肺泡塌陷、肿瘤细胞或巨噬细胞充填以及肺泡出血。一般来说，磨玻璃密度至实性密度之间的变化是一个动态逐渐演变的过程（图 10-1，图 10-2）。

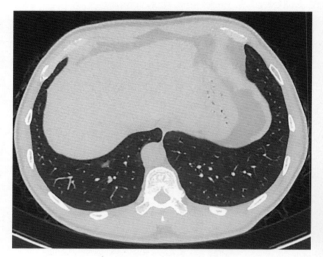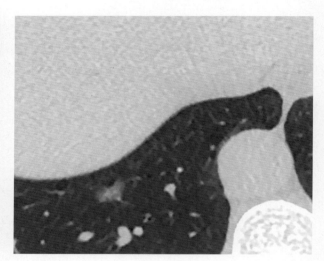

图 10-1　右下肺 pGGN

男性，55 岁，2013 年 11 月体检发现右下肺结节，直径 11mm

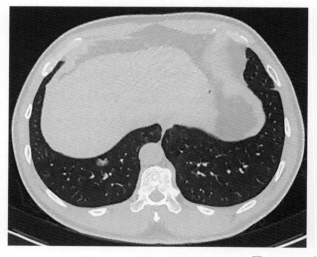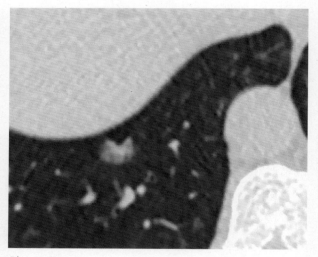

图 10-2　右下肺 mGGN

图 10-1 患者 2017 年 3 月复查，结节直径 12mm，瘤—肺界面渐趋清晰；手术病理：中分化腺癌

第二节　磨玻璃结节的 CT 征象

（一）病灶大小

GGN 大小一般采用测量结节最大横断面的最大长径的方法。

直径＜ 5 mm 的 pGGN 一般被认为是非典型腺瘤样增生，Fleischner 非实性肺结节处理指南给出的建议为直径＜ 5 mm 的 pGGN 不需要随访。Kakinuma 等对 438 例 5 mm 及以下的 pGGN 进行了研究，随访中（随访时间不短于 5 年）10% 的结节有所生长，1% 的结节会变成 MIA 或 IAC，其中部分结节从初次 CT 检出到出现实性成分的平均时间为 3.6 年。

研究表明，直径＜ 5 mm 的 pGGN 均为良性结节，直径＜ 10 mm 的 pGGN 未见浸润性腺癌的报道，直径＜ 20 mm 的 pGGN，浸润性腺癌的发生率约为 12%，且多数伴有胸膜凹陷征或在 PET/CT 上有阳性发现（图 10-3）。

多项研究认为，pGGN 的大小与其是否为侵袭性存在一定的关系。Eguchi 等对 101 例 GGN 的大小进行研究，在最大优势比时的临界值为 11.0 mm，敏感度与特异度分别为 95.8% 和 46.8%；与其相似，Lee 等对 253 例患者的 272 个 GGN 研究发现 pGGN 最大直径 <10 mm 可有助于区别浸润前病变和浸润性肺腺癌。Jin 等报道当 pGGN 肿瘤最大径 > 10.5 mm 时，通过 ROC 曲线计算其具有侵袭性的可能性为 88.73%；Liu 等研究发现当 pGGN 最大长径超过 12.5 mm 时，其侵袭性的可能增大；Lee 等报道直径 > 15 mm 的 pGGN 可能为 IAC（图 10-4）。

（二）病灶密度

AAH、AIS、MIA 均由Ⅱ型肺泡细胞转变而来，多沿肺泡壁及呼吸性细支气管壁呈伏壁式生长，若仅有肺泡壁增厚、肺泡腔内少量黏液和脱落的肿瘤细胞，而无周围浸润或肺泡塌陷时，则表现为 CT 上的 pGGN；若肿瘤细胞局部多层堆积或

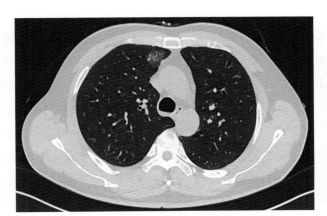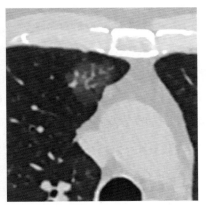

图 10-3　右上肺 pGGN，可见纵隔胸膜牵拉

男性，53 岁，随诊 3 年 4 个月无变化，结节大小 22mm × 20mm；手术病理：高至中分化腺癌

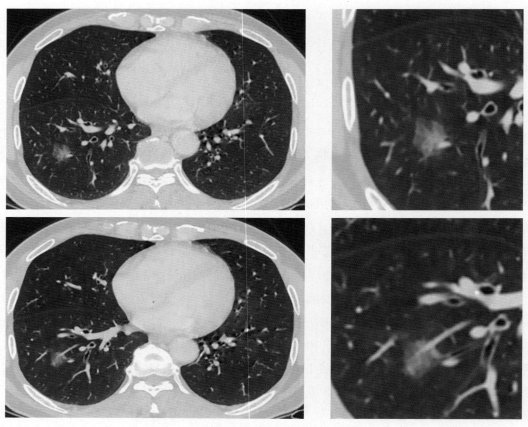

图 10-4　右下肺 pGGN

男性，63 岁，结节大小 18mm×18mm，可见血管集束征；手术病理：微浸润腺癌

有肺泡壁萎陷及肿瘤刺激局部纤维成分增生时，则表现为 mGGN。

国内外研究表明结节中磨玻璃成分密度越高，其恶性的可能性越大。Eguchi 等研究显示 AIS、MIA 及 IACCT 值分别约为 –650 Hu、–625 Hu、–560 Hu。结节密度反映了肿瘤细胞增殖程度及浸润深度，随着结节恶性程度及浸润深度的增加，磨玻璃样成分密度也增高，即从 pGGN 发展为 mGGN。已有研究表明，pGGN 在 CT 图像中表现为实性成分的部分与其病理中侵袭性成分是直接相关的。Cohen 等对 31 个 mGGN 进行了研究，得出实性成分的长径是区分 IAC 与 AIS 或 MIA 的可靠依据（OR=1.6，P=0.02）；当实性成分长径＞5mm 时，高度提示结节为 IAC（敏感度为 100%，特异度为 45%）。因此，实性成分的比例和大小是影像学评价结节恶性程度的重要指标（图 10-5）。

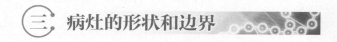

（三）病灶的形状和边界

病灶的形状和瘤－肺界面反映了其病理学特征。AAH、AIS 及 MIA 多表现为圆形或类圆形，圆形或类圆形反映了病灶呈膨胀性、堆积性的生长方式。病理上，AIS 和 MIA 多沿肺泡壁伏壁式生长，无浸润灶或浸润灶较小，因此多表现为圆形或类圆形；IAC 因肿瘤边缘各个部分细胞分化程度不一、生长速度不同或肿瘤内部纤维组织收缩等原因，致其形状趋于不规则，因此 IAC 以不规则形多见。多数研究者认为，瘤—肺界面越清晰，病变的浸润程度越高。金鑫等对 88 例 pGGN

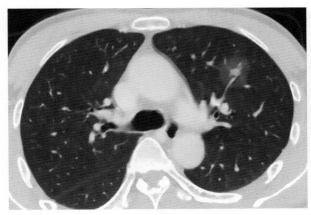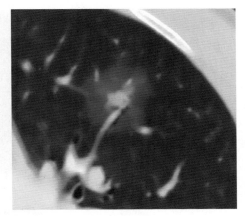

图 10-5　左上肺 mGGN

男性，58 岁，结节大小 30mm×24mm，可见血管集束征、空气支气管征；手术病理：中分化腺癌

研究显示 AAH 及 AIS 的瘤—肺界面显示率约 38.10%，而 MIA 及 IAC 高达 77.14%、86.84%。即对于 GGN，结节浸润程度越深，其瘤—肺界面越趋于清晰（图 10-1，图 10-2）。

四、病灶边缘（分叶征、毛刺征）

分叶征一般由肿瘤边缘各部位细胞分化程度不一，或邻近结构的阻挡作用致其向不同方向生长速度不一所致。

毛刺征为肿瘤细胞沿肺泡或细支气管壁等间质蔓延生长，或因肿瘤刺激引起周围结缔组织增生，肿瘤内部胶原纤维增生、收缩所形成。

CT 肺窗上显示为自病灶边缘向周围伸展的放射状、无分支、直而有力的细短线条影。

绝大多数研究表明分叶征与病灶的恶性风险独立相关。虽然浸润前病变（AAH+AIS）边缘亦可出现浅分叶征及细小毛刺征，但分叶征及毛刺征仍以浸润性病变（MIA+IAC）多见，且深分叶征一般发生于浸润性病变（IAC），可作为判断结节性质的重要依据之一（图 10-6）。

五、空泡征

空泡征指病灶内 1～2 mm 的低密度区，其病理学基础为：①未受肿瘤组织侵犯的正常含气的肺组织；②局部扩张的终末细支气管；③受肿瘤组织侵犯、破坏而扩张的肺泡。早期肺腺癌中的空泡征与肿瘤细胞的高分化及缓慢生长有关。目前，空泡征对病灶性质的诊断观点尚不统一，尽管高丰等研究显示空泡征对 MIA 与 IAC 具有鉴别诊断意义，但国内外一些研究者仍认为空泡征无论在 pGGN 还是 mGGN，对结节性质的诊断及鉴别诊断均无价值（图 10-7）。

六、血管集束征

血管集束征特指病灶周边相邻的血管聚拢、增多、扭曲、牵拉。其病理学基础为病灶摄血量增多继而导致周围侧支血管增生或向周围血管直接侵犯，CT 表现为一支或数支肺小血管受牵拉向病灶聚拢移位，在病灶处中断或贯穿病灶。

进入或穿过瘤体的血管在瘤体内扭曲、增粗或聚集作为肺癌的一个恶性征象可见于部分 GGN 中，有文献表明这种血管改变对良、恶性 GGO

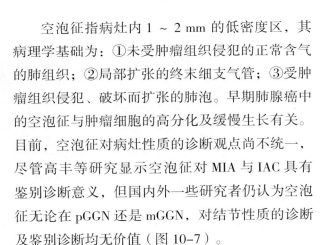

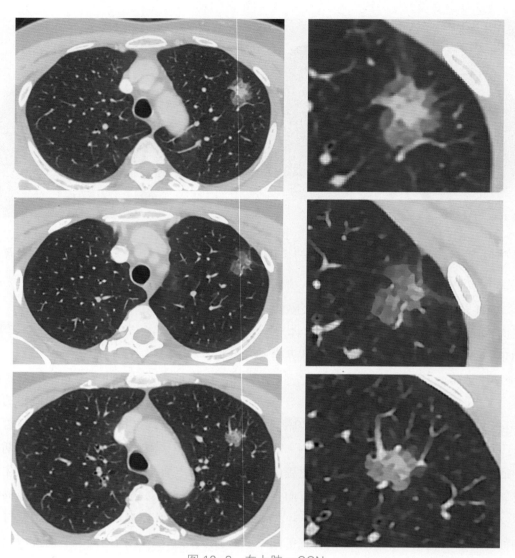

图 10-6 左上肺 mGGN

女性，48 岁，结节大小 25mm×20mm，可见毛刺、分叶、胸膜凹陷征、血管集束征；手术病理：中分化腺癌

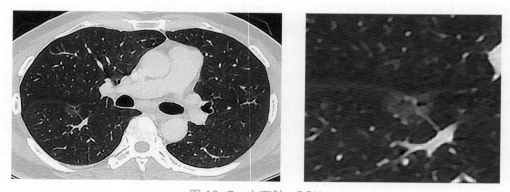

图 10-7 右下肺 pGGN

男性，53 岁，结节大小 20mm×16mm，可见空泡征、胸膜牵拉、血管集束征；手术病理：原位癌

或者浸润前与浸润性病变的鉴别是有意义的。浸润性病变血管多在结节内扭曲、扩张、狭窄或在进入结节时被截断，约占 70%（图 10-4 至10-7）。

七　空气支气管征

空气支气管征指病灶内含气的细支气管影；GGN 与支气管的关系可较好地反映结节性质，浸润性病变支气管多被结节截断，或在结节中扭曲、扩张，而浸润前病变支气管走行多不受结节影响。高丰等将支气管改变分为 5 型：Ⅰ型，支气管在 GGN 中被实性成分截断；Ⅱ型，支气管在 GGN 的实性成分扭曲、扩张；Ⅲ型，支气管在 GGN 的磨玻璃区扭曲、扩张；Ⅳ型，支气管在磨玻璃区走行正常；Ⅴ型，支气管在病灶旁边绕行，未进入病灶内。病灶与支气管的关系显示与否与结节内磨玻璃密度含量有关，而与其肺野分布无关，pGGN 支气管显示率约 30%，随着病灶内磨玻璃密度比例减少，支气管显示率增加，当磨玻璃样密度比例降至 75% 以下，支气管显示率可达86% 以上。浸润性病变其内磨玻璃成分比例低，支气管显示率达 85%（图 10-3，图 10-6）。

八　胸膜凹陷征

胸膜凹陷征是由于病变组织内碳末沉积和胶原纤维增生、收缩，通过肺的纤维支架结构牵拉脏层胸膜致其凹陷而形成。

任何引起组织内胶原纤维增殖的疾病，例如肺癌、结核球、局灶性机化性肺炎、曲霉菌球等都可能出现胸膜凹陷征，肺腺癌结节内胶原纤维增殖并不具备特异性。此外，胸膜凹陷征的发生与结节位置相关，靠近脏层胸膜的结节胸膜凹陷征的发生率明显增加。

mGGN 内实性成分含有不同程度的胶原纤维，因此胸膜凹陷征在 mGGN 的显示率明显高于pGGN。在 mGGN 中，IAC 的显示率明显高于非浸润性腺癌，对于 pGGN，胸膜凹陷征倾向于浸润性病变，但在鉴别浸润前及浸润性病变中无显著差异（图 10-3，图 10-6 至图 10-8）。

综上所述，除了患者年龄、基础病史外，CT征象对 GGN 的良、恶性及侵袭性鉴别具有一定的参考价值，其中，结节的大小、有否实性成分、毛刺 + 分叶、胸膜凹陷征、血管集束征、空气支气管征具有相对较高的诊断价值。

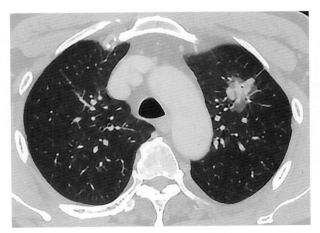
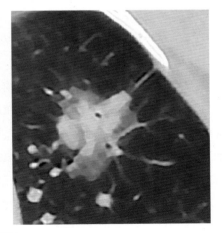

图 10-8　左上肺 mGGN

男性，61 岁，结节大小 30mm × 25mm，可见胸膜牵拉、血管集束征；手术病理：中分化腺癌

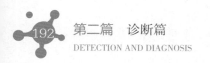
第三节 GGN 的 CT 扫描技术

2015 年 4 月中华医学会呼吸病学分会肺癌学组和中国肺癌防治联盟专家组，根据我国实际情况更新了现有的文献综述和综合证据，制定了《肺部结节诊治中国专家共识》，建议设定 CT 检查参数和扫描范围为：

（1）扫描参数 总辐射暴露剂量 ≤ 5 mSv；kVp 为 120，mAs ≤ 60；机架旋转速度 ≤ 0.5；探测器准直径 ≤ 1.5 mm；扫描层厚 1 mm；扫描间距 ≤ 层厚（3D 或 CAD 辅助应用时需有 50% 重叠）。

（2）扫描范围 从肺尖到肋膈角（包括全部肺），扫描采样时间 ≤ 10 S，呼吸时相为深吸气末，CT 扫描探测器 ≥ 16 排，不需要造影剂。

低剂量 CT（low-dose computed tomography，LDCT）目前广泛应用于肺结节约筛查及随访，可减少被检人员的辐射曝露（总辐射暴露剂量 ≤ 1mSv），但是对病灶进行分析时，尤其是 pGGN，由于低剂量造成噪声增加而导致影像质量下降，不利于 pGGN 的细节显示，因此并不推荐使用。

（郑列）

参考文献

[1] 杨桂芬, 张龙江, 朱虹. 从影像学角度看2011年肺腺癌国际多学科新分类[J]. 国际医学放射学杂志, 2013, (3): 259-262.

[2] 明星, 吴非. 肺磨玻璃结节CT征象对早期肺腺癌的诊断价值[J]. 国际医学放射学杂志, 2017, 40 (1): 37-40.

[3] 金鑫, 赵绍宏, 高洁, 等. 纯磨玻璃密度肺腺癌病理分类及影像表现特点分析[J]. 中华放射学杂志 2014, 48 (4): 283-287.

[4] 范丽, 于红, 刘士远, 等. 3cm以下肺恶性局灶性磨玻璃结节与实性结节螺旋CT征象对照[J]. 中华放射学杂志, 2010, 44 (1): 16-19.

[5] 高丰, 葛虓俊, 李铭, 等. 不同病理类型肺部磨玻璃结节的CT诊断[J]. 中华肿瘤杂志, 2014, 36 (3): 188-192.

[6] 李洋, 范国华, 张彩元, 等. MSCT图像重组技术在肺部孤立局灶性磨玻璃密度结节诊断中的价值[J]. 实用放射学杂志, 2015, (3): 397-401.

[7] 高丰, 葛虓俊, 李铭, 等. 经多层螺旋CT探讨肺磨玻璃结节与支气管的关系[J]. 中华放射学杂志, 2013, 47 (2): 157-161.

[8] 陈天忠, 韦乐心, 余绍立, 等. 多层螺旋CT对肺磨玻璃结节与支气管关系的初探[J]. 临床放射学杂志, 2014, 33 (5): 711-715.

[9] 中华医学会呼吸病学分会肺癌学组, 中国肺癌防治联盟专家组. 肺部结节诊治中国专家共识[J]. 中华结核和呼吸杂志, 2015, 38 (4): 249-254.

[10] 左玉强, 冯平勇, 孟庆春, 等. 肺纯磨玻璃结节微浸润腺癌与浸润性腺癌的CT鉴别诊断[J]. 临床放射学杂志, 2017, 36 (4): 495−498.

[11] 杨长德, 龚洪翰, 陈金花, 等. 肺恶性局灶单纯性磨玻璃密度结节的CT表现[J]. 实用放射学杂志, 2012, 28 (9): 1354−1358.

[12] STANG A, SCHULER M, KOWALL B. et al. Lung cancer screening using low dose CT scanning in Germany: extrapolation of results from the national lung screening trial [J]. Dtsch Arztebl Int, 2015, 112 (38): 367−344.

[13] WIENER R S, GOULD M K, ARENBERG D A, et al. An Official American Thoracic Society/American College of Chest Physicians policy statement: implementation of low−dose computed tomography lung cancer screening programs in clinical practice [J]. Am J Resp Crit Care, 2015, 192 (7): 881−891.

[14] KIM H Y, SHIM Y M, LEE K S, et al. Persistent pulmonary nodular ground−glass opacity at thin−section CT: histopathologic comparisons [J]. Radiology, 2007, 245 (1): 267−275.

[15] TRAVIS W D, BRAMBILLA E, NOGUCHI M, et al. International Association for the Study of Lung Cancer/American Thoracic Society/European Respiratory Society: international multidisciplinary classification of lung adenocarcinoma: executive summary [J]. P Am Thorac Soc, 2011, 8 (5): 381−385.

[16] KAKINUMA R, MURAMATSU Y, KUSUMOTO M, et al. Solitary pure ground−glass nodules 5 mm or Smaller: frequency of growth [J]. Radiology, 2015, 276 (3): 873−882.

[17] LEE H J, GOO J M, LEE C H, et al. Predictive CT findings of malignancy in ground−glass nodules on thin−section chest CT: the effects on radiologist performance [J]. Eur Radiol, 2009, 19 (3): 552−560.

[18] LEE H J, GOO J M, LEE C H. Nodular ground−glass opacities on thin−section CT: size change during follow−up and pathological results [J]. Korean J Radiology, 2007, 8 (1): 22−31.

[19] ICHINOSE J, KOHNO T, FUJIMORI S. Invasiveness and malignant potential of pulmonary lesions presenting as pure ground−glass opacities [J]. Ann Thorac Cardiovas, 2014, 20 (5): 347−352.

[20] EGUCHI T, YOSHIZAWA A, KAWAKAMI S, et al. Tumor size and computed tomography attenuation of pulmonary pure ground−glass nodules are useful for predicting pathological invasiveness [J]. PLoS ONE, 2014, 9 (5): e97867.

[21] LEE S M, PARK C M, GOO J M. Invasive pulmonary adenocarcinomas versus preinvasive lesions appearing as ground−glass nodules: differentiation by using CT features [J]. Radiology, 2013, 268 (1): 265−273.

[22] JIN X, ZHAO S−H, GAO J, et al. CT characteristics and pathological implications of early stage (T1N0M0) lung adenocarcinoma with pure ground−glass opacity [J]. Eur Radiol, 2015, 25 (9): 2532−2540.

[23] LIU L H, LIU M, WEI R, et al. CT findings of persistent pure ground glass opacity: can we predict the invasiveness? [J]. Asian Pac J Cancer P, 2015, 16 (5): 1925−1928.

[24] LEE H Y, CHOI Y−L, LEE K S, et al. Pure ground−glass opacity neoplastic lung nodules: histopathology, imaging, and management [J]. Am J Roentgenol, 2014, 202 (3): W224−W33.

[25] LEE K H, GOO J M, PARK S J, et al. Correlation between the size of the solid component on thin−section CT and the invasive component on pathology in small lung adenocarcinomas manifesting as ground−glass nodules [J]. Journal Thorac Oncol, 2014, 9 (1): 74−82.

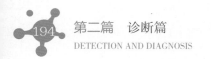

[26] COHEN J G, REYMOND E, LEDERLIN M, et al. Differentiating pre— and minimally invasive from invasive adenocarcinoma using CT—features in persistent pulmonary part—solid nodules in Caucasian patients [J]. Eur J Radiol, 2015, 84 (4): 738—744.

[27] HWANG E J, PARK C M, RYU Y, et al. Pulmonary adenocarcinomas appearing as part—solid ground—glass nodules: Is measuring solid component size a better prognostic indicator? [J]. Eur Radiol, 2015, 25 (2): 558—567.

[28] LEE H—J, KIM Y T, KANG C H, et al. Epidermal growth factor receptor mutation in lung adenocarcinomas : relationship with CT characteristics and histologic subtypes [J]. Radiology, 2013, 268 (1): 254—264.

[29] KOJIMA Y, SAITO H, SAKUMA Y, et al. Correlations of thin—section computed tomographic, histopathological, and clinical findings of adenocarcinoma with a bubblelike appearance [J]. J Comput Assist Tomo, 2010, 34 (3): 413—417.

[30] OH J Y, KWON S Y, YOON H I, et al. Clinical significance of a solitary ground—glass opacity (GGO) lesion of the lung detected by chest CT [J]. Lung cancer, 2007, 55 (1): 67—73.

[31] NAIDICH D P, BANKIER A A, MACMAHON H, et al. Recommendations for the management of subsolid pulmonary nodules detected at CT: a statement from the Fleischner Society [J]. Radiology, 2013, 266 (1): 304—317.

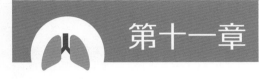

第十一章

肺癌诊断的内镜技术进展与评价

第一节 概　述

由于我国控烟工作的艰难以及大气污染的加重，所以在欧美发达国家肺癌的病死率下降或处于稳定水平的情况下，我国却出现肺癌发病率上升以及病死率居高不下的现象。因此，近年来各方研究重点都聚焦在肺癌早期筛查诊断的工作上。

2011 年美国国家肺癌筛查试验（NLST）研究结果公布，低剂量 CT 扫描（LDCT）筛查发现更多的潜在肺癌患者从而降低 20% 的肺癌病死率。虽然以 NLST 研究为代表的肺癌筛查项目取得了里程碑式的成就，但基于 CT 检查为起点的肺癌筛查工作，只能单纯检出存在肺内结节的肺癌风险人群。针对日益庞大的可疑肺癌人群，临床应用的肺结节诊断技术面临着巨大挑战与发展需求。既往肺部病变可直接予以手术切除为主的诊断方法，然而由于其较大的创伤而且诊断效能不足，早被其他非手术微创诊断方法所代替。本章节将对目前无创与微创诊断手段进行综述，重点介绍以内镜诊断技术为基础的临床实践与研究进展。

第二节 传统的肺癌影像介入诊断技术

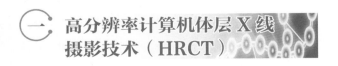

（一）高分辨率计算机体层 X 线摄影技术（HRCT）

如今的 CT 扫描机通过改良照射剂量模式，在持续几秒的单次屏息期间对整个胸部进行高分辨率扫描，从而进行详尽的解剖评估。同时，快速采集影像资料可以减少呼吸和心脏运动产生的伪影，从而对肺内病灶有更精确的描述，并通过新的可视化技术能够提高肺内病灶的诊断率。高

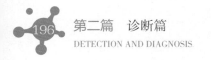

分辨率计算机体层 X 线摄影技术（HRCT）是目前最常用的肺内病灶无创诊断措施。

然而，在 NLST 研究以及其他 LDCT 筛查研究，如 LSS、NELSON、DLCST、ITALUNG 以及 DANTE 等研究，其肺结节初次检出率均在 20%。但最终这些肺内结节诊断为肺癌的仅仅只有 4% 左右。通过对 LDCT 组与对照组的相对差异估计，NLST 研究中 CT 的过度诊断率在 13% 左右，而其他早期肺癌筛查项目中，CT 扫描对肺结节的诊断效能均有类似的局限性。这一大群罹患肺结节的患者实际上是处于风险中的潜在肺癌人群。如果只依靠 CT 检查，只能通过大量的后续影像随访工作来提高诊断肺内结节的准确性。据统计，LDCT 筛查项目的推出后就医患者数量增加 50%。单纯依靠 CT 诊断肺内结节无疑增加日常的医疗成本。

同时，电离辐射可引起癌症并且无明显的剂量—风险相关性，因此 CT 及 X 线检查带来的医源性辐射，其绝对风险水平仍在争议中。一个 50 多岁女性烟民连续接受 25 年 LDCT 扫描，预计有 17% 的风险发展为肺癌。多次 CT 扫描带来的电离辐射必须重视。由此可见，HRCT 检查虽然能够初步诊断肺内病灶，但需要配合其他技术明确肺部结节的良、恶性质。

（二） 正电子发射断层摄影技术（PET）

F-18 脱氧葡萄糖（FDG）—PET 通过描绘肺结节的特点进而区分良、恶性病变，是一种非常有用的技术。Meta 分析表明，FDG-PET 诊断恶性肺结节的敏感性及特异性分别为 96% 和 80%。我们在临床实践中发现，PET 在肉芽肿性及感染性疾病中容易出现假阳性，而假阴性结节常常出现在小结节（＜1cm）或者低 FDG 亲和力的肺癌亚型，如原位腺癌。因此，对于肺内微小结节的患者，PET 仍然需要活组织切片检查或介入检查

保证得以病理确诊。

（三） CT 引导经皮细针穿刺活检（CT-TTNA）

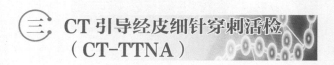

CT 引导经皮细针穿刺活检（CT-TTNA）是目前临床应用最为广泛的诊断肺部结节的微创检查。其最常见的并发症是气胸和出血。既往研究表明，CT-TTNA 后出现气胸的危险因素包括病灶大小、位置、穿刺时间、穿刺难度以及肺部基础疾病等。活检＜2 cm 的病灶，气胸的发生率是＞4 cm 病灶的 11 倍，这可能与成功穿刺较小病灶需要更长的时间有关。同时，贴近胸膜病灶活检的气胸发生风险几乎微不足道，但对于胸膜上＜2 cm 的病灶，活检时气胸的发生率增加 7 倍，＞2 cm 的病灶则增加 4 倍。对胸膜上＜2 cm 的病灶进行活检时，可能增加气胸发生的其他因素，包括多处穿刺进针和切割针锚定困难。另外，许多研究报道对有阻塞性肺疾病的患者进行活检时，气胸的发生率升高。

出血是肺穿刺活检第二大常见的并发症，其主要的诱发因素是病灶大小和病灶距胸膜表面的距离。＜2 cm 的病灶相比＞4 cm 的病灶，出血发生率增加 6 倍，而胸膜上＞2 cm 的病灶相比邻近胸膜表面病灶的出血发生率，前者是后者的 10 倍。

虽然 CT-TTNA 在临床上广泛应用，但该诊断方法受到种种因素的约束，尤其对距胸膜超过 2 cm 且直径＜2 cm 的病灶，其穿刺风险巨大。另外，CT-TTNA 引起的针道种植转移风险目前尚无大宗前瞻性临床研究数据，而业内对此风险的担忧由来已久。因此，内镜诊断技术是内镜通过天然气道进入到肺内病灶进行病理活检诊断，相对而言，更加符合"无瘤原则"，一直以来备受肺癌研究工作者的关注与推崇。

第三节　内镜诊断技术的历史与进展

自 1967 年 Ikeda 率先推出可弯曲纤维支气管镜以来，支气管镜在 20 世纪 80 年代迅速成为肺癌诊断的主流工具。然而，支气管树从主支气管（第 1 级）至肺泡约有 24 级分支，自中央气道逐渐向肺外周发育，气道的管径随之越来越窄。随着工业技术的不断提高，支气管镜技术沿着两种方向逐步发展：第一，以图像处理为核心的技术革新，如窄带成像支气管镜；第二，则以整合媒介技术为导向的扩大应用，如超声支气管镜。以下将重点介绍内镜诊断技术的历史与进展。

（一）常规白光支气管镜

常规白光支气管镜（white light bronchoscopy，WLB）一般先端直径为 5.9mm，最远到达 4~5 级支气管，能通过白光照明，目视观察到 6~7 级支气管分支。因此，仅仅囊括整个 23 级支气管树中的 1/3 范围。Rivera 等荟萃分析发现，可视病变的敏感性及特异性分别为 88% 及 100%，而不可视病变的准确率可下降至 36%。而对于外周型肺部病变，> 2 cm 的肺结节敏感性为 63%，< 2 cm 的敏感性下降至 34%。因此，WLB 在诊断镜下可见病变方面是有优势的，但诊断微小、不可视的外周型肺小结节则存在巨大的局限性。

（二）电子色素支气管镜

（一）自发荧光支气管镜

自发荧光支气管镜（autofluorescence bronchoscopy，AFB）利用气管组织的内源性荧光物质来观察新陈代谢状态和组织生化组成。正常的支气管组织在紫外线或者蓝色光源的照射下呈现为强烈的绿色荧光，但是当上皮组织开始出现不典型增生，逐渐演变成原位癌乃至浸润性癌的时候，其自发的绿色荧光会减弱；红色荧光也会减弱，但其不如绿色荧光减弱明显。这些异常的区域可以与正常的黏膜形成鲜明的对比（图 11-1）。

近期，有两项系统荟萃研究对比分析了 AFB 结合 WLB 与单纯 WLB 在检测上皮内瘤变及肺癌方面的价值。Chen 等研究显示，AFB 结合 WLB 的敏感性及特异性分别为 0.9 及 0.56，而 WLB 的敏感性及特异性分别为 0.66 及 0.69。Sun 等研究显示，对于原位癌或者浸润癌的病灶，自发荧光支气管镜结合白光支气管镜与单纯白光支气管镜的敏感性分别为 2.04 及 1.15。当然，AFB 的诊断特异性相对较低，可能与支气管黏膜的炎症反应、支气管黏膜腺体增生以及操作者间主观误差有关。但是，通过将红 / 绿荧光数量比与镜下改变二者相结合，有望将 AFB 的诊断特异性提高至 80%。

（二）窄带成像支气管镜

窄带成像支气管镜（narrow-band imaging bronchoscopy，NBI）利用蓝光（415nm）和绿光（540nm）照射支气管黏膜从而达到清晰显示浅表毛细血管以及深部黏膜下血管的目的，同时能够减少白光照射时其他波长光纤的散射。NBI 技术通过发现黏膜浅层异常增生病变所具有的典型血管特征，继而诊断早期黏膜病变（图 11-2）。NBI 技术最早由奥林巴斯公司（Olympus，

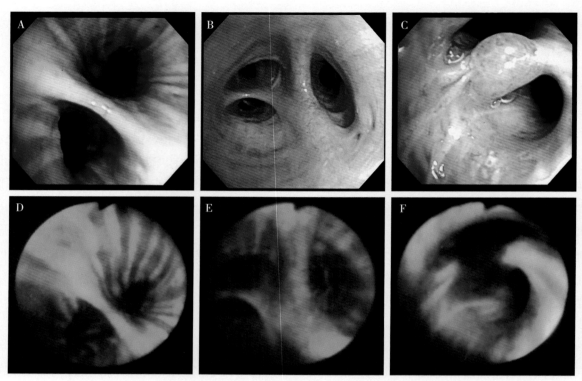

图 11-1 白光支气管镜与自发性荧光支气管镜的内镜图像

（引自：http://erj.ersjournals.com）

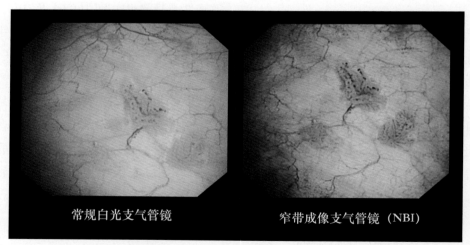

常规白光支气管镜　　　　　　窄带成像支气管镜（NBI）

图 11-2 常规白光支气管镜与窄带成像支气管镜的内镜图像

（引自：http://prnewswire.com）

Japan）推出，而其他知名内镜制造商随后都有更新此项技术，如富士胶片公司（Fujifilm，Japan）的 FICE 技术以及宾得公司（Pantax，Japan）的 i-scan 技术。

　　关于 NBI 技术的诊断资料大部分是从胃肠道以及头颈部肿瘤的研究中获取，而呼吸科的学者正在将这一技术逐步应用到早期支气管黏膜病变的检测当中。2003 年 Shibuya 等研究了 48 例痰细胞学检查疑似或者确诊为肿瘤的患者，这些患者均接受 WLB 及 AFB 检查，对可疑位置依次用不同波长检测并进行活检做病理检查。在 NBI-B1 模式下血管呈点状分布的病例与病理检查为鳞状上皮血管生成发育不良的形态相一致。2010 年，Shibuya 等通过高清放大内镜研究鳞状上皮增生、不典型增生、原位癌以及微浸润癌在 NBI 下的不同特点。通过确定扭曲血管网、点状分布的血管以及螺旋形态的血管，作者能够区分出鳞状细胞癌生成的不同阶段。

近期部分研究表明，NBI 技术较 AFB 拥有更高的特异性以及相似的敏感性。Herth 等对 62 例需要做气道肿瘤筛查的患者分别评估了单独窄带成像与窄带成像联合白光支气管镜的诊断结果。所有异常病灶均接受钳取活检，与 WLB 相比较，NBI 的敏感性略低，但特异性更高一些。然而，Zaric 等研究却认为 AFB 与 NBI 联合诊断并没有增加任何优势。在 WLB 中表现正常的病例当中，NBI 可发现其中 23% 的病例存在不典型增生或者恶变。WLB 检查后再辅以 NBI 检查会改变大约 10% 的患者的治疗决策。目前，窄带成像支气管镜比常规（普通分辨率）的白光支气管镜能够提高诊断效率，但还不确定 NBI 能否增加高清放大内镜在诊断早期支气管黏膜病变方面的优势。

虽然 4 级以上支气管来源肺癌演变的自然进程仍不明确，同时对于此类早期病例的治疗尚未显示出生存改善，但至少有一点可以明确：如果不给予及时干预，此类癌前病变会逐渐进展到浸润性肿瘤。由于 AFB 与 NBI 支气管镜相比 WLB 在检测黏膜病变方面的敏感性以及特异性更高，因此 NBI 早期诊断支气管黏膜病变仍然具有极大的临床应用价值（图 11-3）。

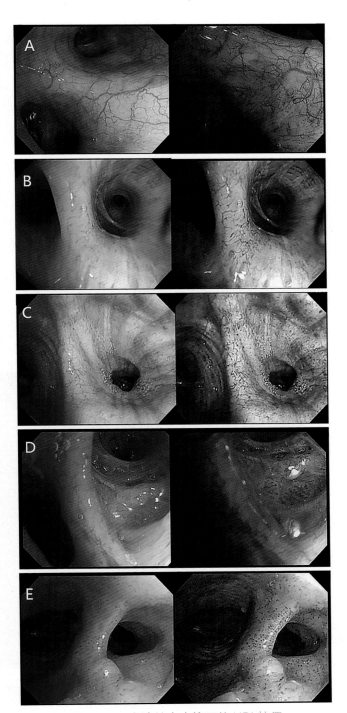

图 11-3　高清放大内镜下的 NBI 特征

A. 正常鳞状上皮。B. 鳞状上皮增生。C. 不典型增生。D. 原位癌。E. 微浸润癌高清放大内镜下的 NBI 图像特征。

（引自：SHIBUYA K, NAKAJIMA T, FUJIWARA T, et al. Narrow band imaging with high-resolution bronchovideoscopy: a new approach for visualizing angiogenesis in squamous cell carcinoma of the lung [J]. Lung Cancer, 2010, 69: 194-202. ）

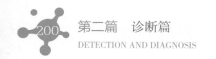
（三） 光学相干断层扫描

光学相干断层扫描技术（optical coherence tomography，OCT）可以提供细胞水平的组织表面以及深浅层结构图像。该技术于20世纪90年代发展起来，主要应用于眼科，后来用于评估血管结构以及冠脉粥样硬化斑块，直至最近应用到探测支气管壁结构的检测。

从成像导管发出光源后，干扰仪收集并分析不同组织深度产生的反射光以及反向反射光的干扰图形，对这些图形重新组合并解码后便可形成高分辨率的横截面图像。检测设备无需接触到人体组织，也无需从静脉注射造影剂、染料或者核素。

光学相干断层扫描可以提供20倍于超声的图像分辨率，并且实时显示于监测仪上。光学相干断层扫描可呈现深度为2~3 mm，根据扫描条件，纵向与横向分辨率可以达到5~30 μm（图11-4）。

Tsuboi等尝试将支气管病变的光学相干断层扫描图像与组织病理学图像进行形态学研究。其发现在OCT下正常支气管黏膜呈现出均匀一致的形态，但黏膜下的结构由于细胞外间隙组织的存在而具有光学特征性反射的改变；黏膜下与平滑肌之间可以见到一个小的裂隙，而外围的软骨则呈现出散射样改变。肺泡呈现出统一的支气管壁样形态，充气的肺泡可以被轻易地分辨出来。另外，浸润性癌显现出不均一的分散的高强度反向散射区域，同时管壁各层以及腺体组织的正常结

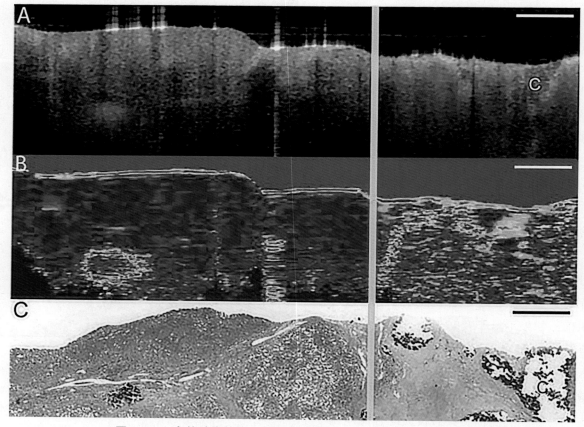

图 11-4 离体肺内伴有纤维化的低分化癌组织在 OCT 中的显像

A. 结构 OCT 的显像。B. 偏振敏感性 OCT 的显像。C. 对应的病理组织切片。

（引自：HARIRI L, VILLIGER M, APPLEGATE M, et al. Seeing beyond the bronchoscope to increase the diagnostic yield of bronchoscopic biopsy [J]. Am J Respir Crit Care Med, 2013, 187: 125-129. ）

构消失。Lam 等证实通过组织厚度进行量化测量，可以区分出浸润性肿瘤与原位癌（ $P=0.004$ ），甚至将不典型增生、化生以及过度增生区分出来（ $P=0.002$ ）。原位癌的基底膜保存完好，而浸润癌是破坏的。光学相干断层扫描的一些特征性改变甚至无需活检便能将鳞癌与腺癌进行区分。

尽管这些试点研究令人鼓舞，但光学相干断层扫描对于目前的诊断措施到底能够提供多大的诊断价值还要拭目以待。目前，业内认为 OCT 可以应用的领域包括：鉴别中央型及外周型病变的良、恶性，区分原位癌与微浸润癌；提高支气管镜对于外周型病变的取样成功率。在这项技术成为主流之前，我们应界定光学相干成像的特点以及局限性。

（四）径向探头气管内超声（RP-EBUS）

随着电子技术的小型化发展，奥林巴斯公司率先将拥有 360° 观察能力的超声探头制作成直径 1.4 mm，能够顺利通过普通支气管镜的工作孔道。这种径向探头气管内超声可以用来定位外周肺部病变以及评估气管腔内病变的浸润深度。在标准的 20 MHz 频率，这种装置可以达到 1 mm 的

空间分辨率，穿透深度可以达到 4~5 cm。径向探头气管内超声主要应用在以下两方面。

（一）定位外周肺部病变

将超声探头置入到肺外周后就可以观察到探头周围的组织密度。正常充气的肺泡呈现出均匀一直的"暴风雪"样表现。如果超声探头进入到实质性病灶，那么肿块到周围正常充气的肺组织之间就会出现一条明亮的分界线，证实探头已经进入到目标位置（图 11-5）。

2004 年，Kurimoto 等将引导套管（GS）应用于 RP-EBUS，GS 通过 RP-EBUS 的工作钳道，将内含其中的超声探头送至肺外周。一旦活检位置确认，GS 留在原位，拔除超声探头后可置入事先测量好的活检工具，从而保证活检得到的标本是计划获取的组织标本。通过声像辅助的图形诊断，RP-EBUS/GS 扩大了常规支气管镜的可视范围，理论上提高内镜活检的准确率。

一项 Meta 分析 RP-EBUS/GS 对外周肺部病变的诊断敏感度达到73%，而与 CT-TTNA 相比，其气胸、出血的风险较低。探头与病变的位置毗邻关系是唯一公认的预测穿刺活检能否成功的因素，如果探头位于肿瘤外围时诊断准确度要远远高于探头只在附近甚至没有到达病灶。然而，一项大型的随机队列研究显示，RP-EBUS/GS 能协

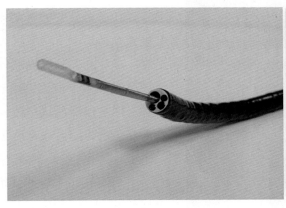
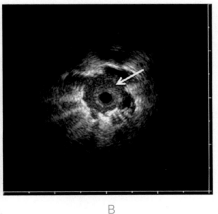

A   B

图 11-5　径向探头气管内超声

A. 径向探头 RP-EBUS。B. 探头触及气管内肿瘤的超声图像。

（引自：http://tlcr.amegroups.com）

助定位肺部病灶，而对于引导内镜医生如何进入病变位置则没有太大帮助。因此，RP-EBUS/GS虽然扩大了内镜活检范围，但对于外周肺部小结节（＜2 cm）的诊断仍然存在困难。

（二）探测气管腔内病变的浸润深度

RP-EBUS 探头周围可以配置一个注水的气囊，利用含水气囊可以环形超声扫描，能够清晰显示主气管以及支气管壁周围的各层组织，非常适合用来评估肿瘤的浸润深度（图 11-6）。

RP-EBUS 显示的肿瘤侵犯深度与组织病理学的结果几乎完全一致，从而为进一步制定合适的治疗方案提供依据。侵犯整个软骨环的肿瘤需要接受放疗或者手术治疗，而那些没有侵犯到软骨环的，仅仅局限于黏膜浅层的肿瘤可以考虑在内镜下处理即可。RP-EBUS 也能够帮助确定气管周围的肿瘤是否侵犯到气管（临床 T4 期），或者仅仅只是外压气管的改变。Herth 等连续观察了 131 例可能侵犯中央气道的肺癌患者，所有患者 CT 检查后均接受白光支气管镜和 RP-EBUS检查，内镜医生对后续的外科手术结果以及疗效结果完全不知情。CT 报告有 77% 的病变侵犯到中央气道，RP-EBUS 只检测到其中的 47%。采用外科手术的结果作为金标准进行评估后，发现 RP-EBUS 对于评估肿瘤侵犯程度的特异性为100%，敏感性为 89%，准确率为 94%。

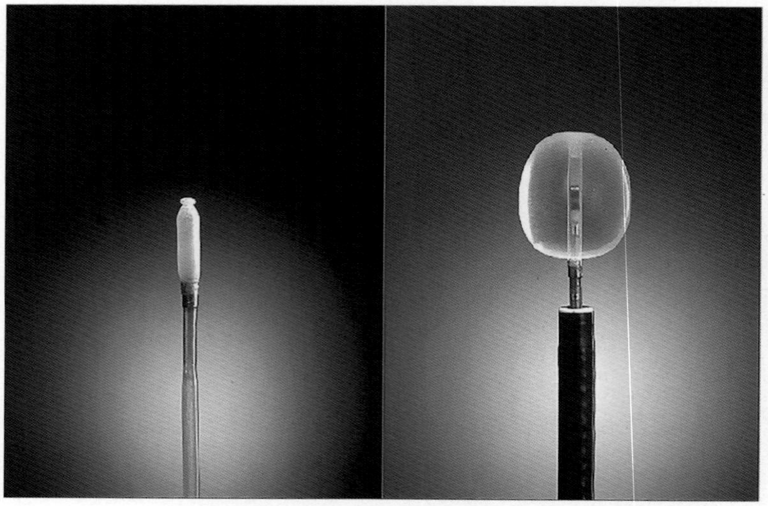

相对 CT-TTNA 穿刺活检外周型肺结节来说，径向气管内超声引导下穿刺（RP-EBUS TTNA）的最大优势是极低的并发症。在一项包含 16 宗研究涵盖 1 420 例患者的 Meta 分析中显示，并发症发生率在 0~7.4%，其中气胸发生率为 1.0%，胸腔置管引流率为 0.4%。没有因为出血需要进一步处理的病例，也没有死亡病例的报道。相反，CT-TTNA 仍然有气胸、出血等风险（详见上述）。当然，每种技术方式都有其优缺点，是否应用最终取决于每种技术方式的实用性、操作人员的熟练程度以及病灶的性质。目前，暂时未有说服性的数据证实气管内超声引导下穿刺活检能比传统的 CT-TTNA 有较大的优势。我们可以期待今后具有代表性的大型多中心随机对照研究的面世，来解答以上的种种疑问。

五、凸式气管内超声（CP-EBUS）

准确评估纵隔淋巴结转移状态是肺癌分期的重要环节，有助于制定合理的综合治疗方案。传统上，气管/支气管周围的纵隔病变可以通过常规的经气管壁针吸活检（cTBNA）获得细胞学/组织学标本，但这要求操作者有扎实的解剖知识，在确保安全的情况下获取理想的诊断结果。多年来，肺癌纵隔分期的金标准是纵隔镜下淋巴结活检/清扫手术，但是该项术式费用较高，多数需要患者入院后在全麻下才能完成手术，具有一定的致病/死亡风险。

凸式气管内超声引导下的经支气管镜针吸活检技术（CP-EBUS TBNA）理论上克服了常规 cTBNA以及纵隔镜检查的诸多缺点。该技

图 11-6 RP-EBUS 气管腔内超声
（引自：http://biomedsearch.com）

术简便、容易掌握，可在门诊浅表麻醉下实施，具有良好的应用价值，因此刚面世即被迅速推广。最新的美国胸科医生协会指南（ACCP Guideline）中，针对影像学怀疑纵隔淋巴结转移的肺癌患者，推荐采用 EBUS TBNA、EUS FNA 或者联合的手段而不是外科手术的方式进行评估。

凸式气管内超声支气管镜是一种特制的内镜，先端为扁平的内置超声探头，可配置注水球囊，以便进行扇形超声扫描。镜身插入直径为 6.9 mm，并具备 2 mm 大小的操作孔道。镜身末端的 CP-EBUS 可以向上弯曲 120°，向下弯曲 90°。通过光导纤维透镜实现 30° 前斜位的视角，拥有 80° 的观察视野。特制的 21G 或者 22G 穿刺针进入到工作通道的末端，近端与支气管固定。一旦超声确认到目标靶区并且排除了血管的存在，穿刺针就可以刺入到病灶。中央的针芯前后移动清除支气管碎片，然后可以做 8~10 次针吸。通过 CP-EBUS TBNA 镜头、操作孔道中的穿刺针与先端超声元件的有机结合，可以让操作者实时观察穿刺针在靶区内穿刺的动态超声图像（图 11-7）。

两项大型的荟萃分析确立了 CP-EBUS 在肺癌纵隔淋巴结分期中的巨大应用价值。第一项包含 20 项研究的系统性荟萃分析显示，CP-EBUS 敏感度性 85%~100%，阴性预测值在 11%~97.4%，没有严重的并发症报道。第二项囊括 11 项研究共 1 299 例患者的荟萃分析显示，其敏感性与特异性分别为 0.93 和 1.00；在 CT 或者 PET 有发现的亚组，其敏感性为 0.94；而 CT 或

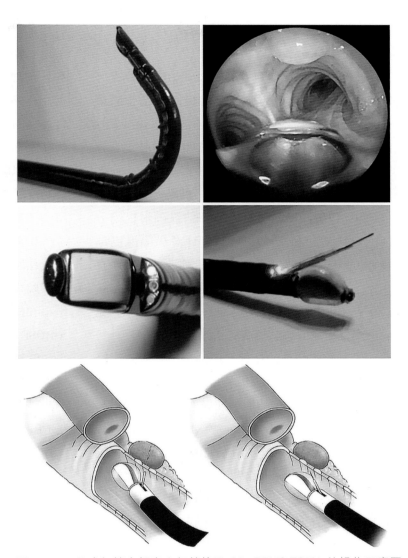

图 11-7　凸式气管内超声支气管镜及 CP-EBUS TBNA 的操作示意图
（引自：http://jtd.amegroups.com）

者 PET 未发现组敏感性则仅有 0.76，只有 2 人出现并发症（0.15%）。

Yasufuku 等设计了为数不多的一项前瞻性研究，将 CP-EBUS 直接与纵隔镜相比较。入组条件为确诊或者疑似非小细胞肺癌且需要纵隔镜做分期的患者，共 153 例接受了 CP-EBUS TBNA 后继续进行纵隔镜检查。检查者对最终结果并不知晓。如果提示淋巴结受累，活检会接受手术切除并将手术病理结果作为金标准。CP-EBUS TBNA 及纵隔镜检查的敏感性、阴性预测值（NPV）和诊断准确率分别为 81%、91%、93% 和 79%、

90%、93%，二者对于获取真实的病理 N 分期无显著性差异（$P=0.78$）。

目前，临床上可以联合 CP-EBUS TBNA 与 EUS-FNA 的方法进行全纵隔淋巴结的活检病理分期。在完成气管周围淋巴结评估后，通过 CP-EBUS 直接进入食管腔内，继续明确胸段食管旁第 8 组及第 9 组纵隔淋巴结的转移状态，从而提供更全面、完整的纵隔淋巴结分期。Annema 等报道一组 CP-EBUS 与纵隔镜评估纵隔淋巴结分期的随机对照研究：CP-EBUS 针对纵隔淋巴结转移可以提供更高的敏感性，相对于纵隔镜而言减少了更多的不必要开胸。值得一提的是，EUS-FNA 与 CP-EBUS TBNA 在同一个支气管镜上完成，不仅提高效率，还节省治疗时间及费用。

随着肺癌精准治疗理念的发展，纵隔淋巴结转移状态有更高的诊断要求。从 CP-EBUS TBNA 获取的组织标本，仍然能够准确地进行病理分型，甚至进行基因突变分析。一项对 88 例患者进行的回顾性分析中，CP-EBUS TBNA 与 CT 穿刺或外科手术获取的病理结果是一致的。CP-EBUS TBNA 的敏感性、特异性、阳性预测值（PPV）、阴性预测值（NPV）分别达到 85%、100%、100% 以及 89.7%。Tournoy 等报道一项包含 92 例非小细胞肺癌的研究表明，针吸与活检在病理分型上是一致的。同时，利用 PCR 技术对 156 例患者的针吸漂洗液离心后获取的细胞团块做检测，其中有 154 例（98.7%）成功进行了 EGFR 突变分析。Garcia Olive 等利用 CP-EBUS TBNA 获取的远处转移淋巴结标本进行 EGFR 分析，有 72.2% 的患者成功。Santis 等利用 COLD-PCR 技术进行 EGFR 及 KRAS 序列分析，分别有 95.5% 及 98.4% 的样本符合要求。Esterbrook 等发现通过 CP-EBUS TBNA 获取的标本中有 88% 的标本合适使用蝎形探针扩增阻滞突变系统法（ARMS 法）来进行基因突变检测。

总体而言，通过一些"真实世界"的研究资料显示，CP-EBUS TBNA 是非常安全的分期检查手段。经由美国胸科医生协会质量改进评估及教育登记处（AQuIRE 数据库）中抽取的前瞻性数据，一共涵盖 6 家医院的 1 317 例接受 CP-EBUS TBNA 淋巴结活检的患者。19 例（1.44%）患者出现并发症，其中一例死于出血。多因素分析提示只有 TBLBx 伴随着高风险。7 例患者发生气胸且 TBLBx 是唯一且伴有高风险变量 [TBLBx 气胸发生率为 2.7%，未接受 TBLBx 的气胸发生率为 0.2%（$P=0.001$）]。年龄 > 70 岁、深度镇静或者全麻以及住院患者都是需要增加护理监护的因素。各个医院之间并发症的发生率并没有明显的差异，结果和操作的数量并无联系。现场及时病理检测（ROSE）减少了需要进一步接受 TBLBx 的比例。

针对日本 520 家具有资质的呼吸内镜检查机构做了一项关于 CP-EBUS TBNA 的调查问卷，以期获得并发症的发生率。210 个机构的 7 345 例接受 CP-EBUS TBNA 的患者中，90 例出现并发症（1.23%），其中出血的发生率最高（0.68%），其次为感染（0.19%）、气胸（0.03%）。只有 1 例（0.01%）死于脑梗死。与仪器设备有关的并发症也比较常见，超声内镜与穿刺针断裂的发生率分别为 1.33% 及 0.2%。这些数据相对于另外两项 Meta 分析略微偏高。当然还有一些个案报道，包括感染相关并发症、针断裂、壁内血肿以及气胸。

CP-EBUS TBNA 作为一项革命性的肺癌纵隔分期手段，其敏感性接近于纵隔镜且并发症相对较少。目前，CP-EBUS TBNA 被全球的外科及内科医生广泛接受，这一点就是对其实用、有效、简单、安全性能的最好肯定。作为为数不多的几项诊断技术手段之一，CP-EBUS TBNA 真正改写了肺癌的诊断指南。

（六）仿真支气管镜（VB）/超细支气管镜（UB）

仿真支气管镜（virtual bronchoscopy，VB）是为了弥补 RP-EBUS 在指引内镜医生难以达到目标靶区的不足而研发的。而超细支气管镜（ultrafine brochoscopy，UB）通过优越的光导芯片集成能力，将支气管镜的先端直径压缩至 2.8mm 以下，从而顺利进入到 7 级以上支气管内进行观察及诊断。

在常规支气管镜检查时，内镜医生先观察二维的横断面、冠状面以及矢状面的 CT 图像，然后在大脑中构建一个三维气管树，最终设计一条路线到达相应支气管内的病灶。这对内镜医生的解剖知识、空间感、熟练度以及操作经验有较高的要求。而 VB 通过路线规划软件（LUNGPOINT，Bronchus Medical Inc.，CA，USA），先收集患者

CT 影像数据，然后三维重建支气管树的形态并形成"仿真"的支气管镜检查模拟动画，从而允许内镜医生可以在检查前设计出准确路线到达相应的目标靶区。在检查操作的过程中，根据软件生成的（指向肿瘤）虚拟路线图，可将 UB 置入到第 6～9 级支气管。当然，应用 UB 的直接后果是操作通道变得更小，只能够允许更小的活检取样（图 11-8）。

目前，对 RP-EBUS/GS 联合 VB/UB 是否能提高外周肺部病灶的诊断率仍有争议。对于 > 20 mm 的病灶敏感性可达 91.7%，而对于 < 20 mm 的病灶仅为 44.4%。VB 似乎对有经验的内镜医生意义不大，但可以帮助不熟悉支气管解剖结构的内镜医生。除此之外，VB/UB 联合还有以下缺点：①受限于 UB 的超细操作孔道，活检标本的尺寸及质量必然减少，不能确定取得足够多的组织用于细胞学诊断。② VB 的成像质量取决于 CT 摄

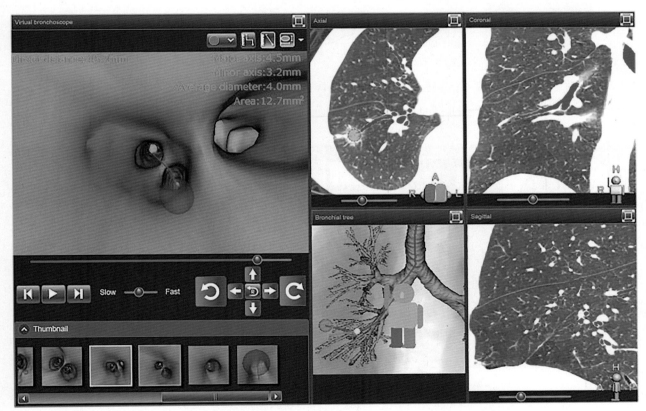

图 11-8　仿真支气管镜导航的软件界面 LUNGPOINTpro 系统

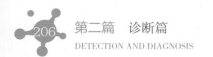
影的数据质量，有时会出现软件数据不兼容问题。③ VB 系统还需要一名熟练的操作员将 VB 图像调整到与内镜实时图像相一致，否则，错误定位的风险很大。④ VB 系统无法实现实时定位的功能，在内镜无法观察的部位，无法及时反馈活检工具的插入深度及方向。因此，VB 仅仅只是解决了术前定位导航的问题，仍然需要其他诊断技术的配合才能完成微小的肺外周结节诊断。

七、电磁导航支气管镜（ENB）

电磁导航支气管镜（ENB）是一项崭新的径向导航支气管镜技术。该技术使用体外电磁定位板来引导气管内带微传感器的探头进行病灶定位和穿刺活检，由此可显著提高肺周围型病变的定位诊断率。ENB 系统突破了 UB 最深进入第 9 级支气管的技术瓶颈，理论上可进入至第 17 级支

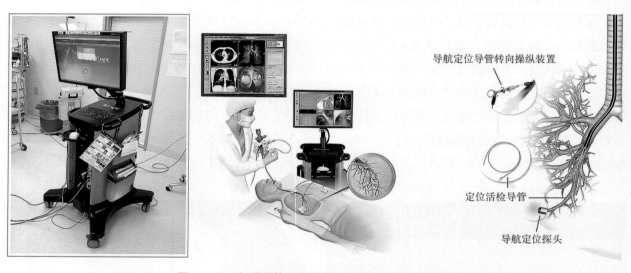

图 11-9 电磁导航支气管镜的原理以及系统构成

（引自：https://jtd.amegroups.com & heeps://www.annalsthoracicsurgery.org）

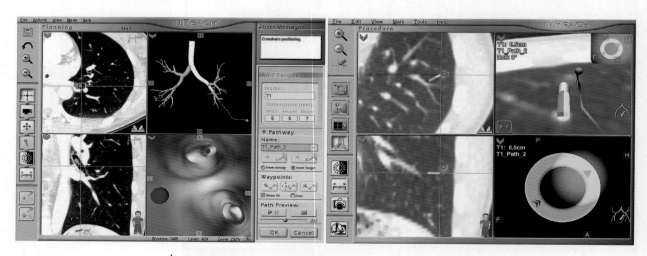

图 11-10 电磁导航支气管镜 Superdimension 系统

A. 规划软件界面。B. 执行软件界面。

气管（图11-9）。

ENB集成了仿真支气管镜VB和三维HRCT成像技术的优势，同时借鉴了RP-EBUS活检中通过GS导管内活检的方法，为外周肺部病变提供了前所未有的微创诊断解决方案。只需将CT扫描的数据（DICOM）导入术前定位计划系统，由系统自动生成支气管树的三维图像，并由医生在模拟图像中对可疑部位的位置和大小进行标记。随后，术前定位计划系统将根据医生的标记目标，自动模拟出支气管检查的最佳路径导航图，并进行播放演示。医生确认该路径后，即可在实时导航系统引导下实行ENB检查术。将导航探头通过支气管镜2.8mm的管道进一步插入下级支气管中，通过发射电磁信号，在模拟解剖导航图中的标记位置进行显示，并通过信号修正行进路线，最终到达目标病灶进行取样活检（图11-10）。在到达预定位置后，经活检管道，通过细针穿吸、活检钳及细胞刷等常规支气管镜诊断工具，分别进行病变组织的多次活检。同时，ENB的活检导管理论上还具备压迫功能，可以减少活检后出血风险。因此，ENB-TBNA与VB/UB-TBNA相比，活检组织量较多，又减少了CT-TTNA的气胸/出血风险。

目前，绝大多数关于ENB的文献都是外周肺病变的个案报道。总的来看，单独ENB的诊断率不一致，从59%到77.3%不等，并且几乎无气胸、出血等并发症。仅唯一一项随机对照研究得出ENB联合RP-EBUS/GS技术可以提高诊断至88%。由于大多数ENB报道都是非连续性队列研究，没有具体阐明入组/排除标准，也没有规范详细的研究技术路线。因此，尚不能确认ENB能否作为常规的诊断手段。目前，ENB的诊疗费用较高，并且术前需要较为繁杂的技术准备（获取影像数据以及术前路径规划）。或许等广泛开展以后，收集一组有价值的数据证实它与CT-TTNA的诊断价值优劣。从Eberhardt等研究报道来看，ENB结合RP-EBUS有互补优势，有望成为一项主流的诊断措施。

第四节　内镜诊断技术的未来展望

创新性的支气管镜技术让我们更微创、更全面、更早期地诊断肺癌。通过内镜图像处理的优化，利用自发荧光（AFB）或者窄带成像（NBI）技术，可以了解黏膜癌变的自然演变过程。通过内镜工艺集成能力的提高，超细支气管镜（UB）的先端直径可以< 2.8mm，我们可以更加深入到微小的支气管腔内了解病情。借助各类媒介支气管镜可以窥探到前所未有的解剖范围：通过超声探查，CP/RP-EBUS可以观察支气管周围的病变情况；通过OCT成像，可以进行支气管壁的光学病理诊断；通过CT数据重建以及电磁感应技术，VB以及ENB可以引导鞘管建立起从支气管镜先端部至肺外周深部的工作通道。

当然，以上各种先进的内镜技术不是彼此孤立的诊断工具，相反通过新技术的联合使用，不仅提高了肺癌的诊断效率，同时逐步形成了一个崭新的交叉性学科——介入肺脏病学（interventional pulmonology，IP）。IP的出现让呼吸内镜医生不仅仅拘泥于肺部疾病的诊断，而是开展一些经自然腔道途径的内镜下治疗。目前，从事 IP 的呼吸内镜医生与胸外科、放射肿瘤科、呼吸内科医生以及病理科形成密切协作、优势互补的多学科团队，将呼吸内镜的创新性技术及时应用于肺癌的诊治工作上。如笔者所在的工作单位，利用电磁导航支气管镜的精准定位技术，将特殊染色剂注入到亚厘米级的肺外周微小结节周围，方便胸外科医生进行极小范围的针对性亚肺段切除。在保证诊断及疗效的同时，尽最大可能保留健康的肺组织。另外，Minich 等报道通过电磁导航支气管镜引导，在病灶周围植入金属定位环，以便为早期肺癌患者进行更为精确的立体定向放射治疗。

介入肺脏病学作为一项秉承安全、及时、微创以及准确为目的的肺癌早期诊治手段，在肺部疾病领域迅猛发展。随着各种创新性治疗措施的配合，如 SBRT、靶向治疗以及免疫治疗药物的问世，相信在不久的未来，肺癌将不再是肿瘤相关死亡率最高的疾病。

（罗孔嘉）

参考文献

[1] 赫捷, 陈万青. 2014中国肿瘤登记年报[M]. 北京: 清华大学出版社, 2015.

[2] TORRE L A, BRAY F, SIEGEL R L. Global cancer statistics, 2012 [J]. CA-Cancer J Clin, 2015, 65: 87-108.

[3] GU D, KELLY T N, WU X, et al. Mortality attributable to smoking in China [J]. New Engl J Med, 2009, 360: 150-159.

[4] NATIONAL LUNG SCREENING TRIAL RESEARCH TEAM, ABERLE D R, ADAMS A M, et al. Reduced lung-cancer mortality with low-dose computed tomographic screening [J]. New Engl J Med, 2011, 365: 395-409.

[5] WALSH S L, NAIR A, HANSELL D M. Post-processing applications in thoracic computed tomography [J]. Clin Radiol, 2013, 68: 433-448.

[6] GOHAGAN J, MARCUS P, FAGERSTROM R, et al. Baseline findings of a randomized feasibility trial of lung cancer screening with spiral CT scan vs chest radiograph: the Lung Screening Study of the National Cancer Institute [J]. Chest, 2004, 126: 114-121.

[7] KLAVEREN R J, OUDKERK M, PROKOP M, et al. Management of lung nodules detected by volume CT scanning [J]. New Engl J Med, 2009, 361: 2221-2229.

[8] SAGHIR Z, DIRKSEN A, ASHRAF H, et al. CT screening for lung cancer brings forward early disease. The randomised Danish Lung Cancer Screening Trial: status after five annual screening rounds with low-dose CT [J]. Thorax, 2012, 67: 296-301.

[9] LOPES PEGNA A, PICOZZI G, MASCALCHI M, et al. Design, recruitment and baseline results of the ITALUNG trial for lung cancer screening with low-dose CT [J]. Lung cancer, 2009, 64: 34-40.

[10]INFANT M, CAVUTO S, LUTMAN F R, et al. A randomized study of lung cancer screening with spiral

computed tomography: three-year results from the DANTE trial [J]. Am J Resp Crit Care, 2009, 180: 445-453.

[11]BACH P B, MIRKIN J N, OLIVER T K, et al. Benefits and harms of CT screening for lung cancer: a systematic review [J]. Jama, 2012, 307: 2418-2429.

[12]BTRNE M M, KORU-SENGUL T, ZHAO W. Healthcare use after screening for lung cancer [J]. Cancer, 2010, 116: 4793-4799.

[13]BERRINGTON DE GONZALEZ A, DARBY S. Risk of cancer from diagnostic X-rays: estimates for the UK and 14 other countries [J]. Lancet, 2004, 363: 345-351.

[14]HERZOG P, RIEGER CT. Risk of cancer from diagnostic X-rays [J]. Lancet, 2004, 363: 340-341.

[15]BRENNER D J. Radiation risks potentially associated with low-dose CT screening of adult smokers for lung cancer [J]. Radiology, 2004, 231: 440-445.

[16]HELLWIG D, UKENA D, PAULSEN F. Meta-analysis of the efficacy of positron emission tomography with F-18-fluorodeoxyglucose in lung tumors. Basis for discussion of the German Consensus Conference on PET in Oncology 2000 [J]. Pneumologie, 2001, 55: 367-377.

[17]GOULD M K, SANDERS G D, BARNETT P G, et al. Cost-effectiveness of alternative management strategies for patients with solitary pulmonary nodules Pneumologie[J]. Ann Intern Med, 2003, 138: 724-735.

[18]HASHIMOTO Y, TSUJIKAWA T, KONDO C, et al. Accuracy of PET for diagnosis of solid pulmonary lesions with 18F-FDG uptake below the standardized uptake value of 2. 5 [J]. J Nucl Med, 2006, 47: 426-431.

[19]FISH G D, STANLEY J H, MILLER K S. Postbiopsy pneumothorax: estimating the risk by chest radiography and pulmonary function tests [J]. Am J Roentgenol, 1988, 150: 71-74.

[20]SAJI H, NAKAMURA H, TSUCHIDA T, et al. The incidence and the risk of pneumothorax and chest tube placement after percutaneous CT-guided lung biopsy: the angle of the needle trajectory is a novel predictor [J]. Chest, 2002, 121: 1521-1526.

[21]YEOW K M, SU I H, PAN K T, et al. Risk factors of pneumothorax and bleeding: multivariate analysis of 660 CT-guided coaxial cutting needle lung biopsies [J]. Chest, 2004, 126: 748-754.

[22]GARCIA-RIO F, PINO J M, CASADEVALL J, et al. Use of spirometry to predict risk of pneumothorax in CT-guided needle biopsy of the lung [J]. J Comput Assist Tomo, 1996, 20: 20-23.

[23]RIVERA M, MEHTA A, WAHIDI M. Establishing the diagnosis of lung cancer: Diagnosis and management of lung cancer, 3rd ed: American College of Chest Physicians evidence-based clinical practice guidelines [J]. Chest, 2013, 143: e142S-e65S.

[24]CHEN W, GAO X, TIAN Q. A comparison of autofluorescence bronchoscopy and white light bronchoscopy in detection of lung cancer and preneoplastic lesions: a meta-analysis [J]. Lung Cancer, 2011, 73: 183-188.

[25]SUN J, GARFIELD D, LAM B, et al. The value of autofluorescence bronchoscopy combined with white light bronchoscopy compared with white light alone in the diagnosis of intraepithelial neoplasia and invasive lung cancer: a meta-analysis [J]. J Thorac Oncol, 2011, 6: 1336-1344.

[26]LEE P, VAN R, LAM S, et al. Color fluorescence ratio for detection of bronchial dysplasia and carcinoma in situ [J]. Clin Cancer Res, 2009, 15: 4700-4705.

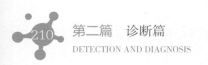
[27]SHIBUYA K, HOSHINO H, CHIYO M, et al. High magnification bronchovideoscopy combined with narrow band imaging could detect capillary loops of angiogenic squamous dysplasia in heavy smokers at high risk for lung cancer [J]. Thorax, 2003, 58: 989-995.

[28]SHIBUYA K, NAKAJIMA T, FUJIWARA T, et al. Narrow band imaging with high-resolution bronchovideoscopy: a new approach for visualizing angiogenesis in squamous cell carcinoma of the lung [J]. Lung Cancer, 2010, 69: 194-202.

[29]HERTH F, EBERHARDT R, ANANTHAM D. Narrow-band imaging bronchoscopy increases the specificity of bronchoscopic early lung cancer detection [J]. J Thorac Oncol, 2009, 4: 1060-1065.

[30]ZARIC B, PERIN B, BECKER H, et al. Combination of narrow band imaging (NBI) and autofluorescence imaging (AFI) videobronchoscopy in endoscopic assessment of lung cancer extension [J]. Med Oncol, 2012, 29: 1638-1642.

[31]ZARIC B, BECKER H, PERIN B, et al. Narrow band imaging videobronchoscopy improves assessment of lung cancer extension and influences therapeutic strategy [J]. Jpn J Clin Oncol, 2009, 39: 657-663.

[32]TSUBOI M, HAYASHI A, IKEDA N, et al. Optical coherence tomography in the diagnosis of bronchial lesions [J]. Lung Cancer, 2005, 49: 387-394.

[33]LAM S, STANDISH B, BALDWIN C, et al. In vivo optical coherence tomography imaging of preinvasive bronchial lesions [J]. Clin Cancer Res, 2008, 14: 2006-2011.

[34]HARIRI L, APPLEGATE M, MINO-KENUDSON M, et al. Volumetric optical frequency domain imaging of pulmonary pathology with precise correlation to histopathology [J]. Chest, 2013, 143: 64-74.

[35]HARIRI L, VILLIGER M, APPLEGATE M, et al. Seeing beyond the bronchoscope to increase the diagnostic yield of bronchoscopic biopsy [J]. Am J Respir Crit Care Med, 2013, 187: 125-129.

[36]KURIMOTO N, MIYAZAWA T, OKIMASA S, et al. Endobronchial ultrasonography using a guide sheath increases the ability to diagnose peripheral pulmonary lesions endoscopically [J]. Chest, 2004, 126: 959-965.

[37]STEINFORT D P, KHOR Y H, MANSER R L. Radial probe endobronchial ultrasound for the diagnosis of peripheral lung cancer: systematic review and meta-analysis [J]. Eur Respir J, 2011, 37: 902-910.

[38]YAMADA N, YAMAZAKI K, KURIMOTO N, et al. Factors related to diagnostic yield of transbronchial biopsy using endobronchial ultrasonography with a guide sheath in small peripheral pulmonary lesions [J]. Chest, 2007, 132: 603-608.

[39]HUANG CT, HO CC, TSAI YJ. Factors influencing visibility and diagnostic yield of transbronchial biopsy using endobronchial ultrasound in peripheral pulmonary lesions [J]. Respirology, 2009, 14: 859-864.

[40]SHIRAKAWA T, IMAMURA F, HAMAMOTO J, et al. Usefulness of endobronchial ultrasonography for transbronchial lung biopsies of peripheral lung lesions [J]. Respiration, 2004, 71: 260-268.

[41]ROTH K, EAGAN T M, ANDREASSEN A H. A randomised trial of endobronchial ultrasound guided sampling in peripheral lung lesions [J]. Lung cancer, 2011, 74: 219-225.

[42]HERTH F, ERNST A, SCHULZ M. Endobronchial ultrasound reliably differentiates between airway infiltration and compression by tumor [J]. Chest, 2003, 123: 458-462.

[43]STEINFORT D, KHOR Y, MANSER R. Radial probe endobronchial ultrasound for the diagnosis of peripheral lung cancer: systematic review and meta-analysis [J]. Eur Respir J, 2011, 37: 902-910.

[44]LEMAIRE A, NIKOLIC I, PETERSEN T, et al. Nine-year single center experience with cervical mediastinoscopy: complications and false negative rate [J]. Ann Thorac Surg, 2006, 82: 1185-1189；discussion 89-90.

[45]STEINFORT D, IRVING L. Cavitating lymph node metastasis demonstrated by endobronchial ultrasound [J]. Thorac Cardiovasc Surg, 2010, 58: 436-437.

[46]SILVESTRI G, GONZALEZ A, JANTZ M, et al. Methods for staging non-small cell lung cancer: Diagnosis and management of lung cancer, 3rd ed: American College of Chest Physicians evidence-based clinical practice guidelines [J]. Chest, 2013, 143: e211S-e250S.

[47]VARELA-LEMA L, FERNáNDEZ-VILLAR A, RUANO-RAVINA A. Effectiveness and safety of endobronchial ultrasound-transbronchial needle aspiration: a systematic review [J]. Eur Respir J, 2009, 33: 1156-1164.

[48]GU P, ZHAO Y, JIANG L. Endobronchial ultrasound-guided transbronchial needle aspiration for staging of lung cancer: a systematic review and meta-analysis [J]. Eur J Cancer, 2009, 45: 1389-1396.

[49]YASUFUKU K, PIERRE A, DARLING G, et al. A prospective controlled trial of endobronchial ultrasound-guided transbronchial needle aspiration compared with mediastinoscopy for mediastinal lymph node staging of lung cancer [J]. J Thorac Cardiovasc Surg, 2011, 142 (6): 1393-1400.

[50]RINTOUL R, SKWARSKI K, MURCHISON J. Endobronchial and endoscopic ultrasound-guided real-time fine-needle aspiration for mediastinal staging [J]. Eur Respir J, 2005, 25: 416-421.

[51]WALLACE M, PASCUAL J, RAIMONDO M, et al. Minimally invasive endoscopic staging of suspected lung cancer [J]. JAMA, 2008, 299: 540-546.

[52]ZHANG R, YING K, SHI L. Combined endobronchial and endoscopic ultrasound-guided fine needle aspiration for mediastinal lymph node staging of lung cancer: a meta-analysis [J]. Eur J Cancer, 2013, 49: 1860-1867.

[53]ANNEMA J, MEERBEECK J, RINTOUL R, et al. Mediastinoscopy vs endosonography for mediastinal nodal staging of lung cancer: a randomized trial [J]. JAMA, 2010, 304: 2245-2252.

[54]FELLER-KOPMAN D, YUNG R, BURROUGHS F. Cytology of endobronchial ultrasound-guided transbronchial needle aspiration: a retrospective study with histology correlation [J]. Cancer, 2009, 117: 482-490.

[55]TOURNOY K, CARPRIEAUX M, DESCHEPPER E. Are EUS-FNA and EBUS-TBNA specimens reliable for subtyping non-small cell lung cancer？[J]. Lung Cancer, 2012, 76: 46-50.

[56]NAKAJIMA T, YASUFUKU K, NAKAGAWARA A. Multigene mutation analysis of metastatic lymph nodes in non-small cell lung cancer diagnosed by endobronchial ultrasound-guided transbronchial needle aspiration [J]. Chest, 2011, 140: 1319-1324.

[57]GARCIA-OLIVé I, MONSó E, ANDREO F, et al. Endobronchial ultrasound-guided transbronchial needle aspiration for identifying EGFR mutations [J]. Eur Respir J, 2010, 35: 391-395.

[58]SANTIS G, ANGELL R, NICKLESS G, et al. Screening for EGFR and KRAS mutations in endobronchial

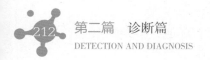
ultrasound derived transbronchial needle aspirates in non-small cell lung cancer using COLD-PCR [J]. PLoS ONE, 2011, 6: e25191.

[59]ESTERBROOK G, ANATHHANAM S, PLANT P. Adequacy of endobronchial ultrasound transbronchial needle aspiration samples in the subtyping of non-small cell lung cancer [J]. Lung Cancer, 2013, 80: 30-34.

[60]EAPEN G, SHAH A, LEI X, et al. Complications, consequences, and practice patterns of endobronchial ultrasound-guided transbronchial needle aspiration: Results of the AQuIRE registry [J]. Chest, 2013, 143: 1044-1053.

[61]ASANO F, MATSUNO Y, TSUZUKU A, et al. Diagnosis of peripheral pulmonary lesions using a bronchoscope insertion guidance system combined with endobronchial ultrasonography with a guide sheath [J]. Lung cancer, 2008, 60: 366-373.

[62]OGURI T, IMAI N, IMAIZUMI K, et al. Febrile complications after endobronchial ultrasound-guided transbronchial needle aspiration for intra-pulmonary mass lesions of lung cancer — a series of 3 cases [J]. Respir Investig, 2012, 50: 162-165.

[63]HUANG C, CHEN C, HO C. A rare constellation of empyema, lung abscess, and mediastinal abscess as a complication of endobronchial ultrasound-guided transbronchial needle aspiration [J]. Eur J Cardiothorac Surg, 2011, 40: 264-265.

[64]STEINFORT D, JOHNSON D, IRVING L. Incidence of bacteraemia following endobronchial ultrasound-guided transbronchial needle aspiration [J]. Eur Respir J, 2010, 36: 28-32.

[65]PARKER K, BIZEKIS C, ZERVOS M. Severe mediastinal infection with abscess formation after endobronchial ultrasound-guided transbrochial needle aspiration [J]. Ann Thorac Surg, 2010, 89: 1271-1272.

[66]STEINFORT D, JOHNSON D, IRVING L. Infective complications from endobronchial ultrasound-transbronchial needle aspiration [J]. Eur Respir J, 2009, 34: 524-525.

[67]HAAS A. Infectious complications from full extension endobronchial ultrasound transbronchial needle aspiration [J]. Eur Respir J, 2009, 33: 935-938.

[68]BOTANA-RIAL M, NúñEZ-DELGADO M, PALLARéS-SANMARTíN A, et al. Intramural hematoma of the pulmonary artery and hemopneumomediastinum after endobronchial ultrasound-guided transbronchial needle aspiration [J]. Respiration, 2012, 83: 353-356.

[69]ISHIDA T, ASANO F, YAMAZAKI K, et al. Virtual bronchoscopic navigation combined with endobronchial ultrasound to diagnose small peripheral pulmonary lesions: a randomised trial [J]. Thorax, 2011, 66: 1072-1077.

[70]ASANO F, AOE M, OHSAKI Y, et al. Complications associated with endobronchial ultrasound-guided transbronchial needle aspiration: a nationwide survey by the Japan Society for Respiratory Endoscopy [J]. Resp Res, 2013, 14: 50.

[71]ASAHINA H, YAMAZAKI K, ONODERA Y, et al. Transbronchial biopsy using endobronchial ultrasonography with a guide sheath and virtual bronchoscopic navigation [J]. Chest, 2005, 128: 1761-1765.

[72]MAKRIS D, SCHERPEREEL A, LEROY S, et al. Electromagnetic navigation diagnostic bronchoscopy for small peripheral lung lesions [J]. Eur Respir J, 2007, 29: 1187-1192.

[73]EBERHARDT R, ANANTHAM D, ERNST A. Multimodality bronchoscopic diagnosis of peripheral lung lesions: a randomized controlled trial [J]. Am J Resp Crit Care, 2007, 176: 36−41.

[74]LAMPRECHT B, PORSCH P, PIRICH C. Electromagnetic navigation bronchoscopy in combination with PET/CT and rapid on−site cytopathologic examination for diagnosis of peripheral lung lesions [J]. Lung, 2009, 187: 55−59.

[75]EBERHARDT R, MORGAN RK, ERNST A. Comparison of suction catheter versus forceps biopsy for sampling of solitary pulmonary nodules guided by electromagnetic navigational bronchoscopy [J]. Respiration, 2010, 79: 54−60.

[76]SEIJO L M, DE TORRES J P, LOZANO M D, et al. Diagnostic yield of electromagnetic navigation bronchoscopy is highly dependent on the presence of a Bronchus sign on CT imaging: results from a prospective study [J]. Chest, 2010, 138: 1316−1321.

[77]LUO K, LIN Y, LIN X, et al. Localization of peripheral pulmonary lesions to aid surgical resection: a novel approach for electromagnetic navigation bronchoscopic dye marking [J]. Eur J Cardiothorac Surg, 2017, 52 (3): 516−521.

[78]MINNICH D, BRYANT A, WEI B, et al. Retention Rate of Electromagnetic Navigation Bronchoscopic Placed Fiducial Markers for Lung Radiosurgery [J]. Ann Thorac Surg, 2015, 100: 1163−1165；discussion 65−66.

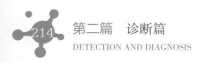

第十二章

肺癌的术前风险评估及检查

第一节 肺癌手术对机体的影响

肺癌手术通常需要采用单肺通气使手术肺萎陷，这不仅利于明确病变范围，创造开阔的手术视野，还利于减轻非切除部分肺的创伤。手术需侧卧位，但单肺通气和侧卧位对呼吸功能有一定影响。

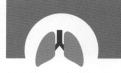

一 体位改变对呼吸功能的影响

当患者处于直立位静息状态时，肺内血流受重力影响，分布至肺底部的较肺尖的多，而胸膜腔的压力决定了肺泡的大小，胸膜腔内的压力自肺尖至下肺底部逐渐增加（即负压逐渐减小），因此，肺尖部位的肺泡体积大于肺底部位的肺泡。在清醒平卧位的条件下，由于腹内压增大，腹腔脏器可压迫膈肌使之向头移位 4 cm，引起肺功能残气量（FRC）下降 8 L 左右。

侧卧位，患者自主呼吸，由于呼吸运动时下部膈肌的收缩幅度较上部大，所以下侧肺的通气量稍大于上侧肺。相对而言下侧肺的血流量由于重力作用也相对大，因此上下肺通气量和肺血流量的相对变化基本一致，从而使通气血流比变化不大。

麻醉后侧卧位双肺通气时，下侧的膈肌不再能因顶部较高而增强收缩并加强下肺的通气，下侧膈肌活动较上侧更为受限，纵隔也压迫下肺减少其通气。肺通气的模式与清醒时相反，上肺通气比下肺通气好。但肺血分布的模式依然是下肺占优势。所以，麻醉后侧卧位上侧肺通气好但血流不足，无效腔增大；下侧肺通气不良但血流灌注良好，肺内分流增加。肺通气血流比失调，出现肺内分流，使动脉血氧分压下降出现低氧血症。

二 开胸对呼吸功能的影响

1. 自主呼吸 开胸后，开胸侧胸腔内负压不复存在，等于大气压，而非开胸侧胸腔仍为负压，此种压力阶梯将使纵隔向非开胸侧移位。如患者自主呼吸仍存在，则随自主呼吸的节律运动，胸膜腔内压力呈现周期性变化，使纵隔出现左右（或侧卧位时，上下）移动，临床上称为纵隔摆动。纵隔摆动不仅大大减少通气量，并可严重影响静脉血液回流，减少心排出量，加之所诱发的心脏神经反射，对血流动力学的干扰十分严重。与此同时，胸膜腔内的密闭性被打破，胸膜腔负压消失。由于肺的弹性回缩力的影响，开胸侧萎缩，吸气时开胸侧肺内压等于大气压，而非开胸侧肺内压为负压，肺内气体向非开胸侧移动；同时，呼气时非开胸侧肺内压又转成为正压，开胸侧肺内压仍等于大气压，气体向开胸侧肺转移。这样，就造成了气体在两肺之间往复运动的无效呼吸，临床上称之为矛盾呼吸。由此可见，要消除开胸后的这些病理生理改变，必须作气管内插管行控制呼吸。

2. 控制呼吸，双肺通气　开胸后做控制呼吸亦有其缺陷，主要为双肺通气不均。侧卧位时，由于上侧的开胸侧肺开放于空气中，胸壁对肺的限制消失，肺不再受胸壁的束缚而活动度增加，顺应性也增加。机械通气时肺很容易膨胀，在相同的呼吸道压力下，上肺的通气量较下侧肺明显增加；与此相反，由于受重力的影响，血液向下肺分布较多，上侧肺灌流量相对不足，因此上肺出现过度通气，下肺通气较少而血液灌流较多，出现低通气过度灌注。因此常需术者协助将开胸侧肺（上肺）适当压迫，使其通气血流比减小，而使两肺的总通气血流比趋于正常。

3. 控制呼吸，单肺通气　肺癌手术需要单肺通气。阻断上侧肺通气后，完全靠肺本身的弹性回缩使该侧肺萎陷，或术者帮助挤压肺组织，以获得良好的术野。单肺通气时，上侧肺不再通气，这样单侧肺通气较双侧肺通气量减少 22% 左右，血氧饱和度下降 1.2%~3.6%。

（1）开胸侧肺内分流增加　开胸侧肺肺泡萎陷，肺泡通气严重不足，而肺血流未能相应减少，血流灌注仍继续进行，肺内分流大幅度增加，总的肺内分流量可达 24%~40%，结果这部分未经氧合的血流经肺静脉汇入左心房后，造成静脉血掺杂量增加，必将降低总的动脉血氧分压和氧饱和度。因此做肺叶或全肺切除时，结扎肺动脉后能改善上肺的通气血流比，并提高血氧含量。

对于行肺手术患者，由于病变的肺本身肺血管床及间质严重受损，开胸侧肺血管阻力增加，血流减少，故单肺通气时不易发生低氧血症，而非肺手术患者，如食管癌手术，由于双肺本身功能较健全，手术中开胸侧肺血液灌流较多，行单肺通气时易发生较大的肺内分流而致低氧血症。

（2）通气侧肺通气不足　由于重力的作用，侧卧位时下侧肺内血流分布较上侧肺多，但通气量受纵隔和心脏重力压迫、膈肌升高等影响，并不能相应增加，因此形成通气不足而血流增多。通气不足可发生非小叶不张，残气量减少，导致动脉血氧分压下降。因此，必须有足够的通气量以消除这种不良影响。呼气末正压通气（positive end expiratory pressure，PEEP）的应用在防止非通气肺的肺不张发生、改善通气的同时也增加了通气侧肺的血管阻力，增加分流量。

（三）开胸和手术对循环功能的影响

开胸后纵隔摆动造成大血管扭曲。腔静脉扭曲造成回心血量减少，心排出量降低。动脉扭曲造成血压下降，所以开胸后易出现低血压。此外开胸侧胸膜腔内负压消失，为胸腔镜时的气胸所取代，在一定程度上减少了腔静脉的回心血量。开胸侧肺的萎陷使该侧肺血管阻力增加，可减少流向左心房的肺静脉血量。这些因素共同促进心排出量降低和血压下降的发生。

血压下降造成心肌灌注减少，加上开胸对呼吸的不良影响可能出现缺氧或二氧化碳蓄积，因而易引起心律失常。手术对纵隔结构的刺激也是心律失常的常见原因。纵隔摆动时对纵隔部位神经的刺激也易引起反射性血流动力学改变，严重时可致心脏骤停。

开胸后，体热散失远较腹腔手术为著，伴随体热的散失必有相应的体液散失，对此也须加以注意。

第二节 肺癌手术的术前评估及检查

一 病史采集

全面准确的病史采集是术前准备的第一步。除了询问患者主要疾病的病史外，还应详细了解既往史。特别是要询问有无肺及胸膜结核史、胸膜炎史、肺脓肿、胸部外伤史、血气胸和脓胸史或胸部手术史等。因为上述疾病会造成胸膜粘连而改变其正常解剖关系，给肺癌手术带来困难。另外，还应重视患者的心血管系统和呼吸系统的健康情况，评估能否耐受术中单侧肺通气和手术创伤。对患者的凝血功能、肝肾功能、脑血管功能状况同样应做常规检查，适当的术前处理，方能提高手术的安全度和成功率。

二 体格检查

1. 全身情况评估 通过快速视诊患者观察全身情况，包括有无发育不全、畸形、营养障碍、贫血、脱水、水肿、发绀、发热、消瘦或过度肥胖等，常能提供重要的评估资料。

2. 生命体征 术前应常规测定生命体征，包括血压、脉搏、呼吸、体温和体重，并作记录。

3. 呼吸道、牙 对拟经口腔插管患者，对呼吸道应做精确的重点检查，包括颈椎活动度、颞颌关节功能和牙齿情况。如果出现张口度＜4 cm，甲状软骨结节至颏之间的距离小于三指宽，颈椎活动度降低等异常情况，可能属于困难插管病例。此时，可做一项预测插管困难的 Mallampati 分级评定：能看到咽腭弓、软腭和腭垂者，为Ⅰ级；仅能看到咽腭弓和软腭，而腭垂因有舌根阻挡者，

为Ⅱ级；只能看到软腭者，为Ⅲ级。应仔细检查病损牙和镶牙的情况，有无脱落被误吸危险，做好记录。麻醉前应摘下松动牙或义齿。

4. 肺部 观察呼吸频率、呼吸类型和呼吸时比；有无唇紫、发绀；有无膈肌和辅助呼吸肌异常活动（三凹征）；有无胸壁异常活动（反常呼吸）、胸壁塌陷等；胸廓成桶状者，提示存在严重阻塞性肺疾病。听诊注意有无啰音、支气管哮鸣音、呼吸音减弱或消失。

三 术前呼吸功能评估

1. 临床评估 术前对急、慢性呼吸系统疾病或呼吸功能减退患者，施行一定的估计和治疗准备，可显著降低围术期呼吸系统并发症及其死亡率。

憋气试验和爬楼梯运动试验也是临床上评估肺功能的简便易行、行之有效的方法。一般来说，患者安静休息时吸气状态下憋气时间＞40 s、呼气状态下憋气时间＞30 s，以正常匀速攀登 2~3 层楼梯，在原基础上心率增快＜15~20/min，呼吸频率加快＜10~15/min，临床上认为接受肺叶切除是可行的。当然这仅仅是就肺功能而言，还要视患者的年龄、体重、病变位置、平时活动量、健侧肺的影像学检查、有无反复呼吸道感染及全身状况等各方面进行综合考虑。

手术患者并存急性呼吸系统感染（如上呼吸道感染、咽炎、扁桃体炎、气管支气管炎、肺炎）者，术后极易并发肺不张和肺炎，择期手术必须推迟到完全治愈后 1~2 周再进行。如为急诊手术，应避免应用吸入全麻，需用抗生素控制，在获得

咽分泌物或痰细菌培养结果之前，可先用广谱抗生素。

手术患者并存呼吸系统慢性感染和肺通气功能不全者并不罕见，其中尤以哮喘和慢性支气管炎合并肺气肿常见，术前要重点掌握有关病史和体格检查，以判断感染程度和肺功能减退程度，并据此进行细致的术前准备工作。下面列举常见的病史对这类患者的术前估计和准备具有实用价值。

（1）呼吸困难　活动后呼吸困难（气短）是衡量肺功能不全的主要临床指标，据此可作出估计。

（2）慢性咳嗽、多痰　患者在1年中有持续3个月慢性咳嗽、多痰，并已持续2年以上者，即可诊断为慢性支气管炎，是一种慢性阻塞性肺疾病（COPD）。手术后极易并发弥散性肺泡通气不足或肺泡不张，术前应做痰细菌培养，并应用相应的抗生素控制感染。

（3）感冒　为病毒性呼吸道感染，可显著削弱呼吸功能，呼吸道阻力增高可持续5周，同时对细菌感染的抵抗力显著减弱，从而容易使呼吸道继发急性化脓性感染，或使原有呼吸系统疾病加重。

（4）哮喘　提示呼吸道已明显阻塞，肺通气功能严重减退，但一般均可用支气管扩张药和肾上腺皮质激素治疗而获得缓解。哮喘患者围术期的呼吸系统并发症可比呼吸系统正常患者高4倍。

（5）咯血　急性大量咯血可能导致急性呼吸道阻塞和低血容量，甚至出现休克，有时需施行紧急手术，麻醉处理的关键在控制呼吸道，必须施行双腔支气管插管。

（6）吸烟　只要每天吸烟10~20支，即使年轻人，肺功能也开始出现变化；凡每天吸烟20支以上，并有10年以上历史者，可认为已经并存慢性支气管炎，平时容易继发细菌感染而经常咳嗽、咳痰，麻醉后则容易出现呼吸系统严重并发症，发生率远比不吸烟者高。

（7）长期接触化学性挥发气体　为引起慢性支气管炎的主要诱因之一，同时伴有全身毒性反应。

（8）高龄　老年人易并发慢性肺疾病，尤以阻塞性肺疾病和肺实质性疾病为多见，并由此继发肺动脉高压和肺心病，这是高龄老人麻醉危险的主要原因之一，麻醉前必须对这类合并疾病加以明确诊断，并做好细致的术前准备工作。

（9）气管移位或受压　要寻找原因，估计是否会妨碍使用麻醉面罩，是否存在气管插管困难。

（10）过度肥胖　体重超过标准体重30%以上者，易并存慢性肺功能减退，术后呼吸系统并发症可增高2倍。

2. 肺功能测定　肺功能测定有助于诊断肺疾病类型，确定病变的范围和严重程度，判断治疗效果，监测疾病进展情况。最常用的肺功能测定为测量肺活量（VC），即深吸气后用力排出的呼气量，相当于深呼气量加吸气储备量。留在肺内的余气量称为残气量（RV）。如果肺活量<正常值的80%（VC < 80%），提示有限制性肺部疾病，如肺炎、肺萎陷或肺纤维化等。当临床怀疑有阻塞性肺疾病时应加测时间肺活量，即最大吸气后用力在第1 s、2 s、3 s测定呼出气量，其中以第1s用力呼出气量（FEV_1）更有临床参考意义。肺的动力功能主要测量最大自主通气率（MVV），即将患者尽快在12 s内呼吸的容量乘以5，表示每分钟最大通气量，显示呼吸道阻力的变化。在临床检测中，如此高的通气率患者很难进行1 min以上，重症患者甚至不能进行MVV测定，通常可用最大通气量百分比做参考（即$FEV_1/FVCX 35 \approx MVV$），也有很好的相关性。MVV除受气道梗阻影响外，肺和胸壁的弹性、呼吸肌的力量及患者合作程度有一定的影响。健康

成年人 MVV 平均 值为 150 ~ 175L/min，最低限为 80L/min 或 > 80%。肺功能测定也可区别限制性或阻塞性肺功能障碍。阻塞性肺功能障碍时第 1s 用力呼气容积（FEV_1）、FEV_1/肺活量（FVC）和最大呼气中期流速（MMFR）下降，而肺总容量（TLC）增加。限制性肺功能障碍患者 FVC 和

FEV_1 降低，FEV_1/FVC 接近正常值，肺总容量降低。

一般认为大手术患者术前 FVC < 预计值的 50%，FEV_1 < 2L 或 FEV_1/FVC < 50%，最大分钟通气量（MMV）< 50L/min 或预计值的 50%，残气量（RV）/TLC > 50% 为高危者。评估手术后并发肺功能不全的高危性指标见表 12-1。

表 12-1 估手术后并发肺功能不全的高危性指标

肺功能测验项目	正常值	高危性值
肺活量（VC）/L	2.44 ~ 3.47	< 1.0
第 1s 用力呼气容积（FEV_1）/L	2.83	< 0.5
最大呼气流率（MEFR）/（$L \cdot min^{-1}$）	336 ~ 288	< 100
最大通气量（MVV）/（$L \cdot min^{-1}$）	82.5 ~ 104	< 50
动脉血氧分压（$PaCO_2$）/kPa	10 ~ 13.3	< 7.3
动脉血 CO_2 分压（$PaCO_2$）/kPa	4.7 ~ 6.0	< 6.0

肺功能结合血气分析和循环功能等指标共同评价高危患者的肺功能状态（表 12-2），术后可能需长时间呼吸支持或难以脱离呼吸机。

进行肺部手术的患者须仔细评估肺手术后患者肺功能的代偿能力（表 12-3）。

表 12-2 高危患者的肺功能状态

功能	项目	高危水平
通气	呼吸频率	> 25 次 / 分
	FEV_1	< 2.0/L
	MMV	< 55%
	v_Q/v_T	0.4 ~ 0.6
气体交换	PaO_2	< 60mmHg
	$PaCO_2$	> 45mmHg
	（A–a）DO_2	> 200mmHg
	分流	> 10%
循环功能	ECG	心肌缺血征
	Hb	> 170g/L
心肺储备	登楼试验	一次 < 3 层
	负荷后血气	CO_2 潴留或 PO_2 下降

表 12-3　各种肺切除术的肺功能检测最低标准

检测指标	一侧全肺切除	肺叶切除	活检或肺段切除
MMV/（L·min^{-1}）	＞ 70	40 ～ 70	＞ 40
预计值 / 实测值 /%	＞ 55	＞ 40	＞ 35
FEV$_1$/L	＞ 2	＞ 1	＞ 0.6
FEV$_1$ 预计值 / 实测值 /%	＞ 55	40 ～ 50	＞ 40
FEV$_{25\% \sim 75\%}$/L	＞ 1.6	0.6 ～ 1.6	＞ 0.6

（1）分侧肺功能检查　上述肺功能测定为患者总肺功能，所测得的数据不能反映单测肺的功能状况。对一些年轻的或呼吸功能较好的患者，术前测定总的肺功能就可以了，但对年龄偏大、平时肺功能较差或拟做较大手术或计划做一侧全肺切除的患者，单侧肺功能测定显得非常必要。有设备条件的医院，术前应考虑进行此项检查。目前，国内外在单侧肺功能测定应用最多的方法是：① ^{133}Xe（氙）或 ^{81m}Kr（氪）放射性气体或 ^{99m}Tc（锝）标记的二乙烯三胺五乙酸（^{99m}Tc-DTPA）放射性气溶胶吸入肺通气显像检查；② ^{99m}Tc 标记的大颗粒聚合白蛋白（^{99m}Tc-MAA）放射性肺灌注显像检查。无论是总肺功能检测还是单侧肺功能检测，其检测值的临床意义是肯定的。它作为胸部手术患者术前了解肺功能状态的筛选性检查是简单的、必要的、实用的。总肺功能检测是对患者两侧肺功能进行了解；分侧肺功能检测是对患者健肺或病肺功能的了解，特别是对健侧肺功能的了解尤为重要。因为患者能否耐受肺切除并不取决于术前的总肺功能，而是取决于健肺（即被保留的肺）的功能状况。有作者研究证明，保留肺的 FEV$_1$ ＞ 800 mL 时，患者可耐受包括另侧全肺切除在内的各类开胸肺切除手术，当然就更能够耐受单肺通气下的胸腔镜手术。

（2）动脉血气分析　对拟行胸部手术的患者，术前动脉血气分析同样很有价值。其临床意义是：①患者有无气体交换障碍，特别是呼吸功能检测提示通气功能减退较轻时，如有呼吸功能障碍，严重程度如何；②可提示采用单肺通气是否会出现缺氧的危险；③对术后缺氧处理提供了有用的指标，以便心中有数。此外，有些患者在静止状态下，动脉血气张力正常或接近正常，当有轻度运动时即出现血氧饱和度下降。因此，术前动脉血气分析最好做静息状态和活动状态下两项检查，这样才更有临床参考意义。

四　术前心血管功能评估

肺癌手术无论常规手术还是微创手术，对呼吸、心血管生理功能方面均有较大影响。加之此类患者本身患有肺部或纵隔疾病，年龄偏大的多，心血管等内科慢性病伴发的也多，心血管功能能否耐受胸部手术及气管插管全身麻醉，术前应做适当评估及妥善准备。

肺癌手术激发心脏危险主要发生在近期有过心肌梗死或充血性心力衰竭者。心绞痛、高血压及糖尿病能否激发心脏危险尚有争议。一般既往有心肌梗死者，围手术期再发心肌梗死的占 5%~8%，而再发心肌梗死后的病死率为 40%~70%。以往有报道指出，术前 3~6 个月发生过心肌梗死者再发心肌梗死的发生率约为 15%，而术前 6 个月以上发生过心肌梗死者，再发心肌梗死则降至 5%，所以多数医生主张择期手术应推迟至 6 个月以后。但近年来由于对有心肌梗死史的患者进行充分的术前准备，麻醉中妥善监测，及时处理血流动力学变化，维持稳定的心率、血压及血氧饱和度，一些术前 3 个月发生过心肌梗死者，心肌梗死再发率已降为 5.7%，而术前 4~6

个月发生过心肌梗死者，心肌梗死再发率则仅为2.3%。有研究证明，患有冠状动脉疾病并左心衰竭的患者，当心脏放射性核素影像测定，射血分数＜40%，1年累积病死率达30%。心绞痛、高血压及糖尿病，虽然不显著增加胸部围手术期心脏危险，但还是较常人易发生心肌梗死。仔细做好术前心脏功能评估，积极有效地治疗上述相关伴随病，可大大提高手术安全性，减少致命性并发症的发生。

1. 临床评估 心血管疾病的病史，对心功能的评估非常重要。临床上有两类患者，一类是没有明确心血管病史或有明确病史，但由于患者粗心不能提供可参考的病史资料，这一类患者就有赖于医生仔细查体和全面的实验检查。另一类患者是有明确病史，应详细了解患者有无高血压、冠心病、心绞痛、心律失常、心肌梗死及糖尿病病史。还应了解血压增高的水平、用药及疗效，心绞痛发作频度、用药及疗效，心律失常发病频度及治疗情况等。通过病史调查，就能在尚未得到客观检查数据指标之前，对患者能否耐受胸部手术及麻醉有个基本评估。如果患者日常生活活动不受限，也无劳累性心悸、呼吸困难或心前区痛等，其心脏储备功能完全可以耐受胸部手术及麻醉。对呼吸困难症状应鉴别是心源性的还是肺源性的。心脏功能的临床估计方法有以下几种：

（1）体力活动试验 根据患者在日常活动后的表现，评估心脏功能。

（2）屏气试验 患者安静5~10 min后，嘱其深吸气后屏气，计算其最长的屏气时间。超过30 s者表示心脏功能正常；20 s以下者表示心脏代偿功能低下，对麻醉耐受力差。

（3）起立试验 患者卧床10 min后，测量血压、脉搏，然后嘱患者骤然从床上起立，立即测血压、脉搏，2 min后再测一次。血压改变在20 mmHg以上，脉率增快超过20次/分者，表示心脏功能低下，对麻醉耐受力差。本法不适用于心功能Ⅳ级的患者。

2. 体格检查 不仅有助于心血管疾病的诊断，也有助于心功能及手术风险的评估。如心尖冲动（心尖搏动）点左移，说明心脏增大。颈静脉怒张，两肺湿啰音，肝脏大或下肢水肿，提示心力衰竭或心功能不全。各瓣膜区有杂音，说明心脏有瓣膜病变。有发绀的患者，可能为心流出道受阻、大血管畸形及心脏房室间存在右向左分流等先天性疾病。

3. 实验室检查 一般除先天性心脏病患者，化验检查多在正常范围。尽管如此，对拟行胸部手术的患者，仍必须重视评价心功能的以下检查。血细胞比容＞65%时易发生栓塞或脑卒中危险，术前、术中应给予血液稀释。胆固醇＞2.63g/L，血黏稠度高，也易发生栓塞。血糖过高，也可出现代谢性酸中毒、血钾升高而影响心脏。心脏酶类测定偏高，预示近期有较重的心肌缺血，如心前区疼痛8h后，天冬氨酸转氨酶（AST）、肌酸激酶（CK）及乳酸脱氢酶（LD）均开始升高。血钾＜3.0 mmol/L，则易增加心肌的应激性，手术麻醉和术中创伤极易并发心律失常。肾功能及凝血功能应同样予以高度重视。

4. 常规心电图（ECG） 心脏病患者术前常规ECG检查可正常，如冠心病患者休息时常规ECG至少有15%在正常范围。但多数患者存在不同程度的异常，如节律改变、传导异常和心肌缺血等，不仅可作为术前准备与治疗的依据，而且有助于术中和术后处理，以及由于代谢、电解质紊乱和其他系统病变的鉴别诊断。

5. ECG运动试验 ECG运动试验可用作判断冠状动脉病变，部分冠心病患者常规ECG虽可以正常，但通过ECG运动试验就会显示异常。在ECG平板运动试验，若患者不能达到最大预计心率的85%，即出现明显ST段压低，围术期心脏并发症发生率高达24.3%。而患者运动试验可达预计心率，且无ST段改变者，心脏并发症发生概率仅 6.6%。若患者存在左心室肥厚、二尖瓣脱垂、预激综合征以及服用洋地黄类药等常会出现假阳性。若患者无法达到预计心率，运动耐受差，血压下降，以及服用受体阻滞剂会引起判断困难和假阴性。

6. 动态 ECG、连续 ECG 监测　24h 动态 ECG 检查不仅用于术前以判断是否存在潜在的心肌缺血和心律失常，而且可应用于术中和术后连续监测。一般认为此项检查对心肌缺血敏感性可达 92%，特异性达 88%。

7. 超声心动图　合并肺源性心脏病和肺动脉高压的患者心电图可发生改变，如心电轴右偏、肺性 P 波、右心室肥厚及右束支传导阻滞，应行超声心动图进一步了解心脏功能。了解室壁运动情况、心肌收缩和室壁厚度、有无室壁瘤和收缩时共济失调、瓣膜功能、跨瓣压差大小以及左心室射血分数等。左心室射血分数小常提示心功能差，围术期心肌梗死发生率增高，充血性心力衰竭机会也增多。围术期采用经食管超声多普勒检查，可动态连续监测上述指标，及早发现心肌缺血、心功能不全，且可评估外科手术效果。

8. 冠状动脉造影　普通胸外科患者，术前一般不做冠状动脉造影检查。只有怀疑或过去有冠状动脉病变，才做心导管及冠状动脉造影以明确诊断。冠状动脉造影是判断冠状动脉病变的金标准，可观察到冠状动脉精确的解剖结构，冠状动脉粥样硬化的部位与程度。同样可进行左心室造影，了解左心室收缩功能、射血分数和左心室舒张末压。通过冠状动脉造影可判断患者是否需做冠状动脉旁路移植手术。

五. 术前肝肾功能及神经功能评估

麻醉药的抑制、手术创伤和失血、低血压、输血反应和脱水等因素都可导致肾血流减少，并产生某些肾毒性物质，由此可引起暂时性肾功能减退。如果原先已存在肾病，则损害将更显著，甚至出现少尿、无尿和尿毒症。因此，术前必须通过各项检查判断肾功能，衡量患者对麻醉和手术的耐受力，采取各种透析治疗。

绝大多数麻醉药（包括全麻药和局麻药）对肝功能都有暂时性影响；手术创伤和失血、低血压和低氧血症，或长时间使用缩血管药等，均足以导致肝血流减少和供氧不足，严重时可引起肝细胞功能损害。这些因素对原先已有肝病的患者，其影响显然更为显著。有关肝功能损害程度，可采用 Child-Pugh 推荐的肝功能不全评估分级加以评定。

术前合并神经系统疾患的手术患者并不少见，对围术期处理存在一定的复杂性，麻醉并发症较多，对其处理的重点在于积极预防。

（林勇斌）

参考文献

[1] 周乃康, 崔忠厚, 梁朝阳. 胸部微创外科手术学[M]. 北京: 人民军医出版社, 2005.

[2] 任华, 戈烽. 实用胸腔镜外科手术学[M]. 北京: 中国协和医科大学出版社, 2010.

[3] 龙浩, 林志潮, 林勇斌, 等. 早期非小细胞肺癌胸腔镜手术与小切口肺切除术后患者生活质量的对比研究[J]. 癌症, 2007, 26 (6): 624-628.

[4] 钟就娣, 辛明珠, 孔丽丽. 快速康复外科理念在食管癌患者术前免灌肠的应用[J]. 护士进修杂志, 2010, 25 (5):

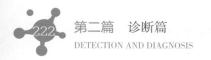
443-444.

[5] 乔坤, 王正. 快速康复外科在肺叶切除术患者中的应用[J]. 肠外与肠内营养, 2010, 17 (6): 379-381.

[6] WILMORE D W, KEHLET H. Management of patients in fast track surgery [J]. BM J, 2001, 322 (7284): 473-476.

[7] KEHLET H, WILMORE D W. Multimodal strategies to improve surgical outcome [J]. Am J Surg, 2002, 183 (6): 630-641.

[8] MUEHLING B M, Halter G L, SCHELZIG H, et al. Reduction of postoperative pulmonary complications after lung surgery using a fast track clinical pathway [J]. Eur J Cardiothoracic Surg, 2008, 34 (1): 174-180.

[9] MUEHLING B M, OREND K H, SUNDER P L. Fast track in thoracic surgery [J]. Chirurg, 2009, 80 (8): 706-710.

[10] DAS N, BAGAN P, COIMBRA I, et al. Fast track rehabilitation for lung cancer lobectomy: a five year experience [J]. Eur J Cardiothorac Surg, 2009, 36 (2): 383-391.

[11] LICKER M, TSCHOPP JM, ROBERT J, et al. Aerosolized salbutamol accelerates the resolution of pulmonary edema after lung resection [J]. Chest, 2008, 133 (4): 845-852.

[12] CERFOLIO R J, BRYANT A S, MANISCALCO L M. A nondivided intercostal muscle flap further reduces pain of thoracotomy: a prospective randomized trial [J]. Ann Thorac Surg, 2008, 85 (6): 1901-1906.

[13] UEDA K, SUDOH M, JINBO M, et al. Physiological rehabilitation after video-assisted lung lobectomy for cancer: a prospective study of measuring daily exercise and oxygenation capacity [J]. Eur J Cardiothorac Surg, 2006, 30 (3): 533-537.

[14] D A'NDRILLI A, IBRAHIM M, CICCONE A M, et al. Intrapleural intercostal nerve block associated with mini thoracatomy improves pain control after major lung resection [J]. Eur J Cardiothorac Surg, 2006, 29 (5): 790-794.

[15] WRIGHT C D, WAIN J C, GRILLO H C. Pulmonary lobectomy patient care pathway: a model to control cost and maintain quality [J]. Ann Thorac Surg, 1997, 64 (2): 299-302.

[16] BRANDSTRUP B. Fluid therapy for the surgical patient [J]. Best Pract Res Clin Anaesthesiol, 2006, 20 (2): 265-283.

[17] CERFOLIO R J, PICKENS A, BASS C, et al. Fast-tracking pulmonary resections [J]. J Thorac Cardiovasc Surg, 2001, 122 (2): 318-324.

[18] CERFOLIO R J, BRYANT A S. Results of a prospective algorithm to remove chest tubes after pulmonary resection with high output [J]. J Thorac Cardiovasc Surg, 2008, 135 (2): 269-273.

[19] BRUNWLLI A, SABBATINI A, XIUME F, et al. Alternate suction reduces prolonged air leak after pulmonary lobectomy: a randomized comparison versus water seal [J]. Ann Thorac Surg, 2005, 80 (3): 1052-1055.

[20] OHTSUKA T, NOMORI H, HORIO H, et al. Is major pulmonary resection by Video-assisted thoracic surgery an adequate procedure in clinical stage I lung cancer? [J]. Chest, 2004, 125: 1742-1746.

[21] AHMED N, JONES D. Video-assisted thoracic surgery: stage of the art in trauma care [J]. Injury, 2004, 35: 479-489.

[22] CHEN T P, LIU H P, LU H I, et al. Incidence of incisional recurrence after thoracoscopy [J]. Surg Endosc, 2004, 18: 540−542.

[23] RODGERS B M. The role of thoracoscopy in pediatric surgical pratice [J]. Semin Pediatr Surg, 2003, 12: 62−70.

[24] SAVAGE C, MCQUITTY C, WANG D, et al. Postthoracotomy pain management [J]. Chest Surg Clin N Am, 2002, 12: 251−253.

[25] LATHAM P, DULLYE K K. Complications of thoracoscopy [J]. Anesthesiol Clin N Am, 2001, 19: 187−200.

第三篇

TREATMENT

治疗篇

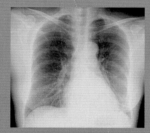
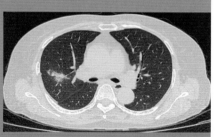

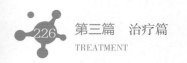

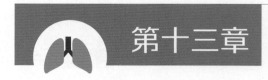

第十三章

围手术期合并症的评价与处理

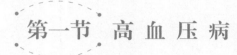

第一节 高血压病

高血压病是常见的心血管疾病，目前我国高血压病患病率为 24%，合并高血压病的手术患者数量也在不断增加。围术期高血压病可增加手术出血、诱发或加重心肌缺血、脑卒中以及肾功能衰竭等并发症。

 高血压病的定义、分类及危险性评估

（一）定义和分类

高血压病的标准是根据临床和流行病学资料界定的，其定义为在未使用降压药物的情况下，非同日 3 次测量血压，收缩压 ≥ 140 mmHg 和/或舒张压 ≥ 90 mmHg。其中 90%~95% 为原发性高血压病，余为继发性高血压病。根据血压升高水平，又进一步将高血压病分为 1~3 级（表13-1）。

表 13-1 血压（mmHg）的定义和分级

类别	收缩压 / mmHg		舒张压 / mmHg
正常血压	< 120	和	< 80
正常高值	120 ～ 139	和 / 或	80 ～ 89
高血压病			
1 级（轻度）	140 ～ 159	和 / 或	90 ～ 99
2 级（中度）	160 ～ 179	和 / 或	100 ～ 109
3 级（重度）	≥ 180	和 / 或	≥ 110
单纯收缩期高血压病	≥ 140	和	< 90

注：当收缩压和舒张压分属于不同分级时，以较高的级别作为标准。

（二）心血管总体危险性评估

高血压病患者的诊断和治疗不能只根据血压水平，必须对患者进行心血管风险的评估并分层。高血压病患者按心血管风险水平分为低危、中危、高危和极高危四个层次（表13-2）。

表 13-2 高血压病患者心血管风险水平分层

其他危险因素和病史	血压 /mmHg		
	1 级高血压病	2 级高血压病	3 级高血压病
无	低危	中危	高危
1 ~ 2 个其他危险因素	中危	中危	极高危
≥ 3 个其他危险因素，或靶器官损害	高危	高危	极高危
临床并发症或合并糖尿病	极高危	极高危	极高危

（三）影响高血压病患者心血管预后的重要因素

1. 心血管危险因素 高血压病（1~3 级）；年龄：男性 > 55 岁，女性 > 50 岁；吸烟；糖耐量受损（餐后 2 h 血糖 7.8~11.0 mmol/L）和 / 或空腹血糖异常（6.1~6.9 mmol/L）；血脂异常 TC ≥ 5.7 mmol/L（220 mg/dL）或 LDL-C > 3.3 mmol/L（130 mg/dL）或 HDL-C < 1.0mmol/L（40 mg/dL）；早发心血管病家族史（一级亲属发病年龄 < 50 岁）；腹型肥胖（腰围：男性 ≥ 90 cm，女性 ≥ 85cm）；肥胖（BMI ≥ 28 kg/m²）。

2. 靶器官损害 左心室肥厚；颈动脉超声 IMT > 0.9 mm 或动脉粥样斑块；颈—股动脉脉搏波速度 12 m/s［踝 / 臂血压指数 < 0.9（选择使用）］，估算的肾小球滤过率降低［eGFR < 60 mL/（min·1.73m²）］或血清肌酐轻度升高：男性 115~133 mol/L（1.3~1.5 mg/dL），女性 107~124 mol/L（1.2~1.4 mg/dL）；微量白蛋白尿：30~300 mg/24h；白蛋白 / 肌酐：≥ 30 mg/g（3.5 mg/mmol）。

3. 伴临床疾患 ①脑血管病：脑出血、缺血性脑卒中、短暂性脑缺血发作；②心脏疾病：心肌梗死史、心绞痛、冠状动脉血运重建史、充血性心力衰竭；③肾脏疾病：糖尿病肾病，肾功能受损，血肌酐：男性 > 133 μmol/L（1.5 mg/dL）女性 > 124 μmol/L（1.4 mg/dL），蛋白尿 > 300 mg/24h；④外周血管疾病：视网膜病变包括出血或渗出、视乳头水肿；⑤糖尿病：空腹血糖 ≥ 7.0 mmol/L（126 mg/dL）、餐后血糖 ≥ 11.1 mmol/L（200 mg/dL）、糖化血红蛋白（HbA1c）≥ 6.5%。

 围术期高血压病的病因

1. 原发性高血压病 占 90%~95%，是遗传易感性和环境因素相互作用的结果。

2. 继发性高血压病 占 5%~10%，血压升高是某些疾病的一种表现，主要见于肾脏疾病、内分泌疾病、血管疾病、颅脑疾病以及妊娠期高血压病等。

 高血压病患者术前评估及术前准备

（一）实施手术与麻醉耐受性的评价

1. 高血压病病程与进展情况 高血压病病程越长，重要脏器越易受累，手术危险性越大。高血压病病程虽短，但进展迅速者，即恶性高血压病，早期就可出现心、脑、肾并发症，手术危险性很大。

2. 高血压病的程度 1 级、2 级高血压病，手术并不增加围术期心血管并发症发生的风险。而 3 级高血压病时，围术期发生心肌缺血、心力衰竭及脑血管意外的危险性明显增加。

3. 靶器官受累情况 高血压病伴重要脏器功能损害者，麻醉手术的危险性显著增加。对于高血压病患者，应注意了解有无心绞痛、心力衰竭、高血压脑病、糖尿病，以及脂类代谢紊乱等合并症。

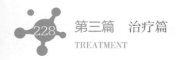
4. 拟行手术的危险程度 ①高危手术（心脏危险性＞5%）：急诊大手术，尤其是老年人、主动脉或其他大血管手术、外周血管手术、长时间手术（＞4 h）、大量体液移位和/或失血较多等。②中危手术（心脏危险性＜5%）：颈动脉内膜剥离术、头颈部手术、腹腔内或胸腔内手术、矫形外科手术、前列腺手术等。③低危手术（心脏危险性＜1%）：内镜检查、浅表手术、白内障手术、乳腺手术等。

对于高血压病患者，术前首先应通过全面检查明确是原发性高血压还是继发性高血压病，特别要警惕是否为未诊断出的嗜铬细胞瘤。伴有严重器官损害的患者，在实施外科手术前，应予以详细的术前检查，衡量手术与麻醉的耐受性，并给予积极的术前准备与处理。

（二）权衡是否需要延迟手术

美国心脏病学学会/美国心脏协会（ACC/AHA）2007年指南指出，轻度至中度高血压病（＜180/110 mmHg）可以进行手术，因为它不增加围术期心血管并发症发生的危险，但建议重度高血压病（≥180/110 mmHg）应延迟择期手术，争取时间控制血压。如原发疾病为危及生命的紧急状态，则血压高低不应成为立即麻醉手术的障碍。目前尚无明确推迟手术的高血压病阈值，当前推迟手术只有两点理由：①推迟手术可以改善高血压病患者的靶器官损害；②高血压病患者疑有靶器官损害需进一步评估治疗。

（三）麻醉前准备

除紧急手术外，择期手术一般应在血压得到控制之后进行，并调整受损器官功能的稳定性。

择期手术降压的目标：中青年患者血压控制至130/85 mmHg以下，老年患者血压控制至140/90 mmHg以下为宜。对于合并糖尿病的高血压病患者，血压应降至130/80 mmHg以下。高血压病合并慢性肾脏病者，血压应控制在＜130/80 mmHg甚至125/75 mmHg以下。但降压

宜个体化，不可过度，以免因严重的低血压而导致脑缺血或心肌缺血。

对于急诊手术患者，可在做术前准备的同时适当地控制血压。血压＞180/110 mmHg的患者，可在严密的监测下，行控制性降压，调整血压至140/90 mmHg左右。情况较为复杂的患者，建议请心血管内科医师共同商议解决办法。

四 常用抗高血压病药物及其对手术的影响

1. 利尿药 利尿药是抗高血压病治疗的传统药物，由于其降低血管平滑肌对缩血管物质的反应性，增加术中血压控制的难度，同时利尿药可能会加重手术相关的体液缺失。目前主张术前2~3天停用利尿药，围手术期要严密监测血钾。

2. β受体阻滞剂 可降低术后房颤发生率、非心脏手术心血管并发症的发生率及病死率，术前要避免突然停用，防止术中心率的反跳。围术期要维持此类药物使用的种类以及剂量，无法口服药物的高血压病患者可经肠道外给药。

3. 钙通道阻滞剂 钙通道阻滞剂可改善心肌氧供/需平衡，治疗剂量对血流动力学无明显影响，不主张术前停药，可持续用到术晨。

4. 血管紧张素转化酶抑制剂（ACEI）和血管紧张素Ⅱ受体阻滞剂（ARB） 这两类药物可能会加重手术相关的体液缺失，增加术中发生低血压的风险。术前不必停用ACEI类药，可适当调整。目前推荐手术当天停用ARB类药物。

5. 交感神经抑制剂可乐定 可乐定是中枢性抗高血压病药，若术前突然停用，可引起术中血压严重反跳，因此，术前不必停用。

6. 其他 利血平主要通过消耗外周交感神经末梢的儿茶酚胺而发挥作用。对于长期服用利血平的患者，最好术前7天停服并改用其他抗高血压病药物，以保证手术和麻醉的安全。

第二节　糖　尿　病

围术期手术应激可引起糖尿病和非糖尿病患者血糖水平增高。同时，禁食水、肠道准备以及不恰当的降糖治疗也可能导致患者血糖降低。大量证据表明，围术期血糖异常（包括高血糖、低血糖和血糖波动）增加手术患者的死亡率和并发症发生率、延长住院时间和影响远期预后。合理的围术期血糖管理可使手术患者获益，具有重要意义。

一、术前评估与术前准备

（一）术前评估

1. 既往有糖尿病病史的患者，术前应当明确糖尿病类型、病程、目前的治疗方案、血糖水平是否达标、低血糖发作情况、有无糖尿病并发症以及并发症的严重程度。糖化血红蛋白HbA1C反映前3个月的平均血糖水平，是血糖长期控制的可靠指标。糖尿病患者除监测空腹、三餐后、睡前血糖之外，推荐术前检测HbA1C，HbA1C ≤ 7%者提示血糖控制满意。应当注意贫血、近期输血等因素可能干扰HbA1C测量的准确性。

2. 糖尿病患者中约1/3未得到诊断，与已经确诊并接受治疗的糖尿病患者相比，这类患者围术期风险更高。对既往无糖尿病病史者，如果年龄 ≥ 45岁或体重指数BMI ≥ 25 kg/m^2，同时合并高血压病、高血脂、心血管疾病、糖尿病家族史等高危因素，拟行心脏外科、神经外科、骨科、器官移植、创伤等高危手术者，推荐筛查HbA1C。HbA1C ≥ 6.5%诊断糖尿病；HbA1C < 6.5%，合并血糖升高者，提示应激性高血糖。

3. 筛查引起围术期血糖波动的因素　地塞米松常用于预防术后恶心呕吐，可升高血糖水平。使用其他糖皮质激素、生长抑素、缩血管药物和免疫抑制剂也可以引起血糖水平增高。恶性肿瘤、心力衰竭、肝肾功能不全、严重感染的患者低血糖风险增加。术前血糖波动大、强化胰岛素治疗的患者容易出现低血糖。

（二）术前准备

1. 手术当日停用口服降糖药和非胰岛素注射剂。磺脲类和格列奈类药物可能引起低血糖，术前最好停用24 h；肾功能不全或使用静脉造影剂的患者术前停用二甲双胍24~48 h；停药期间使用常规胰岛素控制血糖。无需禁食、禁水的短小局麻手术可保留口服降糖药。

2. 入院前已使用胰岛素者，多为控制基础血糖的中长效胰岛素加控制餐后血糖的短效胰岛素的联合方案。手术安排当日第一台，停用早餐前短效胰岛素，继续使用中效或长效基础胰岛素，具体剂量调整见表13-3。使用皮下埋置胰岛素泵的患者由专业人员进行调节，保留胰岛素基础用量。避免不必要的过长时间禁食，减少对常规血糖控制方案的干扰。

表 13-3 术前皮下注射胰岛素剂量调整

胰岛素剂型	常规给药频率	术前 1 日	手术日
长效胰岛素	1 次 / 天	不变	早晨用常规剂量的 50%~100%
中效胰岛素	2 次 / 天	不变，如晚间用药，给予常规剂量的 75%	早晨用常规剂量的 50%~75%
中效 / 短效混合胰岛素	2 次 / 天	不变	更换为中效胰岛素，予早晨中效成分剂量的 50%~75%
短效或速效胰岛素	3 次 / 天（三餐前）	不变	停用
胰岛素泵		不变	泵速调整为睡眠基础速率

3. 以下情况考虑手术当日彻底停用胰岛素原用方案，监测血糖水平，需要时使用持续静脉输注胰岛素控制术前血糖：①手术时间长、术后当日仍无法进食的大手术；②术前完全依赖皮下短效胰岛素治疗；③医院缺少管理皮下胰岛素泵的专业人员。术前已长时间禁食或行肠道准备的患者按手术日方案管理。

（三）手术时机

1. 合并糖尿病高血糖危象（糖尿病酮症酸中毒、高血糖高渗性综合征）的患者推迟择期手术。

2. 长期血糖控制良好，应激性血糖升高的患者可以行择期手术。血糖长期控制欠佳的患者，应当根据伤口愈合不良和伤口感染等潜在风险的大小，有无心血管疾病等糖尿病并发症，综合评估，选择最佳手术时机。糖化血红蛋白水平＞8.5%者建议考虑推迟择期手术，术前空腹血糖 ≤ 180 mg/dL（10 mmol/L），随机或餐后 2h 血糖 ≤ 216 mg/dL（12 mmol/L）为宜。

（二）围术期血糖监测和控制目标

围术期血糖管理的重点在于控制高血糖的同时避免出现低血糖。严密的血糖监测，避免过于严格的血糖控制，有助于实现这一目标。

（一）血糖监测

1. 监测频率 正常饮食的患者监测空腹、三餐后和睡前血糖。禁食患者每 4~6 h 监测一次血糖。术中 1~2 h 监测一次。危重患者、大手术或静脉输注胰岛素的患者，每 30~60 min 测一次血糖。

2. 体外循环手术中，心脏停搏、降温复温期间血糖波动大，每 15 min 监测一次。血糖 ≤ 70 mg/dL（3.9 mmol/L）时，每 5~15 min 监测一次直至低血糖得到纠正。

3. 术后静脉注射胰岛素的患者至少 1h 监测一次。病情稳定的门诊手术患者，如手术时间 ≤ 2h，在入院后和离院前分别监测一次血糖。

（二）围术期血糖控制目标

1. 推荐正常饮食的患者控制餐前血糖 ≤ 140 mg/dL（7.8 mmol/L），餐后血糖和随机血糖 ≤ 180 mg/dL（10.0 mmol/L）。禁食期间血糖 ≤ 180 mg/dL（10.0 mmol/L）。不建议过于严格的血糖控制，术中和术后血糖控制在 140~180 mg/dL（7.8~10.0 mmol/L）较为合适。在 PACU 过渡期间血糖达到 72~216 mg/dL（4.0~12.0 mmol/L）可转回病房。

2. 术后 ICU 住院时间 ≥ 3 日的危重患者，推荐血糖目标值控制在 ≤ 150 mg/dL（8.4 mmol/L）。

3. 血糖长期升高者围术期不宜下降过快。与高血糖相比，血糖波动时围术期死亡的风险更高。围绕术前基础水平，建立个体化目标。整形手术对伤口愈合要求高，器官移植手术术后可能出现糖耐量递减，除这两类之外的其他手术血糖目标可放宽至 ≤ 214 mg/dL（12.0 mmol/L）。脑血管疾病患者对低血糖耐受差，目标值可放宽至 ≤ 214 mg/dL（12.0 mmol/L）。血糖最高不超过 250 mg/dL（13.9 mmol/L）。

 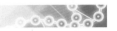 **血糖控制方案**

（一）高血糖

1. 围术期多数患者胰岛素敏感性降低，血糖增高，术中除了低血糖发作之外无需输注含糖液体。糖尿病患者围术期行肠外营养需要输注含糖液体者，建议液体中按糖（g）：胰岛素（U）=4：1的比例加用胰岛素。

2. 胰岛素是控制围术期高血糖的唯一药物。血糖 > 180 mg/dL（10.0 mmol/L）开始胰岛素治疗。

3. 胰岛素静脉使用起效快，方便滴定剂量。

术中和术后 ICU 首选静脉用药。糖尿病患者和术前已经给予静脉胰岛素的患者术中持续静脉输注胰岛素。应激性高血糖的患者可选择单次或间断给药，如血糖仍持续升高，给予持续输注。胰岛素持续输注有利于降低血糖的波动性（表 13-4）。

4. 皮下注射胰岛素用于病情稳定的非重症患者，注意避免短时间内反复给药造成降糖药效叠加。门诊短小手术的患者首选速效胰岛素。

5. 根据患者的血糖水平、基础胰岛素用量、手术应激大小等因素确定胰岛素用量。个体化用药，小量微调，密切监测，避免发生低血糖。

6. 优化循环容量，监测并维持电解质在正常范围内。持续静脉输注胰岛素的患者可考虑同时给予 0.45%NaCl+5%GS+0.15%（或 0.3%）KCl 的液体，有利于提供胰岛素作用的底物，维持水、电解质平衡。

表 13-4　围术期静脉胰岛素剂量参考方案

初始血糖 /（mg · dL⁻¹）（mmol · L⁻¹）	负荷静推量 /U	持续静脉输注速度 /（U · H⁻¹）	血糖不降或升高	2h 血糖降低 > 50%
181 ~ 220（10.14 ~ 12.32）	2 ~ 4	1.5 ~ 3	泵速增加 25% ~ 50%	泵速减少 50%
221 ~ 300（12.38 ~ 16.8）	4 ~ 6	2 ~ 4	泵速增加 25% ~ 50%	泵速减少 50%
> 300（16.8）	6 ~ 8	3 ~ 5	泵速增加 50% ~ 100%	泵速减少 50%

（二）低血糖

1. 低血糖可能引起生命危险，危害很大，控制高血糖的同时必须积极防治低血糖。血糖 ≤ 50 mg/dL（2.8 mmol/L）时出现认知功能障碍，长时间 ≤ 40 mg/dL（2.2 mmol/L）的严重低血糖可造成脑死亡。脑损伤患者难以耐受 100 mg/dL（5.6 mmol/L）以下的血糖水平。发生一次低血糖即可增加围术期死亡率。长期未得到有效控制的糖尿病患者可能在正常的血糖水平即发生低血糖反应。全麻镇静患者低血糖症状被掩盖，风险尤其高。

2. 静脉输注胰岛素的患者血糖 ≤ 100 mg/dL（5.6 mmol/L）时应重新评估，调整药物方案。血糖 ≤ 70 mg/dL（3.9 mmol/L）立即停用胰岛素，开始升血糖处理。可进食的清醒患者立即口服 10~25 g 可快速吸收的碳水化合物（如含糖饮料），不能口服的静脉推注 50% 葡萄糖 20~50 mL，没有静脉通路者肌注 1 mg 胰高血糖素。之后持续静脉点滴 5% 或 10% 葡萄糖维持血糖，每 5~15 min 监测一次直至血糖 ≥ 100 mg/dL（5.6 mmol/L）。详细记录低血糖事件，筛查低血糖的可能原因。

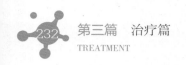

（一）术后早期管理

1. 术中持续静脉输注胰岛素者建议继续使用到术后 24 h 以上。机械辅助通气和应用血管活性药物的 ICU 患者容易出现血糖波动，应继续静脉输注胰岛素。

2. 病情稳定后过渡到胰岛素皮下注射。停用静脉胰岛素前 1~2 h 加用短效皮下胰岛素，或停用前 2~3 h 加用中 / 长效皮下胰岛素。尚未进食者单纯给予基础胰岛素的中长效胰岛素，正常进食者给予基础联合餐前短 / 速效胰岛素方案。积极预防术后恶心、呕吐，尽早恢复进食，有利于尽快恢复术期常规治疗方案。

（二）出院前准备

1. 入院前使用胰岛素的患者在出院前 1~2 天恢复原有方案。

2. 饮食正常规律、器官功能稳定后恢复口服降糖药。肾功能稳定后加用二甲双胍，并且不早于术后 48 h。

3. 对于新发现糖尿病和调整了治疗方案的患者，应进行出院前宣教，安排内分泌科随诊。

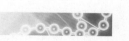

第三节　冠　心　病

近些年来，越来越多的非心脏手术患者（尤其是老年人）同时伴有心血管疾病，其术后心脏并发症已成为患者术后死亡的主要原因。术前患者心血管疾病情况是决定后果的关键。因此，术前需要评估这类患者围手术期的心血管风险，给予患者最佳的评估及相应合理治疗，可提高围手术期的治疗效果，有效降低围手术期心血管事件的并发症和死亡率，提高手术安全性。

一　术前评估

（一）患者情况的评估

1. 患者的基本情况　①患者年龄及手术种类是什么？是大手术、中手术还是小手术？②患者手术是属于急诊手术还是择期手术？③患者既往有无心血管疾病危险因素？④患者既往有无心血管疾病及其他伴随疾病？⑤如果有心血管疾病，目前情况是否稳定？⑥患者生命体征如何？

2. 需进一步了解的情况　①患者最近 5 年内是否行心脏搭桥手术或冠状动脉成形术；②2 年内是否进行过系统的心脏功能评估；③近年来有无心血管状况恶化征象；④患者心电图、胸片及超声心动图检查结果。

（二）患者本身因素的危险分层

根据病史和物理检查，应对患者临床疾病及其临床特征的危险程度进行危险分层，将患者分为低危、中危和高危三类（表 13-5）。低危患者围手术期心血管事件发生率低，高危患者心血管事件发生率相对要高得多。研究表明低危患者围手术期致命性并发症（如急性心肌梗死、急性心力衰竭、室性心动过速等）的发生率为 0.7%，心脏病死亡率 0.2%；高危患者致命性并发症发生率为 22%，心脏病死亡率为 56%。

表 13-5　增加围术期心脏并发症的临床危险因素分级

高危患者	中危患者	低危患者
不稳定性冠脉综合征	稳定性心绞痛	高龄、高血压病和卒中史
急性（＜1周）或近期（＜1个月）的心肌梗死	心肌梗死发生时间＞1个月	左束支传导阻滞
失代偿性心力衰竭	有充血性心力衰竭病史	非特异性 ST-T 改变
有临床意义的心律失常	糖尿病（无需胰岛素治疗者）	有冠心病倾向者
严重瓣膜疾病	慢性肾功能不全（Cr＞200 μmol/L）	

（三）手术种类导致心脏事件的评估

手术类型与围手术期心脏事件的发生率密切相关，心脏事件是指心力衰竭或心脏性死亡或急性心肌梗死等。按手术种类分为高度危险（心脏事件发生率≥5%）、中度危险（心脏事件发生率≥1%，且＜5%），低度危险（心脏事件发生率＜1%）。根据患者临床情况及手术类型对手术的危险程度进行分级，并对其心脏功能进行评估，最后综合患者的各项检查资料，对患者做出总体评估。

是否符合紧急手术或紧急手术指征。急诊手术患者的心血管并发症发生率比择期手术的患者高 2～5 倍。因此，适应征的选择是十分重要的。应根据患者心功能、手术种类、危险程度等方面进行评估（表 13-6）。

表 13-6　不同类型心脏病患者非心脏手术前心脏危险性评估

	临床特征分级				
	高危	中危		低危	
		心功能差	心功能好	心功能差	心功能好
高危（心脏事件发生率≥5%） 　急诊大手术，尤其老年人 　主动脉、大血管及外周血管手术 　伴大量失血或液体丢失的手术	取消或延缓手术	进一步检查	进一步检查	进一步检查	不需检查可手术
中危（心脏事件发生率≥1%，且＜5%） 　胸腹腔内手术 　颈动脉内膜剥脱术 　头颈手术 　骨科手术 　前列腺手术	取消或延缓手术	进一步检查	不需检查可手术	不需检查可手术	不需检查可手术
低危（心脏事件发生率＜1%） 　内镜手术 　活检手术 　白内障手术 　乳腺手术	取消或延缓手术	可能需要检查	不需检查可手术	不需检查可手术	不需检查可手术

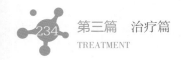
（四）患者心脏储备功能的评估

活动能力是评估心脏储备功能的具体表现，与手术耐受能力和围手术期心血管危险密切相关，是一种简单实用的判断标准。活动能力通常以代谢当量，即 MET 衡量，一个代谢当量为静息状态下的代谢率或休息状态下的耗氧量〔3.5 mL/（kg·min）〕。1~4 METS 指的是生活自理能力，可以完成吃饭、穿衣、室内行走和刷碗等日常活动，以 4 METS 为界，其以上为中等度的活动能力。如果患者不能进行大于 4 个代谢当量的活动，则表明心脏功能较差，患者手术近期及远期风险较大，需进行非创伤性检查和评估。超过 4 个代谢当量的活动有：步行 7 km/h（5.3METS）、上楼（4.7METS）、铲雪（5.1METS）、擦玻璃（4.9METS）等。如果患者能参加剧烈运动如网球、足球、篮球和滑雪运动，大约等于 10 个代谢当量的工作量。因此，可根据患者在出现症状前完成的活动量来区分手术的危险性。若能步行 4 个街区以上或跑上 9 楼而不休息，证明运动耐力好，手术危险性低。4METS 以上者除了高危度的手术外，没有必要做详细检查，可以进行手术。

对于一些具有亚临床症状的冠心病患者，在手术前应做运动心电图。运动心电图比静息心电图更敏感地反映心肌缺血，它不仅作为冠心病的筛选手段之一，也是对于接受非心脏手术的冠心病患者预测围手术期心脏事件的评估手段之一。对于中危风险患者，运动心电图对判断围手术期心肌缺血事件具有良好的预测价值。

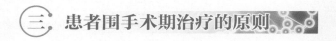

二　冠心病患者术前特殊准备

冠心病患者如果存在以下情况，应在手术前进行冠状动脉造影和（或）心脏介入性治疗，以降低围手术期心脏并发症的发生率：①在充分抗心绞痛药物治疗情况下，仍存在心绞痛；②患者无心绞痛症状，但是心电图存在较广泛 ST-T 心肌缺血的表现；③围手术期心肌梗死；④急性心肌梗死恢复期。

对于冠心病患者如果存在以下情况者，应在非心脏手术前进行冠状动脉血管成形术，以降低围手术期心脏并发症的发生率：①存在左主干冠状动脉狭窄的稳定性心绞痛患者；②存在 3 支冠状动脉病变的稳定型心绞痛患者（当左室射血分数 < 50% 时意义更大）；③存在近端左前降支狭窄的 2 支冠状动脉病变的患者，同时左室射血分数 < 50% 或无创检查显示有心肌缺血的患者；④高危不稳定型心绞痛或非 ST 段抬高型心肌梗死的患者；⑤急性 ST 段抬高型心肌梗死患者。

一般认为非心脏手术必须在实施冠状动脉血管成形术 14 天至术后 6 周内进行为宜，因为冠状动脉血管成形术后血管再狭窄一般多发生于血管成形术后 6 ~ 8 周，如果在此时行非心脏手术易发生心肌缺血、心肌梗死等心血管事件。

三　患者围手术期治疗的原则

（一）药物预防

1. β 受体阻滞剂　β 受体阻滞剂对心血管具有保护作用，可以改善心肌供血，改善应激状态下交感神经兴奋带来的不良反应，可以稳定冠脉斑块以减少围手术期的心血管并发症的发生率和死亡率。但在围手术期应用 β 受体阻滞剂是否带来益处还存在争议。因此，美国心脏病学会和美国心脏协会建议：①已采用 β 受体阻滞剂治疗心绞痛、心律失常、高血压病的手术患者和行血管手术且术前检查有心肌缺血而面临心脏事件高风险的患者，应在围手术期使用 β 受体阻滞剂（Ⅰ类建议，证据分级为 C）；②对于血管手术前检查发现冠状动脉缺血的患者在围手术期应用 β 受体阻滞剂是Ⅰ类建议（证据分级 B）；③进行血管手术或中危手术（如胸腹部非内镜手术、头颈部手术、整形手术、前列腺手术、颈动脉内膜切除术）且术前评估确诊为冠心病或存在1个以上的心血管危险因素（缺血性心脏病病史、无症状或有症状的心力衰竭病史、脑血管病史、糖尿病或肾功能不全）的患者在围手术期应用β受体阻滞剂是Ⅱa类证据（证据级别为B）；④进行血管手术且心脏危险因素≤1的患者或中危手术且仅有1个心血管危险因素的患者围手术期应用β受体阻滞剂是Ⅰb类建议（证据级别为C）；⑤在合并有明确β受体阻滞剂的禁忌证的患者则不推荐使用（Ⅲ类建议，证据级别C）。

2. 他汀类药物　对于冠心病、高血压病等心脑血管疾病患者，以及术前一直服用他汀类药物并计划行非心脏手术的患者，应继续使用他汀类药物。研究表明对于非心脏手术患者使用他汀类药物较未使用该药物的患者术后病死率明显降低。

3. 阿司匹林　对于冠心病行经皮冠脉血管成形术患者，行非心脏手术常会遇到抗血小板治疗的问题。与单独用阿司匹林相比，双重抗血小板（阿司匹林加氯吡格雷）治疗可增加术中大出血的风险，因此氯吡格雷应在择期手术前至少5天停药。除非颅内手术和前列腺手术，一般情况下继续应用阿司匹林，并在外科手术后尽早恢复双重抗血小板治疗，以防止支架晚期血栓形成。

（二）特殊疾病围手术期治疗

1. 冠心病　术前常规做心电图，术中密切注意心电图的变化，术毕直至术后48 h均要常规连续监测心电图变化。对高危患者，还应该密切监测某些生化指标，如肌酸激酶 –MB 和肌钙蛋白的变化。对于术前服用硝酸酯类药物者，术中可静滴硝酸甘油，既能改善冠脉血供，又能减轻心脏负荷，有益于减少心血管事件的发生。

2. 心脏瓣膜病　对于有心脏狭窄性瓣膜病变（如单纯主动脉瓣狭窄或二尖瓣狭窄）伴有症状者围手术期存在发生心力衰竭、心肌梗死、猝死等心血管事件，因此可在非心脏外科手术前行经皮瓣膜成形术或瓣膜置换术以降低围术期心血管事件发生的危险性。对于人工瓣膜置换术患者，围手术期需要抗凝治疗以及接受抗生素预防性治疗，以防止术后发生血栓栓塞或感染性心内膜炎。

3. 心力衰竭　术前对心力衰竭患者心功能状况进行充分评估并做出对手术耐受性判断是十分重要的，围手术期心血管事件发生率与患者心功能程度密切相关，心功能越差围手术期心血管事件发生率越高。一般来讲Ⅰ～Ⅱ级心功能可耐受一般非心脏手术；Ⅱ级以上者术前必须给予充分治疗，待血流动力学和心力衰竭症状改善1周左右才可考虑择期手术；Ⅳ级心功能应暂缓手术，改善心功能，并针对其心脏病病因进行合理的干预。因此术前应通过超声心动图、核素心肌显像等检查手段对患者心功能进行评估。对心功能差又必须做手术者，术前应给予充分准备，积极控制心功能，手术中严密监测。其中血容量监测尤为重要，由于心力衰竭时患者对血容量变化代偿能力差，故应认真观察出入量，既要注意总出入量，又要注意输入量的速度。

（三）围手术期疼痛处理

术后疼痛不仅可造成患者痛苦和心理损害，限制了患者术后早期活动，而且增加术后并发症的发生率，同时延长恢复时间。有效的术后镇痛治疗可以消除疼痛和精神紧张；可以减少术后应激反应，促进组织创伤后修复；降低围手术期心血管并发症的发生率，防止患者焦虑烦躁；积极有效的镇痛，使患者较舒适地度过术后恢复期，有利于患者早期下床活动，促进呼吸和胃肠功能的恢复，减少肺炎、深静脉血栓等的发生；有效的镇痛治疗还可以增加患者免疫力、改善睡眠、促进机体的恢复。术后镇痛多采用多模式镇痛，可减少阿片类药物的用量，减轻患者的应激水平和儿茶酚胺的释放，同时减少阿片类药物的副作用。

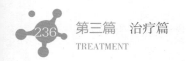
第四节 肝功能异常

伴有肝功能不全的患者，如果围术期处理不当，术后可加重肝功能的损害，可发生严重的急性肝功能不全、肝功能衰竭，甚至死亡。

一 术前肝功能的评估指标及相应处理

（一）肝脏炎症和坏死指标

主要指丙氨酸转氨酶（ALT）和天冬氨酸转氨酶（AST）。ALT 是反映急性肝功能损害的最敏感的指标。ALT 明显升高，多见于急性肝炎和胆道阻塞的早期，而在慢性肝炎合并肝硬化时 ALT 仅轻、中度升高，一般 < 100U/L。对于 ALT 和（或）AST 升高者，术前应选用促进肝细胞再生修复，有明显降酶作用的药物。

（二）淤胆指标

主要是指血清胆红素、碱性磷酸酶（ALP）及 γ- 谷氨酰胺转肽酶（γ–GT）等。血清胆红素水平升高是肝细胞泌胆功能的敏感指标。肝功能不全时，会出现间接胆红素和总胆红素升高，严重时会出现黄疸或使黄疸加重。胆道梗阻时 ALP 明显升高。确认为肝内胆汁淤积者，可口服腺苷蛋氨酸、尤思弗和地塞米松联合治疗。

（三）肝脏合成分泌功能指标

主要是指白蛋白（ALB）、前白蛋白（PA）、维生素 A 结合蛋白（RBP）、凝血酶原（PT）和血清胆碱脂酶（CHE）、血清总胆汁酸（TBA）。ALB 是反映肝脏合成代谢功能和储备功能的重要

指标之一，也是诊断肝硬化及预后判断的指标。ALB < 30g/L 部分患者出现或将要发生腹水，血清白蛋白 < 25g/L 时预后不良， < 20g/L 时预后极差。由于白蛋白的半衰期为 2~3 周，故而其反映肝脏合成功能相对比较缓慢。PA 和 CHE 半衰期分别为 1.9 天和 10.0 天，能敏感地反映肝脏合成功能，RBP 亦是反映肝脏合成功能较为敏感的指标，血清 PA < 100 mg/L、RBP < 1.4 mg/L 患者不能耐受手术。凝血酶原半衰期为 2 天。在反映肝细胞功能急性损伤方面，PT 更早，优于 ALB，在评估凝血功能方面要优于出、凝血时间和血小板记数，是预测肝功能不全者手术危险程度的良好指标。在急性肝功能衰竭时，PT 的延长与肝病的严重程度相一致。对于 ALB 低的患者，应多次输入血浆或白蛋白，有贫血者，可少量多次输血。阻塞性黄疸引起脂溶性维生素 K 吸收不良而导致的凝血酶原时间延长，可通过静脉注射维生素 K 而得以纠正，若注射后无改善，说明肝脏功能损害严重。当 PT 超过正常对照 4 ~ 6s 时已表明肝脏损害严重，预后极差。TBA 增高是肝脏细胞受损，胆汁酸排泌受影响的结果，具有高度敏感性。

（四）肝功能分级

Child 分级是以血清胆红素、血浆白蛋白、腹水、肝性脑病和营养状态为指标，评估肝功能状况，具有简单、实用的优点，是目前国内、外肝功能分级最常用的方法（表 13-7）。

表 13-7　Child 肝功能分级

	血清胆红素 /（μmol·L⁻¹）	血清白蛋白 /（g·L⁻¹）	腹水	肝性脑病	营养不良状况
A 级	< 34.2	> 35	无	无	轻度
B 级	34.2 ~ 51.3	30 ~ 35	轻度，易控制	轻度	中度
C 级	> 51.3	< 30	中度，不易控制	严重	严重

注：肝功能测定以手术前 1 ~ 2 周内最后一次检验为准，且以最重要的一项指标为定级标准

A 级患者经一般准备后即可手术；B 级患者应于术前作好充分准备，改善患者情况后再手术；C 级患者术后发生肝功能衰竭的可能性很大，通常应禁忌手术。

 肝功能异常患者的术前准备

肝功能异常的患者，应积极进行术前准备，主要有以下几个方面：①停用一切对肝脏有损害的药物；②给予保肝药物；③给予高蛋白、高碳水化合物、低脂肪饮食，加强营养；④口服维生素 K3 或静脉注射维生素 K1，促进凝血因子合成，改善凝血功能；⑤必要时输注适量白蛋白，以纠正低蛋白血症；⑥必要时少量多次输血，以纠正贫血；⑦肝功能不全的患者术后易发生感染，术前应适当给予对肝脏无损害的广谱抗生素。

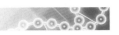 **围术期处理**

（一）常用药物选择

围术期用药的总原则如下：①不宜使用主要经肝脏代谢、排泄的药物，特别是可引起肝损伤的药物；②经肝、肾双途径消除的药物，在肝功能减退但肾功能正常时使用，不用减量，但肝、肾功能均明显减退时，应当减量；③主要经肾脏消除的药物。在肝功能减退或受损不严重时，无需做剂量调整。当患者肝功能明显减退时，则不宜应用。因为肝功能严重损害者极易发生功能性肾功能不全，如不慎使用该类药物，功能性肾功能不全可发展为肝肾综合征。

（二）围术期处理

除外充分的术前准备以外，术中在不影响疗效的情况下，尽可能缩小手术范围、简化手术操作，缩短手术时间，以降低手术并发症发生及术后感染率。减少出血，避免长时间的低血压、乏氧，降低对功能的进一步损害。尽可能避免使用对肝功能有损害的麻醉药物。如需要则输新鲜血和血浆，避免过多输入库存血。术后除严密观察患者的生命体征以外，还应监测血生化和尿的变化，注意纠正低血压和缺氧，加强营养支持，纠正水、电解质紊乱，严密观察及时发现和处理术后并发症及感染。同时继续应用促进肝细胞再生修复、有明显降酶作用的药物，激素的应用有利于肝脏的修复和再生。禁用对肝脏有损害的药物。必要时输入新鲜血浆以改善凝血功能。

（三）术后急性肝功能不全的防治

对于术前有肝功能障碍的患者，即使进行了严密的围术期处理，术后仍存在着发生急性肝功能不全的危险，应高度警惕，及时发现并给予及时处理。肝细胞急剧大量坏死导致急性肝功能不全的表现为：①全身表现：乏力、嗜睡、食欲不振、恶心、腹胀；②黄疸：出现明显肝细胞性黄疸，血清胆红素常达 100μmol/L 以上，且黄疸迅速加重；③肝功不良：血清白蛋白明显降低（< 30 g/L），A/G 倒置，凝血酶原活动度明显降低（< 40%）；④腹水和水肿；⑤出血：皮肤瘀斑，出现消化道出血如呕血、便血等，甚至发生弥漫性血管内凝血；⑥肝性脑病：是肝功能衰竭的典型表现。

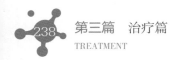

一旦出现上述症状，应联合相关科室积极给予及时有效的治疗。①加强综合治疗，保证足够热量，补充维生素 B、维生素 C、维生素 K，纠正水、电解质紊乱，输入新鲜血浆及白蛋白，防止感染；②抑制肝坏死促进肝细胞修复再生；③防治出血：出血以消化道出血为最常见。应输入新鲜全血和血浆、凝血酶原复合物、纤维蛋白原等补充凝血因子。还应使用制酸剂雷尼替丁或 PPI 等；④预防感染：由于免疫功能低下，患者常发生腹腔、肺部、泌尿系统和消化道的感染。要注意护理过程中的清洁与消毒，及时发现感染，做细菌培养和药敏试验，应用有效的对肝脏无损害的抗生素；⑤预防肾功能衰竭：严重肝损害可继发肾功能衰竭，应注意水、电解质的平衡，维持足够的血容量，避免肾血流量的减少；⑥肝性脑病的治疗：应减少肠道氨和内毒素的吸收。可用培菲康或整肠生等含双歧杆菌、乳酸杆菌和肠链球菌的制剂或乳果糖，抑制肠道中产氨和产内毒素细菌的生长，减少氨及内毒素被肠道吸收。还可输入支链氨基酸以防治肝性脑病。

第五节　肾功能异常

慢性肾功能不全患者体质差，内环境不稳定，常合并贫血、高血压病、低蛋白血症、水电解质与酸碱平衡紊乱及多器官不同程度的损害，其中不同程度的水钠潴留、肾性高血压病等病变明显，此外还存在凝血功能障碍、感染、中枢和周围神经系统异常、胃肠道和内分泌功能异常等问题，围术期治疗较复杂，手术风险大。

临床上常用肌酐清除率来代替肾小球滤过率（GFR）评价肾功能，根据 GFR 一般可将肾功能分为 5 期：第 1 期肾损伤，GFR < 90 mL/min；第 2 期肾损伤，GFR 轻度下降 60 ~ 89 mL/min；第 3 期肾损伤，GFR 中度下降，30 ~ 59 mL/min；第 4 期肾损伤，GFR 重度下降，15 ~ 29 mL/min；第 5 期肾损伤（肾衰竭期），GFR < 15 mL/min。

（一）合并慢性肾功能不全的围术期处理

（一）慢性肾功能不全对手术的影响

1. 出血倾向　慢性肾功能不全患者的出血倾向较正常人增加。其出血原因除贫血、低蛋白血症、营养不良等导致的组织修复功能差、凝血因子功能降低外，更重要的是血小板数量减少及功能异常。该类患者血中的尿酸、肌酐等毒性产物潴留，酸碱平衡紊乱，使骨髓造血微环境改变，直接影响巨核细胞的增殖，并造成低倍体和畸形巨核细胞，引起血小板代谢紊乱及膜的损伤，使血小板破坏加速而新生障碍，从而导致患者血小板数量减少，质量及功能异常，所以晚期患者有较重的出血倾向。术前应当正确评估慢性肾功能不全患者的凝血机制，包括出血、凝血时间的检测，必要时要对出血时间进行纠正。纠正出血时间的方法包括输注去氨加压素或冷沉淀物。

2．酸中毒 正常的肾功能对维持人体酸碱平衡非常必要。肾功能不全患者可以出现正常阴离子间隙或者阴离子间隙升高的代谢性酸中毒。严重的肾功能不全会发生阴离子间隙升高的酸中毒。血液透析可以纠正代谢性酸中毒。如果患者有严重的酸中毒又计划进行急症手术，则需要碳酸氢钠来纠正血 pH 值到 7.25。

3．营养不良和切口愈合不良 大约 20% 的肾功能不全患者会有蛋白质热量营养不良的表现。由于蛋白质摄入缺乏和丢失增加，可以发生营养紊乱，造成切口愈合不良。

（二）慢性肾功能不全患者的术前准备

术前根据尿常规检查及血肌酐、尿素氮测定结果可对肾功能损害程度做出判断，轻度或中度肾功能损害的患者对手术的耐受影响不大。术前补充血容量、纠正水电解质和酸碱失衡，避免使用肾毒性药物，以使肾功能得以改善后多能耐受一般手术。对重度肾功能损害的患者术前应进行包括透析在内的综合治疗，待血细胞比容达 0.30 以上、血浆蛋白 60 g/L 以上、BUN < 17.85 mmol/L、肌酐 < 442.01 μmol/L 及血钾 < 4.5 mmol/L 时方可手术。

1．一般准备 包括术前的常规准备，评估心、肺、肝脏、凝血功能。纠正贫血、血压控制。

2．根据慢性肾功能不全患者的特点准备 ①凝血方面：术前 3~5 天应用维生素 K$_1$，减少手术时出血。末次透析后可应用鱼精蛋白对抗肝素，或采用无肝素透析；②水、电解质方面：术前强化透析使体重尽可能降低（保证心血管系统稳定情况下）为术中及术后输液留出空间。该类患者心功能较差，可以加强透析脱水以减轻心脏负荷和控制血压，利于手术。电解质要考虑到术后高分解可能带来的高钾、酸中毒以及术中输血对钙的消耗。慢性肾功能衰竭的患者术前应进行透析使体液和电解质处于最佳状态。尿素氮、肌酐水平在手术前低些较好，要考虑到术后高分解带来

的高尿素氮可能。血 Hb 最好提到 90 g/L 以上。若需要输注红细胞悬液，最好在血液透析时输注。

3．慢性肾功能不全患者的术中注意事项 一般维持血液透析患者，只要心、肺、肝等主要器官功能稳定，没有严重贫血，一般的手术均可耐受。术中要加强监测，尤其是手术中要保持有效循环血量稳定，以防引起肾缺血，加重残余肾功能的损害。进行透析治疗且计划进行手术者，可以在手术中及手术后应用 Swan-Ganz 导管等以指导补充体液，避免血容量过多。

4．慢性肾功能不全患者的术后处理 ①透析：术后透析有助于避免持续体液过多和高钾相关问题。围术期肾功能不全患者的死亡大多与高钾有关，多数可以通过透析很好控制。但是透析期间会发生血小板生存时间缩短和数量明显减少，肝素用于血液透析设备中防止血液凝固。考虑到以上因素以及存在术后出血的可能，通常应在术后 72 h 内避免透析，依赖透析的患者至少在术后 24 h 以后透析。如危重患者必须进行血液净化治疗，可考虑应用持续肾替代治疗（CRRT）。②药物的应用：由于患者的肾脏排泄药物的能力有所改变，应用通过肾脏代谢的药物要谨慎，包括麻醉药、催眠镇静药、肌松药、抗生素等。肾毒性药物如（氨基糖苷类以及顺铂类）应尽可能停用，不能停用时要严密注意每种药物的药代动力学和定期测量血清肌酐水平。抗生素的应用宜选用主要经肝脏代谢的药物或虽经肾排泄却无明显毒性的药物，如：大环内酯类、利福平、β-内酰胺类、四环素类、磷霉素等。主要经肾排泄而有明显肾毒性的药物必须依肾功能调整剂量，包括氨基糖苷类、万古霉素类、多黏菌素类等。经肾排泄药物在应用时应减量，可参照说明书用药。③术后营养、术前营养评估和围术期保持充足的热量和蛋白质的摄入对切口愈合有帮助。术后蛋白质和热量的摄入要明显增加以适应手术患者分解代谢的需要，最多可能需要 1.5 g/kg 的蛋

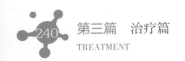
白和＞146 kJ/（kg·d）的热量。可根据肾功能情况摄入蛋白。血液透析者应摄入蛋白 1.2~1.3 g（kg·d），第1期及第2期肾损伤者应摄入蛋白 0.8g/（kg·d），第3期肾损伤者应摄入蛋白 0.6 g/（kg·d），可同时补充复方 α-酮酸制剂 0.12 g/（kg·d）。蛋白摄入应 50% 为动物蛋白，同时补充各种维生素、叶酸和铁。

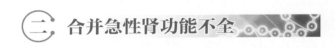

（二）　合并急性肾功能不全

急性肾功能衰竭的患者一般不行择期手术。应尽快找出原发病，明确病因，尽早治疗，肾功能好转后再考虑手术。若为急症手术，如有可能，应术前行无肝素透析纠正严重的水、电解质紊乱和酸碱失衡，术中严密监测心功能及电解质情况，选择合理抗生素，术后加强无肝素透析及营养支持以利恢复，有条件者可采用持续肾替代治疗（CRRT）。导致死亡的主要原因是心律失常，必须密切监护患者的体液和电解质平衡。病情危重的患者需要在中心静脉压或肺动脉压监测下进行输液。

（蒋愈　赖仁纯）

参考文献

[1] AUBRUN F, GAZON M, SCHOEFFLER M, et al. Evaluation of perioperative risk in elderly patients [J]. Minerva Anestesiol, 2012, 78 (5): 605−618.

[2] LIEN S F, BISOGNANO J D. Perioperative hypertension: defining at−risk patients and their management [J]. Curr Hypertens Rep, 2012, 14 (5): 432−441.

[3] MARIK P E, VARON J. Perioperative hypertension: a review of current and emerging therapeutic agents [J]. J Clin Anesth, 2009, 21 (3): 220−229.

[4] GRANT P J, COHN S L, JAFFER A K, et al. Update in perioperative medicine 2011[J]. J Gen Intern Med, 2011, 26 (11): 1358−1363.

[5] POLDERMANS D, SCHOUTEN O, VAN LIER F, et al. Perioperative strokes and beta−blockade [J]. Anesthesiology, 2009, 111 (5): 940−945.

[6] FONTES M L, VARON J. Perioperative hypertensive crisis: newer concepts [J]. Int Anesthesiol Clin, 2012, 50 (2): 40−58.

[7] JOSHI G P, CHUNG F, VANN M A, et al. Society for Ambulatory Anesthesia. Society for Ambulatory Anesthesia consensus statement on perioperative blood glucose management in diabetic patients undergoing ambulatory surgery [J]. Anesth Analg, 2010, 111 (6): 1378−1387.

[8] VANN M A. Management of diabetes medications for patients undergoing ambulatory surgery [J]. Anesthesiol Clin, 2014, 32 (2): 329−339.

[9] LAZAR H L, MCDONNELL M, CHIPKIN S R, et al. The Society of Thoracic Surgeons practice guideline series: blood glucose management during adult cardiac surgery [J]. Ann Thorac Surg, 2009, 87 (2): 663−669.

[10] SEBRANEK J J, LUGLI A K, COURSIN D B. Glycaemic control in the perioperative period [J]. Br J Anaesth,

2013, 111Suppl 1: i18-34.

[11] WEI N J, WEXLER D J. Perioperative Glucose Management [J]. Hosp Med Clin, 2012, 1 (4): e508-e519.

[12] JACOBI J, BIRCHER N, KRINSLEY J, et al. Guidelines for the use of an insulin infusion for the management of hyperglycemia in critically ill patients [J]. Crit Care Med, 2012, 40 (12): 3251-3276.

[13] UMPIERREZ G E, HELLMAN R, KORYTKOWSKI M T, et al. Management of hyperglycemia in hospitalized patients in non-critical care setting: an endocrine society clinical practice guideline [J]. J Clin Endocrinol Metab, 2012, 97 (1): 16-38.

[14] DHATARIYA K, LEVY N, KILVERT A, et al. NHS Diabetes guideline for the perioperative management of the adult patient with diabetes [J]. Diabet Med, 2012, 29 (4): 420-433.

[15] STREMMEL W, WOJDAT R, GROTEGUTH R, et al. Liver function tests in a clinical comparison [J]. Z Gastroenterol, 1992, 30 (11): 784-790.

[16] PUGH R N, MURRAY-LYON I M, DAWSON J L, et al. Transection of the oesophagus for bleeding oesophageal varices. Br J Surg, 1973, 60 (8): 646-649.

[17] ZIMMERMAN H J. Hepatotoxicity: the adverse effects of drugs and other chemicals on the liver [M]. 2nd ed. Philadelphia: Lippincott Williams D&Wilkins, 1999: 21-24.

[18] LAZEROW S K, ABDI M S, LEWIS J H. Drug-induced liver disease 2004 [J]. Curr Opin Gastroenterol, 2005, 21 (3): 283-292.

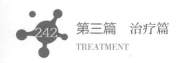

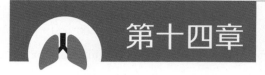

第十四章

呼吸功能异常的检测与围术期呼吸功能康复

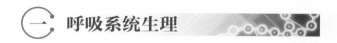

第一节 呼吸功能异常的检测

一 呼吸系统生理

呼吸，是指机体与外界环境进行气体交换的过程。人的呼吸包括三个互相联系的环节：①外呼吸，包括肺通气和肺换气。②气体在血液中的运输。③内呼吸，指组织细胞与血液间的气体交换。呼吸功能检测，通常指的是外呼吸功能的测定，亦即肺功能，包括肺通气功能、肺换气功能、肺容量、动脉血气分析。外呼吸是由骨性胸廓、胸膜、呼吸动力器官（膈肌、肋间肌、腹部肌群和辅助呼吸肌群），呼吸器官（呼吸道和肺），呼吸控制（中枢神经系统、膈神经、交感和副交感神经）等共同完成。上述任一部分发生结构和/或功能的改变均可导致呼吸功能障碍。肺功能检测对呼吸系统疾病的诊断、指导治疗、评估治疗效果、判断预后、评估患者麻醉风险以及对胸腹大手术的耐受性等，均具有重要作用。值得注意的是，肺功能的正常值范围与人种、性别、年龄、身高、体重、体力活动或工作性质、生活环境、吸烟状况和体位等因素相关，不同单位应根据每个受试者的具体情况设定个体化参考值范围。

以下对呼吸功能评估的常用指标及其意义分别进行叙述。

（一）肺容量

肺容量指的是肺内气体的含量，包括呼吸道和肺泡内的气量。在呼吸运动过程中，肺内气量发生相应的变化，产生四种基础肺容积（basal lung volume）和四种基础肺容量（basal lung capacity）。肺容积，是指安静状态下，一次呼吸所产生的呼吸气量的变化，包括以下四种互不重叠的容积：潮气量（tidal volume，VT）、补呼气量（expiratory reserve volume，ERV）、补吸气量（inspiratory reserve volume，IRV）及残气量（residual volume，RV）。肺容量，是由两种或两种以上的基础肺容积所组成，包括深吸气量（inspiratory capacity，IC）、功能性残气量（functional residual capacity，FRC）、肺活量（vital capacity，VC）、残气量（RV）及肺总量（total lung capacity，TLC）。这些指标之间的相互关系如图 14-1 所示。

（二）潮气量

潮气量（tidal volume，VT），即平静呼吸时每次吸入或呼出的气量，正常成人为 400~600mL。VT 主要反映呼吸肌的功能，尤其是膈肌的功能。

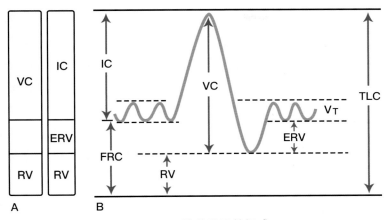

图 14-1　肺容量及其组成

（引自：FAUCI A, BRAUNWALD E, HAUSER S, et al. Harrison's principles of internal medicine: 17th edition [M]. USA: McGraw-Hill Professional, 2008.）

VT 减少提示呼吸肌功能不全，多见于恶病质、营养状况较差的患者。

（三）补呼气量和补吸气量

补呼气量（expiratory reserve volume，ERV），为平静呼气末继续用力呼出的气体量，正常成人为 900~1 200 mL。补吸气量（inspiratory reserve volume，IRV）是指平静吸气末，再尽力吸气所能吸入的气体量，正常成人为 1 500~2 000 mL。当呼气肌和吸气肌的功能减退时，ERV 和 IRV 则会相应减少。

（四）深吸气量

深吸气量（inspiratory capacity，IC），即为平静呼气末尽力吸气所能吸入的最大气量。深吸气量 = 潮气量 + 补吸气量，是肺活量的主要组成部分，正常 IC 应占肺活量 2/3~4/5，是衡量最大通气潜力的重要指标。IC 主要受吸气肌功能的影响；其次，胸廓、胸膜、肺组织的病变均可影响 IC，从而降低最大通气潜力。

（五）肺活量

肺活量（vital capacity，VC），即最大吸气后所能呼出的最大气量。VC=IC+ERV=VT+IRV+ERV。VC 受性别、年龄、身高、锻炼情况等因素影响，身高为主要影响因素。正常成年女性 VC 平均为

2 500mL，成年男性平均为 3 500mL。实测值 / 预计值＜ 80% 即可诊断为肺活量异常，60%~79% 为轻度降低，40%~59% 为中度降低，＜ 40% 为重度降低。VC 代表肺脏最大舒张与最大收缩的幅度，故任何使胸廓和肺呼吸动度受限或活动减弱的疾病均可使 VC 下降。临床上 VC 减低主要见于引起限制性通气功能障碍的疾病，如肺水肿、弥漫性肺间质纤维化、肺不张、广泛的胸膜增厚粘连、胸腔积液、气胸、胸廓和脊柱畸形、大量腹水等。其次，还可见于呼吸肌功能障碍疾病，如重症肌无力、膈肌麻痹、神经功能障碍等。此外，气道阻塞对 VC 亦有轻度影响，如重度慢性阻塞性肺疾病（COPD）、哮喘长期控制不佳的患者，可有 VC 的下降。

（六）功能残气量和残气量

功能残气量（functional residual capacity，FRC）和残气量（residual volume，RV）分别指平静呼气后和最大呼气后仍残留于肺内的气体量。FRC=ERV+RV。FRC 与 RV 的生理意义在于呼气末肺内仍有足够的气体量进行气体交换。FRC 与 RV 的大小主要取决于肺的顺应性和弹性回缩力，气道阻塞性疾病时肺弹性回缩降低，残气量及功能性残气量增加，见于支气管哮喘及慢性阻塞性肺疾病（COPD）；相反，限制性肺疾病时肺顺应性下降、弹性回缩增加，残气量及功能性残气量减少，见于石棉肺、弥漫性肺间质纤维化、肺水肿、肺不张等。

（七）肺总量

肺总量（total lung capacity，TLC）为深吸气后肺内所含的最大气体量，TLC=VC+RV。正常成年男性平均约为 5 000 mL，成年女性平均 4 000 mL 左右。临床上常见的肺总量异常为：①肺总量减少，见于各种原因引起的限制性通气

功能障碍，如肺间质纤维化、肺水肿、肺不张、胸腔积液、气胸、脊柱胸廓畸形与肺切除术后等；②肺总量增加，提示肺气肿，临床上常结合残气量及肺总量判断患者是否存在肺气肿。正常人残气量为 1 000~1 500 mL（男性 1 615 ± 397 mL，女性 1 245 ± 336 mL），残总比（残气量 / 肺总量）< 35%。除外支气管哮喘急性发作，残气量增加，且残总比增加，即可诊断为肺气肿。可根据残总比数值的大小判断肺气肿的严重程度：36%~45%，轻度肺气肿；46%~55%，中度肺气肿；> 55%，重度肺气肿。

（八）肺通气功能

肺通气功能是指单位时间内随呼吸运动进入肺的气量和流速，又称为动态肺容积。任何影响呼吸频率、呼吸幅度和呼吸流速的生理因素与病理因素，均可引起肺通气功能异常。评估肺通气功能常用的指标包括：用力肺活量（forced vital capacity，FVC）、用力呼气量（forced expiratory volume，FEV）、最大呼气中段流量（maximal mid-expiratory flow，MMEF）、最大通气量（maximal voluntary ventilation，MVV）。

1. 用力肺活量和用力呼气量　用力肺活量（forced vital capacity，FVC）为深吸气至 TLC 位后，以最大力气、最快速度所能呼出的全部气体量。分别测量出第 1s、第 2s、第 3s 内所呼出的气体量，得到用力呼气量（forced expiratory volume，FEV）FEV_1（第 1s 用力呼气量）、FEV_2、FEV_3；分别计算用力呼气量占预计值的比例，得到 FEV_1 占预计值的百分比；分别计算用力呼气量占用力肺活量（FVC）的比例，得到 FEV_1/FVC（FEV_1%，简称 1s 率）、FEV_2/FVC 和 FEV_3/FVC，正常值分别为 83%、96%、99%，正常人在 3s 内可将肺活量全部呼完。临床上常用 FEV_1、FEV_1 占预计值的百分比及 FEV_1/FVC（FEV_1%）评价患者是否存在阻塞性通气功能障碍。2017 年 GOLD 规定：吸入支气管舒张剂后 FEV_1/FVC < 70% 提示患者存在持续性气道受限，并作为诊断慢性阻塞性肺疾病的必备条件。根据 FEV_1 占预计值的百分比判断气流受限的严重程度，$FEV_1 \geq 80\%$ 预计值，提示气流轻度受限；FEV_1 在 50%~79%，中度受限；FEV_1 在 30%~49%，重度受限；FEV_1 < 30%，极重度受限。此外，近期发表的英国的一个大样本前瞻性队列研究结果提示，结合 FEV_1 可以显著提高标准的肺癌筛查模型的预测能力。

2. 最大呼气中段流量　最大呼气中段流量（maximal mid-expiratory flow，MMEF）为用力呼出肺活量中间一半（25%~75%）的平均流量，男性正常值为 3~4L/s，女性正常值为 2~3L/s。MMEF 下降提示小气道阻塞，其敏感性比 FEV_1/FVC 更高。

3. 最大通气量　最大通气量（maximal voluntary ventilation，MVV）是以最快的速度和最大的幅度自主呼吸 1min 吸入或呼出肺的气体量。MVV 反映受试者的呼吸储备功能，是临床上评估患者能否进行开胸手术的重要指标。MVV < 80% 预计值即为异常，任何导致肺活动受限、呼吸肌运动减弱或气道阻力增加的疾病均可引起 MVV 下降。MVV < 50% 预计值时禁忌全肺切除，< 40% 则不宜肺叶切除，< 35% 不宜开胸手术。

（九）肺换气功能

呼吸系统的功能是摄入氧气、排出二氧化碳，完成气体交换不仅需要足够的通气量和血流量，还需要匹配的通气和血流比值（ventilation perfusion ratio，V/Q），以及正常的弥散功能。

1. 通气 / 血流比值　气体交换不仅需要足够的肺泡通气量和气体在全肺均匀分布，还需要匹配的通气和血流比值，即通气 / 血流比值（ventilation perfusion ratio，V/Q）。正常肺泡通气量约为 4 L/min，肺血流量约 5 L/min，V/Q 为 0.8。病理情况下，当血流障碍时，V/Q > 0.8，进入肺泡的气体没有足够的血液与之进行交换，导致无效腔样通气；当局部通气障碍，V/Q < 0.8，血流无效灌注，

导致动静脉分流样效应。二者均妨碍有效的气体交换，引起低氧血症。V/Q 比例失调是多种疾病引起低氧血症的原因。但由于临床上直接测定 V/Q 较为困难，多通过肺泡 - 动脉氧气和二氧化碳分压差进行间接判断，详见血气分析部分。

2. 肺弥散功能　肺弥散功能是指气体分子通过肺泡 - 毛细血管膜进行交换的过程。影响弥散功能的因素包括：肺泡 - 毛细血管膜（弥散膜）的面积和厚度、膜两侧的气体分压差、气体分子量大小、气体的溶解度、肺泡毛细血管血流以及气体与血红蛋白的结合能力等。二氧化碳的弥散能力是氧气的 20 倍，因此临床上不存在二氧化碳弥散障碍，弥散功能障碍一般是就氧气而言。临床上采用一氧化碳测定肺弥散量（DLCO），DLCO < 80% 预计值即为弥散功能障碍，DLCO 在 60%~79% 为轻度，DLCO 在 40%~59% 为中度，< 40% 为重度。弥散功能障碍常见于弥散膜的面积减少，如慢性阻塞性肺疾病，以及各种原因引起的弥散膜增厚，如弥漫性肺间质纤维化、肺水肿、细支气管肺泡癌等。

（十）动脉血气分析

呼吸生理功能是使得静脉血充分地动脉化，因此动脉血气分析（arterial air gas analysis，AGS）综合反映了肺通气和肺换气功能。血气分析中主要受肺功能影响的指标为气体代谢指标，包括动脉血氧分压、肺泡 - 动脉血氧分压差、动脉血二氧化碳分压、动脉血氧饱和度等；酸碱平衡方面指标还受肾脏功能以及机体缓冲系统的影响。此处主要讨论气体代谢指标的意义。

1. 动脉血氧分压（PaO_2）　动脉血氧分压（PaO_2）即动脉血中物理溶解的氧分子产生的压力。PaO_2 是临床上判断患者是否存在缺氧及其严重程度的重要指标。正常值为 95~100 mmHg，PaO_2 随年龄增长有所下降，但 > 70 岁者不应该低于 70 mmHg。排除心脏相关因素后，在海平面、平静状态、呼吸空气条件下，PaO_2 < 60 mmHg

即可诊断为呼吸衰竭，提示患者氧合功能已濒临崩溃。术前 PaO_2 < 55 mmHg 的患者术后出现呼吸衰竭风险明显增大；PaO_2 < 40 mmHg 为重度缺氧；< 20 mmHg 时，各组织器官之间的氧分压差消失，脑细胞不能再从血液中获取氧气，生命不能维持。

2. 肺泡 - 动脉血氧分压差　肺泡 - 动脉血氧分压差 $[P(A-a)O_2]$ 是肺泡氧分压（PAO_2）与动脉血氧分压（PaO_2）的差值，是反映肺换气功能的重要指标。正常值为 15~20 mmHg，随年龄增大而增大，但一般不超过 30 mmHg。任何引起动静脉分流、通气 / 血流比例失调、弥散功能障碍的疾病均可导致 $P(A-a)O_2$ 增大。

3. 动脉血二氧化碳分压　动脉血二氧化碳分压（$PaCO_2$）是动脉血中物理溶解的二氧化碳分子产生的压力。正常范围 35~45 mmHg。二氧化碳的弥散能力很强，肺泡与动脉血二氧化碳分压相近，因此 $PaCO_2$ 是反应肺泡通气状况的重要指标。$PaCO_2$ 的测定有以下几方面临床应用：①结合 PaO_2 判断呼吸衰竭的类型及严重程度，PaO_2 < 60 mmHg，$PaCO_2$ 正常或降低，可诊断为 I 型呼吸衰竭，亦即换气功能障碍或肺氧合障碍；PaO_2 < 60 mmHg，$PaCO_2$ > 50 mmHg，为 II 型呼吸衰竭，肺通气功能障碍。②判断有无呼吸性酸碱平衡失调，$PaCO_2$ > 50 mmHg 提示呼吸性酸中毒，$PaCO_2$ < 35 mmHg 提示呼吸性碱中毒。③判断有无代谢性酸碱平衡失调的代偿反应，代谢性碱中毒时经肺部代偿后，$PaCO_2$ 可上升，最高可上升 10 mmHg；代谢性酸中毒经肺代偿后 $PaCO_2$ 最低可下降至 25 mmHg。

4. 动脉血氧饱和度　动脉血氧饱和度（SaO_2）是指动脉氧气与血红蛋白结合的程度，是反映机体氧合功能的指标，临床上常使用无创性脉氧仪监测脉搏血氧饱和度（SpO_2）代替 SaO_2。正常值 > 95%，SpO_2 < 90% 提示机体缺氧。肺通气或换气功能异常的患者必须使用合适的辅助通气手

段，保证 $PaO_2 \geqslant 60mmHg$，$SaO_2 \geqslant 90\%$，$PaCO_2 < 50mmHg$，以维持最基本的生命所需。

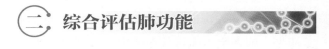

（二）综合评估肺功能

临床对于疑似肺部疾病的患者可选择上述一种或一种以上检测方法评估有无肺功能异常、肺功能异常的类型及严重程度、对手术和放化疗等治疗的耐受性。临床上常结合多个指标进行诊断，

如阻塞性通气功能障碍时，出现 FEV_1/FVC、FEV_1 占预计值的百分比及 MVV 下降，残气量、残总比增加；限制性通气功能障碍时，肺活量下降较为突出，FEV_1/FVC、MVV、RV 等指标轻度变化（表14-1）。另外，诊断肺功能异常不应单凭肺功能报告单，必须结合患者病史、危险因素、临床表现等给出综合判断。对于拟行手术治疗的患者，应在术前充分评估患者的肺功能，选择患者可耐受的最优手术方式（表14-2）。

表 14-1　综合分析通气功能障碍的类型

	FEV_1/FVC	MVV	VC	RV	TLC
阻塞性	↓↓	↓↓	N 或↓	↑	N 或↑
限制性	N 或↑	↓ 或 N	↓↓	N 或↓	↓
混合性	↓	↓	↓	不定	不定

N：normal，正常

表 14-2　不同类型外科手术对肺功能的要求

	FEV_1	FEV_1/%	MVV/%	RV/TLC	$PaCO_2$/mmHg	DLCO/%
禁忌全肺切除	< 2	40	50	> 50%	> 45	< 50
禁忌肺叶切除	< 1	35	40			
禁忌开胸手术	< 0.6	35	30			

第二节　围术期呼吸功能康复

（一）流行病学

外科手术，尤其是胸腹部手术可降低肺脏生理功能，术后肺部并发症的发生率、死亡率和住院时间长短应引起人们的重视。一项研究表明

术后肺部并发症的发生可使住院时间延长 2 周。术后肺部并发症可分为两种类型：普通型和特异型。①普通型指在任何情况下，手术或者麻醉相关的并发症，比如肺不张、肺部感染、支气管痉挛、肺栓塞、潜在慢性肺疾病、呼吸衰竭和急性呼吸窘迫综合征（ARDS）。②特异型术后肺部

并发症是指由胸部损伤所引起的，比如膈神经麻痹（尤其是儿童）、胸腔积液、支气管胸膜瘘、胸骨伤口感染和脓胸等。根据监测，实践和对术后肺部并发症不同定义的差异，以及真实发生率的差异，术后肺部并发症的发生率波动在2%~19%、。Kroenke 等人发现术后肺部并发症的发生率随着美国麻醉学会（ASA）分类的增加而增加：ASA Ⅱ级，Ⅲ级和Ⅳ级分别为 10%、28% 和 46%，心胸外科手术后肺部并发症的发生率高达 40%。慢性阻塞性肺疾病（COPD）患者开胸术和肺切除术后，其肺部并发症发生率可高达30%。根据欧洲胸科医师协会数据库，目前肺癌患者肺叶切除术后住院死亡率低至 1.9%，但术后心肺并发症的发生率高达 23%，联合肺叶切除患者的术后心肺并发症高达 32%。在上述的心肺并发症中，医院获得性肺炎（HAP）和肺不张发生率最高，但两者均是可以通过围手术期肺康复等方法加以预防。

二　危险因素

　　术后发生并发症的危险因素包括自身因素和手术或麻醉因素两个方面。患者自身因素包括高龄、吸烟、合并 COPD、肺动脉高压及营养状况不良等。手术或麻醉因素包括手术部位、全身与局部麻醉、紧急手术和手术持续时间较长。自从1944 年第一次报道以来，即使是在没有慢性肺部疾病的人群中，吸烟一直是术后肺部并发症的危险因素。手术部位是术后肺部并发症最重要的手术相关性危险因素。上腹部和胸部手术风险最大（10% ~40%）。手术持续时间超过 3h 也与肺部并发症的高发生率相关。麻醉的性质在术后并发症的发生危险方面也是很重要的。大多数研究表明，与全身麻醉相比，硬膜外麻醉或脊髓麻醉后的肺部并发症发生率较低。局部麻醉，如腋神经阻滞，其肺部并发症风险比脊髓或全身麻醉更低，

但是一些区域性技术如间质神经阻滞与特定的罕见风险相关（例如气胸和膈神经麻痹症），这对术后肺康复有一定影响。

三　并发症的发病机制

　　并发症的发生不仅与肺叶切除相关，还与胸廓切开本身所致的胸壁机械力学改变有关。研究显示，肺叶切除术后 VC 下降 15%，大部分能逐渐恢复，呈持续下降者不足 10%，运动耐力不受影响。全肺切除术后 VC 下降 35%~40%，运动耐力下降 20% 左右，并且肺功能呈持久减退。开胸手术后因肋间肌、膈肌等呼吸肌受损、部分肺组织丧失、术中对肺叶的挤捏刺激、术后肺通气血流变化常使术后呼吸能力减退、呼吸道分泌物增加，加之气管插管对纤毛上皮的损伤致术后纤毛摆动频率减慢、气道清除率下降等因素的影响，术后早期常会发生低氧血症、肺功能下降和痰液堵塞等一系列病理生理改变。随即出现肺不张，而这可能有利于细菌生长。由于肺泡巨噬细胞功能减退和表面活性物质减少使得肺炎的风险增加。慢性阻塞性肺疾病患者的胸廓切开术和肺切除术并发症高达 30%。大多数并发症是由于呼吸肌功能障碍和胸壁变化引起的肺容积变化，是对手术的一系列反应。

四　围术期呼吸功能康复的方法

　　肺癌相关手术可导致呼吸功能下降，且术后发生肺部并发症的可能会增加 2.7~4.7 倍，因此，围术期的呼吸功能康复尤显重要。围术期是指从决定手术治疗时起，到本次手术有关的治疗基本结束为止的一段时间。包括手术前、手术中和手术后三个阶段。围术期的处理目的是为了患者手术顺利做准备并促进术后尽快康复。围术期呼吸功能康复的策略包括：①手术前：戒烟，吸气肌

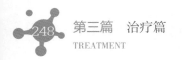
功能训练，药物改善肺功能，优化营养状态；②术中策略：如呼吸肌保留手术，微创和局部镇痛；③手术后：呼吸肌锻炼，药物化痰抗感染，术后肺功能测定和持续气道正压通气（continuous positive airway pressure，CPAP）。

（一）术前准备

1. 戒烟 Moller AM 等在关于术前戒烟的前瞻性随机对照临床研究中发现，吸烟干预组（术前 6~8 周尼古丁替代且持续到术后 10 天）的总体并发症发生率为 18%，远低于吸烟组的 52%（*P*=0.000 3），同时结果显示干预组有缩短平均住院时间，减少心脏并发症的趋势，虽然结果尚不具有统计学意义。以往的研究结果表明，在非心胸外科手术中，术前 2 个月停止或减少吸烟反而有更高的肺部并发症发生率。因为戒烟可改善纤毛活动而暂时增加黏液生成，同时由于较少的支气管刺激而减少咳嗽；在这种情况下，可能会增加短期风险。因此术前戒烟时机的选择非常重要，而且今后也将着重针对术前戒烟时间长短的研究。

2. 物理治疗 现有研究表明，运动锻炼已经确定是成功的干预措施，可以很好地改善一些癌症患者的身心健康。COPD 患者接受肺切除手术的最佳康复方式是运动干预。在 COPD 患者中，运动训练已经显示出提高运动能力，并减少呼吸困难、疲劳和抑郁症等症状。肺癌手术切除患者当中，术后肺部并发症风险较高。在腹部、心脏或胸部手术后，肺部并发症很常见，并且与高死亡率、高住院费用、长时间住院相关。目前已有几种降低术后肺部并发症发生的干预措施：筛查和改变风险因素，优化术前状态，患者教育，术中管理和术后肺部护理。物理治疗已经常用于术前和术后护理，目的是预防或减少并发症。最近欧洲呼吸学会、欧洲胸科医师协会和美国胸科医师学会（ACCP）推荐运动锻炼是预防或减少肺部并发症且恢复肺呼吸功能的干预措施。一项纳入 599 名患者的研究表明在肺癌肺切除术患者中进行中等强度有氧运动的术前干预可以提高肺功能，降低术后发病率，而仅在术后采取干预措施似乎不能减少术后肺部并发症或缩短住院时间。

康复治疗的早期介入在预防并发症、提高肺的代偿功能上也能起到非常好的积极作用。有研究证明，呼吸训练可使膈肌活动范围增加 2.0~3.0 cm，提高肺活量 500~800 mL，对促进肺膨胀和改善肺通气极为有利。节段性呼吸训练是肺段、肺叶切除术后使留存的余肺膨胀，充分填充残留空腔，减少继发感染的重要措施。咳嗽训练有助于清除呼吸道积痰，既可以预防肺部感染，又可以促进肺组织扩张。然而，尽管呼吸功能康复缓解了呼吸困难并改善了 COPD 患者的疾病控制，但没有足够的证据表明这种术前训练是进行肺切除术患者不可缺少的。有荟萃分析指出，术前运动耐量的受损是肺切除术后心肺并发症的最佳预测因素。因此，可以假设通过提高运动耐量，术后心肺不良事件的发生率会降低。术前物理治疗可以改善患者肺切除术后的运动耐量和保留肺功能，但尚不清楚其术后不良事件的发生率是否会下降。事实上，术前的运动训练并不能改善患者肺切除术后的生活质量，而术后的生活质量的显著下降主要是与基础的心肺疾病有关。一项对肺功能严重受损的住院患者进行为期 8 周的肺康复计划的研究，发现患者的运动耐量和运动耐量峰值得到显著改善。同样地，在对肺切除的肺癌患者进行的一项观察研究中，Cesario 等人发现，与对照组相比，进行肺康复的住院患者在短期内（4 周）呼吸功能（FEV$_1$，FVC，呼气流量峰值）和运动耐量（6min 步行距离）明显得到改善。根据目前已有的临床研究结果，应在临床上积极开展肺康复的呼吸训练来预防术后肺部并发症的发生。

肺康复的呼吸训练主要有以下两种。

（1）呼吸训练措施 ①腹式呼吸法训练：

以腹部或下胸部两侧加压暗示法使呼气时收缩腹部，吸气时腹部徐徐隆起和下胸部向外膨隆。为防止过度通气综合征，每练3~5次暂停休息几分钟，然后再练习，反复进行直到熟练掌握。以后每天坚持进行腹式呼吸练习。腹式呼吸练习的同时加插进行缩嘴呼气，即呼气时将嘴唇缩紧，增加呼气时的阻力，如同吹笛样。②深呼吸运动：缩唇呼吸。患者取坐位或半坐卧位，全身放松，用鼻深吸气，然后用口呼气，呼气时口唇收拢，作吹口哨状，缓慢将气呼出。呼吸按规律进行，吸气与呼气时间之比为1∶2，每天练习3~4次，每次10 min。③术前激励性肺活量训练：深吸气后屏气2~3 s，再通过深慢呼气的方法吹肺活量计，要求逐日呼出的气量值应有所增加。

（2）有效咳嗽训练　主要为5步法：深吸气→短暂闭气→关闭声门→增加胸膜腔内压→开放声门，快速的气流冲出使分泌物移动，排出体外。具体步骤如下：嘱患者深吸气后屏气，然后用力咳嗽，借助胸肌与腹肌的同时收缩，使胸腔压力增高，产生瞬间爆破力将声门打开，将肺脏深部气道的痰液咳出。每天2次，每次10min。

3. 药物改善肺功能　围手术期通过雾化吸入抗胆碱药物可有效降低迷走神经张力，缓解气道的反应性高张高阻状态，预防支气管痉挛及其他围手术期肺部并发症，是保障手术患者"快速康复"的重要措施之一。近年来不少患者术前使用噻托溴铵，该药物可通过选择性阻断气道平滑肌上M3受体而发挥长达24 h的支气管扩张效应，与异丙托溴铵相比有更强且持久的支气管扩张作用，特别是在FEV_1谷值反应方面明显优于异丙托溴铵，消除了夜间支气管因药效下降而出现回缩甚至痉挛现象，减少了肺功能的反复波动。此外，噻托溴铵对胆碱能受体的阻滞不仅可使支气管平滑肌舒张，亦可减少杯状细胞分泌黏液，减少痰量，咳痰症状随之改善。有研究报道，用噻托溴后FEV_1均值曲线在第8天与第92天、第

344天大致相同，这说明噻托溴铵的支气管扩张效能在7天后基本稳定，且有持久的改善肺功能作用。此外，Silvanus等发现，先前未曾使用过支气管扩张剂的气道高反应性患者在使用沙丁胺醇和甲基泼尼松龙预处理5天后，其气管插管期间出现支气管痉挛的情况很少见。目前仍然未能明确了解这种获益是否同样见于长期使用支气管扩张剂的患者。围手术期糖皮质激素的短程使用不会增加哮喘患者感染或其他术后并发症的发生率。有关COPD治疗的国际指南建议将吸入性支气管扩张剂，包括$β_2$受体激动剂和抗胆碱能药作为对症治疗的基础用药，然而，仅有少数的COPD患者是遵循指南的建议进行治疗的。在术前优化COPD的治疗似乎是合理的。

4. 营养支持　营养不良和低蛋白血症会增加术后并发症发生的风险。许多研究致力于证实改善患者的营养状况能够降低术后并发症的发生率，但是目前仍无循证医学的证据支持完全胃肠外营养要比不补充营养或胃肠内营养更有利于减少术后肺部并发症的发生。在一项多中心研究中，将395例接受开腹手术或非心脏开胸手术的患者，随机分为围术期全胃肠外营养组（TPN）或非全胃肠外营养组。其主要并发症的总体发生率和90天死亡率无显著性差异。全胃肠外营养与肺炎和脓胸发生率的升高无显著的相关关系，但与非感染性并发症的发生率降低有显著的相关关系。在另一项研究中，317例营养不良的患者随机分为肠外营养组或肠内营养组（TEN），肠内营养与总体并发症和感染性并发症的发生率降低之间有显著的相关关系，而其与肺炎发生或肺炎与呼吸衰竭合并结果之间无显著的相关关系。免疫营养是指在肠内营养中添加一些成分，旨在增强免疫系统功能和防止感染发生。在一项研究中，305例接受胃肠恶性肿瘤择期手术的患者，被随机分为：①术前给予富含精氨酸、ω-3脂肪酸和核糖核酸的肠内营养液（术前5天）；②这种结合的

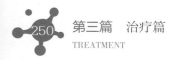
围手术期营养支持（术前 5 天免疫营养 + 术后 12 h 内空肠营养管肠内营养）；③空白对照组。结果发现：免疫营养与总体感染率降低之间有显著的相关关系，但与肺炎的发生无显著的相关关系。因此当前有更多的研究集中于免疫营养学上，希望能通过增加营养物质的供给以增强患者的免疫功能。

（二）术中麻醉和镇痛治疗

局部肺不张在麻醉诱导后发生，术后持续存在，是因为呼吸肌受损以及由于疼痛和腹腔脏器操作后神经支配的膈肌功能中断而导致的呼吸运动受限。有一项研究发现，在择期腹部外科、妇科或整形外科手术中，中效（阿曲库铵和维库溴铵）和长效（泮库溴铵）神经肌肉阻断剂对术后肺部并发症的发生率的影响没有差异。然而，接受泮库溴铵的患者中，后遗性神经肌肉阻滞的发生率较高。使用泮库溴铵出现后遗性阻滞的患者术后肺部并发症的发生率比那些没有后遗性阻滞的患者高 3 倍，而且在使用中效神经肌肉阻滞剂后出现后遗性阻滞的患者中也没有见到上述情况。因此，相对中短效药物而言，长效神经肌肉阻滞剂（特别是泮库溴铵）可能会增高神经肌肉阻滞延长的发生率，并间接增加肺部并发症的发生风险。椎管内阻滞可降低手术应激反应，提高治愈率，预防并发症。术后硬膜外镇痛可以减少呼吸肌功能障碍和疼痛相关性肺换气不足。有荟萃分析总结了 141 个试验（共 9 559 例受试者）来比较用于各种外科手术中的全身麻醉与神经阻滞。研究者比较了接受神经阻滞的患者（有或无全身麻醉）与那些只接受全身麻醉患者，椎管内阻滞降低了总体死亡率及肺炎和呼吸衰竭的发生率。然而，这结论在其他的研究还没有得到证实，因此该结论尚存在争议。就预防术后肺部并发症而言，术后硬膜外镇痛和静脉镇痛泵似乎比按需给予阿片类镇痛药的效果更好。

（三）术后康复

1. 术后训练措施

（1）坚持腹式呼吸。

（2）体位　患者术后生命体征平稳后改半坐卧位，头部及上身抬高 30°~45°，使膈肌下降至正常位置，有利于通气及胸腔引流，并注意防止胸带包扎过紧而影响呼吸活动。

（3）有效咳嗽和促进排痰　鼓励患者自主作深呼吸及有效咳嗽，咳嗽时帮助固定和压迫伤口，双手伸过正中线从前后壁夹住患者胸部，轻压伤口，嘱患者用力咳嗽，既不限制胸廓膨胀，又避免咳痰震动切口引起疼痛，以减轻伤口疼痛和增强信心；病情允许时，护士每 2h 协助患者坐起，站在患者非术侧，拍打健侧背胸，方法为五指并拢，稍向内合掌，掌指关节屈曲呈 120°，有节奏地由外向内、由下向上叩击震动患者背部及胸部，边拍打边鼓励患者咳嗽，每次拍打 3~5 min，借助重力和震动，使痰液从细支气管引流至大气管，以利于排出。此外，用两指放在喉结下，外加压力，刺激咳嗽，或用双手压迫患者下胸部和上腹部，嘱患者用力咳嗽，以加强膈肌反弹力量，有利于排痰。必要时给予吸痰机吸痰。

（4）鼓励患者早期活动　术后第 1 天即开始在床上做四肢及躯干的被动运动加主动运动，特别是患侧肢体，行外展、外旋、握拳运动。下肢可做抬起、伸屈等床上活动。协助患者变动体位，拔除胸腔引流管后鼓励患者下床活动，视恢复情况逐渐增加活动量，以保持关节活动度，增加血液循环，增强肌力。

2. 日常生活训练　肺癌术后胸廓损伤、肺叶或一侧肺切除、切口瘢痕或黏连、或可能有脊柱改变，均可影响胸廓和肩关节运动功能，鼓励并督促患者用术侧手臂端茶杯、吃饭、梳头。术侧手越过头顶触摸对侧的耳朵反复训练，可在床尾栏杆上系一根绳子，让患者用术侧手臂拉着绳子，自己练习坐起、躺下和下床运动，增强术侧肩、臂、背肌的肌力，预防肩关节功能障碍。

3. 药物治疗　预防及治疗肺部感染：肺癌切除术后因切口疼痛和胸壁损伤，患者因怕痛而不敢咳嗽，以及卧床均影响痰液排出，易造成肺部感染，加重呼吸困难。主要症状有发热、咳嗽、排痰不畅，重者有呼吸困难，须及时控制肺部感染。可全身应用抗生素（根据药敏试验结果选择敏感的抗生素类型）治疗，一般需静脉给药；促进患者排痰，鼓励患者咳嗽和体位引流，改善排痰，保持呼吸道通畅。Xin Wang 等人研究将 56 名进行肺叶切除术的肺癌患者随机分成两组，在围手术期分别给予正常剂量和大剂量盐酸氨溴索，结果发现与对照组相比，实验组（大剂量盐酸氨溴索）在咳痰和咳痰性质方面表现出改善的迹象。在术后肺并发症发生和抗生素依赖持续时间方面，实验组表现较好。结果表明，使用大剂量的盐酸氨溴索患者比使用正常剂量患者在预防术后并发症方面有更好的临床效果。因此，肺切除术后可给予患者盐酸氨溴索化痰，促进痰液的排出。

4. 肺扩张的预防性治疗　因麻醉和手术造成的肺容量减少和肺不张是术后肺部并发症呈瀑布式发生的首要开端。目前仍无法确定进行肺扩张的预防性治疗是否有益。预防性治疗的方法包括诱发性肺量测定法、深呼吸训练、胸腔物理疗法、间歇性正压通气和持续性正压通气。一项关于上腹部手术的系统性回顾性研究观测了 14 个随机试验发现，与对照组相比，所有用于预防性治疗的肺扩张方法在术后都能使肺部并发症的发生率呈下降趋势。最近的一项研究，204 名接受了腹内血管手术的患者，在术后分别被随机分配到血氧饱和度＞95% 的辅助供氧组及鼻部持续正压通气 12 h 的辅助供氧组中。在持续正压通气组中，更少发生严重低氧血症（$PaO_2 < 70$ mmHg 且 $FiO_2 > 0.7$），也更少发生肺炎和气管再插管的情况。有证据表明，对于接受腹部手术的患者而言，使用任何形式的肺扩张介入治疗都优于不

进行预防性治疗，特别是诱发性肺量测定法，不仅操作简单、费用便宜，还能为患者的情况提供客观目标及监测。

5. 疼痛控制　由于肺叶切除手术创伤大，术中使用开胸器，术后置胸腔闭式引流管刺激肋间神经等致术后疼痛剧烈，患者不敢深呼吸及用力咳嗽，极易引起分泌物在呼吸道堆积，增加了病原体入侵和滋生的机会，导致肺部感染、肺不张。镇痛不充分的患者在术后早期由于疼痛往往表现为呼吸浅快、肺活量减少，呼吸诱发或加重手术部位的疼痛导致患者惧咳、惧动、长时间保持仰卧位，有效咳嗽进一步减弱或无力。此时，疼痛所致的无效咳嗽不仅无益于痰液排出，反可增加机体的氧耗，并可因诱发剧痛而惧深呼吸、惧咳造成恶性循环，进而引发支气管哮喘、肺炎、肺不张、心律失常乃至呼吸衰竭、心功能衰竭等并发症，一般认为疼痛是影响患者术后早期肺功能的重要因素。硬膜外麻醉对控制术后即刻疼痛非常有效，可降低术后发生呼吸系统并发症的风险。硬膜外镇痛不仅通过止痛作用，而且还通过抑制炎症介质的释放、增加膈肌的收缩幅度等来减轻全身炎症反应，改善肺功能。阿片制剂偶可导致呼吸抑制，因此，使用阿片制剂时，尤其老年患者，常需严密监测有无呼吸抑制的发生。

综上所述，术前优化肺功能似乎是一个合理的策略，包括戒烟、基础疾病的最佳治疗和患者教育。在高风险患者中应该积极降低手术后危险因素，以降低围手术期肺部并发症的发生风险。术后患者应接受良好的疼痛控制，适时开展肺扩张术，CPAP 可用于高风险患者。目前已经明确术后肺部并发症对手术患者的死亡率有很大的影响，但仍需要更多的的临床研究来确定哪些患者容易出现术后肺并发症，以及如何更好地避免这些并发症的发生。

（周燕斌）

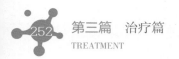
参考文献

[1] 朱蕾, 刘又宁, 钮善福. 临床呼吸生理学[M]. 北京: 人民卫生出版社, 2008.

[2] 朱蕾, 刘又宁, 于润江. 临床肺功能[M]. 北京: 人民卫生出版社, 2004.

[3] 郑劲平, 陈荣昌, 钟南山. 肺功能学——基础与临床[M]. 广州: 广东科技出版社, 2007.

[4] 李泽坚. 实用临床胸外科学[M]. 北京: 科学技术文献出版社, 2007.

[5] 陈灏珠. 实用内科学[M]. 第15版. 北京: 人民卫生出版社, 2017.

[6] 李龙芸, 蔡柏蔷. 协和呼吸病学[M]. 北京: 中国协和医科大学出版社, 2011.

[7] 倪斌, 马海涛, 秦涌, 等. 镇痛治疗方法对开胸术后患者心肺并发症的影响[J]. 中国疼痛医学杂志, 2007, (06): 334−337.

[8] 李佳林. 吸入噻托溴铵干粉与异丙托溴铵定量气雾剂治疗慢性阻塞性肺疾病的疗效与安全性比较[J]. 当代医学, 2016, 22 (13): 131−132.

[9] 王天佑. 胸外科围手术期肺保护的专家共识[J]. 中华外科杂志, 2009, 47 (18): 1361−1364.

[10] PELLEGRINO R, VIEGI G, BRUSASCO V, et al. Interpretative strategies for lung function tests[J]. Eur Respir J, 2005, 26 (5): 948−968.

[11] FAUCI A S. Harrison's principles of internal medicine[M]. Vol. 2. New York: McGraw−Hill, Medical Publishing Division, 2008.

[12] VOGELMEIER C F, CRINER G J, MARTINEZ F J, et al. Global Strategy for the diagnosis, management and prevention of chronic obstructive lung disease 2017 report[J]. Respirology, 2017. 22 (3): 575−601.

[13] MULLER D C, JOHANSSON M, BRENNAN P. Lung cancer risk prediction model incorporating lung function: development and validation in the UK biobank prospective cohort study[J]. Journal of Clinical Oncology, 2017, 35 (8): 861−869.

[14] LAWRENCE V A, DHANDA R, HILSENBECK S G, et al. Risk of pulmonary complications after elective abdominal surgery[J]. Chest, 1996, 110 (3): 744−750.

[15] FISHER B W, MAJUMDAR S R, MCALISTER F A. Predicting pulmonary complications after nonthoracic surgery: a systematic review of blinded studies[J]. Am J Med, 2002, 112 (3): 219−225.

[16] KROENKE K, LAWRENCE V A, THEROUX J F, et al. Operative risk in patients with severe obstructive pulmonary disease[J]. Arch Intern Med, 1992, 152 (5): 967−971.

[17] SHARAFKHANEH A, FALK J A, MINAI O A, et al. Overview of the perioperative management of lung volume reduction surgery patients[J]. Proc Am Thorac Soc, 2008, 5 (4): 438−441.

[18] VARELA G, NOVOA N M, AGOSTINI P, et al. Chest physiotherapy in lung resection patients: state of the art[J]. Semin Thorac Cardiovasc Surg, 2011, 23 (4): 297−306.

[19] BROOKS−BRUNN J A. Postoperative atelectasis and pneumonia[J]. Heart Lung, 1995, 24 (2): 94−115.

[20] WIGHTMAN J A. A prospective survey of the incidence of postoperative pulmonary complications[J]. Br J Surg, 1968, 55 (2): 85−91.

[21] POOLER H E. Relief of post−operative pain and its influence on vital capacity[J]. Br Med J, 1949, 2 (4638):

1200-1203.

[22] CELLI B R, RODRIGUEZ K S, SNIDER G L. A controlled trial of intermittent positive pressure breathing, incentive spirometry, and deep breathing exercises in preventing pulmonary complications after abdominal surgery[J]. Am Rev Respir Dis, 1984, 130 (1): 12-15.

[23] WILLIAMS-RUSSO P, CHARLSON M E, MACKENZIE C R, et al. Predicting postoperative pulmonary complications. Is it a real problem? [J]. Arch Intern Med, 1992, 152 (6): 1209-1213.

[24] SHULMAN M S. Preoperative pulmonary evaluation[J]. N Engl J Med, 1999. 341 (8): 613-614.

[25] MØLLER A M, VILLEBRO N, PEDERSEN T, et al. Effect of preoperative smoking intervention on postoperative complications: a randomised clinical trial [J]. Lancet, 2002, 359 (9301): 114-117.

[26] BLUMAN L G, MOSCA L, NEWMAN N, et al. Preoperative smoking habits and postoperative pulmonary complications[J]. Chest, 1998, 113 (4): 883-889.

[27] DUGGAN M, KAVANAGH B P. Perioperative modifications of respiratory function[J]. Best Pract Res Clin Anaesthesiol, 2010, 24 (2): 145-155.

[28] PUHAN M A, CHANDRA D, MOSENIFAR Z, et al. The minimal important difference of exercise tests in severe COPD[J]. Eur Respir J, 2011, 37 (4): 784-790.

[29] DENG G E, RAUSCH S M, JONES L W, et al. Complementary therapies and integrative medicine in lung cancer: diagnosis and management of lung cancer. 3rd ed. American College of Chest Physicians evidence-based clinical practice guidelines[J]. Chest, 2013, 143 (5 Suppl): e420S-e436S.

[30] BRUNELLI A, CHARLOUX A, BOLLIGER T, et al. ERS/ESTS clinical guidelines on fitness for radical therapy in lung cancer patients (surgery and chemo-radiotherapy) [J]. Eur Respir J, 2009, 34 (1): 17-41.

[31] RODRIGUEZ-LARRAD A, LASCURAIN-AGUIRREBENA I, ABECIA-INCHAURREGUI L C, et al. Perioperative physiotherapy in patients undergoing lung cancer resection[J]. Interact Cardiovasc Thorac Surg, 2014, 19 (2): 269-281.

[32] BENZO R, KELLEY G A, RECCHI L, et al. Complications of lung resection and exercise capacity: a meta-analysis[J]. Respir Med, 2007, 101 (8): 1790-1797.

[33] PEDDLE C J, JONES L W, EVES N D, et al. Effects of presurgical exercise training on quality of life in patients undergoing lung resection for suspected malignancy: a pilot study[J]. Cancer Nurs, 2009, 32 (2): 158-165.

[34] SPRUIT M A, JANSSEN P P, WILLEMSEN S C, et al. Exercise capacity before and after an 8-week multidisciplinary inpatient rehabilitation program in lung cancer patients: a pilot study[J]. Lung Cancer, 2006, 52 (2): 257-260.

[35] CESARIO A, FERRI L, GALETTA D, et al. Post-operative respiratory rehabilitation after lung resection for non-small cell lung cancer[J]. Lung Cancer, 2007, 57 (2): 175-180.

[36] SILVANUS M T, GROEBEN H, PETERS J. Corticosteroids and inhaled salbutamol in patients with reversible airway obstruction markedly decrease the incidence of bronchospasm after tracheal intubation[J]. Anesthesiology, 2004, 100 (5): 1052-1057.

[37] Veterans Affairs Total Parenteral Nutrition Cooperative Study Group. Perioperative total parenteral nutrition in

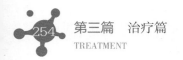
surgical patients[J]. N Engl J Med, 1991, 325 (8): 525-532.

[38] BOZZETTI F, BRAGA M, GIANOTTI L, et al. Postoperative enteral versus parenteral nutrition in malnourished patients with gastrointestinal cancer: a randomised multicentre trial[J]. Lancet, 2001, 358 (9292): 1487-1492.

[39] GIANOTTI L, BRAGA M, NESPOLI L, et al. A randomized controlled trial of preoperative oral supplementation with a specialized diet in patients with gastrointestinal cancer[J]. Gastroenterology, 2002, 122 (7): 1763-1770.

[40] BLUMAN L G, MOSCA L, NEWMAN N, et al. Preoperative smoking habits and postoperative pulmonary complications[J]. Chest, 1998, 113 (4): 883-889.

[41] BERG H, ROED J, VIBY-MOGENSEN J, et al. Residual neuromuscular block is a risk factor for postoperative pulmonary complications. A prospective, randomised, and blinded study of postoperative pulmonary complications after atracurium, vecuronium and pancuronium[J]. Acta Anaesthesiol Scand, 1997, 41 (9): 1095-1103.

[42] RODGERS A, WALKER N, SCHUG S, et al. Reduction of postoperative mortality and morbidity with epidural or spinal anaesthesia: results from overview of randomised trials[J]. BMJ, 2000, 321 (7275): 1493.

[43] WANG X, WANG L, WANG H, et al. Perioperative lung protection provided by high-dose ambroxol in patients with lung cancer[J]. Cell Biochem Biophys, 2015, 73 (2): 281-284.

[44] BöHNER H, KINDGEN-MILLES D, GRUST A, et al. Prophylactic nasal continuous positive airway pressure after major vascular surgery: results of a prospective randomized trial[J]. Langenbecks Arch Surg, 2002, 387 (1): 21-26.

[45] POLANER D M, KIMBALL W R, FRATACCI M D, et al. Thoracic epidural anesthesia increases diaphragmatic shortening after thoracotomy in the awake lamb[J]. Anesthesiology, 1993, 79 (4): 808-816.

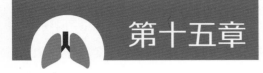

第十五章

肺癌外科治疗的快速康复现状与实践

第一节　快速康复外科肺外科临床应用的现状

快速康复外科（fast-track surgery，FTS）或加速康复外科（enhanced recovery after surgery，ERAS）是医学理论和技术发展的必然结果，"pain and risk free"（无痛无风险）也是外科手术的目标。快速康复外科内涵是减少创伤对机体造成的应激反应，促进机能快速康复，外延体现在临床上降低并发症和缩短住院时间。大量临床研究已证明围绕微创技术对围手术期流程优化和多学科协作改变了治疗效果，降低医疗干预（过度治疗）且促进患者功能早日恢复。但是大量的研究成果仍局限在临床试验中，难以临床推广应用，原因何在？本文总结现有文献中关于 ERAS 应用现状，分析其发展变化轨迹、面临困难及临床应对措施。

（一）快速康复外科理念的演进

快速康复外科理念的变化与医学科学（认识和技术）的发展是同步的。应用 PUBMED 进行检索关键词，快速康复的内涵和外延变化从发表文章中名字应用概率可以大致体现：① 1997 年以前以 FTS 应用最多；FTS 体现的是术前和术后的

管理流程（track）优化，临床关注的是优化患者诊治流程如缩短检查时间（急诊科）、麻醉和气管插管时间（以冠状动脉搭桥手术为例）；腹部手术时改善围手术期饮食管理等，这期间微创外科已有发展，但其作用未能充分显现（微创技术自身不完善和外科医生认识不足有关），从 fast-track 的词义（快速路径）也可见一斑。② 1997—2006 年，快速康复外科和加速康复外科（enhanced recovery after surgery，ERAS）同时应用；微创技术（腹腔镜外科）在快速康复外科中的作用突显，不但降低外科手术导致的应激反应和并发症，也缩短住院时间。因此，加速康复外科（ERAS）名称曾经用 enhanced recovery program after surgery，program 强调了微创技术（程序）在 ERAS 中的关键作用。③ 2006 年至今以 ERAS 为主，这期间围绕微创技术为中心的麻醉和术后管理的优化，大量临床试验研究均取得了预想的结果；但临床试验或应用过程中发现，任何一项技术或方法的变化都不可能完全达到患者快速康复的目的。多模式（multimodal interventions）治疗方法被提出并在临床上得到实施，问题是仍没有一个模式可

供临床应用；多学科协作（multidisciplinary team approach）已得到认可，临床上却难以推广。④2015年以后出现的快速康复外科应该用患者症状恢复（patient-reported outcomes，PROs）作为目的；有研究者认为，FTS和ERAS的效果评定多是从"医生角度"进行评价，不能准确反映患者机体状况和感受，而提出PROs作为评定是否快速康复的指标。从根源上看，ERAS起源于欧洲和北美洲，主要强调住院日缩短和费用降低，并以此作为判断ERAS方案是否成功。但医疗上不管采用何种模式均需"以患者为中心"，出现了PROs（亚州国家比较明显，主要关注住院舒适度和医患安全性）也具有合理性，但目前此类研究尚少。总之，快速康复外科模式名称背后反映了"以患者为中心"（for early normalization after surgery with patient's excellent satisfaction，术后早日正常且患者最大程度满意）的观念，值得我们深思。

（二）快速康复外科应用效果的评价标准

快速康复外科的实质是降低医疗应激反应（手术及治疗创伤），机体生理功能快速恢复。而其临床实现或体现需要判定标准，统一评价标准是ERAS临床获得循证医学证据方案所必需。当前各个学科应用最多的是降低术后并发症和缩短住院时间，作为评价ERAS方案可行与否的标准。如Tiefenthal等对292例结直肠癌患者统一术前与术后ERAS方案，评定微创外科在ERAS中的作用，结果表明腹腔镜组（142例）患者住院日显著短于开放组（250例）（4天 vs 6天，$P = 0.002$），而术后并发症发生率无统计学差异[18.7% vs 21.3%，$OR = 1.0$（95% CI: 0.5 ~ 2.0）]，作者认为腔镜手术有助于术后快速康复。Groot等将直肠癌快速康复方案应用于妇科肿瘤（子宫肿瘤和宫颈肿瘤）手术患者，显著缩短了住院时间（5天 vs 7天，$P < 0.001$），作者认为结构化的快

速方案和临床医生的积极应用有助于临床推广和各专业方案的优化。Pędziwiatr等对92例结直肠癌患者应用统一快速康复外科方案，分析ERAS方案依从性高低对住院时间、术后并发症的影响，三个组依从性分别为65%、83.9%和89.6%，而住院时间和并发症与依从性呈反比，提示医患双方对ERAS方案的依从性也影响快速康复方案的临床应用效果。以上三个不同侧面的研究，均是用住院时间（length of hospital stay，LOS）和并发症发生率作为评价微创技术、ERAS方案临床扩展和方案依从性是否成功的标准。

住院时间和术后并发症为何成为目前应用最多的ERAS方案是否成功的评价标准呢？主要原因可能有：①从起源上看，快速康复起源于欧洲和北美洲，住院费用高和过多并发症存在保险支付问题，这两个指标易于评价和推动医疗机构重视。②欧美国家区域内各家医院管理模式一致，易于评估，如均在门诊检查、手术时入院及出院标准统一等。③二者医疗机构和医生易于理解和运用。但是亚州国家及其他国家对住院时间理解不一致，且统计资料也不统一，可能就不太适用。如第一种情况住院时间 = 术前住院日 + 术后住院日，且术前住院日（如中国大部分省市医保只对住院检查支付费用，导致患者住院后才能进行术前检查）各个医院也不统一，术后住院日作为住院时间可能比较恰当；第二种情况是各家医院和医生掌握的出院标准不同，应用术后住院日也存在问题，如医生和患者从"安全性"考虑，均会多住1~2天。

现在术后并发症也是直接评价快速康复方案是否有效的理想指标，而当前应用数个并发症分级系统（如Clavien-Dindo分级系统）和肺部并发症的评价标准（Melbourne Group Scale）均需要根据不同的研究目的进行调整，调整的主要原因是这些分级系统或分类标准均忽略术后并发症到底是内科原因还是外科原因所致，而这对于评估并发症发生之间的因果关系很重要。这就可能在研究过程中出

现偏差，原因一是每个研究者均根据自己的需要进行改动，无统一标准；二是执行同一标准时所采用数值不同，如诊断肺部感染时，对白细胞数的上限就不同，如 1.0×10^4 个 /mL，1.2×10^4 个 /mL，1.5×10^4 个 /mL 等，这会得出相反的结果；如研究胸腔镜肺叶切除术是否较开放肺叶切除术降低了术后并发症，若以白细胞数 $> 1.0 \times 10^4$/mL 作为评价术后肺部感染的一个指标，则胸腔镜肺叶切除术显著降低了术后肺部感染率（33.73% vs 65.21%，$P < 0.001$），若用 $> 1.5 \times 10^4$ 个 /mL 作为标准，则两种肺叶切除术后肺部感染发生率没有不同（27.71% vs 34.78%，$P=0.402$）。

应用住院时间作为 ERAS 标准的局限性，Jones 等系统分析了行股关节镜和膝关节镜手术患者的满意度和 ERAS 方案应用的相关性，8 篇论著纳入文献 2 208 例，6 篇文献显示患者满意度高，但和住院时间没有负相关关系，提示住院时间缩短并没有得到患者较高满意度。Fagundes 等对比了 60 例 Ⅰ 期或 Ⅱ 期肺癌应用标准后外侧切口和胸腔镜肺叶切除术的术后主要症状及其恢复时间，两种手术方式的患者术后主要症状前三位是：疲劳、疼痛和气短。术后恢复到轻度症状（与术前相比）的时间在胸腔组均显著短于开放组，而疼痛在腔镜组恢复最快；作者认为应用患者症状恢复时间结合住院时间更有助于评价患者康复情况。以上两篇研究结果提示从患者角度（症状恢复和满意度）结合住院时间可能是较好评价 ERAS 的指标。但是日本学者 Taniguchi 等应用修正的 ERAS 方案（主要变化是术前口服补液代替静脉输液），研究表明患者安全性增高（围手术期与输液相关的不良事件显著降低）和满意度增加、快速康复团队（医、护）治疗水平提高，尤其是护士工作量显著减轻，作者强调医护工作负荷的变化也是衡量快速康复的指标，在本研究中作者没有太多关注住院时间和费用。有作者认为住院费用也应作为评价快速康复方案指标。

Joliat 等对比行胰十二肠切除患者应用 ERAS 方案前后住院总费用变化，ERAS 组费用（€56 083）低于非 ERAS 组（€63 821），但无统计学差异（$P=0.273$）。Nelson 等回顾性分析妇科肿瘤手术患者应用 ERAS 患者，平均费用至少降低 $7600。总之，快速康复外科评价指标从成本效益、长期结果、生活质量等都需要进行大量临床研究。

（三）快速康复外科临床应用依从性分析

快速康复外科应用的临床效果是肯定的，临床应用现状如何呢？捷克共和国对 148 名外科医生术前营养支持进行问卷调查，55% 的医生仍坚持术前 6h 禁饮，7% 医生同意术前饮用碳水化合物，常规术前肠道准备仍有 86% 的支持率，术后尿管留置 3~5 天比例仍高达 52%，只有 2% 的医生同意早期饮食，西班牙的调查结果同捷克共和国相似。2005—2009 年荷兰卫生保健机构对选定 33 家医疗机构的结直肠癌患者推广 ERAS 方案，尽管平均住院时间缩短 3 天，但仍有 1/3 的医院不采用术后早期肠内营养、术后第一天下床活动和应用泻药治疗。

ERAS 方案推广以来，为何作为主体实施者医护的依从性差呢？主要有以下几方面：① ERAS 方案临床应用效果不明显，Ahmed 等把 95 例连续结直肠癌患者分为两组，分别用与不用 ERAS 方案，发现两组住院日、细菌性感染和 30 天死亡率均无差异，患者术后结果无差异，使 ERAS 方案的应用集中在临床试验中。②住院时间没有缩短和缩短后再入院率高也是依从性差的主要原因，住院时间短则有高依从性，但是也发现住院时间短则有高的再入院率。③术后并发症（术后恶心、呕吐，疼痛和肺部感染）也是依从性逐渐降低的因素之一，即使在大的医学中心也是如此。④术前具有高危因素的患者进行 ERAS 程序导致失败而产生放大的"安全性"顾虑。⑤缺乏有效的、大规模临床试验所获得的好的 ERAS 方案进行推广。

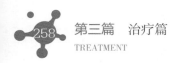
四、快速康复外科临床应用的模式

多模式医疗（multimodal perioperative care）和多学科协作（multidisciplinary team approach）对推动快速康复外科的实现均有作用，究竟哪种模式更好呢？ERAS方案及效果的实施主要是基于外科的发展，当然以外科医生或技术为主的多模式是早期外科快速康复实践中的主要手段，外科医生为主导，麻醉师或护士提供方案，最后在外科医生的指导下实施，如基于微创技术的流程优化。此种模式的最大优点是易于操作，方案固定，所有执行人员都有章可循。也存在以下不足：一是每种方案的执行效果无法正确评价，如不同患者可能应用同样方法，因为方案的执行者与制订者不同，结果可能有效，也可能无效。二是执行效果评价差，不能适时对方案更新或改变，如护士可能只能执行方案而不能对方案的效果进行评价。ERAS多模式医疗可能主要适用于选择的病种或病例，ERAS方案相对简单、易行，如疼痛管理，外科医生负责区域阻滞，麻醉医生关注全身用药和副作用，护理则适时进行评估并反馈结果。

快速康复外科领域的扩展和深入，外科为主导的多模式医疗方法实现难度不断增加，以麻醉医生为主"围术期外科之家（perioperative surgical home）"的多模式是一种探索，在康复团队中扩大麻醉医生的作用和工作范围（主导作用），包括麻醉医生参与术前评估，术中合适麻醉方法的选择及ICU管理，全程管理、记录和评价方案效果，有助于积累经验和方案的持续改进。多模式医护方案应用于临床研究或规模比较小的医院可能有其现实性，但是对于多中心临床研究或推广则需要多学科的协作。多学科协作模式有助于安全性，易形成共识并推广，这需要团队先制定某个病种的快速康复目标，达成共识，然后大家优化方案并执行，记录结果与优化。如腹部外科，对参与腹部外科手术各个专业医生发问卷，征求为达到快速康复应在围手术期关注的问题。如无恶心、呕吐，独立活动和尽早饮食是共识且和专业无关；基于这个目标制定麻醉、手术及护理中的各个程序，且不断优化ERAS方案。但是多学科协作的主要不足是每个专科会过多地将过于专业的方案纳入ERAS总体方案，使方案繁琐而难以实施。如何使学科之间围绕ERAS进行深度融合是研究的方向。

五、快速康复外科临床应用中的困难与对策

如何增加ERAS方案的依从性呢？①方案的早期实施阶段应加强对团队成员的专业训练，持续性地评估结果。作者医院医生的依从性达到80%，需要医生在6个月内管理至少30名患者。②医生要坚持应用并总结经验。③降低术后并发症也是重要手段之一，多中心研究发现并发症的降低与ERAS依从性呈正相关（OR = 0.69，$P < 0.001$）。④团队合作与质量持续改善计划，团队制订ERAS方案和目标管理，如住院时间达到多少等，并持续总结、反思策略。如加拿大多家医院应用"knowledge-to-action（KTA）cycle"不断改进与完善临床实践指南（clinical practice guideline，CPG），使ERAS方案不断瘦身，进而使临床应用依从性不断增加。⑤多模式或多学科协作，术前重视患者教育、沟通与合作是成功的基础。⑥术前对有高危因素的患者进行评估、准备及治疗，降低ERAS方案失败率也是增加依从性的主要措施。⑦国际协会和专业协会推荐与推广，这需要严格具有循证医学证据的临床研究。

ERAS理念被医生接受而又不愿意推广或选择性推广的原因何在呢？分析主要障碍有：①医务工作者和患者对"传统习惯"和"安全性考虑"的依赖是主观因素；②患者全身情况不同、病种、手术方式及医院的不同决定了ERAS方案必需"多

样化与个体化"相结合，具有循证医学证据的 ERAS Protoco 少是客观原因；③传统心理模式、习惯和组织因素常常影响快速康复方案实施，是将传统方式抛弃或并存也是临床应用中的困惑；④如若以一个学科为主的多模式达到康复速度，存在相应学科的习惯难以改变；若以多学科联合，存在 ERAS 流程过于繁琐，反而影响了康复速度。

⑤医保支付和社会文化背景对 ERAS 方案推广也有影响，医保支付在欧美过多看重住院时间和并发症降低，亚洲过分强调住院满意度和安全等。这些问题都需要我们在工作中围绕"以患者为中心"和快速康复外科实质进行多中心、有价值的研究，获得循证医学证据并上升为共识或指南，才能更好地推广并造福于患者。

第二节　肺康复外科临床应用的趋势与探索

快速康复外科（FTS）或加速康复外科（ERAS）的理念丰富了外科学的内涵，微创外科技术使快速康复从困惑转化为了现实。研究发现微创外科（腹腔镜外科、胸腔镜外科等）手术减少创伤应激反应和降低围手术期并发症、显著缩短住院时间，提高出院后患者的生活质量。ERAS 在临床应用中需要多模式或多学科协作完成，真正实现从"疾病治疗到健康管理"的转变，这就需要对流程和管理进行优化，目前各个学科只进行局部改进使基于微创技术进步带来的快速康复外科优势打了折扣。因此，基于微创技术对围手术期流程进行优化，理论上应该可以使快速康复外科的优势充分实现。本文结合胸腔镜肺叶切除术（video-assisted thoracic surgery lobectomy，VATS）围术期流程优化的实际，及国际、国内的新进展，综述了围术期流程优化和多学科协作在快速康复外科中的作用。

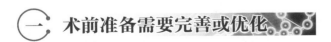

（一）术前准备需要完善或优化

术前准备主要是宣教和高危因素评估，其必

要性如何呢？我们首先分析近年来肺癌外科治疗人群的变化：①早期肺癌（如小结节等）、新辅助化疗和二次手术（转移瘤、肺重复癌）患者比例均增加。②高龄（＞65 岁）和具有伴随疾病（如糖尿病、高血压和慢性阻塞性肺疾病）的患者显著增加。③术前服用药物（如抗凝药、免疫抑制剂或靶向肿瘤药物）且需要肺手术的患者在增加。其次是外科治疗方式的变化：①胸腔镜手术已成为主流术式（80% 以上），开放手术已成为腔镜手术的补充。②肺段切除比例增加，肺叶切除有所降低，全肺切除显著减少。理论上应该和手术方式同样变化的术前宣传教育、评估体系和高危因素预防治疗却没有发生变化。

患者的理解与真正的配合治疗，才能使 ERAS 得以实现。结合快速康复实践发现目前术前宣教中存在以下问题：①护理为主，主要宣传科室情况及注意事项，偏重事务性。②粗略地讲述各专科手术的注意事项，针对性差，可操作性差。③过多术前宣教与准备，增加工作量，因此医患双方都有走形式的感觉。从深层次看，医患都对术前宣教存在认识的误区，均认为对手术帮助不大（如戒烟），对所有宣教问题的结果如何不清楚。如何才能做到正确的术前宣教并产生好的结果呢？首先，护理工作要围绕手术的快速康复进行，并真正理解每一项工作与快速康复的关系，产生"不如此，就如此"的理念，如不戒烟，就增加术后肺部并发症风险等。其次，宣教也要在"群体到个人""个人到群体"进行恰当转换，即群体宣教与个人宣教相结合。最后，医护一体化，通过项目方式使护士对所从事工作有深入理解，并进行改进，事实证明这是最好的方式。

肺癌外科治疗人群和手术方式的变化，寻找合理的术前心肺功能评估体系和针对高危因素预防治疗方法变得越来越迫切。心肺运动试验（cardiopulmonary exercise test，CPET）可以弥补静态肺功能检测（resting pulmonary function test，PFT）的不足，已在临床上广泛应用。应用 CPET 和 PFT 对 342 例肺癌患者术前检测，提示术前高危因素有：①支气管高反应性；发生率为 19.88%（68/342）。②峰值呼气流量降低（peak expiratory flow，PEF）：PEF < 250 L/min，发生率 13.74%（47/ 342）。③肺功能处于临界状态（1.0L < FEV_1 < 1.2L，且 40% < FEV1% < 60%）。④术前每年吸烟 > 800 支且戒烟时间 < 2 周（病史）。⑤术前气管内定植菌存在，且高龄（ > 70 岁）和每年吸烟 > 800 支的患者。以上高危因素患者进行术前预防治疗：术前的肺康复训练（物理训练）+ 药物治疗（抗生素、支气管扩张剂和吸入性糖皮质激素），结果表明康复组患者术后并发症和肺部感染发生率均较未康复组下降 5 倍，而康复组患者术后住院日显著缩短。进一步研究肺功能差不能手术的肺癌患者进行肺康复训练 2 周，肺功能可达到肺叶切除术标准，且未增加术后并发症。通过对手术前后肺癌合并 COPD 患者心率和血氧饱和度及运动耐力的研究发现，术前肺康复训练可以有效改善患者的生活质量。这些研究均提示，现有通过肺功能评估体系进行术前评估肺叶切除的风险已存在局限性，

多学科合作（呼吸科或康复科）术前评估发现高危因素和预防治疗方法已成为术后肺快速康复的必然。当然这仍然需要更多的研究。

基于微创肺手术的肺癌患者的适应证可以扩大吗？也就是肺功能标准能够降低吗？答案是肯定的，理由如下：①理论上胸腔镜手术的最大优势是降低手术创伤对机体的应激，保护了胸廓完整性（保护呼吸肌）和降低疼痛，对肺通气功能影响小且有助于术后排痰，保护了肺功能。②肺手术方式也主要从肺叶切除术向亚肺叶切除变更，真正最大限度保护肺功能。③合并慢性阻塞性肺疾病（chronic obstructive pulmonary disease，COPD）患者，肺手术后相当于行肺减容手术，有助于改善肺功能。有研究表明，肺癌肺叶切除患者 FEV_1 变化幅度（术后第 3 天同术前 FEV_1 差值）在 VATS 组（下降 0.05L）显著低于开胸组（下降 0.19L），相当于节约 0.24L 肺功能，是否可以推测 VATS 手术可使肺功能 FEV_1 值降低 0.24L 呢？这需要进一步研究，但至少可以提示 VATS 肺叶切除术肺功能的适应证可扩大。

（二）手术程序和流程需要优化

"个体化"麻醉应用的必要性：全麻状态下预置各种管道（如气管插管、尿管等）的目的是便于手术操作和观察术中脏器情况等，但过多或不必要的管道应用不但增加了术中及术后管理的难度，也给患者带来相应并发症及经济负担。微创手术技术和麻醉技术使手术时间缩短和出血量减少，为术中管道应用优化带来契机。尤其是近年来，不插管（no tube）麻醉下行胸腔镜肺叶切除术或气管隆突成形术，对肺手术需要全身麻醉的传统观念具有挑战性影响。尽管目前此种麻醉方式只能在少数医院开展，但其观念在快速康复中的应用需要引起重视。全麻气管插管也有可能将口腔或鼻咽部的致病菌带到肺部；研究发现，

气管插管前漱口或清洁口腔，可以显著降低因气管插管导致的口腔或鼻咽部的致病微生物进入下呼吸道，防止肺部感染等。

"个体化"麻醉如何在临床上应用呢？①根据手术病种进行"个体化"的麻醉，如非插管全麻下胸腔镜下交感神经烧灼术治疗多汗症或气胸等。②根据手术方式选择麻醉方法，VATS手术时间短，有时可选择非插管、单腔管等。③气管插管拔管时机也应"个体化"，手术顺利且时间短的患者最好术后立即拔除气管插管，部分患者可在复苏室拔除，个别需要呼吸机支持的患者才需要到重症监护室拔除。这种统一的麻醉方式和拔管时间，不考虑病种和手术情况的方案，值得进一步研究和思考。

手术情况是快速康复的主要影响因素，而手术器械的优化既可以缩短手术时间（麻醉时间、清点器械时间等），也可以降低费用。事实上，外科手术器械的发展已贯穿整个手术过程，概括起来有切割（电刀）、分离（超声刀）、缝合与止血（切割缝合器、血管夹等）、固定（各种固定器械、机械缝合钉等）。在传统手术中应用的止血钳和用于丝线结扎止血的大量器械大都发挥不了作用，而这些器械仍然出现在现在的器械包里。以胸腔镜肺叶切除器械包为例：开胸器械包含72件和腔镜特殊器械包含26件。临床常用器械进行"模块化"打包后只有11件：能量系统（电刀、超声刀各1把，电钩1个），成像系统（镜头1个连接线1条、穿刺鞘1个），切割与止血系统（双关节钳2把、吸引器1把、止血钳3把、钛夹钳1把）；实行"模块化"打包后，清点器械时间、清洗器械时间、安装与拆卸时间和手术总时间均显著缩短，而器械使用率从14%提高到94%。可见，根据病种和手术方式选择合适器械包，不但可以提高效率，也能够降低成本。关键是可以降低术中不良事件的发生，缩短手术时间。

管道（尿管与引流管）管理也应进行优化。全麻手术常规导尿，目的是监测液体输入和脏器功能。

腔镜肺叶切除术时间缩短，需要思考术中常规导尿是否必需？研究表明133例肺叶切除术患者平均术中输液量为1450.10 ± 343.67mL，平均手术时间为2.19 ± 0.44h，平均术中尿量为337.86 ± 140.32mL，这样的尿量完全没必要导尿。而麻醉苏醒后诉尿道刺激、苏醒期躁动发生率在导尿组（13.24%，26.47%）均显著高于未导尿组（3.08%，10.77%）（$P=0.041$，$P=0.022$）；而术后尿潴留导尿组（10.77%）与未导尿组（4.41%）无统计学差异（$P=0.403$）；而术后尿道感染在未导尿组（9.23%）显著低于导尿组（26.47%）（$P=0.047$）。该研究回答了并非所有的患者都必需留置尿管，无尿管留置患者术前和术后进行宣教并辅以诱导性排尿，并没有增加术后尿潴留风险。问题是哪些患者需要留置尿管呢？我们基于临床上术中未留置尿管而术后需要再次置尿管的患者分析发现：高龄和前列腺重度增生患者，尿道手术史的患者，手术时间 > 4 h的患者是高危因素。

胸腔引流管近年来的优化应用也有利于术后快速康复。具体表现在：①单管引流取代双管引流（只有脓胸或术中肺漏气严重才考虑用双引流管），单管置于胸顶并应用侧孔，有利于患者术后运动、降低疼痛并提高住院舒适度。②引流管倾向于应用小管径，尽管尚存在争议，有研究表明16F引流管的引流效果等同于28~32F，不影响切口愈合。③术后引流管的拔除也不拘泥于一定要少于50~100 mL/天，若无漏气，引流液为300 mL/天时也可拔除。④也有术后不应用引流管的报道，但是需要术后排气，多数只是术后确认无气体漏出后，马上拔掉，但是需要选择病例且严密监测，目前不能推广，尚需研究。

（三）术后管理需要优化的方面

外科术后的充分镇痛是快速康复"no pain 或 pain free"的一部分，这点是共识。外科医生在

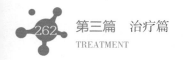

临床应用中存在的问题有：①镇痛不充分或过度，认为止痛药有副反应，而让患者能忍就忍，反之亦然。②用药单一，吗啡类药物应用过多，直接后果是胃肠道反应多。③疼痛评估体系与方法主观性强，导致用药合理性差，缺乏围术期统筹安排。鉴于以上问题，研究表明，麻醉师或疼痛专业医生对患者进行评估，立足于围术期疼痛管理，不但有效镇痛，且降低因疼痛导致的并发症。如围术期合理应用甾体类止痛药同样可以达到吗啡类药的效果，且显著降低恶心、呕吐反应。因此，止痛药应用的合理优化，需要进行研究。

当然术后疼痛的原因除了手术本身创伤外，也和术后过多的监测相关。减少不必要监测并优化也有助于缓解疼痛，结合目前胸外科肺叶切除术的特点，具体优化措施可以从以下几点考虑：①患者从麻醉复苏室回病房后，是否仍有必要应用心电监护？心电监护极大地限制了患者活动。②尿管应尽早拔掉，强调术前宣教，并应用诱导等方法尽量避免重新导尿，若有前列腺增生可考虑应用相关药物。③胸腔引流管尽快拔除。研究发现患者手术 24 h 后，疼痛主要集中在引流管口；若无临床必需应用的原因，最好不要以观察或稳妥为借口推迟拔管时间。④鼓励患者尽早下床活动，并围绕患者活动优化相应临床干预和药物使用。

围术期并发症的预防与治疗更是快速康复的重要部分，如肺栓塞，术前评估、术后早期预防可以使其发生率显著降低；围术期肺康复训练可以显著降低术后肺部感染。

四　快速肺康复方案持续优化需要加强术后症状随访管理

围术期快速康复的评价标准目前大多采用平均住院日或术后住院日，尽管有争议但目前也没有更合理的评价方法。最近有研究认为应该用术后患者症状恢复到术前状态的时间作为评价是否达到快速康复的标准，这从另一个侧面提示术后症状管理可以有效促进围手术期流程的持续优化并达到患者快速康复的目的。研究发现，胸腔镜与开放肺叶切除术相比较，术后主要症状依次是疲劳、疼痛、气短、失眠、嗜睡；疲劳恢复的时间最长，而腔镜手术的疼痛恢复时间显著优于开放手术（8 天 vs 18 天，$P = 0.022$），同时发现术前身体状况差且伴随疾病多是术后疼痛时间延长的主要因素。术后症状管理且发现高危因素并进行预防治疗，不但优化流程也促进患者快速康复。

五　多学科协作、医护一体建立"舒适化"病房

快速康复外科的宗旨是"pain and risk free"，外科手术无风险与无痛苦。无风险与无痛苦主要体现在围手术期，让患者不再害怕手术，需要多学科协作与医护一体化管理。建立"舒适化"病房（pain and risk free ward），真正体现"以患者为中心"的医疗理念。多学科协作在肺外科主要是康复科（心肺康复专业）、呼吸科（物理治疗师）、麻醉科、疼痛科和中医科的协作。康复科主要是心肺康复专业方向，围绕术前患者心、肺功能评估，及制订合理心肺康复训练方案，以达到降低手术风险与术后并发症的结果。目前心肺康复主要是训练上、下肢和呼吸肌，以改善患者通气和排痰为目的，而对肺功能的换气功能影响甚小，因此我们建议对术前肺癌合并中至重度COPD的患者和因肺功能差不能手术的肺癌患者，可通过术前物理康复加用药物康复，以清理气道、消除气道炎症，改善通气和弥散功能，从而降低术后痰潴留和肺部感染等并发症。目前药物康复主要应用在特定的高危因素：如高龄和长期吸烟患者易导致致病性气管定植菌（如革兰阳性菌或革兰阴性菌）存在，这类患者术前需要用敏感抗生素；气道高反患者应术前应用支气管扩张剂

或雾化吸入类糖皮质激素；另外清洁气道如应用氨溴索等有助于降低并发症。麻醉科除了术前评估选择合适的麻醉方法外，还应关注术中气道管理和及时拔掉气管插管。呼吸治疗师主要针对术前气道相关问题进行方案制订和术后预防痰潴留。疼痛科根据患者手术方式与疼痛特点，结合患者全身情况，选择适合患者的止痛药或处理方法。中医科目前最佳的可以应用的药物是促进胃肠功能的药物，预防胃胀气或恶心、呕吐。总之，协作的各个学科之间均围绕患者手术后快速康复为中心，合理选择处理方法，从而达到最佳效果，临床多学科协作易出现的问题是处理条块化和繁琐，难以完全执行，因此需要研究并观察最佳方案。

"舒适化"病房的创建护理工作是关键，围术期护士可参与患者病情的评估，并准确地记录观察结果，及时发现病情和对处理方法是否有效进行适时的判定。重要的是可以将某些工作直接交由护士处理，如尿管的拔除，术前雾化吸入药物的应用，肺栓塞危险因素的评估，围术期训练和康复方案的执行与监测。最重要的是通过参与临床工作，可以使护士真正地理解病情，并主动参与到临床管理工作中来，在进行临床宣教工作中更加有针对性，与患者沟通的效果会更好。这样会否增加护士的工作负荷呢？研究发现，当一个系统的 ERAS 方案得到执行后，工作量不但没增加且显著降低，且随着 ERAS 方案依从性增强，

其工作负荷越来越低。

（六）　快速肺康复临床实践中的困难及策略

外科学是现代医学的一个重要组成部分，信息时代的来临和生物技术的快速发展，传统的外科学正面临着巨大的挑战，一些新的外科理论和技术随之出现，从而把外科学推向新的高度。外科学每一阶段的前进都有无数医生为之探索和奋斗，快速康复外科无异是本世纪外科学发展的亮点。尽管如此，基于微创外科技术理念的 ERAS 在临床应用中仍存在以下值得思考的问题：①快速康复临床推进最难点在于和快速康复流程相关的工作与现今"指南或共识"有冲突，使医务人员的"安全性"难以满足。②微创技术自身发展过快，而围术管理措施相对滞后；体现在术前或术后管理仍停留在开放手术层面和微创手术的评价标准（手术适应证）仍延用开放手术的标准。③多学科协作模式临床可操作性差，仍有专科局限；过多的专科细节加入使流程变得繁琐而难以执行。④围术期医护一体化管理仍有局限，缺少实际内容。⑤基于患者术后结果（patient-reported outcomes，PROs）对快速康复方案改进需要加强。但瑕不掩瑜，快速康复外科的理念已经贯穿于外科实践之中，大量的研究成果不断涌现，相信在不久的将来，定会实现"pain and risk free"的目标。

第三节　围术期肺外科手术患者快速康复方案及临床效果

肺癌根治的主要手段仍是外科治疗，但只有

不到 40% 的患者能够接受手术。尽管手术技术

在进步、围术期管理有改善，但术后肺部并发症（postoperative pulmonary complications，PPC）发生率仍有 12% ~ 40%。肺切除术后发生 PPC 不但导致 84% 的患者死亡，且也是住院时间延长和再次进入重症监护病房（intensive care unit，ICU）的主要原因。预防并控制术后肺部并发症的发生不但决定手术成功与否，也影响患者术后的快速康复。有研究表明术前肺康复训练可以降低术后并发症的发生，或只改善肺功能而没有降低并发症；研究结果产生争议的原因，可能与以下因素有关：①训练方案不统一；②训练对象单一且各不同；③训练时间不同；④术后并发症评价标准也不同。这些已有的研究结果某种程度上限制肺康复训练的临床应用，尤其是术前肺康复训练，因此如何使肺康复训练的效能显现是目前研究的重点。笔者分析了四川大学华西医院胸外科近 10 年的研究结果，从以下方面进行总结和

解读：①合理的术前评估体系，包括评估方法、训练对象；②训练方案简单、实用，可操作性强；③训练结果可评估、可重复；④训练时间要短。

一、肺康复评估与训练方案

1. 术前评估方法　①病史；②肺功能试验（pulmonary function test，PFT）；③心肺运动试验（cardiopulmonary exercise testing，CPET）；④峰值流速仪检测呼气峰值流量（peak expiratory flow，PEF）（表 15-1）。

2. 肺康复训练方案

（1）药物治疗　①抗感染（选用）：根据标准应用；②祛痰（必需）：术前 3 ~ 7 天及术后 3 ~ 7 天；③平喘或消炎（必需）：术前 3 ~ 7 天及术后 3 ~ 7 天（表 15-1）。

表 15-1　肺癌合并高危因素的患者术前评估与训练方案

高危类型	高危因素诊断标准（以下符合任一项即可，打√）	训练方案
高龄	年龄 ≥ 65 岁（或若合并吸烟则男性年龄 > 60 岁；女性年龄 > 70 岁）□	□抗感染（备选） （有明确的应用证据） □祛痰（必需） □雾化吸入 □口服 □平喘（必需） □糖皮质激素和 1 或支气管扩张剂（术前 3 天和术后 3 天） □激励式肺量计吸气训练（必需）：每组 10 次 /2h（白天），疗程 3~7 天 □功率自行车运动训练（每次约 30min，每天 2 次，疗程 7~14 天） 或□爬楼梯训练（每次约 30min，每天 2 次，疗程 7~14 天）（二选一）
吸烟史	①吸烟史：每年 ≥ 400 支且戒烟 ≥ 15 天□ ②或肺部听诊有干啰音或湿啰音□	
气管定植菌	①年龄 ≥ 70 岁□ ②吸烟史：每年 ≥ 800 支□ ③重度慢性阻塞性肺疾病（COPD*）□	
气道高反应性（BHR*）	①支气管舒张试验□ ② CEPT 过程中出现干啰音或哮喘 SpO_2 下降 > 15%□ ③服用抗过敏药物或激素等□ ④爬楼梯训练前后 PEF* 值下降 > 15%□	
呼吸末峰值流速（PEF*）	PEF < 250L/min□	
肺功能临界状态（MPF*）	① FEV_1 < 1.0L 和 FEV_1% < 50%~60%□ ②年龄 > 75 岁和一氧化碳弥散量（DLCO）50%~60%□	

*BHR：bronchial hyperresponsiveness；PEF：peak expiratory flow；MPF：marginal pulmonary function
*COPD： chronic obstructive pulmonary disease

（2）物理康复（①为必选，②③选其中一项）　①激励式肺量计吸气训练：患者取易于深吸气的体位，一手握住激励式肺量计，用嘴含住咬嘴并确保密闭不漏气，然后进行深慢的吸气，将黄色的浮标吸升至预设的标记点，然后屏气2~3 s，随后移开咬嘴呼气。重复以上步骤，每组进行6~10次训练后休息。在非睡眠时间，每2 h重复一组训练，以不引起患者疲劳为宜。疗程3~7天（必需）。②功率自行车运动训练：患者自行调控速度，在承受范围内逐步加快骑行速度及自行车功率。运动量控制在呼吸困难指数（Borg）评分5~7分，若在运动过程中有明显气促、腿疲倦、血氧饱和度下降（< 88%）或其他合并疾病引起身体不适，嘱患者休息，待恢复原状后再继续进行训练。每次15~20 min，每天2次，疗程为7~14天（可选）。③爬楼梯训练：在专业治疗师陪同下进行，在运动过程中调整呼吸节奏，采用缩唇呼吸，用力时呼气，避免闭气，稍感气促时可坚持进行，若有明显呼吸困难，可做短暂休息，尽快继续运动。每

次15 ~ 30 min，每天2次，疗程3~7天（可选）。

3. 需要进行肺康复训练的对象　肺癌患者术前常见合并以下高危因素：①高龄：年龄≥ 65岁（若合并吸烟，则男性年龄＞ 60岁，女性年龄＞ 70岁）；②长期大量吸烟（吸烟史：每年≥ 400支）；③气管定植菌；④气道高反应性；⑤呼气峰流量（PEF）< 250 L/min；⑥边缘肺功能（marginal pulmonary function）（表15-1）。

（二）肺康复训练的临床效果

1. 肺康复训练可提高患者运动耐力　对肺癌患者术前合并不同一下高危因素患者，术前行3 ~ 7天的肺康复训练后，三个研究均发现肺康复训练PEF值增加幅度分别为（28.0%，7.43%，7.02%）（$P < 0.001$，$P < 0.001$，$P=0.003$），6-MMD天增加大小分别为（4.35%，6.62%，4.89%）（$P=0.004$，$P=0.029$，$P < 0.001$）；而呼吸困难指数和疲劳指数变化均有下降趋势，但无统计学意义（表15-2至表15-4）。

表15-2　肺康复组训练前后运动耐力相关指标变化（24例肺癌患者）

项目	训练前	训练后	P
PEF值/（L·min⁻¹）	268.40 ± 123.94	343.71 ± 123.92	< 0.01
6-MMD/m	595.42 ± 106.74	620.90 ± 99.27	0.004
能量消耗/kcal	59.93 ± 10.61	61.03 ± 10.47	0.004
疲劳指数	1.52 ± 1.02	1.40 ± 0.68	0.529
呼吸困难指数	1.04 ± 0.61	1.15 ± 0.63	0.204

2. 肺康复训练可降低术后肺部并发症及肺部感染　肺康复组患者术后并发症和肺部感染（16.90%，2.81%）均显著低于未康复组（83.31%，13.55%）（$P < 0.01$，$P=0.009$）（表15-5）；最近研究显示肺部感染发生率在术前未肺康复组患者（28.0%）显著高于康复组（9.8%）（$P=0.019$）（表15-6）。

术后肺炎及并发症标准：

术后肺炎：应用2012年发布的强制性标准——《肺炎诊断》（WS 382—2012，2012年9月3日发布，2013年2月1日实施）制定POP的判断标准：外科手术患者术后30天内发生的肺炎，肺炎诊断标准需同时满足以下三条：①至少行两次胸片检查（对无心、肺基础疾病，如呼

吸窘迫综合征、支气管肺发育不良、肺水肿或慢性阻塞性肺疾病的患者，可行一次胸片检查），并至少符合以下一项：新出现或进行性发展且持续存在的肺部浸润阴影、实变、空洞形成。②至少符合以下一项：发热（体温＞38℃），且无其他明确原因；外周血白细胞＞12×10^9/L或＜4×10^9/L；年龄大于等于70岁的老年人，没有其他明确原因而出现神志改变。③至少符合以下两项：新出现脓痰，或者痰的性状发生变化，或者呼吸道分泌物增多，或者需要吸痰次数增多；

新出现的咳嗽、呼吸困难或呼吸频率加快，或原有的咳嗽、呼吸困难或呼吸急促加重；肺部啰音或支气管呼吸音；气体交换情况恶化，氧需求量增加或需要机械通气支持。

肺部并发症：肺部感染、肺栓塞、乳糜胸、皮下气肿、咯血、声音嘶哑、支气管胸膜瘘、手术后持续肺漏气、手术后胸腔积液（中量到大量）和积气（肺压缩≥30%）、肺不张、ARDS或呼吸衰竭和死亡。

表15-3 肺康复组训练前后运动耐力相关指标变化（30例肺癌患者）

项目	训练前	训练后	P
PEF值/（L·min⁻¹）	351.70 ± 132.3	377.8 ± 123.92	< 0.01
6-MMD/m	431.7 ± 102.8	460.3 ± 93.6	0.029
FEV₁/（L·s⁻¹）	2.1 ± 0.5	2.2 ± 0.5	0.146
呼吸困难评分	12.2 ± 17.9	7.3 ± 14.0	0.808

表15-4 肺康复组训练前后运动耐力相关指标变化（51例肺癌患者）

项目	训练前	训练后	P
PEF值/（L·min⁻¹）	359.0 ± 127.2	384.2 ± 122.8	0.003
6-MMD/m	476.4 ± 102.7	499.6 ± 105.0	0.000
能量消耗/kcal	59.1 ± 11.0	60.7 ± 10.9	0.898
疲劳指数	1.7 ± 1.5	1.6 ± 1.3	0.561
呼吸困难指数	1.2 ± 1.7	1.0 ± 1.5	0.065

3. 术前肺康复训练可缩短住院时间 术前住院日和平均住院日在未康复组（7.67±3.37天，15.75±3.22天）接近于肺康复组（8.25±1.39天，14.04±3.20天）（P=0.072），术后住院时间在未康复组（8.08±2.21天）显著高于肺康复组（6.17±2.91天）（P=0.013）。

表15-5 康复组与未康复组肺癌患者术后并发症的发生情况及其比较

项目	康复组（n=71例）	未康复组（n=71例）	P
腹泻	1.40%（1/71）	8.45%（6/71）	0.02
过敏反应	1.40%（1/71）	0%（0/71）	0.10
心律失常	2.81%（2/71）	18.30%（13/71）	0.02

（续表）

项目	康复组（n=71 例）	未康复组（n=71 例）	P
尿潴留	2.81%（2/71）	8.45%（6/71）	0.02
皮下气肿	1.40%（1/71）	12.67%（9/71）	0.00
胸腔积气	1.40%（1/71）	14.08%（10/71）	0.00
胸腔积液	2.81%（2/71）	9.85%（7/71）	0.02
肺部感染	2.81%（2/71）	13.55%（8/71）	0.009
合计	16.90%（12/71）	83.31%（59/71）	< 0.01

表 15-6　康复组与未康复组肺癌患者术后并发症的发生情况及其比较

项目	康复组（n=51 例）	未康复组（n=50 例）	P
肺部感染	9.8%（5/51）	28.0%（14/50）	0.019
肺不张	5.9%（3/51）	6.0%（3/50）	0.12
肺栓塞	0%（0/51）	2%（1/50）	0.10
呼吸衰竭	0%（0/51）	2%（1/50）	0.22
机械通气＞48h	3.9%（2/51）	6.0%（3/50）	0.32
脓胸	2%（1/51）	2%（1/50）	0.14

第四节　肺康复训练的必要性

快速康复外科理念正在从各个方面影响着医学的发展，尤其是从各个学科单独发展及治疗疾病，走向"以患者为中心"多科协作或重新组建新的学科或专业，如快速康复学科等。快速康复外科的核心是降低应激或减少创伤，而关键是降低围手术期外科相关并发症，微创外科的兴起已大大降低治疗自身带来的创伤，而患者因年龄或伴随疾病的增加使患者因自身原因（如冠心病、COPD 和糖尿病等）导致的并发症在增加。大量临床研究已证明以微创技术为核心对围手术期流程优化和多学科协作的治疗效果，可降低医疗过度干预且促进患者机能快速恢复。肺癌合

并 COPD 或需要二次手术的患者，术后心肺相关并发症发生率均显著增加。而现有肺癌手术术前评估方法及危险因素预测，均不能适应改变了的治疗人群及外科技术，需要重新研究合理并适用的术前评估方法和高危因素，关键是对高危因素的预防措施，即术前肺康复训练方案。问题是目前尚没有统一的术前高危因素的评估体系及肺康复训练方案及标准，使临床应用及效果均无法合理评估，这限制了其临床推广。肺康复训练对于有症状、日常生活能力下降的慢性呼吸系统疾病患者，通过稳定或逆转疾病的全身表现而减轻症状，优化功能状态。已有研究表明，术前肺康复

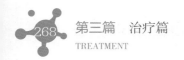

训练有助于肺癌合并高危因素患者手术后的快速康复。借助呼吸内科对 COPD 患者的评估和训练方案，结合外科手术的特殊性进行临床研究，形成了目前临床应用的术前肺癌患者高危因素评估体系和肺康复训练方案，并经回顾性和前瞻性研究，得出了以下结论：病史，静态肺功能检测（PFT）和心肺运动试验可以较单独应用 PFT 评估更容易发现气道高反应性和 PEF 值低两类高危因素；术前短期肺康复训练可以提高肺癌患者的运动耐力相关指标，并降低术后并发症且有助于术后快速康复。主要体现在经过 1 周高强度肺康复训练后，实验组患者 6min 运动距离及能量消耗得到了提高，PEF 可以反应术后咳痰能力，研究发现 PEF 经肺康复训练后可以增加约 10%。

第五节　肺康复训练方案临床应用的局限性及研究方向

尽管如此，本方案仍然存在以下不足和需要改进的地方：①临床研究样本量小且是单中心研究，导致实验结果在相关实验干扰因素（如患者的个体差异）的影响下偏倚较大，同时使得一些实验结果（如术后肺部相关并发症，$P=0.416$）并不能在统计学上出现意义；需要进行多中心研究和增加样本含量，提高肺康复训练方案的可重复性。②术前心肺运动试验很多医院不能开展，使其应用得到限制；需要有备选方案，提高其可评估性及可操作性。③术前训练多为 7 天，这种方案增加临床在胸外科病房实施的难度，而应用于社区医院或家庭进行肺康复训练，存在医患依从性差，及训练有效性合理评估的问题；需要不断将方案简化且有正确的评价体系，使训练效果得到保障，进一步增加肺康复方案的可操作性和可重复性。④研究发现，采纳术前药物康复，可以有效、快速缓解支气管痉挛和气道高反应性，但临床应用仍有许多研究工作要做。

总之，尽管现今应用的四川大学华西医院胸外科肺癌患者术前评估与肺康复训练方案有许多瑕疵，但初步临床应用也取得了较好的效果，相信随着临床研究结果的不断出现，不断优化的方案必将从"高大上"到"接地气"，服务于更多的患者。

（车国卫）

参考文献

[1] 鲍珊, 苏建华, 廖虎, 等. 合并慢性阻塞性肺病和手术方式对肺癌患者术后快速康复及治疗费用的影响[J]. 中国胸心血管外科临床杂志, 2014, 21 (1): 17-20.

[2] 王一帆, 高科, 沈晨, 等. 术前肺康复运动训练在肺癌患者中的应用现状[J]. 中国胸心血管外科临床杂志,

2016, 23 (1): 66−71.

[3] 王正国. 外科学发展的回顾和展望[J]. 中国医科大学学报, 2013, 42 (4): 289−292.

[4] 车国卫, 梅龙勇, 梅建东, 等. 单操作孔电视胸腔镜手术治疗肺部疾病158例临床分析[J]. 中国胸心血管外科临床杂志, 2012, 19 (2): 116−119.

[5] 沈春辉, 梅龙勇, 喻鹏铭, 等. 术前肺康复对肺癌合并中−重度慢性阻塞性肺疾病患者运动耐力影响[J]. 中国胸心血管外科临床杂志, 2011, 18 (6): 514−517.

[6] 沈春辉, 车国卫. 肺康复在肺癌围手术期应用现状与进展[J]. 中国康复医学杂志, 2011, (7): 686−689.

[7] 苏建华, 周渝斌, 蒲强, 等. 影响肺癌手术住院费用和快速康复的临床因素分析[J]. 中国肺癌杂志, 2014, 17 (7): 536−540.

[8] 杨思悦, 苏兰, 龚仁蓉, 等. 胸腔镜肺叶切除术: 器械包模块化应用的临床评价, 生物医学工程与临床[J], 2014, 18 (3): 255−258.

[9] 邱舫, 杨梅, 王维, 等. 肺叶切除术后患者无尿管留置的前瞻性队列研究[J]. 中国胸心血管外科临床杂志, 2015, 22 (7): 634−637.

[10] 杨梅, 樊骏, 周红霞, 等. 胸腔镜肺癌肺叶切除术后16F较28F胸腔引流管应用的临床优势[J]. 中国肺癌杂志, 2015, 18 (8): 512−517.

[11] 马丹, 杨梅, 樊骏, 等. 胸腔镜肺叶切除术后引流管管径对患者舒适度影响的前瞻性队列研究[J]. 中国胸心血管外科临床杂志, 2015, 22 (10): 928−931.

[12] STEENHAGEN E. Enhanced recovery after surgery: it's time to change practice![J]. Nutr Clin Pract, 2016, 31 (1): 18−29.

[13] HOFFMANN H, KETTELHACK C. Fast−track surgery—conditions and challenges in postsurgical treatment: a review of elements of translational research in enhanced recovery after surgery[J]. Eur Surg Res, 2012, 49 (1): 24−34.

[14] COTTON P. Fast−track improves CABG outcomes[J]. JAMA, 1993, 270 (17): 2023.

[15] MILLER T E, ROCHE A M, MYTHEN M. Fluid management and goal−directed therapy as an adjunct to Enhanced Recovery After Surgery (ERAS) [J]. Can J Anaesth, 2015, 62 (2): 158−168.

[16] DAY R W, CLEELAND C S, WANG X S, et al. Patient−reported outcomes accurately measure the value of an enhanced recovery program in liver surgery [J]. J Am Collsurg, 2015, 221 (6): 1023−1030.

[17] GALLI E, FAGNANI C, LAURORA I, et al. Enhanced recovery after surgery (ERAS®) multimodal programme as experienced by pancreatic surgery patients: findings from an Italian qualitative study [J]. Int J Surg, 2015, 23 (Pt A): 152−159.

[18] FAGUNDES C P, SHI Q, VAPORCIYAN A A, et al. Symptom recovery after thoracic surgery: measuring patient−reported outcomes with the MD Anderson Symptom Inventory [J]. J Thorac Cardiovasc Surg, 2015, 150 (3): 613−619.

[19] TANIGUCHI H, SASAKI T, FUJITA H, et al. Modified ERAS protocol using preoperative oral rehydration therapy: outcomes and issues [J]. J Anesth, 2014, 28 (1): 143−147.

[20] TIEFENTHAL M, ASKLID D, HJERN F, et al. Laparoscopic and open right−sided colonic resection in daily

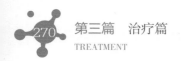
routine practice. A prospective multicentre study within an enhanced recovery after surgery (ERAS) protocol [J]. Colorectal Dis, 2016, 18 (2): 187−194.

[21] DE GROOT J J, VAN ES L E, MAESSEN J M, et al. Diffusion of enhanced recovery principles in gynecologic oncology surgery: is active implementation still necessary?[J]. Gynecol Oncol, 2014, 134 (3): 570−575.

[22] PĘDZIWIATR M, KISIALEUSKI M, WIERDAK M, et al. Early implementation of enhanced recovery after surgery (ERAS®) protocol—compliance improves outcomes: a prospective cohort study[J]. Int J Surg, 2015, (21): 75−81.

[23] CLAVIEN P A, BARKUN J, DE OLIVEIRA M L, et al. The Clavien−Dindo classification of surgical complications: five−year experience[J]. Ann Surg, 2009, 250 (2): 187−196.

[24] PARRY S, DENEHY L, BERNEY S, et al. Clinical application of the Melbourne risk prediction tool in a high−risk upper abdominal surgical population: an observational cohort study[J]. Physiotherapy, 2014, 100 (1): 47−53.

[25] JIN Y, XIE G, WANG H, et al. Incidence and risk factors of postoperative pulmonary complications in noncardiac Chinese patients: a multicenter observational study in university hospitals[J]. Biomed Res Int, 2015, (2015): 265165.

[26] JONES E L, WAINWRIGHT T W, FOSTER J D, et al. A systematic review of patient reported outcomes and patient experience in enhanced recovery after orthopaedic surgery[J]. Ann R Coll Surg Engl, 2014, 96 (2): 89−94.

[27] HÜBNER M, ADDOR V, SLIEKER J, et al. The impact of an enhanced recovery pathway on nursing workload: A retrospective cohort study[J]. Int J Surg, 2015, 24 (Pt A): 45−50.

[28] JOLIAT G R, LABGAA I, PETERMANN D, et al. Cost−benefit analysis of an enhanced recovery protocol for pancreaticoduodenectomy[J]. Br J Surg, 2015, 102 (13): 1676−1683.

[29] NELSON G, KALOGERA E, DOWDY S C. Enhanced recovery pathways in gynecologic oncology[J]. Gynecol Oncol, 2014, 135 (3): 586−594.

[30] SEGELMAN J, NYGREN J. Evidence or eminence in abdominal surgery: recent improvements in perioperative care[J]. World J Gastroenterol, 2014, 20 (44): 16615−16619.

[31] RYSKA O, SERCLOVÁ Z, ANTOŠ F. Compliance with the procedures of modern perioperative care (Enhanced Recovery After Surgery) at surgery departments in the Czech Republic—results of a national survey[J]. Rozhl Chir, 2013, 92 (8): 435−442.

[32] RIPOLLéS−MELCHOR J, CASANS−FRANCéS R, ABAD−GURUMETA A, et al. Spanish survey on enhanced recovery after surgery[J]. Rev Esp Anestesiol Reanim, 2016, 63 (7): 376−383.

[33] GILLISSEN F, HOFF C, MAESSEN J M, et al. Structured synchronous implementation of an enhanced recovery program in elective colonic surgery in 33 hospitals in The Netherlands[J]. World J Surg, 2013, 37 (5): 1082−1093.

[34] AHMED J, KHAN S, GATT M, et al. Compliance with enhanced recovery programmes in elective colorectal

surgery[J]. Br J Surg, 2010, 97 (5): 754-758.

[35] AHMED J, KHAN S, LIM M, et al. Enhanced recovery after surgery protocols—compliance and variations in practice during routine colorectal surgery[J]. Colorectal Dis, 2012, 14 (9): 1045-1051.

[36] HAMMOND J S, HUMPHRIES S, SIMSON N, et al. Adherence to enhanced recovery after surgery protocols across a high-volume gastrointestinal surgical service[J]. Dig Surg, 2014, 31 (2): 117-122.

[37] SMART N J, WHITE P, ALLISON A S, et al. Deviation and failure of enhanced recovery after surgery following laparoscopic colorectal surgery: early prediction model[J]. Colorectal Dis, 2012, 14 (10): e727-734.

[38] DE GROOT J J, MAESSEN J M, SLANGEN B F, et al. A stepped strategy that aims at the nationwide implementation of the Enhanced Recovery After Surgery programme in major gynaecological surgery: studyprotocol of a cluster randomised controlled trial[J]. Implement Sci, 2015, 30 (10): 106.

[39] DEVIN C J, MCGIRT M J. Best evidence in multimodal pain management in spine surgery and means of assessing postoperative pain and functional outcomes[J]. J Clin Neurosci, 2015, 22 (6): 930-938.

[40] VETTER T R, GOEDDEL L A, BOUDREAUX A M, et al. The Perioperative Surgical Home: how can it make the case so everyone wins? [J]. BMC Anesthesiol, 2013, 13: 6-16.

[41] AAHLIN E K, VON MEYENFELDT M, AAHLIN E K, et al. Functional recovery is considered the most important target: a survey of dedicated professionals[J]. Perioper Med (Lond), 2014, (3): 5.

[42] GILLISSEN F, AMENT S M, MAESSEN J M, et al. Sustainability of an enhanced recovery after surgery program (ERAS) in colonic surgery[J]. World J Surg, 2015, 39 (2): 526-533.

[43] ERAS Compliance Group. The impact of enhanced recovery protocol compliance on elective colorectal cancer resection: results from an international registry[J]. Ann Surg, 2015, 261 (6): 1153-1159.

[44] GELTZEILER C B, ROTRAMEL A, WILSON C, et al. Prospective study of colorectal enhanced recovery after surgery in a community hospital[J]. JAMA Surg, 2014, 149 (9): 955-961.

[45] AMENT S M, GILLISSEN F, MOSER A, et al. Identification of promising strategies to sustain improvements in hospital practice: a qualitative case study[J]. BMC Health Serv Res, 2014, 14: 641.

[46] MCLEOD R S, AARTS M A, CHUNG F, et al. Development of an enhanced recovery after surgery guideline and implementation strategy based on the knowledge-to-action cycle[J]. Ann Surg, 2015, 262 (6): 1016-1025.

[47] LYON A, SOLOMON M J, HARRISON J D. A qualitative study assessing the barriers to implementation of enhanced recovery after surgery[J]. World J Surg, 2014, 38 (6): 1374-1380.

[48] PEARSALL E A, MEGHJI Z, PITZUL K B, et al. A qualitative study to understand the barriers and enablers in implementing an enhanced recovery after surgery program[J]. Ann Surg, 2015, 261 (1): 92-96.

[49] RENZ B W, KASPAREK M S, SEELIGER S, et al. The CR-POSSUM risk calculator predicts failure of enhanced recovery after colorectal surgery[J]. Acta Chir Belg, 2015, 115: 20-26.

[50] CHAUDHARY A, BARRETO S G, TALOLE S D, et al. Early discharge after pancreatoduodenectomy: what helps and what prevents? [J]. Pancreas, 2015, 44 (2): 273-278.

[51] ARLI F, SCHEEDE-BERGDAHL C. Prehabilitation to enhance perioperative care[J]. Anesthesiol Clin, 2015, 33 (1): 17-33.

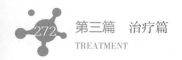
[52] GUSTAFSSON U O, SCOTT M J, SCHWENK W, et al. Guidelines for perioperative care in elective colonic surgery: Enhanced Recovery After Surgery (ERAS®) Society recommendations[J]. Clin Nutr, 2012, 31 (6): 783−800.

[53] KEHLET H, WILMORE D W. Multimodal strategies to improve surgical outcome[J]. Am J Surg, 2002, 183 (6): 630−641.

[54] SPANJERSBERG W R, VAN SAMBEECK J D P A, BREMERS A, et al. Systematic review and meta−analysis for laparoscopic versus open colon surgery with or without an ERAS programme[J]. Surg Endosc, 2015, 29 (12): 3443−3453.

[55] HOLBEK B L, HORSLEBEN PETERSEN R, KEHLET H, et al. Fast−track video−assisted thoracoscopic surgery: future challenges[J]. Scand Cardiovasc J, 2016, 50 (2): 78−82.

[56] SCHATZ C. Enhanced recovery in a minimally invasive thoracic surgery program[J]. AORN J, 2015, 102 (5): 482−492.

[57] GAO K, YU P M, SU J H, et al. Cardiopulmonary exercise testing screening and preoperative pulmonary rehabilitation reduce postoperative complications and improve fast−track recovery after lung cancer surgery: A study for 342 cases[J]. Thorac Cancer, 2015, 6 (4): 443−449.

[58] MEI J, LIU L, TANG M, et al. Airway bacterial colonization in patients with nonsmall cell lung cancer and the alterations during the perioperative period[J]. J Thorac Dis, 2014, 6 (9): 1200−1208.

[59] CHE G W, YU P M, SU J H, et al. Cardio−pulmonary exercise capacity in patients with lung cancers: a comparison study between video−assisted thoracoscopic lobectomy and thoracotomy lobectomy[J]. Sichuan Da Xue Xue Bao Yi Xue Ban, 2013, 44 (1): 122−125.

[60] POMPEO E. Non−intubated thoracic surgery: nostalgic or reasonable? [J]. Ann Transl Med, 2015, 3 (8): 99.

[61] SHI H, MEI L, CHE G. The current concepts of closed chest drainage in lobectomy of lung cancer[J]. Zhongguo Fei Ai Za Zhi, 2010, 13 (11): 999−1003.

[62] XIE H Y, XU K, TANG J X, et al. A prospective randomized, controlled trial deems a drainage of 300 mL/day safe before removal of the last chest drain after video−assisted thoracoscopic surgery lobectomy[J]. Interact Cardiovasc Thorac Surg, 2015, 21 (2): 200−205.

[63] KIM S S, KHALPEY Z, DAUGHERTY S L, et al. Factors in the Selection and Management of Chest Tubes After Pulmonary Lobectomy: Results of a National Survey of Thoracic Surgeons[J]. Ann Thorac Surg, 2016, 101 (3): 1082−1088.

[64] ZATEVAKHIN I I, PASECHNIK I N, GUBAIDULLIN R R, et al. Accelerated postoperative rehabilitation: multidisciplinary issue (Part 1) [J]. Khirurgiia (Mosk), 2015, (9): 4−8.

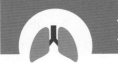

第十六章

胸外科微创手术与麻醉的相关问题

第一节　概　　述

微创手术日益普及，一方面，它可以减少术后疼痛和手术瘢痕、缩短卧床时间及住院时间，另一方面，手术部位受限可能导致严重的并发症。

必须强调的是，微创手术并不意味着简单。从麻醉的角度来看，手术体位的摆放，操作空间的受限，给麻醉医生带来了独特挑战。此外，随着外科手术数量的增长和经验的完善，曾经被认为不适合腔镜技术的高风险患者（肥胖、老年人、严重循环和呼吸系统疾病）也能进行微创手术。麻醉管理的目的是让患者安全地度过手术，尽量减少手术和伴发疾病带来的风险，减少术后疼痛，确保快速康复，尽早恢复正常功能。

第二节　胸外科微创手术麻醉

（一）术前评估

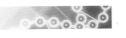

在加速康复外科理念下，面对微创胸科手术患者，麻醉科医生需做好术前评估，控制围术期的应激反应，优化液体管理，控制术后疼痛，鼓励患者术后早期活动。希望这些干预措施能减少围术期并发症的发生、改善患者转归、促进使用最佳训练方案。

对肺叶切除术患者的呼吸功能应从三个方面进行术前评估：肺机械功能、肺实质功能以及心肺储备功能，这是呼吸功能评估中的三要素。麻醉医师的责任在于，利用术前评估的机会识别出风险增加的患者，然后应用风险评估实施分级的围术期处理，并将资源集中在高风险患者身上，以改善其预后。

1. 肺机械功能用呼吸力学和容量的指标来反映，这些指标与 VATS 肺叶切除术的预后相关，包括 1s 用力呼气量（forced expiratory volume in 1 second，FEV_1）、用力潮气量（forced vital capacity，FVC）、最大通气量（maximal voluntary ventilation，MVV）和残气量/肺总量比值（residual volume/total lung capacity ratio，RV/TLV）等。这些指标以按年龄、体重和性别校正后的预计容量的百分比（如 $FEV_1\%$）来表示，上述指标中预测肺叶切除术后呼吸并发症最有效的单个检测指标是术后 FEV_1 预测值（predicted postoperative FEV_1，$ppoFEV_1\%$），其计算方法如下：

$ppoFEV_1\%=$ 术前 $FEV_1\% \times$（1– 功能性肺组织去除量 /100）

估计功能性肺组织百分比的一种方法是计算切除的有功能肺亚段的数量（图 16-1），$ppoFEV_1\% > 40\%$ 的患者术后呼吸并发症的发生率低，$ppoFEV_1\% < 40\%$ 的患者发生呼吸并发症风险增加，$ppoFEV_1\% < 30\%$ 的患者术后存在高风险。

图 16-1 示各肺叶的亚段数目。总亚段数量为 42。

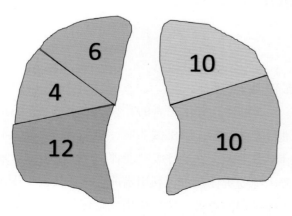

图 16-1 肺叶解剖示意图

2. 肺实质功能反映肺气体交换能力最有用的检测是一氧化碳的弥散能力（the diffusing capacity for carbon monoxide，DLCO），DLCO 校正值可通过与计算 FEV_1 相同的方法来计算肺切除术后的值，ppoDLco ＜预计值的 40% 与呼吸和心脏并发症的增加相关，而且很大程度不依赖 FEV_1。

3. 心肺储备功能实验室正规的运动试验是当前评估心肺功能的"金标准"，而最大氧耗量（VO_2max）则是判断胸科手术预后最好的预测指标。$VO_2max > 20mL/$（kg·min）的患者很少发生并发症。$VO_2max < 15mL/$（kg·min），患者术后并发症明显增高。目前开胸手术术前评估已有一些替代方法，传统爬楼梯试验仍然非常有用，如果能爬 5 段楼梯，则意味着 $VO_2max > 20 mL/$（kg·min），如果只能爬 2 段楼梯，则 VO_2max 为 $12mL/$（kg·min）。6min 步行距离测试（6MWT）也与 VO_2max 具有很好的相关性，6MWT 的距离 ＜ 610 m，表明 $VO_2max < 15 mL/$（kg·min）。

二、术前准备

（一）酒精滥用者

酒精滥用者（WHO 定义为摄入乙醇超过 36g/d）具有增加围手术期出血和伤口感染的风险。此外，酒精会损害代谢应激反应、心脏功能和免疫功能。每天乙醇摄入量超过 60g 的患者，围手术期风险增加 200%~400%，通常需要至少 4 周的时间才能减少这些风险，8~12 周患者的生理功能才可能恢复正常。同时肝硬化患者终末期肝功能衰竭风险极高，需要特殊护理。

（二）吸烟者

吸烟者常患有其他疾病，如慢性阻塞性气道疾病、肺气肿、外周血管病、缺血性心脏病和脑血管疾病。吸烟是增加围手术期并发症的独立危险因素，没有这些合并症的吸烟者仍然具有增加的围手术期风险，主要是由于伤口和组织愈合不良，可导致伤口感染以及心肺并发症。短期戒烟可以改善预后，手术前 4 周戒烟已被证实可以改善伤口愈合。也可使用尼古丁替代疗法进行术前戒烟。

（三）贫血

血红蛋白是氧气输送的主要决定因素之一。术前贫血是围手术期死亡和术后并发症的独立预测因素。应在术前纠正血红蛋白水平，因为预期血液丢失以及静脉补液稀释效应常造成血红蛋白浓度下降。术前贫血的纠正应考虑其病因，可适当使用铁、叶酸、维生素 B_{12} 补充剂和 / 或促红细胞生成素。术前贫血的医疗干预需要时间，应在手术计划前至少 3 ~ 4 周开始。虽然术前输血可以快速纠正贫血，并可用于严重贫血患者和 / 或预期出现严重失血的手术患者，但应谨慎使用，因为它与死亡率和发病率增加有关。还要考虑输血相关并发症的风险和输血对免疫系统的影响。

（三）麻醉方式和麻醉管理

胸腔镜手术的麻醉处理与管理要求较高，气管插管全身麻醉除应遵循一般手术全身麻醉的原则外，为保护健肺和（或）方便手术操作，需采用肺隔离技术。目前临床使用的主要肺隔离技术包括双腔气管插管、支气管堵塞管和单腔支气管导管。双腔气管导管仍是目前最主要的肺隔离方法，气道损伤的发生率为 0.2‰ ~ 2‰；支气管阻塞导管可用于困难插管；单腔支气管导管用于隆突切除或既往已行全肺切除的患者。

（一）麻醉期间的呼吸管理

1. 使用双腔支气管导管行肺隔离术，在导管位置正确后开始实施单侧肺通气。胸膜腔穿刺套戳入胸膜腔前必须停止患侧肺通气，可以行健侧肺单侧肺通气或暂停全肺通气使肺萎陷。手术结束关闭胸膜腔前应直视下对萎陷肺进行充分膨肺，检查手术吻合口或肺组织漏气情况。完全关闭胸膜腔并放置闭式引流管后再次膨肺，术中能维持合适氧合的情况下避免纯氧通气，防止术后肺不张。

2. 单肺通气策略　目前单肺通气趋向于应用小潮气量复合 PEEP，原因包括：①持续大潮气量（10 mL/kg）使通气量肺发生急性肺损伤；②通气补偿后允许反复肺不张的通气模式是有害的。现在单肺通气参数的建议：潮气量 6~8 mL/kg，PEEP 5cm H_2O，FiO_2 可以根据 SpO_2 或 PaO_2 适当调低，调整呼吸频率，维持其动脉血二氧化碳分压在 35~40 mmHg。

单肺通气期间，麻醉医师试图使非通气侧肺萎陷最大化以方便手术，同时尽量避免肺不张而使通气侧肺气体交换最佳。最近报道单肺期间低氧血症发生率约 1%，氧饱和度最低限没有一个被普遍接受的数值，但公认单肺通气氧饱和度应不 < 90%（PaO_2 > 60 mmHg）。动脉氧合在单肺通气 20~30min 常常降至最低，2 h 后血氧饱和度趋向稳定或逐渐上升。

3. 低氧血症

（1）主要原因　手术期间实施肺隔离和单侧肺通气时发生低氧血症的最常见原因是双腔支气管导管管端位置不当，特别是右肺单肺通气时因右上肺开口位置的变异常会发生右上肺通气不畅。患者患有慢性肺部疾病如肺气肿时，单侧肺通气时气道内气体分布不均衡增加，小气道过早闭合易导致通气不良，失去功能的肺单位又有可能过度通气，导致双肺 Vd/Vt 失衡加重。麻醉后侧卧位时，肺血的分布模式是下肺占优，但上肺通气比下肺通气好，所以肺 Vd/Vt 的改变必然影响氧合情况。开胸后开胸侧肺萎陷，肺泡通气明显减少，但肺血流未明显减少，造成开胸侧肺 Vd/Vt 降低。麻醉后侧卧位时非开胸侧肺受腹腔内容物、纵隔和重力的影响，通气不良，而血流灌注相对增多，同样造成 Vd/Vt 下降，以上情况造成肺内分流增加。肺内分流使动脉血氧分压下降出现低氧血症。缺氧性肺血管收缩是肺泡氧分压下降后肺血管阻力增加的一种保护性反应。表现为缺氧区域血流减少与肺动脉阻力升高，血流向通气良好的区域分布。缺氧性肺血管收缩使 Vd/Vt 失调缓解，肺内分流减少，从而改善低氧血症。单侧肺通气时缺氧性肺血管收缩在减少萎陷肺的血流中起重要作用。缺氧性肺血管收缩受生理因素、疾病状态与麻醉药物种类的影响。其他如充血性心力衰竭、二尖瓣疾病、急慢性肺损伤等均可影响缺氧性肺血管收缩。钙离子通道阻断剂、硝酸盐类、硝普钠、β 受体激动剂、支气管扩张剂、一氧化氮与吸入麻醉药均可抑制缺氧性肺血管收缩。缺氧性肺血管收缩受抑制后低氧血症表现更明显。

（2）低氧血症的预防和处理 ①单侧肺通气应维持足够的分钟通气量，单侧肺通气的潮气量应仅略小于双肺通气的潮气量，呼吸频率可高于或等于双肺通气时的频率。但是也要避免气道压力过大，造成非开胸侧肺血向开胸侧转移。②增加吸入氧浓度可提高通气侧肺动脉血氧分压使肺血管扩张，通气侧肺血流增加改善通气 / 血流比值，有利于非通气侧肺因缺氧性肺血管收缩使肺血流更多地进入通气侧肺。必要时采用呼气末正压通气（PEEP）（1~5 cmH$_2$O）以打开闭合的小气道，增加通气面积。在行肺叶切除时结扎相应的肺动脉可减少分流改善氧合。③对萎陷肺采用间歇膨胀或以气道持续正压（CPAP）（＜5 cmH$_2$O）通气可有效改善氧合。④良好的肌松使通气侧肺与胸廓顺应性增大，防止通气侧肺内压、气道压过高而使血流减少。⑤保持通气侧管腔和气道通畅。⑥避免使用影响缺氧性肺血管收缩的血管活性药物。⑦压力控制通气模式可以在气道压力太高时使用。以上方法不能缓解低氧血症时，只能采用纯氧短暂双肺通气以保障氧合。

4. 双腔管位置理想而单肺通气时肺萎陷不佳的可能原因和对策 双腔管可以为微创手术提供良好的视野以及安全的气道管理，但是有时候会碰到双腔管位置理想但是手术侧肺萎陷不佳，这主要跟以下因素有关：①胸膜粘连，患者既往可能有胸膜炎或结核病史。②术前接受放化疗治疗。③患者有 COPD 病史，小气道过早闭合，导致肺泡残气难以快速排出，导致肺萎陷不佳，这个时候肺泡内气体需要一段时间吸收后肺才出现萎陷完全。

纤支镜确定双腔管位置理想而仍出现肺萎陷不完全时，应在该侧位置放置一个吸引管，负压吸引将加速肺的萎陷，但是要记住，吸气导管必须及时拔出以免被缝合在切缘内。

（二）麻醉期间的循环管理

低血压和心律失常是胸外科微创手术麻醉期间循环管理的重点。开胸后的纵隔摆动易造成回心血量减少，心排出量降低，血压下降，使心肌灌注减少。开胸后对呼吸的不良影响导致缺氧或 CO$_2$ 蓄积，容易诱发心律失常。手术对纵隔、胸膜的刺激，对肺组织和纵隔的过分牵拉引起迷走神经反射兴奋，导致心动过缓、传导阻滞或心跳骤停等。术前有缺氧或 CO$_2$ 蓄积可加剧迷走神经反射。因此术中应维持适当的麻醉深度，这里强调适当的麻醉深度，术中有充分的镇痛，抑制应激，但又不过分抑制循环，防止血压过低，麻醉期间的血压下降幅度不应超过平时平均血压的 30%。长时间的低血压还会增加术后认知功能障碍的发生率。对循环功能不稳的患者，按照可能的原因采取相应的措施，对术中出血不多的患者，尽可能限制液体的过多输入。麻醉过程应实施严密的、持续的血氧饱和度（SpO$_2$）、心电图、ETCO$_2$ 和无创血压监测，对于可能对循环干扰较大的手术可考虑采用直接动脉压监测和中心静脉压监测。保证合适的有效循环血量、较高的血红蛋白水平，维持循环功能稳定，良好的肌松可避免纵隔摆动。

若同时出现心律失常及急剧血压下降，表明心律失常已对循环功能产生明显影响，应及时诊断与处理，可以暂停手术操作和应用合理的药物治疗。

（三）常见胸外科微创手术注意事项

1. 气胸患者行胸腔镜下肺大泡切除术时应避免诱导时面罩通气加重气胸程度，形成张力性气胸，进而压迫纵隔影响循环。可采取诱导前充分面罩吸纯氧，充分氧合，可以不用面罩正压通气进行双腔气管插管术，插管成功确定导管位置后，早期行健侧肺单肺通气。术前有胸腔闭式引流且引流通畅的可避免此问题。有些患者有双侧肺大泡、双侧气胸，在双腔气管导管插管成功后注意听诊双肺呼吸音，疑有张力性气胸者早期发现，早期处理，措施包括胸腔闭式引流，排出胸腔内高压气体。

2. 有些患者合并有 COPD，单肺通气时气道压力过高，肺源性呼吸困难，$ETCO_2$ 监测波形平台期斜率较大，听诊双肺有哮鸣音。这类患者在麻醉前需控制呼吸道症状，包括抗炎、扩张支气管、排痰和支持治疗等。

3. 利多卡因可有效地治疗术中支气管痉挛静脉注射利多卡因可以迅速达到有效的气道麻醉，但是同时也可能使支气管的张力增高。气道插管前静注利多卡因或喉头、声门下表面麻醉可防止支气管痉挛反射，但是利多卡因气雾剂可能因直接刺激而诱发易感患者支气管痉挛。酯类局部麻醉药可能引起过敏反应应慎用。

（四）液体管理

良好的术中麻醉管理是快速康复的一部分，在肺叶切除术手术中，限制性液体输注是有益的。传统液体管理不能提供精确液体输注量，每搏量变异度（SVV）比传统的中心静脉压（CVP）和肺毛细血管楔压（PCWP）对输液的敏感性高，但是目前关于如何进行最佳的液体治疗，尚缺乏标准化指南。下面是我们建议微创肺叶切除手术的容量管理：

1. 围术期第一个 24 h 液体保持正平衡，补液量不要超过 20 mL/kg。

2. 肺切除术术中不需要因第三间隙丢失而补充液体。

3. 尿量＞0.5 mL/（kg·h）时不需要加大补液。

4. 如果术后需要增加组织灌注，更可取的是应用有创监测及血管活性药物，而不是给予过多的液体。

第三节　术后疼痛管理

一　手术后疼痛及对机体的影响

手术后疼痛（postoperative pain，简称术后痛）是手术后即刻发生的急性疼痛，通常持续不超过 7 天。在创伤大的胸科手术和需较长时间功能锻炼的关节置换等手术，有时镇痛需持续数周。手术后疼痛是机体受到手术刺激（组织损伤）后的一种反应，包括生理、心理和行为上的一系列反应。术后疼痛可以增加耗氧量，增加心肌缺血、心肌梗死以及脑卒中的风险，降低术后肺功能导致术后肺部并发症，促发深静脉

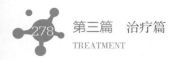

血栓等并发症。术后痛如果不能在早期被充分控制，则可能发展为慢性术后疼痛（chronic post-surgical pain，CPSP）或持续术后疼痛（persistent postoperativepain）。因此，及时、有效地处理术后疼痛，对于术后恢复是非常重要的。

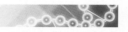

（二）疼痛评估

1. 视觉模拟评分（visual analogue scales，VAS） 一条长 10 cm 的标尺，一端标示"无痛"，另一端标示"最剧烈的疼痛"，患者根据疼痛的强度标定相应的位置。

2. 数字等级评分（numerical rating scale，NRS） 用 0~10 数字的刻度标示出不同程度的疼痛强度等级，0 为无痛，10 为最剧烈的疼痛，4 以下为轻度痛（疼痛不影响睡眠），4~6 为中度痛，7 以上为重度痛（疼痛导致不能入眠或从睡眠中痛醒）。

3. 语言等级评分（verbal rating scale，VRS） 将描绘疼痛强度的词汇通过口述表达为无痛、轻度痛、中度痛和重度痛。

4. Wong-Baker 面部表情评分（Wong-Baker faces pain rating scale） 由六张从微笑或幸福直至流泪的不同表情的面部象形图组成。这种方法适用于交流困难，如儿童、老年人、意识不清或不能用言语准确表达的患者，但结果易受情绪、环境等因素的影响（图 16-2）。

0 无痛　2 有点痛　4 轻微痛　6 明显痛　8 严重痛　10 剧烈痛

图 16-2　Wong-Baker 面部表情评分图

（三）常用镇痛药物

1. 对乙酰氨基酚 可抑制中枢神经系统合成前列腺素，产生解热镇痛作用。对乙酰氨基酚与非甾体类抗炎药（nonsteroidal anti-inflammatory drugs，NSAID）相比副作用更少，它不刺激胃黏膜、不影响血小板功能。对乙酰氨基酚具有中枢性抗伤害作用，单独应用对轻至中度疼痛有效，与阿片类药物联合应用，可发挥镇痛相加或协同效应。常用剂量为每 4~6 h 口服 10~15 mg/kg，日剂量不超过 4 000mg 时不良反应小，过量可引起严重肝脏损伤和急性肾小管坏死。联合给药或复方制剂不超过 2 000 mg/d。

2. 非选择性 NSAID 其在有效消除 COX 酶生物活性的同时抑制前列腺素的合成、聚积，通过阻断机体对内源性炎性因子的反应，达到镇痛效果。所有非选择性 NSAID 药物均可用于患者术后轻、中度疼痛的镇痛，或中、重度疼痛的多模式镇痛治疗。目前，临床上常用的给药方式包括口服、注射等（表 16-1，表 16-2）。此类药物的血浆蛋白结合率高，故不应同时使用两种同类药物。选用非选择性 NSAID 时需注意评估危险因素。非选择性 NSAID 药物无呼吸抑制作用，但胃肠副作用较大。对于老年（年龄＞65 岁）、存在心脑血管病病史或高危因素及肝肾功能损害患者，非选择性 NSAID 应谨慎使用，充血性心力衰竭、近期接受冠状动脉旁路移植术的患者禁用。

3. 选择性 COX-2 抑制剂 其对 COX-2 具有高度抑制作用，通过降低前列腺素样递质的合成而达到抗炎镇痛的目的。选择性 COX-2 抑制剂可用于患者的术后轻、中度疼痛的镇痛，或中、重度疼痛的多模式镇痛治疗。此外，选择性 COX-2 抑制剂半衰期较长，可透过血脑屏障，同时有效抑制外周和中枢痛觉敏化，提高痛阈，适宜于预防性镇痛。一般认为非选择性 NSAID 的抗炎效应是通过抑制 COX-2 介导，其副作用是对 COX-1 的抑制效应而引起的。因此在提供有效镇痛的同时，选择性 COX-2 抑制剂比非选择性 NSAID 具有更少的副作用。常用口服选择性 COX-2 抑制剂为塞来昔布，常用注射用选择性 COX-2 抑制剂为帕瑞昔布。选择性 COX-2 抑制剂不影响血小板功能，不增加出血时间。选择性 COX-2 抑制剂应用于已有肾功能损害、血容量减低、同时使用血管紧张素转化酶抑制剂或利尿剂的患者增加肾功能衰竭发生的风险。中度肝功能损害患者（ChildPugh B 级）应减量使用，肝功能严重受损患者（ChildPugh C 级）禁忌使用。长期使用选择性 COX-2 抑制剂具有心血管负效应，禁用于充血性心力衰竭以及近期接受冠状动脉旁路移植术的患者、有脑卒中和脑缺血发作史患者慎用。

表 16-1　常用非选择性 NSAID 口服药物

药物	每次剂量 /mg	每天次数 / 次	每天最大剂量 /mg
布洛芬	400 ~ 600	2 ~ 3	2 400 ~ 3 600
双氯芬酸	20 ~ 50	2 ~ 3	75 ~ 150
美洛昔康	7.5 ~ 15	1	7.5 ~ 15
塞来昔布	100 ~ 200	1 ~ 2	200 ~ 400

表 16-2　常用非选择性 NSAID 注射药物

药物	每次剂量 /mg	静脉注射起效时间 /min	维持时间 /h	用法
氟比洛芬酯	50	15	8	3 ~ 4 次 / 天，不超过 200mg/d
帕瑞昔布	40	7 ~ 13	12	12 h 1 次，连续用药不超过 3 天
酮咯酸	30	50	4 ~ 6	每 6h 1 次，最大剂量 120mg/d，连续用药不超过 2 天
氯诺昔康	8	20	3 ~ 6	2 ~ 3 次 / 天，日剂量不超过 24mg

4. 曲马多　是一种非阿片类中枢性镇痛药，抑制 5- 羟色胺和去甲肾上腺素的再摄取，虽也可与阿片受体结合，但其亲和力很弱。曲马多可用于治疗中等至严重的疼痛，抑制呼吸的风险相对较小，对胃肠运动功能的抑制作用小于吗啡，因此便秘较少。曲马多可与对乙酰氨基酚、非选择性 NSAID、选择性 COX-2 抑制剂等合用起协同作用。术后镇痛时曲马多的推荐剂量是在手术结束前 30min 静脉注射 2 ~ 3mg/kg。

5. 阿片类镇痛药　是治疗中、重度疼痛的最常用药物。此类药物通过与外周及中枢神经系统（脊髓及脑）的阿片类受体结合发挥镇痛作用。阿片类镇痛药按药理作用可分为激动药（吗啡、芬太尼、哌替啶等）、激动—拮抗药（喷他佐辛、纳布啡等）、部分激动药（丁丙诺啡）和拮抗药（纳洛酮等）。临床上常用的是阿片类激动药，按照其镇痛强度可分为弱阿片药和强阿片药。弱阿片药可用于轻、中度急性疼痛口服镇痛，包括可待因、双氢可待因等。吗啡、芬太尼、哌替啶、羟考酮等强阿片药，主要用于术后中、重度疼痛治疗。阿片类镇痛药最常见的不良反应包括：恶心、呕吐、便秘、嗜睡及过度镇静、呼吸抑制等。镇静、意识模糊（包括幻觉）、嗜睡、恶心、呕吐、瘙痒及尿潴留都是短暂的，停药数天或 1 ~ 2 周后这些症状可消失。阿片类药的大多数不良反应为剂量依赖性，就围手术期镇痛而言，必须注意其呼吸抑制、恶心、呕吐等短期不良反应。

6. 局部麻醉药　用于术后镇痛治疗，主要

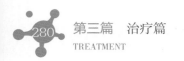
通过表面麻醉、浸润麻醉、单次神经阻滞、经导管连续神经阻滞等方法。局部麻醉药与阿片类药物联合应用，可增强镇痛作用并延长镇痛时间。

7. 其他 氯胺酮是 NMDA 受体拮抗药，加巴喷丁和普瑞巴林是 α2δ 受体阻滞剂。静脉注射小剂量氯胺酮（0.2~0.5 mg/kg）或术前口服普瑞巴林（150mg；或加巴喷丁 900~1 200 mg）对术后镇痛和预防神经病理性疼痛有重要作用，同时可减少阿片类药物用量，氯胺酮还能减少阿片类药物的痛觉敏化。

四 给药途径和给药方案

（一）全身给药

1. 口服 适用于意识清醒、非胃肠手术和术后胃肠功能良好患者的术后轻、中度疼痛的控制；大手术后可在使用其他方法（如静脉）镇痛后，以口服镇痛作为延续；用作其他给药途径的补充（如预先镇痛）或多模式镇痛的组分。口服给药有无创、使用方便、患者可自行服用的优点，但因首过效应以及有些药物可与胃肠道受体结合，生物利用度不一。药物起效较慢，调整剂量时既应考虑药物的血液达峰时间，又要参照血浆蛋白结合率和组织分布容积。禁用于有吞咽功能障碍（如颈部手术后）和肠梗阻患者。术后重度恶心、呕吐和便秘者慎用。

2. 皮下注射给药和肌内注射给药 适用于门诊手术和短小手术术后单次给药，连续使用不超过 3~5 天。肌内注射给药起效快于口服给药。但注射痛、单次注射用药量大、副作用明显，重复给药易出现镇痛盲区。

（二）局部给予局部麻醉药

局部给予局部麻醉药包括三种方法：切口局部浸润、外周神经阻滞和椎管内给药。采用单独局部给药或局部给药联合 NSAID（或阿片类药物）的多模式镇痛可降低或避免阿片类药物的不良反

应，是四肢或躯体部位手术后主要的镇痛方法。

1. 外周神经阻滞 适用于相应神经丛、神经干支配区域的术后镇痛。例如肋间神经阻滞、上肢神经阻滞（臂丛）、椎旁神经阻滞、下肢神经阻滞（腰丛、股神经、坐骨神经和腘窝）等，由于患者可保持清醒，对呼吸、循环功能影响小，特别适于老年、接收抗凝治疗患者和心血管功能代偿不良者。使用导管留置持续给药，可以获得长时间的镇痛效果。单次或通过导管持续给药阻滞感觉神经可达到清醒和运动镇痛的目的。神经电刺激器和超声引导下的神经阻滞术可提高导管留置的精确性。

2. 硬膜外腔给药 镇痛完善，可做到不影响运动和其他感觉功能，尤适于胸部及上腹部手术后镇痛。手术后 T3~T5 脊髓节段阻滞，不仅镇痛效果确实，还可改善冠状动脉血流量，减慢心率，有利于纠正心肌缺血。腹部手术后硬膜外腔镇痛与静脉镇痛相比并无明显优势，可能导致胸部和下肢血管代偿性收缩，但也有改善肠道血流、利于肠蠕动和肠功能恢复的优点。术后下肢硬膜外腔镇痛，深静脉血栓发生率较低，但不应用于使用小分子肝素等抗凝剂的患者。

局部麻醉药中加入高脂溶性阿片类药物（如舒芬太尼）不仅可达到镇痛的协同作用，还可减低这两类药物的副作用，是目前最常用的配伍，多以患者自控方式给药。

（三）患者自控镇痛

患者自控镇痛（patient controlled analgesia, PCA）起效较快、无镇痛盲区、血药浓度稳定、可通过冲击（弹丸）剂量及时控制爆发痛，并有用药个体化、与副作用相比疗效显著、患者满意度高等优点，是目前术后镇痛最常用和最理想的方法，适用于手术后中度、重度疼痛。

（四）多模式镇痛

迄今为止，尚无任何药物能有效地制止重度疼痛又不产生副作用。多模式镇痛（multimodalanalgesia）是指联合使用作用机制不

同的镇痛药物或镇痛方法，由于作用机制不同而互补，镇痛作用相加或协同，同时每种药物的剂量减少，不良反应相应降低，从而达到最大的效应/副作用比，是最常见的术后镇痛方式。在胸、腹等的手术，多模式镇痛是术后镇痛的首选治疗方法，基础用药为阿片类药物和 NSAID（或对乙酰氨基酚）。

1. 镇痛药物的联合应用　主要包括：①阿片类药物或曲马多与对乙酰氨基酚联合。对乙酰氨基酚、每日量 1.5~2.0 g，在大手术可节省阿片类药物 20%~40%。②对乙酰氨基酚和 NSAID 联合，两者各使用常规剂量的 1/2，可发挥镇痛协同作用。③阿片类药物（或曲马多）与 NSAID 联合，在大手术后使用常规剂量的 NSAID 可节俭阿片类药物 20%~50%，尤其是可能达到患者清醒状态下的良好镇痛。术前使用在脑脊液中浓度较高的 COX-2 抑制剂（如帕瑞昔布）可发挥抗炎、抑制中枢和外周敏化作用，并可能降低术后疼痛转化成慢性疼痛的发生率。④阿片类药物与局部麻醉药联合用于 PCEA。⑤氯胺酮（尤其右旋氯胺酮）、曲马多、加巴喷丁、普瑞巴林等也可与阿片类药物联合应用。偶尔可使用三种作用机制不同的药物实施多靶点镇痛。

2. 镇痛方法的联合应用　主要指局部麻醉药切口浸润、区域阻滞或神经干阻滞与全身性镇痛药（NSAID 或曲马多或阿片类药物）的联合应用。患者镇痛药的需要量明显降低，疼痛评分减低，药物的不良反应发生率低。

（五）VATS 肺叶切除术后疼痛管理

（一）术后镇痛

早期下床活动被认为是早期快速康复最关键的因素之一，良好的疼痛管理是实现早期下床活动的关键。胸科手术术后有多个感觉传入神经传递伤害性刺激，包括切口（肋间神经 T4~T8）、

胸腔引流（T7~T8）、纵隔胸膜（迷走神经）、膈胸膜（膈神经）。没有一种镇痛技术可以阻断所有的疼痛传入，因此镇痛应该是多模式的。胸科术后理想的镇痛技术包括使用三类经典药物：阿片类药物、抗炎药物和局部麻醉药物。镇痛模式包括硬膜外镇痛、胸椎旁神经阻滞镇痛、肋间神经阻滞镇痛、连续切口神经阻滞镇痛、肋间神经冷冻术等。目前随着可视化超声的出现，越来越多麻醉医生采取 B 超引导下神经阻滞作为术后镇痛方式。

1. 硬膜外镇痛（thoracic epidural analgesia，TEA）　硬膜外镇痛曾经是开胸大切口手术术后镇痛的金标准，可以降低术后肺部并发症，减少慢性胸部手术后疼痛综合征的发生率。但是，硬膜外镇痛存在呼吸抑制、低血压、头晕、恶心呕吐、尿潴留、硬膜外血肿、脓肿等风险。胸段硬膜外操作存在一定的失败率，现在超声可视化技术可以提高穿刺成功率。TEA 在 VATS 肺叶切除术后镇痛的优势仍需临床研究进一步证实。

2. 胸段椎旁神经阻滞　越来越多研究表明胸段椎旁神经阻滞（paravetebral block，PVB）镇痛作为一种替代方式，其安全性较高，效果几乎与 TEA 相同，并发症更低。椎旁神经阻滞镇痛可借助超声可视化技术放置，也可在手术结束时由手术医生在直视下放置椎旁神经阻滞导管作为术后连续 PVB。

3. 其他　随着超声可视化技术的推广，切口周围阻滞、肋间神经阻滞（ICB），以及最新出现的前锯肌平面阻滞（SAB）技术都可以适用于胸科手术，尤其是胸腔镜手术术后镇痛。目前长效局部麻醉药物引起了大家极大兴趣，据报道 Paacira 制药的 Exparel（布比卡因脂质体注射用混悬液）可取得长达 96 h 的镇痛作用，但 2013 年的一项用于后外侧开胸手术肋间神经阻滞的安全性和疗效的 3 期临床试验未达到其降低 72 h 累积疼痛评分的主要目标，未得到 FDA 批准，不

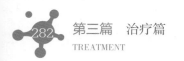

过其在胸腔镜、机器人手术当中的结果显示了优势，因此仍然引起关注。前锯肌平面阻滞（SAB）是今年出现的一项新技术，是在超声引导下在腋中线 T4~T5 肋间水平将局部麻醉药注射到前锯肌表面阻滞胸壁神经，该技术的优点是单次注射即可扩散至阻滞区域内胸壁神经，最早应用于乳腺手术，后来发现也可用于胸内手术，阻滞范围覆盖了胸腔镜手术操作区，最大优点是不阻滞交感神经，对血压影响小，在完善镇痛的同时不会造成低血压和心动过缓，对凝血顾虑低；缺点是锁骨上神经、肋间神经前皮支和后支的阻滞不够，

目前已经有若干研究关注这一方法在胸腔镜手术中的应用。

（二）VATS 肺叶切除术后慢性疼痛

为什么术后急性疼痛镇痛是如此重要呢？胸部手术后前 3 天经历的急性疼痛越严重则术后 6 个月发生慢性疼痛的可能性越大。研究表明，胸科手术后患者术后 3 个月的慢性疼痛发生率为 34%，术后 6 个月的慢性疼痛发生率为 27%，其中 8.2% 的患者因为疼痛其日常活动受到限制。接受开胸手术和胸腔镜手术的患者，在术后 6 个月时慢性疼痛发生率和严重程度方面没有差别。

第四节　微创胸科手术麻醉争论和展望
——非气管插管胸腔镜手术

第一例非气管插管胸腔镜肺叶切除术由 Al-Abdullatief M 等在 2007 年报道，目前这项技术已从早期的胸腔积液引流、治疗自发性气胸、纵隔肿物和肺楔形切除等手术方式逐渐扩大应用到一些肺部的大手术如肺减容术、胸腺切除术、肺段切除、肺叶切除、全肺切除甚至隆突重建和气管切除手术。推出非气管插管胸腔镜肺叶切除术主要的理由是降低气管插管、机械通气以及全身麻醉相关的不利因素，以及应用于合并肺部疾病、高龄等较高风险的患者。其方法主要是非气管插管，根据手术创伤的不同，使用的技术也各异，包括前锯肌平面阻滞、肋间神经阻滞、硬膜外阻滞，从不镇静到使用低度镇静到使用喉罩全麻，试图达到避免双腔管的气管、喉部损伤，减少呼吸机相关的肺损伤、肌松残余、术后肺部并发症以及术后恶心、呕吐等问题，从而达到加速

术后康复的目的。实施非气管插管胸腔镜肺叶切除术时为自主呼吸，肺萎陷是通过外科人工气胸的方式来实现的，肺容量降低到功能残气量，术中采用允许性高碳酸血症策略，其最大缺点是在清扫肺门和气管旁淋巴结时会发生呛咳，另外有 2.3%~10% 的中转全麻率。禁忌证包括肥胖、血流动力学不稳定、胸腔粘连、大的中央型肺癌、不配合的患者。围绕非气管插管胸腔镜肺叶切除术有不少争议，支持者认为它是一项值得大力推广的新技术，与加速外科康复（ERAS）理念不谋而合，可以避免全麻带来的诸多并发症。反对者则对其安全性存在怀疑，认为术中出血、脓液可能会引流到对侧，循环波动时较难处理，呛咳时影响操作，过度镇静又可能抑制呼吸导致缺氧。围绕非气管插管胸腔镜肺叶切除术的争议短时间内可能还不会结束，但是我们认为在为患者选择

一种新的治疗方式时,不是以"新即是好"或者"炫技"为目标,而是需要考虑这项技术的核心是否对患者来说有其他方法不可替代的优势?是不是采用经典的双腔管插管全麻无法避免损伤,无法让患者达到快速康复?中途转为全麻与全麻本身的风险如何均衡?

（蒋愈　赖仁纯）

参考文献

[1] MARSHALL R L, JEBSON P J, DAVIE I T, et al. Circulatory effects of carbon dioxide insufflations of the peritoneal cavity for laparoscopy [J]. Br J Anaesth, 1972, 44: 680−684.

[2] BEEBE D S, MCNEVIN M P, CRAIN J M, et al. Evidence of venous stasis after abdominal insufflations for laparoscopic cholecystectomy [J]. SurgGynecol Obstet, 1993, 176: 443−447.

[3] SCHAUER P R, LUNA J, GHIATAS A A, et al. Pulmonary function after laparoscopic cholecystectomy [J]. Surgery, 1993, 114: 389−397.

[4] PINKNEY T D, KING A J, WALTER C. Raised intraocular pressure (IOP) and perioperative visual loss in laparoscopic colorectal surgery: a catastrophe waiting to happen? A systematic review of evidence from other surgical specialities [J]. Tech Coloproctol, 2012, 16: 331−335.

[5] HAYDEN P, COWMAN S. Anaesthesia for laparoscopic surgery [J]. CEACCP, 2011, 11: 177−180.

[6] CROZIER T A. Anaesthesia for minimally invasive surgery [M]. UK: Cambridge University Press, 2010.

[7] GRUNDMANN U, SILOMON M, BACH F, et al. Recovery profile and side effects of remifentanyl−based anaesthesia with desflurane or propofol for laparoscopic cholecystectomy [J]. Acta Anaesthesiol Scand, 2001, 45: 320−326.

[8] JAIN S, KHAN R M. Effect of perioperative intravenous infusion of lignocaine on haemodynamic responses to intubation, extubation and postoperative analgesia [J]. Indian J Anaesth, 2015, 59: 342−347.

[9] ANJUM N, TABISH H, DEBDAS S, et al. Effects of dexmedetomidine and clonidine as propofol adjuvants on intraoperative hemodynamics and recovery profiles in patients undergoing laparoscopic cholecystectomy: a prospective randomized comparative study [J]. Avicenna J Med, 2015, 5: 67−73.

[10] VAN WIJK R M, WATTS R W, LEDOWSKI T, et al. Deep neuromuscular block reduces intra−abdominal pressure requirements during laparoscopic cholecystectomy: a prospective observational study [J]. Acta Anaesthesiol Scand, 2015, 59: 434−440.

[11] HASSANI V, PAZOUKI A, NIKOUBAKHT N, et al. The effect of gabapentin on reducing pain after laparoscopic gastric bypass surgery in patients with morbid obesity: a randomized clinical trial [J]. Anesth Pain Med, 2015, 5: e22372.

[12] MORIELLO C, MAYO N E, FELDMAN L, et al. Validating the six−minute walk test as a measure of recovery after elective colon resection surgery [J]. Arch Phys Med Rehabil, 2008, 89: 1083−1089.

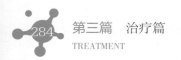
[13] CHANDRABALAN V V, MCMILLAN D C, CARTER R, et al. Pre-operative cardiopulmonary exercise testing predicts adverse post-operative events and non-progression to adjuvant therapy after major pancreatic surgery [J]. HPB (Oxford) , 2013, 15: 899-907.

[14] WONG J, ABRISHAMI A, YANG Y, et al. A perioperative smoking cessation intervention with varenicline: a double-blind, randomized, placebo-controlled trial [J]. Anesthesiology, 2012, 117: 755-764.

[15] MUSALLAM K M, TAMIM H M, RICHARDS T, et al. Preoperative anaemia and postoperative outcomes in non-cardiac surgery: a retrospective cohort study [J]. Lancet, 2011, 378: 1396-1407.

[16] BRODSKY J, LEMMENS H J. Left double-lumen tubes: Clinical experience with 1170 patients [J]. J Cardiothorac Vasc Anesth, 2003, 17: 289.

[17] SLINGER P D. Postpneumonectomy pulmonary edema: good news, bad news [J]. Anesthesiology, 2006, 105: 2-5.

[18] INOUE S, NISHIMINE N, KITAGUCHI K, et al. Double-lumen tube location predicts tube malposition and hypoxemia during one-lung ventilation [J]. Br J Anesth, 2004, 92: 195-201.

[19] British Thoracic Society, Society of Cardiothoracic Surgeons of Great Britain and Ireland Working Party. BTS guidelines: guidelines on the selection of patients with lung cancer for surgery [J]. Thorax, 2001, 56: 89-108.

[20] WEISMAN I M. Cardiopulmonary exercise testing in the preoperative assessment for lung resection surgery [J]. Semin thorax cardiovasc surg, 2001, 13: 116-125.

[21] OLSEN G N, BOLTON J W, WEIMAN D S, et al. Stair climbing as an exercises test to predict postoperative complications of lung resection. Two years' experience [J]. Chest, 1991, 99: 587-590.

[22] KINASEWITZ G T. A simple method to assess postoperative risk [J]. Chest, 2001, 120: 1057-1058.

[23] SLINGER P D. Preoperative assessment: an anesthesiologist's perspective [J]. Thoracsurg clin, 2005, 15: 11-25.

[24] BAYMAN E O, PAREKH K R, KEECH J, et al. A prospective study of chronic pain after thoracic surgery [J]. Anesthesiology, 2017, 126: 938-951.

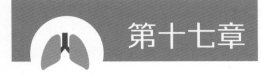

第十七章

肺癌围术期肺梗死及 ARDS 的防治

第一节　肺癌围术期肺梗死的防治

一　肺梗死的定义

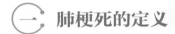

肺栓塞（pulmonary embolism，PE）是以各种栓子堵塞肺动脉系统为其发病原因的一组疾病或临床综合征的总称，包括肺血栓栓塞、脂肪栓塞、羊水栓塞、空气栓塞等。其中肺血栓栓塞症（pulmonary thromboembolism，PTE）是最常见的PE类型，指来自静脉系统或右心的血栓阻塞肺动脉或其分支所致疾病，以肺循环和呼吸功能障碍为主要临床表现和病理生理特征，占PE的绝大多数，通常所称的PE即指PTE。深静脉血栓形成（deep venous thrombosis，DVT）是引起PTE的主要血栓来源，DVT多发于下肢或者骨盆深静脉，脱落后随血流循环进入肺动脉及其分支，PTE常为DVT的合并症。由于PTE与DVT在发病机制上存在相互关联，是同一种疾病病程中两个不同阶段的临床表现，因此统称为静脉血栓栓塞症（venous thromboembolism，VTE）。VTE为本章主要讨论的内容，针对其他原因引起的PE本章不作进一步论述。

二　流行病学资料

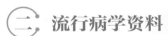

静脉血栓栓塞症（VTE）包括深静脉血栓形成（DVT）和肺血栓栓塞症（PE），是继冠心病与脑血管意外后第三大致死性心血管疾病。在北美，普通人群中首次VTE事件发生的概率为每年0.1%~0.2%，而且风险还会随着年龄的增大而递增，以80岁的人群为例，该概率增加到每年0.5%。针对PE真实流行病学资料的获取是十分困难的，因为部分PE患者并没有症状，或者只是偶然发现PE的；而另外一部分患者的首次症状就是突然死亡。总体来说，PE是一个不能忽略的可致残致死的并发症，2004年总人口为4.544亿的欧盟6国，与PE有关的死亡超过317 000例，其中，突发致命性PE占34%，仅有7%的早期死亡病例在死亡前得以确诊。我国肺栓塞防治项目对1997—2008年全国60多家三甲医院的PE患者进行了登记注册研究，在16 792 182例住院患者中共有18 206例确诊为PE，发生率为0.1%。

据统计分析，在有症状的VTE患者中，临床表现为PE的患者大约占1/3；而在余下2/3只表

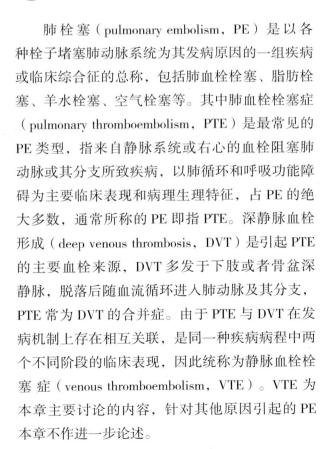

现为 DVT 的患者中，还有 10% ~ 15% 为无症状或"沉默"PE 患者。接近 50% 首次罹患 VTE 的患者并没有临床危险因素，这部分病例称为特异性 VTE；而其余的 VTE 患者都具有一个或一个以上的危险因素，例如手术治疗、放射治疗或化学治疗等。在美国，不少于 15% 的住院患者死亡是由 PE 直接或间接引起的，每年大约有 10 万位患者死于 PE，因此针对 PE 的预防和治疗在临床中显得十分重要。

（三）病理生理学改变

PE 和 DVT 实为 VTE 发生、发展中的两个不同阶段，因此它们有着相同的内源性和外源性的致病危险因素。内源性或基因性危险因素主要是与血液高凝状态相关的基因表型，包括：抗凝血酶缺陷、C 蛋白缺陷、S 蛋白缺陷、莱登第五因子遗传、凝血酶原 G20210A 基因突变等。而外源性或获得性危险因素主要包括：高龄、肥胖、长期卧床、VTE 既往史、恶性肿瘤病史等。在上述危险因素的基础上，加上一些诱发因素，例如手术、怀孕、激素治疗等引起血管内皮细胞损伤、血流停滞和血液高凝状态（Virchow 三联征），便可促使 VTE 的发生和发展。90% 以上 PE 患者的栓子是从下肢 DVT 脱落而来的，而在临床确诊为 PE 的患者中，同时仍患有 DVT 的可达 70%。血栓一般首先在小腿的深静脉形成，大约有 20% 的小腿深静脉血栓会往上延伸至膝关节以上的深静脉，而膝上深静脉的血栓（又称近端 DVT）更为容易脱落引起肺动脉栓塞。上肢 DVT 主要累及腋静脉和锁骨下静脉，同样可以导致肺梗死，但发生率没有下肢 DVT 高（仅有 10% ~ 15%）。而且上肢 DVT 好发于肿瘤患者，尤其是有中心静脉置管的患者。

急性 PE 同时干扰了血流循环和气体交换两个生理过程，而由压力过高引起的右心室衰竭是 PE 死亡的主要原因。当肺动脉血管床血栓栓塞超过 30% ~ 50% 时，肺动脉压力就会随之增高，加上由 PE 介导引起的血栓素 A2 等物质释放，可进一步诱发血管收缩。解剖上的物理梗死加上动脉的收缩明显增加了肺动脉的阻力和降低了其顺应性。突如其来的肺动脉压力增高引起了右心室的扩张，进而影响右心室心肌的收缩功能，右心室收缩时间延长；神经体液激活导致变力和变时刺激，该代偿机制与体循环血管收缩共同增加了肺动脉压力，以增加阻塞肺血管床的血流，由此暂时稳定体循环血压。但这种临时的代偿程度十分有限，未预适应的右心室无法产生 40 mmHg 以上的压力以抵抗平均肺动脉压，最终发生右心功能不全。右室壁张力增加使右冠状动脉相对供血不足，同时右室心肌氧耗增多，可导致心肌缺血，进一步加重右心功能不全。这就可以解释为

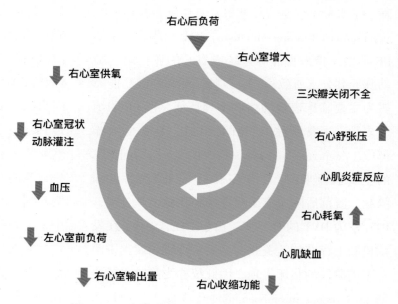

图 17-1 急性肺梗死引起循环衰竭的关键机制

［引 自：KONSTANTINIDES S V, TORBICKI A, AGNELLI G, et al. 2014 ESC Guidelines on the diagnosis and management of acute pulmonary embolism[J]. Eur Heart J, 2014, 35（43）: 3033-3080.］

何肺梗死急性期同样可以伴有心肌损伤的血清指标（肌钙蛋白）升高，而且心损指标的升高是肺梗死预后不佳的因素。急性 PE 引起右心功能不全进而循环衰竭的病理生理过程可参考图 17-1。

PE 相关的呼吸衰竭主要继发于血流动力学的紊乱，由于回流左心室血量减少，心排出量的降低导致混合静脉血氧饱和度降低。此外，阻塞血管血流减少和非阻塞血管毛细血管床的过度充盈导致了通气 / 血流比例失调，加重了低氧血症。由于右心房与左心房之间压差倒转，1/3 的患者超声心动图可以检测到血流经卵圆孔从右向左分流，引起严重的低氧血症，并增加反常栓塞和脑血管意外的风险。当然，远端的小肺动脉栓塞还可以导致区域"肺梗死"从而引起咯血、胸膜炎或胸腔积液等症状，但往往这些病理改变对于氧合作用的影响是轻微的。

四　临床症状与体征

PE 患者无论是急性起病还是缓慢进展，最常见的症状为气促和呼吸困难，还可伴有胸膜性胸痛、咳嗽和心悸，有肺组织梗死者还可以出现咯血。PE 的上述症状并不具有特异性，这些症状在肺癌术后患者中十分常见。但当患者出现类似症状时，胸外科医生必需提高警惕把 PE 作为重要鉴别诊断加以排查。

PE 患者常见体征包括：呼吸加快＞ 20 次 / min）、心率加快（＞ 90 次 /min）、血压下降及发绀。低血压和休克相对罕见，但却非常重要，往往提示大面积 PE 和 / 或血液动力学储备严重降低。颈静脉充盈或异常搏动提示右心负荷增加；下肢静脉检查发现一侧大腿或小腿周径较对侧增加超过 1 cm，或下肢静脉曲张，应高度怀疑VTE。其他呼吸系统体征：肺部听诊闻湿啰音及哮鸣音，胸腔积液等。肺动脉瓣区可出现第二心音亢进或分裂，三尖瓣区可闻及收缩期杂音。急

性 PE 致急性右心负荷加重，可出现肝脏增大、肝颈静脉反流征和下肢水肿等右心衰竭的体征。

Pollack CV 等综合分析了 1 880 例 PE 患者的临床表现，症状体征出现的频度从高到低分别为：呼吸困难（50%）、胸膜性胸痛（39%）、单侧肢体肿胀（24%）、咳嗽（23%）、胸骨后胸痛（15%）、发热（10%）、咯血（8%）、晕厥（6%）、单侧肢体疼痛（6%）。

五　诊断的手段与策略

由于 PE 的症状与体征均没有临床特异性，PE 的诊断依赖客观的实验室与影像学检查。但在临床实践中，如果对每一位出现以上非特异性症状的患者都进行有创的和昂贵的检查并不实际，因此我们需要在检查前对可疑 PE 的患者进行临床评估和可能性分级，不同分级的患者接受相对应的特殊检查。临床上有多个可供参考的PE 临床评估量表，其中应用最为广泛是由 Wells SP 等在 1998 年提出的一套临床预测 PE 评分系统（表 17-1）。该表评估的指标包括：既往 VTE 病史、心率、近期手术史、咯血、活动性肿瘤病史、DVT 的症状体征和其他鉴别诊断的可能性等。按照评分标准将 PE 的可能性分为三级：高度、中度和低度可疑（简化版只分高度和低度可疑两级）。那么对于肺癌术后的患者，不难发现由于背景已经符合"近期手术史"和"活动性肿瘤病史"两项，加上出现一个或以上相应的症状时如心率快、咯血等，按照 Wells 评估量表的算法所有患者都属于 PE 中度至高度可疑，均需要进一步检查排除确认。目前临床上可用于辅助诊断和排除 PE 的检查包括无创的实验室检查、心电图、超声检查等，以及微创的 CT 肺动脉显像、肺核磁共振扫描和肺通气 / 灌注扫描，但诊断的金标准仍然是有创的介入性肺动脉造影。近年来随着影像学技术的发展，微创肺动脉显像大有取代介

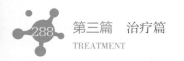
入性肺动脉造影的趋势。以下将对各种有价值的辅助检查进一步详细论述。

表 17-1 Wells 临床评估量表

Wells	原始版	简化版
既往 PE 或 DVT 病史	1.5	1
心率≥ 100 次 / 分	1.5	1
过去 4 周内有手术史或制动史	1.5	1
咯血	1	1
肿瘤活动期	1	1
DVT 临床表现	3	1
PE 的可能性大于其他疾病	3	1

临床概率（基于累计得分）

三分类法（简化版不推荐三分类法）：累计得分 0～1，PE 可能性小；累计得分 2～6，PE 可能性中等；累计得分≥7，PE 可能性高。

两分类法：累计得分 0～4（原始版），或 0～1（简化版），PE 可能性小；累计得分≥5（原始版），或≥2（简化版），PE 可能性小。

[引自：中华医学会心血管病学分会肺血管病学组. 急性肺栓塞诊断与治疗中国专家共识（2015）[J]. 中华心血管病杂志，2016，44（3）：197-211.]

（一）D- 二聚体（D-Dimer）检测

D- 二聚体是一种血纤维蛋白溶酶源性交联纤维蛋白的降解产物，急性血栓形成时，凝血和纤溶同时激活，可引起血浆 D- 二聚体的水平升高，而 D- 二聚体的升高亦间接反应凝血系统的持续激活。血浆 D- 二聚体用于诊断 PE 的敏感性高达 85%~98%，可惜其特异性却不甚理想。其他情况例如肿瘤、炎症、出血、创伤、外科手术等都可以使血浆 D- 二聚体的水平升高，这就导致 D- 二聚体诊断 PE 的假阳性率过高。那么 D- 二聚体的只要应用价值在于其良好的阴性预测能力，即当 D- 二聚体检测为阴性时，基本上可以排除低度到中度可疑性 PE 的可能。值得注意的是，高度可疑急性 PE 的患者不主张进行 D- 二聚体检测，因为此类患者，无论采取何种检测方法，无论血浆 D- 二聚体检测结果如何，都不能排除 PE，均需要进一步影像学检查来确诊和排除。

（二）CT 肺动脉显像

CT 肺动脉显像（computed tomography pulmonary angiography，CTPA），是目前诊断 PE 最重要的一项影像学检查。由于 CT 应用的广泛性和影像报告的快速性，CTPA 已基本上取代了传统的肺通气 / 灌注扫描成为诊断 PE 的首选影像学手段。相比肺通气 / 灌注扫描，CTPA 的另一个优势是除了可以直接观察肺动脉内是否存在血栓栓塞，还可以寻找引起患者症状体征的其他原因，例如：心包积液、肺不张、肺部感染等。随着 CT 扫描技术的日益进步，精细 CT 肺动脉显像已经逐渐成为可独立诊断和排除 PE 的影像学手段。PE 的直接征象为肺动脉内低密度充盈缺损，部分或完全包围在不透光的血流之内的"轨道征"，或者呈完全充盈缺损，远端血管不显影；CTPA 可以清晰显示肺段甚至亚肺段水平的动脉。间接征象包括肺野楔形条带状的高密度区或盘状肺不张，中心肺动脉扩张及远端血管分布减少或消失等。

一项临床研究 PIOPED II 报道了 CTPA 诊断 PE 的敏感性为 83%，特异性为 96%。该项研究还强调了检查前临床评估的重要性，对于 Well 评分为低度或中度可疑 PE 的患者，一个 CTPA 阴性结果的预测准确率分别高达 96% 和 89%；但是对于 Well 评分为高度可疑 PE 的患者，CTPA 阴性预测率下降至只有 60%。相反，对于 Well 评分为中度或高度可疑 PE 的患者，CTPA 阳性预测率高达 92%~96%；但对于低度可疑患者，该阳性预测率降低至 58%。所以，临床工作者必须把临床评估与 CTPA 结果结合分析，才能准确把握 PE 的诊断与排除。

（三）肺通气 / 灌注扫描

顾名思义，肺通气 / 灌注扫描包括两个部分，即通气相和灌注相扫描。典型的征象是局部肺组织区域出现通气相正常但灌注相缺如，即是

通气 / 灌注不匹配，则临床考虑该区域存在肺动脉栓塞。一个匹配的 V/Q 扫描可以非常有效地排除 PE，然而在临床可疑 PE 患者中 V/Q 扫描正常的只占 25%。一个以上肺段动脉灌注缺如基本上可以确诊 PE，但这也只占临床可疑 PE 患者的 10%。剩下 65% 患者的 V/Q 扫描仅存在小区域的不匹配或匹配缺陷，既不能确诊也不能排除 PE，需要加做另外的检查进一步验证，这是 V/Q 扫描最大的缺陷。

虽然目前 CTPA 已经基本上取代 V/Q 扫描成为诊断 PE 的首选影像学手段，但是 V/Q 扫描并未完全被摒弃，它在某些特殊患者群体中仍具有独特的诊断价值。对于伴有严重肾功能损害、对 CT 造影剂过敏、40 岁以下的妇女以及怀孕的女性患者均应该首选 V/Q 扫描而非 CTPA。

（四）磁共振肺动脉造影

对 CT 造影剂过敏的患者，磁共振肺动脉造影（magnetic resonance pulmonary angiography，MRPA）可以作为诊断 PE 的替代检查。在单次屏气 20s 内完成 MRPA 扫描，可确保肺动脉内较高信号强度，直接显示肺动脉内血栓栓塞所致的低灌注区。MRPA 曾被寄予厚望成为诊断和排除 PE 的新"金标准"，可惜最近两项大型的对照研究表明，MRPA 诊断敏感性低，相当一部分扫描结果模棱两可，加上 MRI 本身未广泛推广应用，该项新技术目前并不推荐单独用于诊断和排除 PE，其临床价值有待进一步研究验证。

（五）超声检查

超声检查包括超声心动图检查和加压静脉超声检查，两者均有无创、方便的特点，而且对于急诊或生命体征不稳定的患者，超声检查可以给胸外科、麻醉科及 ICU 医生提供重要和及时的临床信息。

PE 的病理过程涉及右心功能不全和衰竭，因此超声心动图可以发现右心室功能障碍的特征，包括：①右心室扩张和 / 或运动功能减退；②相对左心室，右心室的直径增宽；③三尖瓣反流的速率；④严重时可以发现血流经卵圆孔自右向左分流；⑤有时还可以直接发现右心室里存在血凝块。④和⑤两点甚至被认为是 PE 预后不良的指标，应重点排查。由于临床证据不足，目前并不推荐所有可疑 PE 患者常规接受超声心动图检查，但明确推荐用于伴有低氧血症或生命体征不稳定的患者。

PE 的血栓绝大部分来自下肢深静脉，所以加压静脉超声（compression venous ultrasonography，CUS）亦主要用于下肢深静脉检查。CUS 诊断下肢 DVT 的敏感性超过 90%，而特异性高达 95%，已基本上取代了传统的静脉造影。研究表明，30%~50% 的 PE 患者可以通过 CUS 发现 DVT，如果可疑 PE 的患者通过 CUS 发现了近心端 DVT，则无需再进一步检查直接可按 PE 接受相应治疗。

（六）诊断策略

如上所述，诊断 PE 的多种手段各有优劣，临床上该如何利用好它们达到准确诊断而又避免过度检查就涉及到诊断策略问题。参照欧洲心脏病学会（ESC）2014 年急性 PE 诊疗指南，应该先对可疑 PE 的患者进行初始危险的分层，然后针对高危和低危的患者选择不同的辅助检查。初始危险分层主要根据患者当前的临床状态，只要存在休克或者持续低血压即为高危患者，休克或者持续低血压是指收缩压 < 90mmHg，或收缩压下降 ≥ 40mmHg 并持续 15min 以上，排除新发心律失常、血容量下降、脓毒血症。如无上述症状、体征则为低危患者。

伴有休克或低血压的可疑 PE 患者为高危患者，这部分患者死亡率极高，需要在短时间内作出准确诊断和给予合适治疗。诊断策略流程如图 17-2，首先应考虑给患者进行 CTPA 检查以明确诊断，如果患者过于不稳定而无法转运，则应该接受床旁超声心动图检查，发现有任何右心室超

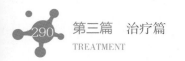
负荷的超声特征，临床诊断 PE 即可成立，患者应马上接受特异性再灌注治疗；如果无右心室超负荷的特征，这时应该积极寻找其他引起血流动

力学不稳定的病因，例如：心室梗死、心包填塞、主动脉夹层等。

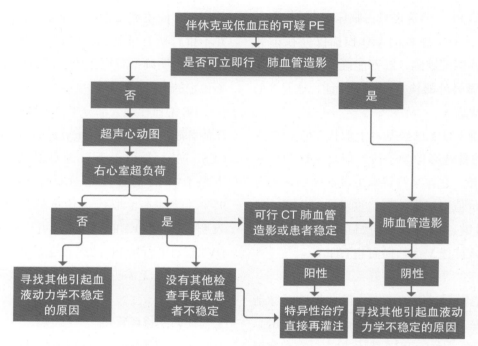

图 17-2　高危可疑 PE 患者的诊断策略流程

［引自：中华医学会心血管病学分会肺血管病学组. 急性肺栓塞诊断与治疗中国专家共识（2015）[J]. 中华心血管病杂志，2016，44（3）：197-211.］

不伴休克或低血压的可疑 PE 患者为低危患者，临床上这类患者更为多见，首先应进行临床可能性评估（Well 评估量表），在此基础上决定下一步诊断策略（图 17-3）。对于低度到中度可疑 PE 的患者，可以先检测 D- 二聚体，如是阴性结果则基本可以排除 PE 可能；但若是阳性结果就需要进一步行 CTPA 检查。对于高度可疑 PE 的患者，则应该直接进行 CTPA 检查，结果阳性可诊断 PE，阴性则可排除。肺癌手术后的患者若出现 PE 类似的症状，根据 Well 量表评分基本上都会分到高度可疑一类，加上肿瘤、炎症和手术本身均可以使 D- 二聚体水平升高，笔者认为如果有条件，所有肺癌术后可疑 PE 的患者均应该行 CTPA 检查，既可以诊断与排除 PE，又可以

通过 CT 影像排查其他可能的病因。

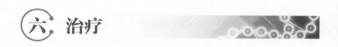

（六）治疗

肺梗死的诊断一旦明确，其治疗是十分简单而有效的，即根据患者的危险度选择再灌注治疗或抗凝治疗，但仍然推荐有条件的单位请血液科会诊协助治疗。

（一）再灌注治疗

再灌注治疗包括外科 / 介入手术取栓和药物溶栓两类，适用于血流动力学不稳定（伴有休克或低血压）的 PE 患者。药物溶栓治疗较为常用，在症状出现后 48h 内使用效果较佳，但必须评估其出血的风险，溶栓的绝对禁忌证包括：近期有脑

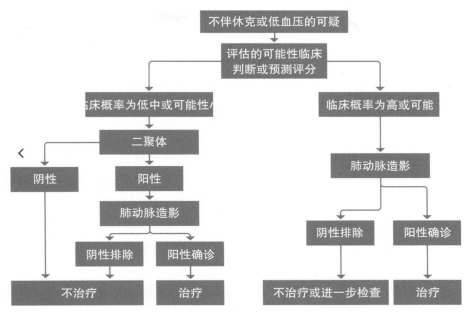

图 17-3　低危可疑 PE 患者的诊断策略流程

［引自：中华医学会心血管病学分会肺血管病学组 . 急性肺栓塞诊断与治疗中国专家共识（2015）[J]. 中华心血管病杂志，2016，44（3）：197-211.］

出血病史以及枢神经系统肿瘤、近 3 周内有外伤或手术史、近 1 个月内有消化道出血史、和患者目前仍有活动性出血。可见对于肺癌术后的患者，溶栓治疗未必是最合适的选择，需谨慎评估溶栓后患者大出血的风险。笔者认为有条件的单位应该尽量选择物理再灌注的方法，尤其是介入治疗的方法；对于双侧肺动脉主干的血栓栓塞，体外循环下肺动脉切开取栓可能是唯一的治疗选择。

（二）抗凝治疗

抗凝治疗适用于所有低危的 PE 患者和再灌注治疗后的序贯治疗。根据 2014 年 ESC 急性 PE 诊疗指南，对于可疑 PE 的患者，在确诊检查结果出来前都可以先给予抗凝治疗。抗凝治疗常用的药物有肝素和低分子肝素，注射用后均能较快达到抗凝的效果。肝素代谢半衰期较短，而且可以用于肾功能不全的患者，因此更为胸外科医生所接受，但是肝素治疗期间必须监测 aPTT 并根据其水平来调节剂量。低分子肝素代谢半衰期相对较长，而且没有拮抗剂，但其优点在于用药较

为简单，无需监测 aPTT。

PE 患者均需要长期（至少半年）接受抗凝治疗，肝素与低分子肝素适用于住院患者，但对于出院患者，则需要转换为口服药物治疗，常用药物有维生素 K 拮抗剂如华法林，和近年用得较多的 Xa 因子拮抗剂如利伐沙班等。从注射肝素转换到口服药物更需要"桥接治疗"（bridging therapy），以华法林为例，其达到抗凝治疗效果（INR 2-3）一般需要 5 天，那么这段时间需要继续注射肝素维持抗凝效果，待华法林达到治疗效果后方可停用肝素。关于抗凝治疗的时间，一般对于有明确诱因的 PE，例如手术或创伤后，诱因解除后复发率是比较低的，这部分患者只需口服抗凝治疗 3 个月就足够了。对于肺癌术后患者，若手术为根治性，即活动性恶性肿瘤已经完全缓解，抗凝治疗至术后或辅助治疗后 3 个月已经足够；若手术为姑息性，那么抗凝治疗就必须相应延长，有条件的单位应请血液科协助治疗。

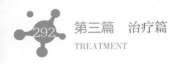
七、预防

根据 Caprini 非骨外科手术患者患 VTE 的风险评分标准，肺癌手术后的患者均是 PE 的高危人群，若不接受预防性治疗则患 VTE 的风险将＞6%。常用的预防方法有两种，一种为药物性预防，另一种为物理性预防。

（一）药物性预防

药物的选择要考虑药物的疗效与安全性、患者本身的情况（有无肾功能不全等），外科患者还需考虑术后出血的问题。常用的药物有：①低分子肝素，如 Clexane（克塞）；②普通肝素，预防效果没低分子肝素好，但其半衰期短而且其抗凝效果可以逆转，还可以用于肾功能不全的患者，因此受胸外科医生所推崇。③华法林，多用于骨外科患者术后的长期预防，胸外科患者少用。④新型 Xa 因子拮抗剂如利伐沙班，目前尚未见有临床研究验证这类药物用于预防 VTE 的报道，因此暂不推荐使用该类药物。⑤阿司匹林，可以用于动脉硬化性栓塞，但对于静脉栓塞的预防，目前的临床证据并不十分支持。2012 年 ACCP 指南将阿司匹林列入髋关节或膝关节置换术术后 VTE 的预防用药之一，但对于其他外科的患者，并没有常规推荐。因此，阿司匹林应为 VTE 预防的二线用药。

（二）物理性预防

物理性预防的方法有多种，但主要是以下三种：①间歇气压疗法（intermittent pneumatic compression，IPC）。这种方法的主要原理是促进双下肢的静脉回流，达到减少因静脉血流减慢而引起 DVT 的风险。IPC 还可以减少血流中 I 型纤溶酶原激活物抑制因子，从而增加内源性纤溶的活性。IPC 推荐用于因有药物抗凝禁忌的患者，特别是外科患者，围手术期均可以使用。②梯度压力弹性袜（graduated compression stockings，GCS）。GCS 是把具有弹力压缩的长袜穿套于脚踝至大腿，脚踝处压力最高，产生逐级递减的压力，从而达到促进下肢回流的效果。GCS 使用方便简单，应该推荐所有围手术期肺癌患者使用，但使用方法必须正确，弹力袜必须穿套到膝盖以上，否则不但没有预防 DVT 的效果，还会产生反作用。③足底静脉泵（venous foot pump，VFP），VFP 与 IPC 原理相似，由中心控制器、通气软管和充气脚套组成，在足部无法活动时如接受手术，中心控制器通过在极短的时间内对足底上的脚套充放气，以压缩足部肌肉，模仿人体正常行走时脚部的肌肉收缩状态，促进血液的回流，防止血液瘀滞和 DVT 形成。如果有条件，所有胸外科的患者术中都应推荐使用 VFP。

物理性预防的方法比较简单方便，但是效果却没有药物性预防好，最佳的预防方法应该是物理药物联合使用，毕竟两者并没有冲突，临床研究亦证实两者联合应用的确可以进一步降低 DVT 的风险。

第二节 急性呼吸窘迫综合征的防治

（一）急性呼吸窘迫综合征的定义

急性呼吸窘迫综合征（acute respiratory distress syndrome，ARDS）是在严重感染、休克、创伤及烧伤等非心源性疾病过程中，肺毛细血管内皮细胞和肺泡上皮细胞损伤造成弥漫性肺间质及肺泡水肿，导致的急性、进行性低氧性呼吸功能不全或衰竭。ARDS 的关键特征是难治性低氧血症和呼吸窘迫，这是由于肺泡与毛细血管间膜受损后形成富含蛋白的肺泡水肿导致的。

关于 ARDS 的定义，最先的定义是由 1994 年召开的 American-European Consensus Conference （AECC）所制定的，只包括四个方面：①急性起病；② PaO_2/FiO_2 比率（氧合指数）< 200，不管是否使用正压通气；③肺部影像发现双肺渗出性改变；④缺乏充血性心力衰竭的证据，即肺动脉楔压不大于 18 mmHg，或临床影像没有左心房压力升高的证据。该定义一直沿用至 2011 年，由于 AECC 定义过于简单而引起误诊漏诊，2011 年 AECC 对其进行重新修订，因会议在柏林召开，该新版定义又被称为"柏林定义（Berlin definition）"，主要包括以下修订内容：①时间：必须是明确诱因或呼吸症状出现 1 周内；②胸部影像学检查发现双肺阴影，但不能为胸腔积液、肺不张或肺肿物所解释；③不能完全由心力衰竭或容量过负荷解释的呼吸衰竭，如果没有 ARDS 的危险因素时可行超声心动图等检查排除静水压性肺水肿；④氧合状态按严重程度分为轻度（在 PEEP 或 CPAP ≥ 5 cm H_2O 条件下，200 mmHg <氧合指数 ≤ 300 mmHg），中度（在 PEEP 或 CPAP ≥ 5 cmH_2O 条件下，> 100 mmHg <氧合指数 ≤ 200 mmHg）和重度（在 PEEP 或 CPAP ≥ 5 cmH_2O 条件下，氧合指数 ≤ 100 mmHg）。

（二）流行病学资料

美国一项多中心前瞻性研究在 1999—2000 年间对 1 113 名 ARDS 患者进行长达 15 个月的跟踪研究，发现 ARDS 发病率为每年 86/100 000 人（以氧合指数 ≤ 300 mmHg 为标准），或每年 64/100 000 人（以氧合指数 ≤ 200 mmHg 为标准）。ARDS 的发病率随着年龄的增加而增加，在 15~19 岁人群中 ARDS 的发病率仅为每年 16/100 000 人，而在 75~84 岁的人群中其发病率增加至每年 306/100 000 人。根据该数据推测美国每年诊断 ARDS 患者高达 190 000 人。

10%~15% 在重症监护室（intensive care units，ICU）接受治疗的患者以及高达 23% 接受呼吸机辅助通气的患者符合 ARDS 的诊断标准。另一项入组 30 000 例 ICU 患者的国际多中心研究发现，10% 患者转入 ICU 的原因为 ARDS。大约 50% 的 ARDS 患者均在诱发病因后 24 h 内起病，死亡率高达 40%~50%。

（三）急性呼吸窘迫综合征的病理生理改变

肺泡上皮细胞及毛细血管内皮细胞的损伤，使肺泡—毛细血管膜的通透性增加，体液和血浆蛋白渗出血管外至肺间质和肺泡腔内，形成非心源性肺水肿（图 17-4）。引起肺泡—毛细血管膜通透性增加的原因较为复杂。中性粒细胞在急性肺损伤中可能起到重要作用。从 ARDS 患者的肺泡灌洗液中发现，中性粒细胞数量增加，中性粒细胞酶的浓度也增高。一些病原体及其毒素作为炎症刺激物激活体内的补体系统，促使炎性细胞及血小板等在毛细血管内形成微血栓。一些炎性细胞和内皮细胞可释放细胞因子和炎性介质，包括肿瘤坏死因子（TNF-α）、白介素类（IL-1、IL-6、IL-8 等）、氧自由基、血栓素等，都可损伤毛细血管内皮细胞，破坏血管壁的通透性。一些游离脂肪酸及各种细胞碎片在肺血管内形成的微血栓，可直接损害血管壁，引起漏出性肺水肿。

肺表面活性物质的数量减少和活性降低是引起 ARDS 患者发生难治性低氧血症和肺顺应性降低的重要原因。炎性反应、肺泡血液灌流不足、肺泡水肿及机械通气等，都可使肺表面活性物质减少和活性降低，结果使肺泡发生早期关闭，肺功能残气量降低及广泛性肺不张，导致肺顺应性下降，通气 / 血流比例失调和肺内分流量增加，引起顽固性低氧血症。

ARDS 的肺机械性能改变表现为肺顺应性降低。肺顺应性是反映肺组织的弹性特点，表示在一定压力下肺容量扩张的难易程度。 ARDS 患者由于肺间质和肺泡水肿充血、肺表面活性物质减少引起肺表面张力增大，肺容量及肺功能残气量都降低，结果导致肺顺应性明显降低。在 ARDS 早期，肺容量降低和肺不张的发生是不平衡的，往往与患者的体位有关，低垂部位肺比较容易发生。

肺内分流量增加和通气 / 血流比例失调都可

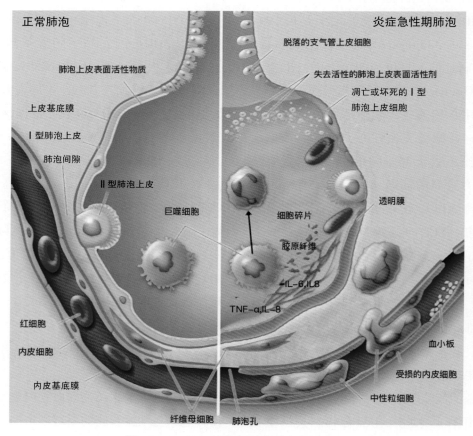

图 17-4 ARDS 的病理生理改变示意图

（引自： KASPER D, FAUCI A, HAUSER S, et al. Harrison's principles of internal medicine: 19th edition [M]. New York: McGraw-Hill Education / Medical, 2015. ）

引起低氧血症，但肺内分流量的增加是引起顽固性低氧血症的主要原因。肺功能残气量降低和广泛肺不张使肺容量明显降低，可减少至正常肺容量的一半以下，死腔通气明显增加，加上通气/血流比例失调，使静脉血得不到充分氧合，肺内真正分流量增加，导致低氧血症。在 ARDS 后期，由于死腔通气增加，可导致二氧化碳的排出障碍而引起二氧化碳潴留。

ARDS 主要的病理生理表现：①早期（渗出期）：弥漫性肺损伤，肺毛细血管内皮细胞与肺泡上皮细胞屏障的通透性增高，肺泡与肺间质内积聚大量的水肿液，其中富含蛋白及以中性粒细胞为主的多种炎症细胞，透明膜形成及 I 型肺泡上皮细胞或内皮细胞坏死、水肿。②亚急性期（增生期）：少数 ARDS 患者在发病第 1 周内可缓解，但多数患者在发病的 5～7 天后病情仍然进展，进入亚急性期。病理上可见肺间质和肺泡纤维化，II 型肺泡上皮细胞增生，部分微血管破坏并出现大量新生血管。③晚期（纤维化期）：部分患者呼吸衰竭持续超过 14 天，病理上常表现为严重的肺纤维化，肺泡结构破坏和重建。

四　急性呼吸窘迫综合征的危险因素与临床表现

ARDS 的危险因素包括直接因素和间接因素（表 17-2）。其中最常见的病因为：①肺炎/败血症（40% 的 ARDS 病例发生）。②误吸胃内容物（占 30%）。③严重外伤（占 20%）。肺癌术后的患者在肺部受外科创伤的基础上易发肺部感染，因此是 ARDS 的高危人群。目前已经有多项回顾性研究试图探究肺切除术后 ARDS 起病的高危因素，这些因素大致可归为：①术前因素：年龄、吸烟史、心血管并发症、肺部并发症（肺纤维化、COPD 等）、新辅助放化疗、肺通气功能不足。②术中因素：手术切除方式（全肺或肺叶

或亚肺叶）、淋巴结清扫范围、手术时间、失血、扩大切除范围（胸壁）、由于特殊原因再开胸、术中输液量。③术后因素：体液管理（过度补液），机械通气（不合理的机械通气模式）。

ARDS 的临床症状与体征表现为：①急性起病，在直接或间接肺损伤后 12~48 h 内发病，常规吸氧低氧血症难以纠正。②肺部体征无特异性，急性期双肺可闻及湿啰音或呼吸音减低。③早期病变以间质性为主，胸部 X 线片常无明显改变。病情进展后，可出现肺内实变，表现为双肺野普遍密度增高，透亮度减低，散在斑片状密度增高阴影（弥漫性肺浸润影）。④无心功能不全的临床表现。典型的 ARDS 临床分期，按 Moore 标准可分为 4 期：①急性损伤期：损伤后数小时，原发病为主要临床表现。呼吸频率开始增快，导致过度通气，无典型的呼吸窘迫。可不出现 ARDS 症状，血气分析示低碳酸血症，PaO_2 尚属正常或正常低值。X 线胸片无阳性发现。②稳定期：多在原发病发生 6~48 h 后，表现为呼吸增快、浅速，逐渐出现呼吸困难，肺部听诊可闻及湿啰音或少量干啰音。血气分析示低碳酸血症，PaO_2 下降，肺内分流增加。X 线胸片显示细网状浸润阴影，反映肺血管周围液体积聚增多，肺间质液体含量增加。③急性呼吸衰竭期：此期病情发展迅速，出现发绀，并进行性加重。呼吸困难加剧，表现为呼吸窘迫。肺部听诊湿啰音增多，心率增快。PaO_2 进一步下降，常规氧疗难以纠正。X 线胸片因间质与肺泡水肿而出现典型的弥漫性雾状浸润阴影。④终末期：呼吸窘迫和发绀持续加重，患者严重缺氧，出现神经精神症状如嗜睡、谵妄、昏迷等。血气分析示严重低氧血症、高碳酸血症，常有混合性酸碱失衡，最终导致心力衰竭或休克。X 线胸片显示融合成大片状阴影，呈"白肺"（磨玻璃状）。

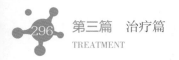
表 17-2　ARDS 的危险因素

直接肺损伤	间接肺损伤
肺炎	败血症
胃内容物误吸	多发性创伤
肺挫伤	体外循环
脂肪、羊水或空气栓塞	药物过量
溺水	急性胰腺炎
吸入性损伤	输注血制品
再灌注肺水肿	

五、急性呼吸窘迫综合征的诊断与鉴别诊断

（一）ARDS 的诊断

首先患者要有临床诊断依据：具有全身性感染、休克、重症肺部感染、大量输血、大手术或创伤等引起 ARDS 的原发病；疾病过程中出现呼吸频数、呼吸窘迫、低氧血症和发绀，常规氧疗难以纠正缺氧；血气分析示肺换气功能进行性下降；X 线胸片示肺纹理增多，边缘模糊的斑片状或片状阴影，排除其他肺部疾病和左心功能衰竭。

其次需要符合 ARDS 诊断的"柏林定义"，即：①必须是原发病起病或呼吸症状出现在 1 周内；②胸部影像学检查发现双肺阴影，但不能为胸腔积液、肺不张或肺肿物所解释；③不能完全由心力衰竭或容量过负荷解释的呼吸衰竭；④氧合状态至少 ≤ 300 mmHg。

（二）ARDS 的鉴别诊断

ARDS 突出的临床征象为肺水肿和呼吸困难，在诊断标准上无特异性，因此鉴别诊断特别困难，特别需要鉴别以下几种疾病：①心源性肺水肿。见于冠心病、高血压性心脏病、风湿性心脏病和尿毒症等引起的急性左心功能不全。其主要原因是左心功能衰竭，致肺毛细血管静水压升高，液体从肺毛细血管漏出，致肺水肿和肺弥散功能障碍，水肿液中蛋白浓度不高。必要时可以

行超声心动图进行鉴别。②其他非心源性肺水肿。ARDS 属于非心源性肺水肿的一种，但其他多种疾病也可导致非心源性肺水肿，如肝硬化和肾病综合征等。另外还可见于复张性肺水肿，其他少见的情况有纵隔肿瘤、肺静脉纤维化等引起的肺静脉受压或闭塞，致肺循环压力升高所致的压力性肺水肿。此类患者的共同特点为有明确的病史，肺水肿的症状、体征及 X 线征象出现较快，治疗后消失也快。低氧血症一般不重，通过吸氧易于纠正。③急性肺栓塞。各种原因导致的急性肺栓塞，患者突然起病，表现为剧烈胸痛、呼吸急促、呼吸困难、烦躁不安、咯血、发绀和休克等症状。PaO_2 和 $PaCO_2$ 同时下降，与 ARDS 颇为相似。而且肺癌术后患者同为急性肺栓塞与 ARDS 的高危人群，必要时可行 CTPA 及超声心动图 / 静脉加压超声检查进行鉴别。④慢性阻塞性肺疾病急性加重。此类患者既往有慢性胸、肺疾患病史，常于感染后发病；临床表现为发热、咳嗽、气促、呼吸困难和发绀；血气分析示 PaO_2 降低，多合并有 $PaCO_2$ 升高。根据病史、体征、X 线胸片、肺功能和血气分析等检查不难与 ARDS 鉴别。

六、急性呼吸窘迫综合征的治疗

肺癌术后患者一旦确诊 ARDS，由于死亡率极高，需要多学科（胸外科、呼吸内科及 ICU）综合治疗以期达到最佳的治疗效果。ARDS 的治疗可以分为病因治疗与支持治疗，目前对于 ARDS 患者肺毛细血管通透性增加和肺泡上皮受损的病理生理改变缺乏特异而有效的治疗手段，主要限于器官功能及全身支持治疗，特别是呼吸支持治疗，为肺损伤的缓解和恢复创造时间。

（一）原发病治疗

肺癌术后的患者可引起 ARDS 的两个最大的危险因素为手术创伤和肺部感染或败血症，25%~50% 的严重感染患者有发生 ARDS，而且在

感染、创伤等导致的多器官功能衰竭中，肺是最早发生衰竭的器官，因此控制手术创伤如尽量采用微创胸腔镜手术的方法，以及预防术后肺部感染如物理治疗、积极雾化祛痰、早期下床活动、合理运用抗生素等是预防和治疗 ARDS 的必要措施。

（二）调控机体炎症反应

ARDS 作为机体过度炎症反应的后果，因此调控炎症反应不但是 ARDS 病因治疗的重要手段，而且也可能是控制 ARDS、降低病死率的关键。主要应用的药物有：

1. 糖皮质激素　糖皮质激素是 ARDS 治疗中最富有争议的药物。前瞻性多中心安慰剂对照试验显示，ARDS 早期应用大剂量激素，不能降低病死率，同时可能增加感染的发生率。1998 年 Meduri 进行的临床研究显示，糖皮质激素可明显改善 ARDS 患者的肺损伤，降低住院病死率，但该研究样本量较小，需进一步扩大样本量，进行多中心的对照研究。近几年有研究显示，ARDS 晚期应用糖皮质激素有助于阻止肺纤维化的进展，可改善患者生存率；应用的同时必须监测患者病情，防止并发或加重感染。但美国心肺血液研究所 ARDS 临床试验协作网进行的前瞻性多中心安慰剂对照试验显示，对于中晚期 ARDS 患者使用甲基泼尼松龙，虽然 28 天内患者氧合功能、肺顺应性改善，机械通气时间缩短，循环趋于平稳，休克易于逆转，甚至亦未增加院内感染的发生率，但与对照组相比 60 天和 180 天病死率无明显差异；晚期 ARDS 患者（发病 14 天以上）使用甲基泼尼松龙治疗后 60 天病死率增加 27%（治疗组 35%，对照组 8%，P=0.02）、180 天病死率 32%（治疗组 44%，对照组 12%，P=0.01）。因此中华医学会关于 ALI/ARDS 治疗的指南并不推荐常规应用糖皮质激素预防和治疗 ARDS。

2. 环氧化酶抑制药及前列腺素 E1　布洛芬、吲哚美辛等环氧化酶抑制药对炎症反应有强烈抑制作用，可改善 ARDS 炎症反应，降低体温和心率。前列腺素 E1 具有扩张血管、抑制血小板聚集和调节炎症反应、降低肺动脉和体循环压力、提高心排出量、氧合指数和组织供氧量的作用。但有关前列腺素 E1 对 ARDS 的治疗作用尚不肯定，需进一步研究明确其作用。

3. 一氧化氮（NO）　NO 是一种源于内皮细胞的自由基性质的物质，能维持肺内血管平滑肌和气道平滑肌的张力以及参与肺内炎症反应过程和局部免疫。经气道连续吸入 NO 可选择性作用于肺内阻力性小血管，使血管平滑肌松弛，降低肺血管阻力，重新分配肺血流量，改善肺通气/血流比值、肺血管阻力和肺动脉压力，提高肺血流量，减少分流，改善氧合，提高 PaO_2。许多研究证实，NO 对 ARDS、新生儿肺动脉高压、呼吸衰竭等均显示疗效，但没有确凿证据表明 NO 可降低 ARDS 的病死率。在欧洲开展的一项多中心随机对照的 III 期临床试验发现，286 例患者中 180 例吸入最低有效量 NO，尽管治疗组中严重呼吸衰竭的发生率有所降低，但病死率与对照组并无差异。Taylor 等在迄今为止一项最大规模的 III 期临床试验中（385 例），观察吸入 NO 的疗效，结果与前面的试验相似，尽管患者的氧合状况有短期改善，但未能降低病死率、缩短机械通气时间。中华医学会 ALI/ARDS 治疗指南不推荐吸入 NO 作为 ARDS 的常规治疗。

（三）肺表面活性物质

近 10 年来，肺表面活性物质的疗效已被大量临床实践所证实，成为 ARDS 的主要治疗药物。多中心 RCT 结果表明，其能够明显改善 ARDS 患者的氧合，但机械通气时间和病死率与对照组没有区别。同时，研究者还发现，直接由肺部病变如肺炎或误吸引起的 ARDS 的患者应用肺表面活性物质后病死率较低。尽管肺表面活性物质并不是治疗严重 ARDS 的特效药物，但可以证明应用肺表面活性物质是可行、安全的，至今还没有发现不良反应。根据患者的病情选择给药方式，气管内滴入法是严重 ARDS 患者最好的选择，因为应用这种方法可以在很短的时间内将足量的肺表面活性物质注入气管内；而对于那些肺损伤较轻的患者雾化吸入可能是最好的选择。

肺表面活性物质不仅在维持正常肺功能方面起着重要的作用，而且大量的动物实验及临床研究业已证明 ARDS 时肺功能障碍与肺表面活性物质异常关系密切，这为外源性肺表面活性物质治疗 ARDS 提供了理论依据，但至今的临床研究结果相差很大，可能与个体原发疾病、肺表面活性物质制剂、用药时机、给药方式、剂量及通气模式等不同有关。随着人们对 ARDS 发病机制认识的不断深入，新的肺表面活性物质制剂的研制及用药方案的改进，外源性肺表面活性物质治疗 ARDS 将日趋广泛。

（四）液体管理

液体管理是 ARDS 治疗的重要环节。ARDS 的肺水肿主要与肺泡毛细血管通透性增加导致血管内液体漏出有关，其次毛细血管静水压升高可加重肺水肿的形成。故对 ARDS 应严格限制液体输入。通过限制输液和利尿而保持较低肺动脉楔压（PAWP）的 ARDS 患者，有较好的肺功能和转归，而且，早期限制输液和利尿并不增加肾衰竭和休克的危险性。因此，在维持足够心排出量的前提下，通过利尿和适当限制输液量，保持较低前负荷，使 PAWP 不超过 12 mmHg 是必要的。中华医学会 ALI/ARDS 治疗指南推荐在保证组织器官灌注前提下，应实施限制性的液体管理，有助于改善 ARDS 患者的氧合和肺损伤。

（五）呼吸支持治疗

呼吸支持治疗主要包括纠正低氧血症，提高全身氧输送，防止组织缺氧，并尽早进行营养支持。早期积极的呼吸支持治疗，是纠正或改善顽固性低氧血症的关键手段，使患者不至死于早期严重的低氧血症，为治疗转机赢得时间。呼吸支持治疗主要包括以下内容：

1. 肺保护性通气　即是对 ARDS 患者实施机械通气时应控制气道平台压不应超过 30~35 cmH$_2$O。由于 ARDS 患者大量肺泡塌陷，肺容积明显减少，常规或大潮气量通气（10~15 mL/kg）易导致肺泡过度膨胀和气道平台压过高，加重肺及肺外器官的损伤。

2. 允许性高碳酸血症　采用小潮气量和限制气道平台压力，允许 PaCO$_2$ 高于正常值，即所谓的允许性高碳酸血症是小潮气量和限制吸气压力通气的结果。目前尚无明确的 PaCO$_2$ 上限值，一般主张保持 pH > 7.20，否则可考虑静脉输注碳酸氢钠。

3. 肺复张手法　可采用该手法促进 ARDS 患者塌陷肺泡复张，改善氧合。常用方法有控制性肺膨胀法、PEEP 递增法和压力控制法。

4. PEEP 的合理选择　充分复张塌陷肺泡后应用适当水平 PEEP 防止呼气末肺泡塌陷，改善低氧血症，并避免剪切力，防治呼吸机相关肺损伤。ARDS 最佳 PEEP 的选择目前仍存在争议，可参照肺静态压力 – 容积（P–V）曲线低位转折点压力 + 2cmH$_2$O 来确定 PEEP。

5. 保留自主呼吸　部分通气支持模式可部分减少对机械通气的依赖，降低气道峰值压，减少对静脉回流和肺循环的影响，从而可能通过提高心排出量而增加全身氧输送，有助于使萎陷肺泡复张，而改善通气 / 血流比值。

6. 俯卧位通气，通过降低胸腔内压力梯度、促进分泌物引流和促进肺内液体移动，明显改善氧合。对于常规机械通气治疗无效的重度 ARDS 患者，可考虑采用俯卧位通气。

7. 镇静镇痛与肌松，机械通气患者应考虑使用镇静镇痛剂，以缓解焦虑、躁动、疼痛，减少过度的氧耗；但尽量避免使用肌松药物。如确有必要使用肌松药物，应监测肌松水平以指导用药剂量，以预防膈肌功能不全和呼吸机相关肺炎的发生。

8. 体外膜氧合技术（ECMO）　理论上防治呼吸机相关性肺损伤的最好办法是以肺外气体交换供氧气和排出二氧化碳，让已受损的肺充分休息和修复愈合。2009 年报道的一项多中心 RCT 研究显示，ECMO 组中 6 个月内存活且能生活自理者占 63%，而传统治疗组仅为 47%（P=0.03）；对于重症 ARDS 患者，ECMO 能带来更好的成本效益。因此，从该研究可以得出 ECMO 能挽救大部分早期的重症 ARDS 患者的生命，改善其生活质量，改善整体的医疗成本效益。

第三节　小　结

综上所述，急性肺梗死以及急性呼吸窘迫综合征在肺癌术后的患者人群中发病率并不低而且死亡率极高，往往因为漏诊误诊而耽误了最佳的治疗时机。肺癌手术，尤其是根治性的手术，患者往往因为丧失部分肺功能加上术后疼痛、胸腔积液等因素均表现为不同程度的呼吸困难，而 PE 与 ARDS 的核心症状也是呼吸困难，临床症状的非特异性往往导致诊断性辅助检查的延误。胸外科医生应该时刻警惕，每当肺癌术后的患者出现急性加重的呼吸困难时，都应该把 PE 和 ARDS 列为鉴别诊断之一，并根据上述相关的指南进一步确诊。治疗依赖多学科的合作，尤其是呼吸内科、血液内科及 ICU 的协助才能总体提高 PE 与 ARDS 的治疗效果，降低这两种并发症的致死致残率。

（司徒冬荣）

参考文献

[1] GOLDHABER S Z, BOUNAMEAUX H. Pulmonary embolism and deep vein thrombosis[J]. Lancet, 2012, 379 (9828): 1835−1846.

[2] WOLFE T R, ALLEN T L. Syncope as an emergency department presentation of pulmonary embolism[J]. J Emerg Med, 1998, 16 (1): 27−31.

[3] HEIT J A. The epidemiology of venous thromboembolism in the community[J]. Arterioscler Thromb Vasc Biol, 2008, 28 (3): 370−372.

[4] COHEN A T, AGNELLI G, ANDERSON F A, et al. Venous thromboembolism (VTE) in Europe. The number of VTE events and associated morbidity and mortality[J]. Thromb Haemost, 2007, 98 (4): 756−764.

[5] YANG Y, LIANG L, ZHAI Z, et al. Investigators for National Cooperative Project for P, Treatment of

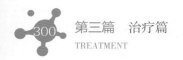

P-D: Pulmonary embolism incidence and fatality trends in chinese hospitals from 1997 to 2008: a multicenter registration study[J]. PLoS One, 2011, 6 (11): e26861.

[6] HUGHES M J, STEIN P D, MATTA F. Silent pulmonary embolism in patients with distal deep venous thrombosis: systematic review[J]. Thromb Res, 2014, 134 (6): 1182-1185.

[7] MCINTYRE K M, SASAHARA A A. The hemodynamic response to pulmonaryembolism in patients without prior cardiopulmonary disease[J]. Am J Cardiol, 1971, 28 (3): 288-294.

[8] SMULDERS Y M. Pathophysiology and treatment of haemodynamic instability in acute pulmonary embolism: the pivotal role of pulmonary vasoconstriction[J]. Cardiovasc Res, 2000, 48 (1): 23-33.

[9] LANKHAAR J W, WESTERHOF N, FAES T J, et al. Quantification of right ventricular afterload in patients with and without pulmonary hypertension[J]. Am J Physiol Heart Circ Physiol, 2006, 291 (4): H1731-1737.

[10] MOLLOY W D, LEE K Y, GIRLING L, et al. Treatment of shock in a canine model of pulmonary embolism[J]. Am Rev Respir Dis, 1984, 130 (5): 870-874.

[11] BURROWES K S, CLARK A R, TAWHAI M H. Blood flow redistribution and ventilation-perfusion mismatch during embolic pulmonary arterial occlusion[J]. Pulm Circ, 2011, 1 (3): 365-376.

[12] KONSTANTINIDES S, GEIBEL A, KASPER W, et al. Patent foramen ovale is an important predictor of adverse outcome in patients with major pulmonary embolism[J]. Circulation, 1998, 97 (19): 1946-1951.

[13] POLLACK C V, SCHREIBER D, GOLDHABER S Z, et al. Clinical characteristics, management, and outcomes of patients diagnosed with acute pulmonary embolism in the emergency department: initial report of EMPEROR (Multicenter Emergency Medicine Pulmonary Embolism in the Real World Registry) [J]. J Am Coll Cardiol, 2011, 57 (6): 700-706.

[14] WELLS P S, GINSBERG J S, ANDERSON D R, et al. Use of a clinical model for safe management of patients with suspected pulmonary embolism[J]. Ann Intern Med, 1998, 129 (12): 997-1005.

[15] HUISMAN M V, KLOK F A. Diagnostic management of acute deep vein thrombosis and pulmonary embolism[J]. J Thromb Haemost, 2013, 11 (3): 412-422.

[16] STEIN P D, FOWLER S E, GOODMAN L R, et al. Multidetector computed tomography for acute pulmonary embolism[J]. N Engl J Med, 2006, 354 (22): 2317-2327.

[17] REVEL M P, SANCHEZ O, COUCHON S, et al. Diagnostic accuracy of magnetic resonance imaging for an acute pulmonary embolism: results of the 'IRM-EP' study[J]. J Thromb Haemost, 2012, 10 (5): 743-750.

[18] STEIN P D, CHENEVERT T L, FOWLER S E, et al. Gadolinium-enhanced magnetic resonance angiography for pulmonary embolism: a multicenter prospective study (PIOPED Ⅲ) [J]. Ann Intern Med, 2010, 152 (7): 434-443.

[19] GOULD M K, GARCIA D A, WREN S M, et al. Prevention of VTE in nonorthopedic surgical patients: antithrombotic therapy and prevention of thrombosis, 9th ed. American College of Chest Physicians Evidence-Based Clinical Practice Guidelines[J]. Chest, 2012, 141 (2 Suppl): e227S-e277S.

[20] COMEROTA A J, CHOUHAN V, HARADA R N, et al. The fibrinolytic effects of intermittent pneumatic compression: mechanism of enhanced fibrinolysis[J]. Ann Surg, 1997, 226 (3): 306-313; discussion 313-314.

[21] HO K M, TAN J A. Stratified meta-analysis of intermittent pneumatic compression of the lower limbs to prevent venous thromboembolism in hospitalized patients[J]. Circulation, 2013, 128 (9): 1003-1020.

[22] RUBENFELD G D, CALDWELL E, PEABODY E, et al. Incidence and outcomes of acute lung injury[J]. N Engl J Med, 2005, 353 (16): 1685-1693.

[23] BELLANI G, LAFFEY J G, PHAM T, et al. Epidemiology, patterns of care, and mortality for patients with acute respiratory distress syndrome in intensive care units in 50 countries[J]. JAMA, 2016, 315 (8): 788-800.

[24] VAN DER WERFF Y D, VAN DER HOUWEN H K, HEIJMANS P J, et al. Postpneumonectomy pulmonary edema. A retrospective analysis of incidence and possible risk factors[J]. Chest, 1997, 111 (5): 1278-1284.

[25] STEINBERG K P, HUDSON L D. Acute lung injury and acute respiratory distress syndrome. The clinical syndrome[J]. Clin Chest Med, 2000, 21 (3): 401-417.

[26] ALGAR F J, ALVAREZ A, ARANDA J L, et al. Prediction of early bronchopleural fistula after pneumonectomy: a multivariate analysis[J]. Ann Thorac Surg, 2001, 72 (5): 1662-1667.

[27] RUFFINI E, PAROLA A, PAPALIA E, et al. Frequency and mortality of acute lung injury and acute respiratory distress syndrome after pulmonary resection for bronchogenic carcinoma[J]. Eur J Cardiothorac Surg, 2001, 20 (1): 30-36, discussion 36-37.

[28] LICKER M, DE PERROT M, SPILIOPOULOS A, et al. Risk factors for acute lung injury after thoracic surgery for lung cancer[J]. Anesth Analg, 2003, 97 (6): 1558-1565.

[29] DULU A, PASTORES S M, PARK B, et al. Prevalence and mortality of acute lung injury and ARDS after lung resection[J]. Chest, 2006, 130 (1): 73-78.

[30] ALAM N, PARK B J, WILTON A, et al. Incidence and risk factors for lung injury after lung cancer resection[J]. Ann Thorac Surg, 2007, 84 (4): 1085-1091；discussion 1091.

[31] MEDURI G U, HEADLEY A S, GOLDEN E, et al. Effect of prolonged methylprednisolone therapy in unresolving acute respiratory distress syndrome: a randomized controlled trial[J]. JAMA, 1998, 280 (2): 159-165.

[32] STEINBERG K P, HUDSON L D, GOODMAN R B, et al. Blood Institute Acute Respiratory Distress Syndrome Clinical Trials N: efficacy and safety of corticosteroids for persistent acute respiratory distress syndrome[J]. N Engl J Med, 2006, 354 (16): 1671-1684.

[33] LUNDIN S, MANG H, SMITHIES M, et al. Inhalation of nitric oxide in acute lung injury: results of a European multicentre study. The European Study Group of Inhaled Nitric Oxide[J]. Intensive Care Med, 1999, 25 (9): 911-919.

[34] TAYLOR R W, ZIMMERMAN J L, DELLINGER R P, et al. Inhaled Nitric Oxide in ASG: lowdose inhaled nitric oxide in patients with acute lung injury: a randomized controlled trial[J]. JAMA, 2004, 291 (13): 1603-1609.

[35] SPRAGG R G, LEWIS J F, WALMRATH H D, et al. Effect of recombinant surfactant protein C-based surfactant on the acute respiratory distress syndrome[J]. N Engl J Med, 2004, 351 (9): 884-892.

[36] PEEK G J, MUGFORD M, TIRUVOIPATI R, et al. Efficacy and economic assessment of conventional ventilatory support versus extracorporeal membrane oxygenation for severe adult respiratory failure (CESAR): a multicentre randomised controlled trial[J]. Lancet, 2009, 374 (9698): 1351-1363.

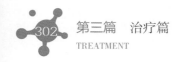
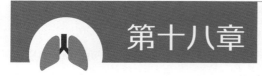

肺癌微创外科的进展与评价

　　微创外科经历了近百年的发展历程，从最初仅作为疾病诊断的一种方法，逐渐发展成现在几乎涉及所有专业的一种外科技术。微创外科（minimally invasive surgery，MIS）的概念最初由英国泌尿外科医生 Wickham 于 1983 年首次提出，直到 1987 年法国 Mouret 医生成功施行世界上首例内镜胆囊切除术后，微创外科的概念逐渐被广泛接受。随着医学科技的不断进步，现代电视摄像技术和高科技手术器械装备的应用，微创技术在胸外科领域同样得到迅猛的发展。以电视辅助胸腔镜手术（video-assisted thoracic surgery，VATS）为代表的微创手术方式逐渐开启了胸外科的"微创时代"。胸外科手术一改以往的大切口，变得更安全、创伤更少、恢复更快。诸多复杂的肺外科手术，如肺叶切除、全肺切除、支气管／血管袖式切除、纵隔淋巴结清扫等均能通过胸腔镜微创的手术方式完成。由此，胸腔镜微创手术已经被广大的医疗同行及病患所接受。

第一节　肺癌微创外科治疗的发展历史

　　如同每一次的医疗技术革新一样，肺癌微创外科治疗历史也经历过一个漫长而曲折的过程。早在 1910 年，由 Jacobaeus 医生最先开始应用硬质膀胱镜在裸眼观察下进行胸腔活检手术，此举可以视作胸腔镜外科技术的先河。其后又有关于该技术应用于胸腔内粘连松解及人工气胸治疗肺结核等报道，但由于设备及器械的限制，无法在腔镜下进行更多、更复杂的胸腔内操作。在 20 世纪 50 年代以后，胸腔镜技术的发展逐渐陷入低谷，直到 20 世纪 90 年代电视辅助胸腔镜的出现，才又一次开启了胸腔镜外科发展的新篇章，在肺癌的微创外科治疗方面尤为突出。1992 年，美国 Roviaro 等首次报道了 VATS 解剖性肺叶切除术治疗肺癌，随后该技术被引入国内。但由于从传统手术习惯改为腔镜下的操作，对外科医生的手术操作技能要求较高，直到 2003 年美国仅有 4% 的肺叶切除采用了全胸腔镜完成。与此同时，在中国也仅有个别医师可以完成该手术。影响该技术推广应用的主要原因在于缺乏一套成熟、易于掌握的腔镜下肺叶切除及淋巴结清扫技术，以及困难、意外情况的处理措施，如大出血、淋巴结钙化粘连导致的冰冻肺门。随着手术器械的改进，以及国内外胸外科医生的不断探索及技术革新，关于 VATS 肺癌切除手术的报道及研究逐渐增多。2007 年，Swanson 等报道了国际上第一个多中心前瞻性 VATS 肺癌切除可行性研究；2009 年，Yan 等纳入 21 项研究进行的 Meta 分析证实，VATS 肺叶切除术后患者 5 年总体生存率（overall survivor，OS）高于传统开胸患者；至此，经过 20 余年不断改进与尝试，VATS 肺癌切除术在技术上趋于成熟，在肺癌外科治疗中的地位也逐渐确立。2006 年颁布的美国国家综合癌症网络（NCCN）非小细胞肺癌治疗指引和 2007 年发表的美国胸部医师协会（ACCP）肺癌治疗指引把胸腔镜手术与开胸手术并列为早期肺癌外科治疗的合理选择，进一步奠定了胸腔镜在肺癌治疗中的地位。基于临床实践及研究的结果，对于 VATS 肺癌手术的定义也更加明确并形成核心共识：不撑开肋骨；不直视胸腔，仅借助 VATS 观察；长度不超过 5 cm 的切口；解剖性切除（血管及支气管单独处理），系统清扫或评估淋巴结。

第二节　肺癌微创外科治疗的发展现状及进展

以胸腔镜为代表的微创肺癌手术经过 20 余年的发展，技术上趋于成熟，在肺癌外科治疗中的地位也逐渐确立。目前我国国内胸腔镜肺癌手术已普遍开展，国内大型医院的胸腔镜手术肺叶切除术的比例已经高达 80% 以上，胸腔镜肺叶切除术也已成为一种常规手术方式，可切除肺癌均可选择胸腔镜手术。而以往的传统开胸手术逐渐成为腔镜手术的一种补充，仅仅用于部分分期相对较晚的肺癌。近期一系列的胸腔镜对比传统开胸的大宗病例报道结果更进一步证实了胸腔镜肺癌切除的可靠性和优势。2016 年，美国国家癌症数据库（American National Cancer Data Base）（倾向性配对分析，开胸 vs 胸腔镜：9 390 例 vs 9 390 例）及欧洲胸外科医师协会（European Society of Thoracic Surgeon，ESTS）数据库（倾向性配对分析，开胸 vs 胸腔镜：2 721 例 vs 2 721 例）的数据分析表明，胸腔镜肺癌切除术后短期效果优于开胸或与之相当（住院时间更短，并发症发生率相当或更低）。2014 年 Paul 等将 Surveillance，Epidemiology and End Results – Medicare（SEER）数据库中肺叶切除数据（2007—2009 年）进行配对比较（开胸 vs 胸腔镜：1 195 例 vs 1 195 例），发现两组患者术后 3 年 OS、无疾病生存率（disease free survival，DFS）均无差异。2016 年，Pages 等分析法国国家数据（开胸 vs 胸腔镜：1 123 例 vs 1 093 例），发现开胸与胸腔镜术后 5 年 OS、DFS 均无显著差异。大量的证据表明，胸腔镜肺癌切除目前作为可切除肺癌的推荐术式已几无争议。回顾现代胸腔镜肺癌外科的发展历程，我们认为其经历了 4 个不同的阶段：① VATS 肺叶切除发展为常规化手术；② VATS 复杂的血管、支气管的袖式成型手术；③ VATS 术中大出血、淋巴结粘连导致的困难肺门的处理；④ VATS 更加微创的手术创新等。

一　VATS 肺癌常规手术简易化

VATS 肺癌切除最主要的技术难点包括肺叶切除及淋巴结的清扫。从以往常规手术过渡到腔镜手术，手术者需要从视觉角度到手术器械操作等习惯中逐渐转变和适应。在临床实践初期，国内外各大中心在切口设计、技术特点方面各有不同，在切口方面从最初的胸腔镜下辅助小切口，演变到多孔（3 孔、4 孔）、单孔，以及剑突下小切口。由于从传统的开胸手术转变到胸腔镜下的手术模式，以往的经验仍然在一定程度上影响着我们的思维模式。归纳总结各种手术操作的理念精髓，主要分为两大类：一类是传承于传统开胸手术的"经肺裂操作模式"（trans-fissure technique）：此法术后肺漏气发生率高，如遇肺裂未发育，则手术困难，甚至需要中转开胸。另一类则是"避开肺裂操作模式"（fissureless technique）：即避免在发育不全的肺实质中解剖肺血管，先行处理肺门结构，将肺裂放在最后处理，这样可以避免因肺裂发育不全而带来的操作不便甚至中转开胸，同时也可以有效减少术后漏气发生率。其主要代表有以 Walker 等为代表的经后路模式和以 D'Amico 等为代表的经前路模式，但此两种模式仅针对上肺叶切除。四川大学华西医院医院刘伦旭教授创立的"单向式胸腔镜肺叶切除术"，其特点主要只在肺根部操作，由表及里，单向递进，该方法适合每个肺叶切除，器械要求少，操作步骤流程化、清晰有序，易于学习和掌握，明显减小手术难度及缩短学习曲线。许多 VATS 医师在逐渐熟练腔镜肺叶切除之后，根据自己的手术习惯，取各家之长，综合应用各种手术方式。此外，随着手术技术的不断提高和对早期肺癌手术适应证的不断探索，VATS 肺段切除术也开始较多地应用于早期肺癌的治疗，肺段切除的技术也变得成熟。肺段切除其实就像是肺

裂完全未发育的肺叶切除，基本可以遵循"单向式"切除理念。随着 3 D 模拟技术的发展，在术前 3 D 模拟重建支气管、血管解剖的基础上，切除范围更加精准的亚肺段切除也逐渐被关注。总之，各种常规解剖性肺切除均可以在腔镜下轻松、流畅地完成，技术方法已不再是绝大多数微创胸外科医师的主要困扰。

纵隔淋巴结切除是 VATS 肺癌切除的另一重要步骤，也是难点所在。虽然随着经验的累积，越来越多的数据表明 VATS 纵隔淋巴结切除是安全、可行的，且与开胸手术相比是等效的，但是在方法学上还是多沿用传统开胸淋巴结切除方法。由于角度受限，所需的牵拉暴露器械需求较多，对淋巴结的抓持、牵拉容易造成包膜损坏及淋巴结破碎，导致出血污染术野、不利于术后计数评估，甚至有造成肿瘤种植播散的风险。为解决上述问题，让 VATS 纵隔淋巴结清扫更加方便、安全，刘伦旭教授在不断摸索过程中总结了"无抓持整块纵隔淋巴结切除法"，以最少的器械完成淋巴结的整块切除。其核心要点包括：以吸引器作"无抓持"暴露，能量器械与之配合的无血化解剖或游离；以每站淋巴结的解剖边界为界限，进行包括周围软组织、淋巴管的整块切除；根据每站空间特点进行三维空间顺序游离，实现程序化、模块化。随着操作技术的熟练及理念的改进，VATS 下纵隔淋巴结清扫变得容易。

二　VATS 在肺癌复杂手术中的探索和尝试

随着经验的积累，VATS 肺癌切除手术的适应证也在拓展，许多即使开胸手术都存在相当难度的手术，也能在 VATS 下顺利完成。2002 年，Santambrogio 等报道了首例 VATS 下支气管袖式成形肺叶切除。四川大学华西医院胸外科于 2012 年报道了首例全 VATS 支气管袖式成形左肺上叶

切除，至此，所有肺叶的支气管袖式切除均见诸报道。此后，较多中心相继报道了 VATS 支气管袖式肺叶切除，并在手术方式及操作流程方面形成不同的经验，在切口布局、吻合方式等方面各具特色。刘伦旭教授所倡导的肺叶切除前先行肺门"镂空"及单线连续吻合的方法得到众多专家的借鉴使用。而支气管肺动脉双袖式成形肺癌切除此前更是被认为 VATS 手术的"禁区"，在支气管袖式成形的技术储备基础上，刘伦旭教授完成了国际首例全胸腔镜支气管肺动脉双袖式成形肺叶切除术。随后 Huang 等联合 3 个中心报道了 13 例的 VATS"双袖式"肺叶切除经验。除此之外，其他一些复杂肺癌切除也有专家进行尝试，Reichret 等报道了 VATS 肺上沟瘤切除；何建行教授等报道了 VATS 下伴部分上腔静脉切除成形肺癌手术和半隆突成形＋支气管袖式成形肺癌手术；Demmy 等报道了 VATS 下切除伴肋骨受侵的肺癌等，这些尝试扩展了 VATS 肺癌切除的适应证。

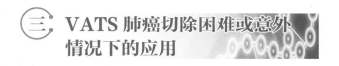

（三）VATS 肺癌切除困难或意外情况下的应用

虽然已有较多的胸腔肺癌切除技术及经验，但中转开胸始终是每一个胸外科医师永远无法回避的问题。最常见原因便是术中一些困难或意外情况在腔镜下缺乏有效处理的方法。曾经的中转开胸指征如胸膜腔粘连、肺裂发育不全已不再是难以处理的情况，真正威胁手术安全的是"困难肺门"及意外大出血。针对致密粘连、淋巴结嵌顿或肿瘤侵犯等造成的"困难肺门"，Watanabe、Nakanishi、Zhang 相继报道了采用丝线、套带、血管钳进行肺动脉预阻断的方法，肺动脉预阻断后，可以较为安全地进行解剖分离甚至动脉部分切除成形。即使发生动脉损伤，也可以较为从容地进行修补缝合，避免术中大出血。对此，

刘伦旭教授摸索出一套肺动脉预阻断方法及处理策略：①采用可释放的腔镜血管阻断钳阻断肺动脉，再根据不同情形分别采取结扎、缝扎、切割闭合器直接成形，或锐性解剖分离后修补成形等方法处理肺动脉；②支气管预切断方法；③支气管肺动脉同切法。上述策略的综合运用，使得"困难肺门"的处理更加从容、安全。

大血管意外损伤所致的大出血是 VATS 肺癌手术最为棘手、危险的情况。血管损伤一旦发生出血，首要目标便是控制出血，为进一步处理赢得时间。此前，由于缺乏有效的镜下止血方法，中转开胸往往是必然选择。为解决这一世界性难题，刘伦旭教授建立的"VATS 吸引—侧压止血法"为镜下止血的成功办法：利用吸引器侧压及时准确地控制出血并显露出血部位、保持清晰的术野，然后根据不同破口类型、位置，选择直接滚动缝合、破口钳夹缝合，或者血管主干阻断缝合等方式实现镜下大血管出血的有效处理。VATS 肺癌切除困难意外情况常见，但只要做好风险的"防"和"控"，VATS 肺癌切除会更加安全。

（四）VATS 走向更加微创化

胸外科手术经历传统开胸到现在的单孔 VATS，越来越微创化，手术切口越来越小而少。2011 年 Gonzalez 等首次报道了通过不到 5 cm 的单孔完成肺叶切除及淋巴结清扫。此后，单孔 VATS 肺段切除、支气管袖式成形、肺动脉部分成形、支气管肺动脉双袖式成形等肺癌切除手术相继见诸报道。为了不损伤肋间神经，减轻患者术后疼痛，近两年来还有学者探索了经剑突下单孔 VATS 肺癌切除的可行性：2014 年刘家全教授等首次报道了经剑突下单孔 VATS 左上肺切除术；随后，上海肺科医院进行了较多尝试，探索了其可行性及安全性。单孔 VATS 将切口更加微创化。非插管麻醉让患者在 VATS 肺癌切除手术过程中

保留自主呼吸，目前陈晋兴、何建行教授等在非插管 VATS 肺癌切除方面进行了较多报道，甚至完成了一些诸如支气管袖式成形、半隆突切除成形等复杂肺癌手术。机器人手术也归类于微创外科。机器人手术的操作器械灵活，三维立体视角，具有可复制的稳、准。目前已可通过机器人手术完成肺叶切除、肺段切除、全肺切除、支气管袖式成形甚至支气管肺动脉双袖式成形肺癌切除，但其对设备依赖过多、费用高、装配繁杂，尚未在各级医疗中心广泛应用。至此，我们所谈到的肺癌微创治疗主要是技术层面，在精准医学时代，如何实现对肺癌的"精准切除"，也应成为肺癌微创治疗的重要内容。

目前，探讨最多的是早期肺癌的精准切除。随着对早期肺癌生物学特征的进一步认识，以磨玻璃样病变（ground glass opacity，GGO）为主要表现的早期肺癌，其在影像、病理、临床特征方面存在高度一致性，随着 GGO 实体成分的比例增加，其恶性程度越高。已有较多研究表明，对于不同 GGO 成分的早期肺癌应当选择不同的切除方式（如楔形切除、肺段切除或亚段切除，或者标准肺叶切除），而与之对应所需的淋巴结清扫范围也不完全相同（包括不清扫、特异性淋巴结采样或清扫、系统淋巴结采样，或者系统淋巴结清扫）。根据术中冰冻病理检查指导手术方式选择是一种很好的尝试。总之，以 VATS 为代表的微创肺癌手术已较成熟：常规手术规范化、简易化；复杂手术已不再是禁区；术中风险防控有策略；更加微创、精准是趋势。可切除肺癌可选择 VATS，面对每一例肺癌患者，胸外科医师应当制定适合患者病情的切除范围及方式，患者安全是第一位。

第三节　微创胸部外科发展展望

随着大家对微创理念的深入认识，我们认为微创胸部外科仍将是本世纪持续的热点。在微创手术专业化方面，欧美等发达国家已建立起完善的微创外科医生的培训制度和高科技训练基地，以计算机实现的电子眼虚拟内镜手术仿真系统指导内镜手术训练，大大提高了学习的效果，减少了手术并发症的发生。随着国际交流日益频繁，我国近年胸部微创外科发展已出现强劲势头，国内现代化的微创外科训练基地已初步建立，为国内胸腔镜技术的推广与应用起到很大的促进作用。虽然手术的微创化是外科学发展的趋势，但越来越多的学者在关注微创手术本身的同时，也开始去探索术后快速康复（ERAS）的一系列问题，因此肺癌外科治疗又进入"微创"和"快速康复"发展相结合的时代，我们有理由相信微创和 ERAS 必将是胸外科未来发展的两大方向。

（林锋　刘伦旭）

参考文献：

[1] THOMAS P A JR. A thoracoscopic peek: what did Jacobaeus see? [J]. Ann Thorac Surg, 1994, 57 (3): 770−771.

[2] JACOBAEUS H C. The cauterization of adhesions in artificial pneumothorax treatment of pulmonary tuberculosis under thoracoscopic control[J]. Proc R Soc Med, 1923, 16 (Electro Ther Sect): 45−62.

[3] ROVIARO G, REBUFFAT C, VAROLI F, et al. Videoendoscopic pulmonary lobectomy for cancer[J]. Surg Laparosc Endosc, 1992, 2 (3): 244−247.

[4] SWANSON S J, HERNDON J E, D'AMICO T A, et al. Video−assisted thoracic surgery lobectomy: report of CALGB 39802−a prospective, multi−institution feasibility study[J]. J Clin Oncol, 2007, 25 (31): 4993−4997.

[5] YAN T D, BLACK D, BANNON P G, et al. Systematic review and meta−analysis of randomized and nonrandomized trials on safety and efficacy of video−assisted thoracic surgery lobectomy for early−stage non−smallcell lung cancer[J]. J Clin Oncol, 2009, 27 (15): 2553−2562.

[6] FALCOZ P E, PUYRAVEAU M, THOMAS P A, et al. Video−assisted thoracoscopic surgery versus open lobectomy for primary non−smallcell lung cancer: a propensity−matched analysis of outcome from the European Society of Thoracic Surgeon database[J]. Eur J Cardiothorac Surg, 2016, 49 (2): 602−609.

[7] YANG C F, SUN Z, SPEICHER P J, et al. Use and outcomes of minimally invasive lobectomy for stage I non−small cell lung cancer in the national cancer data base[J]. Ann Thorac Surg, 2016, 101 (3): 1037−1042.

[8] PAUL S, ISAACS A J, TREASURE T, et al. Long term survival with thoracoscopic versus open lobectomy: propensity matched comparative analysis using SEER−Medicare database[J]. BMJ, 2014, 349: g5575.

[9] PAGES P B, DELPY J P, ORSINI B, et al. Propensity score analysis comparing videothoracoscopic lobectomy with thoracotomy: a French nationwide study[J]. Ann Thorac Surg, 2016, 101 (4): 1370−1378.

[10] STAMENOVIC D, BOSTANCI K, MESSERSCHMIDT A, et al. Fissureless fissure−last video−assisted thoracoscopic lobectomy for all lung lobes: a better alternative to decrease the incidence of prolonged air leak? [J]. Eur J Cardiothorac Surg, 2016, 50 (1): 118−123.

[11] GOMEZ−CARO A, CALVO M J, LANZAS J T, et al. The approach of fused fissures with fissureless technique decreases the incidence of persistent air leak after lobectomy[J]. Eur J Cardiothorac Surg, 2007, 31 (2): 203−208.

[12] BALSARA K R, BALDERSON S S, D'AMICO T A. Surgical techniques to avoid parenchymal injury during lung resection (fissureless lobectomy) [J]. Thorac Surg Clin, 2010, 20 (3): 365−369.

[13] LIU L, CHE G, PU Q, et al. A new concept of endoscopic lung cancer resection: Single−direction thoracoscopic lobectomy[J]. Surg Oncol, 2010, 19 (2): e71−77.

[14] YAN T D. Surgical atlas of thoracoscopic lobectomy and segmentectomy[J]. Annals of Cardiothoracic Surgery, 2014, 3 (2): 183−191.

[15] NAKADA T, AKIBA T, INAGAKI T, et al. Thoracoscopic anatomical subsegmentectomy of the right S2b + S3 using a 3D printing model with rapid prototyping[J]. Interactive CardioVascular and Thoracic Surgery, 2014, 19 (4): 696−698.

[16] LIU C, PU Q, GUO C, et al. Non−grasping en bloc mediastinal lymph node dissection for video−assisted

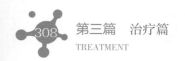

thoracoscopic lung cancer surgery[J]. BMC Surg, 2015, 15 (1): 38.

[17] SANTAMBROGIO L, CIOFFI U, DE SIMONE M, et al. Video-assisted sleeve lobectomy for mucoepidermoid carcinoma of the left lower lobar bronchus: a case report[J]. Chest, 2002, 121 (2): 635-636.

[18] MEI J, PU Q, LIAO H, et al. Initial experience of video-assisted thoracic surgery left upper sleeve lobectomy for lung cancer: Case report and literature review[J]. Thoracic Cancer, 2012, 3 (4): 348-352.

[19] LIU L, MEI J, PU Q, et al. Thoracoscopic bronchovascular double sleeve lobectomy for non-smallcell lung cancer[J]. Eur J Cardiothorac Surg, 2014, 46 (3): 493-495.

[20] HUANG J, LI J, QIU Y, et al. Thoracoscopic double sleeve lobectomy in 13 patients: a series report from multi-centers[J]. Journal of Thoracic Disease, 2015, 7 (5): 834-842.

[21] REICHERT M, KERBER S, AMATI A L, et al. Total video-assisted thoracoscopic (VATS) resection of a left-sided sulcus superior tumor after induction radiochemotherapy: video and review[J]. Surg Endosc, 2015, 29 (8): 2407-2409.

[22] XU X, CHEN H, YIN W, et al. Initial experience of thoracoscopic lobectomy with partial removal of the superior vena cava for lung cancers[J]. Eur J Cardiothorac Surg, 2015, 47 (1): 8-12.

[23] XU X, CHEN H, YIN W, et al. Thoracoscopic half carina resection and bronchial sleeve resection for central lung cancer[J]. Surg Innov, 2014, 21 (5): 481-486.

[24] DEMMY T L, NWOGU C E, YENDAMURI S. Thoracoscopic chest wall resection: what is its role? [J] Ann Thorac Surg, 2010, 89 (6): S2142-S2145.

[25] WATANABE A, KOYANAGI T, NAKASHIMA S, et al. How to clamp the main pulmonary artery during video-assisted thoracoscopic surgery lobectomy[J]. Eur J Cardiothorac Surg, 2007, 31 (1): 129-131.

[26] NAKANISHI R, OKA S, ODATE S. Video-assisted thoracic surgery major pulmonary resection requiring control of the main pulmonary artery[J]. Interact Cardiovasc Thorac Surg, 2009, 9 (4): 618-622.

[27] NAKANISHI R, YAMASHITA T, OKA S. Initial experience of video-assisted thoracic surgery lobectomy with partial removal of the pulmonary artery[J]. Interact Cardiovasc Thorac Surg, 2008, 7 (6): 996-1000.

[28] ZHANG Z, HUANG J, YIN R, et al. A new technique for partial removal of the pulmonary artery in video-assisted thoracic surgical lobectomy[J]. J Thorac Cardiovasc Surg, 2012, 144 (2): 512-514.

[29] MEI J, PU Q, LIAO H, et al. A novel method for troubleshooting vascular injury during anatomic thoracoscopic pulmonary resection without conversion to thoracotomy[J]. Surg Endosc, 2013, 27 (2): 530-537.

[30] GONZALEZ D, PARADELA M, GARCIA J, et al. Single-port video-assisted thoracoscopic lobectomy[J]. Interact Cardiovasc Thorac Surg, 2011, 12 (3): 514-515.

[31] SALATI M, ROCCO G. The uni-portal video-assisted thoracic surgery: achievements and potentials[J]. J Thorac Dis, 2014, 6 (Suppl 6): S618-622.

[32] LIU C C, WANG B Y, SHIH C S, et al. Subxiphoid single-incision thoracoscopic left upper lobectomy[J]. J Thorac Cardiovasc Surg, 2014, 148 (6): 3250-3251.

[33] GONZALEZ-RIVAS D, BONOME C, FIEIRA E, et al. Non-intubated video-assisted thoracoscopic lung resections: the future of thoracic surgery? [J]. Eur J Cardiothorac Surg, 2016, 49 (3): 721-731.

[34] YE X, XIE L, CHEN G, et al. Robotic thoracic surgery versus video-assisted thoracic surgery for lung cancer: a meta-analysis[J]. Interact Cardiovasc Thorac Surg, 2015, 21 (4): 409-414.

[35] PAN X, CHEN Y, SHI J, et al. Robotic assisted extended sleeve lobectomy after neoadjuvant chemotherapy[J]. Ann Thorac Surg, 2015, 100 (6): e129-131.

[36] YAMASHITA S, YOSHIDA Y, IWASAKI A. Robotic surgery for thoracic disease[J]. Ann Thorac Cardiovasc Surg, 2016, 22 (1): 1-5.

[37] GODOY M C, SABLOFF B, NAIDICH D P. Subsolid pulmonary nodules: imaging evaluation and strategic management[J]. Curr Opin Pulm Med, 2012, 18 (4): 304-312.

[38] TRAVIS W D, BRAMBILLA E, RIELY G J. New pathologic classification of lung cancer: relevance for clinical practice and clinical trials[J]. J Clin Oncol, 2013, 31 (8): 992-1001.

[39] SUZUKI K, KOIKE T, ASAKAWA T, et al. A prospective radiological study of thin-section computed tomography to predict pathological noninvasiveness in peripheral clinical IA lung cancer (Japan Clinical Oncology Group 0201) [J]. J Thorac Oncol, 2011, 6 (4): 751-756.

[40] LIU S, WANG R, ZHANG Y, et al. Precise diagnosis of intraoperative frozen section is an effective method to guide resection strategy for peripheral small-sized lung adenocarcinoma[J]. J Clin Oncol, 2016, 34 (4): 307-313.

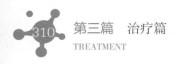

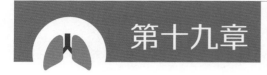
第十九章

肺癌亚肺叶切除的争议与共识及技术要领

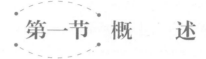
第一节 概 述

一 亚肺叶切除的定义与历史

亚肺叶切除，即指肺段切除、肺楔形切除等肺切除范围小于肺叶切除的一类手术方式。追溯历史，在早期进行肺叶切除时，即有学者提出肺楔形切除术的概念。而支气管肺段的解剖概念最早是在 1889 年由英国的 Ewart 提出，因为当时胸外科并未发展，所以较多人无法意识到这个概念。随着胸外科以及相关解剖学科迅速发展，1932 年，Kramer 率先提出支气管肺段定义，并在肺表面做出了首个肺段的投影图；1945 年，Boyden 等对肺段支气管和血管做了全面详细的描述并对肺亚段进行了命名。在亚肺叶切除的发展过程中，尤其在肺段支气管研究上，我国解剖学家也对其做出了突出贡献——在 1960 年原第七军医大学解剖教研组对国人的肺段支气管血管做了详尽的研究，并对比了国内外的解剖资料，早在当年就已经出版《支气管肺段外科解剖学》一书，其中还结合临床对肺亚段血管等提出了自己的见解。

在此时期之后，关于亚肺叶切除的研究不断地推陈出新，1939 年学者报道了首例左上肺舌段

切除术治疗结核性舌段不张；1947 年，Overholt 系统描述了所有肺段切除术的手术方法；1958 年，Churchi 等开始将解剖性肺段切除术应用于治疗早期外周型肺癌。早期的亚肺叶切除的研究结果已然存在争议，比如，1973 年，Jensik 等总结了解剖性肺段切除术治疗早期肺癌的 15 年经验，认为肺段切除术较肺叶切除术能更有效地保留肺功能并减少手术并发症及死亡率，从而也导致了第一波对于早期外周型非小细胞肺癌最佳手术方式的争论。然而此后，数个研究均得出阴性的结果，比如北美肺癌研究小组开展了当时全球唯一的一项比较肺叶切除与亚肺叶切除治疗早期肺癌疗效的前瞻性、多中心随机对照研究，于 1995 年报道了该研究结果——亚肺叶切除术较肺叶切除术在并发症发生率、死亡率乃至术后肺功能上并无明显差异，但增加了 3 倍的复发率，而肺叶切除术却有延长生存的趋势。与此同时，匹兹堡大学也报道了一项比较肺叶切除与亚肺叶切除治疗早期肺癌的前瞻性、多中心但非随机的对照研究，其结果显示亚肺叶切除较肺叶切除术后的局部复发率明显增高（18% vs 4%），肺叶切除组术后 5 年生存率优于亚肺叶切除组（70% vs 58%）。虽

然就目前看来，这些早期的研究存在着手术切除范围准确性，亚肺叶解剖切除准确性等诸多问题，但是在当时，这些标志性的研究使得肺叶切除术成为了治疗早期非小细胞肺癌的金标准并沿用至今，而肺段切除术仅为心肺功能差、不能耐受肺叶切除术的患者的一种妥协性手术方式。

（二）亚肺叶切除的现状

随着影像学的快速发展、人们生活水平的提高以及健康体检及肺癌普查的广泛开展，越来越多的肺部结节被发现，其中早期肺癌结节，尤其是以肺磨玻璃结节（ground glass opacity，GGO）为主要表现的周围型腺癌越来越多地被发现。根据常用的国际数据库的统计情况来看，就美国 SEER 数据库而言，发现肿瘤直径 < 2 cm 的非小细胞肺癌所占比例由 1998 年的 0.98% 增长到了 2008 年的 2.2%，同样的情况也出现在日本的肺癌数据库资料，1994 年肿瘤直径 < 2 cm 的非小细胞肺癌比例为 23.2%，而 2004 年其比例已增长到了 37.5%。

针对非小细胞肺癌病变诊断情况的变化以及考虑 GGO 结节常见的病理类型，2011 年 IASLC/ATS/ERS 联合推出了新的肺腺癌的国际多学科分类标准，其主要包括：AAH、原位腺癌（adenocarcinoma in situ，AIS）、微浸润腺癌（minimally invasive adenocarcinoma，MIA）、浸润性腺癌及浸润性黏液腺癌。2017 年第 8 版非小细胞肺癌 TNM 分期更是结合 2011 年肺腺癌新分类对小肿瘤做了进一步细化——将肿瘤大小 1cm 作为新的 T1a 的界值；将原位癌细分为原位腺癌［Tis（AIS）］和原位鳞癌［Tis（SCIS）］；定义微浸润腺癌的 T 分期为 T1a（mi），并且定义了多发微浸润癌的诊断。

针对目前小肿瘤多发，并且是以 GGO 为主要表现的肺部结节，如果选择更加有效的治疗模式，在减少患者创伤的基础上有效进行外科治疗，又成为了热议的话题。相应地，亚肺叶切除，也再度成为了胸外科研究以及讨论的焦点。针对这方面的研究结果目前还存在争议，各单位得出的结论不尽相同。

多项日本的回顾性研究结果显示在肿瘤直径 ≤ 2 cm 时，解剖性肺段切除术的疗效并不亚于肺叶切除术，其总体 5 年生存率可高达 87.1%~89.6%。与之类似的，德国学者 Sienel 等在接受妥协性亚肺叶切除术的 87 例患者中回顾性分析了肺段切除术与楔形切除术的生存差异，结果发现两者的远处转移率并无明显差异，但楔形切除术的局部复发率明显增加（55% vs 16%），从而也导致了死亡风险的增加（52% vs 29%）。基于以上结果，匹兹堡大学对 291 例 pT1N0M0 的非小细胞肺癌进行了相应的回顾性研究，结果发现在直径 > 2 cm 的肿瘤中，肺叶切除疗效仍优于亚肺叶切除；而在直径 ≤ 2 cm 的肿瘤中，亚肺叶切除与肺叶切除的疗效相当。

2013 年，Yendamuri 等对美国 SEER 数据库 1988—2008 年 8 797 例肿瘤直径 ≤ 2 cm 的非小细胞肺癌进行了回顾性分析，结果发现在 1988—1997 年的 10 年间，肺叶切除术的疗效仍优于亚肺叶切除术，但在 1998—2004 年的 6 年间，肺叶切除术与肺段切除术以及楔形切除术之间的生存差异已明显缩小，而在 2005—2008 年的 5 年间，楔形切除术的疗效仍略低于肺叶切除术，但肺段切除术与肺叶切除术之间已无明显生存差异。同年，Smith 与 Swanson 等学者也利用 SEER 数据库中肿瘤直径 ≤ 2 cm 的非小细胞肺癌进行了肺段切除术与楔形切除术的疗效比较，结果提示肺段切除术的疗效优于楔形切除术。即使对于年龄 > 70 岁的高龄患者，两者之间仍无明显的生存差异，但肺段切除术的肺癌相关生存仍优于楔形切除术。

2014 年，日本胸外科协会对 1 737 名接受了

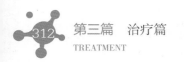

意向性亚肺叶切除术的非小细胞肺癌患者进行了回顾性分析，其中肿瘤直径 ≤ 2 cm 的占 86.2%，而楔形切除术多限于肿瘤直径 ≤ 1 cm 或实性成分所占比例 ≤ 25% 的患者。最终结果显示该组患者总体 5 年生存率为 94%，总体疗效并不亚于肺叶切除术。

然而以上研究均存在或多或少的不足之处，比如大部分研究均为回顾性研究，结论偏移性较大，在分组的选择中，进行亚肺叶切除患者以及肺叶切除患者的基线情况亦不完全相同。因此以上的研究尚不能最终准确评判亚肺叶切除术的围手术期情况以及远期肿瘤学效果。

（三）亚肺叶切除的适应证

结合现有的研究结果，我们可以发现经过严格筛选的患者接受亚肺叶切除术，其围手术期情况及远期疗效并不亚于肺叶切除术。

2010 年 Blasberg 等的研究结果认为影响亚肺叶切除术的预后因素包括：①肿瘤相关性因素，如肿瘤直径 ≤ 2 cm、影像学表现（纯 GGO）、病理表现为非侵袭性以及肿瘤部位位于肺外 1/3

等；②治疗相关性因素，如解剖性肺段切除术、切缘需 ≥ 2 cm 或大于肿瘤直径以及对纵隔淋巴结的准确评估等。

2010 年始 NCCN 非小细胞肺癌治疗指南提出：除了肺功能储备较差或合并症较多而不能耐受肺叶切除术的患者可以接受妥协性亚肺叶切除术之外，对于肿瘤直径 ≤ 2 cm 且满足病理为 BAC（AIS）、GGO 比例 ≥ 50% 或倍增时间 ≥ 400 天等三个条件之一的患者可以施行意向性亚肺叶切除术，并优先选择肺段切除术。我国近年制定的非小细胞肺癌诊疗规范中对于肺段切除术适应证的要求也与此基本相类似。而 ACCP 指南亦指出对于肺功能储备较差或合并症较多而不能耐受肺叶切除术的临床 Ⅰ 期非小细胞肺癌患者可以接受妥协性亚肺叶切除术，而对于肿瘤直径 ≤ 2cm 且影像学表现以 GGO 为主的临床 Ⅰ 期非小细胞肺癌患者可接受意向性肺段切除术。而在临床中多使用 ACCP 的指南作为亚肺叶切除的适应证，因为在临床工作中如使用 NCCN 指南，则难以评估患者的倍增时间，而以 GGO 为主的病变大部分的病例情况均为 MIA 或 BAC（AIS）。

第二节 亚肺叶切除的技术要点

（一）关于切缘问题

一个充分的手术切缘对手术的根治性至关重要，而高侵袭性的小肿瘤能够使用高分辨 CT 及 PET/CT 检查进行评估。无论肿瘤的侵袭性如

何，均需要首先保证手术的足够切缘。有研究报道，基于高分辨的 CT 大约 30% 的 cT1aN0M0 的 NSCLC 超越一个肺段，因此在进行肺段切除术时，如果均只是沿着段静脉与膨胀萎陷交界线离断肺组织，可能会导致切缘不足。当肿瘤比较接近肺组织切割缘时，特别需要注意保证足够的切缘，

必要时可以使切缘超过段间平面。在保证切缘的前提下，可以做大范围的楔形切除，也可以做联合肺段或者联合亚肺段的切除，以达到保证符合肿瘤学原则前提下的切除。

（二）段间平面的判定及分离

大致可以分为有染色定位法及膨胀定位法。

染色定位法即切断靶段静脉、动脉后，充分吸净支气管内痰液，闭合切断靶段支气管，使靶段仅通过段间边界与其他肺组织相连。使用稀释的美蓝液（加生理盐水至 20 mL）。使用常规静脉输液针导入胸腔，缓慢刺入已经闭合的靶段支气管内约 1 cm。将稀释的美蓝溶液 20 mL 注入靶段支气管中。染色全程耗时 2 ～ 4 min。也有采用结扎靶段肺动脉，静脉注入 ICG（吲哚青绿）（3.0 mg/kg），在红外线胸腔镜下观察靶段染色，确定肺段边界。

肺膨胀 - 萎陷法确定段间平面。夹闭靶段支气管后胀肺，保留肺段的肺组织迅速膨胀而靶段肺组织不张，说明靶段支气管选择判断准确。切断靶段支气管，胀肺，靶段所在肺叶完全膨胀后单肺通气，保留肺段的肺组织萎陷，与充气的靶段肺组织之间形成界限，此界限即为段间平面，沿此界线切断。

通过采用支气管镜下选择性喷射膨胀的方法确定肺段间平面。计划移除的肺段膨胀，同时预备保留的肺段保持萎陷。这种方法可以清晰地显示两个肺段间界线。膨胀—萎陷分界线可考虑作为实际的外科切除边缘。使用电灼或超声刀进行肺段间的解剖分离（而不是使用切割缝合器）能够减少边缘局部复发的概率，并且能够使保留的临近肺段充分膨胀从而最大限度保护肺功能。段间平面可以通过喷射膨胀状态的不同进行识别。段支气管分离完成后，麻醉师通过双腔器官插管将 3.5mm 的支气管镜送到靶段支气管开口处。支气管前段的光在术野可见，术者可以引导支气管镜到达靶段支气管。位置确认后，则开始高频振荡通气（40 Hz，工作压力 2 kg/cm^2）。计划切除肺段膨胀，同时预备保留肺段保持萎陷，肺实质膨胀 - 萎陷的界限表示段间解剖平面。这种方法能够显示一个良好的平面，不同于传统的侧支通气，不需要通过侧支通气的传导，与国内常规的方法不同。使用喷射通气的方法使靶段膨胀后，阻断远端支气管使肺段保持膨胀，离断阻断点近端，同时确保足够的残端长度以免影响其余肺段开口。当需要切除多个肺段时，术者可以选择性将支气管镜头端置入每个段支气管开口对各个肺段进行喷射通气。

在肺门周围部位，段间平面接近段间静脉，电灼或超声刀应当沿着膨胀—萎陷界限周边部位进行。使用电灼或超声刀后剩余肺的表面应用由纤维蛋白原、凝血酶和可吸收聚乙醇酸（PGA）组成的纤维蛋白胶覆盖，防止使用电灼或超声刀后产生的肺漏气。当肺存在肺气肿病变时，使用切割缝合器分离段间平面可以有效防止漏气的出现。因为边缘需大于肿瘤直径，即至少需要 2 cm 正常肺组织，术中肺段间切割线可以在临近段上，或者临近肺段的部分或亚肺段可以切除。开展肺段手术必须进行段、叶、肺门与纵隔淋巴结的采样或清扫并实施冰冻切片检查。如果手术切缘判断不满意或发现淋巴结阳性，则不可进行肺段切除，需要进行肺叶切除。

肺段切除术后，将其浸泡水中进行肺膨胀，能够发现外周支气管瘘的位置。一旦发现瘘，需要使用缝线修补。随后，可将切割平面浸泡水中进行肺膨胀（压力为 10~15 cm H$_2$O），以检测漏气情况。只有 2~3 mm 气泡的漏气可以使用以下方法处理：在肺轻度膨胀状态下，段间平面的切割面可以使用 1~2 cm^2 可吸收材料覆盖，比如 PGA 片与纤维蛋白胶。

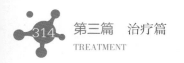
三、淋巴结清扫

根治性肺段切除中，淋巴结清扫是重要的步骤。2004年日本肺癌手术登记处显示，在NSCLC的cT1aN0M0患者中，淋巴结转移率为10%。即使在PET/CT显示为N0期患者中，最终病理N分期需要病理学检查进行确定，因为PET/CT不能检测到<4 mm的转移淋巴结。

对于13组淋巴结是否需要清扫还存在争议。Nomori等使用检测放射性同位素的方法对接受肺段切除患者的肺段前哨淋巴结进行描绘，如果将段大致分为前侧段与后侧段的话，13组淋巴结更常出现在后侧段中。比如，位于S8（可视为前侧段）的肿瘤，经常表现为不止出现B8周围的13组淋巴结，而且也常出现B6（可视为后侧段支气管）周围的13组淋巴结。这个结果提示淋巴引流不仅引流至相应的肺段淋巴结，而且也可以引流至后侧段。原因可能是叶支气管均位于胸腔内靠后的位置。因此后侧段的13组淋巴结应当清扫，尤其是肿瘤位于前侧段中。比如，在S8肺段切除术中，B6周围的13组淋巴结应清扫，而S6肺段切除术中，B8周围的13组淋巴结清扫可不作为常规。

跳跃性纵隔淋巴结转移发生在20%～40%的N2 NSCLC患者中，可能是因为淋巴直接引流至纵隔而没有到达肺门淋巴结站。因此，即使肺门淋巴结术中冰冻结果显示阴性，亦需要进行纵隔淋巴结清扫。纵隔淋巴结转移常表现为肺叶特异相关性，即右上肺伴4R组淋巴结、左上肺伴5组淋巴结以及双下肺伴隆突下淋巴结。因此，在肺段手术中，至少这些非特异相关性的淋巴结需要进行清扫。

四、小结节的定位

国内外文献报道了许多术前定位的方法，主要包括术前CT引导下注射染色剂、对比剂或硬化剂，术前通过CT引导下放置金属微线圈，染色剂与金属微线圈联合定位，术中超声定位等方法。

深在的小结节在术中往往通过常规的方法难以探及，从而可能导致肺段术后切缘局部复发。对于此类的结节，有时需要在术前使用CT下的增强剂进行定位。在CT引导下进行经皮穿刺，将穿刺针送达病灶位置，注射0.5mLCT增强剂（lipiodol），注射前，需回抽注射器，以确定没有误入血管。术中可以通过透视探查定位病灶。因lipiodol为脂溶性，故可在注射部位持续达1个月。

一般认为亚甲蓝与金属微线圈联合定位的适应证有：结节<30 mm；结节位置较深（距离脏层胸膜>10 mm）；结节与脏层胸膜无粘连，高分辨率CT未显示明显胸膜凹陷征象。

五、肺段切除主要结构的处理

肺段动脉、静脉与支气管较细小，术中应精细操作。如果术野中纵隔淋巴结或第10组、11组或12组等淋巴结影响结构的显露，应先清扫相应淋巴结后再进行精细解剖。可以灵活使用器械，包括电钩、细吸引器、精细腔镜剪刀或是剥离子等进行以锐性为主的分离，必要时使用钝性分离。锐性分离时，注意避免主要结构的损伤。肺段结构应当尽可能向远端分离。肺段及亚段的动脉、静脉在同一患者以及在不同患者之间大小可以相差悬殊。大的分支可于妥善游离后，使用直线切割缝合器进行离断（可考虑使用缝钉高度2.5 mm、闭合高度1.0 mm的闭合钉），较小的分支可采用结扎后超声刀离断或双侧结扎后切断的方法，仅对于肺段或亚肺段细小的分支考虑直接使用电灼或超声刀切断。肺段支气管的离断一般建议使用直线切割缝合器（可考虑使用缝钉高度

3.5 mm、闭合高度 1.5 mm 的闭合钉），仅分支细小的亚段支气管可以考虑结扎后切断，或闭合夹离断。一般在操作过程中，不使用钛夹或血管夹处理主要肺段结构，以免影响直线切割缝合器

的使用以及避免操作中出现因为钩挂而导致钛夹或血管夹脱落的情况，仅在手术操作结束后，需要进行血管、支气管残端的止血或加固时才考虑使用。

第三节 单孔亚肺叶切除术的历史、现状与争议

随着微创外科技术的发展及肺癌早期诊断、早期治疗受到越来越多胸外科医师的重视，传统的胸腔镜手术已经无法完全满足微创外科的要求，更加微创的手术入路，成为临床外科医师不懈追求的方向。单孔胸腔镜较传统胸腔镜手术更加微创化，近年来为广大临床外科医师、患者所接受及推崇，得到了快速的发展。

目前对于单孔胸腔镜手术暂无统一认识的概念及标准定义，一般认为单孔胸腔镜手术主要包括三层内容：一是单切口，长度 < 5 cm，一般 3～5 cm；二是全胸腔镜下完成手术操作；三是操控孔不使用肋骨撑开器开肋间隙，肋间隙由皮肤保护装置软性撑开。对于单孔胸腔镜开展时间，不同学者有着不同的认知，有文献报道意大利学者 Migliore 等在 1998 年率先开展单孔胸腔镜手术。而单孔胸腔镜手术概念直至 2004 年由 Rocco 等率先提出。随后，Rocco 等报道了 600 余例经单孔胸腔肺楔形切除的系列结果，Gonzalez 团队在全球率先开展了一系列经单孔胸腔镜手术，包括肺外科（开展经单孔胸腔镜全肺切除术至肺段切除术）、气管外科（气管肿瘤切除术）及纵隔外科（经单孔胸腔镜纵隔肿瘤切除术）。国内谭黎杰、陈椿教授较早开展单孔胸腔镜手术，并开展单孔胸腔镜肺叶、肺段切除等各项胸外科常规及高难

度手术，并开展单孔胸腔镜手术培训班。刘家全教授报道及开展经剑突下单孔胸腔镜手术。

单孔胸腔镜需在一个切口完成所有操作，目前临床上使用的手术入路包括：经肋间单孔胸腔镜手术和经剑突单孔胸腔镜手术。

（一）经肋间单孔胸腔镜手术

经肋间单孔胸腔镜手术可以依据肿瘤所处的部位、肿瘤大小选择切口位置。国内不同中心对于切口位置的选择略有不同，但是多数中心认为单孔胸腔镜手术，腋前线及腋中线之间的第 4、5 肋间为最佳切口位置。有的中心根据手术切除的部位选择切口位置（例如行上叶切除的选第 4 肋间，中下叶切除的选择第 5 肋间）；也有中心切口固定选择第 4 肋间（无论行上、中、下肺叶手术）。

对于肋间的选择，不同学者有着不同的看法：第 4 肋间作手术切口，切割缝合器通过肺门组织困难，容易损伤肺门血管，但是由于选择使用合适的器械（可弯头的切割缝合器）这一情况得到改善；且第 4 肋间对于清扫上纵隔淋巴结具有视野更为清晰、操作更自然等优势。选择第 5 肋间作为切口，若腔镜无法完成手术需要中转开胸，可直接延长第 5 肋间切口进胸继续手术。选择第 6 肋间作手术切口，手术器械与肺门血管、支气管之间的夹角太小，操作困难，且清扫纵隔淋巴

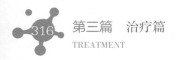

结较为困难。

相对于经剑突下的单孔胸腔镜手术，经肋间的胸腔镜手术优势在于手术视野直观，符合开胸手术视觉体验；胸壁到胸内操作距离短，容易暴露，操作相对方便，但存在容易引起术后慢性疼痛及胸壁麻木、手术助手要求较高等缺点。

（二）经剑突单孔胸腔镜手术

剑突下单孔胸腔镜肺叶切除术由刘家全教授、Gonzalez 等在 2014 年 8 月率先开展。经剑突下单孔胸腔镜手术优点：①在做手术切口时不损伤肋间神经，因此，可以避免肋间神经损伤引起长时间的胸壁切口疼痛。②经剑突胸腔镜手术能经一个切口完成双侧胸腔手术，尤其适合目前肺部多发结节需行双侧手术和多汗症双侧交感神经链切断。但是相对于经肋间的单孔胸腔镜手术，经剑突下单孔胸腔镜手术器械要求更高，需特制加长器械，器械的要求限制了经剑突单孔胸腔镜手术的推广。③因左侧胸腔解剖结构原因（心脏），经剑突完成左侧胸腔手术时，器械压迫心脏导致操作不能顺利完成，所以右侧胸腔手术则较左侧方便。④经剑突单孔胸腔镜手术在清扫纵隔淋巴结及上叶手术操作亦较为困难，尤其是上叶血管损伤导致出血时经剑突路径手术处理十分困难。

单孔胸腔镜手术治疗胸部疾病目前几乎覆盖了胸外科常见的几种手术治疗方式，使用最多、应用最广的为肺癌根治术，其术式包含单孔胸腔镜下楔形切除、肺叶切除、肺段切除、袖状切除、全肺切除及纵隔淋巴结清扫。大量报道已经证实：单孔胸腔镜肺叶切除术和全身淋巴结清扫是安全可行的，在疼痛、创伤和恢复方面也有积极的效果，许多胸外科手术中心的胸腔镜手术已经扩展到了单孔胸腔镜肺癌根治术的各个术式。单孔胸腔镜手术在胸膜活检、胸部外伤、纵隔肿瘤、气胸、手汗症、脓胸、食管良性疾病及食管癌等疾病上均有学者应用及报道。

单孔胸腔镜手术与开胸手术具有相当的视觉体验和手术操作，因而有学者提出这是一种 "returnprogression"（回归进展）。目前对于单孔 VATS 的研究仍在探索阶段，许多方面至今还不完善，很多问题亟需解决。随着微创技术的发展及适合单孔器械的改进，越来越多的临床医生将接受并推崇单孔胸腔镜手术。单孔胸腔镜手术是对胸外科手术有益的补充，是一种技术的延伸，越来越多的胸外科医生开始研究学习这项新技术，使更多的患者获益。

第四节 亚肺叶切除的展望

现阶段我们对亚肺叶切除的认识大部分仍基于以往的回顾性研究结果，缺乏大样本的前瞻性多中心随机对照研究。不论是在早期肺癌的楔形切除对比肺叶切除，还是肺段切除对比肺叶切除，均缺乏高级别的循证医学证据，因此，现有的亚肺叶切除术适应证也将会进一步完善与改良。目前国内外多个单位及中心正在进行相关的研究，比如美国与日本于 2008、2009 年分别开展了前瞻性、多中心随机对照研究（CALGB140503、JCOG0802/WJOG4607）以比较肺叶切除术与亚肺叶切除术疗效。CALGB 140503 旨在比较亚肺叶切除术与肺叶切除术的疗效，目标人群为肿瘤直径 ≤ 3 cm 者，目标病理类型包括了 AIS、MIA 及浸润性腺癌。JCOG0802/WJOG4607 旨在比较肺段切除术与肺叶切除术的疗效，其目标人群则限定在肿瘤直径 ≤ 2 cm 且实性成分占比 ≥ 25% 者，目标病理类型为浸润性腺癌，目前已完成入组。对于楔形切除术的适用范围，日本学者正在开展一项前瞻性、多中心单臂研究 JCOG0804，其目标人群严格限定在肿瘤直径 ≤ 2 cm 且实性成分占比 ≤ 25% 者，目标病理类型为 AIS 与 MIA。目前以上几项研究还没有发布最终的结果。此外，我国也有多个单位启动了类似的前瞻性多中心随机对照研究。我们希望随着这些国内外临床研究的完成，亚肺叶切除能够更好更准确地在临床中使用，使更多的患者受益，亚肺叶切除的研究也将是胸外科研究关注的热点问题。

（郑斌　陈椿）

参考文献

[1] 刘雷, 付向宁. 全胸腔镜肺段切除术中美蓝染色法判断肺段边界[J]. 中华胸心血管外科杂志, 2016, 32 (3): 184-185.

[2] 杨锋, 赵辉, 隋锡朗, 等. 微强簧圈用于肺内单纯磨玻璃影术前定位[J]. 中华胸心血管外科杂志, 2014, 30 (3): 167-169.

[3] 谢冬, 姜格宁, 赵佳平, 等. 单孔全胸腔镜治疗中央型肺部肿瘤5例[J]. 中华胸心血管外科杂志, 2015, 31 (3): 177-178.

[4] 鲍熠, 周逸鸣, 杨倍, 等. 单孔全胸腔镜下肺叶切除术5例[J]. 中华胸心血管外科杂志, 2013, 29 (8): 493-494.

[5] 谢冬, 陈昶, 朱余明, 等. 单孔胸腔镜手术的现状与展望[J]. 中华腔镜外科杂志 (电子版), 2016, 9 (2): 73-76.

[6] 林磊, 刘明, 蒋雷, 等. 同期剑突下单孔胸腔镜双侧肺大疱切除术1例[J]. 中华外科杂志, 2015, 53 (9): 713.

[7] 张瑞杰, 蔡奕欣, 张霓, 等. 3cm单孔胸腔镜在解剖性肺段切除术中的应用[J]. 中国微创外科杂志, 2016, 16 (1): 50-52, 56.

[8] 柴立勋, 冯云, 白晓鸣. 单操作孔胸腔镜手术治疗胸腺疾病的初步报道[J]. 中华腔镜外科杂志 (电子版), 2011, 4 (2): 8-10.

[9] 梁明强, 朱勇, 郑炜, 等. 单孔胸腔镜食管平滑肌瘤摘除术1例[J]. 中华胸心血管外科杂志, 2015, 31 (1): 49.

[10] 吴卫兵. 胸腔镜解剖性肺段切除术技术要点[J]. 中国肺癌杂志, 2016, 19 (6): 377-378.

[11] SIENEL W, DANGO S, KIRSCHBAUM A, et al. Sublobar resections in stage IA non-small cell lung cancer: segmentectomies result in significantly better cancer-related survival than wedge resections [J]. Eur J Cardiothorac Surg, 2008, 33 (4): 728-734.

[12] FERNANDO H C, SANTOS R S, BENFIELD J R, et al. Lobar and sublobar resection with and without brachytherapy for small stage IA non-small cell lung cancer [J]. J Thorac Cardiovasc Surg, 2005, 129 (2): 261-

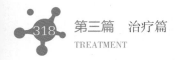
267.

[13] SMITH C B, SWANSON S J, MHANGO G, et al. Survival after segmentectomy and wedge resection in stage I non-small-cell lung cancer [J]. J Thorac Oncol, 2013, 8 (1): 73-78.

[14] YANO M, YOSHIDA X, KOIKE X, et al. Survival of 1737 lobectomy-tolerable patients who underwent limited resection for cstage IA non-smallcell lung cancer [J]. Euro J Cardiothorac Surg, 2015, 47 (1): 135-142.

[15] BIASBERG J D, PASS H I, DONINGTON J S. Sublobar resection: a movement from the Lung Cancer Study Group [J]. J Thorac Oncol, 2010, 5 (10): 1583-1593.

[16] ASAMURA H. Role of limited sublobar resection for early-stage lung cancer: steady progress[J]. J Clin Oncol, 2014, 32 (23): 2403-2404.

[17] TSUBOI M, ASAMURANARUKE T, NARUKE T, et al. VATS lobectomy for lung cancer in a patinet with an anomalous pulmonary vein: report of a case [J]. Jpn J Surg, 1997, 27: 1074-1076.

[18] ISHIKAWA X, IWANO S, USAMI N, et al. An anomalous segmental vein of the left upper lobe of the lung-preoperative identification by three-dimensional computed tomography pulmonary angi-ography [J]. Interact Cardiovasc Thorac Surg, 2012, 15: 512-513.

[19] MISAKI N, CHANG S S, IGAI H, et al. New clinically applicable method for visualizing adjacent lung segments using an infrared thoracoscopy system [J]. J Thorac Cardiovasc Surg, 2010, 140 (4): 752-756.

[20] ASOUHIDOU I, KARAISKOS T, NATSIS N. Pulmonary vein anatomical variation during video-thoracoscopy-assisted surgical lobectomy [J]. Surg Radiol Anat, 2017, 39 (2): 229-231.

[21] WANNASOPHA Y, OILMUNQMOOL N, EUATHRONQCHIT J. Anatomical variations of pulmonary venous drainage in Thai people: multidetector CT study [J]. Biomed Imaging Interv J, 2012, 8 (1): e4.

[22] TAKAMORI S, HAYASHI A, NAQAMASTSU Y, et al. Left partial anomalous pulmonary venous connection found during a lobectomy for lung cancer: report of a case [J]. Surg Today, 1995, 25 (11): 982-983.

[23] REVELIOTISKALAVROUZIOTIS G, SKEVIS K, CHARPIDOU A, et al. Wedge resection and segmentectomy in patients with stage I nonsmall cell lung carcinoma [J]. Oncol Rev, 2014, 8 (2): 234.

[24] LIN Y, ZHENG W, ZHU Y, et al. Comparison of treatment outcomes between single-port video-assisted thoracoscopic anatomic segmentectomy and lobectomy for non-small cell lung cancer of early-stage: a retrospective observational study [J]. J Thorac Dis, 2016, 8 (6): 1290-1296.

[25] CHENG K, ZHENG B, ZHANG S, et al. Feasibility and learning curve of uniportal video- assisted thoracoscopic segmentectomy [J]. J Thorac Dis, 2016, 8: S229-234.

[26] WATANABE K, NOMORI H, OHTSUKA T, et al. Usefulness and complications of computed tomography-guided lipiodol marking for fluoroscopy-assisted thoracoscopic resection of small pulmonary nodules: experience with 174 nodules [J]. J Thorac Cardiovasc Surg, 2006, 132: 320-324.

[27] KONDO R, YOSHIDA K, HAMANAKA K, et al. Intraoperative ultrasonographic localization of pulmonary gound-glass opacities [J]. J Thorac Cardiovasc Surg, 2009, 138: 837-842.

[28] NOMORI K, HORIO H. Endofinger for tactile localization of pulmonary nodules during thora-coscopic resection [J]. Thorac Cardiovasc Surg, 1996, 44 (1): 50-53.

[29] MIGLIORE M. Initial history of uniportal video-assisted thoracoscopic surgery[J]. Ann Thorac Surg, 2016, 101 (1): 412-413.

[30] MIGLIORE M, DEODATO G. A single-trocar technique for minimally-invasive snrgery of the chest [J]. SurgEndosc, 2001, 15 (8): 899-901.

[31] ROCCO G, MARTIN-UCAR A, PASSERA E. Uniportal VATS wedge pulmonary resections [J]. Ann Thorac Surg, 2004, 77 (2): 726-728.

[32] ROCCO G, MARTUCCIN, LA MANNA C, et al. Ten-year experience on 644 patients undergoing single-port (uniportal) video-assisted thoracoscopic surgery [J]. Ann Thorac Surg, 2013, 96 (2): 434-438.

[33] GONZALEZ D, DE LA TORRE M, PARADELA M, et al. Video-assisted thoracic surgery lobectomy: 3-year initial experience with 200 cases [J]. Eur J Cardiothorac Surg, 2011, 40 (1): e21-e28.

[34] GONZALEZ D, PARADELA M, GARCIA J, et al. Single-port video assisted thoracoscopic lobectomy [J]. Interact Cardiovasc Thorac Surg, 2011, 12 (3): 514 -515.

[35] WU C F, GONZALEZ D, WEN C T, et al. Single-port video-assisted thoracoscopic mediastinal tumour resection [J]. Interact Cardiovasc Thorac Surg, 2015, 21 (5): 644-649.

[36] GONZALEZ D, YANG Y, STUPNIK T, et al. Uniportal video-assisted thoracoscopic bronchovascular, tracheal and carinal sleeve resections [J]. Eur J Cardiothorac Surg, 2016, 49 (Suppl 1): i6-i16.

[37] GONZALEZ D, DE LA TORRE M, FERNANDEZ R, et al. Video: Single-incision video-assisted thoracoscopic right pneumonectomy [J]. Surg Endosc, 2012, 26 (7): 2078-2079.

[38] GONZALEZ D, DELGADO M, FIEIRA E, et al. Uniportal video-assisted thoracoscopic pneumonectomy [J]. J Thorac Dis, 2013, 5 (Suppl 3): S246 -S252.

[39] XIE D, WANG H, FEI K, et al. Single-port video-assisted thoracic surgery in 1063 cases: a single-institution experience [J]. Eur J Cardiothorac Surg, 2016, 49 (Suppl 1): i31-i36.

[40] WU L, LIN L, LIU M, et al. Subxiphoid uniportal thoracoscopic extended thymectomy [J]. J Thorac Dis, 2015, 7 (9): 1658 -1660.

[41] JIANG L, BAO Y, LIU M, et al. Uniportal video-assisted thoracoscopic left basilar segmentectomy [J]. J Thorac Dis, 2014, 6 (12): 1834-1836.

[42] GONZALEZ D. Uniportal thoracoscopic surgery: from medical thoracoscopy to non-intubated uniportal video-assisted major pulmonary resections [J]. Ann Cardiothorac Surg, 2016, 5 (2): 85-91.

[43] MIGLIORE M, CALVO D, CRISCIONE A, et al. Uniportal video assisted thoracic surgery: summary of experience, mini-review and perspectives [J]. J Thorac Dis, 2015, 7 (9): E378-E380.

[44] SIHOE A D. Uniportal video-assisted thoracic (VATS) lobectomy [J]. Ann Cardiothorac Surg, 2016, 5 (2): 133-144.

[45] GONZALEZ D, STUPNIK T, FERNANDEZ R, et al. Intraoperative bleeding control by uniportal video-assisted thoracoscopic surgery [J]. Eur J Cardiothorac Surg, 2016, 49 (Suppl 1): i17-i24.

[46] GONZALEZ D, DELGADO M, FIEIRA E, et al. Left lower sleeve lobectomy by uniportal video-assisted thoracoscopic approach [J] . Interact Cardiovasc Thorac Surg, 2014, 18 (2): 237-239.

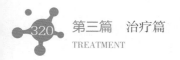

[47] JUTLEY R, COOPER G, OCCO G. Extending video-assisted thoracoscopic surgery for trauma: the uniportal approach [J]. J Thorac Cardiovasc Surg, 2006, 131 (6): 1424-1425.

[48] WU C F, GONZALEZ-RIVAS D, WEN CT, et al. Single-port video assisted thoracoscopic mediastinal tumour resection [J]. Interact Cardiovasc Thorac Surg, 2015, 21 (5): 644 -649.

[49] CHEN Y B, YE W, YANG W T, et al. Uniportal versus biportal video-assisted thoracoscopic sympathectomy for palmarhyperhidrosis [J]. Chin Med J (Engl) , 2009, 122 (13): 1525 -1528.

[50] Jutley R S, Khalil M W, Rocco G. Uniportal vs standard three-port VATS technique for spontaneous pneumothorax: comparison of post-operative pain and residual paraesthesia [J]. Eur J Cardiothorac Surg, 2005, 28 (1): 43-46.

[51] ZHU Q, XIAO H, XU E, et al. From open to single port video-assisted thoracoscopic lobectomy: a stepwise and return progression of the experience from Department of Thoracic Surgery, General Hospital of Guangzhou Military Command of PLA [J]. J Thorac Dis, 2015, 7 (7): 1252-1263.

[52] YENAAMURI S, SHARMA R, DEMMY M, et al. Temporal trends in outcomes following sublobar and lobar resections for small (< 2 cm) non-small cell lung cancers— a Surveillance Epidemiology End Results database analysis [J]. J Surg Res, 2013, 183 (1): 27-32.

[53] SAWABATA N, MIYAOKA E, ASAMURA H, et al. Japanese lung cancer registry study of 11663 surgical cases in 2004: demographic and prognosis changes over decade [J]. J Thorac Oncol, 2011, 6 (7): 1229-1235.

[54] TRAVIS W D, BRAMBILLA E, NOGUCHI M, et al. International association for the study of lung cancer/ american thoracic society/european respiratory society international multidisciplinary classification of lung adenocarcinoma [J]. J Thorac Oncol, 2011, 6 (2): 244-285.

[55] RAMI-PORTA R, BOLEJACK V, CROWLEY X, et al. The IASLC lung cancer staging project: proposals for the revisions of the T descriptors in the forthcoming eighth edition of the TNM classification for lung cancer [J]. J Thorac Oncol, 2015, 10 (7): 990-1003.

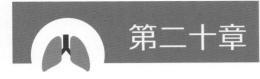

第二十章

肺癌淋巴结清扫的现状与争议

肺癌淋巴结清扫术似乎已成为肺癌外科治疗的标配内容，但是，行淋巴结清扫抑或淋巴结采样的争论，从来就未绝于耳。究其原因有二：其一，淋巴结清扫本身对远期生存的影响并非呈线性相关关系。换言之，淋巴结清扫并不是越干净，生存就越好，更不是清扫越广泛，生存就越好。其二，淋巴结清扫一定会带来损伤。探讨在不影响治疗策略决定和疗效的前提下，大量研究一直针对减少手术创伤，如"乳腺癌－腋窝淋巴结清扫－前哨淋巴结活检"模式的成功；"甲状腺癌－广泛颈部淋巴结清扫－功能颈清扫"的普及等，都是实体瘤治疗的典范。当然，就胸部肿瘤而言，由于位置深在，大家都很少谈及胸内淋巴结清扫引起的创伤及其后果。因此，探讨肺癌淋巴结清扫术过去、今生及来世，就应该对以下四个问题作出必要的回答：淋巴结及淋巴引流的生理功能，肺癌淋巴结转移模式，淋巴结切除术在肺癌治疗中的意义，淋巴结切除术后并发症。

第一节 淋巴结及淋巴引流的生理功能

淋巴系统是由淋巴脉管、淋巴器官（包括淋巴结、脾脏、肠黏膜 Peyer 结、胸腺、扁桃体等）及淋巴液中的细胞成分（淋巴细胞及巨噬细胞）组成。在胚胎时从静脉系统分化出淋巴囊，再由淋巴囊形成复杂的淋巴管丛。大约在胚胎的"前3 个月"淋巴丛中出现一些淋巴母细胞，至"中3 个月"在造血组织及间叶组织（巨噬细胞和网状细胞等）的影响下逐渐分化出皮质和髓质，形成分部构造的淋巴结实质。此后不再发生特别的变化，进一步的改变视抗原刺激而定，不属于个体发育的范畴。

淋巴系统循环与末梢血液微循环密不可分，故又称为"血－淋巴循环"。不同于血管内快速流动的血细胞，淋巴脉管及淋巴结内的淋巴细胞流动较缓慢。淋巴细胞与淋巴液内各种大小分子物质，例如血浆蛋白、血细胞等，渗透通过血管内皮屏障穿行于"血－淋巴循环"之间。淋巴循环障碍可导致组织间质水肿、瘢痕形成、免疫降低、营养缺乏（严重丢失）及淋巴血管异常增生甚至癌变（图 20-1）。

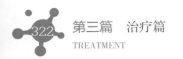

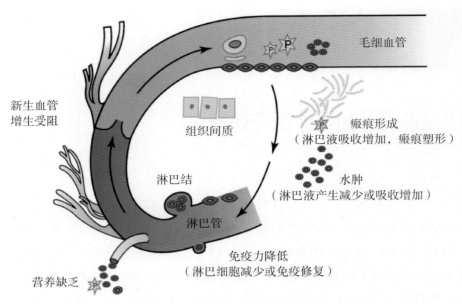

图 20-1　"血 - 淋巴循环"示意图

作为组织微环境精细微调的典范，淋巴系统在人体内并不显眼，然而却参与维持细胞内外之间体液、蛋白、渗透压平衡及新陈代谢等多项生理功能。组织间隙淋巴液的流动遵循 Starling 法则，即根据静水压及蛋白胶体渗透压力梯度，然而淋巴循环呈单向性并且速度仅为 1.5~2.5 L/24h，远不及血液循环的每分钟数升。由于缺少类似心脏的肌源性泵动力，淋巴液流动动力来源于淋巴管自身收缩，而其受到花生四烯酸代谢产物（血栓凝集素、前列腺素等）拟交感神经递质调控。淋巴结作为淋巴管管路网络节点过滤淋巴液，并且随着淋巴循环压力变化进行再分布。

第二节　肺癌淋巴结转移模式

Borrie 于 1952 年首次对肺切除标本详实描述了肺癌淋巴结转移模式，该结果随后被数项研究进一步证实。右肺上叶癌的单站 N2 转移常出现在下段气管旁（第 4 组）及气管前区（第 3 组），而下纵隔区域淋巴结转移则较罕见；若发生多站淋巴转移，则常累及隆突下（第 7 组）及下纵隔（第 8、9 组）淋巴结。Watanabe 等回顾了124 例纵隔淋巴结转移（单站或多站 N2）肺癌病例，发现多站 N2 转移亚组中隆突下淋巴结转移率为 36%。Kotoulas 等回顾了 557 例解剖性肺叶切除肺癌病例发现，同外周型肺癌相比，中心型肺癌发生第 7 组淋巴结转移的风险更高。

隆突下淋巴结转移更多见于右侧、中叶或下叶肺癌，尤其单站 N2 病例。Nohr-Oser 等回顾了

748 例外科治疗的 Ⅰ~Ⅳ 期非小细胞肺癌，发现右肺中叶及右肺下叶癌隆突下淋巴结转移率分别为 1% 及 13%。右肺中叶癌淋巴结转移更多见于下段气管旁淋巴结，而右肺下叶淋巴引流则汇入下纵隔淋巴结（食管旁及下肺韧带旁淋巴结）。位于下叶背段的肺癌发生上纵隔淋巴结转移（主要为第 4 组）的风险高于下叶基底段肺癌，可能与淋巴管丛直接交通有关。

左肺上叶淋巴引流主要汇入主肺动脉窗（第 5 组）及主动脉旁（第 6 组）淋巴结，该组淋巴结曾被视为纵隔淋巴结转移的"桥头堡"。同右肺上叶相比，左肺上叶癌发生隆突下及下纵隔淋巴结转移的风险更高。究其原因在于左肺上叶舌段首先经过隆突下区域，进而汇入主肺动脉窗及主动脉旁区域。左肺下叶淋巴引流规律与右肺下叶相似，主要汇入隆突下淋巴结，常见于单站 N2 病例，而多站 N2 则多见入主肺动脉窗区域淋巴结转移。下纵隔区域，包括食管旁及下肺韧带旁淋巴结，为次常见转移淋巴结区域。

根据文献报道，纵隔淋巴结转移模式中"跳跃性"（无肺门淋巴结转移）转移发生率范围为 18%~38%，其中单站 N2 病例更为多见。近 10 年来解剖学研究结果表明，肺内淋巴结引流绕过肺内及肺门淋巴结，而直接汇入纵隔淋巴结。

第三节 淋巴结切除术在肺癌治疗中的意义

Cahan 等于 1951 年首次详细描述了肺门及纵隔淋巴结清扫术作为肺癌根治术的一部分。然而，直到 20 世纪 70 年代肺门及纵膈淋巴结清扫术球才被认为是影响长期生存的因素，并且将同侧或对侧纵隔淋巴结转移区分开来。Naruke 等于 1978 年首次详尽报道了肺癌累及纵隔淋巴结外科治疗经验，约 19% 患者行同侧肺门及纵隔淋巴结清扫术后生存期超过 5 年，并且首次根据解剖特征命名了 14 组区域淋巴结。1983 年美国胸科学会（America Thoracic Society，ATS）在 Naruke 淋巴结解剖图基础上进一步完善了部分名称，并且根据淋巴结级别进行临床 N 分期。1986 年美国癌症联合委员会（America Joint Committee on Cancer，AJCC）与国际抗癌联盟（Union for International Cancer Control，UICC）在 ATS 淋巴结图谱基础上进而根据预后将同侧纵隔淋巴结定为 N2 期，对侧纵隔淋巴结与双侧锁骨上区淋巴结共同定为 N3 期。Mountain 于 1997 年在 ATS 基础上又一次进行了部分修改，包括将气管前区胸膜返折线以内定为第 4 组淋巴结及 N2 期病变，纵隔中线附近淋巴结转移定为 N2 期。由于两者之间有不同分站淋巴结范围重叠的问题，为使淋巴结分期更加统一以制定更严谨的临床指南，国际肺癌研究会（International Association for the Study of Lung Cancer，IASLC）于 2009 年制定出 IASLC 淋巴结解剖图谱，为制定第 8 版 UICC ／ AJCC 肺癌指南提供依据。在近期 2017 年第 8 版 UICC ／ AJCC 肺癌分期系统中，淋巴结分期 N 描述内容均未再改动。

Churchill 于 1950 年在美国胸部外科年会上首次强调了肺癌手术中纵隔淋巴结清扫的重要性。目前临床上淋巴结切除方式主要包括：

①纵隔淋巴结取样术（lymph node sampling，LNS）；②系统性纵隔淋巴结清扫术（systematic lymphadenectomy，SLND）。LNS指将术中肉眼观察肿大或触诊质硬，怀疑有转移的同侧纵隔淋巴结摘除，其优点主要包括：创伤小，手术时间短，术后胸腔引流量较少及住院时间较短；SLND则是将纵隔各站淋巴结连同周围脂肪组织一并切除。尽管淋巴结切除术被各临床指南推荐为肺癌根治术必不可少的组成部分，然而其潜在改善长期生存的贡献仍存在争议。理论上，区域淋巴结切除术有助于肿瘤局部控制，然而对于病理N0期或已存在远处转移的非小细胞肺癌患者而言，无论系统性淋巴结清扫抑或采样均对远期预后无影响。淋巴结切除术的获益人群包括病理N1期及N2期并且无远处转移的可根治性切除的非小细胞肺癌患者。

纵隔淋巴结清扫能否改善预后同样存在争议。Varlotto等回顾了全美基于人群的SEER数据库资料发现，系统性淋巴结清扫将Ⅰ期非小细胞肺癌患者5年生存率由41.6%升至58.4%。然而，上述研究中术前有创性纵隔分期诊断率并不清楚，研究人群中16%未行纵隔淋巴结清扫，70%行亚肺叶切除术。假定行亚肺叶切除的多数患者存在严重合并症无法耐受肺叶切除术，合并症本身同样可能影响患者远期生存。此外，即使在淋巴结切除患者中仅50%清扫了N2期淋巴结，还有32%仅清扫了N1期淋巴结。综上所述，由于该研究存在的诸多缺陷有潜在疑问，因此研究结论存在争议。

既往共计4项随机对照临床研究评估系统性纵隔淋巴结清扫与纵隔淋巴结采样对于预后的影响，其中3项研究的纵隔淋巴结清扫指征为短径＞1 cm或者质硬淋巴结，仅ACOSOG Z0030研究的淋巴结清扫策略更加积极。Wu等对532例Ⅰ~ⅢA期非小细胞肺癌随机进行系统性纵隔淋巴结清扫或采样，结果发现系统性纵隔淋巴结清扫可改善中位生存期（43个月 vs 32个月，$P = 0.000\ 1$）。由于缺少术前有创性纵隔淋巴结分期，ⅢA期患者在系统性纵隔淋巴结清扫组中占48%，而在纵隔淋巴结采样组中则占28%，因此说明纵隔淋巴结清扫对于纵隔分期不明病例具有益处。另外两项样本量较少的研究结果则提示两组患者预后无明显差异。作为样本量最大的随机对照研究，ACOSOG Z0030研究共计入组1 111例早期非小细胞肺癌（T1期或T2期），该研究纳入标准中规定术前需要行纵隔镜纵隔淋巴结分期评估或术中系统性纵隔淋巴结采样，冰冻病理结果均为阴性者再继续随机分组。系统性纵隔淋巴结采样定义为：右侧肺癌采样2R、4R、7R及10R组；左侧肺癌采样5L、6L、7L及10L组。最终1 023例纳入分析（498例采样 vs 525例清扫），结果显示两组患者5年总生存率或无疾病生存率差异均无统计学意义，局部、区域复发或远隔转移率也无明显差异（表20-1，表20-2）。综上可见，对于T1期或T2期术前已行纵隔淋巴结分期或术中系统性纵隔及肺门淋巴结采样阴性的患者，继续行系统性纵隔淋巴结清扫并不能改善预后；若N1或N2阳性，或未行系统性淋巴结采样，则应推荐系统性淋巴结清扫。

表20-1　系统性纵隔淋巴结清扫 vs 采样（5年生存率）

作者，年代	分期	样本量		5年生存率 /%		P
		清扫	采样	清扫	采样	
Sugi 等，1998	Ⅰ（＜2 cm）	59	56	81	84	NS
Izbick 等，1998	Ⅰ~ⅢA	76	93	65.8	54.8	0.25

（续表）

作者，年代	分期	样本量		5 年生存率 /%		P
		清扫	采样	清扫	采样	
Wu 等，2002	Ⅰ～ⅢA	268	264	82.1（Ⅰ期） 50.4（Ⅱ期） 26.9（Ⅲ期）	57.4（Ⅰ期） 34（Ⅱ期） 6.1（Ⅲ期）	0.01 0.02 0.02
Darling 等，2011	T1~T2，N0~N1	525	498	67	68	0.89

NS：没有统计学意义。

表 20-2　系统性纵隔淋巴结清扫 vs 系统性纵隔淋巴结采样（5 年复发率）

作者，年代	分期	样本量		5 年复发率 /%		P
		清扫	采样	清扫	采样	
Izbick 等，1998	Ⅰ～ⅢA	76	93	28.9（局部＋远隔）	31.2（局部＋远隔）	NS
Sugi 等，1998	Ⅰ（＜2 cm）	59	56	10（局部＋远隔）	13（局部＋远隔）	NS
Wu 等，2002	Ⅰ～ⅢA	240	231	2.9（局部）	4.8（局部）	NA
Darling 等，2011	T1~T2，N0~N1	525	498	5.7（局部） 5.9（区域）	4.8（局部） 8.6（区域）	0.52 0.10

NA：未达到；NS，没有统计学意义。

　　尽管纵隔淋巴结评估被视为非小细胞肺癌外科治疗中必不可少的一部分，但是即便根据北美统计资料，纵隔淋巴结清扫或采样率也仅约 50％。部分临床指南（ESTS、NICE）推荐系统性纵隔淋巴结采样应至少包括 3 站纵隔淋巴结，其中必需涵盖第 7 组，此外 N2 + N1 淋巴结总数不低于 10 枚；另一些学者建议最佳淋巴结检出数目范围为 11~16 枚。近期梁文华等通过分析 SEER 数据库（38 806 例）与我国多中心协作肺癌数据库（5 706 例）资料，发现淋巴结检出数目越多越有助于精确分期并且改善可切除非小细胞肺癌患者的预后，推荐最低淋巴结检出数目为 16 枚。第 12、13 及 14 站淋巴结伴随切除病肺标本应由胸外科及病理科医师共同协作解剖标记。

第四节　淋巴结切除术后并发症

　　淋巴结切除术后常见并发症包括：出血、支气管端断瘘、喉返神经损伤、淋巴液回流受阻导致肺水肿及呼吸窘迫综合征。几项前瞻性临床研究均比较了 LNS 与 SLND 不同淋巴结切除方式之间安全性优劣。ACOSOG Z0030 研究结果表明，各项术后并发症发生率（包括术后心房纤颤、呼

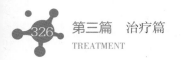
吸衰竭、乳糜胸、持续肺漏气、喉返神经损伤）或者术后住院时间及胸腔引流量均无显著性差异。Wu 及 Izbicki 等也得到相似结论。Doddoli 等回顾性分析了 465 例 I 期非小细胞肺癌淋巴结切除情况，结果发现 SLND 组术后喉返神经发生率较高（1.9% vs 0.5%）。Bollen 等报道了 155 例早期非小细胞肺癌不同淋巴结切除方式（SLND 65 例，LNS 20 例，无淋巴结切除 70 例）术后并发症情况，结果表明行淋巴结切除组术后发生 2 例支气管胸膜瘘，此外 SLND 组发生 3 例喉返神经损伤。

第五节　小　结

纵隔、肺门及肺内淋巴结评估是非小细胞肺癌外科治疗的重要组成部分。术中应清扫或采样至少 3 站纵隔淋巴结（其中必须包括第 7 组），N1 及 N2 淋巴结检出总数至少 10~16 枚。淋巴结评估的主要目的在于 N 分期以指导治疗，通过充分淋巴结评估以提高 N1 期诊断准确率，然后通过术后辅助治疗进一步改善患者预后。术前确诊 N2 期或 N3 期可避免不恰当的手术，并且在多学科协作下制定综合治疗方案。对于早期非小细胞肺癌且系统性纵隔淋巴结采样均阴性者，系统性纵隔淋巴结清扫并不能改善预后；临床分期相对较晚且未行系统性纵隔淋巴结采样者，则系统性纵隔淋巴结清扫可能使患者获益。

（陈克能）

参考文献

[1] D'ANDRILLI A, VENUTA F, RENDINA E A. The role of lymphadenectomy in lung cancer surgery [J]. Thorac Surg Clin, 2012, 22 (2): 227−237.

[2] IZBICKI J R, PASSLICK B, PANTEL K, et al. Effectiveness of radical systematic mediastinal lymphadenectomy in patients with resectable non−small cell lung cancer: results of a prospective randomized trial [J]. Ann Surg, 1998, 227 (1): 138−144.

[3] UDAGAWA H, UENO M, SHINOHARA H, et al. The importance of grouping of lymph node stations and rationale of three−field lymphoadenectomy for thoracic esophageal cancer [J]. J Surg Oncol, 2012, 106 (6): 742−747.

[4] RICE D, CHANSKY K, NOWAK A, et al. The IASLC mesothelioma staging project: proposals for revisions of the N descriptors in the forthcoming eighth edition of the TNM classification for pleural mesothelioma [J]. J

Thorac Oncol, 2016, 11 (12): 2100−2111.

[5] SASAKO M, SANO T, YAMAMOTO S, et al. D2 lymphadenectomy alone or with para−aortic nodal dissection for gastric cancer [J]. N Engl J Med, 2008, 359 (5): 453−462.

[6] LYMAN G H, SOMERFIELD M R, BOSSERMAN L D, et al. Sentinel lymph node biopsy for patients with early−stage breast cancer: American society of clinical oncology clinical practice guideline update [J]. J Clin Oncol, 2017, 35 (5): 561−564.

[7] GIULIANO A E, BALLMAN K V, MCCALL L, et al. Effect of axillary dissection vs no axillary dissection on 10−year overall survival among women with invasive breast cancer and sentinel node metastasis: the ACOSOG Z0011 (Alliance) Randomized Clinical Trial [J]. JAMA, 2017, 318 (10): 918−926.

[8] MCLEOD D S, SAWKA A M, COOPER D S. Controversies in primary treatment of low−risk papillary thyroid cancer [J]. Lancet, 2013, 381 (9871): 1046−1057.

[9] J B. Primary carcinoma of the bronchus; prognosis following surgical resection; a clinic−pathological study of 200 patients [J]. Annals of The Royal College of Surgeons of England, 1952, 10 (3): 165−186.

[10] ASAMURA H, NAKAYAMA H, KONDO H, et al. Lobe−specific extent of systematic lymph node dissection for non−small cell lung carcinomas according to a retrospective study of metastasis and prognosis [J]. J Thorac Cardiovasc Surg, 1999, 117 (6): 1102−1111.

[11] KOTOULAS C S, FOROULIS C N, KOSTIKAS K, et al. Involvement of lymphatic metastatic spread in non−small cell lung cancer according to the primary cancer location [J]. Lung Cancer, 2004, 44 (2): 183−191.

[12] KIM A W. Lymph node drainage patterns and micrometastasis in lung cancer [J]. Semin Thorac Cardiovasc Surg, 2009, 21 (4): 298−308.

[13] TURNA A, SOLAK O, KILICGUN A, et al. Is lobe−specific lymph node dissection appropriate in lung cancer patients undergoing routine mediastinoscopy? [J]. Thorac Cardiovasc Surg, 2007, 55 (2): 112−119.

[14] ICHINOSE Y, KATO H, KOIKE T, et al. Completely resected stage IIIA non−small cell lung cancer: the significance of primary tumor location and N2 station [J]. J Thorac Cardiovasc Surg, 2001, 122 (4): 803−808.

[15] WATANABE Y, SHIMIZU J, TSUBOTA M, et al. Mediastinal spread of metastatic lymph nodes in bronchogenic carcinoma. Mediastinal nodal metastases in lung cancer [J]. Chest, 1990, 97 (5): 1059−1065.

[16] NOHL−OSER H C. An investigation of the anatomy of the lymphatic drainage of the lungs as shown by the lymphatic spread of bronchial carcinoma [J]. Ann R Coll Surg Engl, 1972, 51 (3): 157−176.

[17] NARUKE T, TSUCHIYA R, KONDO H, et al. Lymph node sampling in lung cancer: how should it be done? [J]. Eur J Cardiothorac Surg, 1999, 16 (Suppl 1): S17−24.

[18] MANSER R, WRIGHT G, HART D, et al. Surgery for early stage non−small cell lung cancer [J]. Cochrane Database Syst Rev, 2005, (1): Cd004699.

[19] OKADA M, SAKAMOTO T, YUKI T, et al. Border between N1 and N2 stations in lung carcinoma: lessons from lymph node metastatic patterns of lower lobe tumors [J]. J Thorac Cardiovasc Surg, 2005, 129 (4): 825−830.

[20] RIQUET M, ASSOUAD J, BAGAN P, et al. Skip mediastinal lymph node metastasis and lung cancer: a

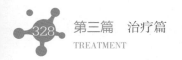

particular N2 subgroup with a better prognosis [J]. Ann Thorac Surg, 2005, 79 (1): 225−233.

[21] ILIC N, PETRICEVIC A, ARAR D, et al. Skip mediastinal nodal metastases in the IIIa/N2 non−small cell lung cancer [J]. J Thorac Oncol, 2007, 2 (11): 1018−1021.

[22] LIPTAY M J, GRONDIN S C, FRY W A, et al. Intraoperative sentinel lymph node mapping in non−small cell lung cancer improves detection of micrometastases [J]. J Clin Oncol, 2002, 20 (8): 1984−1988.

[23] PRENZEL K L, MONIG S P, SINNING J M, et al. Role of skip metastasis to mediastinal lymph nodes in non−small cell lung cancer [J]. J Surg Oncol, 2003, 82 (4): 256−260.

[24] RIQUET M, HIDDEN G, DEBESSE B. Direct lymphatic drainage of lung segments to the mediastinal nodes. An anatomic study on 260 adults [J]. J Thorac Cardiovasc Surg, 1989, 97 (4): 623−632.

[25] RIQUET M. Anatomic basis of lymphatic spread from carcinoma of the lung to the mediastinum: surgical and prognostic implications [J]. Surg Radiol Anat, 1993, 15 (4): 271−277.

[26] CAHAN W G, WATSON W L, POOL J L. Radical pneumonectomy [J]. J Thorac Surg, 1951, 22 (5): 449−473.

[27] NARUKE T, SUEMASU K, ISHIKAWA S. Lymph node mapping and curability at various levels of metastasis in resected lung cancer [J]. J Thorac Cardiovasc Surg, 1978, 76 (6): 832−839.

[28] American Thoracic Society. Medical section of the American Lung Association. Clinical staging of primary lung cancer [J]. Am Rev Respir Dis, 1983, 127 (5): 659−664.

[29] MOUNTAIN C F. A new international staging system for lung cancer[J]. Chest, 1986, 89 (4 Suppl): 225s−233s.

[30] MOUNTAIN C F. Revisions in the international system for staging lung cancer [J]. Chest, 1997, 111 (6): 1710−1717.

[31] DETTERBECK F C, BOFFA D J, TANOUE L T. The new lung cancer staging system [J]. Chest, 2009, 136 (1): 260−271.

[32] DETTERBECK F C, BOFFA D J, KIM A W, et al. The eighth edition lung cancer stage classification [J]. Chest, 2017, 151 (1): 193−203.

[33] CHURCHILL E D, ROPES M W, et al. Bronchiogenic carcinoma, right lower−lobe bronchus, with extension to esophagus and metastases to mediastinal lymph nodes, liver and omentum[J]. N Engl J Med, 1948, 238 (14): 480−483.

[34] VARLOTTO J M, RECHT A, NIKOLOV M, et al. Extent of lymphadenectomy and outcome for patients with stage I nonsmall cell lung cancer[J]. Cancer, 2009, 115 (4): 851−858.

[35] WU Y, HUANG Z F, WANG S Y, et al. A randomized trial of systematic nodal dissection in resectable non−small cell lung cancer[J]. Lung Cancer, 2002, 36 (1): 1−6.

[36] SUGI K, NAWATA K, FUJITA N, et al. Systematic lymph node dissection for clinically diagnosed peripheral non−smallcell lung cancer less than 2 cm in diameter [J]. World J Surg, 1998, 22 (3): 290−294; discussion 294−295.

[37] DARLING G E, ALLEN M S, DECKER P A, et al. Randomized trial of mediastinal lymph node sampling versus complete lymphadenectomy during pulmonary resection in the patient with N0 or N1 (less than hilar)

non-small cell carcinoma: results of the American College of Surgery Oncology Group Z0030 Trial [J]. Journal of Thoracic and Cardiovascular Surgery, 2011, 141 (3): 662-670.

[38] LITTLE A G, RUSCH V W, BONNER JA, et al. Patterns of surgical care of lung cancer patients [J]. Ann Thorac Surg, 2005, 80 (6): 2051-2056; discussion 2056.

[39] LARDINOIS D, DE LEYN P, VAN SCHIL P, et al. ESTS guidelines for intraoperative lymph node staging in non-small cell lung cancer [J]. Eur J Cardiothorac Surg, 2006, 30 (5): 787-792.

[40] MAYOR S. NICE issues guidance for diagnosis and treatment of lung cancer [J]. BMJ, 2005, 330 (7489): 439.

[41] GAJRA A, NEWMAN N, GAMBLE G P, et al. Effect of number of lymph nodes sampled on outcome in patients with stage I non-small cell lung cancer [J]. J Clin Oncol, 2003, 21 (6): 1029-1034.

[42] WHITSON B A, GROTH S S, MADDAUS M A. Surgical assessment and intraoperative management of mediastinal lymph nodes in non-small cell lung cancer [J]. Ann Thorac Surg, 2007, 84 (3): 1059-1065.

[43] ZHONG W, YANG X, BAI J, et al. Complete mediastinal lymphadenectomy: the core component of the multidisciplinary therapy in resectable non-small cell lung cancer [J]. Eur J Cardiothorac Surg, 2008, 34 (1): 187-195.

[44] LIANG W, HE J, SHEN Y, et al. Impact of examined lymph node count on precise staging and long-term survival of resected non-small cell lung cancer: a population study of the US SEER database and a Chinese multi-institutional registry [J]. J Clin Oncol, 2017, 35 (11): 1162-1170.

[45] DE GIACOMO T, VENUTA F, Role of lymphadenectomy in the treatment of clinical stage I non-small cell lung cancer [J]. Thorac Surg Clin, 2007, 17 (2): 217-221.

[46] DODDOLI C, ARAGON A, BARLESI F, et al. Does the extent of lymph node dissection influence outcome in patients with stage I non-small cell lung cancer?[J]. Eur J Cardiothorac Surg, 2005, 27 (4): 680-685.

[47] BOLLEN E C, VAN DUIN C J, THEUNISSEN P H, et al. Mediastinal lymph node dissection in resected lung cancer: morbidity and accuracy of staging [J]. Ann Thorac Surg, 1993, 55 (4): 961-966.

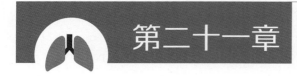

第二十一章

局部晚期非小细胞肺癌综合治疗的争议与现状

据中国肿瘤登记中心的数据显示，2015年中国新增430万癌症病例，癌症死亡病例超过281万，占据全年死亡人数比例的28.82%，居于世界首位。而在所有的癌症死亡病例中，肺癌死亡比例超过了35%，死亡人数达到了50多万，肺癌发病率和死亡率一直稳居前列。而由于肺癌筛查普及率低以及人们及时就诊意识不强等，相当一部分患者初诊时已经处于局部晚期。因此，局部晚期肺癌的诊疗是我国胸外科医生工作的重要组成部分。

第一节 局部晚期非小细胞肺癌的定义与分类

Ⅲ期非小细胞肺癌（非小细胞肺癌），即局部晚期非小细胞肺癌，介于手术为主的早期（Ⅰ~Ⅱ期）和系统化疗、靶向治疗为主的晚期（Ⅳ期）肺癌之间，其治疗模式一直以来备受争议，在逐步的临床探索中，医生们也达成了一些共识。在此，我们把局部晚期非小细胞肺癌分为可切除和不可切除两大类。可切除的局部晚期非小细胞肺癌为：①一部分术前临床分期为Ⅰ期、Ⅱ期，但术后病理发现有纵隔淋巴结转移的病例，称为偶然性的ⅢA期非小细胞肺癌；②影像学上为单站或多站纵隔淋巴结转移，但估计能完全切除者；③部分有少量恶性胸水的T4病例。不可切除的局部晚期非小细胞肺癌为：①影像学上有纵隔的团块状阴影，纵隔镜检查阳性的病例，称

为边缘性的ⅢA期非小细胞肺癌；②大部分的T4和全部N3的非小细胞肺癌。而其中N2的不同情况，决定了不同的预后和不同的治疗策略。因此，N2的进一步分类就显得相当重要。中国抗癌协会肺癌专业委员会于2008年对非小细胞肺癌ⅢAN2的分类形成了如下共识：ⅢAN2非小细胞肺癌，应进一步细分为ⅢA1、ⅢA2、ⅢA3、ⅢA4。ⅢA1：切除标本最后的病理学检查偶然发现的N2转移；ⅢA2：术中发现的单站淋巴结转移；ⅢA3：术前分期（纵隔镜、其他的淋巴结活检或PET/CT）发现的单站或多站淋巴结转移；ⅢA4：巨块或固定的多站N2淋巴结转移。鉴于淋巴结的影像学分期与病理分期一致性争议较大，在实行治疗方案前，应尽量获得病理N分期。

目前，获得准确淋巴结病理分期的手段仍是以纵隔镜为标准，而超声内镜技术的逐渐成熟给医生带来了更多的选择。下表是 2008 年 CHEST 上发表的关于肺癌纵隔淋巴结有创检查手段汇总（表21-1）。

表 21-1　不同有创纵隔淋巴结检查手段的对比

有创检查手段	敏感性	特异性	检查淋巴结范围	研究例数
纵隔镜	78%	100%	1、3、2R、4R、2L、4L、7	6 505
经气管支气管针吸活检	78%	99%	7	1 339
食管超声内镜引导下穿刺活检	84%	99.5%	5、7、8、9	1 003
支气管超声内镜引导下穿刺活检	90%	100%	1、3、2R、4R、2L、4L、7	918
胸腔镜活检术	75%	100%	仅用于单侧纵隔淋巴结	419
经胸壁针吸活检	89%	100%	仅限纵隔广泛浸润，巨块型	215

第二节　可切除的局部晚期非小细胞肺癌治疗的共识与争议

对于ⅢA 期 N1 非小细胞肺癌手术治疗为主的综合治疗已经成为共识。可切除的ⅢA 期 N2 非小细胞肺癌，目前建议的治疗模式为新辅助化疗后手术切除，新辅助化疗的方案是以铂类为基础的联合化疗方案，标准术式为肺叶切除加系统性纵隔淋巴结清扫术。ⅢA1、ⅢA2 的患者，从定义来看，是先接受了手术，发现纵隔淋巴结转移，然后进行行术后治疗；ⅢA3 的患者，经评估能完全切除者也可以先选择手术，再进行行术后相关治疗。

可手术切除的局部晚期非小细胞肺癌新辅助化疗

1994 年 Rosell 和 Rose 分别报道了关于非小细胞肺癌新辅助化疗的前瞻性随机研究，掀起了非小细胞肺癌新辅助化疗的浪潮，而后的一系列研究并未进一步证实新辅助化疗的优势。2002 年法国的一项研究比较了化疗后手术与单纯手术，研究纳入Ⅰ（除外 T1N0）期、Ⅱ期、ⅢA 期非小细胞肺癌患者共 355 例，结果显示中位生存期和 4 年生存率虽有提高，但无统计学意义。2003 年世界肺癌大会上报道了 3 项较大病例数的术前化疗的随机试验，2 项实验结果显示术前化疗不能提高长期时生存率。廖美琳等的试验（$n=212$）结果显示，术前化疗组与单纯手术组的 5 年生存率分别为 31.98% 和 36.68%（$P=0.074$）。周清华等的研究（$n=724$）中只纳入Ⅲ期肺癌，术前化疗组与单纯手术组的 5 年生存率分别为 34.39% 和 24.19%（$P=0.01$）。Alain 等的试验（$n=355$）结果显示，术前化疗组与单纯手术组的 5 年生存率分别为 41.3% 和 31.6%（$P=0.06$）。新辅助化疗于当时仍无统一结论，近年的研究则逐步显示出新辅助化疗的获益。2007 年欧洲多中心 LU22/NVALT2/EORTC 研究结果表明，单纯手术组与新辅助化疗后手术组之间整体生存无显著差异，但新辅助化疗组未增加术后并发症，且患者对化疗方案的依从性较高。此研究纳入的患者中 61% 为临床 I 期，只有 7% 为临床 III 期。同年的 ASCO 会议上 Pisters 发表了 SWOG9900 研究，在 I B~ III A 期、非 N2 患者当中，新辅助化疗可提高总生存期（overall survival，OS）和无进展生存时间（progress free survival，PFS），但数据无统计学差异，同样的，新辅助化疗组未见术后并发症的增高。SWOG S9900 研究比较了单纯手术与卡铂紫杉醇联合化疗后再手术对 I B/ II A 期、II B 期和 III A 期非小细胞肺癌患者（肺上沟瘤除外）的疗效，结果显示新辅助化疗组的患者虽然 OS（HR：0.79，95% CI：0.60~1.06，P=0.11）和 PFS（HR：0.80，95% CI：0.61~1.04，P=0.10）都比单纯手术组高，但是没有统计学意义。2012 年 G Scagliotti 等报道了 CHEST 的研究，探究了可手术切除的非小细胞肺癌患者术前接受含铂方案新辅助化疗的临床获益情况。该研究共入组 270 例 I B~ III A 期非小细胞肺癌患者，术前化疗组 129 例，单纯手术组 141 例，全组按 I B/ II A 和 II B/ III A 期分层，结果显示术前化疗是可耐受的，术前化疗组较单纯手术组的 3 年 PFS 提高了 5%，3 年 OS 提高了 7%，但两者无显著性差异，仅 II B/ III A 期的新辅助化疗亚组给患者带来了生存获益。由于研究当时术后辅助化疗的地位已得到肯定，再用单独手术作对照不符合伦理学原则，该试验提前结束入组，使其结果可能存在一定偏移，仍需其他大样本随机临床试验和 Meta 分析进一步证实。直到 2014 年，Lancet 上发表了一篇纳入 15 个 RCT 的荟萃分析，结果显示，I B~ III A 期患者接受新辅助化疗后手术，治疗开始 6 个月内并未观察到新辅助化疗带来的死亡

率的提高，并且带来了生存获益：13% 相关死亡风险的降低和 5% 的 5 年生存率的提高。这一结果让我们看到新辅助化疗坚实的理论基础和可喜的前景。2017 年 Gao 等研究发现在 III AN2 期非小细胞肺癌患者中，新辅助化疗后 6 周内手术，生存无明显差异，但在 6~9 周（HR：1.33，95% CI：1.01~1.76，P=0.043）及 9~12 周（HR：1.44，95% CI：1.04~2.01，P=0.030）后手术总生存率均明显下降。因此建议新辅助化疗后，根据患者身体状况评估，尽可能 6 周内安排手术。

（二）可手术切除的局部晚期非小细胞肺癌新辅助放疗

新辅助放疗目前尚无一致证据证明其有利于生存。Thomas 等在 2008 年的一项 III 期随机试验发现对于适合手术的 III 期非小细胞肺癌 患者，术前行辅助放化疗与行辅助化疗相比，除了能提高化疗的反应率和有助于纵隔淋巴结降级外，未能提高生存率，但避免了一部分全肺切除。2012 年日本学者 Toyooka 等的研究纳入 50 例病例 N2 的非小细胞肺癌患者，其中有 35 人接受新辅助放化疗，15 人接受新辅助化疗，新辅助放化疗组总生存及无病生存均长于新辅助化疗组（OS，P=0.002；DFS，P=0.015）。同年，美国学者 Shah 等的一项荟萃分析给出了相反的结论。文章纳入 1993—2009 年的 7 项研究，包括 3 个随机对照试验、3 个回顾性研究和 1 项 II 期临床研究，结论是术前增加放疗并不能带来更多生存获益。2015 年 Lancet 发表了一项多中心 III 期随机对照临床研究，研究纳入了 232 例病理 III 期 N2 的非小细胞肺癌患者，分为新辅助化放疗组（n=117）和新辅助化疗组（n=115），分别给予术前 3 周期的顺铂联合多西他赛化疗，序贯 44Gy 放射治疗以及单独给予同方案的化疗。结果显示两组中位无事件生存期和总生存期并无统计学差异，提

示无需额外增加新辅助放疗。

 ### （三）可手术切除的局部晚期非小细胞肺癌手术治疗

2007 年公布的 EORTC08941 随机对照研究显示，597 例经病理确诊为 N2 的患者经新辅助化疗后反应率为 61%，而后随机分成两组，术前化疗+手术组的 5 年生存率与化疗+放射治疗组 5 年生存率接近，分别为 15.7% 和 14%（HR：1.06，95%CI：0.84~1.35，P=0.596），两组的无进展生存率也接近。两年后的 INT 0139 研究提示，同步放化疗后接受肺叶切除术可能带来更多获益。研究纳入了 429 例ⅢA 期 N2 非小细胞肺癌，所有患者接受了 EP 方案的同步放化疗（45Gy/25 次）后，随机进入手术组或根治性放疗组，两组患者后续都进行 2 个周期的巩固化疗。结果显示两组的 OS 接近（23.6 个月 vs 22.2 个月，P=0.24）而手术组具有一定的 PFS 优势（12.8 个月 vs 10.5 个月，P=0.017）。研究提示新辅助同步放化疗后，根治性放疗和手术都是可选的。本研究中额外的亚组分析显示新辅助同步放化疗后接受肺叶切除的患者比单纯同步放化疗患者具有一定的生存优势：总生存为 33.6 个月 vs 21.7 个月（P=0.002），5 年生存率增加（36.1% vs 17.8%）。而如需接受全肺切除，则不应手术，选择根治性放疗。

那么ⅢA 期 N2 的哪一部分患者能从手术中获益？王思愚等于 2002 年对 266 例可手术ⅢA 期 N2 非小细胞肺癌为研究对象，探讨了ⅢA 期 N2 非小细胞肺癌患者外科治疗的可行性及影响预后的因素。266 例患者均接受了肺叶或全肺切除，加肺门、纵隔淋巴结清扫。达到根治术标准的患者为 231 例，占 86.9%，其他患者因有肿瘤残留列为不完全切除。研究表明 266 例ⅢA 期 N2 NSCLC 术后 5 年生存率为 17.3%，明显低于同期 N0、N1 患者，提示纵隔淋巴结转移是影响非小细胞肺癌术后的重要因素，而且多因素分析结果提示纵隔淋巴结转移个数与非小细胞肺癌术后生存率呈正相关。影响ⅢA 期 N2 NSCLC 的预后因素很多，从外科角度看，我们的早期经验是：①系统纵隔淋巴结清扫；②纵隔淋巴结转移数目和程度；③肿瘤完全切除。这三项为影响预后的重要因素。近年为了确定局部晚期肺癌手术的可能获益因素，美国杜克大学的 Mark F.Berry 等开展了一项基于以人群为基础的数据库观察性研究，通过对局部晚期（T3N0-2）NSCLC 进行调查，以确定手术是否能对局部晚期肺癌获益的研究，发现局部晚期肺癌仍应考虑手术治疗。研究共纳入 17 378 例患者，其中 8 597（50%）例 T3N0 期，2 304（13%）例 T3N1 期和 6 477（37%）例 T3N2 期，最后有 7 120（41%）例行手术治疗。结果显示，手术患者比非手术患者拥有更长的长期生存率（OR=0.42，95% CI：0.41~0.45，P < 0.001）。倾向调整后，拒绝手术而行放射治疗的患者长期生存率比匹配的手术患者显著下降（OR=0.65，95% CI：0.48~0.89，P=0.0074）。在手术患者中，肺段切除和全肺切除患者预后更差。根据淋巴结状态分层独立分析，无论 N1 期（OR=0.53，P < 0.001）还是 N2 期（OR=0.50，P < 0.001）患者手术治疗比非手术治疗拥有更好的整体生存率。高龄是术后的不良预后因素，但年龄 > 75 岁的患者手术比非手术的长期生存期更显著。

电视辅助胸腔镜手术（video-assisted thoracic surgery，VATS）在治疗早期非小细胞肺癌的地位已逐步确立。2015 年 Cheng 等通过回顾研究很好地讨论了胸腔镜手术与开胸肺叶切除术治疗肿瘤的可比性，胸腔镜手术远期生存率和围术期并发症均不亚于开胸手术，且可改善短期肺功能恢复、减小切口疼痛等。随着 VATS 的技术支持不断革新，是否 VATS 也将成为局部晚期非小细胞肺癌的手术治疗模式之一？北京大学人民医院胸外科主任王俊教授开展了一项研究，探索与传统的开胸肺叶切除术相比，VATS 肺叶切除治疗局部晚期 NSCLC 是否更加安全有效。该研究使用倾向得分匹配分析，最终纳入 120 名行开胸肺叶切除与 120 名 VATS 肺叶切除的 NSCLC 患者，其中ⅢA 期患者 94 名，其余为Ⅱ期患者。结果提示：VATS 组与开胸组患者的肿瘤大小平均数分别为 3.8 cm 与 4.1 cm，VATS 组有 14（11.7%）名患者转为开胸，其中半数原因为淋巴结钙化粘连。淋巴结清扫效率比较结果显示，两组患者的总体单个淋巴结清扫数量与清扫站数并无差异，但在后期（2011 年 7 月至 2012 年 12 月）接受手术的患者中，VATS 组患者的淋巴结清扫站数（5.8 vs 5.1）与清扫总数（16.5 vs 12.2）、N1 淋巴结清扫站数（2.4 vs 1.8）与清扫总数（5.7 vs 4.3）和 N2 淋巴结清扫总数（10.8 vs 8.0）明显多于开胸组。两组患者的无病生存率与总生存率并无差别，但若将 VATS 转为开胸的患者归入开胸组后，VATS 组的 5 年无病生存率优于开胸组（51.7% vs 40.7%），但无统计学意义。目前，多数胸外科医生认为使用 VATS 处理局部晚期非小细胞肺癌需谨慎考虑，因为操作过程中可能出现癌组织播散而引发种植转移。而且与开胸手术相比，局限的手术视野影响切缘状态与淋巴结清扫率也是增加患者的复发率的因素。随着 VATS 的日益普及以及胸外科医师 VATS 技术水平的逐步提高，若未来的研究能进一步证明该研究结果，局部晚期非小细胞肺癌患者也许也能选择 VATS 手术方式。

（四）可手术切除的局部晚期非小细胞肺癌术后化疗

1995 年 NSCLC 协作组在 BMJ 上发表了一项纳入 52 项随机临床研究的 Meta 分析，结论是含铂化疗方案能提高患者生存率，与单纯手术相比，术后化疗降低了 13% 的死亡风险，提高了 5%

的 5 年生存率。此后，研究者们做了多个前瞻性随机对照研究，但多数结果显示术后辅助化疗未能提高完全切除ⅢAN2 NSCLC 术后生存率。直到 2001 年 Kramer 等发表了一项术后同期化放疗的Ⅱ期临床研究，术后辅助治疗引起新的关注。30 例患者术后接受卡铂联合紫杉醇同时进行放疗（50.4Gy），其中完成 4 程、3 程、2 程、1 程化疗的分别为 20 例、2 例、6 例和 1 例，1 例患者死于成人呼吸窘迫综合征。Ⅱ~Ⅲ期患者 1 年生存率、无瘤生存率分别 87% 和 83%，其中对于Ⅱ~ⅢA 患者，1 年生存率、无瘤生存率均为 100%。结论是卡铂联合紫杉醇同时放疗毒副作用尚可耐受，对Ⅱ~ⅢA 患者的生存率和无瘤生存率提高具有明显优势。2006 年 Douillard 等发表的随机对照研究显示，840 例接受手术完全切除的ⅠB~ⅢA 期非小细胞肺癌 患者随机分为术后化疗组（长春瑞滨联合卡铂）和术后观察组，中位随访时间为 76 个月，术后化疗组和术后观察组的中位生存期分别为 65.7 个月和 43.7 个月（$P=0.017$）。在ⅢA 亚组中，术后化疗组和术后观察组的 5 年生存率分别为 42%（95% CI：34~50）和 26%（95% CI：18~33）（HR：0.69，95%CI：0.53~0.90）。区伟等对可切除ⅢAN2 患者做了相关研究，150 例患者随机分配到术后化疗组和术后观察组，在中位时间为 29 个月的随访之后，术后化疗组比观察组总生存期延长（33 个月 vs 24 个月，$P=0.037$），无病生存期也延长（32 个月 vs 20 个月，$P=0.020$），5 年生存率分别为 31.1% 和 19.1%，并且毒性是可接受的。由此可以看出近年研究提示完全性切除术后的局部晚期非小细胞肺癌 患者术后辅助化疗可以提高生存，为此类患者术后辅助化疗提供了证据基础。截至目前，越来越多临床随机试验已经表明，对于Ⅱ~Ⅲ 期非小细胞肺癌患者，术后辅助化疗可以明显改善患者远期生存，LACE 协作组发布的 Meta 分析结果显示，采用以顺铂为基础的术后辅助化疗可使肺癌患者的 5 年生存率提高 5.3%。基于之前的研究成果，2007 年 ASCO 及欧洲肿瘤学会建议 Ⅱ～Ⅲ 期以及部分 ⅠB 期肺癌患者接受术后辅助化疗。对于完全性切除术后的局部晚期非小细胞肺癌的术后辅助化疗，仍推荐含铂方案化疗，建议以 4 个周期为宜。

五、可手术切除的局部晚期非小细胞肺癌术后放疗

局部晚期非小细胞肺癌 完全性切除的术后辅助放疗目前也尚无定论。1998 年英国 Stewart 等发表了 NSCLC 术后放疗的 Meta 分析，共收集了 9 个随机对照研究，结果显示术后放疗对生存率有负面影响。早期的研究可能因为采用的是旧的放射技术和方案设计，此后的前瞻性研究结果仍显示术后放疗增加了毒副作用且未能提高生存率。2008 年 Douillard 等对 ANITA 研究中后续接受放疗的患者进一步研究，术后放疗采用的是高能量直线加速器，总放射剂量为 45～60Gy，5 周完成。研究对患者总生存期的回顾性分析显示，病理 N2 患者术后化疗后继续接受放疗或仅术后放疗，两组对比观察组生存期均明显改善（化疗后放疗组平均生存期 47.4 个月 vs 23.8 个月，术后仅放疗平均生存期 22.7 个月 vs 12.7 个月）。2015 年 ESMO 共识及中国肺癌专家共识均认为若患者有局部复发的高危风险，应选择术后放疗，且应在术后化疗后序贯进行。其中，高危风险包括纵隔淋巴结阳性且清扫不合标准（非系统性纵隔淋巴结清扫）、淋巴结包膜外侵犯、多站 N2 转移或肿瘤距支气管切缘 < 2 cm。2017 年 *Radiation Oncology* 发表了一篇基于 SEER 数据的倾向性评分配对分析的研究，ⅢA 期 N2 非小细胞肺癌术后放疗可以提高总生存（HR：0.793；$P = 0.001$）和肺癌特异性生存（HR：0.837；$P = 0.022$）。总生存的获益主要体现在年龄 < 60 岁和肺叶切除两个亚组中，肺

癌特异性生存的获益在肺叶切除亚组中更明显。因此，可切除的 ⅢA 期 N2 非小细胞肺癌术后放疗主要为年龄 < 60 岁和接受肺叶切除的患者带来获益。Herskovic 等 2017 年发表的研究认为：在切缘阴性，接受过术后化疗的 ⅢA 期 N2 非小细胞肺癌患者中，年轻、女性、较低的 Charlson-Deyo 合并症评分、鳞癌、T 分期更早、肿瘤更小、全肺或肺叶切除等因素均有利于提高术后放疗的总生存。由此可见，随着放射技术和设计的发展，局部晚期非小细胞肺癌完全性切除的术后辅助放疗能给经过选择的患者带来生存获益，但目前尚未列入常规术后治疗手段。

六、EGFR-TKI 在术后辅助治疗的探索

酪氨酸激酶抑制剂（tyrosine kinase inhibitors，TKI）治疗在晚期非小细胞肺癌治疗中取得了很好的效果。越来越多的医生在思考，TKI 在术后患者的辅助治疗中是否能取得较好的临床效果呢？一些小规模的回顾性研究在 TKI 辅助治疗方面给了我们提示。

美国斯隆－凯特琳癌症纪念医院报道的一项回顾性研究中纳入了 167 例接受了完全切除术后的 Ⅰ～Ⅲ 期 EGFR 突变的非小细胞肺癌患者。一组接受了新辅助或者辅助 EGFR-TKI 治疗，另一组未接受 EGFR-TKI 治疗。多因素分析后，接受 TKI 治疗组无病生存率高于未接受组（89%vs72%，$P=0.06$），两组的 2 年生存率未见统计学差异。王思愚等开展了一项术后 TKI 辅助治疗的前瞻性研究，2013 年在 ASCO 年会上进行了报道，研究入组了 60 例接受根治性手术的 ⅢAN2 伴有 EGFR 突变的患者，随机入组到 PC 组该组术后单纯接受 4 程卡铂联合培美曲塞化疗；PC-Gefitinib 组，术后接受完 4 个疗程 PC 化疗后，继续行 6 个月的吉非替尼辅助治疗。截至最后随访，PC-Gefitinib 组比 PC 组患者的 DFS 明显延长（39.8

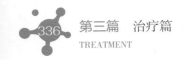
个月 vs 27.0 个月，P=0.014），而在 OS 方面，PC-Gefitinib 组也有延长趋势，无统计学差异（41.6 个月 vs 32.6 个月，P=0.066）。2014 年 ASCO 年会报道了一项 Ⅱ 期单臂临床研究（SELECT 研究），研究纳入的 100 例伴有 EGFR 突变的 NSCLC 患者术后病理分期为 Ⅰ~Ⅲ 期者进行术后化疗和／或放疗后序贯服用 2 年厄洛替尼。中位随访时间为 3.4 年，2 年 DFS 率为 89%，中位 DFS 未达到。共 29 人复发，4 例发生于服药期间，25 例发生于停药后。复发后再使用厄洛替尼依然有效。2015 年 JCO 公布了一项 Ⅲ 期随机双盲临床研究，比较了 973 例伴有 EGFR 阳性（IHC/FISH）Ⅰ B~Ⅲ A 期非小细胞肺癌术后化疗序贯厄洛替尼（E 组）和单纯化疗序贯安慰剂（P 组）的生存。其中，Ⅲ A 期占 16%，接受过辅助化疗的占 53%，EGFR 敏感突变占 16.5%。中位随访时间为 47 个月，FAS 分析，两组 DFS 未达到统计学差异，分层分析中各次要研究终点也未达到显著差异。不良反应与治疗晚期 NSCLC 类似，无药物相关死亡事件。两组的总体生存率也未见显著性差异。

2017 年 ASCO 年会上，吴一龙教授报道了吉非替尼 vs 长春瑞滨联合顺铂辅助治疗 Ⅱ~Ⅲ A 期（N1~N2）EGFR 突变型 NSCLC 研究（ADJUVANT 研究），这是首个前瞻性随机对照研究，意在比较吉非替尼 vs 长春瑞滨联合顺铂在完全切除病理分期 Ⅱ~Ⅲ A（N1~N2）EGFR 突变 NSCLC 的患者中的疗效。共随机抽取 222 例患者，最终接受治疗的患者中，化疗组 87 人，吉非替尼组 106 人。结果显示吉非替尼疗效优于化疗：中位 DFS 28.7 个月 vs 18 个月（HR：0.60，P=0.005），3 年 DFS 率为 34%vs 27%，OS 数据不成熟。吉非替尼的副作用毒性谱与既往研究报道一致，无间质性肺炎发生。研究提示吉非替尼 2 年辅助治疗安全性好，患者可耐受，在 N1/N2 EGFR 突变 NSCLC 患者中，吉非替尼辅助治疗是

一种可选方案。

EGFR 突变的非小细胞肺癌术后辅助 TKI 治疗的证据尚不充足。至于 TKI 服用时间、化疗后序贯使用还是直接使用治疗模式的问题，还有待进一步探索。

七 局部晚期非小细胞肺癌不完全切除术后治疗

不完全性切除术后的局部晚期 NSCLC，推荐术后放疗和含铂方案的化疗，但证据一直不足。2014 年 Park 等发表了一项不完全切除术后放疗的研究，研究包括 Ⅰ~Ⅲ 期切缘阳性的非小细胞肺癌患者 58 例，其中 Ⅲ 期 30 例，R1 切除 55 例，R2 切除 3 例，33 人接受了同步或序贯化疗。3 年无局部复发率和无远处转移率为 82.1% 和 52.9%，中位 OS 为 23.8 个月，3 年总生存率为 58.2%。2016 年来自德国的 Rieber 等在 Lung Cancer 上发表了一项类似研究，对 78 位不完全切除（R1 或 R2）术后的 Ⅱ A~Ⅲ B 期非小细胞肺癌患者进行了生存分析，其中 21 例接受了术后化疗。结果显示：三年总生存率、无进展生存率、局部无进展生存率、远处无进展生存率分别为 34.1%、29.1%、44.9% 和 51.9%。在这项回顾性研究中，对不完全切除术后放疗患者的多因素分析显示，N 分期较低和总照射剂量 > 54Gy 亚组的 OS 更长（P=0.021，P=0.036），且总照射剂量 > 54Gy 可以提高局部控制率。

八 小结

根据最新的研究结果，新辅助化疗不仅安全、可以降期，而且带来了生存期的获益，但目前证据不支持新辅助放疗的参与。标准的术式仍为开放式肺叶切除、纵隔淋巴结清扫，随着 VATS 设备和技术的发展，VATS 也有可能成为局部晚期

非小细胞肺癌的可选方式。术后的化疗可以改善患者生存，而术后辅助 TKI 治疗仍在探索中，相信随着更多的研究，术后辅助 TKI 治疗有着光明的前景。

第三节　不可切除的局部晚期非小细胞肺癌的治疗共识与争议

分期对于非小细胞肺癌患者治疗方案的制定有着重要的指导意义，但由于受经验等主观因素的影响，判断患者能否完全切除目前尚无唯一标准。决策的制定应该由包括胸外科、放疗科、肿瘤内科、影像科、病理科在内的专家会诊后确定，多学科的意见汇总才能为患者提供最适宜的治疗方案。

目前标准的治疗模式为含铂方案化疗与放射治疗同步联合。早在 1999 年，JCO 就报道了对于Ⅲ期不可切除非小细胞肺癌同步化放疗与序贯化放疗的对比研究，结果显示同步化放疗有助于延长生存。研究随机分配 320 例患者到两组，化疗方案为丝裂霉素、顺铂、长春地辛，结果显示，同步组比序贯组中位生存期延长（16.5 个月 vs 13.3 个月，$P=0.04$），5 年生存率分别为 15.8% 和 8.9%。同步化放疗组骨髓抑制更严重，食管炎的发生则无差异。2003 年 RTOG 9410 研究再次证实了同步化放疗的生存获益：同步化放疗组与序贯化放疗组中生存期分别为 16.6 个月和 12.9 个月（$P=0.023$）。2004 年 Zatloukal 等发表在 *Lung Cancer* 上的一项对比同步化放疗和序贯化放疗的研究，研究纳入了 102 位未经治疗不可切除的Ⅲ期非小细胞肺癌，组织病理或细胞病理诊断为ⅢA 期（$n=15$）或ⅢB 期（$n=87$），结果显示：同步化放疗组与序贯化放疗组相比，中位生存期、中位肿瘤进展期均延长（16.6 个月 vs 12.9 个月，

$P=0.023$；11.9 个月 vs 8.5 个月，$P=0.024$；），总缓解率也明显提高（84% vs 47%，$P=0.001$），相应地，3 ~ 4 级毒性也更高：白细胞下降（53% vs 19%，$P=0.009$），恶心呕吐（39% vs 15%，$P=0.044$），但两组的不良反应都是可接受的，没有治疗相关死亡发生。2005 年，法国的一项包含 212 例患者的Ⅲ期临床研究显示同步化放疗中位生存期延长（16.3 个月 vs 14.5 个月，$P=0.26$），但无统计学意义。鉴于以上研究结果，对于不可切除的局部晚期非小细胞肺癌患者，如果能耐受治疗的不良反应，同步放化疗方案可作为首选，对于不能耐受同步放化疗的患者，序贯化放疗可作为替代方案。同期化放疗成功与否，与现代放射治疗技术的采用有密切关系，使用三维适形放射治疗技术才能达到同期化放疗的预期效果。

如果经过放化疗后出现分期下调，病变转化为技术上可切除的非小细胞肺癌，建议手术治疗。早在 20 世纪 90 年代已有多个Ⅱ期临床研究结果支持此建议。中山大学附属肿瘤医院在 21 世纪初做了关于不可切除ⅢA N2 期患者诱导化疗后手术的Ⅱ期临床试验。不可切除定义为技术原因不能完全切除的（包括影像学上纵隔有团块状阴影，或纵隔淋巴结转移范围在两个区域以上，纵隔镜检查为阳性者），经过包括胸外科、放疗科、化疗科、影像科在内的专家会诊后确定。76 例患者经过两个周期的诺维本联合卡铂化疗，经评估，

64 例行剖胸探查，完全切除 56 例，术后继续 2 个周期化疗，不完全切除 8 例，局部放疗后继续 2 个周期化疗。其余 12 例接受放化疗。完全切除的 56 例患者中位生存时间为 28.2 个月，1 年、2 年、3 年生存率分别为 70%、52% 和 38%。64 例接受手术的患者围术期中，1 例发生肺感染，5 例出现心率失常，1 例术后 8 天出现支气管残端瘘，无围术期死亡。研究为不可切除 ⅢA N2 期患者提供了新的治疗思路。 2009 年 *Lancet Oncology* 上发表了一项对选择性 ⅢB 期非小细胞肺癌患者行新辅助放化疗后手术的 Ⅱ 期临床研究，46 例患者经过 3 个周期顺铂联合多西他赛后放疗（共 44Gy），3~4 周后有 35 例接受手术，仍有 5 例不可切除，剩余可切除中 17 例全肺切除，27 例达到 R0 切除，6 例达到病理完全缓解（complete response，CR）。14 例发生围术期并发症，包括 2 例死亡。中位生存期为 29 个月，1 年、3 年、5 年生存率分别为 67%、47%、40%。这给我们提示，不可切除的局部晚期非小细胞肺癌经过放化疗后，仍有部分患者可能从手术获益。鉴于近年抗血管生成治疗的发展，区伟等对贝伐单抗联

合化疗作为新辅助化疗进行了探究，研究共纳入 42 例不可切除 Ⅲ 期肺腺癌患者，术前给予贝伐单抗联合培美曲塞、卡铂化疗 4 个周期，1 例完全缓解（CR），22 例部分缓解（partial response，PR），17 例稳定（stable disease，SD），1 例进展（progressive disease，PD）。3~4 级化疗相关不良反应包括：5 例虚弱，4 例白细胞降低，高血压、贫血、血小板下降各 1 例。最后一次化疗 3~4 周后评估是否可切除，有 31 人接受手术，其中 11 人为全肺切除，22 人达到 R0 切除。术后并发症包括：肺炎 4 例，肺不张 2 例，1 例术后胸腔内出血，支气管残端漏 1 例，脓胸 1 例，皮下气肿 2 例，心律失常 1 例。中位无事件生存为 15.4 个月，未发现围术期血管栓塞事件和伤口愈合问题。研究显示，贝伐单抗联合培美曲塞、卡铂化疗作为不可切除 Ⅲ 期肺腺癌患者术前新辅助化疗是安全可行的。截至目前，已有一些 Ⅱ 期临床试验结果表明，如果经过术前化疗等治疗后出现分期下调，病变转化为技术上可切除的非小细胞肺癌，建议手术治疗，其效果是否优于序贯放化疗，仍有待更多的 Ⅲ 期临床试验验证。

第四节 预防性脑放射在局部晚期非小细胞肺癌患者治疗中的地位

脑部是局部晚期非小细胞肺癌 的最常见转移部位，20% ~ 40% 的患者在综合治疗后发生脑转移。随着脑部核磁共振的普遍应用和非小细胞肺癌 患者生存期的延长，脑转移率进一步提高。较高的脑转移风险成为影响这部分患者预后的关键因素，当脑转移发生后，即使给予患者积极的

治疗（包括全脑放疗、放射外科学治疗、外科手术、靶向治疗），患者的长期生存仍令人失望，仅为 3.1~11.8 个月。

王思愚等前期进行了一项局部晚期非小细胞肺癌术后脑转移高危因素分析的研究，回顾了 223 例在中山大学肿瘤防治中心行外科手术的 Ⅲ

期非小细胞肺癌患者，结果显示：全组病例中位生存期29.5个月，1年、2年、3年生存率分别为84.3%、56.9%、44.8%。全组病例脑转移发生率为38.1%（85/223）。多个区域纵隔淋巴结转移、多个纵隔淋巴结转移以及非鳞癌患者的脑转移发生率显著高于单区域纵隔淋巴结转移、纵隔淋巴结转移数目较少以及鳞癌患者（$P < 0.001$，$P < 0.001$，$P = 0.013$）。局部晚期NSCLC术后脑转移高危因素有：非鳞癌、纵隔多区域淋巴结转移、纵隔多个淋巴结转移。而且，我们以此为基础构建了脑转移的高危数学模型：logit（P）=8.215 − 0.903 × 纵隔淋巴结阳性数 − 0.872 × 手术性质 − 0.714 × 病理类型 − 1.893 × 纵隔淋巴结转移程度 − 0.948 × 病理分期 − 1.034 × 术后化疗。$P \geqslant 0.44$为脑转移高危人群。预防性脑放射（prophylactic cranial irradiation，PCI），PCI已被其他临床研究证实能够降低非小细胞肺癌患者脑转移发生率，但是研究显示PCI对于患者远期生存的影响并不明确。一些研究表明应该对于脑转移高危患者进行PCI。李宁等于2005年起开展了一项完全切除的ⅢA N2期脑转移高危的非小细胞肺癌患者辅助化疗后PCI对比观察的Ⅲ期临床研究。该研究筛选非小细胞肺癌患者是否脑转移高危正是基于我们之前建立的术后脑转移风险的数学模型。研究结果显示对于完全切除的术后病理证实的ⅢA N2期有高危脑转移非小细胞肺癌患者，PCI能延长患者的无病生存期（DFS），PCI组和观察组的中位DFS分别为28.5个月和21.2个月（HR：0.67，95% CI：0.46~0.98，$P = 0.037$）。PCI组和观察组的5年脑转移发生率分别为20.3%和49.9%，并且患者对于PCI（30Gy，10分割）耐受良好，没有明显增加近期毒性和远期毒性。该研究在国际上首次报道了PCI能延长脑转移高危的非小细胞肺癌患者的DFS，表明了筛选非小细胞肺癌脑转移高危患者进行PCI的意义。2011年一项Ⅲ期临床研究比较了局部晚期非小细胞肺癌根治性治疗后PCI（30Gy，15分割）与观察组的比较研究，最终有340人纳入分析，PCI组和观察组1年生存率（75.6% vs 76.9%，$P = 0.86$）和1年无病生存率（75.6% vs 76.9%，$P = 0.86$）均未见显著性差异。PCI组1年的脑转移率明显降低（7.7% vs 18.0%，$P = 0.004$），观察组脑转移风险是PCI组的2.52倍（未调整OR：2.52，95% CI：1.32~4.80）。PCI相关3级急性不良反应6例，其中2例疲劳，1例疲劳并呼吸困难，1例疲劳并共济失调，1例仅血液毒性，1例非特异性疼痛。PCI相关4级急性不良反应1例，表现为情绪改变/抑郁。4例3级PCI相关远期毒性：呼吸困难、晕厥、虚弱和疲劳。未观察到4级PCI相关远期毒性。研究提示，对于经过根治性治疗且无进展的局部晚期非小细胞肺癌患者，PCI降低了脑转移率，但未能观察到生存率的改善。2017年ASCO年会上Groen报道了一项随机Ⅲ期临床研究（NVALT-11研究），同样是探讨比较PCI在根治性治疗Ⅲ期非小细胞肺癌中的作用。研究最终分析了174例经过根治性治疗2周后经评估PS评分达到0-2分且无进展的患者，其中PCI组86人，观察组88人。随访2年时，PCI组与观察组经CT或MRI检查发现的脑转移率分别为：8.1% vs 29.7%，$P = 0.0004$；有症状的脑转移率分别为：4.6% vs 28.4%，$P < 0.0001$。PCI组与观察组中位OS无显著差异：24.2个月（95% CI：20.3~38.7）vs 21.9个月（95% CI：18.1~33.7），$P = 0.52$。研究中PCI组患者比观察组更容易出现1至2级的记忆障碍（26/86 vs 7/88）和认知障碍（16/86 vs 3/88）。可以看出，PCI可显著降低有症状脑转移及无症状脑转移的发生率，而不能延长患者的总生存。随着肺癌分子靶向治疗的迅速进展，基因学指标可能为我们带来更准确的脑转移预测模型，PCI也能更精准地为某些患者带来获益。

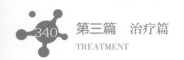

第五节 小 结

　　Ⅲ期肺癌是一组治疗策略、预后差异大的疾病，在治疗之前尽量获取明确的淋巴结病理分期，并综合胸外科、肿瘤内科、放疗科专家意见以确定最适合患者的治疗方案，而外科手术的介入时机要把握在能最大限度地达到肿瘤完全切除上。近年来放射治疗和化疗取得了长足进步，对于可切除局部晚期肺癌的患者，手术前后可根据不同分期进行新辅助化疗、辅助化疗，术后放疗可在一些高度选择的患者中进行。对于完全切除术后有脑转移高危因素的患者，目前的经验是PCI能降低脑转移发生率，但远期生存获益人群仍需进一步探究。对于不可手术切除的患者，同步放化疗方案成为共识。随着放射治疗、化疗以及靶向治疗的发展，越来越多的不可手术局部晚期患者将有可能获得手术机会，联合贝伐单抗的新辅助化疗为我们提供了一种新的可能，但其生存及预后又是如何，还需要进一步的探究。总之，局部晚期肺癌，具有一定的分类的复杂性和治疗决策的差异性，希望后续临床实践和研究能为这部分患者的诊疗提供更优的证据，使得这部分能得到更加个体化的治疗。

（刘醉　王思愚）

参考文献：

[1] 王思愚, 吴一龙, 戎铁华, 等. Ⅲ期N2非小细胞肺癌的外科治疗. 中华肿瘤杂志, 2002, 24 (6): 605-608.

[2] 王思愚, 曾智帆, 区伟, 等. 不可切除ⅢA (N2) 期非小细胞肺癌的术前化疗[J]. 中华肿瘤杂志, 2005, 27 (12): 747-749 .

[3] CHEN W, ZHENG R, BAADE P D, et al. Cancer statistics in China, 2015 [J]. CA Cancer J Clin, 2016, 66 (2): 115-132.

[4] DETTERBECK F C, JANTZ M A, WALLACE M, et al. Invasive mediastinal staging of lung cancer: ACCP evidence-based clinical practice guidelines (2nd edition) [J]. Chest, 2007, 132: 202S-220S.

[5] ROSELL R, GóMEZ-CODINA J, CAMPS C, et al. A randomized trial comparing preoperative chemotherapy plus surgery with surgery alone in patients with non-small cell lung cancer [J]. N Engl J Med, 1994, 330 (3): 153-158.

[6] ROTH J A, FOSSELLA F, KOMAKI R, et al. A randomized trial comparing perioperative chemotherapy and surgery with surgery alone in resectable stage ⅢA non-small cell lung cancer [J]. J Natl Cancer Inst, 1994, 86: 673-680.

[7] DEPIERRE A, MILLERON B, MORO-SIBILOT D, et al. Preoperative chemotherapy followed by surgery compared with primary surgery in resectable stage Ⅰ (except T1N0), Ⅱ and Ⅲa non-small cell lung cancer [J]. J

Clin Oncol, 2002, 20 (1): 247−253.

[8] LIAO M L, ZHOU Y Z, DING J A, et al. The study of perioperative chemotherapy in stage Ⅰ−ⅢA NSCLC [J]. Lung Cancer, 2003, 41 (Suppl 2): S63.

[9] ZHOU Q H, LIU L X, LI L, et al. A randomized clinical trial of perioperative neoadjuvant chemotherapy followed by surgery in the treatment of stage Ⅲ NSCLC [J]. Lung Cancer, 2003, 41 (Suppl 2): S45.

[10] DIEPIERRE A, WESTEEL V, MILLERON B, et al. 5−year results of the French randomized study comparing perioperative chemotherapy followed by surgery and primary surgery in respectalb stage Ⅰ (except T1N0, Ⅱ, ⅢA Non−small cell lung cancer [J]. Lung Cancer, 2003, 41 (Suppl 2): S62.

[11] GILLIGAN D, NICOLSON M, SMITH I, et al. Preoperative chemotherapy in patients with resectable non−small cell lung cancer: results of the MRC LU22/NVALT 2/EORTC 08012 multicentre randomised trial and update of systematic review [J]. Lancet, 2007, 369 (9577): 1929−1937.

[12] PISTERS K M, VALLIèRES E, CROWLEY J J, et al. Surgery with or without preoperative paclitaxel and carboplatin in early−stage non−small cell lung cancer: Southwest Oncology Group Trial S9900, an intergroup, randomized, phase Ⅲ trial. J Clin Oncol, 2010, 28 (11): 1843−1849.

[13] SCAGLIOTTI G V, PASTORINO U, VANSTEENKISTE J F, et al. Randomized phase Ⅲ study of surgery alone or surgery plus preoperative cisplatin and gemcitabine in stages Ⅰ B to ⅢA non−small cell lung cancer [J]. J Clin Oncol, 2012, 30 (2) : 172−178.

[14] NSCLC Meta−analysis Collaborative Group. Preoperative chemotherapy for non−small cell lung cancer: a systematic review and meta−analysis of individual participant data [J]. Lancet, 2014, 383 (9928): 1561−1571.

[15] GAO S J, CORSO C D, WANG E H, et al. Timing of surgery after neoadjuvant chemoradiation in locally advanced non−small cell lung cancer [J]. J Thorac Oncol, 2017, 12 (2): 314−322.

[16] THOMAS M, RüBE C, HOFFKNECHT P, et al. Effect of preoperativechemoradiation in addition to preoperative chemotherapy: a randomised trial in stage Ⅲ non−small cell lung cancer [J]. Lancet Oncol, 2008, 9 (7): 636−648.

[17] TOYOOKA S, KIURA K, SHIEN K, et al. Induction chemoradiotherapy is superior to induction chemotherapy for the survival of non−small cell lung cancer patients with pathological mediastinal lymph node metastasis [J]. Interact Cardiovasc Thorac Surg, 2012, 15 (6): 954−960.

[18] SHAH A A, BERRY M F, TZAO C, et al. Induction chemoradiation is not superior to induction chemotherapy alone in stage ⅢA lung cancer. Ann Thorac Surg. 2012 Jun; 93 (6): 1807−1812.

[19] PLESS M, STUPP R, RIS HB, et al. Induction chemoradiation in stage ⅢA/N2 non−small cell lung cancer: a phase 3 randomised trial [J]. Lancet, 2015, 386 (9998): 1049−1056.

[20] VAN MEERBEECK J P, KRAMER G W P M, VAN SCHIL P E Y, et al. Randomized controlled trial of resection versus radiotherapy after induction chemotherapy in stage ⅢA−N2 non−small cell lung cancer [J]. J Natl Cancer Inst, 2007, 99: 442−450.

[21] ALBAIN K S, SWANN R S, RUSCH V W, et al. Radiotherapy plus chemotherapy with or without surgical resection for stage Ⅲ non−small cell lung cancer: a phase Ⅲ randomised controlled trial [J]. Lancet, 2009,

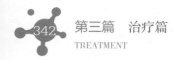
374（9687）: 379−386.

[22] PAUL J. SPEICHER, BRIAN R, et al. Outcomes after treatment of 17 378 patients with locally advanced（T3N0−2）non−small cell lung cancer [J]. European Journal of Cardio−Thoracic Surgery, 2015, 47: 636‒641.

[23] CHENG A M, WOOD D E. Minimally invasive resection of early lung cancers [J]. Oncology（Williston Park）, 2015, 29（3）: 160−166.

[24] CHEN K, WANG X, YANG F, et al. Propensity−matched comparison of video−assisted thoracoscopic with thoracotomy lobectomy for locally advanced non−small cell lung cancer [J]. J Thorac Cardiovasc Surg, 2017, 153（4）: 967−976.

[25] Chemotherapy in non−small cell lung cancer: a meta−analysis using updated data on individual patients from 52 randomised clinical trials. Non−small cell Lung Cancer Collaborative Group [J]. BMJ, 1995, 311（7010）: 899−909.

[26] KARMER N, MOVSAS M, GOLDBERG M, et al. A phase Ⅱ trial of adjuvant chemotherapy with paclitaxel and carboplatin in resected stage Ⅱ/Ⅲ non−small cell lung cancer [J]. Proc ASCO, 2001, 20: 255b.

[27] DOUILLARD J Y, ROSELL R, DE LENA M, et al. Adjuvant vinorelbine plus cisplatin versus observation in patients with completely resected stage ⅠB−ⅢA non−small cell lung cancer（Adjuvant Navelbine International Trialist Association [ANITA]）: a randomised controlled trial [J]. Lancet Oncol, 2006, 7（9）: 719−727.

[28] OU W, SUN H B, YE X, et al. Adjuvant carboplatin−based chemotherapy in resected stage ⅢA−N2 non−small cell lung cancer [J]. J Thorac Oncol, 2010, 5（7）: 1033−1041.

[29] PIGNON J P, TRIBODET H, SCAGLIOTTI G, et al. Lung Adjuvant Cisplatin Evaluation（LACE）. A pooled analysis of five randomized clinical trials including 4, 584 patients [J]. J Clin Oncol, 2006, 24: 366S（suppl; abstr7008）.

[30] Postoperative radiotherapy in non−small cell lung cancer: systematic review and meta−analysis of individual patient data from nine randomised controlled trials [J]. PORT Meta−analysis Trialists Group. Lancet, 1998, 352（9124）: 257−263.

[31] DOUILLARD J Y, ROSELL R, DE LENA M, et al. Impact of postoperative radiation therapy on survival in patients with complete resection and stage Ⅰ, Ⅱ, or ⅢA non−small cell lung cancer treated with adjuvant chemotherapy: the adjuvant Navelbine International Trialist Association（ANITA）randomized trial [J]. Int J Radiat Oncol Biol Phys, 2008, 72（3）: 695−701.

[32] WEI S, XIE M, TIAN J, et al. Propensity score−matching analysis of postoperative radiotherapy for stage ⅢA−N2 non−small cell lung cancer using the Surveillance, Epidemiology, and End Results database [J]. Radiat Oncol, 2017, 12（1）: 96.

[33] HERSKOVIC A, MAUER E, CHRISTOS P, et al. Role of postoperative radiotherapy in pathologic stageⅢA（N2）non−small cell lung cancer in a prospective nationwide oncology outcomes database [J]. J Thorac Oncol, 2017, 12（2）: 302−313.

[34] JANJIGIAN Y Y, PARK B J, ZAKOWSKI M F, et al. Impact on disease−free survival of adjuvant erlotinib or

gefitinib in patients with resected lung adenocarcinomas that harbor EGFR mutations [J]. J Thorac Oncol, 2011, 6 (3): 569-575.

[35] WANG S Y, OU W, LI N, et al. Pemetrexed-carboplatin adjuvant chemotherapy with or without gefitinib in resected stage ⅢA-N2 non-small cell lung cancer harbouring EGFR mutations: A randomized phase II study [J]. J Clin Oncol 31, 2013,（suppl; abstr 7519）.

[36] PENNELL N A, NEAL J W, CHAFT J E, et al. Select: a multicenter phaseⅡ trial of adjuvant erlotinib in resected early-stage EGFR mutation-positive NSCLC [J]. J Clin Oncol, 2014,（suppl; abstr 7514）.

[37] KELLY K, ALTORKI N K, EBERHARDT W E, et al. Adjuvant erlotinib versus placebo in patients with stage ⅠB-ⅢA non-small cell lung cancer（RADIANT）: a randomized, double-blind, phase Ⅲ trial [J]. J Clin Oncol, 2015, 33 (34): 4007-4014.

[38] WU Y L, ZHONG WZ, WANG Q, et al. Gefitinib（G）versus vinorelbine+cisplatin（VP）as adjuvant treatment in stage Ⅱ-ⅢA（N1-N2）non-small cell lung cancer（NSCLC）with EGFR-activating mutation（ADJUVANT）: a randomized, phase Ⅲ trial（CTONG 1104）[J]. J Clin Oncol 35, 2017,（suppl; abstr 8500）.

[39] PARK J, SONG S Y, KIM S S, et al. Postoperative radiation therapy following the incomplete resection of a non-small cell lung cancer [J]. Radiat Oncol J, 2014, 32 (2): 70-76.

[40] RIEBER J, DEEG A, ULLRICH E, et al. Outcome and prognostic factors of postoperative radiation therapy（PORT）after incomplete resection of non-small cell lung cancer（NSCLC）[J]. Lung Cancer, 2016, 91: 41-47.

[41] FURUSE K, FUKUOKA M, KAWAHARAM, et al. Phase Ⅲ study of concurrent versus sequential thoracic radiotherapy in combination with mitomycin, vindesine, and cisplatin in unresectable stage Ⅲ non-small cell lung cancer [J]. J Clin Oncol, 1999, 17: 2692-2699.

[42] CURRAN D, SCOTT C, LANGER C, et al. Long-term benefit is observed in a phaseⅢ comparison of sequential vs concurrent chemo-radiation for patients with unresected stage Ⅲ NSCLC: RTOG 9410 [J]. Proc Am Soc Clin Oncol, 2003, 22: 2499a.

[43] ZATLOUKAL P, PETRUZELKA L, ZEMANOVA M, et al. Concurrent versus sequential chemoradiotherapy with cisplatin and vinorelbine in locally advanced non-small cell lung cancer: a randomized study [J]. Lung Cancer, 2004, 46: 87-98.

[44] FOURNEL P, ROBINET G, THOMAS P, et al. Randomized phase Ⅲ trial of sequential chemoradiotherapy compared with concurrent chemoradiotherapy in locally advanced non-small cell lung cancer: Groupe Lyon-Saint-Etienne d'Oncologie Thoracique-Groupe Francais de Pneumo-Cancerologie NPC 95-01 Study [J]. J Clin Oncol, 2005, 23: 5910-5917.

[45] REYMEN B, VAN BAARDWIJK A, WANDERS R, et al. Long-term survival of stage T4N0-1 and single stationⅢ A-N2 NSCLC patients treated with definitive chemo-radiotherapy using individualised isotoxic accelerated radiotherapy（INDAR）[J]. Radiother Oncol, 2014, 110 (3): 482-487.

[46] STUPP R, MAYER M, KANN R, et al. Neoadjuvant chemotherapy and radiotherapy followed by surgery in selected patients with stage ⅢB non-small cell lung cancer: a multicentre phase II trial [J]. Lancet Oncol, 2009,

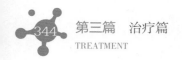
10 (8): 785-793.

[47] OU W, LI N, WANG S Y. Phase 2 trial of neoadjuvant bevacizumab plus pemetrexed and carboplatin in patients with unresectable stage Ⅲ lung adenocarcinoma (GASTO 1001) [J]. Cancer, 2016, 122 (5): 740-747.

[48] MAMON H J, YEAP B Y, JANNE P A, et al. High risk of brain metastases in surgically staged ⅢA non-small cell lung cancer patients treated with surgery, chemotherapy, and radiation [J]. J Clin Oncol, 2005, 23: 1530-1537.

[49] MUJOOMDAR A, AUSTIN J H, MALHOTRA R, et al. Clinical predictors of metastatic disease to the brain from non-small cell lung carcinoma: primary tumor size, cell type, and lymph node metastases [J]. Radiology, 2007, 242: 882-888.

[50] BARNHOLTZ-SLOAN J S, SLOAN A E, DAVIS F G, et al. Incidence proportions of brain metastases in patients diagnosed (1973 to 2001) in the Metropolitan Detroit Cancer Surveillance System [J]. J Clin Oncol, 2004, 22: 2865-2872.

[51] EICHLER A F, CHUNG E, KODACK D P, et al. The biology of brain metastases-translation to new therapies [J]. Nat Rev Clin Oncol, 2011, 8: 344-356.

[52] PATCHELL R A, TIBBS P A, WALSH J W, et al. A randomized trial of surgery in the treatment of single metastases to the brain [J]. N Engl J Med, 1990, 322: 494-500.

[53] ANDREWS D W, SCOTT C B, SPERDUTO P W, et al. Whole brain radiation therapy with or without stereotactic radiosurgery boost for patients with one to three brain metastases: phase Ⅲ results of the RTOG 9508 randomised trial [J]. Lancet, 2004, 363: 1665-1672.

[54] VERGER E, GIL M, YAYA R, et al. Temozolomide and concomitant whole brain radiotherapy in patients with brain metastases: a phase Ⅱ randomized trial [J]. Int J Radiat Oncol Biol Phys, 2005, 61: 185-191.

[55] KNISELY J P, BERKEY B, CHAKRAVARTI A, et al. A phase Ⅲ study of conventional radiation therapy plus thalidomide versus conventional radiation therapy for multiple brain metastases (RTOG 0118) [J]. Int J Radiat Oncol Biol Phys, 2008, 71: 79-86.

[56] WELSH J W, KOMAKI R, AMINI A, et al. Phase II trial of erlotinib plus concurrent whole-brain radiation therapy for patients with brain metastases from non-small cell lung cancer [J]. J Clin Oncol, 2013, 31: 895-902.

[57] WANG S Y, YE X, OU W, et al. Risk of cerebral metastases for postoperative locally advanced non-small cell lung cancer [J]. Lung Cancer, 2009, 64: 238-243.

[58] LI N, ZENG Z F, WANG S Y, et al. Randomized phase Ⅲ trial of prophylactic cranial irradiation versus observation in patients with fully resected stage ⅢA-N2 non-small cell lung cancer and high risk of cerebral metastases after adjuvant chemotherapy [J]. Ann Oncol, 2015, 26 (3): 504-509.

[59] GORE E M, BAE K, WONG S J, et al. Phase Ⅲ comparison of prophylactic cranial irradiation versus observation in patients with locally advanced non-small cell lung cancer: primary analysis of radiation therapy oncology group study RTOG 0214 [J]. J Clin Oncol, 2011, 29 (3): 272-278.

[60] DE RUYSSCHER D, DINGEMANS A C, PRAAG J, et al. Prophylactic cranial irradiation versus observation in radically treated stage Ⅲ non-small cell lung cancer: a randomized phase Ⅲ NVALT-11/DLCRG-02 study [J]. J Clin Oncol, 2018, 36 (23): 2366-2377.

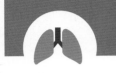

第二十二章

Pancoast 瘤的综合治疗及现状

第一节 概 述

Pancoast 瘤是指发生在肺尖部同时累及胸廓入口周围结构如骨膜、肋骨、椎体、锁骨下血管、臂丛神经根或交感神经节的恶性肿瘤。多见为非小细胞肺癌，其发生率占肺癌的 3%~5%。发生于肺尖部的肿瘤单纯侵犯脏层胸膜或只累及第 2 肋骨及以下的肺癌不能归类为 Pancoast 瘤。Pancoast 瘤也称为肺上沟瘤。但肺上沟这个名称存在争议。肺上沟是被假设为锁骨下动脉在肺尖的压迹，指局限在胸腔和锁骨下血管周围结构间的范围。但从解剖学和影像上并没有其相应结构，因此，肺尖癌（apical chest tumor 或 apical segmental tumor）被认为更准确描述这种肿瘤。

Pancoast 瘤的临床特征取决于肿瘤发生的部位及侵犯胸廓入口的位置。肿瘤位于胸廓入口前方，由于累及胸膜、肋骨和肋间神经而出现胸痛，压迫锁骨下静脉和头臂静脉引起手或上臂水肿，经过前斜角肌的膈神经也可能累及；位于中央的肿瘤常侵犯臂丛神经，表现为肩和手臂放射性疼痛，肿瘤沿着中斜角肌纤维蔓延；位于后方的肿瘤表现出 Pancoast 综合征，肿瘤常位于肋椎沟。开始出现腋窝或上臂中央肋肩臂神经支配范围感觉异常或疼痛，当肿瘤累及 C8 和 T1 神经根时出现手内肌群无力或萎缩；累及交感神经节出现 Horner's 综合征；肿瘤也可以侵犯椎体，并通过椎间孔压迫脊髓引起截瘫。传统上认为，Pancoast 瘤的生物学特征有别于其他非小细胞肺癌在于这种肿瘤倾向于局部侵犯而从淋巴道和血道转移的概率较低。但临床资料并不支持这种观点，在术前 cN0 Pancoast 瘤患者中手术切除后仍有 10%~20% 出现 pN2，这与周围型临床 Ⅰ 或 Ⅱ 期非小细胞肺癌术后 pN2 发生率相似。另外，接受肺叶切除的 Pancoast 瘤患者生存期要比接受楔形切除的好。可见，Pancoast 瘤的生物学特征和其他非小细胞肺癌无明显差异，其特殊性在于其发生的解剖部位，肿瘤容易累及胸廓入口的结构而表现出局部侵犯的相应症状。

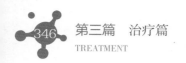
第二节　Pancoast 瘤的综合治疗与探索

从 1924 年美国放射科医生 Henry Pancoast 首次描述这个疾病以来，对 Pancoast 瘤的治疗大致可分为四个阶段：在开始的近 20 年，由于肿瘤累及颈根部复杂的结构，胸廓入口手术暴露的困难，Pancoast 瘤被认为是不可切除和不可治愈的；1956 年，Chardack 和 MacCullum 报道了整块切除肺尖癌及所累及胸壁和神经根，辅助放射治疗（65Gy），可以延长患者生存期；同一时期，Shaw 和 Paulson 等在 1961 年报道了 18 例患者接受 2 周 30~35Gy 放疗后 4~6 周，予以手术切除，获得良好的局部控制并延长生存期。因此，在紧接的 30 年间，诱导放疗后通过扩大的后外侧切口将肿瘤和受侵的周围结构整块切除成为 Pancoast 瘤的标准治疗方法。多项临床研究也验证了 Shaw 等的研究结果。其中一项研究来自 Memorial Sloan-Kettering 癌症中心，全组 225 例患者中，55% 的患者接受术前放疗，T3N0 和 T4N0 的完整切除率分别为 64% 和 39%；局部复发是最常见的原因，T3N0 和 T4N0 的 5 年生存率分别为 46% 和 13%，N2 患者的 5 年生存率为 0%。这些结果表明需要寻求新的治疗策略。20 世纪 80—90 年代，随着血管外科和脊柱外科的发展，切除范围扩大到被肿瘤侵犯的胸廓入口周围的血管和椎体，并呈现出新的手术切除方式。Dartevelle 等应用经颈 - 胸前入路可以安全处理锁骨下血管，且证实锁骨下动脉根治性切除可以达到相似的生存率；对肿瘤侵犯椎体，多个椎体切除和椎体重建稳定技术也在 Pancoast 瘤的扩大切除中应用。新的外科技术为 T4 肿瘤的切除提供一个新的进展，但 5 年生存率仍维持在 30% 左右。进入 20 世纪 90 年代以后，随着新的化疗药物的

不断出现，化疗成为肺癌治疗的一个重要组成部分。

根治性切除仍然是 Pancoast 瘤局部治疗的关键。20 世纪 60 年代 Shaw-Paulson 报道了经高位后外侧切口切除 Pancoast 瘤后，后入路（Shaw-Paulson approach）成为切除 Pancoast 瘤最常用的手术方式。切口在常规后外侧切口基础上，于肩胛骨内侧和脊椎间向上延伸至第 7 颈椎水平。其优点在于能良好暴露后胸壁、神经、横突，同时方便肺叶切除；虽然可以评估锁骨下血管受累情况，但对于受肿瘤侵犯的锁骨下动、静脉，经后入路未能充分暴露静脉的远端和动脉的近端而难以进行血管切除及动脉重建。Shaw-Paulson approach 较适合于肿瘤向胸廓入口后方生长及外侵的肿瘤。对肿瘤向前方和中央生长的肿瘤，采用经前入路的切口（Dartevelle approach）。该切口从胸锁乳突肌前缘经胸骨柄和第 2 肋间做 L 型（保留了锁骨和胸锁关节），有利于暴露和处理锁骨下血管和臂丛；分离肿瘤时从周围开始，符合肿瘤原则；但肿瘤向后侵及椎体时，必须更换体位加后切口行横突或椎体切除。向前方生长的肿瘤，采用 Hemiclamshell approach 也可以使神经血管结构从颈部到胸部获得良好的暴露。因此，根据肿瘤的部位及受累的结构选择手术入路。近年来报道应用胸腔镜或机器人辅助行 Pancoast 瘤肺叶切除能更安全及容易控制肺门，并行纵隔淋巴结清扫，避免了胸部切口的扩大，减少术后疼痛及并发症的发生。手术的禁忌证包括：① N2 和 N3 患者；②广泛血管受侵不能切除者；③臂丛受侵超过 C8 和 T1；④多个椎体受侵并累及椎间孔。对于 N2 和 N3 患者是否为手术禁忌证仍有

争议。Tanner 等认为目前尚未有临床研究的证据支持伴有 N2 的 Pancoast 瘤患者诱导治疗后接受手术切除，而临床研究结果显示 N2 的非小细胞癌患者（不包括 Pancoast 瘤）诱导化疗后接受手术的生存期并不明显优于接受放疗者，因此认为 N2 是 Pancoast 瘤的手术禁忌证。Li 等认为 N2 是一组异质性较大的肿瘤，对于非融合或单站 N2 患者接受根治性切除仍能获益；同时，手术切除可以获得较好的局部控制，从而减轻远期的疼痛，因此建议对高选择的 N2 Pancoast 瘤患者仍需要手术切除。对于同侧锁骨上淋巴结转移的 N3 患者，其生物行为和生存期类似于 N1 患者，也被认为是可切除的局部肿瘤。

诱导化放疗后手术切除是Ⅲ期非小细胞肺癌的治疗策略之一，也应用于 Pancoast 瘤的临床研究中。西南肿瘤协作组（SWOG 9416/INT0160）是一项多中心前瞻性研究，4 年间入组 110 例患者（78 例 T3 和 32 例 T4N0~1），术前 cisplatin（50mg/m² d1，8，29，36）+etoposide（50mg/m² d1~5 和 d29~36）化疗 2 疗程，同时放射治疗 45Gy（1.8Gy/d），诱导治疗 2~4 周后评估疗效，如果没发现肿瘤远处转移或局部进展，接受手术切除。104（95%）例完成诱导化放疗，88（80%）例接受手术切除，83（75%）例完全性切除；术后总的 5 年生存率为 44%，完全切除者 5 年生存率为 54%，达到 PCR 者获得更长的生存。JCOG9806 是日本的一项多中心Ⅱ期前瞻性研究，入组 76 例 Pancoast 瘤，术前诱导化疗（mitomycin 8mg/m² d1+vindesine 3mg/m² d1，d8+ cisplatin 80mg/m² d1）2 个疗程，同步 45Gy 放疗，最终 57 例（75%）接受手术，完全切除 51 例（67%），12 例（16%）达到 PCR，3 年和 5 年无瘤生存率分别为 49% 和 45%，3 年和 5 年总生存率为 61% 和 56%。综合其他单中心研究报道，诱导放化疗后手术切除 5 年生存率为 44%~59%，完全性切除率为 76%~97%，PCR 率为 16%~40.5%，局部复发率低于 30%；而单纯诱导放疗后手术切除平均 5 年生存率为 36.5%，完全性切除率为 62%，局部复发率也略高。诱导放化疗中，使用较高放射剂量可以提高 PCR 率。Kwong 等使用 59.2Gy（平均 56.9Gy）PCR 率达 40.5%，中位生存期达 7.8 年；Kappers 等用每天低剂量顺铂（6mg/m²），同步使用加速超分割放疗（66Gy/24 fr），手术切除后获得 53%PCR，总的 5 年生存率为 33%。

根据以上研究结果，诱导化放疗后手术切除（三联治疗）的疗效优于以往诱导放疗后手术切除，因此，在 NCCN 指南中，三联治疗被推荐为 Pancoast 瘤的治疗方法。然而，三联治疗是否为 Pancoast 瘤的标准治疗方法仍有争议，其原因在于：①现有的临床研究均为非随机对照研究，其结果难以做出准确的比较。②由于 Pancoast 瘤发生率的特殊性，每个研究入组例数较少，最大的 SWOG9416 研究由北美肿瘤协作组 76 位外科医生在 4 年内入组 116 例患者。③入组患者为高选择患者：年龄在 55~61 岁，身体状况较好，多数为 T3-4N0~1 期，很少有 N2，选择偏倚难以避免。④诱导治疗的主要目的是使不能切除的肿瘤降期达到可以切除，提高完全切除率，但事实上影像学表现与病理反应率并没有明显相关性。SWOG9416 研究中 12 例患者诱导治疗后只做了肺叶切除，不需要做胸壁切除，尽管说明诱导治疗的有效性，但这些患者分期也可能被过高估计。⑤治疗死亡率报道在 2.7%~6.9%，并发症在 10.3%~45%。诱导化放疗方案与并发症发生有关，而每个临床研究的治疗方案均不一致。⑥缺乏治疗后远期生活质量的数据。根治性切除可能涉及第 1、2 肋骨，神经根，锁骨下血管和椎体，尤其容易引起上肢感觉和功能的障碍，影响患者工作和生活。因此，无法比较各种治疗方案的远期效果。基于以上原因，诱导放化疗后手术切除是潜在可切除 Pancoast 瘤的一种治疗的选择而非标准的治疗方案。

对于可切除的 T3-4N0~1 Pancoast 瘤，一些

学者倾向于手术切除后辅助化疗或放化疗。手术切除后辅助放疗（加或不加化疗）总的 5 年生存率可达 40%。MD Anderson 癌症中心的一项前瞻性 II 期临床研究纳入 34 例患者，肺叶或肺段及胸壁切除术后 14~42 天开始辅助治疗，对切缘阴性和阳性者分别给予 60Gy/50 次和 64.8Gy/54 次放射治疗，同时 cisplatin（50mg/m²）+etoposide（50mg/m²）化疗 2 个疗程，结束放疗后再次化疗 1 个疗程，5 年和 10 年无瘤生存率和总生存率分别为 45%、45% 和 50%、45%。因此，手术切除后辅助放化疗被认为是安全和有效的治疗方案。在一项涉及椎体切除的 Pancoast 瘤的个人数据合并 Meta 分析中，来自欧美的 4 个外科中心共 135 例患者，85 例（63%）接受术前诱导治疗（其中化疗 32 例，放疗 1 例，同步放化疗 52 例），120 例（89%）达到 R0 切除，70 例（52%）接受术后辅助治疗（其中化疗 16 例，放疗 22 例，同步放化疗 32 例），总的 3 年、5 年、10 年生存率分别为 57%、43% 和 27%，而影响预后的因素为切除类型（R0 vs R1+R2，$P<0.001$），因此，作者认为只要能达到根治性切除，手术后辅助治疗同样是一种有临床价值的治疗方法。

对于不能切除的 Pancoast 瘤治疗，目前尚无共识，ACCP 推荐身体状况好的患者可以使用同步放化疗。非小细胞肺癌根治性放射剂量可以达到 60~74Gy，但由于 Pancoast 瘤靠近脊髓、臂丛和食管，限制了放疗剂量的增加。新的放疗技术如适形调强放疗（IMRT）和影像导向放疗（IGRT）可以提高放疗剂量，同时降低靶区周围器官放射损伤的风险。IMRT 同步化疗治疗 Pancoast 瘤的效果有待于进一步临床研究。

应用表皮生长因子（EGFR）络氨酸激酶抑制剂（TKI）的靶向治疗是肺癌治疗的重要进展。多项临床随机对照研究表明对于 *EGFR* 突变晚期肺癌患者，TKI 治疗效果明显优于化疗。Pancoast 瘤多为腺癌，靶向治疗在 Pancoast 瘤综合治疗中的作用也需临床研究进一步确定。

Pancoast 瘤在肺癌多学科治疗中仍面临许多挑战。由于 Pancoast 瘤发病率相对较低，肿瘤异质性强，缺乏临床随机对照研究的证据，目前尚难以对其治疗方案形成共识。必须根据肿瘤的临床分期，患者的功能状态和医师的经验对每个患者制定个体化的治疗方案。

（苏晓东）

参考文献

[1] DETTERBECK F C. Changes in the treatment of Pancoast tumors [J]. Ann Thorac Surg, 2003, 75: 1990 – 1997.

[2] GINSBURG R J, MARTINI N, ZAMAN M, et al. Influence of surgical resection and brachytherapy in the management of superior sulcus tumor [J]. Ann Thorac Surg, 1994, 57: 1440−1445.

[3] VAN SCHIL P E, SIGAL−CINQUALBRE A, DARTEVELLE P, et al. Superior sulcus tumors: do they really exist? [J]. J Thorac Oncol, 2012, 7 (5): 777−778.

[4] ARCASOY S M, JETT J R. Superior pulmonary sulcus tumors and Pancoast's syndrome [J]. N Engl J Med, 1997, 337: 1370−1376.

[5] DETTERBECK F C, JONES D R, ROSENMAN J G. PANCOAST TUMORS[C]//DETTERBECK F C, RIVERA M P, SOCINSKI M A, et al. Diagnosis and treatment of lung cancer: an evidencebased guide for the

practicing clinician. Philadelphia: WB Saunders, 2001: 233 – 243.

[6] DETTERBECK F C, JONES D R, PARKER L J R. intrathoracic staging[C]//DETTERBECK F C, RIVERA M P, SOCINSKI M A, et al. Diagnosis and treatment of lung cancer: an evidencebased guide for the practicing clinician. Philadelphia: WB Saunders, 2001: 73 – 93.

[7] JONES D R, DETTERBECK F C. Surgery for stage I non–small cell lung cancer [C]//DETTERBECK F C, RIVERA M P, SOCINSKI M A, et al. Diagnosis and treatment of lung cancer: an evidence–based guide for the practicing clinician. Philadelphia: WB Saunders, 2001: 177 – 190.

[8] PANCOAST H K. Importance of careful roentgen–ray investigations of apical chest tumors [J]. JAMA, 1924, 83: 1407.

[9] CHARDACK W M, MACCALLUM J D. Pancoast tumor: five–year survival without recurrence or metastases following radical resection and postoperative irradiation [J]. J Thorac Surg, 1956, 31: 535–542.

[10] SHAW R R, PAULSON D L, KEE J L. Treatment of the superior sulcus tumor by irradiation followed by resection [J]. Ann Surg, 1961, 7: 29–40.

[11] RUSCH V W, PAREKH K R, LEON L, et al. Factors determining outcome after surgical resection of T3 and T4 lung cancers of the superior sulcus [J]. J Thorac Cardiovasc Surg, 2000, 119: 1147–1153.

[12] DARTEVELLE P G, CHAPELIER A R, MACCHIARINI P, et al. Anterior transcervical–thoracic approach for radical resection of lung tumors invading the thoracic inlet [J]. J Thorac Cardiovasc Surg, 1993, 105: 1025–1034.

[13] LAHON B, MERCIER O, FADEL E, et al. Subclavian artery resection and reconstruction for thoracic inlet cancer: 25 years of experience [J]. Ann Thorac Surg, 2013, 96 (3): 983–988.

[14] DARTEVELLE P, MACCHIARINI P. Surgical management of superior sulcus tumors [J]. Oncologist, 1999, 4: 398–407.

[15] KORST R J, BURT M E. Cervicothoracic tumors: results of resection by the "hemi–clamshell" approach [J]. J Thorac Cardiovasc Surg, 1998, 115: 286–294.

[16] DE PERROT M, RAMPERSAUD R. Surgical approaches to apical thoracic malignancies [J]. J Thorac Cardiovasc Surg, 2012, 144: 72–80.

[17] ROSSO L, NOSOTTI M, PALLESCHI A, et al. VATS lobectomy combined with limited Shaw–Paulson thoracotomy for posterolateral Pancoast tumor [J]. Tumori, 2016, 102: S43–S45.

[18] MARIOLO A V, CASIRAGHI M, GALETTA D, et al. Robotic hybrid approach for an anterior Pancoast tumor in a severely obese patient [J]. Ann Thorac Surg, 2018, 106 (3): 115–116.

[19] RUSCH V W. Management of Pancoast tumours [J]. Lancet Oncol, 2006, 7: 997–1005.

[20] TANNER N T, SILVESTRI G A. Is N2 disease a contraindication for surgical resection for superior sulcus tumors? Yes [J]. Chest, 2015, 148 (6): 1373.

[21] ALBAIN K S, SWANN R S, RUSCH V W, et al. Radiotherapy plus chemotherapy with or without surgical resection for stage III non–small cell lung cancer: a phase III randomised controlled trial [J]. Lancet, 2009, 374 (9687): 379–386.

[22] VAN MEERBEECK J P, KRAMER G W, VAN SCHIL P E, et al. European Organisation for Research and Treatment of Cancer–Lung Cancer Group . Randomized controlled trial of resection versus radiotherapy after

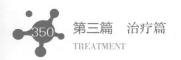
induction chemotherapy in stage ⅢA N2 non—small cell lung cancer[J]. J Natl Cancer Inst, 2007, 99 (6): 442—450.

[23] LI W W, BURGERS J A, KLOMP H M, et al. Counterponit: Is N2 disease a contraindication for surgical resection for superiorsulcus tumors? No [J]. Chest, 2015, 148 (6): 1375—1379.

[24] GINSBERG R J, MARTINI N, ZAMAN M, et al. Influence of surgical resection and brachytherapy in the management of superior sulcus tumor [J]. Ann Thorac Surg, 1994, 57: 1440—1445.

[25] ALBAIN K S, RUSCH V W, CROWLEY J J, et al. Concurrent cisplatin/etoposide plus chest radiotherapy followed by surgery for stages IIIA (N2) and IIIB non—small cell lung cancer: mature results of Southwest Oncology Group Phase II study 8805 [J]. J Clin Oncol, 1995, 13: 1880—1892.

[26] RUSCH V W, GIROUX D J, KRAUT M J, et al. Induction chemoradiation and surgical resection for superior sulcus non—small cell lung carcinomas: long term results of Southwest Oncology Group Trial 9416 (Intergroup Trial 0160) [J]. J Clin Oncol, 2007, 25: 313—318.

[27] KUNITOH H, KATO H, TSUBOI M, et al. Phase II trial of preoperative chemoradiotherapy followed by surgical resection in patients with superior sulcus non—small cell lung cancers: report of Japan Clinical Oncology Group trial 9806 [J]. J Clin Oncol, 2008, 26 (4): 644—649.

[28] PEEDELL C, DUNNING J, BAPUSAMY A. Is there a standard of care for the radical management of non—small cell lung cancer involving the apical chest wall (Pancoast tumours) ? [J]. J Clin Oncol, 2010, 22 (5): 334—346.

[29] TAMURA M, HODA M A, KLEPETKOW. Current treatment paradigms of superior sulcus tumours [J]. Eur J Cardiothorac Surg, 2009, 36 (4): 747—753.

[30] KWONG K F, EDELMAN M J, SUNTHARALINGAM M, et al. High—dose radiotherapy in trimodality treatment of Pancoast tumors results in high pathologic complete response rates and excellent long—term survival [J]. J Thorac Cardiovasc Surg, 2005, 129 (6): 1250—1257.

[31] KAPPERS I, KLOMP H M, KOOLEN M G, et al. Concurrent high—dose radiotherapy with low—dose chemotherapy in patients with non—small cell lung cancer of the superior sulcus [J]. Radiother Oncol, 2011, 101 (2): 278—283.

[32] GOMEZ D R, COX J D, ROTH J A, et al. A prospective phase 2 study of surgery followed by chemotherapy and radiation for superior sulcus tumors [J]. Cancer, 2012, 118: 444—451.

[33] COLLAUD S, FADEL E, SCHIRRENJ, et al. En bloc resection of pulmonary sulcus non—small cell lung cancer invading the spine a systematic literature review and pooled data analysis [J]. Ann Surg, 2015, 262 (1): 184—188.

[34] SHEN K R, MEYERS B F, LARNER J M, et al. American College of Chest Physicians. Special treatment issues in lung cancer: ACCP evidence—based clinical practice guidelines (2nd edition) [J]. Chest, 2007, 132 (3 Suppl): 290—305.

[35] MOK T S, WU Y L, THONGPRASERT S, et al. Gefitinib or carboplatin—paclitaxel in pulmonary adenocarcinoma [J]. N Engl J Med, 2009, 361 (10): 947—957.

[36] ZHOU C, WU Y L, CHEN G, et al. Final overall survival results from a randomised, phase III study of erlotinib versus chemotherapy as first—line treatment of EGFR mutation—positive advanced non—small cell lung cancer (OPTIMAL, CTONG—0802) [J]. Ann Oncol, 2015, 26 (9): 1877—1883.

第二十三章

早期肺癌现代治疗模式的现状与争议

第一节 早期非小细胞肺癌外科治疗

现代外科以治愈为目的的治疗肺癌的方式包括切除肿瘤所在的肺组织，以及可能有肿瘤转移的局部区域淋巴结组织。根据切除的范围，可分为以下几种：全肺切除术、双肺叶切除（切除临近的两叶肺）、肺叶切除术、肺段切除术、楔形切除术或肺局限性切除术。本节将从肿瘤及技术方面讨论早期肺癌外科治疗的选择，同时也会对肺癌外科治疗的演变发展作一个概述。

（一）肺癌外科治疗演变的概述

历史上与肺癌外科治疗的演变方向伴随的是不断缩小的肺切除范围，外科医生不断尝试在足够的切除范围与正常肺组织的保护中维持平衡。1911 年 Kummel 做了最早的右全肺切除的报道，40 岁患者在术后第 6 天去世。在经过 20 世纪 20 年代全肺切除术一系列围手术期死亡病例后，1932 年 Evarts Graham Churchill 报道了第一例成功的全肺切除术，此后陆续有成功的案例报道。在 20 世纪 40 年代，全肺切除术成为了肺癌切除的标准治疗方式。到了 20 世纪 50—60 年代，肺叶切除术逐渐取代了全肺切除术。1950 年

Churchill 等报道肺叶切除的 5 年生存率（19%）比全肺切除高（12%）。1960 年 Cahan 定义肺癌根治术为肺组织（肺叶或全肺）的整块切除加上特定的纵隔肺门区域淋巴结切除，同时根据肺癌的部位定义了淋巴结切除的范围。Cahan 分析了48 例根治性肺叶切除术的术后生存情况，术后生存获益很大部分得益于纵隔肺门淋巴结的根治性切除。

20 世纪 70 年代开始，肺叶切除术开始成为标准性治疗方式，尽管如此，对于肺功能有限以及不能耐受标准肺叶切除术或全肺切除术的患者，肺段切除术、楔形切除术仍是主要选择。1939 年 Churchill 和 Belsey 原本是以治疗肺部良性病灶推行肺段切除术，后来则被用以治疗肺功能有限的可手术肺癌患者。1972 年 Le Roux 报道了 17 名周围型肺癌患者进行了肺段切除术。1973 年 Jensik 等建议对于早期的小的肺原发肺癌，解剖性肺段切除术是有效适宜的。接下来的一些非随机对照研究报道揭示了对于早期肺癌肺段切除术的可行性。这些报道也引发了对于早期非小细胞肺癌切除术式的讨论。Lung Cancer Study Group 随即开展了前瞻性随机对照研究肺叶切除和局限

性肺切除（肺段切除或楔形切除），纳入 247 例 Ⅰ 期非小细胞肺癌患者。在局限性切除组发现复发率（recurrence rate）提高了 75%（$P=0.02$），总死亡率（overall death rate）提高了 30%（$P=0.08$）。关于肺功能的评估，由于该研究经费被提前终止，后续研究者判断随访及报告的结果并不可靠。作者认为局限性肺切除并没有证实能提高术后的罹病率和致死率（PerioPerative morbidity，mortality），也未能提高术后肺功能的恢复，同时由于更高的局部复发率和死亡率，肺叶切除术仍被认为是 Ⅰ 期 NSCLC 标准的外科术式。因为此研究是唯一的直接对照肺叶切除与局限性肺切除的随机对照研究，其结果仍被考虑为重要参考证据。在 2006 年和 2011 年，Allen 等和 Darling 等发表了美国外科医师协会肿瘤组（ACOSOG）开展的多中心随机临床研究 Z0030 结果，系统的淋巴结清扫对比淋巴结采样并不能提高远期生存获益，淋巴结采样组 498 例对比淋巴结清扫组 525 例，中位生存期分别为 8.1 年和 8.5 年，5 年无疾病生存率分别为 69% 和 68%，同时淋巴结清扫也并没有增加手术的并发症。

在这两个重要的前瞻性研究的基础上，肺叶切除术以及系统的淋巴结清扫或采样成为现在标准的早期肺癌根治术式。

（二）早期肺癌手术切除的结果

1998 年为了准备推行第七版恶性肿瘤 TNM 分期（2009 年版），国际肺癌研究协会（IASLC）开展了肺癌的分期项目，收集了 1990—2000 年间来自 19 个国家的数据，总共 67 725 例非小细胞肺癌患者。根据第七版分期 5 年生存率分别为 c Ⅰ A 期 50%，c Ⅰ B 期 43%，c Ⅱ A 期 36%，c Ⅱ B 期 25%；相应的病理分期的 5 年生存率分别为 P Ⅰ A 期 73%，P Ⅰ B 期 58%，P Ⅱ A 期 48%，P Ⅱ B 期 36%。

2011 年为了提供统一的术语和诊断标准，出版了新的肺腺癌分型，其中包括了一些早期形式的腺癌。新的概念被引进，< 5 mm 的贴壁生长型原位腺癌（adenocarcinoma in situ，AIS）和微浸润腺癌（minimally invasive adenocarcinoma，MIA）在完全性切除后，可以达到接近 100% 的无疾病生存（disease free survival）。2011 年和 2013 年的研究揭示了 545 例影像学确定的非侵袭性肺腺癌（影像 CT1a 的实性成分比例 < 0.25 的 GGO）的预后，在经过标准肺叶切除术后，非侵袭性腺癌和侵袭性腺癌的 5 年生存率分别为 96.7% 和 88.9%。这些手术切除的结果提示了对于早期肺癌，局限性切除（肺段切除和楔形切除）可能是有效的肺叶切除替代术式。

（三）早期肺癌外科治疗选择的影响因素

当提到亚肺叶切除术特别是肺段切除术时，作为肺癌的根治性切除术，无肿瘤原则必须得到遵循。在肺段切除当中，为了实现整块切除，肺实质必须被分离及切断，然而在肺叶切除中，肺叶的切除可以利用天然的解剖及间隙而进行。肺段切除的实施在肿瘤大小、位置、组织学类型和淋巴结受累情况上有一些技术上的限制，其中肿瘤的大小和位置又与根治性切除手术切缘的安全性密切相关。人们对亚肺叶切除后的肿瘤大小和局部复发因素进行了大量研究。Bando 等研究了 74 例亚肺叶切除的患者，发现当肿瘤 < 2 cm 时局部区域复发率为 2%，肿瘤 > 2 cm 时局部复发率为 33%。Fernando 和 Okada 也发现肿瘤小于 2 cm 是独立的，有利于预后的影响因素。另外一个重要因素则是肿瘤相对于胸膜表面和肺门的位置。对肺段切除基本的几何理解是肺段是扇形的，其起始和基部位于胸膜表面和肺门。因此即便是在肿瘤很小的情况下，对于靠近肺门的肿瘤，肿瘤与切除边缘之间的距离不可避免地会缩小。一般来说，即使对于一个直径 2cm 以内的肿瘤，只有当肿瘤位于肺实质的外 1/3 时才应该选择肺段切除或楔形切除。组织学的高侵袭性和淋巴结受累情况也是肺段切除或楔形切除的不利因素。以下三种情况，才推荐考虑亚肺叶切除术：① T1N0M0 肺癌患者无论病变类型如何，由于心肺功能有限而无法耐受肺叶切除术；②具有 GGO 表现的早期肺癌（病理上 AIS 或 MIA）；③位置位于外周的小的肿物。如前所述，对于具有受损的心肺储备的患者进行有限切除的可行性被不断证实后，在 20 世纪 70 年代和 80 年代，对亚肺叶切除的开展不断增多。当时，亚肺叶切除术的 5 年存活率被认为低于肺叶切除术，亚肺叶切除仅适用于排除常规肺叶切除术的心肺功能局限或伴有大量并发症的患者。然而，1997—2004 年期间发表的单中心回顾性调查结果，其中评估了有限心肺储备患者的亚肺叶切除术与肺叶切除术的等效性，提示无论手术切除程度或组织学亚型，Ⅰ期疾病都预示着生存优势。Campione 等发现在 121 例ⅠA 期肺癌患者中，肺叶切除术和解剖性肺段切除术生存率没有差异。其他研究也证实了相似的结果。对早期具有有限心肺储备肺癌患者实行限制性肺切除是合理的治疗选择。

如前所述，AIS（以前称为支气管肺泡癌）和 MIA 是指示腺癌无侵袭性或低侵袭的新概念，其影像学的独特表现为磨玻璃样变（Ground Glass Opacity，GGO）。在多项回顾性的日本研究中，对实行局限性肺切除术的无实性或部分实性 GGO 的患者进行了评估，与非小细胞肺癌其他亚型的患者相比，AIS 或 MIA 的患者有着更好的生存和更低的复发率。对这些早期肺癌患者实行亚肺叶切除术的选择是基于肿瘤侵袭性生长程度（基质浸润）与预后的相关性的临床 - 病理学研究。Sakurai 等根据腺癌的侵袭性生长程度对肿物直径 < 2cm 的 380 例患者进行了分类，显示无论切除的方式，AIS 或 MIA 的患者能达到接近 100% 的生存。基于这些临床病理观察，在考虑肿瘤的位置和大小的前提下，对 AIS 和 MIA 患者实施局限性肺切除术是一个合理的考虑。对亚肺叶切除指征的选择不仅要从肿瘤学角度考虑，也应该从解剖学角度考虑，在一些肿瘤位于肺实质深处的病例中，由于手术切缘相对靠近肺门结构，亚肺叶切除不能保证安全的手术边界，肿瘤的直径也影响到手术边缘的距离。因此只有当肿瘤位于肺实质外部 1/3 时，才选择肺段切除或楔形切除，优先选择肿瘤直径 < 2cm 的。对于位于肺实质 2/3 内的肿瘤或肿瘤直径 > 2cm 的，无论肿瘤为任何病理均应考虑选择肺叶切除术。众多的研究表明，对于直径 < 2cm 的周围型非小细胞肺癌，排除肺段、肺门及纵隔淋巴结转移的，解剖性肺段切除与肺叶切除有着相当的效果。然而，由于无法避免选择性偏倚，这些回顾性或前瞻性非随机对照研究或多或少存在不足与局限，另外，种族和地域等差异对肿瘤生物学行为和患者预后的影响也不容忽视。

北美癌症与白血病学组（Cancer and Leukemia Group B，CALGB）正在开展一项随机对照研究（CALGB140503）用于比较局限性切除和肺叶切除患者预后的差异。研究对象是肿瘤直径 < 2 cm，无淋巴结转移的周围型非小细胞肺癌病例。具体入选标准是：术前胸部 CT 显示肿瘤直径 < 2 cm，而且肿瘤中心点位于肺实质的外 1/3。随机分组前需要对纵隔和主要的肺门淋巴结进行冰冻病理学检查，目的是为了确定肿瘤淋巴结分期属于 N0。试验的首要终点是 DFS；次要终点包括 OS、局部复发率和全身转移率，以及术后 6 个月的肺功能情况。研究目标是入选病例 1 258 例，试验时间计划超过 5 年并且随访时间需达到 3 年。目前该研究已进入Ⅲ期。与此同时，日本临床肿瘤学组（JaPan Clinical Oncology Group）和西日本肿瘤研究组（West Japan Oncology Group）也开展了一项多中心随机对照研究（JCOG0802/

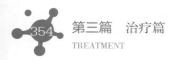

WJOG4607L）用于比较局限性切除和肺叶切除患者预后的差异。研究对象也同样是肿瘤直径 < 2 cm 的周围型非小细胞肺癌患者。研究目标是入选病例达到 1 100 例，试验时间超过 3 年并且随访时间达到 5 年。目前该实验已进入临床前期。

自从 1995 年 LCSG 的研究结果公布以来，肺叶切除一直是早期非小细胞肺癌手术治疗的标准操作，而局限性肺切除仅仅作为伴有局限性心肺功能障碍患者的姑息替代手术方式。然而，这一传统观念正面临着挑战。对于肿瘤直径 < 2 cm 的周围型非小细胞肺癌患者，局限性肺切除能达到与肺叶切除相似的治疗效果，并有可能成为一种替代治疗方式。相关的前瞻性随机对照研究也正在进行当中，其结果有望阐明替代性局限性切除在上述患者中的临床应用价值。

（四）早期肺癌的微创手术治疗

电视胸腔镜辅助的胸科手术（video-assisted thoracic surgery, VATS）是肺癌外科治疗的革新，是近年来胸外科技术进步发展的直观体现。与传统开胸手术相比较，VATS 并发症发生率和死亡率更低，急性期反应性蛋白和细胞因子分泌少，疼痛轻、胸管保留时间短以及患者住院时间更短。自从 1992 年第一例 VATS 肺叶切除报道以来，VATS 逐渐得到胸外科医师的认可和推广，目前尽管尚缺乏大型随机对照研究证实 VATS 确实优于开胸手术，但大量的病例报道已经展示出了 VATS 的独特优势。Whitson BA 等总结了 39 项研究囊括了 3 114 例 VATS 患者和 3 256 例常规开胸手术患者，两组的平均住院时间、胸管保留时间、4 年生存率差异均有统计学意义，VATS 组明显好于开胸手术组，5 年生存率分别为 80.1% 和 65.5%（$P=0.064$）。Yan TD 等回顾分析了 21 项对照 VATS 和开胸手术的研究（其中两项为随机对照研究），得到了两者在术后漏气时间，心

律失常的出现、肺炎的发生、死亡率以及局部复发率等指标中无统计学差异的结果，但是在全身复发率（$P=0.03$）和 5 年生存率（$P=0.04$）参数中，VATS 组明显优于开胸手术组。此外，VATS 还有利于术后患者行辅助化疗。来自其他肿瘤的研究表明，辅助化疗必须达到足够剂量才能发挥功效，这同样适用于肺癌术后的患者。有研究表明 VATS 术后患者中有 61% 接受了 75% 以上拟定剂量的辅助化疗，而在开胸手术的术后患者中，这一比例仅为 40%。VATS 术后患者往往能更快地接受术后辅助化疗，在对剂量的耐受方面也更优于开胸手术。随着微创治疗经验和技术的不断提高，VATS 已经可以完成大多数的肺癌切除。早期肺癌当中 VATS 不仅提供了和开胸手术相似的远期结果，还能减少手术及术后并发症的发生，而且有助于患者早期恢复。是今后胸外科治疗肺癌的重要发展方向之一，但施行胸腔镜手术的前提是手术必须符合肺癌外科的原则，要求同时兼顾手术切除的完整性以及手术的安全性。

机器人手术在 20 世纪 90 年代出现，是一种新的微创手术方式。最早报道的机器人肺叶切除术可能在 2002 年，接下来的 10 多年里，机器人手术的可行性和安全性都得到了众多研究的分析和评估。Gharagozloo 等在 2009 年报道了 100 例双向杂交的术式，机器人手术分离血管、肺门和纵隔结构，而 VATS 行肺叶切除。术后并发症发生率为 21%，共有 3 例患者手术后出现死亡，且均发生在机器人手术开展过程中的前 20 例患者当中，这 20 例是学习阶段且可能包括了手术风险高的患者，Gharagozloo 认为机器人手术对于完整淋巴结清除有优势，而 VATS 方式则在肺叶切除阶段更优。Louie 等在 2012 年发表的 53 例机器人肺叶切除或肺段切除术同 35 例 VATS 切除术的对照，认为虽然手术和术后结果两组类似，但机器人组使用止痛药及术后恢复时间明显缩短，作者认为两组方式清扫淋巴结能力相当，但机器

人手术在清扫肺门淋巴结时有其独特优势。2014年 Toker 等报道了 21 例达·芬奇机器人肺段切除术，没有中转开胸，4 例出现术后并发症，平均手术时间为 84min，平均胸管引流时间 3 天，平均术后住院时间 4 天。Toker 等认为机器人辅助肺段切除术是安全可行的。Park 等发表的文章评价了机器人肺叶切除术后肿瘤的远期结果，在 3 个中心 2002—2010 年的 325 例机器人手术治疗非小细胞肺癌患者中 76% 为 I 期患者，中位随访时间为 27 个月。总的 5 年生存率为 80%，其中 I A 期为 91%，I B 期为 88%。这些数据表明机器人肺叶切除术的远期生存结果同以往 VATS 及开放手术所报道的结果是一致的。Yang HX 等发表的文章对比了在早期非小细胞肺癌中，机器人肺叶切除术、VATS 肺叶切除术和开胸肺叶切除术的远期生存率，该分析配对了 470 名患者，得出了机器人肺叶切除术和 VATS 肺叶切除术对比开胸肺叶切除术有着更短的住院时间（4 天 vs 5 天，$P < 0.001$），机器人肺叶切除术能清扫更多淋巴结（机器人 5 枚 vs VATS 3 枚 vs 开胸 4 枚，$P < 0.001$）的结论，提示微创手术方法进行肺叶切除术能取得和开胸肺叶切除术相仿的远期结果，在某些方面甚至有一定优势。微创手术的方法进行肺叶切除术目前还没有大型随机对照研究比较机器人手术和 VATS，报道肺癌机器人手术远期结果的相关文献也较少，目前发表的文献仅提示机器人手术可能是安全、可行的，是开胸手术和胸腔镜手术的替代术式，视野的改善和直观稳定的动作也可能使机器人手术成为一种更为简单有效的手术方式。

第二节　早期非小细胞肺癌的立体定向放疗

体部立体定向放射治疗（stereotactic body radiation therapy，SBRT），又称立体定向消融放疗（stereotactic ablative radiotherapy，SABR），与常规分割放射治疗（conventional fractional radiotherapy，CFRT）相比其具有独特的生物学效应。CFRT 通常是给予 1.8~2.0Gy 的日剂量，总剂量 60~70Gy，而 SBRT 形成每次相对高分割剂量，一般 10~20Gy，可以形成高消融剂量进行治疗，这种高剂量非常强效，可使导致其他治疗失败的肿瘤修复机制失效，受损细胞不仅无法进行细胞分裂，也不能执行其特定的基本功能，如此高的单次剂量已经超过了以往放疗的剂量限值，所以放疗的实施相对容易产生不能耐受的严重晚期反应，但是随着影像引导技术的发展、严格精密的剂量量化和放射治疗设备的革新，这种大剂量的分割放疗已经成为一种安全、高效、优质的治疗选择。SBRT 的局部控制非常有效，但是它对正常组织造成严重的间接损害的可能性很高，因此不适合于预防性和辅助性治疗。相反，CFRT 作为辅助性治疗更有优势，它可消除微小病灶而不对正常组织造成严重损伤。小细胞肺癌和进展期的非小细胞肺癌不是 SBRT 治疗的理想方法，而早期非小细胞肺癌，如果没有证实有局部或者远处转移将是 SBRT 较好的临床适应证。众多研究也已表明 SBRT 在根除早期肺癌病灶方面是卓有成效的。在早期 NSCLC 治疗中，SBRT 的局部控制率已被证实优于 CFRT。其独特的剂量分布和影像技术使正常组织接受极少剂量的照射，因此体弱的患者也能较好地耐受 SBRT。SBRT 已经成为指南推荐的临床不能接受手术治疗的早期非小细胞肺癌的一线治疗手段。

现在早期非小细胞肺癌的标准治疗方案是肺叶切除术加系统性肺门和纵隔淋巴结清扫，由于 SBRT 在不能接受手术的早期 NSCLC 患者中取得了良好的效果，现在也在逐步进行对可手术患者施行 SBRT 的评估。理论上随机对照研究能够回答 SBRT 对比外科手术治疗的优点与劣势，但 3 个对比肺叶切除和 SBRT 的随机对照研究（ROSEL；STARS；ACOSOG Z4099）都因入组困难提前结束了研究。现今所有的引导对比 SBRT 和外科手术讨论的文章和研究均为随机对照研究结果级别以下的证据，这些研究都有着各自的局限性，所有对这些研究的解读和引用都必须考虑到这些局限。Lagerwaard FJ 等回顾性分析了 706 例接受 SBRT 治疗的 ⅠA 期及 ⅠB 期非小细胞肺癌患者，其中 177 例被考虑为可手术的患者，其中位年龄为 76 岁，中位随访时间为 31.5 个月，3 年总生存期（OS）为 84.7%，5 年 OS 为 51.3%。Komiyama 等报道的大型多中心的回顾性研究提示，661 例可手术患者进行了 SBRT 治疗，中位随访 35 个月，3 年 OS 达到 79%。Onishi 等研究报道了 87 例可手术的 Ⅰ 期非小细胞肺癌患者，中位随访 55 个月，5 年 OS 甚至达到了 69.5%。Verstegen NE 等采用回顾性分析，通过倾向性匹配 TMN 分期、年龄、性别、Charlson 合并症指数、肺功能等指标，匹配了 64 例 VATS 患者和 64 例 SBRT 患者，3 年 OS 分别为 79.6% 和 76.9%，同时还发现远处复发率和总生存率均无统计学差异。尽管在对比 SBRT 和外科手术治疗方面缺少随机对照研究的证实，仍然有不少证据和数据表明 SBRT 在可手术的早期非小细胞肺癌患者的治疗选择上有着良好的前景。

同以上研究结论相反的是 2016 年 Rosen 等分析美国国家癌症数据库的研究，该数据库涵盖了美国 70% 的非小细胞肺癌患者，为真实世界的大数据统计，总共 13 562 名 Ⅰ 期无并发症的非小细胞肺癌患者接受了外科手术治疗，对比 1 781 例接受 SBRT 治疗。通过时间分层 Cox 回归模型揭示无论在 T1N0M0（HR：0.38，95%CI：0.33 ～ 0.43，$P < 0.001$）还是 T2N0M0（HR：0.38，95%CI：0.31 ～ 0.46，$P < 0.001$）患者中，外科治疗对比 SBRT 都是更好的治疗选择。而且在倾向性匹配分析的 1 781 对患者当中，肺叶切除对比 SBRT 也有较大优势，5 年 OS 59%vs29%（$P < 0.001$）；另外在一个医师推荐行手术治疗却因患者或家属拒绝而转行 SBRT 治疗的亚组中，229 例 SBRT 患者倾向性匹配了 229 例肺叶切除的患者，外科治疗的结果仍优于 SBRT，5 年 OS 59%vs40%（$P=0.10$）。因此得出了对 Ⅰ 期无并发症的非小细胞肺癌患者来说，外科手术的治疗方式能够获得比 SBRT 更好远期结果的结论。不过两组 OS 差距如此明显也不能完全排除接受 SBRT 的患者当中有些本身就有着高危险的原因。从既往经验来看，接受 SBRT 治疗的患者大多都为不能耐受手术的患者，有时为了平衡两队列中这些隐藏的差异，必须用到复杂的统计分析使两对列尽可能的匹配，研究中非癌症相关危险因素评估的不全面可能也是导致两队列患者 OS 差异的原因之一。另外，在接受手术治疗的患者当中有 12% 的患者病理证实有阳性的淋巴结，而 70% 的淋巴结阳性患者又接受了术后的辅助化疗，外科手术组的 OS 可能也部分地获益于这些术后接受了辅助化疗的患者。

ROSEL 和 STARS 两个前瞻性随机对照研究的数据被 Chang JY 等收集了起来，并进行了数据联合分析。两个队列（SBRT 31 例 vs 外科手术 27 例）的中位年龄均是 67 岁且无统计学差异，SBRT 组的中位随访时间为 40.2 个月，而外科手

术组的则为 35.4 个月；3 年 OS 分别为 SBRT 组
95%，外科手术组 79%（$P=0.037$）；两者在局部
复发和无复发生存率上没有观察到区别；44%（12
例）的手术患者出现了 3～4 级并发症，10%（3 例）
的 SBRT 患者出现了 3 级毒性反应。据此作者得
出了在 I 期可手术的 NSCLC 患者中 SBRT 对比外
科手术是更容易耐受的治疗方案，可能也会收获
更好的总生存期的结论，但最终这些结论仍都需
要大型的临床随机对照研究来证明。事实上这也
是第一次提出 SBRT 在早期 NSCLC 治疗中优于外
科手术的观点，不过尽管是两项研究的数据合并，
总共也只有 58 名患者的数据供分析，这也是此
研究最大的局限之处。该研究另外的不合理之处
为 SBRT 组的患者临床上并没有取得明确的病理
诊断，如若混杂病理结果为良性的患者也将会对
研究结论产生较大影响。考虑到其样本的数量，
且 ROSEL 和 STARS 两个研究在最初的分层标准、
病理要求和随访时间表上也有差异，对这个研究
结果的引用和讨论需更加谨慎。

目前为止只有一个在可手术患者中实行
SBRT 的前瞻性单臂的 II 期临床研究被全面报道，
日本的 JCOG0403 研究囊括了 164 例 T1N0M0 的
非小细胞肺癌患者（其中 100 例为不能手术治
疗患者，64 例为可手术治疗患者），其中对可
手术状态的定义为预计术前 $FEV_1 > 800mL$，
$PaO_2 > 65mmHg$ 且无严重的心血管疾病和糖尿
病。64 例可手术患者的中位年龄为 79 岁，中
位随访时间为 67 个月，3 年和 5 年 OS 分别为
76.5% 和 54%，只有 7.8% 的患者（5 例）出现了
3 级毒性反应，没有出现 4 级和 5 级毒性反应。
研究者的结论是 SBRT 治疗 I 期非小细胞肺癌有
效，且不易出现严重毒性反应。研究认为 SBRT
不仅能成为 I 期非小细胞肺癌不适合手术治疗患
者的标准治疗方案，在未来也可能成为可手术治

疗的 I 期非小细胞肺癌患者治疗的另一选择。在
2013 年 ASCO 大会上，另外一个 II 期临床研究
（SBRT 在可手术早期非小细胞肺癌患者中的治
疗）RTOG 0618 被报道，其中 26 名患者的 2 年
OS 为 84.4%，但该研究的全面报道还未公布。

SBRT 治疗早期非小细胞肺癌已经取得良好
的效果，但仍有一些需要被讨论的地方。例如
SBRT 缺乏治疗前准确的病理分期，不像外科手
术治疗不仅可以完全性切除病灶，还可以明确对
原发灶和淋巴结的病理分期，为术后的辅助治疗
提供依据。指南提示 I B 期及以上的手术患者术
后接受辅助化疗对其预后有利，这一观点也早已
被大家认同和接受。SBRT 治疗后对局部控制效
果的评估较手术也相对困难，有时区别肿瘤死
亡和放射性肺损伤需要有经验的影像科医生来判
断。合理的剂量分割标准和剂量控制原则对疗效
和预后影响较大，而目前 SBRT 的实施也缺乏有
效规范的剂量控制原则，各中心或各国家都有着
不同的分割和处方剂量。对于可手术 NSCLC 的
患者以及中央型 NSCLC 的患者实行 SBRT 仍然存
在争议。因此，使用明确的定义、一致的治疗方
案、严格的治疗保证措施和统一的随访研究策略，
是研究 SBRT 治疗 NSCLC 的效果的合理选择，这
样的要求只能在大型的前瞻性随机对照研究中实
现。总的来说，在未来无论是 SBRT 还是外科手
术治疗都会有其相应的发展，更详尽更严谨的研
究能解决我们对问题及治疗方式选择的疑惑。不
过在这些更高级别的研究证据面世前，外科治疗
的肺叶切除仍是治疗早期 NSCLC 的标准治疗方
式。而 SBRT 也应被考虑为一种备选的，可能
能够提供与外科治疗相似甚至相同获益的治疗
方式。

（刘帝涵　龙浩）

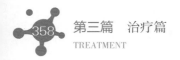
参考文献

[1] LEE P C, ALTOKI N K. Extent of resection for stage I lung cancer [C]//Pass HI. Principles and Practice of Lung Cancer. 4th ed. Philadelphia: Lippincott Williams & Wilkins, 2010: 459−465.

[2] KUMMEL H. Karzinom total resektion einer lunge wegen karzinom [J]. Zentralbl Chir, 1911, 38: 427−428.

[3] CHURCHILL E D. Surgical treatment of carcinoma of lung [J]. J Thorac Surg, 1932, 2: 254−256.

[4] CHURCHILL E D, SWEET R H, SOUTTER L, et al. The surgical management of carcinoma of the lung: a study of the cases treated at the Massachusetts General Hospital from 1930 to 1950 [J]. J Thorac Surg, 1950, 20: 349−356.

[5] CAHAN W G. Radical lobectomy [J]. J Thorac Cardiovasc Surg, 1960, 39: 555−572.

[6] CHURCHILL E D, BELSEY R. Segmental pneumonectomy in bronchiectasis: lingula segment of the left upper lobe [J]. Ann Surg, 1939, 109: 481−499.

[7] LE ROUX B T. Management of bronchial carcinoma by segmental resection [J]. Thorax, 1972, 27: 70−74.

[8] JENSIK R J, FABER L P, MILLOY F J, et al. Segmental resection for lung cancer. A fifteen−year experience [J]. J Thorac Cardiovasc Surg, 1973, 66: 563−572.

[9] GINSBERG R J, RUBINSTEIN L V. Randomized trial of lobectomy versus limited resection for T1 N0 non−small cell lung cancer. Lung Cancer Study Group [J]. Ann Thorac Surg, 1995, 60: 615−622.

[10] ALLEN M S, DARLING G E, PECHET T T, et al. ACOSOG Z0030 Study Group. Morbidity and mortality of major pulmonary resections in patients with early−stage lung cancer: initial results of the randomized, prospective ACOSOG Z0030 trial [J]. Ann Thorac Surg, 2006, 81: 1013−1019.

[11] DARLING G E, ALLEN M S, DECKER P A, et al. Randomized trial of mediastinal lymph node sampling versus complete lymphadenectomy during pulmonary resection in the patient with N0 or N1 (less than hilar) non−small cell carcinoma: results of the American College of Surgery Oncology Group Z0030 Trial [J]. J Thorac Cardiovasc Surg, 2011, 141: 662−670.

[12] GOLDSTRAW P, CROWLEY J. The International Association for the Study of Lung Cancer. International Staging Project on Lung Cancer [J]. J Thorac Oncol, 2006, 1: 281−286.

[13] GOLDSTRAW P, CROWLEY J, CHANSKY K, et al. International Association for the Study of Lung Cancer International Staging Committee; Participating Institutions. The IASLC Lung Cancer Staging Project: proposals for the revision of the TNM stage groupings in the forthcoming (seventh) edition of the TNM classification of malignant tumours [J]. J Thorac Oncol, 2007, 2: 706−714.

[14] NSCLC META−ANALYSES COLLABORATIVE GROUP, ARRIAGADA R, AUPERIN A, et al. Adjuvant chemotherapy, with or without postoperative radiotherapy, in operable non−small cell lung cancer: two meta−analyses of individual patient data [J]. Lancet, 2010, 375: 1267−1277.

[15] PIGNON J P, TRIBODET H, SCAGLIOTTI G V, et al. Lung adjuvant cisplatin evaluation: a pooled analysis by the LACE Collaborative Group [J]. J Clin Oncol, 2008, 26 (21): 3552−3559.

[16] DOUILLARD J Y, TRIBODET H, AUBERT D, et al. LACE Collaborative Group. Adjuvant cisplatin and

vinorelbine for completely resected non-small cell lung cancer: subgroup analysis of the Lung Adjuvant Cisplatin Evaluation [J]. J Thorac Oncol, 2010, 5: 220-228.

[17] TRAVIS W D, BRAMBILLA E, NOGUCHI M, et al. International Association for the Study of Lung Cancer/American Thoracic Society/European Respiratory Society international multidisciplinary classification of lung adenocarcinoma [J]. J Thorac Oncol, 2011, 6: 244-285.

[18] SUZUKI K, KOIKE T, ASAKAWA T, et al. Japan Lung Cancer Surgical Study Group (JCOG LCSSG). A prospective radiological study of thin-section computed tomography to predict pathological non-invasiveness in peripheral clinical IA lung cancer (Japan Clinical Oncology Group 0201) [J]. J Thorac Oncol, 2011, 6: 751-756.

[19] ASAMURA H, HISHIDA T, SUZUKI K, et al. Japan Clinical Oncology Group Lung Cancer Surgical Study Group radiographically determined noninvasive adenocarcinoma of the lung: survival outcomes of Japan Clinical Oncology Group 0201 [J]. J Thorac Cardiovasc Surg, 2013, 146: 24-30.

[20] BANDO T, YAMIGAHARA K, KITAYAMA Y, et al. A new method of segmental resection for primary lung cancer: intermediate results [J]. Eur J Cardiothorac Surg, 2002, 21: 894-899.

[21] FERNANDO H C, SANTOS R, BENFIELD J R, et al. Lobar and sublobar resection with and without brachytherapy for small stage IA non-small cell lung cancer [J]. J Thorac Cardiovasc Surg, 2005, 129: 261-267.

[22] OKADA M, NISHIO W, SAKAMOTO T, et al. Effect of tumor size on prognosis in patients with non-small cell lung cancer. The role of segmentectomy as a type of lesser resection [J]. J Thorac Cardiovasc Surg, 2005, 129: 87-93.

[23] CAMPIONE A, LIGABUE T, LUZZI L, et al. Comparison between segmentectomy and larger resection of stage IA non-small cell lung carcinoma [J]. J Cardiovasc Surg (Torino), 2004, 45: 67-70.

[24] LANDRENEAU R J, SUGARBAKER D J, MACK M J, et al. Wedge resection versus lobectomy for stage1 (T1N0M0) non-small cell lung cancer [J]. J Thorac Cardiovasc Surg, 1997, 113: 691-700.

[25] OKADA M, YOSHIKAWA K, HATTA T, et al. Is segmentectomy with lymph node assessment an alternative to lobectomy for non-small cell lung cancer of 2 cm or smaller? [J]. Ann Thorac Surg, 2001, 71: 956-961.

[26] TSUBOTA N, AYABE K, DOI O, et al. Ongoing prospective study of segmentectomy for small lung tumors [J]. Ann Thorac Surg, 1998, 66: 1787-1790.

[27] NONAKA M, KADOKURA M, YAMAMOTO S, et al. Tumor dimension and prognosis in surgically treated lung cancer: for intentional limited resection [J]. Am J Clin Oncol, 2003, 26: 499-503.

[28] KOIKE T, YAMATO Y, YOSHIYA K, et al. Intentional limited pulmonary resection for peripheral T1N0M0 small-sized lung cancer [J]. J Thorac Cardiovasc Surg, 2003, 1215: 924-928.

[29] YOSHIKAWA K, TSUBOTA N, KODAMA K, et al. Prospective study of extended segmentectomy for small lung tumors: the final report [J]. Ann Thorac Surg, 2002, 73: 1055-1059.

[30] KEENAN R J, LANDRENEAU R J, MALEY JR R H, et al. Segmental resection spares pulmonary function in patients with stage I lung cancer [J]. Ann Thorac Surg, 2004, 78: 228-233.

[31] MARTIN-UCAR A E, NAKAS A, PILLING J E, et al. A case-matched study of anatomical segmentectomy versus lobectomy for stage I lung cancer in high-risk patients [J]. Eur J Cardiothorac Surg, 2005, 27: 675-679.

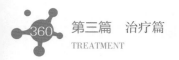
[32] OKADA M, KOIKE T, HIGASHIYAMA M, et al. Radical sublobar resection for small-sized non-small cell lung cancer: a multicenter study [J]. J Thorac Cardiovasc Surg, 2006, 132: 769-775.

[33] EL-SHERIF A, GOODING W E, SANTOS R, et al. Outcomes of sublobar resection versus lobectomy for stage I non-small cell lung cancer: a 13-year analysis [J]. Ann Thorac Surg, 2006, 82: 408-416.

[34] HIGASHIYAMA M, KODAMA K, TAKAMI K. Intraoperative lavage cytologic analysis of surgical margins in patients undergoing limited surgery for lung cancer [J]. J Thorac Cardiovasc Surg, 2003, 125: 101-107.

[35] SAKURAI H, ASAMURA H, MIYAOKA E, et al. Japanese Joint Committee of Lung Cancer Registry. Differences in the prognosis of resected lung adenocarcinoma according to the histological subtype: a retrospective analysis of Japanese lung cancer registry data [J]. Eur J Cardiothorac Surg, 2014, 45 (1): 100-107.

[36] NAKAMURA K, SAJI H, NAKAJIMA R, et al. A phase III randomized trial of lobectomy versus limited resection for small-sized peripheral non-small cell lung cancer (JCOG0802/WJOG4607L) [J]. Jpn J Clin Oncol, 2010, 40: 271-274.

[37] WALKER W S, LEAVER H A. Immunologic and stress responses following video-assisted thoracic surgery and open pulmonary lobectomy in early stage lung cancer [J]. Thorac Surg Clin, 2007, 17: 241-249.

[38] WHITSON B A, GROTH S S, DUVAL S J, et al. Surgery for early-stage non-small cell lung cancer: a systematic review of the video-assisted thoracoscopic surgery versus thoracotomy approaches to lobectomy [J]. Ann Thorac Surg, 2008, 86: 2016-2018.

[39] FLORES R M, PARK B J, DYCOCO J, et al. Lobectomy by video-assisted thoracic surgery (VATS) versus thoracotomy for lung cancer [J]. J Thorac Cardiovasc Surg, 2009, 138: 11-18.

[40] YAN T D, BLACK D, BANNON P G, et al. Systematic review and meta-analysis of randomized and non-randomized trials on safety and efficacy of video-assisted thoracic surgery lobectomy for early stage non-small cell lung cancer [J]. J Clin Oncol, 2009, 27: 2553-2562.

[41] PETERSEN R P, PHAM D, BURFEIND W R, et al. Thoracoscopic lobectomy facilitates the delivery of chemotherapy after resection for lung cancer [J]. Ann Thorac Surg, 2007, 83: 1245-1249.

[42] MELFI F M, MENCONI G F, MARIANI A M, et al. Early experience with robotic technology for thoracoscopic surgery [J]. Eur J Cardiothorac Surg, 2002, 21: 864-868.

[43] GHARAGOZLOO F, MARGOLIS M, TEMPESTA B, et al. Robot-assisted lobectomy for early-stage lung cancer: report of 100 consecutive cases [J]. Ann Thorac Surg, 2009, 88: 380-384.

[44] LOUIE B E, FARIVAR A S, AYE R W, et al. Early experience with robotic lung resection results in similar operative outcomes and morbidity when compared with matched video-assisted thoracoscopic surgery cases [J]. Ann Thorac Surg, 2012, 93: 1598-1604; discussion 1604-1605.

[45] TOKER A, AYALP K, UYUMAZ E, et al. Robotic lung segmentectomy for malignant and benign lesions [J]. J Thorac Dis, 2014, 6: 937-942.

[46] PARK B J, MELFI F, MUSSI A, et al. Robotic lobectomy for non-small cell lung cancer (NSCLC): long-term oncologic results [J]. J Thorac Cardiovasc Surg, 2012, 143: 383-389.

[47] YANG H X, WOO K M, SIMA C S, et al. Long-term survival based on the surgical approach to lobectomy

for clinical stage I non-small cell lung cancer: comparison of robotic, video-assisted thoracic surgery, and thoracotomy lobectomy [J]. Ann Surg, 2017, 265 (2): 431-437.

[48] TIMMERMAN R D, PARK C, KAVANAGH B D. The North American experience with stereotactic body radiation therapy in non-small cell lung cancer [J]. J Thorac Oncol, 2007, 2 (7 Suppl 3): S101-112.

[49] ONISHI H, SHIRATO H, NAGATA Y, et al. Hypofractionated stereotactic radiotherapy (HypoFXSRT) for stage I non-small cell lung cancer: updated results of 257 patients in a Japanese multi-institutional study [J]. J Thorac Oncol, 2007, 2 (7 Suppl 3): S94-100.

[50] PALMA D, VISSER O, LAGERWAARD F J, et al. Impact of introducing stereotactic lung radiotherapy for elderly patients with stage I non-small cell lung cancer: a population-based time-trend analysis [J]. J Clin Oncol, 2010, 28: 5153-5159.

[51] VANSTEENKISTE J, CRINò L, DOOMS C, et al. 2nd ESMO onsensus Conference on Lung Cancer: early-stage nonsmall-cell lung cancer consensus on diagnosis, treatment nd follow-up [J]. Ann Oncol, 2014, 25: 1462-1474.

[52] LAGERWAARD F J, VERSTEGEN N E, HAASBEEK C J, et al. Outcomes of stereotactic ablative radiotherapy in patients with potentially operable stage I non-small cell lung cancer [J]. Int J Radiat Oncol Biol Phys, 2012, 83: 348-353.

[53] KOMIYAMA T, ONISHI H, SHIOYAMA Y, et al. Japanese multicenter study of stereotactic body radiotherapy for 661 medically operable patients with stage I non-small cell lung cancer [J]. Journal of Thoracic Oncology, 2015, 10: S210-S211.

[54] ONISHI H, SHIRATO H, NAGATA Y, et al. Stereotactic body radiotherapy (SBRT) for operable stage I non-small cell lung cancer: can SBRT be comparable to surgery? [J]. Int J Radiat Oncol Biol Phys, 2011, 81: 1352-1358.

[55] VERSTEGEN N E, OOSTERHUIS J W, PALMA D A, et al. Stage I-II non-small cell lung cancer treated using either stereotactic ablative radiotherapy (SABR) or lobectomy by video-assisted thoracoscopic surgery (VATS): outcomes of a propensity score-matched analysis [J]. Ann Oncol, 2013, 24: 1543-1548.

[56] ROSEN J E, SALAZAR M C. Lobectomy versus stereotactic body radiotherapy in healthy patients with stage I lung cancer[J]. J Thorac Cardiovasc Surg, 2016, 152 (1): 44-54. e9.

[57] CHANG J Y, SENAN S, PAUL M A, et al. Stereotactic ablative radiotherapy versus lobectomy for operable stage I non-small cell lung cancer: a pooled analysis of two randomised trials [J]. Lancet Oncol, 2015, 16: 630-637.

[58] NAGATA Y, HIRAOKA M, SHIBATA T, et al. Prospective trial of stereotactic body radiation therapy for both operable and inoperable T1N0M0 non-small cell lung cancer: Japan Clinical Oncology Group Study JCOG0403 [J]. Int J Radiat Oncol Biol Phys, 2015, 93: 989-996.

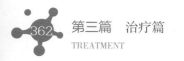

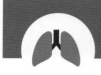

第二十四章

肺癌放射治疗与免疫靶向治疗

第一节　肺癌放射治疗

　　肺癌的放射治疗自20世纪50年代钴-60/^{60}Co远距离治疗机问世开始，至今已经发展50余年，现今，放疗已成为肺癌治疗的主要手段之一。在肺癌的综合治疗中，无论是早期、局部晚期的根治、术后辅助，还是全身多发转移的姑息治疗，放疗起到越来越重要的作用。

 一 非小细胞肺癌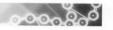

　　非小细胞肺癌（NSCLC）的病理类型包括鳞癌、腺癌、大细胞癌等，占所有肺癌病例的80%以上。其中鳞癌约占50%，腺癌约占25%，这些病理类型的肺癌在生物学行为上相似，治疗原则基本一致，早期以手术为主；中期可行手术为主的综合治疗；不可切除的局部晚期采用放化疗综合治疗；晚期应以系统性全身治疗为主，局部可加姑息放疗。

　　（一）早期的非小细胞肺癌

　　早期非小细胞肺癌是指病情分期处于T1-2N0-1，根治性手术切除是标准治疗，如患者有手术禁忌或拒绝手术，可行放射治疗，放疗靶区包括原发病灶和影像学检查阳性的淋巴结，早期非小细胞肺癌根治放疗后失败的原因主要是局部复发，高达50%，增加淋巴引流区放疗，可以降低局部复发率，同时靶区增大，也会提高肺部及食管放疗并发症，临床上是否做淋巴结引流区预防照射应根据患者PS评分、肺功能等情况做综合分析。

　　早期非小细胞肺癌放疗的5年生存率为25%~30%，常规分割照射时，>70Gy的剂量有着更好的局控率。临床上建议65~70Gy，至少不低于60Gy。RTOG93-11研究项目结果显示：如果37%的肺组织受照剂量不超过20Gy，放疗的安全剂量可达77.4Gy；如果25%的肺组织受照剂量不超过20Gy，靶区剂量最大可达到90.3Gy。超分割照射时，相对生物学剂量（BED）>105Gy时有较好的生存获益，2012年9月Grills IS、Hope AJ等人发表了一篇早期肺癌立体定向放疗（SABR）的量效关系，研究共分析了505个分期在T1-3N0M0的非小细胞肺癌，研究结果表明：影响局部复发率最重要的两个因子是BED和肿瘤最大直径，当等效生物剂量≥105Gy时，局控率可达到 96%，等效生物剂量 < 105Gy 时，局控率约 85%，研究同时发现，可手术患者两年总生存率约 78%，对比不可手术患者（58%）有显著差异。

对于可切除的非小细胞肺癌，规范治疗是推荐手术切除，同时放疗也可以在等效生物剂量足够的条件下获得很好的局部控制率和总生存率。2016 年 M.D 安德森癌症中心张玉蛟教授总结两个随机 III 期临床试验（STARS 和 ROSEL）的 51 个早期非小细胞肺癌病例，经评估均可手术切除，STARS 临床试验中，周围型肺癌剂量分割采用 54Gy/3fr（BED 151.2Gy），中央型肺癌采用 50Gy/4fr（BED 112.5Gy），ROSEL 临床试验中，放疗病例随机接受 54Gy/3fr（BED 151.3Gy）或 60Gy/5fr（BED 132Gy）。研究结果表明，SABR 组在 1 年、3 年总生存率均优于手术组（100%vs88%，95%vs88%），两者在局部复发、区域复发、远处转移及 3 年无复发生存方面无明显差别。可看出对于早期可切除的非小细胞肺癌，SABR 疗效优于手术，但是该研究最大的局限性即样本量明显不足，随访时间短，不能有效评估 SABR 治疗的远期毒副作用。手术或 SABR 均是 I 期 NSCLC 患者可靠的治疗手段之一，但优劣方面缺乏真正意义上的临床随机对照研究结果进行权威评判。

（二）局部晚期非小细胞肺癌

局部晚期的非小细胞肺癌（III A 和 III B 期）约占 NSCLC 总数的 1/3，小部分 III A 期和极少数 III B 期可以采用以手术为主的综合治疗，放疗主要在术前或者术后起辅助治疗作用。大部分局部晚期患者已经失去手术机会，可采用同期放化疗。

术前放疗的主要目的是提高手术切除率，降低肿瘤活性，减少肿瘤转移，但没有明显改善生存率，多数情况下已被诱导化疗取代。肺尖癌及术前纵隔镜或 PET/CT 提示 N2 阳性淋巴结行术前放疗有明确的效果，是术前放疗的适应证。靶区

包括原发灶及周围 1.5~2.0 cm 正常组织，同侧肺门和中上纵隔淋巴结引流区。剂量 40~44Gy。

术后放疗有利于提高局部控制率和总生存率，对于原发灶全切且术后病理 N0 者不需要术后辅助放疗。对于原发灶残留者，应给明确恶性的病灶根治剂量 60~70Gy/（30~35 次），如肺门和 / 或纵隔有淋巴结残留，除应给残留淋巴结根治剂量 60~70Gy/（30~35 次）外，还应照射同侧肺门和纵隔淋巴结引流区，上纵隔淋巴结残留射野还应该包括锁骨上区，肺门和纵隔淋巴结无残留时，仅需照射同侧肺门和纵隔淋巴结引流区，淋巴结引流区剂量 44Gy/22 次。

不可手术的非小细胞肺癌的标准治疗方案是同期放化疗，如 III A 期有多站 N2 阳性、巨块型或固定的 N2 以及 III B 期中 T1-3N3、T4N2-3。局部晚期非小细胞肺癌的主要死亡原因是胸内进展，同期化疗可以提高局部控制率。对于 KPS 评分较好的患者应积极给予根治性治疗。放疗的靶区应包括原发灶、同侧肺门和双侧中上纵隔淋巴引流区（放疗野下至隆突下淋巴结引流区），处方剂量应达到 60~70Gy/（1.8~2.0Gy）。最佳的同期化疗方案尚无定论，低剂量可采用紫杉醇 45mg/m² + 卡铂（AUC=2）每周方案 × 6 周、顺铂 30mg/m² 每周方案 × 6 周、紫杉醇 60mg/m² 每周方案 × 6 周，足量每 4 周方案包括：依托泊苷 50mg/m² d1-5、d29-33+ 顺铂 50mg/m² d1、d8、d29、d36。

（三）晚期非小细胞肺癌

晚期肺癌患者治疗的最主要目的是姑息减症，提高生存质量，少数患者可延长生存期。

脑转移的患者如有颅高压症状和占位效应，生活质量显著下降，如全身肿瘤控制良好、肿瘤负荷小的脑转移患者建议积极治疗。1~3 个脑转移瘤可根据手术难易程度选择手术 + 全脑放疗（WBRT）或立体定向放疗（SRT）+WBRT，不能耐受高剂量脑照射的患者可行单纯 SRT。有治

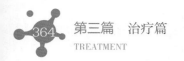

疗靶点（如 *EGFR* 突变）的无症状脑转移瘤可先行靶向治疗。> 3 个转移瘤者可行 WBRT 或 SRT。WBRT 的标准方案为 30 Gy/10fr 或者 37.5 Gy/15fr。神经功能状态差者短疗程放疗方案也可以考虑（20 Gy/5fr）。SRT 可用于体力状态好且总的肿瘤体积小的患者。如果肿瘤占位效应严重、颅高压危及生命，可行姑息手术。全身肿瘤进展的患者可考虑姑息治疗、支持治疗或者放疗。

骨转移放疗的主要目的是减轻疼痛，防止病理性骨折，50% 以上的患者放疗后疼痛症状明显改善，推荐大分割 20~30Gy/（3~4Gy），放疗可联合唑来膦酸，同时抑制破骨细胞功能，减少病理性骨折的发生。

（二）小细胞肺癌

小细胞肺癌（SCLC）约占所有肺癌病例的 15%，是一种以生长迅速、早期转移、高度侵袭性为特点的病理类型，临床上更容易早期广泛转移，所以在治疗策略上与其他病理类型有着显著的差异。小细胞肺癌局限期（LD）是指肿瘤局限于一侧胸腔、同侧肺门、双侧纵隔、同侧锁骨上区，且除外恶性心包积液或恶性胸腔积液等情况，确诊时局限期病例仅占全部小细胞肺癌的 30%。广泛期（ED）是指Ⅳ期或多发肺内转移结节和 / 或肿瘤病灶、转移淋巴结靶区过大而难以耐受根治性放疗。局限期小细胞肺癌以根治性同期放化疗为主要治疗手段，广泛期小细胞肺癌因病变广泛、预后差，放疗仅起到姑息治疗作用。

（一）局限期

局限期中早期小细胞肺癌(T1-2N0M0，Ⅰ期)可行根治性手术，如术后发现淋巴结阳性，则需要给予术后同期放化疗或序贯化放疗，如果淋巴结阴性，则只需辅助化疗。术后放化疗或化疗后应给予脑预防照射（PCI）。对于无法手术的早期 SCLC，可行根治性同步放化疗或立体定向放射治疗（SBRT）。

局限期小细胞肺癌的一线治疗包括含铂双药化疗联合胸部放射治疗（TRT）。EP 方案（依托泊苷 + 顺铂 / 卡铂）是首选化疗方案，放疗加入时间越早越好，最好在化疗开始后 30 天内进行。加拿大国立癌症研究所一项随机研究发现虽然早放疗组（30 天内）和晚放疗组（> 30 天）的完全缓解率没有明显区别，但早放疗组的无疾病进展生存（*P*=0.036）和总生存（*P*=0.008）均优于晚放疗组，且晚放疗组脑转移率明显增高（*P*=0.006）。对于初诊肿瘤体积较大的可先化疗 1~2 个周期，化疗后肿瘤体积缩小，再加入放疗有利于保护周围正常组织。如果化疗前有多站淋巴结转移或同期 4 程化疗后有肿瘤残留，也可行 2 程 EP 方案巩固化疗。

放疗的靶区包括照射影像学检查（CT/MRI/PET/CT）可见的原发灶、淋巴结转移灶和纤维支气管镜下可见的病灶，PET/CT 图像最好在治疗前 4 周内获得，最晚不超过 8 周。传统照射野未被累及的纵隔淋巴结一直都包含在放疗靶区内，而未受累及的锁骨上淋巴结一般不包含在靶区中。目前因预防性淋巴结照射缺少充分的依据，且几个大综回顾性及前瞻性研究提示因选择性淋巴结照射而遗漏的淋巴结导致孤立的淋巴结复发的概率是很低的（0~11%，大多 < 5%），尤其是当使用 PET 分期 / 靶区确定时（复发率为 1.7%~3%）。为了减少放射性食管炎和放射性肺损伤，可以考虑减免预防性淋巴结照射，减少照射的体积。对于行序贯化放疗的患者，化疗后残留的肿瘤体积作为靶区 GTV，但治疗前已受累及的淋巴结区域应包含在内。

目前比较认可的局限期小细胞肺癌放疗模式有两种，超分割时总剂量 45Gy，每次 1.5Gy，每天 2 次，共 3 周，两次治疗间隔不少于 6 h；普通分割时总剂量 60~70Gy，每次 1.8~2Gy，每天 1 次。1999 年，发表于《新英格兰医学杂志》

（*N Engl J Med*）的前瞻性临床试验 INT 0096，奠定了超分割放疗联合化疗作为局限期小细胞肺癌（SCLC）标准治疗的地位。该临床试验共 412 例局限期患者接受同步化放疗，在 45Gy 总剂量相同，同期 EP 化疗的条件下，比较超分割放疗组（45 Gy、2 次 / 天、1.5 Gy/fr）和常规放疗组（45 Gy、1 次 / 天、1.8 Gy/fr）放疗的疗效。这项临床试验的结果：2 次 / 天组和 1 次 / 天组的中位生存期（MST）分别为 23 个月、19 个月（*P*=0.04），5 年生存率分别为 26%、16%，2 次 / 天组显示更好的生存获益，但 3~4 级食管炎发生率更高（27%vs11%，*P*＜0.001），两组的局部复发率无统计学差异（1 次 / 天组为 52%，2 次 / 天组为 36%，*P*=0.066）。在这项临床试验中，两组之间生物等效剂量是不等同的，普通分割并未给到最大耐受剂量，超分割剂量组也有较高的局部失败率（36%），3/4 度放射性食管炎发生率较高，因此，超分割是否优于 1 次 / 天放疗仍未明确。考虑到 INT 0096 试验设计缺陷及近 30 年放疗技术的革新，研究者提出了 CONVERT 试验（欧洲）和 RTOG 0538 试验（美国）。今年 6 月 CONVERT 研究结果在《柳叶刀·肿瘤学》（*Lancet Oncology*）上公布。研究入组英国、法国、加拿大等 8 个国家 73 所中心共 547 例患者，随机进行常规放疗（剂量：66 Gy、1 次 / 天、2 Gy/fr）（273 例）与超分割放疗（剂量：45 Gy、2 次 / 天、1.5 Gy/fr）（274 例）。放疗同步化疗，化疗为 4 个或 6 个周期顺铂及依托泊苷方案，在随机分组后 4 周内进行。研究结果表明：超分割组（30 个月）与常规组（25 个月）的中位 OS 无显著差异，*P* 值为 0.14。超分割组与常规组的 2 年生存率分别为 56% 及 51%，绝对差值为 5.3%；5 年生存率分别为 34% 及 31%，绝对差值为 2.8%（HR：1.17，*P*=0.15）。超分割组与常规组中位 PFS 分别为 15.4 个月和 14.3 个月（HR：1.12，*P*=0.26）。急性毒性方面，超分割组有更多的 4

级中性粒细胞减少症（49%vs38%，*P*=0.05），其余急性毒性两组无统计学差异。远期毒性也相当，3~4 度放射性食管炎两组发生率无差别（均为 19%），3~4 度放射性肺炎两组发生率均较低（超分割组 2.5%，常规组 2.2%）。CONVERT 研究结果证明，对局限期 SCLC 进行同步放化疗时，常规分割放疗不优于超分割放疗。但 CONVERT 研究相比 INT 0096 研究两组病例 OS 均高于后者，毒副作用发生率较低，这主要得益于三维适形放疗及调强放疗等技术的应用减少了危及器官的受照体积。尽管没有统计学差异，但超分割放疗的 2 年 OS 略高于常规分割放疗，这可能是由于该组总剂量较少，可有效限制危及器官受量，放疗治疗时间更短，从而避免早期癌细胞再群体化。CONVERT 研究结论支持超分割放疗仍然是局限期 SCLC 胸部放疗的标准模式。目前，另一项前瞻性研究 RTOG 0538 正在进行之中，该研究对比的是胸部放疗（45Gy、2 次 / 天、1.5 Gy/fr）与（70 Gy、1 次 / 天、2.0 Gy/fr）联合同步化疗用于局限期 SCLC 的疗效和安全性，该研究的结果值得期待。

在同步放化疗结束后 3 ~ 4 周复查影像学评估疗效，如完全缓解（CR）或很大程度部分缓解（PR），可给予全脑预防性放疗（PCI），推荐剂量是 25 Gy/10fr 或 30 Gy/15fr。Auperin 等荟萃分析 7 个前瞻性随机对照研究，研究证实经 PCI 治疗的患者无病生存率和总生存率优于未行 PCI 的患者。当常规分割总剂量不超过 36 Gy 时，可减低颅内肿瘤复发的风险，并且没有增加神经毒性。只有当单次剂量＞3 Gy 和 / 或 PCI 联合同期化疗时，易发生远期神经毒性。在 RTOG 0212 试验中年龄＞60 岁的患者当中约有 83% 的患者在 PCI 后 12 个月后出现慢性神经毒性反应，而对于年龄＜60 岁的患者该反应的发生率却只有 56%（*P*=0.009）。综上，全脑放疗时，应尽量避免同步化疗，放疗总剂量应≤36Gy，高龄患者应

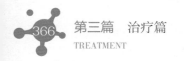

慎重行 PCI 治疗。

（二）广泛期

广泛期采用化疗为主的综合治疗，化疗 4~6 周期 EP 方案后，疗效评价达 CR 或 PR 均可给予患者 PCI，同时可给予胸部姑息放疗，45 Gy/15fr，其他寡转移病灶姑息放疗 30 Gy/10fr。如果患者无法耐受同时胸部放疗 +PCI，可先给予胸部放疗，后给予 PCI。如果胸部之外的寡转移病灶化疗后完全消失，则可不给予寡转移灶放疗，只给予胸部残留病灶姑息放疗，45 Gy/15fr。如果胸部病灶化疗后完全消失，则可考虑只给予胸部原纵隔转移淋巴结姑息放疗，对于肺部原发灶化疗后可不给予照射，因为无法准确确定可能残留的亚临床病灶位置。如果患者多发转移，非寡转移，化疗后病灶达到完全缓解或部分缓解，则需根据患者一般情况，可只给予胸部病灶姑息放疗 30 Gy/10fr。

Slotman 研究显示目前对于 ES-SCLC，PS 评分 0~2，患者全身化疗后达缓解时（完全缓解和部分缓解），可以给予胸部原发灶放疗 30 Gy/10fr+PCI，可降低 50% 胸部复发风险，提高 2 年总体生存率。但需要知道的是，42% 的患者在接受 30 Gy/10fr 胸部放疗后，仍出现胸部复发，所以 30 Gy/10fr 是否剂量不足？正在进行的 RTOG 0937 有待解答该问题，其入组 1~4 个有颅外转移的 ES-SCLC，经过全身化疗后至少有一个病灶缓解，其他转移病灶不进展，然后随机分为胸部放疗（45 Gy/15fr）+PCI 组和单纯 PCI 组，研究终点为 1 年生存率。

不伴脑转移的小细胞肺癌经过数程化疗，如肿瘤控制良好，仍建议行 PCI，EORTC 对 386 名已行初期化疗的广泛期 SCLC 患者进行随机对照研究，一组化疗后行 PCI，一组不行 PCI，研究证实 PCI 可以减少有症状的脑转移发生率（14.6%vs40.4%）并且提高 1 年生存率（27.1%vs13.3%）。

第二节　肺癌免疫靶向治疗

肿瘤免疫治疗（immunotherapy）是指激发或调动机体的免疫系统，增强肿瘤微环境抗肿瘤免疫力，从而控制和杀伤肿瘤细胞。与以往的手术、化疗、放疗和靶向治疗不同的是，免疫治疗针对的靶标不是肿瘤细胞和组织，而是人体自身的免疫系统。随着对肿瘤免疫逃逸机制的深入研究，国内外研发出了大量免疫治疗药物，其中针对程序细胞死亡蛋白 1（PD-1）和 PD-1 配体（PD-L1）复合物和细胞毒性 T 淋巴细胞抗原 4（CTLA-4）等免疫检查点的免疫治疗药物，已经在越来越多的临床研究中证实有显著的临床疗效。肺癌的免疫治疗主要分为主动免疫治疗和被动免疫治疗。

（一）主动免疫治疗

主动免疫治疗是通过激活自身免疫应答反应，增强抗肿瘤作用。目前主动免疫治疗的主要方式是注射肺癌疫苗和针对 T 细胞负性调控分子的单克隆抗体。

肿瘤疫苗的基本原理是利用肿瘤抗原，通过主动免疫方式诱导机体产生特异性抗肿瘤免疫应答，激发机体自身的免疫保护机制，达到治疗肿瘤或预防复发的作用。目前研制的肺癌疫苗主要有：以细胞为载体的肿瘤免疫；蛋白质／多肽疫苗；核酸免疫等。

以细胞为载体的肿瘤免疫包括肿瘤细胞疫苗、树突细胞疫苗、DC／肿瘤融合疫苗。肿瘤细胞疫苗是从肿瘤组织中分离纯化肿瘤细胞，灭活处理后去除致瘤性，保留抗原性，接种后完整的细胞表面特异性抗原可诱导机体产生肿瘤免疫应答。树突状细胞（DC）是功能最强的抗原提呈细胞（APC），通过肿瘤抗原致敏DC或肿瘤抗原基因修饰的DC注射人体后诱导特异性细胞免疫。DC／肿瘤融合疫苗是融合表达MHC抗原及其他协同刺激因子的DC和表达肿瘤特异抗原的肿瘤细胞形成异核体细胞，高效向T细胞呈递肿瘤抗原，从而逆转机体对肿瘤抗原的耐受。

肿瘤抗原经过抗原提呈细胞的降解成短肽，并形成MHC-TCR复合物才能被T细胞识别，激发相应的CTL反应，由于肿瘤细胞的抗原肽与MHC结合的部位缺少合适集团，所以并不能有效激活CTL反应，现有的蛋白质／多肽疫苗通过更换结合部位的氨基酸序列，增强细胞免疫应答，达到抗肿瘤的目的。

核酸免疫是通过反转录病毒等载体将外源性目的基因导入受体细胞而制成的疫苗，在宿主体内，目的基因转录翻译成抗原蛋白，机体抗原提呈细胞识别抗原，加工提呈给T细胞，诱导宿主产生免疫应答。

T细胞负性调控分子的单克隆抗体治疗包括针对细胞毒性T淋巴细胞抗原4（CTLA-4）的抗体和针对CD8阳性T细胞的程序性死亡因子PD-1抗体和PD-L1抗体。抗CTLA-4是一种单克隆抗体，CTLA-4是细胞毒性T淋巴细胞（CTL）表面负调节受体之一，正常情况下，T细胞的活化需要双信号的刺激，第一信号是T细胞受体（TCR）接受MHC提呈的抗原，第二信号是共刺激分子B7和CD28结合，CTLA-4可以与CD28竞争性结合到B7上，阻断T细胞的活化过程。Ipilimum可以阻断CTLA-4的竞争性抑制作用，消除免疫抑制，增强CTL的抗肿瘤作用。

目前能够应用人体的CTLA-4抗体有两种：Ipilimumab（伊匹单抗）和Tremelimumab。Ipilimumab是第一代CTLA-4单克隆抗体，可有效阻断CTLA-4相关T细胞活性抑制信号，增强细胞免疫。2011年FDA批准Ipilimumab用于转移性黑素瘤的治疗，近年来，Ipilimumab也被逐渐应用于肺癌的临床研究中。Lynch TJ等报道了一项Ipilimumab联合紫杉醇／卡铂一线治疗Ⅲ／Ⅳ期NSCLC的随机双盲多中心Ⅱ期临床试验，结果显示CP方案序贯Ipilimumab组与安慰组相比，能显著提高免疫相关无疾病进展时间（irPFS）（序贯组vs对照组：5.7个月vs 4.6个月），也延长了无进展生存（序贯组vs对照组：5.1个月vs 4.2个月），序贯组和对照组中位总生存期分别为12.2个月和8.3个月。在不良反应方面，序贯组与对照组发生3/4级不良反应比率相近，分别为39%和37%。Arriola E等报道了一项在广泛期小细胞肺癌患者中使用Ipilimumab联合卡铂／依托泊苷的Ⅰ期临床试验（共42例），结果显示中位OS达17个月（95% CI：7.9~24.3），但同时89.7%的患者出现至少有一种的≥3级的毒性反应，其中有27人的毒性反应与Ipilimumab相关。从目前临床研究看，Ipilimumab联合化疗的治疗方式还在探索中，小细胞肺癌患者EP方案联合Ipilimumab，不良反应是亟待解决的问题。

Tremelimumab又称为CP675206，也是一种人源化CTLA-4的抗体。Tremelimumab在黑色素瘤的治疗过程中取得了一定的成绩，但在肺癌治疗方面研究少，且目前看来效果不佳，近几年Tremelimumab联合其他免疫治疗的临床试验尚无确定疗效的阳性结果。

PD-L1是B7/CD28协同刺激因子超家族中的

成员，PD-1 主要表达在活化的 T 细胞表面，它有两个配体，PD-L1 和 PD-L2，PD-L1 可表达在抗原提呈细胞、B 细胞、T 细胞、非造血细胞、肿瘤细胞上，PD-L1 和 PD-1 结合后可抑制 T 细胞免疫，导致 T 细胞功能耗竭，包括分化、分泌细胞因子、裂解肿瘤细胞的功能丢失，PD-1 抗体及 PD-L1 抗体可增强机体细胞免疫，达到抗肿瘤目的。

2005 年，PD-1 抗体（Pembrolizumab 和 Nivolumab）获 FDA 批准用于非小细胞肺癌（NSCLC），2017 年，PD-L1 抗体（Atezolizumab）可用于转移性非小细胞肺癌，另一 PD-L1 抗体 Durvalumab 针对多种癌症的研究都在进行中。

Nivolumab 是一种抑制 PD-1 受体的人源化 IgG4 型单克隆抗体。Topalian SL 等人在新英格兰医学杂志上发表的 I 期队列研究结果，评估了 Nivolumab 在包括晚期 NSCLC 在内的 296 例晚期实体瘤患者中的疗效和安全性，跨剂量队列分析表明，患者 1 年生存率和 2 年生存率分别为 42% 和 24%，OS 为 9.9 个月，ORR 为 17.1%。在所有患者中，3 mg/kg 剂量组 ORR 最高，达 32%，OS 最长，为 14.9 个月，鳞癌与非鳞癌患者的 ORR 分别为 33% 和 12%，而 OS 无明显差异。药物相关的不良事件总发生率为 41%，3/4 级的严重药物不良事件发生率为 5%，3/4 级药物相关的肺炎发生率为 2%。

Pembrolizumab 是一种高度选择性拮抗 PD-1 的人源性 IgG4-κ 同型性抗体，它释放出 PD-1 途径的双配体（PD-L1 和 PD-L2）阻断物。Garon EB 等人在公布的 KEYNOTE-001 I 期研究结果中可知，所有患者客观有效率是 19.4%，中位无进展生存时间 3.7 个月，中位总生存时间 12 个月，亚组分析中，当 PD-1 表达率 > 50% 时，有效率是 45.2%，中位无进展时间 6.3 个月，中位总生存时间在文章发表时尚未随访到，提示这个亚组患者可以得到有效的 PD-L1 通路靶向治疗。不到 10% 的患者出现 3 级或以上的治疗相关的严重不良反应，低于单纯治疗组。肺炎是免疫介导的不良反应，特别多见于非小细胞肺癌患者，其总发生率 < 4%，其中半数不超过 3 级。所以 Pembrolizumab 作为晚期 PD-L1 阳性 NSCLC 患者的一线治疗药物，有稳健的抗肿瘤作用。2016 年 Reck M 等人公布 III 期 KEYNOTE-024 研究，旨在比较 Pembrolizumab 单一治疗与铂类双药化疗作为一线治疗 PD-L1 阳性转移性 NSCLC 患者的疗效，Pembrolizumab 对比化疗，PFS 期延长了近 4 个月（10.3 个月 vs 6.0 个月，风险比为 0.50，$P < 0.001$）。虽然 OS 数据尚不成熟，但也可看出次要终点 OS 得到明显延长，接受治疗 6 个月后，Pembrolizumab 组中约有 80% 患者存活，而同期观察发现，化疗组仅约有 72% 患者存活（HR：0.60，$P=0.005$）。与化疗相比，Pembrolizumab 单药总体有效率达到 45%（45%vs28%，$P=0.0011$）；且 Pembrolizumab 缓解时间更长，而副作用更低，3/4/5 级不良反应发生率为 26.6%（化疗为 53.3%）。因此，"晚期非小细胞肺癌如 PD-L1 表达水平 ≥ 50% 即阳性结果，Pembrolizumab 可作为一线治疗"已被写入 NCCN 指南。

Atezolizumab 是一种针对 PD-L1/PD-1 免疫哨卡同时不针对 PD-L2/B.71 相互作用的人源单克隆抗体，2016 年 Fehrenbacher L 等人公布的 POPLAR 研究显示，Atezolizumab 组和多西他赛组患者的中位 OS 分别为 12.6 个月和 9.7 个月（HR：0.73，$P=0.04$）。亚组分析显示，PD-L1 中高度表达患者接受 Atezolizumab 治疗的效果更好，中位 OS 为 15 个月；对于 PD-L1 低表达的患者，Atezolizumab 组和多西他赛组的生存期无统计学意义，均为 9.7 个月。POPLAR 研究结果与免疫靶向药物 Nivolumab 的 CheckMate 057 研究结果基本一致。不同免疫靶向药物在相同人群中取得了相似的结果，为免疫靶向治疗的应用提供了更有力的临床数据支持。

免疫治疗应用过程中面临的主要问题是其严重的毒副作用。CTLA-4 和 PD-1／PD-L1 抑制剂都是通过非特异性刺激免疫系统来增强抗肿瘤免疫反应，可能引发一系列的免疫治疗相关不良反应（irAE），常见的 irAE 包括皮肤瘙痒、皮疹、肠炎、肝炎、肺炎、肾炎及内分泌紊乱等。与 PD-1／PD-L1 抑制剂相比，CTLA-4 抑制剂继发严重 irAE 的可能性更大，尤其是在联合化疗和免疫治疗的临床试验中不良反应的发生率相对增高。

（二）被动免疫治疗

被动免疫治疗通过向患者输入免疫应答终产物，如效应细胞、抗体或细胞因子，进而起到增强抗肿瘤的免疫应答。通过回输效应细胞的治疗方式也称为过继免疫细胞治疗（AIT），主要是从患者外周血中分离的单个核细胞经过体外诱导、激活和扩增后输入患者体内，诱导或直接杀伤肿瘤细胞，或增强机体的免疫功能，从而达到治疗肿瘤的目的。对于 NSCLC，已有 AIT 联合手术和放化疗的相关临床研究，并展现出一定的临床疗效。目前尚无 AIT 用于 SCLC 的报道。常用的免疫细胞有 CTL、CIK、NK、γδT、NKT 细胞等。常见的抗体主要是单克隆抗体，细胞因子主要包括白介素 -2、干扰素、肿瘤坏死因子、粒细胞 - 巨噬细胞集落刺激因子。

目前免疫治疗的临床研究多用于肺癌进展期患者，肺癌细胞可通过多种途径逃避免疫监视，一旦产生免疫耐受疗效就会大打折扣，未来随着分子生物、生物工程及免疫学基础理论的发展，肿瘤免疫治疗如能克服免疫耐受，肺癌治疗将迎来新的曙光。

第三节　放疗联合免疫治疗

既往观点认为，传统放化疗杀伤免疫细胞，具有免疫抑制作用。但最近越来越多的研究表明，局部放疗能够促进肿瘤相关抗原释放、主要组织相容性复合物Ⅰ（MHC Ⅰ）分子表达及免疫细胞招募，促进机体抗肿瘤免疫反应，其与免疫治疗相结合具有协同作用。免疫治疗和放疗之间的协同作用已经成为癌症研究项目中的一个热门领域。

局部放疗联合免疫刺激会产生一种系统的、免疫介导的全身抗肿瘤反应，这种放射野外的肿瘤缩小称为远位效应（abscopal effect）。此前的临床前期研究已经证明，放疗联合免疫检查点抑制剂（checkpoint inhibitor），如抗细胞毒性 T 细胞抗原 4（CTLA-4）和抗 PD-L1 抗体，能够引起有效的远位效应，在黑色素瘤中效果尤为显著。2012 年，在《新英格兰医学杂志》（*N Engl J Med*）上发表的一个案例报道引起了人们的广泛关注。一位晚期黑色素瘤患者，在使用抗 CTLA-4 的伊匹单抗（ipilimumab）过程中出现了疾病进展，但联合胸部放疗后，全身多处转移灶出现缩小，甚至达到完全缓解（CR）。监测患者血液学指标，发现其外周血中抗原递呈细胞（APC）数量较前明显升高，而髓系抑制细胞（MDSC）较前降低。这提示局部放疗联合免疫治疗诱发了全身抗肿瘤免疫反应。Golden 等人于 2015 年 6 月 18 日在线发表于 *Lancet Oncol* 杂志的研究首

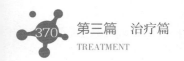

次在非小细胞肺癌及乳腺癌中证明放疗联合免疫治疗所致远位效应的存在。在这项研究中，放疗联合 GM-CSF 诱导 22%（4/18）的非小细胞肺癌、36%（5/14）的乳腺癌，患者出现远位效应，再次证实放疗的免疫原性作用。

众多临床前研究数据显示在使用 SABR 后免疫应答激活。在小鼠模型中，使用单次分割（15~25Gy）照射后，引流淋巴结区域的 T 细胞增多，导致 CD8⁺T 细胞依赖的原发性肿瘤缩小或根除以及远处转移。有研究发现，表达卵清蛋白（OVA）的 B16-F0 肿瘤经过单次分割（15Gy）或照射（3Gy×5 次）后，无论使用其中任何一种分割方案，都会加快抗原提呈以及 T 细胞在引流淋巴结区域的集聚。另一个 B16-OVA 的黑色素瘤小鼠研究发现，在经过不同分割方式（总剂量达 15Gy）的放疗后，放疗剂量为 7.5Gy 和 10Gy 均可以有效激活免疫系统，但 5Gy 不行，使用较高剂量放疗（≥ 15Gy）会增加脾脏调节 T 细胞（TREG）的比例。有许多研究显示使用放疗联合抗 CTLA-4 治疗后，与单一治疗模式相比，可以使肿瘤更大程度退缩，且原发灶及远处转移均缩小。进一步研究证实这些效应是由 CD8⁺T 细胞依赖的抗肿瘤免疫效应引发的。其他类型的免疫治疗联合高剂量放疗也能增强抗肿瘤效应。例如刺激抗肿瘤免疫的相关单克隆抗体（如抗 CD137 抗体和抗 CD40 抗体）或解除免疫抑制的相关单克隆抗体（抗 PD-1 抗体）联合单次（12 Gy）/多次［（4~5 Gy）×4 次］放疗。在小鼠模型中，单次分割的放疗与抗 CD137 和抗 PD-1 抗体结合提高了宿主抗肿瘤免疫应答能力（肿瘤排斥率达 40%）。类似地，多次分割放疗结合抗 CD137 和抗 PD-1 抗体也被证实比单一治疗模式更有效。综合这些数据，可以看出放疗后可以产生有效的免疫刺激。

随着 PD-1 抑制剂成为晚期 NSCLC 的标准治疗之一，放疗与 PD-1 抑制剂联合使用的临床

研究成为空前的热点，部分研究已取得令人鼓舞的结果。PACIFIC 研究是一项随机、双盲、安慰剂对照的大型多中心 Ⅲ 期临床研究，旨在评估 Durvalumab 在经含铂方案同步放化疗后未发生疾病进展的局部晚期 NSCLC（Ⅲ 期）患者中巩固治疗的疗效。PACIFIC 研究开始于 2014 年 5 月，预计于 2019 年 7 月结束。全球 26 个国家共 235 个医学中心参与该项研究。计划入组患者 983 例，截至 2017 年 2 月已入组患者 712 例，按 2∶1 比例随机为 Durvalumab 巩固治疗组（Durvalumab，10 mg/kg，2 周为 1 个周期，最长治疗 12 个月）468 例，安慰剂对照组 234 例。结果显示，Durvalumab 巩固治疗组患者 PFS 得到显著的提高，达 16.8 个月，而安慰剂对照组为 5.6 个月（风险比为 0.52，95%CI：0.42 ~ 0.65，$P < 0.0001$）。在治疗的中位有效时间方面，Durvalumab 巩固治疗组目前尚无法计算（药物继续有效），而安慰剂对照组为 13.8 个月。ORR 方面（以同步放化疗结束后评价为基础进行比较），Durvalumab 巩固治疗组患者达到 28.4%（95%CI：28.28 ~ 32.89），安慰剂对照组为 16.0%（95%CI：11.31 ~ 21.59），$P < 0.001$。与安慰剂治疗组相比，Durvalumab 巩固治疗组患者最常见的药物不良反应（AE）包括咳嗽（35.4%vs25.2%），肺炎、放射性肺炎（33.9%vs24.8%），乏力（23.8%vs20.5%），呼吸困难（22.3%vs23.9%）以及腹泻（18.3%vs18.8%）。3 级或 4 级 AE 在 Durvalumab 巩固治疗组和安慰剂对照组分别为 29.9% 和 26.1%。Durvalumab 巩固治疗组中，有 15.4% 的患者因不可耐受的 AE 而停止治疗，而在安慰剂对照组中，这一比例为 9.8%。PACIFIC 研究证实了 Durvalumab 相比于安慰剂对照，显著提高局部晚期 NSCLC 患者的 PFS，次要研究终点的指标也得到显著提高。同时，与安慰剂组相比安全性数据相似。

免疫疗法正在革新肿瘤学领域。广泛的临床

前数据显示放射治疗可以通过扩大 T 细胞中的免疫库（疫苗接种效应）、将 T 细胞吸引至辐照部位（归巢效应）、使受照射的细胞更易被 T 细胞介导的细胞杀伤（脆弱性影响），从而与免疫治疗药物产生协同作用。而如何以最佳方式将放疗整合到免疫治疗中，还有许多问题尚未解决，比如最佳的分割和剂量、目标体积、治疗技术、时机和安全性，这些问题有待正在进行的免疫治疗联合放疗的临床试验给出答案。

（强梦云　邱波　刘慧）

参考文献：

[1] HUANG E X, BRADLEY J D, EL NAQA I, et al. Modeling the risk of radiation-induced acute esophagitis for combined Washington University and RTOG trial 93-11 lung cancer patients [J]. Int J Radiat Oncol Biol Phys, 2012, 82(5):1674-1679.

[2] GRILLS I S, HOPE A J, GUCKENBERGER M, et al. A collaborative analysis of stereotactic lung radiotherapy outcomes for early-stage non-small-cell lung cancer using daily online cone-beam computed tomography image-guided radiotherapy [J]. J Thorac Oncol, 2012, 7(9):1382-1393.

[3] CHANG J Y, SENAN S, PAUL M A, et al. Stereotactic ablative radiotherapy versus lobectomy for operable stage I non-small cell lung cancer: a pooled analysis of two randomised trials [J]. Lancet Oncol, 2015, 16(6):630-637.

[4] RODRIGUES G, CHOY H, BRADLEY J, et al. Adjuvant radiation therapy in locally advanced non-small cell lung cancer: Executive summary of an American Society for Radiation Oncology (ASTRO) evidence-based clinical practice guideline [J]. Pract Radiat Oncol. 2015, 5(3):149-155.

[5] TURRISI A T 3RD, KIM K, BLUM R, et al. Twice-daily compared with once-daily thoracic radiotherapy in limited small-cell lung cancer treated concurrently with cisplatin and etoposide [J], N Engl J Med, 1999, 340(4):265-271.

[6] FAIVRE-FINN C, SNEE M, ASHCROFT L, et al. Concurrent once-daily versus twice-daily chemoradiotherapy in patients with limited-stage small-cell lung cancer (CONVERT): an open-label, phase 3, randomised, superiority trial [J]. Pract Radiat Oncol. Lancet Oncol, 2017, 18(8):1116-1125.

[7] AUPÉRIN A1, ARRIAGADA R, PIGNON J P, et al. Prophylactic cranial irradiation for patients with small-cell lung cancer in complete remission. Prophylactic Cranial Irradiation Overview Collaborative Group [J]. N Engl J Med, 1999, 341(7):476-484.

[8] LE PÉCHOUX C1, DUNANT A, SENAN S, et al. Standard-dose versus higher-dose prophylactic cranial irradiation (PCI) in patients with limited-stage small-cell lung cancer in complete remission after chemotherapy and thoracic radiotherapy (PCI 99-01, EORTC 22003-08004, RTOG 0212, and IFCT 99-01): a randomised clinical trial [J]. Lancet Oncol, 2009, 10(5):467-474.

[9] RECK M, BONDARENKO I, LUFT A, et al. Ipilimumab in combination with paclitaxel and carboplatin

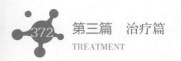
as first—line therapy in extensive—disease—small—cell lung cancer: results from a randomized, double—blind, multicenter phase 2 trial [J]. Ann Oncol, 2013, 24(1):75—83.

[10] ARRIOLA E, WHEATER M, GALEA I, et al. Outcome and biomarker analysis from a multicenter phase 2 study of ipilimumab in combination with carboplatin and etoposide as first—line therapy for extensive—stage SCLC [J]. J Thorac Oncol, 2016, 11(9):1511—1521.

[11] TOPALIAN S L, HODI F S, BRAHMER J R, et al. Safety, activity, and immune correlates of anti—PD—1 antibody in cancer [J], N Engl J Med, 2012, 366(26):2443—2454.

[12] GARON E B, RIZVI N A, HUI R, et al. Pembrolizumab for the treatment of non—small cell lung cancer [J]. N Engl J Med, 2015, 372(21):2018—2028.

[13] RECK M, RODRÍGUEZ—ABREU D, ROBINSON A G, et al. Pembrolizumab versus chemotherapy for PD—L1—positive non—small cell lung cancer [J]. N Engl J Med, 2016, 375(19):1823—1833.

[14] FEHRENBACHER L, SPIRA A, BALLINGER M, et al. Atezolizumab versus docetaxel for patients with previously treated non—small cell lung cancer (POPLAR): a multicentre, open—label, phase 2 randomised controlled trial [J]. Lancet, 2016, 387(10030):1837—1846.

[15] GRALLA R J, SPIGEL D, BENNETT B, et al. PD1. 01 (also presented as P2. 46): LCSS as a marker of treatment benefit with nivolumab vs docetaxel in pts with advanced non—squamous NSCLC from checkmate 057 [J]. J Thorac Oncol, 2016, 11(10S):S171.

[16] BHALLA N, BROOKER R, BRADA M. Combining immunotherapy and radiotherapy in lung cancer [J]. J Thorac Dis, 2018, 10(Suppl 13):S1447—S1460.

[17] ANTONIA S J, VILLEGAS A, DANIEL D, et al. Durvalumab after chemoradiotherapy in stage III non—small cell lung cancer [J]. N Engl J Med. 2017, 377(20):1919—1929.

第二十五章

肺癌放疗新技术与评价

放射治疗利用放射物质或放射能来治疗肿瘤，属于局部治疗，在保护正常组织，尤其是危及器官的前提下，尽可能提高靶区剂量，最大限度杀死肿瘤细胞。现代放疗最重要的内容：合适的模拟定位，精确的靶区勾画，适形的放疗计划以及保证放疗计划的精确实施。放疗技术的革新主要目的是为了达到最大的肿瘤控制和最小的治疗毒副作用。肺癌放疗发展的50余年里，每一次放疗技术的进步都是为了向完美剂量分布靠拢。20世纪90年代以来，随着放射物理技术、计算机技术和医学影像技术的迅猛发展，放射治疗技术已取得了飞速进展，三维适形放疗

（3D-CRT）、调强适形放疗（intensity modulated radiation，IMRT）、立体定向放射治疗（stereotactic radio therapy，SRT）、质子重离子放疗大幅度提高了靶区的适形性和肿瘤的照射剂量，局部控制率和治疗效果得以改善。另外，在放疗实施的过程仍有很多问题需要解决，比如在CT图像上勾画靶区的不确定性，放疗期间肿瘤及危及器官的移动缺乏实时验证工具等，这些问题是制约放疗技术进步的难题，如何有效解决上述问题，是近年肿瘤放射治疗技术领域的研究热点，目前已有解决方案包括：生物引导放射治疗、图像引导放射治疗、剂量引导放射治疗和放射影像组学等。

第一节　三维适形放疗

三维适形放疗相对于传统常规放疗是一次重大变革，三维放疗与二维放疗的最大区别在于强调体积的概念，并实现了射野形状与肿瘤外轮廓一致。

首先通过CT模拟定位机（CT-sim）获取患者一系列横截面影像资料，在计划系统（treatment planning system，TPS）中重建患者三维信息，放

疗医师在各个层面勾画肿瘤靶区和正常组织，物理师则利用射野方向观（Beam's eye view，BEV）功能从三维方向进行照射野的设计和剂量计算，最后利用剂量体积直方图（dose volume histograms，DVHs）进行计划评估。

三维放疗与二维放疗相比具有以下特色：计划系统（TPS）可重建三维信息，便于在体积

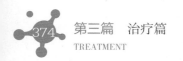

而不是平面上设计计划；在建立射束入射参数时使用射野方向观，射野方向观可提供有关肿瘤和危及器官的影像信息，方便医生和物理师直观地模拟实际治疗情况，同时射野方向观（BEV）还可用于治疗方案的射野位置验证；多叶准直器（mulli-leaf collimator，MLC）替代常规射野挡块，可提高摆位效率，并且操作简单，在旋转照射过程中，多叶准直器可调节射野形状以适应靶区投影，在照射过程中，可以控制叶片的运动，实现静态动态下多叶准直器（MLC）的调强；评估计划时，应用剂量体积直方图（DVHs）可以直接评估靶区和危及器官的剂量。

Wang JB 等人在 2016 年发布一篇回顾性分析，在 2000—2010 年期间 946 名局部晚期非小细胞肺癌患者接受根治性放疗，其中 288 名患者接受 2D-RT 放疗，209 名患者接受 3D-CRT 放疗，499 名患者接受调强适形放疗（IMRT），研究结果的单因素分析中，在总生存、无局部进展生存、无远处转移生存、无进展生存方面，3D-CRT 明显优于 2D-RT。放射性肺损伤和食管损伤在 3D-CRT 和 2D-RT 之间无明显差异。

第二节　适形调强放射治疗

调强放射治疗（IMRT）是三维适形放疗的拓展，常规 3D-CRT 的射线束在射野方向和靶区形状受到抑制，射野内射线的强度均匀，只能做简单的改变，比如楔形挡块或补偿块改变剂量分布。IMRT 通过优化算法，根据靶区形状及处方剂量要求，逆向生成不均匀射线强度，可以更好地保护正常组织，同时增加靶区剂量。

IMRT 的主要特点是逆向治疗计划设计，根据靶区的剂量及危及器官的限量，由优化算法计算出各个射野所需的剂量强度分布，优化配置射野内各线束的权重，使得剂量分布更均匀，靶区周围正常组织受量更小及靶区的定位和照射更准。所以 IMRT 更适合靶区处方剂量大、病变体积较大，或合并其他复杂疾病迫使治疗计划趋于复杂的病变。调强放疗的主要实现方式有：二维物理补偿器、MLC 静态调强、MLC 动态调强、容积调强（volumetric modulated arc therapy，VMAT）、螺旋断层调强放射治疗（tomotherapy system，TOMO）。

Chun SG 等学者在 2017 年公布了一项随机临床试验 RTOG 0617，研究入组的患者接受根治性同期放化疗，化疗方案是顺铂 + 紫杉醇联合或不联合西妥昔单抗，53% 的患者接受 3D-CRT，47% 的患者接受 IMRT，放疗均为根治剂量，在 2 年的总生存、无进展生存、无局部复发生存和无远处转移生存方面，两组无明显差异，但是 IMRT 组患者 3 级及以上肺炎的发生率低（7.9% vs 3.5%，$P = 0.039$），并且心脏受量明显小于 3D-CRT 组。近几年来，因 IMRT 技术适应证范围广，危及器官的限量更优，在肺癌的放射治疗中已逐渐替代 3D-CRT 技术。

第三节　立体定向放疗

立体定向放疗（stereotactic radiotherapy, SRT）是将立体定向放射外科的方法，尤其是立体定向的固定体位方法及影像技术，与标准放射治疗分次方案相结合的治疗手段。目前常用的SRT包括：γ刀、X刀、射波刀。SRT是小野集束照射，剂量分布集中，适合体积 1 ~ 30cm³ 的小肿瘤，单次剂量高，6 ~ 30Gy 或更高，治疗次数少，一般 1 ~ 5 次，因靶区面积小、剂量高，所以在治疗过程中，靶区位置的确定是治疗的关键。在立体定向放射治疗技术（stereotactic radiotherapy, SRT）基础上又发展出体部立体定向放射治疗（stereotactic body radiation therapy, SBRT）。SBRT在SRT基础上引入调强、容积调强及图像引导等技术，分次次数一般不大于5次，单次剂量也远远高于常规剂量。

立体定向放疗在肺癌中的应用主要有肺部小病灶和脑转移病灶。Kreinbrink P 等人报道了老年早期非小细胞肺癌患者行SBRT的一项回顾性研究，中位年龄83岁，SBRT等效生物剂量≥ 100Gy，中位随访时间 15.8 个月，1年局部控制率100%，2年局部控制率92.3%，中位生存时间 29.1 个月，没有出现一例放疗相关的 2 ~ 5 级不良反应。对于不能耐受手术或拒绝手术的早期非小细胞肺癌患者来说，SRT是安全有效的局部治疗方式。SRT在肺癌中也应用在肺癌脑转移病灶的放疗，已有多项研究表明非小细胞肺癌脑转移的患者接受SRT治疗疗效明显优于全脑放疗（whole brain radiotherapy, WBRT），并且SRT放疗技术下出现神经系统并发症的概率和严重程度也小于全脑放疗。根据 2017 年中国肺癌脑转移诊治的专家共识，非小细胞肺癌患者如脑转移灶不超过 3 个，可行手术、SRT或SRT联合WBRT；如果脑转移灶多于 3 个，可行 WBRT 或SRT。SRT具有定位精确、剂量集中、损伤相对较小等优点，在提高脑转移局部控制率的同时，很少影响神经认知功能。主要适应证包括：单发直径 < 5cm 的转移瘤初程治疗；≤ 4 个脑转移灶的初程放疗；WBRT后的挽救治疗；颅内脑转移灶切除术后的辅助治疗；既往接受SRT治疗的患者局部控制时间超过 6 个月，且影像学评估是肿瘤复发而不是肿瘤坏死；局限脑膜转移灶可以在WBRT基础上局部加量。

第四节　质子、重离子放疗

质子和重离子的特点是粒子束随吸收块的厚度变化曲线表现为开始时的平坦和尾部的快速下降部分。与光子相比，质子经过组织时只有很小的入射剂量，在射线的大部分射程范围内，质

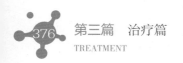

子的吸收剂量近似常数，直到接近质子射程末端（0.5~1 cm）时，剂量曲线出现一个尖峰（Bragg峰），峰值处的剂量大约是表面剂量的 4 倍，之后剂量迅速跌落为零。鉴于这种物理特点，质子和重离子放疗可以很好地保护靶区周围正常组织。质子放疗目前已经证实在儿童中枢神经系统肿瘤、颅底肉瘤、眼球黑色素瘤等其他肿瘤中的疗效优于 X 线放疗。

肺癌早中期不能手术和局部晚期的患者都是质子、重离子治疗的对象。2015 年，Makita C 和 Nakamura T 等学者发布一项关于 I 期肺癌患者接受质子放疗的研究结果，32 例周围型肺癌患者接受 66CGE/10 次，24 例中央型肺癌患者接受 80CGE/25 次，其 3 年总生存率、无进展生存率、局部控制率分别是 81.3%、73.4% 和 96%，全组 2 ~ 3 级放射性肺炎的发生率分别是 13.4% 和 1.5%，未出现 3 级以上放疗相关毒副作用。采用质子技术，可以明显降低危及器官的受量，即使放疗剂量从光子放疗 63Gy 提高到 74CGE，平均双肺的剂量 V20 仍有明显下降。在 Chang JY 等学者的一项 2 期临床研究中，64 名不可切除的

Ⅲ期非小细胞肺癌患者接受卡铂 + 紫杉醇联合质子放射治疗（74CGE），中位生存时间 26.5 个月，5 年无进展生存率、远处转移率和局部复发率分别为 22%、54%、28%。放疗毒性方面：3 度及以上放射性食管炎和放射性肺炎的发生率分别是 7%、12%，只有一名患者出现 4 度支气管瘘。研究结果表明质子放疗在早期、局部晚期非小细胞肺癌中的应用有高效率和低毒性，是肺癌患者局部治疗的可选方案。

重离子和质子有相似的百分深度 – 剂量曲线，2017 年 4 月，Shirai K 等人的一项临床研究中共有 23 名分期在 T2–4N0M0 的非小细胞肺癌患者接受重离子放疗，绝大多数患者的剂量分割模式是 60CGE/4 次或 64CGE/16 次，2 年的局部控制率和总生存率分别是 81%、70%，23 名患者中并未出现 2 度及以上放射性肺炎，通过剂量体积直方图分析，重离子放疗比质子放疗有更低的肺组织受量和更优的靶区剂量覆盖。质子和重离子放疗的治疗费用昂贵，所以临床使用率并不高，放疗剂量分割模式和综合治疗方案有待更多临床试验探索。

第五节　多模态功能性成像与生物引导放射治疗技术

目前肺癌常用的靶区定位方法是 CT 模拟机（CT-sim），CT 模拟机的断层扫描功能可以提供两方面信息，一是人体外轮廓、肿瘤、危及器官及周围正常组织的位置关系，二是提供不均匀组织的密度。由于目前 CT 模拟机（CT-sim）扫描的分辨率并不能充分显示亚临床病灶，所以需要无差别地扩大肿瘤各个方向的照射范围及临床

靶区（clinical target volume，CTV）来避免漏照，这样就会不可避免地增加周围正常组织的受照剂量，增大放疗副作用的发生风险。另外，CT 模拟机扫描出的断层影像同样由于分辨率低不能很好地显示肿瘤内的密度差异。由于肿瘤内不同部位的供血供氧不同以及肿瘤的异质性，所以肿瘤细胞的生长速度和对放疗的敏感性不能在断层影

像上体现。正是由于放疗在肿瘤区内是均匀照射，对放疗敏感的肿瘤细胞被杀灭，不敏感的肿瘤细胞可以耐受放疗存活，这些存活的肿瘤细胞就是治疗失败的主要原因。因此，我们需要更加完善的影像学技术提供肿瘤血供、代谢和增殖活性信息，从而为靶区和正常组织勾画提供新的思路。

近年来，功能成像技术在一定程度上解决了这一难题，如可以扫描组织的血液灌注和血脑屏障渗透性显示脑功能、反映氧供和血管生成情况的脉冲回波动态功能性核磁共振成像技术；可以反映组织代谢情况的 FDG-PET 成像技术；可检测肿瘤蛋白质代谢水平 ^{11}C- 蛋氨酸 PET 成像技术；可检测肿瘤核酸代谢的 ^{18}F- 胸腺嘧啶核苷 PET 成像技术等。这些生物学、功能学信息和 CT 提供的解剖学和密度信息结合，可以使靶区的定义和勾画更精确，还可以根据肿瘤和正常组织内部各亚结构放射敏感性的不同，给予不同

的照射剂量。确定肿瘤靶区和正常组织及其相应照射剂量的技术被称为生物图像引导放射治疗（biology-guided radiotherapy，BGRT），引领着传统的以物理适形或解剖适形的放疗学向更精准的生物适形放疗方向转变。

目前在肺癌靶区勾画应用较多的是 PET/CT 成像技术，早在 2002 年，Erdi YE 等学者就研究 CT+PET 引导靶区勾画和单独 CT 靶区勾画的优劣性，研究共纳入 11 名非小细胞肺癌患者，同一个治疗体位，相继进行 CT 和 PET 扫描，首先在 CT 上勾画靶区，然后把 PET 和 CT 图像传输在一起，再根据 PET 图像修改之前的靶区，研究前后靶区面积的改变可知，PET 和 CT 双重引导的靶区更全面地包含区域阳性淋巴结，所以很有可能提高局部控制率。PCT-CT 弥补 CT 不能反映组织代谢活性的缺陷，为鉴别肿瘤和炎症、淋巴结假阳性和假阴性方面提供强有力的支持。

第六节　新的图像引导和靶区跟踪放疗技术

由于肺的呼吸运动和心脏的规律搏动，肺肿瘤在模拟定位和放疗过程中的移动幅度大，为了规避漏靶风险，既往经验是向肿瘤靶区的各个方向扩大 6~8 mm 的长度形成临床靶区（CTV），这样依然不能保证照射过程中因为肿瘤移位漏靶，同时也大大增加周围正常组织的受照剂量。近几年来，4D-CT、电子射野影像技术（electronic port imaging device，EPID）、锥形束计算机断层扫描技术（cone beam computerized tomography，CBCT）为代表的图像引导技术（image guided radiation therapy，IGRT）的发展为尽可能减小肿

瘤移位影像和治疗前摆位误差提供了强有力的支撑。IGRT 为精准放射治疗，特别是大剂量分割的 SBRT 和 SRT 提供了技术保证。

4D-CT 扫描的同时记录患者呼吸周期，并按等时间间隔分为 10 个呼吸时相，最大密度投影（maximum intensity projection，MIP）图像是呼吸周期中所有时相的每个像素的最大值，表示肿瘤在各个呼吸时相中所有出现位置的一套图像，在该图像上较适合肺内肿瘤的勾画，避免无意义的扩大临床靶区。另外在治疗前复位时，EPID 或 CBCT 和基于斜交定位的 X 射线影像系统配合，

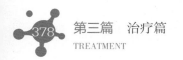

可以实时地监测靶区的运动，还能利用放疗设备的移动弥补靶区的运动，实现靶区跟踪放射治疗，但难免会增加患者受照剂量。Edge 加速器的 Calypso 图像引导系统使用射频定位技术监测体内靶区附近预埋标记点的运动，虽不增加额外受照剂量，但埋入标记时增加患者痛苦。Catalyst 体表成像系统是使用可见光扫描获取患者体表成像，并以定位时患者的体表成像为参照修正患者的摆位误差，该方法通过监测体表监测点的运动监控呼吸运动，进而预测体内肿瘤靶区的运动，该方法尚存在争议。

第七节　剂量实时验证与剂量引导放射治疗技术

　　IGRT 能很大程度解决分次放疗期间由于位置移位带来的误差，但是由于放疗设备的本身存在偏差，医生很难准确评估在放疗时患者接受的剂量是否符合处方剂量。为了准确记录患者接受的累积剂量，并调整后续治疗的分次剂量以达到与治疗计划一致，有学者提出在放疗期间实时采集 EPID 图像，通过一系列计算得到患者实际受照的三维剂量分布，代表性商用产品 EPI gray、EPI beam 和 Dosimetry Check 已经在欧美地区应用于临床。这种方法是放疗实时记录，缺陷是无法修正靶区运动或肿瘤对治疗的反应以及对受照剂量的影响，无法据此制定后续治疗策略。

（强梦云　刘慧）

参考文献

[1] WANG J B, JIANG W, JI Z, et al. Technical advancement improves survival in patients with locally advanced non-small cell lung cancer (LA-NSCLC) receiving definitive radiotherapy [J]. Zhonghua Zhong Liu Za Zhi, 2016, 38(8):607-614.

[2] CHUN S G, HU C, CHOY H, et al. Impact of Intensity-Modulated Radiation Therapy Technique for Locally Advanced Non-Small-Cell Lung Cancer: A Secondary Analysis of the NRG Oncology RTOG 0617 Randomized Clinical Trial [J]. J Clin Oncol, 2017, 35(1):56-62.

[3] KREINBRINK P, BLUMENFELD P, Tolekidis G, et al. Lung stereotactic body radiation therapy (SBRT) for early-stage non-small cell lung cancer in the very elderly (≥80years old): Extremely safe and effective [J]. J Geriatr Oncol, 2017, 8(5): 351-355.

[4] CHEN L, SHEN C, REDMOND K J, et al. Use of Stereotactic Radiosurgery in Elderly and Very Elderly Patients

With Brain Metastases to Limit Toxicity Associated With Whole Brain Radiation Therapy [J]. Int J Radiat Oncol Biol Phys, 2017, 98(4):939-947.

[5] MILLER J A, KOTECHA R, SUH J H. Comparative effectiveness of stereotactic radiosurgery versus whole-brain radiation therapy for patients with brain metastases from breast or non-small cell lung cancer [J]. Cancer, 2016,15, 122(20):3243-3244.

[6] SPERDUTO P W, WANG M, ROBINS H I, et al. A phase 3 trial of whole brain radiation therapy and stereotactic radiosurgery alone versus WBRT and SRS with temozolomide or erlotinib for non-small cell lung cancer and 1 to 3 brain metastases: Radiation Therapy Oncology Group 0320 [J]. Int J Radiat Oncol Biol Phys, 2013, 85(5):1312-1318.

[7] ALLEN A M, PAWLICKI T, DONG L, et al. An evidence based review of proton beam therapy: the report of ASTRO's emerging technology committee [J]. Radiother Oncol, 2012 , 103(1):8-11.

[8] CHANG J Y, ZHANG X, WANG X, et al. Significant reduction of normal tissue dose by proton radiotherapy compared with three-dimensional conformal or intensity-modulated radiation therapy in Stage I or Stage III non-small cell lung cancer [J]. Int J Radiat Oncol Biol Phys, 2006, 65(4):1087-1096.

[9] ERDI Y1, ROSENZWEIG K, ERDI A K, et al. Radiotherapy treatment planning for patients with non-small cell lung cancer using positron emission tomography (PET) [J]. Radiother Oncol, 2002, 62(1):51-60.

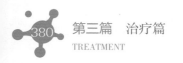

第二十六章

肺癌异质性与定量影像技术及肿瘤勾画

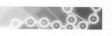

第一节　肺癌异质性

（一）　肺癌异质性的概念

　　肿瘤异质性（heterogeneity）是指肿瘤性质上的多样性。异质性对于解释肿瘤基础研究及临床研究中出现的许多疑问具有重要意义。有关肿瘤异质性的研究，已经从肿瘤病理学深入到细胞生物学、分子生物学、分子遗传学、分子病理学等方面。肺癌异质性较为明显，一直是讨论肿瘤异质性的主要对象。大量研究表明肺癌的形态学表现、核型、生长速率、DNA 含量、转移潜能，以及对化疗药物、靶向药物的耐药性等各方面都表现出不同程度的异质性。肿瘤异质性被临床癌症研究（clinic cancer research，CCR）评为近代癌症研究五大进展之一。

（二）　个体异质性和瘤内异质性

　　肺癌的个体异质性是指肺癌人群中不同个体肿瘤之间存在着生物学特性的差异，是个体化治疗的基础；肺癌的瘤内异质性指的是同一个体内不同区域肿瘤细胞之间的异质性。瘤内异质性可

促进肿瘤的进展及适应，并阻碍依赖于来自单一肿瘤活检标本结果的个体化医疗策略，可能是治疗敏感性差异（mixed response）和获得性耐药的原因。肺癌肿瘤异质性与 TKI 分子靶向治疗耐药后治疗决策、出现敏感性差异继续系统治疗和局部治疗结合、TKI 的二次应用、TKI 耐药后的"disease flare"现象、*EGFR* 突变型肺癌辅助 / 新辅助 TKI 治疗理论依据等密切相关。

（三）　肺癌异质性的探索与发展

（一）分子病理与肺癌异质性

　　不同的肺癌细胞亚群中，肺癌细胞可产生不同质的抗原物质。Fargion 等采用免疫组化和免疫荧光染色方法在新鲜肺癌标本和肺癌细胞株中检测到 7 种不同的表面抗原，观察到抗原物质的异质性表达，而且发现阳性细胞的分布以及抗原的密度并不一致。另外，抗原表达阳性的细胞株被克隆出来后，抗原表达的异质性继续存在于细胞株中，这说明产生抗原表达异质性是肿瘤细胞的内在特征。

　　原发肿瘤及其转移灶在基因含量、形式、功

能以及成分上存在相当大的异质性。Selypes 等研究发现，肺癌脑转移病例原发灶和转移灶癌细胞染色体数目及 DNA 含量存在明显的异质性。肿瘤细胞群中各种癌细胞的增殖能力与转移能力并不一致，增殖旺盛的肿瘤细胞不一定有很强的转移力，说明组成肿瘤的细胞群存在着转移性上的异质性。转移是一个多阶段复杂的过程，涉及多种分子与基因的激活及抑制。另外转移瘤并不是原发灶简单的克隆，转移瘤的形成与宿主免疫力、激素水平、血管密度等体内环境因素有关。这些因素的不确定性也使得肿瘤转移具有异质性。

肺癌中可以检测到神经内分泌表型。肺癌的神经内分泌分化常表现出明显的异质性，除小细胞肺癌（SLCL）和类癌有神经内分泌表型外，其他非小细胞肺癌（NSCLC）也具有较明显的神经内分泌分化。Linnoila 等研究神经内分泌分化在肺癌中的表现，发现近一半的 NSCLC 可以表达神经内分泌标记物，并且 NSCLC 表达神经内分泌标记物的形式有别于 SLCL。

肺癌细胞经常呈现复杂的染色体变异。肺癌患者中经常可检测到明显的染色体不稳定和遗传异质性（genetic heterogeneity）。Girard 等研究 36 个肺癌细胞株发现在染色体 1p、3p、4p、4q、5q、8p、9p、9q、10p、10q、13q、15q、17p、18q、19p、Xp、Xq 上均可检测到杂合性丢失（loss of heterozygsity，LOH）。另外，在 2p23、8q24、18q11 和 Xq22 上可检测到纯合性缺失（homozygous deletion）。在这些染色体上常存在一些抑癌基因，如 p53 抑癌基因位于染色体 17p13.1；Rb 抑癌基因位于染色体 13q14；FHIT 抑癌基因位于染色体 3p14-23。这些抑癌基因随之发生的丢失或异常，在肺癌的发生及发展过程中发挥着重要作用。

肿瘤演进过程中也可发生较为明显的染色体变异，而且在各个阶段这种变异也并不相同。Petersen 等用比较基因组杂（comparative genomic hybridization，CGH）方法明确地发现没有转移的

和已有转移的肺鳞癌之间基因型存在的差异，这种差异确切地证明了与转移表型相关的染色体失调的存在（chromosomal imbalance）。Anami 等用 AP-PCR 分析肺癌的基因改变时，在一些染色体上检测到等位基因紊乱（allelic imbalance），并且得出结论：肿瘤早期比进展期发生等位基因紊乱的频率要高，提示在肿瘤进展的早期遗传异质性更为明显。肺癌的异质性需要进行全面的研究，以对其进行合理的解释。从分子水平解释肺癌异质性并从分子角度研究克服异质性的影响是肺癌异质性研究的关键，随着对肺癌的分子机制的深入研究及对肿瘤异质性的深入认识，肺癌的防治将会有重要的突破。

（二）组织与肺癌异质性

肺癌异质性的表现往往不是以单一的组织学类型出现，异质性可达到 66%。这种异质性主要包括组织结构和细胞形态两方面，表现为同一病例甚至同一张切片中可以出现 2 种或 2 种以上的组织学类型的混合。混合形式以腺癌 / 小细胞癌、小细胞癌 / 大细胞癌最为常见，但几种主要组织类型的各种形式的混合都可出现。如果采用电镜和免疫组化检测方法，这种异质性的表现则更为突出。

肺癌的组织学形态复杂多样，通过组织细胞学、电镜观察肺癌的超微结构或免疫组化染色均可发现肺癌组织学或免疫表型上存在显著的异质性。即同一肿瘤常出现 2 种或 2 种以上组织学类型或免疫表型，即使同一类型的肿瘤中不同区域其分化程度也可能不同。可以采用纤支镜活检或术后常规局部取材所得标本连续切片的方法研究肺癌的异质性。

苏晓东教授发表在《肿瘤学杂志》（journal of oncology）的一篇文章探讨了非小细胞肺癌的组织学异质性，采用肺癌组织大切片和免疫组化的检测方法，进一步了解非小细胞肺癌组织异质性的情况。收集 98 例经外科切除的非小细胞肺

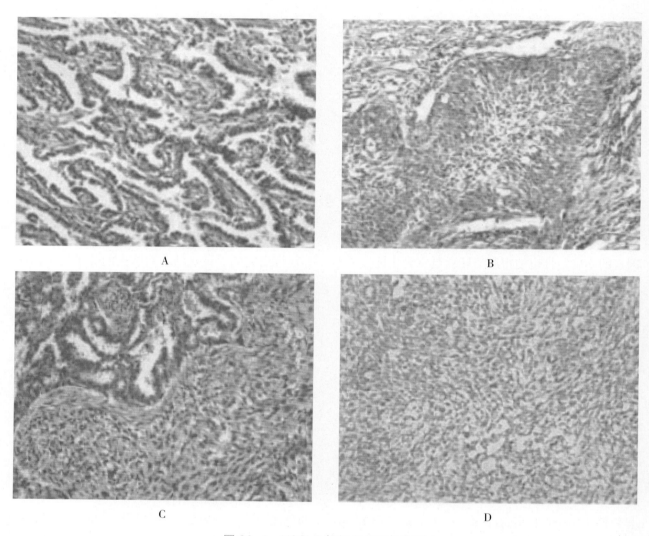

图 26-1　NSCLC 组织学异质性表型

A. 乳头状和腺泡状腺癌（HE×200）。B. 局灶性鳞状细胞癌（HE×200）。C. 局灶性梭形细胞癌（HE×200）。
D. Vimentin 阳性（SP×200）。

癌肺叶标本，按肿瘤的最大径面取材，制成大切片，HE 染色后，按 WHO（2004）肺癌组织学分类进行观察和诊断，用免疫组化检测肿瘤的 Syn 和 CgA 表达情况。研究发现，54 例（55.1%）表现为单一组织类型，其中鳞癌 20 例，腺癌 34 例。12 例（12.2%）表现为 2 种或 3 种亚型；32 例（32.7%）表现为 2 种或以上组织类型，其中腺鳞癌 24 例（占 24.5%）；44 例（占 44.9%）伴有神经内分泌分化；根据光镜下形态和免疫组化结果，63 例（64.3%）表现出肿瘤的异质性。图 26-1 为 1 例以腺癌为主要类型，伴有梭形细胞

癌、波形蛋白（Vimentin）阳性和鳞状细胞癌的 NSCLC 组织学异质性表型。

（三）分化抗原与肺癌异质性

常用的肺癌分型包括小细胞肺癌（small cell lung cancer，SCLC）、鳞癌（squamous cell carcinoma，SQC）、腺癌（adenocarcinoma，AC）和肺大细胞癌（pulmonary large cell carcinoma，PLCC），后三者合称非小细胞肺癌（non-small cell lung cancer，NSCLC）。由于不同类型肺癌的治疗和预后差别很大，有必要借助肺癌抗原进行科学分型。不同的细胞亚群中，肺癌细胞可产生

不同质的抗原物质。利用肺癌抗原观察肿瘤细胞表型变化，突破单纯形态学观察的局限性，从分子水平解释肿瘤在起源、分化、亚群体间相互作用、非随机性转移等多方面的重要问题。部分抗原还应用于肺癌生物治疗的实验研究中，并有希望成为未来的免疫治疗和基因治疗的有效靶点。下面简单阐述细胞角蛋白（cytokeratin，CK）、神经内分泌（neuroendocrine，NE）标志物2种重要抗原在肺癌异质性研究中的进展。

1. 细胞角蛋白（CK）　角蛋白是上皮细胞主要的结构蛋白和分化的早期标志物，是细胞骨架——中间丝中的一种，至少由30种不同的多肽组成，其中20种为上皮角蛋白，10种为毛发角蛋白。文献报道正常肺组织中支气管上皮、腺体、肺泡Ⅰ型与肺泡Ⅱ型上皮CK18阳性，而Kultschitzky细胞CK18与NE标志物都阳性。Moll和Franke利用双向凝胶电泳方法提示肺腺癌中表达的CK有7、8、18、19；肺鳞癌表达CK4、5、6、8、13、14、15、17和19；小细胞肺癌（SCLC）表达CK8、18、19和少量CK7，肺类癌同SCLC。

2. 神经内分泌（NE）标志物　神经内分泌标志物可分为一般标志物（如NSE、CgA）和特异神经内分泌产物。NSE常十分敏感，在SCLC和肺类癌中阳性率很高，但特异性差。CgA在SCLC中阳性率约75%，且特异性较强。但CgA在SCLC中表达偏弱，可能由于这些肿瘤细胞中致密核心颗粒量少，因为嗜铬素是参与致密核心颗粒中肽类贮存的分子。许多实验都证明使用一组NE标志物有助于辨别SCLC与NSCLC并同时分辨NSCLC中的NE分化肺癌，文献提示约50%以上NSCLC表达NE标志物，在腺癌和大细胞癌常见，而少见于鳞癌。

肺癌抗原应用于诊断使肺癌分型更合理，也更有效地指导临床治疗。肺癌表型的研究提示异质性肺癌的形成途径是多样的，除起源

于共同的未分化细胞外，也可能由一种分化类型肺癌向另一种分化类型肺癌转分化（trans differentiation）。许多肺癌在形态和免疫表型上的多样性和同一细胞多种分化抗原表达都支持肿瘤细胞多向分化这一假设，但表型改变背后的分子事件，特别是决定分化方向的基因改变及调控方式还不清楚。目前，以生长因子及其受体为靶目标的免疫治疗和基因治疗已在肿瘤治疗中取得效果。

（四）EGFR基因突变与肺癌异质性

全球每年因肺癌死亡的人数超过100万，其中80%是非小细胞肺癌（NSCLC）。60%~70%的NSCLC患者就诊时已经失去根治性手术的机会。对于这部分患者，目前标准治疗仍为含铂双联化疗，其客观缓解率（objective response rate，ORR）为15%~36%，总生存期（OS）一般为8~10个月，1年生存率通常不超过30%~40%，5年生存率仅为10%~15%。因此，晚期NSCLC的治疗模式转变为靶向治疗。近几年以吉非替尼、厄洛替尼靶向治疗研究较多。多数临床试验显示，EGFR酪氨酸激酶抑制剂（EGFR-TKI）在EFGR突变人群中有效率可达到58%~83%，中位生存期提高至18~30个月。但是，临床上发现同样是EGFR敏感型突变患者，接受EGFR治疗的效果却存在着较大的差异，并且最终均会出现耐药。近年来研究提示，这些现象可能与EGFR基因突变异质性有关，同一患者的不同瘤灶、同一瘤灶的不同部分以及同一瘤灶治疗前后EGFR突变状态都有可能不一致。

1. 同一瘤灶内EGFR突变异质性　肿瘤病灶EGFR基因突变异质性可能是导致部分EGFR突变阳性NSCLC患者对EGFR-TKI疗效不显著的原因，这种异质性还可能导致耐药。Taniguchi等对同一肿瘤病灶内的EGFR突变异质性进行了深入研究，选取21例具有EGFR突变、术后复发后仅接受吉非替尼治疗的NSCLC患者标本进

行分析，采用显微切割技术对每例肿瘤标本选取50~60个位点进行 EGFR 突变检测。21 例患者中有 15 例患者的肿瘤组织标本全部由 EGFR 突变细胞组成，其余 6 例患者的肿瘤组织标本仅有部分细胞存在 EGFR 突变。部分 EGFR 突变患者的无疾病进展生存期（progress free survival，PFS）和总生存期（OS）均明显少于全部突变者，提示肿瘤组织内 EGFR 突变的异质性是影响靶向治疗效果的重要因素。

2. 原发灶和转移灶的 EGFR 突变异质性 临床上会见到同一患者的不同瘤灶对 EGFR-TKI 出现不同的反应（mixed response），根据恶性肿瘤演进过程中通过克隆演变获得转移表型，并在转移过程中会发生各种不同的分子基因事件。许多研究者提出了原发灶和转移灶 EGFR 突变异质性的假设并进行了多项研究。Gow 等采用直接测序法检测 67 例未接受 EGFR-TKI 治疗的 NSCLC 患者的原发灶和转移突变情况，18 例原发灶 EGFR 突变呈阳性的患者中有 9 例（50%）在转移灶中 EGFR 突变丢失，26 例转移灶 EGFR 突变呈阳性的患者中有 17 例（65%）原发灶是阴性的。另外，通过扩增阻滞突变系统法（scorpion amplified refectory mutation system，SARMS）测定该样本，发现原发灶和转移灶的 EGFR 异质性达到 27%（18/67），提示原发灶与转移灶之间存在 EGFR 突变异质性。Chang 等采用测序法对 56 例 NSCLC 患者原发灶和淋巴结转移灶中 EGFR 的突变状态进行检测，发现原发灶和淋巴结转移灶 EGFR 突变异质性达到 28.6%（16/56）。这些研究显示，NSCLC 中 EGFR 基因在原发灶和转移灶中确实存在不同程度的异质性。同一患者不同病灶之间 EGFR 突变异质性可能导致 EGFR-TKI 治疗出现差异性反应。

3. 治疗前后 EGFR 突变异质性 肿瘤病灶内部或不同病灶之间的 EGFR 突变异质性属于空间分布的差异，另一类突变异质性是时间分布的差异，即同一患者在治疗前后检测到的突变状态或突变类型的差异。Zhong 等采用高效液相色谱法对 203 例晚期患者的血浆标本进行 EGFR 突变检测，发现 36 例由阴性转为阳性，50 例由阳性转为阴性。对 50 例 Ⅲ A 期 NSCLC 患者新辅助化疗前后的血浆样本采用同样方法检测，新辅助化疗前后 EGFR 突变率分别为 44%（22/50）、36%（18/50）突变率有所下降。提示对于化疗失败拟采用 EGFR-TKI 治疗的患者，最好采用即时标本进行 EGFR 突变检测。陈志勇等采用直接测序法分析了 59 例肺腺癌患者化疗前后配对组织标本中 EGFR 突变状态，对检测发现突变异质性的标本采用高分辨率熔解法（high-resolution melting，HRM）再次确认，发现 59 例患者中有 8 例（13.6%）患者化疗前后出现 EGFR 突变异质性。以上结果均显示在化疗前后存在 EGFR 突变异质性，提示临床工作中在进行治疗决策前最好采用即时多点的标本检测来指导 EGFR-TKI 用药。

EGFR-TKI 耐药的出现从另一角度揭示了治疗前后 EGFR 突变异质性：接受 EGFR-TKI 治疗的 NSCLC 患者最终不可避免都会出现耐药。2005 年 Kobayashi 等率先报道 EGFR-TKI 继发性耐药可能与 EGFR790 位点（T790M）上的苏氨酸（threonine）被甲硫氨酸（methi onine）取代有关。Arcila 等报道，在 EGFR-TKI 耐药的标本中 50% 可见 T790M 突变，用敏感性更高的方法检测时，可见 68% 的耐药标本中有 T790M 突变。Ruppert 等首次提出 c-Met 基因扩增可能是导致 EGFR-TKI 获得性耐药的另一机制。根据目前的统计数据，EGFR-TKI 获得性耐药的 NSCLC 患者约 20% 存在 c-Met 基因扩增，这种高频率的耐药突变提示 EGFR-TKI 治疗前后 EGFR 突变存在异质性。

第二节　定量影像技术及肿瘤勾画

概述

肺癌是全世界癌症相关死亡的主要原因，其中非小细胞肺癌（NSCLC）占85%。目前15%~20%的早期NSCLC患者可行手术切除，大部分患者须行包括放射治疗在内的综合治疗。进行放射治疗需要明确诊断、准确分期、精确的靶区勾画及进行疗效和预后的判断。

随着四维CT（four-dimensional computed tomography，4D-CT）技术、磁共振弥散成像技术、PET/CT技术的应用能更好地区分肺肿瘤与肺不张、阻塞性肺炎，减少呼吸运动对放疗靶区的影响，使得靶区勾画、放射治疗更加精确。在放疗过程中，利用功能影像与CT解剖影像相结合，不但提高了肿瘤靶区的勾画精度，而且，还能利用功能影像显示靶区的生物学特性，进行生物功能图像引导的剂量雕刻（dose painting）治疗，这是放射治疗发展过程中的一个重要转折点。对于局部晚期非小细胞肺癌而言，采用累及野照射的方式优于选择性淋巴结照射。利用4D-CT图像引导的个体化靶区勾画、锥形束CT（cone beam CT，CBCT）图像引导放疗和自适应放疗（adaptive radiationg therapy，ART）技术的应用进一步提高了非小细胞肺癌放疗的精确度，并且减少了放射性肺炎等正常组织损伤，提高了肿瘤控制率，改善了患者放疗后生存质量。所以，CT、MRI及PET/CT等影像技术在肺癌放疗前肿瘤靶区范围确定中起到重要作用，也在肺癌适形放疗靶区勾画过程中发挥越来越重要的作用，下面根据近些年的研究进展来分析各种影像技术与靶区勾画的关系。

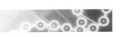 定量影像技术及肿瘤勾画

（一）CT在肺癌放疗靶区勾画中的应用

CT作为三维影像引导工具，在肺癌的精确定位放疗中起到了重要作用。与放疗技术发展一样，CT引导下放疗发展也经历了从三维到四维、由静态到动态的发展过程。

肺癌放疗主要针对原发肿瘤和有临床意义的阳性区域淋巴结。目前3D-CRT图像通过强化扫描可较清晰显示肿瘤轮廓，但受原发肿瘤与周围软组织入侵程度、肺不张、阻塞性肺炎、肺实变、呼吸运动等因素影响，导致临床医师勾画靶区存在一定困难。临床医师勾画靶区时通过调节CT的窗宽、窗位来完成肿瘤靶区的勾画，但由于受上述因素影响，即使选择合理的窗宽、窗位，所勾画的肿瘤靶区（gross tumor volume，GTV）也难以与病理学上的GTV完全吻合。李万龙等的研究表明CT勾画GTV的准确性为72.7%，81.8%的GTV可以完全包括GTV-T和GTV-N，而18.2%的GTV未能完全包括GTV-N，也就是说有18.2%的患者在做精确放射治疗时可能出现脱靶。

在普通螺旋区CT扫描过程中，运动伪影导致靶区三维重建体积偏差最高可达90%，因此，呼吸运动是放疗患者靶区精确勾画要克服的主要难题。随着影像技术的发展，出现了四维CT（4D-CT）技术。对随呼吸运动的器官，4D-CT不但较好地消除了运动伪影，真实再现了肿瘤靶区的形态，而且能反映它们随呼吸运动的幅度及变化规律，能根据患者的内脏和肿瘤靶区的运动

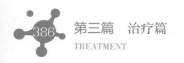

特征，进行个体化的精确勾画。

不同的 CT 技术，GTV 大小也不一致，Persson 等对 36 例患者 46 处肺肿瘤分别采用三维 CT（three-dimensional CT，3D-CT）和四维 CT（4D-CT）或呼吸门控 CT（breath hold CT，BH-CT）扫描后勾画 GTV，计算患者在中度呼吸、吸气末、呼气末状态时 GTV 大小，采用 4D-CT 或 BH-CT 勾画 GTV 平均体积为 4.9 cm³，而采用 3D-CT 在中度呼吸、吸气末、呼气末时相均较 4D-CT 或 BH-CT 下勾画的 GTV 均值要大，分别相差 0.3 cm³、0.2 cm³、0.3 cm³。肺癌放疗受呼吸运动影响较大，自由呼吸下正常肺组织受照射体积较大，采用呼吸控制技术可减少正常肺照射体积。Paumier 等对 7 例直径 < 5 cm 的肺原发肿瘤或继发肿瘤（共 11 处病灶）分别采用 3D-CT 在自由呼吸、深吸气后屏气时及 4D-CT 在吸气、呼气 2 个时相扫描，计算比较不同情况下计划体积（planning target volume，PTV）大小及输送到肺部的照射剂量。自由呼吸情况下 PTV 为（83±28）cm³，远大于任何其他技术下的计算结果（$P < 0.0001$），相对于 PTV，内靶区（internal target volume，ITV）可减少 1/4［（63±31）cm³］，而在深吸气后屏气情况下及 4D-CT 呼吸同步扫描 PTV 则可减少 1/3［（50~54）±（24~26）cm³］。深吸气后屏气情况下未受照射肺 PTV 较其他情况大［分别为（5 500±1 500）cm³ 和（3 540~3 920）cm³，$P < 0.0001$］。自由呼吸情况下正常肺受照射的 V5 和 V20 也远大于其他情况（$P < 0.0001$）。

（二）MRI 在肺癌放疗靶区勾画中的应用

磁共振弥散（diffusionweighted imaging，DWI）是反映活体组织中水分子微观运动的成像，其成像效果很大程度上取决于组织细胞内水分子含量、细胞膜扩散屏障的存在、人体组织中受细胞密度和细胞核、细胞浆比例等因素的影响。通过肿瘤组织与正常组织弥散系数的区别，可鉴别肿瘤组织与正常组织，并一定程度上区分肿瘤的病理与分期。Satoh 等对 54 例直径 ≥ 5 mm 的肺结节进行 DWI（b=1 000s/mm²）且以 5 分制法定性分析肺结节的信号强度（1. 几乎无信号；2. 信号强度介于 1~3；3. 与胸髓的信号相当；4. 高于胸髓的信号；5. 明显高于胸髓的信号）。恶性结节的分值明显高于良性结节（$P < 0.01$）。若以 3 分作为诊断恶性的阈值，敏感度为 88.9%、特异度为 61.1%、精确度为 79.6%。所以肺结节的良、恶性可通过 DWI 的信号强度高低来鉴别。何翠菊等对 33 例肺癌患者进行 WB-DWI 检查，评估其在显示恶性肿瘤患者全身转移状况的实用价值。依据 WB-DWI+CT/MRI 的综合影像诊断恶性肿瘤全身脏器转移的敏感性高达 90.9%，明显高于单独应用 CT/MRI 诊断的敏感性（78.9%），且二者在诊断恶性肿瘤全身脏器转移上的差异具有统计学意义（$P < 0.05$）。

肿瘤组织生长可导致气管狭窄，甚至闭塞，气管闭塞后可引起气管远端阻塞性炎症及肺不张，肺泡内含气量进一步减少、消失，引起肺组织萎缩、实变，并与肿瘤组织融合成实性包块，CT 扫描甚至强化扫描均不易区分肿瘤界限，影响肿瘤靶区精确勾画。张安度等对 47 例放疗患者分别采用 CT 及 MR 进行图像采集，在 CT 图像上勾画靶区为 GTV-ct，在 DWI 图像上勾画靶区为 GTV-mri，GTVct-mri 为 CT 靶区去除与 MR 靶区重合部分的体积，比较 GTV-ct、GTV-mri 的体积差异。GTV-ct 和 GTV-mri 的平均体积分别为 142.7cm³ 和 101.1 cm³，差异有统计学意义（$P < 0.001$）。伴有肺不张 / 阻塞性肺炎者的 GTV-ct 为 173.6 cm³，GTV-mri 为 117.8 cm³（$P < 0.001$）；不伴有肺不张 / 阻塞性肺炎者的 GTV-ct 平均为 115.3cm³，GTV-mri 为 88.8 cm³（$P < 0.001$），DWI 与 CT 显示的肿瘤体积有差异。DWI 可以区分肺肿瘤组织与阻塞性肺炎、肺不张，对肺癌靶区勾画有很大帮助。

（三）PET/CT 在肺癌放疗靶区勾画中的应用

PET/CT 是集解剖影像和功能成像于一体的影像技术，在临床的应用越来越广泛，对指导肺癌分期、精确放疗、疗效判断具有重要的价值。PET/CT 可从分子水平显示机体及病灶组织的细胞代谢、功能、细胞增殖状况，也是诊断和评价肿瘤细胞生物学特性的有效工具。应用 PET/CT 模拟定位并勾画靶区，可避免靶区扩大或遗漏，可提高 CT 界定肺癌靶区边界的精确度。珊丹等对诊断明确的 30 例Ⅲ期 NSCLC 患者进行治疗体位的 PET/CT 扫描，并根据 CT、PET/CT 融合图像进行临床分期与靶区勾画，制定相应的放疗计划。选择大体肿瘤体积（GTV）、计划靶体积（planning tumor volume，PTV）、周围正常组织受量等指标进行统计学分析。结果 PET/CT 可改变临床分期：10%（3/30）的病例分期升高，10%（3/30）的病例分期降低；PET/CT 改变 GTV和 PTV：60%（18/30）的病例靶体积缩小，40%（12/30）的病例靶体积增大，其中体积发生明显变化者（变化 > 25%）占 56.67%（17/30），但全组 GTV、PTV 变化不明显（$P > 0.05$）；PET/CT 改变治疗计划参数：给予相同的靶区剂量 60 Gy/30 次，PET 参与后 PTV 变化者的周围正常组织受量均发生相应的变化，但各项指标全组变化不明显（$P > 0.05$）。Bradley 等对纳入研究的 51例患者中 47 例Ⅱ、Ⅲ期可评价肺癌病例研究发现，相对于单纯 CT 下勾画肺癌靶区，PET/CT 引导下勾画 GTV 更小（98.7 mL 和 86.2 mL，$P < 0.000\ 1$），同时也可降低肺受照射剂量（19 Gy 和 17.8 Gy，$P=0.06$）。

1. PET/CT 指导靶区的精确勾画及治疗计划的设计　精确放射治疗对靶区勾画提出了更高要求。PET 利用代谢程度的不同可以将正常组织与肿瘤组织区分开，应用于 NSCLC 的靶区勾画，很大程度上改善了放射治疗计划的制定。靶区勾画的过程中，可将 18F-FDG PET 获得的信息作为常规 CT 的补充。Yu 等发现 18F-FDG PET/CT 与病理结果更相近，可更好地用于肿瘤靶区（GTV）的勾画。Wanet 等在 CT 肺窗和纵隔窗上与采用不同技术勾画的 PET 图像比较肿瘤大小与病理体积的差异，结果 CT 图像上显示的肿瘤比病理体积大；而在 PET 图像上，采用梯度勾画法测量的肿瘤大小与病理体积更接近。Koksal 等对 30 例 NSCLC 患者进行 CT 和 PET/CT 扫描，并分别勾画 GTV，制定放射治疗计划。结果显示，PET/CT 可以更好地鉴别坏死肺组织与肿瘤，从而提高了放射治疗靶区勾画的准确性，并减少了 NSCLC 伴有肺不张的患者放射治疗中周围器官不必要的放射性损害。Vojtisek 等对 31 例局部进展期 NSCLC 的患者，根据 CT 及 PET/CT 勾画靶区及危及器官，比较两种方法所得靶区体积的差异。结果显示，应用 PET/CT 融合图像勾画靶区更精确，这对正常组织并发症发生率（NTCP）关系密切，但对于肿瘤控制率（tumor control probability，TCP）意义不大。李万龙等通过对 43例接受手术治疗的 NSCLC 患者研究显示，影像学的 GTV 与病理学的 GTV 是基本吻合的，因此在三维适形放射治疗及调强放射治疗和立体定向放射治疗过程中进行定位时可用前者代替后者。而临床靶区（clinical target volume，CTV）需要在 GTV 的基础上外放一定范围，腺癌 95% 的侵袭范围需要外放 7mm，鳞癌仅需 5mm。王天禄等研究对 77 例 NSCLC 患者行三维适形放射治疗，单因素分析结果显示，引起 PET/CT 和 CT 靶区勾画差异的因素主要是肺不张、T 分期；多因素分析结果显示唯一影响 GTV 的只有肺不张。Meng 等对 39 例 NSCLC 患者术前采用 18F-FDG PET/CT 图像，分析肿瘤的不同代谢指标与术后病理组织学观察到的肿瘤镜下浸润范围的相关性，发现肿瘤 18F-FDG 摄取情况（SUVmax 和代谢体积-MTV）与镜下浸润范围呈正相关，提示 18F-FDG 摄取越

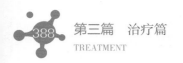
高，CTV 需要外放范围越大。

2. PET/CT 功能成像与生物靶区勾画关系

随着 PET/CT 等功能影像逐渐用于靶区勾画并参与制定放射治疗计划，生成了生物靶区（biological target volume，BTV）及生物调强放射治疗（biological intensity modulated radiation therapy，BIMRT） 等概念。BTV 指由一系列肿瘤生物学因素决定的靶区内放射敏感性不同的区域，同时考虑肿瘤区内及正常组织的敏感性差异，且均可通过分子影像学技术显示，而 BIMRT 则是指利用先进的 IMRT 技术，最大程度地杀灭肿瘤和最大限度地保护周围敏感的正常组织。IMRT 能够对复杂肿瘤靶区产生适形剂量分布，同时通过物理手段尽可能降低临近周围正常器官的受照量，以提高放射治疗的疗效。^{18}F-FDG PET 显像由于受到正常组织放射反应及炎性细胞浸润等因素的影响，在一定程度上影响到 BTV 的精确勾划；而 ^{18}F-FLT PET 可直接反映细胞分裂增殖状况，特异性较高，与 ^{18}F-FDG PET 具有良好的互补性，二者联合应用更有利于 BIMRT 的精确实施。

PET/CT 是现代影像技术的重要发展，其在 NSCLC 放射治疗前，可以清晰地对病灶进行显示从而指导治疗方案；在放射治疗实施过程中，可以精确地指导靶区的勾画及放射治疗计划的制定；在放射治疗后能够判断疗效及预后。目前，

国内已有医院开展 PET/CT 模拟定位系统，将放射治疗计划整合到 PET/CT 中，用图像融合生物靶区定位技术更准确地确定肿瘤大小与位置，有助于在制定放射治疗计划时给出更精确的照度及剂量分布指数。PET/CT 已成为放射治疗定位和制定治疗计划的新手段。

三、肺癌定量影像技术及肿瘤勾画现状与展望

放射治疗是中晚期肺癌的主要治疗手段，靶区勾画的准确性直接关系到放射治疗的疗效；呼吸运动、心脏活动均可影响肺部肿瘤在胸腔内的位置变化，导致计划靶区难以确定；同时中心性肺癌合并阻塞性肺炎、肺不张，也会增加肺癌靶区界限确定的难度。适形、调强、呼吸门控以及图像动态引导等技术的发展成为确定和控制肿瘤随呼吸变化、心脏活动而产生移动并降低正常肺组织受照的关键。CT 定位是肺癌放疗必备工具，MRI、PET/CT 等影像技术发展及图像融合技术应用为肺癌合并阻塞性肺炎、肺不张放疗减少误放、漏放提供技术支持。如何合理、有计划地利用一个或多个影像引导技术，结合病变特点，发挥各个影像技术的最佳结合，还有许多问题亟待解决。

（杨敏　刘慧）

参考文献

[1] 苏晓东，吴秋良，张旭，等.非小细胞肺癌组织学异质性研究[J].肿瘤学杂志，2008，14 (11)：877-880.

[2] 李万龙，于金明，徐瑾，等.CT 用于非小细胞肺癌靶区勾画的价值[J].中华放射肿瘤学杂志，2004，13 (4)：294-296.

[3] 张书旭，周凌宏，徐海荣，等.基于相邻图像最像似原理的4D-CRT重建研究[J].中国医学物理学杂志，2009，26 (5)：1409-1414.

[4] 张书旭，余辉，杨俊，等.基于体积变化的思维计算机断层图像重建[J].中国组织工程研究与临床康复，2010，

14 (26): 4818-4822.

[5] 何翠菊, 罗娅红, 李森, 等. 全身磁共振弥散成像技术在肺癌分期中的应用研究[J]. 中国临床医学影像杂志, 2009, 20 (12): 925-928.

[6] 张安度, 田华, 韩春, 等. 磁共振弥散加权成像在肺癌精确放疗靶区勾画中应用价值分析[J]. 中华肿瘤防治杂志, 2013, 20 (16): 1249-1256.

[7] 周玉凤, 夏淦林. 18F-FDG PET/CT 显像对非小细胞肺癌术前区域淋巴结诊断及分期的临床价值[J]. 中国CT 和 MRI 杂志, 2014, 12 (3): 70-74.

[8] 彭莹莹, 张书旭, 余辉, 等. PET/CT 图像分割技术在肺癌放疗计划中的应用[J]. 中国医疗设备, 2014, 29 (6): 160-163.

[9] 珊丹, 韩波, 潘慧莹, 等. 18F-FDG PET/CT 模拟定位在Ⅲ期非小细胞肺癌放疗中的应用研究[J]. 中国肺癌杂志, 2010, 13 (7): 700-705.

[10] 李万龙, 于金明, 刘国华, 等. 非小细胞肺癌影像学与病理学靶区关系的研究[J]. 中华肿瘤杂志, 2003, 25 (6): 566-568.

[11] 王天禄, 李光, 党军, 等. PET/CT对非小细胞肺癌临床分期及三维适形放疗中靶区勾画的影响[J]. 中华放射肿瘤学杂志, 2011, 20 (2): 99-100.

[12] 于金明. 二十一世纪的放射肿瘤学[J]. 中华肿瘤杂志, 2002, 24 (6): 521-525.

[13] 康静波, 方恒虎, 杜锐, 等. 18F-FDG PET/CT评估体部伽玛刀治疗非小细胞肺癌的疗效研究[J]. 中国医学装备, 2014, 11 (8): 18-22.

[14] SATOH S, KITAZUME Y, OHDAMA S, et al. Can malignant and benign pulmonary nodules be differentiated with diffusion-weighted MRI? [J]. AJR Am J Roentgenol, 2008, 191 (2): 464-470.

[15] FARGION S, CARNEY D, MULSHINE J, et al. Heterogeneity of cell surface antigen expression of human small cell lung cancer detected by monoclonal antibodies [J]. Cancer Res, 1986, 46 (5): 2633-2641.

[16] SELYPES A, LASZLO A. Chromosome changes in a brain metastasis of a large cell lung cancer [J]. Cancer Genet Cytogenet, 1989, 39 (2): 181-184.

[17] LINNOILA R I, PIANTADOSI S, RUCKDESCHEL J C. Impact of neuroren-docrine differentiation in non-small cell lung cancer [J]. Chest, 1994, 106 (6 Suppl): 367-371.

[18] GIRARD L, ZOCHBAUER-MULLER S, VIRMANI A K, et al. Genome-wide allelotyping of lung cancer identifies new regions of allelic loss, differences between small cell lung cancer and non small cell lung cancer, and loci clustering [J]. Cancer Res, 2000, 60 (17): 4894-4906.

[19] PETERSEN S, ANINAT-MEYER M, SCHLUNS K, et al. Chromsomal alterations in the clonal svolution to the metastatic stage of squamous cell carcinoms of the lung [J]. Br J Cancer, 2000, 82 (1): 65-73.

[20] ANAMI Y, TAKEUCHI T, MASE K, et al. Amplotyping of microdissected, methanol-fixed lung carcinoma by arbitrarily primed poly-merase chain reaction[J]. Int J Cancer, 2000, 89 (1): 19-25.

[21] BROERS J L V, KLEIN R M, OOSTENDROP T, et al. Immunocytochemical detection of human lung cancer heterogeneity using antibodies to epithelial, neuronal and neuroendocrine antigens [J]. Cancer Res, 1987, 47: 3225-3234.

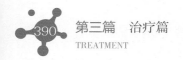
[22] BROERS J L V, RAMEAKERS F C, ROT M K, et al. Cytokeratins in different types of human cancers as monitored by chain specific monoclonal antibodies [J]. Cancer Res, 1988, 48: 3221-3229.

[23] YANG J C, WU Y L, CHAN V, et al. Epidermal growth factor receptor mutation analysis in previously unanalyzed histology samples and cy- tology samples from the phase III Iressa Pan-ASia Study (IPASS) [J]. Lung Cancer, 2013, 83 (2): 174-181.

[24] CHEN G, FENG J, ZHOU C, et al. Quality of life (QoL) analyses from OPTIMAL (CTONG-0802), a phase III, randomised, open-label study of first-line erlotinib versus chemotherapy in patients with ad- vanced EGFR mutation-positive non-small cell lung cancer (NSCLC) [J]. Ann Oncol, 2013, 24 (6): 1615-1622.

[25] ROSELL R, CARCERENY E, GERVAIS R, et al. Erlotinib versus standard chemotherapy as first-line treatment for European patients with advanced EGFR mutation-positive non-small cell lung cancer (EUR-TAC): amulticentre, open-label, randomisedphase3trial[J]. Lancet Oncol, 2012, 13 (3): 239-246.

[26] THUNNISSEN E, SMIT E F, NEDERLOF P M, et al. EGFR-mutation in non-small cell lung carcinoma. Treatment with tyrosine kinase inhibitors possible [J]. Ned Tijdschr Geneeskd, 2011, (155): A2554.

[27] KLOTZ D. Colorectal cancer stem cells and their implications for novel anticancer therapy[J]. Expert Rev Anticancer Ther, 2013, 13 (4): 461 -468 .

[28] TANIGUCHI K, OKAMI J, KODAMA K, et al. Intratumor heterogeneity of epidermal growth factor receptor mutations in lung cancer and its correlation to the response to gefitinib [J]. Cancer Sci, 2008, 99 (5): 929 -935 .

[29] RAO C, HU Q, MA J, et al. Comparison of the epidermal growth factor receptor protein expression between primary non-small cell lung cancer and paired lymph node metastases: implications for targeted nuclide radiotherapy [J]. J Exp Clin Cancer Res, 2010, (29): 7.

[30] MONACO S E, NIKIFOROVA M N, CIEPLY K, et al. A comparison of EG- FR and KRAS status in primary lung carcinoma and matched metastases [J]. Hum Pathol, 2010, 41 (1): 94-102.

[31] SUN L, ZHANG Q, LUAN H, et al. Comparison of KRAS and EGFR gene status between primary non-small cell lung cancer and local lymph node metastases: implications for clinical practice [J]. J Exp Clin Cancer Res, 2011, (30): 30.

[32] GOW C H, CHANG Y L, HSU Y C, et al. Comparison of epidermal growth factor receptor mutations between primary and corresponding metastatic tumors in tyrosine kinase inhibitor-naive non-small cell lung cancer [J]. Ann Oncol, 2009, 20 (4): 696-702.

[33] CHANG Y L, WU C T, SHIH J Y, et al. Comparison of p53 and epidermal growth factor receptor gene status between primary tumors and lymph node metastases in non-small cell lung cancers [J]. Ann Surg Oncol, 2011, 18 (2): 543-550.

[34] ZHONG W, WANG M, LI L, et al. EGFR gene mutation statuses in advanced non-small cell lung cancer patients and their influence on effect of gefitinib [J]. Zhongguo Fei Ai Za Zhi, 2012, 15 (9): 513 -520 .

[35] CHEN Z Y, ZHONG W Z, ZHANG X C, et al. EGFR mutation heteroge- neity and the mixed response to EGFR tyrosine kinase inhibitors of lung adenocarcinomas [J]. Oncologist, 2012, 17 (7): 978-985.

[36] KOBAYASHI S, BOGGON T J, DAYARAM T, et al. EGFR mutation and re- sistance of non-small cell lung

cancer to gefitinib [J]. N Engl J Med, 2005, 352 (8): 786−792.

[37] ARCILA M E, OXNARD G R, NAFA K, et al. Rebiopsy of lung cancer patients with acquired resistance to EGFR inhibitors and enhanced detection of the T790M mutation using a locked nucleic acid−based assay [J]. Clin Cancer Res, 2011, 17 (5): 1169−1180.

[38] RUPPERT A M, BEAU−FALLER M, NEUVILLE A, et al. EGFR−TKI and lung adenocarcinoma with CNS relapse: interest of molecular follow− up[J]. Eur Respir J, 2009, 33 (2): 436−440.

[39] SIEGEL R, NAISHADHAM D, JEMAL A. See 1 citation found using an alternative search [J]. CA Cancer J Clin, 2012, 62 (1): 10−29.

[40] RAMI−PORTA R, BALL D, CROWLEY J, et al. The IASLC Lung Cancer Staging Project: proposals for the revision of the T descriptors in the forthcoming (seventh) edition of the TNM classification for lung cancer [J]. J Thorac Oncol, 2007, 2 (7): 593−602.

[41] VERELLEN D, DE RIDDER M, LINTHOUT N, et al. Innovations in image−guided radiotherapy [J]. Nat Rev Cancer, 2007, 7 (12): 949−960.

[42] WANG L, FEIGENBERG S, CHEN L, et al. Benefit of three−dimensional image−guided stereotactic localization in the hypofractionated treatment of lung cancer [J]. Int J Radiat Oncol Biol Phys, 2006, 66 (3): 738−747.

[43] SANTORO J P, MCNAMARA J, YORKE E, et al. A study of respira− tion−correlated cone−beam CT scans to correct target positioning errors in radiotherapy of thoracic cancer [J]. Med Phys, 2012, 39 (10): 5825−5834.

[44] RISSER L, VIALARD F X, BALUWALA H Y, et al. Piecewise−diffeomorphic image registration: application to the motion estimation between 3D CT lung images with sliding conditions [J]. Med Image Anal, 2013, 17 (2): 182−193.

[45] NATH S K, SANDHU A P, JENSEN L, et al. Frameless image−guided ste reotactic body radiation therapy for lung tumors with 4−dimensional computed tomography or 4−dimensional positron emission to mography/computed tomography [J]. Clin Lung Cancer, 2011, 12 (3): 180−186.

[46] PERSSON G F, NYGAARD D E, MUNCK A, et al. Artifacts in conventional computed tomography (CT) and free breathing four−dimensional CT induce uncertainty in gross tumor volume de termination [J]. Int J Radiat Oncol Biol Phys, 2011, 80 (5): 1573−1580.

[47] PAUMIER A, CRESPEAU A, KRHILI S, et al. Dosimetric study of the dif ferent techniques to deal with respiratory motion for lung stereotac− tic radiotherapy [J]. Cancer Radiother, 2012, 16 (4): 263−271.

[48] MATOBA M, TONAMI H, KONDOU T, et al. Lung carcinoma: diffusion−weighted MR imaging− preliminary evaluation with apparent diffusion coefficient [J]. Radiology, 2007, 243 (2): 570−577.

[49] LIU Y, BAI R J, SUN H R, et al. Diffusion−weighted magnetic reso nance imaging of uterine cervical cancer [J]. J Comput Assist Tomogr, 2009, 33 (6): 858−862.

[50] HANNA G G, MCALEESE J, CARSON K J, et al. [18]F−FDG PET/CT simulation for non−small cell lung cancer: effect in patients already staged by PET/CT [J]. Int J Radiat Oncol Biol Phys, 2010, 77 (1): 24−30.

[51] GUERRA L, MEREGALLI S, ZORZ A, et al. Comparative evaluation of CT−based and respiratory−gated

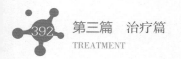
PET/CT-based planning target volume (PTV) in the definition of radiation treatment planning in lung cancer: preliminary results [J]. Eur J Nucl Med Mol Imaging, 2014, 41 (4): 702-710.

[52] ABDULLA S, SALAVATI A, SABOURY B, et al. Quantitative assessment of global lung inflammation following radiationtherapy using FDG PET/CT: a pilot study [J]. Eur J Nucl Med Mol Imaging, 2014, 41 (2): 350-356.

[53] BRADLEY J, BAE K, CHOI N, et al. A phase II comparative study of gross tumor volume definition with or without PET/CT fusion in dosimetric planning for non-small cell lung cancer (NSCLC): primary analysis of Radiation Therapy Oncology Group (RTOG) 0515 [J]. Int J Radiat Oncol Biol Phys, 2012, 82 (1): 435-441.

[54] YU H M, LIU Y F, HOU M, et al. Evaluation of gross tumor size using CT, 18F-FDG PET, integrated 18F-FDG PET/CT and pathological analysis in non-small cell lung cancer [J]. Euro J Radiol, 2009, 72 (1): 104-113.

[55] WANET M, LEE J A, WEYNAND B, et al. Gradient-based delincation of the primary GTV on FDG-PET in non-small cell lung cancer: a comparison with threshold-based approaches, CT and surgical specimens [J]. Radiother Oncol, 2011, 98 (1): 117-125.

[56] KOKSAL D, DEMIRAG F, BAYIZ H, et al. The correlation of SUVmax with pathological characteristics of primary tumor and the value of tumor lymph node SUVmax ratio for predicting metastasis to lymph nodes in resected NSCLC patients [J]. J Cardiothoracic Surgery, 2013, 8: 63.

[57] VOJTISEK R, MUZIK J, SLAMPA P, et al. The impact of PET/CT scanning on the size of target volumes, radiation exposure of organs at risk, TCP and NTCP, in the radiotherapy planning of non-small cell lung cancer [J]. Reppractical Oncol Radiother, 2013, 19 (3): 182-190.

[58] MENG X, SUN X, MU D, et al. Noninvasive Evaluation of microscopic tumor extensions using standardized uptake value and metabolic tumor volume in non-small cell lung cancer [J]. Int J Radiat Oncol Biol Phys, 2012, 82 (2): 960-966.

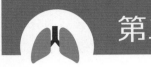

第二十七章

肺癌放疗毒性及预后的预测与分子标志物

第一节 概 述

肺癌的早期诊断比较困难，约 70% 的患者在确诊时已经处于局部晚期或者全身转移的状态，失去了手术机会，放疗和化疗成为其主要治疗手段。由于胸部含有肺、心脏、食管等重要脏器和放射剂量限制组织，在肺癌的放射治疗中，射线在杀伤肿瘤组织的同时，不可避免地会引起正常组织和器官的放射性损伤，其中肺的放射性损伤最为常见。近年来，由于高能射线装备的出现和放射治疗技术的发展，以及放射生物学、放射物理学和放射肿瘤学的结合，推动了放射治疗疗效的不断提高，患者生存期逐渐延长，与此同时放射治疗的毒副作用，尤其是各种迟发性放射损伤的发生率也在不断上升，严重影响了患者的生活质量，甚至危及生命。根据肿瘤放射治疗协作组（radiation therapy oncology group，RTOG）和美国国家癌症研究所（national cancer institute，NCI）制定的放射反应划分标准，将开始放疗后 90 天内发生的反应定义为急性放射反应；90 天后出现的放射反应称为后期放射反应。急性放射反应一般发生、发展较快，临床表现明显，易于发现，通过积极预防或治疗，绝大部分可以修复。而后期放射反应很难早期发现，因为治疗不及时，修复不完全而出现组织纤维化，不同程度地影响组织器官的结构或功能。

预后是指预测疾病的可能病程和判断疾病的特定结局（如康复，某种症状、体征和并发症等其他异常的出现或消失及死亡）及发生此结局的可能性，其决定了肿瘤本身的反应。预后因素是指患者无论接受何种治疗均能代表其临床转归的特征，转归即对治疗的反应或治疗后的生存获益情况，预后本质上与治疗药物等各项干预措施并不相关，如组织学类型腺癌、*EGFR* 突变等本身就是好的预后因子。评估预后主要是根据试验或调查得到的数据，利用统计学的方法进行处理后对患者的生存时间和结局进行统计分析，研究生存时间和结局与众多影响因素间的关系及其程度。一般多采用 COX 回归因素分析的方法来分析影响生存的危险因素。肺癌的预后由多种因素决定，准确的判断预后对于临床治疗具有重要的指导价值。

目前多学科综合治疗包括手术、放疗、化疗、靶向治疗、免疫治疗等手段，使肺癌的治疗效果有所改善，但由于肿瘤及患者个体之间均存在异质性，导致不同个体同一部位肿瘤对治疗的敏感

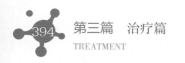

性及对治疗产生的毒副作用差异均很大，总的 5 年生存率仍不容乐观，大部分患者预后较差。探索预后评估相关的分子标志物，使肺癌患者从治疗中获益，减少毒副作用是目前提高肺癌治疗效果遇到的瓶颈。近年来，随着基因组学和蛋白质组学技术的发展，预测疗效与评估预后的分子标志物越来越多，使肿瘤个体化治疗成为可能。

第二节 放射性肺损伤

放射性肺损伤是肺癌放射治疗中最常见的毒副作用，据报道其发生率可达 5% ~ 15%。肺是胸部主要的剂量限制性器官之一，照射 20Gy 后即会产生永久性损伤。临床表现为早期的急性放射性肺炎和晚期的放射性肺纤维化两个阶段。

一、发病机制
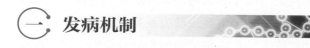

（一）分子生物学机制

可能促使纤维化发展的细胞因子主要有：白细胞介素（IL）-1、IL-2、IL-4 和 IL-6，干扰素 -r，肿瘤坏死因子 -α（TNF-α），碱性成纤维细胞生长因子 -2（FGF-2），转化生长因子 -β（TGF-β），血小板源性生长因子（PDGF）以及基质金属蛋白酶 MMP/TIMP。这些细胞因子可能由肺泡细胞、纤维细胞、肺泡巨噬细胞产生，以自分泌、旁分泌和内分泌的方式发挥作用。IL-6、TNF-α 与 TGF-β 为主要的研究热点。IL-6 由肺实质内的多种细胞分泌，能够调节机体的免疫反应和炎症反应，它的变化与放射性肺损伤的发生明显相关；TNF-α 是参与局部损伤与炎症反应的主要因子；TGF-β 是公认的与放射性肺损伤发生、形成关系最密切的介导因子，也是参与组织修复与发生器官纤维化的主要因子；

PDGF 通过促进成纤维细胞增殖，刺激成纤维细胞的趋化运动而促进细胞外基质的沉积及纤维化的形成；基质金属蛋白酶 MMP-2 和 MMP-9 的水平在放射性肺损伤的炎性表达过程中是上调的。

（二）关键靶细胞研究

放射性肺损伤主要的靶细胞为肺泡 II 型细胞和血管内皮细胞。肺泡 II 型上皮细胞是肺组织细胞中对射线最敏感的细胞之一，它在放射后最早出现形态学变化，分泌的前列腺素 E_2 水平降低，对成纤维细胞的抑制减少，从而使成纤维细胞增生。血管内皮细胞的形态变化主要是血管内皮细胞空泡化，以致阻塞管腔，细胞破裂、脱落，造成毛细血管栓塞。血管内皮细胞能合成前列腺素 -2（PGI-2）、血管紧张素转换酶（ACE）、血浆素源激活因子（PLA）等，照射后 PGI-2、PLA 和 ACE 降低，能直接削弱纤溶能力。有研究发现"远地伴随效应"现象，即照射野内激活的巨噬细胞迁徙至放射野以外的区域放射性肺炎。还有研究认为，放射性肺炎是由炎症因子介导的急性自发性免疫样反应，是一种淋巴细胞性肺泡炎，临床上应用抗生素效果不佳，用糖皮质激素治疗有效支持此观点。

二、病理学改变

放射性肺损伤的发展是一个渐进的过程，其主要取决于照射时间的长短和照射剂量的大小。主要受损部位是肺泡，基本病理表现为肺充血、水肿、肺间质增厚及肺泡腔萎陷变小。白蕴红等通过动物实验研究发现，放射性肺损伤的病理学改变主要分为以下四期：①早期渗出期：见于照射后 0.5~1 个月，以渗出为主。表现为肺不同程度充血、出血、水肿，肺泡壁轻度增厚，个别处有透明膜形成。②肉芽生长期：见于照射后 2~3 个月，肺泡壁中度增厚，肺泡腔变小，肺泡壁内成纤维细胞数目增多，可见有淋巴细胞、巨噬细胞、多核巨细胞等。③纤维增生期：见于照射后 3~6 个月，肺泡壁增厚，肺泡腔明显变小。成纤维细胞和纤维细胞较多，血管支气管周围肺泡壁处出现纤维化，常见纤维素以"出芽"方式向腔内伸出。④胶原化期：见于 6 个月以后。局部肺泡壁可完全被胶原纤维代替，细胞数目减少。个别见有骨化生与神经末梢长入现象。

三、影响因素

（一）照射体积、总剂量和分割剂量

肺照射后的放射损伤和照射的肺体积密切相关，总剂量和分割剂量也明显影响肺的照射耐受量。目前推荐的肺组织常规分割放疗（每天 1 次，每次 1.8~2.0Gy，每周照 5 次）的耐受量（TD5/5）为：全肺照射为 17.5Gy；1/3~2/3 的肺体积受照射为 30Gy；< 1/3 的肺体积受照射为 45Gy。每次照射剂量越小，肺的放射损害越小，耐受量越高。对放射性肺炎的发生具有预测意义的两个参数是剂量体积直方图（dose-volume histograms，DVH），用来评估靶区及周围正常组织的照射剂量及照射体积，其次是 V20 即肺接受 > 20Gy 照射的体积与总体积比，两者作为评价三维适形治疗计划及预测 RIP（≥ 2 级）发生率的指标已得到了普遍的认可。在三维适形放疗时，V20 应该控制在 ≤ 30% 水平。

（二）两次照射的间隔时间

分割照射的时间间隔会影响肺的放射损伤，如果间隔时间太短，使第一次照射产生的致死性损伤修复不完善，则肺放射损伤加重。一般认为两次照射的时间间隔至少需要 6h。

（三）放疗总疗程

照射的总疗程长短并不明显影响肺放射损伤的严重程度。换而言之，只要总照射剂量和分割剂量不变，总疗程的延长或缩短并不明显影响肺的放射耐受量。前提是两次照射的时间间隔必须足够长。

（四）其他因素

治疗前肺功能状态：老年慢性支气管炎和肺气肿等慢性阻塞性肺病都使肺的放射耐受量降低，容易产生急性放射性肺炎和肺纤维化。

合并化疗：会降低肺的放射耐受性，特别是使用对肺有毒性的化疗药物，如博莱霉素、环磷酰胺、异环磷酰胺、丝裂霉素、阿霉素、长春新碱。

四、临床表现

急性放射性肺炎早期的临床症状为低热、干咳、胸闷，合并感染者有高热、咳嗽、咳痰、气促、胸痛等表现。严重者出现急性呼吸窘迫，甚至会导致肺源性心脏病死亡。查体可闻及湿啰音，有肺实变的表现。度过急性期后，则将经历一个逐渐发展到肺纤维化的过程。肺遭受放射后多数会出现影像学改变，即使在没有临床症状的患者也会出现。急性放射性肺炎在常规 X 线胸片表现为弥漫浸润样改变，与放射野的形状一致。胸部 CT 检查通常表现为肺密度增加。由于 CT 在区别肺的密度方面比胸片更敏感，而且能显示出放射

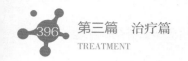

剂量越高，肺密度增加越明显的关系，因而常被用于诊断肺的放射损伤。

放射性肺纤维化进展较缓慢，呈隐匿发展，在放疗1~2年后趋于稳定。大多数患者无明显临床症状，或仅有刺激性咳嗽；少数患者，特别是早期急性放射性肺炎较严重的患者，则表现为气促、胸闷、喘息、发绀、端坐呼吸、杵状指，甚至发展为慢性肺心病。大多数患者的影像学检查中会出现肺的后期放射改变。X线平片上出现肺纤维化的表现，在高剂量区有致密影，伴纤细的条索状阴影向周围放射，与放射野的形状基本一致，但也可超出放射野的范围。肺纤维化的另一个明显改变是肺呈局部收缩状态，即以放射野为中心收缩，使纵隔、肺门移位，横膈上抬。局部的肺纤维化使其余肺有不同程度的代偿性肺气肿，受照胸膜可出现增厚。有时肺纤维化造成的阴影和肿瘤的局部复发很难鉴别，MRI、PET和SPECT有助于鉴别肺纤维化和肿瘤复发。

（五）防治原则

放射性肺损伤的发生机制尚不明确，治疗效果不甚理想，重在预防。放疗期间应预防感染；年龄偏大、有慢性肺病的患者酌情做姑息放疗，不能为只求疗效而一味提高剂量，否则可能因严重的肺损伤影响患者生活质量甚至危及生命。制定放疗方案时，要做到合理、精确、个体化，尽量缩小照射面积，减少对正常肺组织的照射剂量。目前的药物治疗带有很大的经验性，最常用而有效的方法是肾上腺皮质激素联合抗生素，辅以吸氧、平喘、止咳等对症治疗。

肾上腺皮质激素：可减轻肺实质细胞和微血管的损害程度，减轻肺组织渗出和水肿，进而有效地减轻症状。由于激素副作用较多，不推荐预防用药及长期使用。

大环内酯类抗生素：十四元环的大环内酯类抗生素具有与糖皮质激素相似的非特异性的抗炎和抗免疫作用。应该指出的是，放射性肺炎是一种淋巴细胞性肺泡炎，其病因并不是细菌感染，在没有合并感染时抗生素仅仅是预防用药，合并感染时应根据药敏结果选择抗生素。

还原型谷胱甘肽：一方面能够与体内自由基结合，加速自由基排泄，另一方面可以中和氧自由基，避免产生过氧化脂质，防止细胞的损伤，并促进正常细胞蛋白质的合成，起到保护正常细胞的作用。

氟伐他汀和维A酸：氟伐他汀是一种3-羟基3-甲基戊二酰辅酶A还原酶抑制剂，可抑制TGF-β的表达，进而抑制肺成纤维细胞的增生和基质的过量产生，可有效防治肺间质纤维化。维A酸可调节各种炎症和免疫细胞的功能，同时可修复细胞损伤。研究表明：氟伐他汀联合维A酸能够预防放射对正常肺组织的损害，有效地减轻放射性肺炎，抑制胶原纤维增生。

干扰素：动物实验研究显示，IFN-Y可以通过抑制Ⅰ型和Ⅲ型胶原的合成来有效减少照射后的放疗反应，延迟放射性肺泡炎的发生时间并降低损伤的程度。

氨磷汀：是一种泛细胞保护剂，目前临床上广泛用作预防放疗和化疗不良反应的保护剂。研究发现，它对肺的放射性损伤有预防作用，可使实验组小鼠照射后血浆TGF-β1水平显著降低。非小细胞肺癌患者在接受放化疗时给予氨磷汀可以显著降低放射性肺炎的发生率。

第三节　放射性食管炎

在肺癌放射治疗中，照射野内正常食管黏膜发生充血水肿，临床上表现为吞咽困难、胸骨后烧灼感、局部疼痛，且上述症状在进食后加重，称为放射性食管炎。食管黏膜属于更新较快的组织细胞类型，其鳞状上皮细胞对放射线作用较敏感，因此属于胸部肿瘤治疗中剂量限制性急性反应组织。肺癌常规放疗的处方剂量在60~70Gy，在这个剂量范围内绝大多数患者都发生不同程度的食管炎症状。

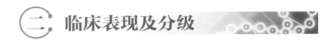 发病机制及病理学改变

沈莉等报道以大剂量（22Gy）单次照射大鼠上段食管后第7天开始出现放射性食管炎病理改变，食管炎的发生率随着剂量的递增而进行性增高，当照射剂量达43Gy时全部大鼠出现放射性食管炎病理改变，主要表现为食管黏膜的炎症、充血、水肿；继而发生上皮坏死、脱落。患者通常在放疗的第2~3周，即剂量达18~21 Gy后开始出现急性食管炎的症状。急性期症状一般在放疗结束后1~4周持续存在。放疗结束后食管黏膜逐渐发生慢性炎症及上皮的再生，黏膜下及部分肌层开始纤维化，严重的纤维化可导致食管狭窄，甚至闭锁。

二　临床表现及分级

一般放疗开始后1周以上，患者开始出现返酸、嗳气、呃逆、胸骨后灼烧不适等症状，即为轻微放射性食管炎。随着放疗时间的延长和剂量的递增，食管黏膜损伤进行性加重，患者出现进食哽噎、吞咽困难、胸骨后疼痛等，尤其是进食较硬或刺激性食物时症状更为明显，这一般发生在放疗第2~3周，此时的剂量为20~30Gy。放疗结束后这些症状多可自行消失。但在此期间，患者可因进食疼痛引起能量摄入不足，轻者引起体重下降，机体抵抗力下降，重者引起严重营养不良，甚至影响食管癌患者溃疡修复，引发食管瘘、呕血等严重合并症，危及生命。

2009年NCI发表了修订后的"常见不良事件反应评价标准（CTC）4.0"，该标准现已被各国临床组织广泛接受并采用。见表27-1。

表27-1　常见不良事件反应评价标准（CTC）4.0

不良事件	0	1级	2级	3级	4级	5级
吞咽困难	无症状	有症状，能够正常进食	有症状，进食和吞咽状态改变	进食和吞咽重度改变；需要鼻饲或全肠外营养或住院治疗	危及生命；需要紧急治疗	死亡

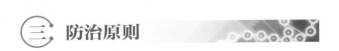 防治原则

临床上治疗放射性食管炎的原则为：消炎、止痛、保护及修复食管黏膜、加强营养支持。一般主张使用盐水或者碳酸氢钠口腔盥洗液，口服黏稠的利多卡因、硫糖铝混悬液、庆大霉素、醋酸地塞米松等，或将上述多种药物联合制成口服

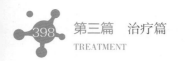
合剂。庆大霉素具有杀灭局部细菌的作用；地塞米松抑制炎症反应，使食管受损细胞充血、渗出减少；而利多卡因作为局部黏膜麻醉药物，可缓解放射性食管炎的局部疼痛症状。然而，上述治疗仅能缓解症状，并不能达到治愈的效果。

氨磷汀可通过其自由巯基降低电离辐射产生的活性氧进而达到抗辐射的作用，是目前被广泛研究的降低放射性食管炎的药物之一。Movsas 等在 RTOG 9801 中认为，氨磷汀并没有降低局限性非小细胞肺癌患者放射治疗急性食管炎的发生率。Hensley 等在美国临床肿瘤学会（ASCO）第44届年会上报告，推荐常规使用氨磷汀来预防同步放化疗的非小细胞肺癌患者的放射性食管炎的

证据尚不充分。目前就氨磷汀能否降低放射性食管炎发生率这一问题，尚未达成共识，有待大样本的随机临床试验来进一步明确。

谷氨酰胺是人体内常见的氨基酸之一，有研究指出其具有抗辐射作用。在高分解代谢（如肿瘤）状态下，谷氨酰胺过度消耗，导致谷胱甘肽的减少，增加放化疗对正常组织的损伤程度。Vidal 等在一项谷氨酰胺预防口腔黏膜炎及急性放射性食管炎疗效的回顾性研究中发现，谷氨酰胺在头颈部和胸部肿瘤放疗患者中，具有潜在的放射性保护治疗作用。但目前还缺乏该药的Ⅲ期临床结果，有待进一步研究。

第四节 放射性脊髓病及其他毒副反应

（一）放射性脊髓病

放射性脊髓病又称放射性脊髓炎，是由于脊髓组织受到放射线照射，并在多种因素的联合作用下使神经元发生变性、坏死而引发的疾病。根据放射治疗结束到脊髓出现损害症状的间隔时间，又可分为：急性放射性脊髓病（1个月内）和慢性放射性脊髓病（1年以上），其中慢性放射性脊髓病更为多见。

（一）病因与发病机制

正常脊髓组织的耐受量为 4 000~5 000 cGy/4~5 周，超过此限值就可能造成放射性脊髓病。多项动物实验表明，放射性脊髓病的发生与接受放射剂量的方式、多少、机体免疫功能状态及病

程长短等诸多因素有关。

放射性脊髓病的发病机制尚未清楚，有几种学说：①放射线直接损害细胞。②血管损伤引起缺血性改变，放射使血管内皮细胞水肿、坏死，管壁增厚，管腔狭窄，闭塞或血栓形成，导致神经细胞缺血、缺氧、坏死。③免疫损伤机制：放射线作用于神经组织，使细胞蛋白或类脂质发生改变，具有新的抗原性，产生自身免疫反应引起水肿、脱髓鞘或坏死。

（二）病理改变

大体观察：放射性脊髓病早期变化为脊髓充血、水肿、脱髓鞘以及神经细胞变性等；晚期主要是脊髓坏死、液化、囊变以及继发萎缩等。

光镜检查：脊髓有广泛的水肿及出血软化灶，灰质和白质均受累，以白质为主，两侧常不对称；

有广泛的髓鞘脱失现象；血管壁的通透性增加，血管周围可有淋巴细胞浸润，微血管呈玻璃样变性、闭塞，但只有很少的血管出现损伤；神经胶质细胞减少并呈多种变性；白质中局部有钙沉积以及脂质巨噬细胞和肿胀的星形胶质细胞。

（三）临床表现

放射性脊髓病的临床症状多种多样，起病一般隐匿，大多数患者在放疗后 1~2 年发病。早期以感觉障碍多见，包括受损脊髓节段的各种感觉异常；部分患者出现 Lhermitte 征，即屈颈时出现从颈部沿着背部脊椎向下肢或四肢远端传播的放射性电击样麻痛，反复数次后症状明显减轻，休息后能再次出现，这是放射性脊髓病诊断的重要依据。后期可出现共济失调、肢体瘫痪、自主神经受损等症状，由于直肠和膀胱括约肌功能障碍，表现为大小便潴留、失禁或性功能减退。

根据临床症状、病理变化、病程及预后等特点，本病可分为以下类型：①一过性放射性脊髓病：潜伏期为 3~4 个月，症状常在数周至数月内获完全缓解。②慢性进展性放射性脊髓病：一般潜伏期较长，平均约为 14 个月，初期病情发展较快，以后则趋向于慢性发展。③静止型放射性脊髓病：此型起病较急，常在几小时至几天内发展为截瘫或四肢瘫，以后病情处于静止状态，再无加重趋势。④急性进展型放射性脊髓病：第一个症状出现后病情急剧发展，最后因截瘫或昏迷而死亡，病程只有 1 ~ 3 个月。⑤肌萎缩型放射性脊髓病：选择性地损害脊髓前角细胞，表现为肌肉萎缩，又称为放疗后运动神经元综合征。

（四）影像学改变

MRI 检查对放射性脊髓病有重要诊断价值，影像学表现有以下特点：① MRI 可见相应椎体 T1W 信号增强，正常与异常椎体之间出现"分界线"。②病变脊髓的 MRI 改变呈连续性多节段，仅轻重程度不同。③横断位和（或）矢状位 T1W 早期显示为脊髓增粗，边缘不整齐，T1W 呈低信号、T2W 呈条状或斑片状高信号；慢性期脊髓大小正常或变细萎缩，蛛网膜下隙明显增宽，仍以 T1W 低信号、T2W 高信号为主，但不均匀。④增强 MRI 显示斑点状或环状强化，若脊髓水肿、液化或囊变则不强化。

（五）防治原则

放射性脊髓病的预后不佳，治疗效果有限，主要是激素类和抗凝类药物。可给予地塞米松 10 mg/d 静脉注射，或泼尼松 30~40 mg/d 口服，症状改善后可逐渐减少剂量至维持量。为改善患者脊髓的缺血性病理改变，可给予抗凝类药物如肝素、阿司匹林等。Nieder 等动物实验结果显示，分别应用胰岛素样生长因子和碱性成纤维细胞因子可以防止放射性脊髓病的发生，如果将两者联合应用效果更好。

放射性脊髓病重在预防。在对原发肿瘤设计放射治疗野时，应尽量避开脊髓，并严格控制脊髓接受射线的剂量。同时，给予神经营养等支持治疗，密切观察及时随访，一旦出现脊髓受损症状，应行 MRI 检查明确诊断，及早治疗，以减轻损伤程度，改善预后。

（二）放射性心脏损伤

肺癌患者在接受放射治疗的过程中，心脏不可避免地受到不同程度的照射，引起心脏结构或功能的损伤。其病理生理学改变为心包增厚、心肌纤维化、心内膜增厚、冠状动脉狭窄等，临床表现为胸闷、胸痛、心悸、水肿等，或无明显症状，仅表现为左室射血分数降低。常用的临床终点有心包疾病、缺血性心脏病、充血性心力衰竭及心脏瓣膜疾病。各类心脏检查结果可在放疗中或放疗后数年出现阳性改变，如心脏彩超可发现射血分数（ejection fraction，EF）值下降，心电图表现为心律失常，胸部 CT 可发现心包积液等。合并化疗会增加其发病率，在放化疗中不应使用

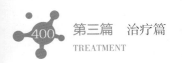

阿霉素等心脏毒性药物。目前对放射性心脏损伤尚无有效的治疗方法，因此重在预防。最根本的措施是尽可能减少放疗过程中心脏的照射剂量，加强对胸部肿瘤治疗患者的心脏监测，早期发现心脏损伤，及时治疗。对于高危人群或患有心血管基础疾病者，尽早应用对心血管系统有保护作用的药物。据报道，小剂量激素、ACEI 类药物、抗氧化、内皮生长因子等对放射性心脏损伤有一定疗效。

三、放射性臂丛神经损伤

肺尖癌或锁骨上区淋巴结转移患者在放射治疗过程中，臂丛神经受高剂量或是单次大剂量照射后引起臂丛神经功能障碍。照射 50Gy 以内一般不发生放射性臂丛神经损伤。其发病机制尚不明确，放射性纤维化起着重要作用。放射性臂丛神经损伤的潜伏期为数月至数年，初期主要表现为上肢感觉异常或神经性疼痛，随着病变进展，逐渐发展为整个上肢感觉减退、麻痹无力、甚至瘫痪，神经性疼痛一般较少发生。患者神经损伤症状的多样化，主要取决于损伤的神经部位。正中神经损伤比较常见，其症状类似于腕管综合征，表现为鱼际肌收缩、手掌平坦、指端感觉障碍，而后延伸到前臂及整个上肢。放射性臂丛神经损伤是一种不可逆疾病，目前尚无有效的治疗方法，因此重在预防。临床工作中需要严格掌握放疗指征，设计科学合理的放疗方案，在不影响疗效的情况下，尽量减少臂丛神经受照射的剂量及范围。肝素钠、华法林等抗凝药物，高压氧、手术等治疗对放射性臂丛神经损伤有一定的缓解作用。

四、放射性胸壁损伤和皮肤损伤

胸壁损伤（神经性疼痛、肋骨骨折等）和皮肤损伤（皮肤纤维化、皮肤溃疡等）容易发生在肿瘤距胸壁较近的位置。胸壁疼痛目前被认为是非小细胞肺癌经过体部立体定向放射治疗（stereotactic body radiation therapy，SBRT）后的一种重要的不良反应，其发生机制尚不清楚，周围大的肋间神经损伤或许是一种原因。Welsh 等回顾性分析了肿瘤距离胸壁 < 2.5 cm 的 268 例患者，给予总剂量 50Gy，每次 12.5Gy，结果 8 例患者出现肋骨骨折，14 例发生急性胸痛，45 例发生慢性胸痛。肋骨骨折也是 SBRT 治疗后常见的不良反应，通常症状较轻，需经过 CT 等影像学确诊，SBRT 后肋骨骨折的发生与小体积 / 高剂量照射相关，一般不需要特殊处理。有研究表明肺癌病灶距体表较近的患者在行 SBRT 治疗时，照射野皮肤易发生损伤，表现为局部皮肤潮红、烧灼感和刺痒感，最后皮肤逐渐变成暗红，表皮脱落。临床医师应注意保护患者皮肤完整，预防感染，避免瘢痕形成。

第五节 肺癌的预后评估和分子标志物

以往的研究认为与肺癌预后相关的因素有年龄、吸烟史、TNM 分期、肿瘤的病理类型、肿瘤的分化程度、淋巴结转移等。1978 年 Herberman 首次提出肿瘤标志物（tumor markers，TM）概念，TM 检测已广泛应用于临床，在肿瘤的辅助诊断、疗效评价、复发或转移监测、预后评估方面发挥着重要作用。目前临床以血清癌胚抗原（carcino-embryonic antigen，CEA）、神经元特异性烯醇化酶（neuron-specific enolase，NSE）、鳞状上皮细胞癌抗原（squamous cell carcinoma antigen，SCC-Ag）、细胞角质蛋白 19 片段抗原 21-1（CYFRA21-1）、糖类抗原 125（CA125）这 5 种传统肿瘤标志物联检最为广泛，但是在肺癌诊断和预后评估中其敏感性并不是很高。因此，寻找新的、特异性和敏感性较高的分子标志物便成为当前研究的热点。

一　DNA 修复基因

核苷酸切除修复系统（nucleotide excision repair，NER）是机体正常细胞针对 DNA 加合物、紫外线等导致的 DNA 损伤的修复过程。其通路的关键信号分子目前已成为肺癌及其他癌症中预后评估的研究热点。

（一）切除修复交叉互补基因 1（excision repair cross complementing group 1，ERCC1）

ERCC1 是核苷酸剪切修复家族中的重要成员，与着色性干皮病基因 F（xeroderma pigmentosum group F，XPF）形成异源二聚体，在 DNA 单链受损处的 5' 端进行剪切而发挥功能。Simon 等的研究表明与 ERCC1 低表达的患者相比，ERCC1 高表达的患者有较长的总生存期（overall survival，OS），提示未治疗组中 ERCC1 过表达的预后较好。一项针对 867 例 NSCLC 患者术后接受铂类辅助化疗的随机临床研究指出，对照组中 ERCC1 阳性的患者生存期明显长于阴性患者。

（二）核糖核苷酸还原酶 M1（ribonucleotide reductase M1，RRM1）

RRM1 是核苷酸还原酶的亚单位，此酶催化核苷酸转变为脱氧核苷酸，协助 DNA 的合成和修复。Zheng 等在 2007 年首次报道了 RRM1 的预后价值，使用自动定量蛋白表达的荧光染色方法检测未经治疗的术后患者，RRM1 高表达者具有较长的中位生存期。

（三）乳腺癌基因 1（BRCA1）

BRCA1 参与核苷酸切除修复过程。BRCA1 和 β-微管蛋白共定位于有丝分裂纺锤体的微管中，提示 BRCA1 可能是有丝分裂纺锤体聚合的调节因子。研究表明 BRCA1 通过 c-Jun N 末端激酶通路参与细胞凋亡，这条通路由铂类化疗药物诱导的 DNA 损伤激活，抑制此通路后可恢复对铂类药物的敏感性。Rosell 等利用实时荧光定量聚合酶链式反应（qRT-PCR）技术检测 126 例未接受化疗的 NSCLC 患者术后样本中 BRCA1 的表达水平评价预后，BRCA1 表达越高，OS 越短。

二　细胞周期调控因子

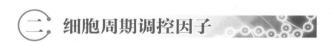

细胞周期与 DNA 修复密切相关，细胞周期蛋白变异在肿瘤的发生、发展过程中比较常见。因此，这些蛋白成为靶向治疗的靶标和研究重点。

（一）P53

抑癌基因 *P53* 在肺癌中的表达已经被广泛研究。P53 蛋白与 DNA 结合后具有 3 个主要功能：调节细胞周期、诱导细胞凋亡和稳定基因组状态。一项随机Ⅲ期临床研究 JBR.10 对比了 482 例ⅠB/Ⅱ期术后 NSCLC 患者接受顺铂联合长春瑞滨辅助化疗和观察组的疗效。观察组中，表达 P53 的患者与不表达 P53 的患者相比生存期明显缩短。然而，表达 P53 的患者能从辅助化疗中明显获益，而不表达 P53 的患者获益不明显。研究表明 P53 高表达是阳性预测因子，可预测 NSCLC

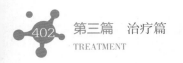

患者能否从化疗中获益。

（二）KRAS

KRAS 信号转导通路位于 EGFR 和其他信号转导通路的下游，突变后的 KRAS 失去鸟苷酸三磷酸酶活性，导致 KRAS 信号处于持续激活状态，进而引起细胞恶性增殖。肺腺癌中 KRAS 突变约占 30% 以上，而且这些突变常发生在吸烟者或者腺癌患者中。Huncharek 等通过 Meta 分析对比了 881 例 NSCLC 患者的 KRAS 突变情况，发现 KRAS 突变患者预后差。另一项荟萃分析显示 KRAS 突变可作为预后不良的生物学指标。JBR.10 研究多因素和单因素分析显示 KRAS 突变不是独立的预后因素，与观察组相比，接受辅助化疗组中 KRAS 野生型患者生存期显著延长，KRAS 突变患者并不能从化疗中获益。

三　循环 DNA

循环 DNA（circulating DNA，cirDNA）是指存在于血液中的细胞外游离的 DNA，多由肿瘤细胞释放，因而可以反映肿瘤组织的基因改变，检测血液中的 cirDNA 用于诊断恶性肿瘤已成为近年的研究热点之一。Van der Drift 等进行了一项长达 6.5 年的随访研究，结果显示血浆 cirDNA 水平高往往提示患者预后差。Sirera 等对 446 例 Ⅲ 期和 Ⅳ 期的 NSCLC 患者进行平均为期 9.7 个月的随访研究显示，cirDNA 是患者进展中位生存期和 OS 的独立预测标志物，它是一种非侵袭性的预测进展期 NSCLC 患者预后的标志物。

四　MicroRNA

MicroRNA（miRNA）是一种大小为 21~23 个碱基的单链小分子 RNA，参与基因转录后水平调控，几乎参与体内所有的基本信号转导途径，包括许多重要肿瘤相关基因的表达。研究发现，组织型 miRNA 能作为肺癌预后判断指标，而且是独立的预后因素。Takalmzawa 等应用分层聚类法，将 143 例 NSCLC 术后患者分为 let-7 低表达组和 let-7 高表达组，两组在年龄、性别、组织学类型、T 状态、分化程度上的差异无统计学意义。Kaplan-Meier 生存曲线显示，低表达组生存时间明显短于高表达组，单因素 Cox 回归分析显示 let-7 低表达预示着更差的预后。多因素 Cox 比例风险模型分析显示，let-7 的表达水平是非小细胞肺癌术后的独立预后因素。Yanaihara 等应用单因素 Cox 模型发现，5 种 miRNA 与肺腺癌预后有关，Kaplan-Meier 生存曲线显示，has-miR-155 高表达与 has-let-7a-2 低表达预示着更短的生存期，多因素 Cox 比例风险模型分析显示，has-miR-155 是肺腺癌独立的预后因素。

此外，循环 miRNA 也是当前研究的热点。理想的分子标志物具有高特异性、高敏感性、操作简单快捷、经济等特点。循环 miRNA 符合以上要求，miRNA 在血清中稳定存在，能抵抗 RNA 酶降解，肿瘤的 miRNA 释放进入血液循环，血液中的 miRNA 量可以在一定程度上反映肿瘤组织的情况，因此可以通过测定血液中的 miRNA 来诊断、监测肿瘤。Hu 等研究了肺癌患者血清 miRNA 表达谱与生存期之间的关系。按生存时间将 303 例 Ⅰ~Ⅲ a 期 NSCLC 患者分为长存活组（30 例，平均生存期 49.5 个月）和短存活组（30 例，平均生存期 9.54 个月），比较两组血清 miRNA 水平，根据其中差异有统计学意义的 4 种 miRNA（miRNA-486、miRNA-30d、miRNA-1、miRNA-499）组成的表达谱，将患者分为高危组和低危组，结果显示低危组中位生存期明显高于高危组，提示这 4 种血清 microRNA 组成的表达谱可用于生存预测，是影响 NSCLC 患者 OS 的独立预后因素。Silva 等采用芯片技术检测发现，血清 miR-30-3P 和 let-7f 的浓度与肺癌患者的无病生存率和 OS 显著相关；血清 miR-30-3P 和

let-7f 的高水平表达与肺癌患者预后不良相关。Kaduthanam 等通过检测早期可切除肺腺癌患者血清中的 miRNA 水平，证实 miR-142-3p 与肿瘤的复发高风险相关，在术后 24 个月内复发的患者，其水平往往升高，提示 miR-142-3p 可作为一个评价复发风险的血清指标。

五、表皮生长因子受体（EGFR）

EGFR 是一种在所有表皮和基质细胞中均有表达的跨膜糖蛋白，具有 3 个功能结构域：一个包含 2 个 EGF 结合位点的胞外结构域，一个疏水的跨膜结构域和一个胞质结构域（酪氨酸激酶和羧基自身磷酸化区域）。EGFR 信号通路对细胞的生长、增殖和分化等生理过程发挥重要作用。EGFR 结构域中的受体酪氨酸激酶的调节紊乱可导致细胞的恶性增殖和转移，细胞死亡的延迟或者血管的诱导生成，引起肿瘤的发生。既往研究认为，未经治疗的 EGFR 突变 NSCLC 患者比 EGFR 野生型患者预后更好。BR.21 研究显示，未经治疗的安慰剂组中 EGFR 突变的患者中位生存期明显长于 EGFR 野生型患者。BR.21 和 ISEL 的研究中，EGFR 突变患者比野生型患者的药物缓解率更高。研究显示 EGFR TKI 一线治疗中突变的患者有效率高达 70%~80%。BR.21 研究指出，与安慰剂相比，EGFR 突变的患者更能从厄洛替尼的靶向治疗中获益。值得一提的是，EGFR 野生型患者也能获益。

此外，BR.21 和 ISEL 两项临床研究均显示安慰剂组中 EGFR 高拷贝数的患者与低拷贝数的患者相比预后较差。这两项研究显示接受吉非替尼和厄洛替尼治疗后 EGFR 高拷贝数与生存获益密切相关。另外多项研究亦表明了 EGFR 高拷贝数与 EGFR-TKI 药物高反应性之间的关系。

六、血管表皮生长因子及其受体（VEGF/VEGFR）

血管生成及肿瘤相关的血管新生在肿瘤的生长、侵袭及转移中起重要作用。其中，VEGFR2 在 VEGF 的信号转导及血管内皮生成中起主导作用。贝伐单抗作为第一个重组人源化的抗 VEGF 的单克隆抗体，能与所有的 VEGF 异构体结合，阻止 VEGF 与受体结合从而抑制 VEGF 的活性，阻断肿瘤血管的细胞信号传导，抑制肿瘤血管生长。Sandler 等的 ECOG 4599 研究中随机比较紫杉醇/卡铂联合或不联合贝伐单抗一线治疗晚期 NSCLC 的疗效，研究显示在紫杉醇/卡铂基础上加用贝伐单抗能够改善 OS、无病生存期和缓解率。

七、雌激素及雌性激素受体

雌激素（estrogen）是一种性激素，由卵巢和胎盘产生，肾上腺皮质也可产生少数雌激素。雌激素受体（estrogen receptor，ER）是核受体超家族成员之一，其包括 2 个亚型：ER-α 和 ER-β，主要介导雌激素的多向效应。研究发现其在多种肿瘤的发生、发展过程中起着重要作用。多项研究显示，血清中的雌激素水平及雌激素受体可作为 NSCLC 的独立预后因素。Susan 等对 815 例 NSCLC 患者研究后发现，患者血清中雌激素含量较高时生存情况较差，相反血清雌激素低表达有助于改善患者的生存状况。另一项研究显示，ER-α 的等位基因多态性可以增加其表达量，会导致患者较低的生存率，相反 ER-β 的缺乏与患者的低生存率相关。Kawai 等对 132 例 NSCLC 患者进行免疫组化后发现，73% 的患者细胞质中发现 ER-α 的表达，51% 的患者细胞核中发现 ER-β 的表达，ER-α 的表达与低生存率相关，ER-β 的表达缺失同样与低生存率相关。

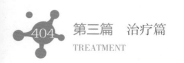

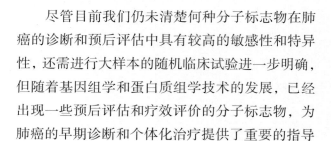

八　小结

尽管目前我们仍未清楚何种分子标志物在肺癌的诊断和预后评估中具有较高的敏感性和特异性，还需进行大样本的随机临床试验进一步明确，但随着基因组学和蛋白质组学技术的发展，已经出现一些预后评估和疗效评价的分子标志物，为肺癌的早期诊断和个体化治疗提供了重要的指导意义。分子标志物的发现和应用将促使个体化治疗成为可能。临床医师不仅要对患者进行临床整体评估，还要获取患者肿瘤组织或血液标本，采用分子生物学和基因组学技术进行一系列分子标志物的检测，根据患者的实际情况进行综合分析，选择最合适的治疗策略，最大限度地提高患者的生存期，减少治疗的毒副作用，提高患者的生存质量。

（陈乃宾　刘慧）

参考文献

[1] 白蕴红, 王德文, 张振声, 等. 大鼠放射性肺纤维化病理过程的形态计量学研究[J]. 中国体视学与图像分析, 1997, 2 (3): 4.

[2] 崔念基, 卢泰祥, 邓小武, 等. 实用临床放射肿瘤学[M]. 广州: 中山大学出版社, 2005: 447-449.

[3] 沈莉, 单保恩, 张莉, 等. 放射性食管炎动物模型的构建[J]. 中华肿瘤防治杂志, 2007, 14 (1): 14-16.

[4] 马丽, 韩晓红, 石远凯. 非小细胞肺癌中预测疗效和评价预后的分子标志物研究进展[J]. 癌症进展, 2010, 8 (3): 223-241.

[5] CHEN Y, RUBIN P, WILLAMS J, et al. Circulating IL-6 as a predictor radiation pneumonitis [J]. Int J Radiat Oncol Biol Phys, 2001, 49: 641-648.

[6] DE JAEGER K, SEPPENWOOLDE Y, KAMPINGA H H, et al. Significance of plasma transforming growth factor-beta levels in radiotherapy for non-small cell lung cancer [J]. Int J Radiat Oncol Biol Phys, 2004, 58 (5): 1378-1387.

[7] YANG K, PALM J, KONIG J, et al. Matrix-Metallo-Proteinases and their tissue inhibitors in radiation-induced lung injury [J]. Cancer, 2007, 10 (83): 665-676.

[8] ALMEIDA C, NAGARAJAN D, TIAN J, et al. The role of alveolar epithelium in radiation-induced lung injury [J]. PLoS One, 2013, 8 (1): e53628.

[9] GRAHAM M V, PURDY J A, EMAMI B, et al. Clinical dose-volume histogram analysis for pneumonitis after 3D treatment for non-small cell lung cancer [J]. Int J Radiat Oncol Biol Phys, 1999, 45 (2): 323-329.

[10] VUJASKOVI Z, FENG Q F, RABBANI Z N, et al. Assessment of the protection effect of amifostine on radiation- induced pulmonary toxicity [J]. Exp Lung Res, 2002, 28 (7): 577-590.

[11] ANTONADOU D, THROUVALAS N, PETRIDIS A, et al. Effect of amifostine on toxicities associated with radiochemotherapy in patients with locally advanced non-small cell lung cancer [J]. Int J Radiat Oncol Biol Phys, 2003, 57 (2): 402- 408.

[12] WERNER-WASIK M, SCOTT C, COX J D, et al. Recursive partitioning analysis of 1999 Radiation Therapy Oncology Group (RTOG) patients with locally-advanced non-small cell lung cancer (LA-NSCLC): identification of five groups with different survival [J]. Int J Radiat Oncol Biol Phys, 2000, 48 (5): 1475-1482.

[13] MOVSAS B, SCOTT C, LANGER C, et al. Randomized trial of amifostine in locally advanced non-small cell lung cancer patients receiving chemotherapy and hyperfractionated radiation: radiation therapy oncology group trial 98-01 [J]. J Clin Oncol, 2005, 23 (10): 2145-2154.

[14] HENSLEY M L, HAGERTY K L, KEWALRAMANI T, et al. American Society of Clinical Oncology 2008 clinical practice guideline update: use of chemotherapy and radiation therapy protectants [J]. J Clin Oncol, 2009, 27 (1): 127-145.

[15] TOPKAN E, YAVUZ M N, ONAL C, et al. Prevention of acute radiation-induced esophagitis with glutamine in non-small cell lung cancer patients treated with radiotherapy: evaluation of clinical and dosimetric parameters [J]. Lung Cancer (Amsterdam, Netherlands) , 2009, 63 (3): 393-399.

[16] VIDAL-CASARIEGO A, CALLEJA-FERNANDEZ A, BALLESTEROS-POMAR M D, et al. Efficacy of glutamine in the prevention of oral mucositis and acute radiation-induced esophagitis: a retrospective study [J]. Nutrition Cancer, 2013, 65 (3): 424-429.

[17] CHIANG C S, MASON K A, WITHERS H R, et al. Alteration in myelin-associated proteins following spinal cord irradiation in guinea pigs [J]. Int J Radiat Oncol Biol Phys, 1992, 24: 929-933.

[18] LO Y C, MOBRIDE W H, WITHERS H R. Effect of single does of radiation on mouse spinal cord [J]. Int J Radiat Oncol Biol Phys, 1992, 22: 57-63.

[19] ZWEIG G, RUSSEL E J. Radiation myelopathy of the cervical spinal cord: MR findings [J]. AJNR Am J Neuroradiol, 1990, 11 (6): 1188-1190.

[20] NIEDER C, PRICE R E, RIVERA B, et al. Experimental data for administration of insulin -like growth factor 1 (IGF-1) and basic fibroblast growth factor (bFGF) for prevention of radiation myelopathy [J]. Strahlenther Onkol, 2002, 178 (3): 147.

[21] WELSH J, THOMAS J, SHAH D, et al. Obesity increases the risk of chest wall pain from thoracic stereotactic body radiation therapy [J]. Int J Radiat Oncol Biol Phys, 2011, 81 (1): 91-96.

[22] HERBERMAN R B. Summary of discussion on general assays for immunodiagnosis of human cancer. Development in Cancer Research [M]. New York: Elsevier /North-Holland Publishing Co, 1979: 3-5.

[23] SIMON G R, SHARMA S, CANTOR A, et al. ERCC1 expression is predictor of survival in resected patients with non-small-cell lung cancer [J]. Chest, 2005, 127: 978.

[24] OLAUSSEN K A, DUNANT A, FOURET P, et al. DNA repair by ERCC1 in non-small cell lung cancer and cisplatin-based adjuvant chemotherapy [J]. N Engl J Med, 2006, 355: 983.

[25] ZHENG Z, CHEN T, LI X, et al. DNA synthesis and repair genes RRM1 and ERCC1 in lung cancer [J]. N Engl J Med, 2007, 356: 800.

[26] ROSELL R, SKRZYPSKI M, JASSEM E, et al. BRCA1: a novel prognostic factor in resected non-small cell lung cancer [J]. PLoS One, 2007, 2: e1129.

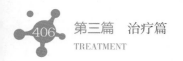
[27] WINTON T, LIVINGSTON R, JOHNSON D, et al. Vinorelbine plus cisplatin vs. observation in resected non-small cell cancer [J]. N Engl J Med, 2005, 352: 2589.

[28] HUNCHAREK M, MUSCAT J, GESCHWIND J F. Kras oncogene mutation as a prognostic marker in non-small cell lung cancer: a combined analysis of 881 cases [J]. Carcinogenesis, 1999, 20: 1507.

[29] MASCAUX C, LANNINO N, MARTIN B, et al. The role of RAS oncogene in survival of patients with lung cancer: a systematic review of the literature with meta-analysis [J]. Br J Cancer, 2005, 92: 131-139.

[30] LORD R V, BRABENDER J, GANDARA D, et al. Low ERCC1 expression correlates with prolonged survival after cisplatin plus gemcitabine chemotherapy in non-small cell lung cancer [J]. Clin Cancer Res, 2002, 8: 2286.

[31] VAN DER DRIFT M A, HOL B E, KLAASSEN C H, et al. Circulating DNA is a non-invasive prognostic factor for survival in non-small cell lung cancer [J]. Lung Cancer, 2010, 68 (2): 283-287.

[32] SIRERA R, BREMNES R M, CABRERA A, et al. Circulating DNA is a useful prognostic factor in patients with advanced non-small cell lung cancer [J]. J Thorac Oncol, 2011, 6 (2): 286 290.

[33] YANAIHARA N, CAPLEN N, BOWMAN E. Unique microRNA molecular profiles in lung cancer diagnosis and prognosis[J]. Cancer Cell, 2006, 9 (3): 189-198.

[34] TAKAMIZAWA J, KONISHI H, YANAGISAWA K, et al. Reduced expression of the let-7 microRNAs in human lung cancers in association with shortened postoperative survival [J]. Cancer Res, 2004, 64 (11): 3753-3756.

[35] HU Z, CHEN X, ZHAO Y, et al. Serum microRNA signatures identified in a genome-wide serum microRNA expression profiling predict survival of non-small cell lung cancer[J]. J Clin Oncol, 2010, 28 (10): 1721-1726.

[36] SILVA J, GARCIA V, ZABALLOS A, et al. Vesicle related mieroRNAs in plasma of non-small cell lung cancer patients and correlation with survival [J]. Eur Respir J, 2011, 37 (3): 617-623.

[37] KADUTHANAM S, GADE S, MEISTER M, et al. Serum miR-142-3p is associated with early relapse in operable lung adenocarcinoma patients [J]. Lung Cancer, 2013, 80 (2): 223-227.

[38] SHEPHERD F A, RODRIGUES PEREIRA J, CIULEANU T, et al. Erlotinib in previously treated non-small cell lung cancer [J]. N Engl J Med, 2005, 353: 123.

[39] KIM E S, HIRSH V, MOK T, et al. Gefitinib versus docetaxel in previously treated non-small cell lung cancer (INTEREST): a randomised phase III trial [J]. Lancet, 2008, 372: 1809.

[40] THATCHER N, CHANG A, PARIKH P, et al. Gefitinib plus best supportive care in previously treated patients with refractory advanced non-small cell lung cancer: results from a randomised, placebo-controlled, multicenter study (Iressa Survival Evaluation in Lung Cancer) [J]. Lancet, 2005, 366: 1527.

[41] SAUDLER A, GRAY R, PERRY M C, et al. Paclitaxel/carboplatin alone or with bevaoizumab for non-small cell lung cancer [J]. N Engl J Med, 2006, 355 (24): 2542.

[42] BOQUSH T A, DUDKO E A, BEME A A, et al. Estrogen receptor expression in tumors different from breast cancer [J]. Antibiot Khimioter, 2009, 54 (7-8): 41-49.

[43] SUSAN E, OLIVO-MARSTON, LEAH E, et al. Serum estrogen and tumor-positive estrogen receptor-alpha

are strong prognosis classifiers of non-small cell lung cancer survival in both men and women [J]. Carcinogenesis, 2010, 31 (10): 1778-1786.

[44] MAURO L V, DALURZO M, CARLINI M J, et al. Estrogen receptor β and epidermal growth factor receptor as early-stage prognostic biomarkers of non-small cell lung cancer [J]. Oncol Rep, 2010, 24 (5): 1331-1338.

[45] KAWAI H, ISHII A, WASHIYA K, et al. Estrogen receptor α and β are prognostic factors in non-small cell lung cancer [J]. Clin Cancer Res, 2005, 11 (14): 5084-5089.

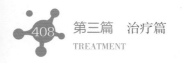

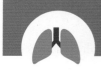

第二十八章

肺癌靶向治疗的现状、前景与评价

目前在临床上针对非小细胞肺癌应用最多的靶向治疗药物主要为针对 EGFR 受体胞内区的表皮生长因子受体酪氨酸激酶抑制剂（EGFR-TKI）。除此之外，针对 *ALK* 基因融合的靶向治疗药物，以及抗血管内皮生长因子的单克隆抗体等抗体类药物，也逐渐在临床中有了越来越多的运用，一些新的靶向治疗的药物亦在开发之中。

第一节　表皮生长因子受体酪氨酸激酶抑制剂（EGFR-TKI）

（一）表皮生长因子受体酪氨酸激酶抑制剂（EGFR-TKI）靶向治疗在非小细胞肺癌一线治疗的作用

针对 EGFR-TKI 在晚期非小细胞肺癌一线治疗的作用进行的Ⅲ期临床研究主要有：IPASS 研究、First Signal 研究、NEJ002 研究、WJTOG3405 研究、OPTIMAL 研究、EURTAC 研究以及 LUX-Lung 3 和 LUX-Lung 6 研究。IPASS 研究是一项亚洲多中心临床研究，比较 EGFR-TKI 作为晚期非小细胞肺癌的一线治疗与标准一线化疗的疗效，选择腺癌及不吸烟患者，随机分为单药吉非替尼组或紫杉醇联合卡铂治疗组，吉非替尼治疗失败组可转入紫杉醇＋卡铂化疗组，而紫杉醇＋卡铂化疗组失败患者可选择其他标准治疗。主要研究终点是无进展生存期（PFS），次要研究终点是

总生存期（OS）、客观有效率（ORR）和毒性反应。研究结果显示：在根据临床特征选择（腺癌、不吸烟或已经戒烟的轻度吸烟者）的亚裔晚期非小细胞肺癌患者总体人群中，口服吉非替尼相对于静脉用紫杉醇 / 卡铂联合化疗方案，具有 PFS 方面的优势。在预先设定的 EGFR 突变阳性的肿瘤患者的亚组（根据患者肿瘤的生物标志物状态定义）分析表明，使用吉非替尼的患者的 PFS 显著长于使用化疗的患者（$P < 0.0001$），而在 *EGFR* 突变阴性肿瘤患者中，使用化疗的患者的 PFS 显著长于使用吉非替尼的患者（$P < 0.0001$）。在 *EGFR* 突变状态不明的亚组患者中，使用吉非替尼的患者的 PFS 更长，与总体人群的结果一致。次要终点方面，使用吉非替尼的患者的 ORR 优于使用紫杉醇 / 卡铂的患者（43% vs 32%，$P =$

0.0001），且与紫杉醇／卡铂相比，吉非替尼治疗组有更多患者获得了有临床意义的生活质量改善，且达到统计学显著性［肿瘤治疗功能评估—肺癌（FACT-L）总分，48% vs 41%，$P = 0.0148$；试验结果指数（TOI），46% vs 33%，$P < 0.001$］。两种治疗方法的 OS 相似（21.6 个月 vs 21.9 个月，HR：0.78，95%CI：0.50~1.20）。OPTIMAL 研究、NEJ002 研究、WJTOG3405 研究以及 EURTAC 研究则是在 EGFR 基因突变阳性人群中进行的对比第一代 EGFR-TKI 与标准方案化疗的Ⅲ期随机对照研究。以 OPTIMAL（CTONG 0802）研究为例，其是一项在既往未接受化疗的 EGFR 突变的晚期非小细胞肺癌患者中开展的随机对照研究，比较这些患者接受一线厄洛替尼治疗与吉西他滨／卡铂化疗相比的疗效。该研究的主要终点为无进展生存期，次要终点包括总体生存期、总体缓解率、生活质量和安全性。结果表明，与化疗相比，厄洛替尼可显著延长总体无进展生存期。接受厄洛替尼治疗的患者中位 PFS 为 13.1 个月，而接受化疗的患者中位 PFS 为 4.6 个月（$P < 0.000\,1$）。与接受化疗的患者相比，接受厄洛替尼治疗的患者 ORR 得到显著提高（83% vs 36%，$P < 0.000\,01$），两组之间总生存期无显著差异。NEJ002 研究、WJTOG3405 研究以及 EURTAC 研究得到的结论与 OPTIMAL 研究相似，均证明在 EGFR 突变阳性的晚期非小细胞肺癌患者中，第一代 EGFR-TKI 能够较标准方案化疗显著延长患者的无进展生存期。

埃克替尼（Icotinib）同样为可逆性 EGFR-TKI，于 2011 年被 CFDA 批准用于晚期非小细胞肺癌患者的治疗，是全球第三个上市的我国自主研发的 EGFR-TKI。ICOGEN 试验研究结果显示，埃克替尼组的 PFS 与吉非替尼组相当（4.6 个月 vs 3.4 个月，$P = 0.13$）；埃克替尼治疗的毒副作用较吉非替尼低（61% vs 70%，$P = 0.046$）。埃克替尼之所以有较高的安全性，可能与其对

EGFR 的高选择性有关，机体可通过多种酶代谢如 CYP2E1、CYP2C19 降低因药物蓄积而产生的毒副反应。

阿法替尼（Afatinib）是第二代口服的不可逆性 EGFR/HER2 双靶点抑制剂，其抗肿瘤机制为以共价键与 EGFR（ErbB1）、HER2（ErbB2）和 HER4（ErbB4）的激酶结构域结合，不可逆地抑制酪氨酸激酶自磷酸化，导致 ErbB 信号下调，从而达到抗肿瘤作用。

LUX-Lung 3 研究则是针对第二代 EGFR-TKI 阿法替尼的一项大规模、随机、开放标记的Ⅲ期注册研究，旨在比较阿法替尼与培美曲塞／顺铂作为一线治疗应用于 EGFR 突变的ⅢB 期或Ⅳ期非小细胞肺癌患者的疗效。结果显示，接受阿法替尼作为一线治疗可使患者的 PFS 达到 11.1 个月，而接受标准化疗（培美曲塞／顺铂）的患者的 PFS 则为 6.9 个月。尤其是在那些伴有最为常见的 EGFR 突变类型（del19 和 L858R，占所有 EGFR 突变的 90%）的患者中，接受阿法替尼治疗的患者 PFS 为 13.6 个月，而对照组患者 PFS 则为 6.9 个月。因此，在 EGFR 突变患者中，阿法替尼相较标准方案化疗可以显著延长 PFS。

基于上述多项大型Ⅲ期临床试验的结果，NCCN 等多项权威指南均肯定了 EGFR-TKI 在 EGFR 突变阳性患者中一线治疗的地位，与标准的一线化疗方案相比，EGFR-TKI（吉非替尼、厄洛替尼、阿法替尼）在无进展生存期、生活质量以及耐受性方面都具有显著的优势。为了进一步探讨第一代与第二代 EGFR-TKI 在 EGFR 突变阳性患者中治疗效果孰优孰劣，LUX-Lung 7 研究（一项ⅡB 期临床研究）评估阿法替尼对比吉非替尼作为一线治疗应用于 EGFR 突变阳性的非小细胞肺癌患者的疗效，该研究显示：阿法替尼对比吉非替尼 PFS 延长 0.1 个月，但更新的 OS 数据显示阿法替尼相比吉非替尼一线治疗 EGFR 敏感突变的非小细胞肺癌未能显著延长总生存期。

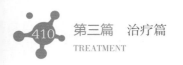

（二）表皮生长因子受体酪氨酸激酶抑制剂（EGFR-TKI）靶向治疗在非小细胞肺癌二线治疗中的作用

BR.21 研究是加拿大国立癌症研究院（NCIC）在既往化疗失败患者中进行的厄洛替尼和最佳支持治疗对比的Ⅲ期临床试验。该研究入组患者731 例，主要研究终点是观察两组患者的 OS。结果发现厄洛替尼有效率为 8.9%，而安慰剂有效率 < 1%，中位有效持续时间分别为 7.9 个月和3.7 个月。与安慰剂对照，PFS 更具优势，分别为2.2 个月和 1.8 个月（HR 0.61，P < 0.001），OS为 6.7 个月和 4.7 个月（HR 0.70，P < 0.001），1 年生存率为 31% 和 22%。在 TITAN 研究中，在含铂双药 4 个周期化疗后进展的晚期非小细胞肺癌患者，随机接受厄洛替尼治疗或标准二线化疗（培美曲塞或多西他赛），两组患者的 PFS 和OS 没有显著差异。因此，在未经选择的人群中，EGFR-TKI 作为二线治疗相较于化疗并无优势。与之对应的是 TAILOR 研究，其是在 EGFR 基因野生型患者中对比厄洛替尼与多西他赛作为二线治疗的疗效。该研究的结果表明，多西他赛组的PFS 显著优于厄洛替尼组（3.4 个月 vs 2.4 个月，HR：0.69，95%CI：0.52 ~ 0.93，P = 0.014）。

从上面的临床试验结果分析，EGFR-TKI 在二线治疗中的作用取决于 EGFR 基因的突变状态。在 EGFR 基因突变患者中，EGFR-TKI 作为二线治疗具有重要价值。但是对于 EGFR 基因野生型的患者，EGFR-TKI 在二线治疗中的作用不如化疗。

（三）表皮生长因子受体酪氨酸激酶抑制剂（EGFR-TKI）靶向治疗在非小细胞肺癌维持治疗中的作用

全球多中心随机双盲对照研究 SATURN 研究旨在探索 EGFR-TKI 维持治疗的疗效与安全性，此研究共纳入 889 例一线化疗后疾病未进展的晚期非小细胞肺癌患者，随机分组后给予厄洛替尼 150mg/d 维持治疗或安慰剂，直至疾病进展。结果提示厄洛替尼维持治疗相较于安慰剂显著改善了患者的 PFS，将疾病进展风险显著降低了29%，其中 EGFR 免疫组化（IHC）阳性患者疾病进展风险降低了 31%。随后进行的 INFORM 研究是一项全球首次采用吉非替尼（EGFR-TKI）进行维持治疗的前瞻性、随机、安慰剂对照的大型Ⅲ期临床研究。研究共纳入 296 例常规一线化疗后获完全缓解（CR）、部分缓解（PR）或疾病稳定（SD）的Ⅲ B 期或Ⅳ期的非小细胞肺癌患者，按 1：1 的比例随机分为吉非替尼维持治疗组或安慰剂观察对照组。结果显示：相比对照组，治疗组 PFs 明显延长（4.8 个月 vs 2.6 个月，P < 0.000 1），疾病进展风险下降了 58%；治疗组的 ORR、疾病控制率（DCR）、生活质量改善均显著优于安慰剂组（P = 0.000 1）。而针对EGFR 突变的亚组分析显示，治疗组 EGFR 基因突变患者的中位 PFS 为 16.6 个月，而安慰剂组患者的中位 PFS 为 2.7 个月，两者有非常显著的差异，疾病进展风险下降了 84%（P < 0.000 1）。但是对于 EGFR 基因野生型的患者，EGFR-TKI与安慰剂相比并无明显优势。

因此，EGFR-TKI 在维持治疗中的作用同样依赖于 EGFR 突变状态。EGFR 基因突变患者可以从 EGFR-TKI 维持治疗中获益，但野生型患者获益不明显。

（四）化疗与 EGFR-TKI 联合治疗的探讨

FAST-ACT 研究将Ⅲ B/Ⅳ期非小细胞肺癌患者随机分成吉西他滨 / 卡铂或顺铂序贯厄洛替尼（GC-E）组和吉西他滨 / 卡铂或顺铂序贯安慰剂（GC-P）组，结果显示中位 PFS GC-E 组显著优于 GC-P 组，ORR 提高 12.4%（36.8% vs24.4%）。在此基础上进行的 FAST-ACTⅡ研究是一项关于一线化疗与厄洛替尼交替治疗晚期非小细胞肺癌的随机、安慰剂对照、Ⅲ期研究，比较了 451 例初治晚期非小细胞肺癌患者中卡铂＋

吉西他滨联合厄洛替尼或安慰剂一线并维持治疗的疗效。研究的主要终点为 PFS。厄洛替尼组与安慰剂组相比，中位 PFS（7.6 个月 vs 6.0 个月，HR：0.57，$P < 0.0001$），中位 OS（18.3 个月 vs 15.2 个月，HR 0.79，$P < 0.042$）均有显著提高。在 EGFR 野生型人群中，两组 PFS 或 OS 均无显著差异。在 EGFR 突变人群中，研究组 PFS 显著优于对照组（16.8 个月 vs 6.9 个月，$P < 0.0001$），OS 亦占优势（31.4 个月 vs 20.6 个月，$P = 0.0092$）。因此，对于 EGFR 突变人群，联合应用化疗和 EGFR-TKI 或许是一种可行的治疗方式。

IMPRESS 研究是第一项且唯一一项对疾病进展后的 EGFR 基因突变的非小细胞肺癌患者使用化疗联合 EGFR-TKI 治疗的随机、双盲、安慰剂对照的 Ⅲ 期全球多中心临床试验。该研究共纳入 265 例一线吉非替尼治疗后进展的 EGFR 突变的局部晚期 / 转移性非小细胞肺癌患者，随机接受培美曲塞/顺铂两药化疗联合吉非替尼或安慰剂。结果示：吉非替尼治疗组对比对照组 PFS 并无显著改善（HR：0.86，95%CI：0.65~1.13，$P = 0.273$）；中位 PFS 均为 5.4 个月。因此，对 EGFR 基因突变的患者，在其疾病进展后给予吉非替尼联合化疗（培美曲赛 / 顺铂）治疗并不能改善 PFS，甚至会影响 OS，即继续使用吉非替尼治疗没有益处。

（五）EGFR-TKI 耐药治疗的探讨

EGFR-TKI 获得性耐药的机制复杂，包括 EGFR 基因 T790M 点突变、MET 基因扩增、磷脂酰肌醇 -3- 激酶（phosphatidylinositol-3-kinase，PI3K）基因突变、EGFR 基因扩增以及转变为

SCLC 等，其中约 50% 的患者是由于 T790M 突变引起的。但仍有部分患者的耐药机制尚不清楚，因此有条件的患者在疾病进展时应再次进行肿瘤组织活检，并进行病理和相关的基因检测以明确耐药的性质。第三代 EGFR-TKI 奥西替尼（Osimertinib，AZD9291）是一种强效口服不可逆的 EGFR-TKI，可抑制 EGFR 敏感突变和 T790M 耐药突变。奥西替尼针对既往接受过 EGFR-TKI 治疗并进展的亚裔和西方晚期非小细胞肺癌患者的 Ⅰ 期临床试验显示了其良好的疗效和安全性。2015 年 11 月 13 日美国 FDA 有条件批准奥西替尼上市，针对既往接受过 EGFR-TKI 治疗后疾病进展的 T790M 突变肺癌患者。针对其他耐药机制治疗的研究正在进行中。

一项随机、开放的 Ⅲ 期临床试验，纳入了经 EGFR-TKI 治疗进展后 EGFR-T790 阳性患者，评估了奥西替尼对比培美曲塞联合顺铂（或卡铂）的疗效和安全性。相较于含铂二联方案，奥西替尼显著延长了非小细胞肺癌患者的中位 PFS（10.1 个月 vs 4.4 月，HR：0.3，95% CI：0.2~0.38，$P < 0.001$）；ORR 奥西替尼也是显著优于含铂二联方案（71% vs 31%，95% CI：3.47~8.48，$P < 0.001$）；且研究显示，3 度以上不良反应的发生率奥西替尼组明显低于铂二联组。该试验也证实了奥西替尼对于 EGFR-T790M 阳性合并脑转移患者的有效性，该实验共纳入 144 例脑转移患者，研究结果证实，奥西替尼组的中位 PFS 较培美曲塞联合顺铂（或卡铂）组显著延长（8.5 个月 vs 4.2 个月，95%CI：0.21~0.49）。

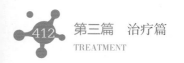
第二节 ALK 抑制剂在非小细胞肺癌中的作用

ALK 融合基因是肺癌领域发现的另一个重要的治疗靶点。在非小细胞肺癌患者中，*ALK* 融合基因阳性的发生率约为 5%，中国患者 *ALK* 融合基因的阳性率为 3% ~ 11%。PROFILE1001、PROFILE1005、PROFILE1007、PROFILE1014 和 PROFILE1029 研究结果均显示了克唑替尼对于 ALK 融合基因阳性晚期非小细胞肺癌患者具有良好的疗效和安全性。2013 年 1 月 22 日 CFDA 批准克唑替尼用于 ALK 阳性晚期非小细胞肺癌患者的治疗。在 PROFILE1005 研究中，来自 12 个国家的 136 例既往化疗失败的 ALK 阳性晚期非小细胞肺癌患者（93% 的患者至少接受过 2 个以上化疗方案的治疗）接受克唑替尼治疗后，根据研究者评估，其客观缓解率为 50%，中位治疗时间为 22 周，中位缓解持续时间为 41.9 周。而 PROFILE1007 研究则是一项随机对照Ⅲ期临床试验，目的是验证克唑替尼作为二线治疗的效果。该研究共入组 347 例既往治疗过的 ALK 阳性非小细胞肺癌患者，随机给予克唑替尼或化疗（培美曲塞或多西他赛），其中 173 例患者给予克唑替尼，174 例患者给予培美曲塞或多西他赛。结果显示：克唑替尼组 PFS（7.7 个月 vs 3.0 个月，HR：0.49，95%CI：0.37~0.64，$P < 0.001$）和 ORR（65.3% vs 19.5%，OR = 3.4，95%CI：2.5~4.7，$P < 0.001$）均显著优于化疗组。该研究结果提示，克唑替尼在 ALK 阳性患者中作为二线治疗亦可使患者受益。PROFILE1014 研究进一步证实了克唑替尼在一线治疗中的疗效，与标准化疗相比，显著延长中位 PFS（10.9 个月 vs 7.0 个月，HR：0.454；$P < 0.001$）及提高 ORR（74% vs 45%，$P < 0.001$）。PROFILE1029 则验证了

克唑替尼在东亚人群中的一线疗效。

目前 ALK 抑制剂继发耐药机制大致分为几类，一类为 ALK 继发耐药突变，其中又可分为 *ALK* 激酶区突变和 *ALK* 基因拷贝数扩增。*ALK* 激酶区突变常包括 *L1196M*、*L1152R*、*G1202R*、*G1269A*、*1151Tins*、*S1206Y*、*C1156Y*、*F1174C*、*D1203N* 等。也称为"ALK 主导机制"参与获得性耐药。还有一类为"ALK 非主导机制"参与的获得性耐药，主要包括其他致癌驱动基因的活化，或者通过旁路引起下游信号通路的再激活，常见的是 *EGFR* 突变或磷酸化、*KRAS* 突变和 *c-KIT* 扩增。

色瑞替尼（Ceritinib）作为一种二代 ALK 抑制剂，ASCEND-1 结果显示，既往接受或未接受过克唑替尼治疗的晚期非小细胞肺癌患者，接受 Ceritinib 治疗，客观缓解率为 58%，无进展生存期为 7 个月，其中接受过克唑替尼治疗后进展的人群，客观缓解率为 56%，无进展生存期为 6.9 个月，未经克唑替尼治疗的患者无进展生存期为 18.4 个月。2014 年 4 月 29 日 FDA 批准了 Ceritinib 用于克唑替尼治疗进展后或对克唑替尼不能耐受的晚期非小细胞肺癌患者。2016 年 WCLC 公布了Ⅲ期随机多中心研究 ASCEND-4 的结果，该研究在初治 ALK 阳性非小细胞肺癌中对比了一线应用 Ceritinib 同化疗之间疗效的差异，入组 376 例患者，Ceritinib 组 ORR 为 72.7%，PFS 长达 16.6 个月，不伴有脑转移的患者中位 PFS 长达 26.3 个月，化疗组 ORR 仅为 26.7%，PFS 为 8.1 个月。

阿来替尼（Alectinib）是一种新型口服高选择性的第二代 ALK 抑制剂，该药于 2014 年 7 月

在日本上市。比较一代和二代 ALK 抑制剂的Ⅲ期临床试验 J-ALEX 结果显示：对 ALK 阳性晚期非小细胞肺癌患者，二代 ALK 抑制剂 Alectinib 与克唑替尼相比，疾病恶化或死亡风险降低 66%，中位 PFS 显著延长［20.3 个月（中位 PFS 尚未达到）vs 10.2 个月；HR 0.34；$P < 0.000\ 1$］，ORR 显著提高（92% vs 79%）。在针对初治的Ⅲ期研究中进一步证实了 Alectinib 在一线治疗中的疗效，与克唑替尼相比，显著延长中位 PFS（25.7 个月 vs 10.4 个月，HR 0.5；$P < 0.001$）。

劳拉替尼（Lorlatinib）是辉瑞公司推出的第三代 ALK 抑制剂，2016 年 ASCO 公布的Ⅰ期/Ⅱ期临床研究数据显示其出色的疗效，入组 41 例 ALK 阳性非小细胞肺癌患者，14 例患者接受过 1 种 ALK 抑制剂治疗，26 例患者接受过 1 种以上的 ALK 抑制剂治疗，两组 ORR 分别为 57% 和 42%，PFS 分别为 13.5 个月和 9.2 个月，整体 ORR 为 46%，PFS 为 11.4 个月。

第三节　抗血管内皮生长因子抗体

贝伐珠单抗（Avastin，安维汀）是一种重组单克隆抗体，它能阻断血管内皮生长因子（VEGF）。2006 年，美国食品药品管理局（FDA）批准贝伐珠单抗用于不能手术切除的、局部晚期、复发或转移的非鳞状细胞非小细胞肺癌患者。在 ECOG 4599 研究中，842 例患者被随机分为 PCB 组（紫杉醇和卡铂联合贝伐珠单抗）和单用 PC 方案组。两种方案耐受良好，毒性反应可接受。PCB 组与 PC 组相比能提高缓解率（分别为 27% 和 10%，$P < 0.000\ 1$），延长无进展生存时间（分别为 6.4 个月和 4.5 个月，$P < 0.000\ 1$）和中位生存时间（分别为 12.5 个月和 10.2 个月，$P = 0.007\ 5$）。两组总的 1 年生存率和 2 年生存率分别为 51.9% vs 43.7% 和 22.1% vs 16.9%，PCB 组较高。但 PCB 组比 PC 组有更显著的毒性反应，PCB 较 PC 的治疗相关死亡更常见（分别为 9 例和 2 例）。基于 ECOG 4599 的结果，东部肿瘤协作组（ECOG）推荐贝伐珠单抗联合紫杉醇加卡铂用于治疗经选择的晚期非小细胞肺癌（非鳞癌）患者。AVAIL 研究及 SAiL 研究也表明贝伐珠单抗在一线治疗中的运用可以使患者获益。而 SAiL 和 ARIES 临床试验的结果则支持贝伐单抗在维持治疗中的运用。

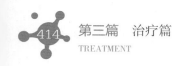
第四节 抗表皮生长因子受体的单克隆抗体

西妥昔单抗（Cetuximab，C225，Erbitux，爱必妥）是一种针对 EGFR 和其异二聚体的人鼠嵌合型 IgG1 单克隆抗体，它与 EGFR 的亲和力高于配体从而防止配体与 EGFR 结合。与现有的小分子 EGFR-TKI 作用机制的不同之处是该药物与 EGFR 细胞外区结合后可阻断该受体介导的信号传导通路，此外，还会引起 EGFR 内吞与降解，并诱导抗体依赖性细胞介导的细胞毒作用（ADCC）杀伤表达 EGFR 的肿瘤细胞。

FLEX 研究是西妥昔单抗联合含铂类化疗一线治疗非小细胞肺癌的 III 期多中心随机研究。在 FLEX 研究中，1 125 例晚期非小细胞肺癌患者（III 期或 IV 期，多数为 IV 期）被随机分配至西妥昔单抗联合长春瑞滨和顺铂组或长春瑞滨和顺铂组。该研究首次证实，在非小细胞肺癌标准的一线化疗中联合靶向药物西妥昔单抗能使所有组织学亚型的患者生存期显著延长。西妥昔单抗联合化疗组患者的中位总生存期达到 11.3 个月，1 年生存率接近 50%，单纯化疗组则分别为 10.1 个月和 42%，死亡风险降低了 13%，显示出西妥昔单抗联合化疗较单纯化疗的生存优势。然而，接受西妥昔单抗的患者 3/4 级发热性中性粒细胞减少更多见，且该组患者出现了 2 级痤疮样皮疹；治疗相关死亡率两组相近。2009 年世界肺癌大会（WCLC）上报告了一项纳入西妥昔单抗联合化疗一线治疗晚期非小细胞肺癌的 4 项关键临床试验（LUCAS、BMS 099、BMS 100、FLEX）的 meta 分析。该分析共纳入 2 018 例患者的个体资料，其中西妥昔单抗联合化疗 1 003 例，单纯化疗 1 015 例。入组患者包含了各种组织学类型（鳞癌、腺癌及其他类型），采用了不同的含铂双药方案（顺铂＋长春瑞滨、卡铂＋紫杉类、铂类＋吉西他滨）。结果显示：常规含铂双药化疗加入西妥昔单抗，中位总生存期有显著获益（10.3 个月 vs 9.4 个月，HR：0.878，$P = 0.010$），并且总生存期的延长均超过 1 个月，总死亡风险降低 12.2%。但整体而言，西妥昔单抗联合含铂类化疗一线治疗非小细胞肺癌患者的总生存获益有限。

第五节 其他及少见突变

KRAS 突变是高加索人群非小细胞肺癌中最常见的致癌突变，在美国，几乎 20% 的患者存在 KRAS 基因突变，但目前尚无针对 KRAS 基因突变的确切有效靶向药物。Selumetinib 为选择性针对 KRAS 信号传导通路下游 MEK1/2 靶点的药物。一项针对该抑制剂的研究共纳入了 87 例接受二线治疗、存在 *KRAS* 基因突变的局部晚期或转移性非小细胞肺癌患者，进行随机分组，其中试验组 44 例接受多西他赛化疗并口服 Selumetinib，而对照组 43 例则接受多西他赛联合安慰剂治疗。结果显示 Selumetinib 联合多西他赛组的 OS 较安慰剂组显著延长（9.4 个月 vs 5.2 个月，*P* = 0.020 69）。Selumetinib 联合多西他赛组的中位 PFS 及有效率也显著优于单用多西他赛组。该研究结果表明，MEK 抑制剂 Selumetinib 治疗能够使 *KRAS* 突变的晚期非小细胞肺癌患者获益，值得进一步探讨。

Shaw 等报道了关于肺癌新分子靶点 *ROS1* 融合基因患者的 I 期临床试验。该研究采用分离信号的荧光原位杂交（FISH）方法，筛选出 15 例

ROS1 阳性的转移性非小细胞肺癌患者，接受克唑替尼口服治疗后，14 例患者可评价疗效。结果显示，客观缓解率为 57.1%，疾病控制率 79%，治疗的中位时间为 25.7 周。上述结果表明，*ROS1* 基因融合是一类新的肺癌异常分子表型，且药物克唑替尼对此类肺癌非常有效。随后开展的克唑替尼治疗 *ROS1* 基因重排阳性晚期非小细胞肺癌患者的研究结果显示，应用克唑替尼治疗的患者客观缓解率可达 72%，中位 PFS 达到 19.2 个月。

针对 *MET* 基因的扩增或 14 号外显子跳跃性突变、*RET* 基因的重排、*HER2* 基因扩增和 *BRAF* 基因 *V600E* 突变等靶向治疗的研究正在进行中。

第六节　鳞癌的靶向治疗

目前针对鳞状细胞癌的靶向治疗主要集中在以下三条通路：①磷脂酰肌醇 3 激酶（PIK3CA）通路是具有 *PIK3CA* 突变及扩增及 *PTEN* 肿瘤抑制基因丢失的鳞癌中最常见的改变之一。非小细胞肺癌患者中正在进行 PI3K 抑制剂 buparlisib 联合化疗的 II 期试验。②成纤维细胞生长因子受体 1（FGFR1）的过表达见于高达 20% 的鳞状细胞癌，FGFR 抑制剂如布立尼布（brivanib）及其他多重激酶抑制剂均在体内试验中展现出了阳性结果，目前正在进行早期试验。③盘状结构域受体 2（DDR2）是一种酪氨酸激酶受体，可见于高达 4% 的鳞状细胞癌，其抑制剂达沙替尼 II 期试验阴性，但针对 DDR2 抑制的研究仍在继续。此外，III 期试验

SQUIRE 证实完全人 IgG1 单克隆抗体 necitumumab 可阻断 EGFR 配体结合位点，与吉西他滨和顺铂联合治疗转移性鳞癌可有总生存期获益。

小结：近年来非小细胞肺癌的靶向治疗取得了巨大的进展，显著地提高了患者的生存期，改善了生活质量。同时，许多新的靶向治疗药物也正在开发当中，有望投入到临床，进一步提高非小细胞肺癌的治疗水平。但仍有许多问题值得进一步探讨，比如如何解决继发耐药的问题，如何在鳞癌中筛选出有效的治疗靶点，如何开发高效的靶向治疗药物，如何进一步减轻靶向治疗的毒性等。

（黄岩　张力）

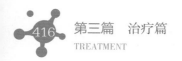
参考文献

[1] MOK T S, WU Y L, THONGPRASERT S, et al. Gefitinib or carboplatin-paclitaxel in pulmonary adenocarcinoma [J]. N Engl J Med, 2009, 361 (10): 947-957.

[2] ZHOU C, WU Y L, CHEN G, et al. Erlotinib versus chemotherapy as first-line treatment for patients with advanced EGFR mutation-positive non-small cell lung cancer (OPTIMAL, CTONG-0802): a multicentre, open-label, randomised, phase 3 study [J]. Lancet Oncol, 2011, 12 (8): 735-742.

[3] MAEMONDO M, INOUE A, KOBAYASHI K, et al. Gefitinib or chemotherapy for nonsmall-cell lung cancer with mutated EGFR [J]. N Engl J Med, 2010, 362: 2380 - 2388.

[4] MITSUDOMI T, MORITA S, YATABE Y, et al. Gefitinib versus cisplatin plus docetaxel in patients with non-small cell lung cancer harbouring mutations of the epidermal growth factor receptor (WJTOG3405): an open label, randomised phase 3 trial [J]. Lancet Oncol, 2010, 11 (2): 121-128.

[5] ROSELL R, CARCERENY E, GERVAIS R, et al. Erlotinib versus standard chemotherapy as first-line treatment for European patients with advanced EGFR mutation-positive non-small cell lung cancer (EURTAC): a multicentre, open-label, randomised phase 3 trial [J]. Lancet Oncol, 2012, 13 (3): 239-246.

[6] SHI Y, ZHANG L, LIU X, et al. Icotinib versus gefitinib in previously treated advanced non-small cell lung cancer (ICOGEN): a randomised, double-blind phase 3 non-inferiority trial [J]. Lancet Oncol, 2013, 14 (10): 953-961.

[7] YANG J C, HIRSH V, SCHULER M, et al. Symptom control and quality of life in LUX-Lung 3: a phase III study of afatinib or cisplatin/pemetrexed in patients with advanced lung adenocarcinoma with EGFR mutations [J]. J Clin Oncol, 2013, 31 (27): 3342-3350.

[8] PARK K, TAN EH, O'BYRNE K, et al. Afatinib versus gefitinib as first-line treatment of patients with EGFR mutation-positive non-small cell lung cancer (LUX-Lung 7): a phase 2B, open-label, randomised controlled trial [J]. Lancet Oncol, 2016, 17 (5): 577-589.

[9] SHEPHERD F, PEREIRA J R, CIULEANU T, et al. Erlotinib in previously treated non-small cell lung cancer [J]. N Engl J Med, 2005, 353 (2): 123 - 132.

[10] CIULEANU T, STELMAKH L, CICENAS S, et al. Efficacy and safety of erlotinib versus chemotherapy in second-line treatment of patients with advanced, non-small cell lung cancer with poor prognosis (TITAN): a randomised multicentre, open-label, phase 3 study [J]. Lancet Oncol, 2012, 13 (3): 300-308.

[11] GARASSINO M C, MARTELLI O, BROGGINI M, et al. Erlotinib versus docetaxel as second -line treatment of patients with advanced non -small cell lung cancer and wild -type EGFR tumours (TAILOR): a randomised controlled trial [J]. Lancet Oncol, 2013, 14 (10): 981-988.

[12] CAPPUZZO F, CIULEANU T, STELMAKH L, et al. Erlotinib as maintenance treatment in advanced non-small cell lung cancer: a multicentre, randomised, placebo-controlled phase 3 study [J]. Lancet Oncol, 2010, 11 (6): 521-529.

[13] ZHANG L, MA S, SONG X, et al. Gefitinib versus placebo as maintenance therapy in patients with locally

advanced or metastatic non-small cell lung cancer (INFORM; C-TONG 0804): a multicentre, double-blind randomised phase 3 trial [J]. Lancet Oncol, 2012, 13 (5): 466-475.

[14] WU Y L, LEE J S, THONGPRASERT S, et al. Intercalated combination of chemotherapy and erlotinib for patients with advanced stage non-small cell lung cancer (FASTACT-2): a randomised, double-blind trial [J]. Lancet Oncol, 2013, 14 (8): 777-786.

[15] ZHOU Q, CHENG Y, YANG J J, et al. Pemetrexed *versus* gefitinib as a second-line treatment in advanced on squamous non-small cell lung cancer patients harboring wild-type EGFR (CTONG0806): a multicenter randomized trial [J]. Ann Oncol, 2014, 25 (12): 2385-2391.

[16] MOK T S, WU Y L, PAPADIMITRAKOPOULOU V A. Osimertinib in EGFR T790M-positive lung cancer [J]. N Engl J Med, 2017, 376 (20): 1993-1994.

[17] SHAW A T, KIM D W, NAKAGAWA K, et al. Crizotinib versus chemotherapy in advanced ALK-positive lung cancer [J]. N Engl J Med, 2013, 368: 2385-2394.

[18] SOLOMON B J, MOK T, KIM D W, et al. First-line crizotinib versus chemotherapy in ALK-positive lung cancer [J]. N Engl J Med, 2014, 371: 2167-2177.

[19] KIM D W, MEHRA R, TAN D S, et al. Activity and safety of ceitinib in patients with ALK-rearranged non-small cell lung cancer (ASCEND-1): updated results from the multicentre, open-label, phase 1 trial [J]. Lancet Oncol, 2016, 17 (4): 452-463.

[20] SORIA J C, TAN D S, CHIARI R, et al. First-line ceritinib versus platinum-based chemotherapy in advanced ALK-rearranged non-small cell lung cancer (ASCEND-4): a randomised, open-label, phase 3 study [J]. Lancet, 2017, 389 (10072): 917-929.

[21] HIDA T, NOKIHARA H, KONDO M, et al. Alectinib versus crizotinib in patients with ALK-positive non-small cell lung cancer (J-ALEX): an open-label, randomised phase 3 trial [J]. Lancet, 2017, (17): 30565-30562.

[22] PETERS S, CAMIDGE D R, SHAW A T, et al. Alectinib versus Crizotinib in untreated ALK-positive non-small cell lung cancer [J]. N Engl J Med, 2017, 377 (9): 829-838.

[23] CAMIDGE D R, BANG Y J, KWAK E L, et al. Activity and safety of crizotinib in patients with ALK-positive non-small cell lung cancer: updated results from a phase 1 study [J]. Lancet Oncol, 2012, 13: 1011-1019.

[24] SHAW A T, OU S H, BANG Y J, et al. Crizotinib in ROS1-rearranged non-small cell lung cancer [J]. N Engl J Med, 2014, 371 (21): 1963-1971.

[25] THATCHER N, HIRSCH F R, LUFT A V, et al. Necitumumab cisplatin versus gemcitabine and cisplatin alone as first-line therapy in patients with stage IV squamous non-small cell lung cancer (SQUIRE): an open-label, randomised, controlled phase 3 trial [J]. Lancet Oncol, 2015, 16 (7): 763-774.

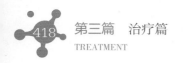

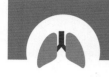

第二十九章

肺癌抗血管生成治疗

大多数非小细胞肺癌患者在就诊时就处于局部晚期或存在远处转移，无法进行手术切除。这类患者主要的治疗手段为姑息性化疗以及靶向治疗，超过一半的患者因为缺乏特定的驱动基因突变（如 *EGFR* 基因突变、*EML4-ALK* 基因重排）而无法从靶向治疗中获益，中位生存期仅为 1 年左右。对于少部分存在特定驱动基因突变的患者，靶向治疗（如 EGFR-TKI、ALK 抑制剂等）能够显著延长其生存期，但仍不可避免地会出现耐药，

中位无进展生存期约为 10 个月，患者 5 年生存率仍不足 5%。此前多项临床前研究已经表明促进血管形成的信号通路在肿瘤的生长、演进及转移过程中发挥重要的作用。促血管生成因子的高表达往往会提高疾病复发风险，缩短患者生存期，预示着不良预后。这些发现都为抗血管生成治疗打下了坚实的理论基础。而近年来关于抗血管生成治疗在非小细胞肺癌中的临床研究更是为其在实际中的运用提供了循证医学证据。

第一节 抗血管生成在晚期非小细胞肺癌一线治疗中的运用

（一）贝伐珠单抗与化疗联合

ECOG4599 研究首次证明了贝伐珠单抗与化疗联合和单纯化疗相比能够显著延长晚期非小细胞肺癌患者的生存期。该研究共纳入 878 例晚期非鳞非小细胞肺癌患者，随机分入单纯化疗组或化疗联合贝伐珠单抗组。单纯化疗组的患者一线接受 6 个疗程的紫杉醇联合卡铂化疗，而化疗联合贝伐珠单抗组的患者将接受 6 个疗程的紫杉醇

+ 卡铂 + 贝伐珠单抗治疗，此后接受贝伐珠单抗单药维持治疗。研究结果表明，贝伐珠单抗的加入不仅显著提高了客观缓解率（35% vs 15%，$P < 0.001$）和无进展生存期（6.2 个月 vs 4.5 个月，$P < 0.001$），还明显延长了患者的总生存期（12.3 个月 vs 10.3 个月，$P = 0.003$）。这是一个具有里程碑意义的临床研究，奠定了抗血管生成治疗在晚期非小细胞肺癌一线治疗中的地位。

随后进行的 AVAiL 临床研究进一步验证了 ECOG4599 研究的结果。AVAiL 研究共纳入 1 043

例晚期非鳞非小细胞肺癌患者，随机接受最多6周期的吉西他滨联合顺铂，吉西他滨＋顺铂＋贝伐珠单抗（7.5 mg/kg），或者吉西他滨＋顺铂＋贝伐珠单抗（15 mg/kg）治疗。接受贝伐珠单抗联合化疗的患者还会在诱导化疗结束后继续使用贝伐珠单抗作为维持治疗。该研究结果同样表明贝伐珠单抗（不论是7.5 mg/kg还是15 mg/kg）能够进一步提高客观缓解率以及无进展生存期。然而与ECOG4599研究结论不同的是，在AVAiL研究中贝伐珠单抗的加入并没有延长患者的总生存期（7.5 mg组：13.6个月；15 mg组：13.4个月；单纯化疗组：13.1个月；组间无显著差异）。

最近进行的BEYOND研究再次证明了贝伐珠单抗在晚期非小细胞肺癌一线治疗中的作用。该研究共纳入276例中国晚期非鳞非小细胞肺癌患者，随机接受6周期的紫杉醇联合卡铂，或是紫杉醇＋卡铂＋贝伐珠单抗（15 mg/kg）治疗。接受贝伐珠单抗联合化疗的患者还会在诱导化疗结束之后继续使用贝伐珠单抗作为维持治疗，直至疾病进展。该研究的结果表明，贝伐珠单抗联合化疗相比单纯化疗能够显著提高客观缓解率（54% vs 26%，$P < 0.0001$）以及无疾病进展生存期（9.2个月 vs 6.5个月，$P < 0.001$）。值得注意的是，贝伐珠单抗的加入还明显延长了患者的总生存期（24.3个月 vs 17.7个月，$P = 0.0154$）。

回顾上述3项大型Ⅲ期临床研究的结果，可以发现贝伐珠单抗在晚期非小细胞肺癌中具有明确的临床疗效。然而值得注意的是，贝伐珠单抗仅仅在与紫杉醇联合使用时才能够延长患者的总生存期，而在与吉西他滨联合时并没有给患者带来生存的获益。近期的基础研究发现，紫杉烷治疗能够导致骨髓来源的促进血管生长细胞的释放，激发体内炎症，这些因素都会促进肿瘤的血管生成。而抗血管生成治疗恰恰能抑制这些不利因素，提高紫杉烷的治疗效果，这可能是贝伐珠单抗与紫杉醇联合能够为患者带来生存获益的潜

在原因。这个假设还需要将来的研究进一步验证。

JMDB研究的结果提示在晚期非鳞非小细胞肺癌一线化疗中，培美曲塞联合顺铂的疗效优于吉西他滨联合顺铂。而JMEN研究以及PARAMOUNT研究结果的公布，更进一步奠定了培美曲塞单药维持治疗在晚期非鳞非小细胞肺癌中的地位。因此，在驱动基因野生型的晚期非鳞癌患者中，一线使用培美曲塞联合铂类诱导化疗后继续使用培美曲塞维持治疗的模式逐渐成为标准治疗。这种治疗模式与贝伐珠单抗联合化疗后采用贝伐珠单抗维持的模式孰优孰劣，就成为一个焦点问题。近期发表的PRONOUCE研究给了我们答案。该研究共纳入361例Ⅳ期非鳞非小细胞肺癌患者，随机分入培美曲塞联合卡铂治疗组（随后培美曲塞维持治疗）或紫杉醇＋卡铂＋贝伐珠单抗治疗组（随后贝伐珠单抗维持治疗）。研究结果表明，两组在客观缓解率、疾病控制率、无进展生存期以及总生存期上均无显著差异。值得注意的是，含培美曲塞的化疗方案因其毒性较小往往得到认可，而临床肿瘤学家常常担心紫杉醇＋卡铂＋贝伐珠单抗方案毒性过大。而PRONOUNCE研究结果表明，接受这两种方案治疗的患者的无CTCAE 4度毒性及其无进展生存期是一致的。因此，将贝伐珠单抗与化疗药物联合作为晚期非鳞非小细胞肺癌患者的一线治疗是合理的选择。

Patel等进行的临床研究PointBreak，则采用贝伐珠单抗联合培美曲塞＋卡铂对比已成为一线标准治疗方案的贝伐珠单抗联合紫杉醇＋卡铂，是目前唯一将贝伐珠单抗联合不同化疗方案在一线进行直接对比的Ⅲ期临床试验。研究虽未达到主要研究预设值（培美曲塞组的总生存期优于紫杉醇组），但是两组的中位无进展生存期差异具有统计学意义（6.0个月 vs 5.6个月）。在安全性方面，培美曲塞组常见的不良反应为贫血、血小板减少和乏力，而紫杉醇组为中性粒细胞减少、

周围神经病变和脱发。虽然贝伐单抗联合培美曲塞 + 卡铂的疗效优于联合紫杉醇 + 卡铂未得到证实，但其作为晚期 NSCLC 的一线治疗方案同样是可借鉴的。正在开展的 Ⅲ 期临床试验 ECOG 5508（NCT01107626）或许将解决这一疑问。研究在维持阶段将患者分为贝伐单抗组、培美曲塞组和贝伐单抗联合培美曲塞组 3 种形式进行对比，而诱导阶段采用一线标准治疗方案贝伐单抗联合紫杉醇 + 卡铂。

（二） 贝伐珠单抗与 EGFR-TKI 联合

对于具有 *EGFR* 基因敏感突变的晚期非小细胞肺癌患者，目前指南推荐将 EGFR-TKI（如吉非替尼、厄洛替尼及阿法替尼）作为一线治疗。JO25567 研究探讨了在 EGFR-TKI 的基础上联合贝伐珠单抗是否能够进一步提高疗效。该 Ⅱ 期临床研究共纳入 154 例晚期或术后复发且携带 *EGFR* 基因敏感突变的非鳞非小细胞肺癌患者，随机分入单药厄洛替尼组（77 例）或厄洛替尼联合贝伐珠单抗组（77 例）。单药厄洛替尼组的患者每天口服厄洛替尼 150 mg，而联合治疗组在此基础上每 3 周还将接受一次贝伐珠单抗治疗（15mg/kg）。该研究的主要研究终点为无进展生存期，次要研究终点包括总生存期、客观缓解率以及生活质量等。该研究结果表明，贝伐珠单抗联合厄洛替尼组的无进展生存期明显长于厄洛替尼单药组（16.0 个月 vs 9.7 个月，$P = 0.001\,5$），总生存期数据还未成熟。本研究结果提示这种治疗模式能够进一步提高 *EGFR* 基因敏感突变患者一线治疗的效果，值得进一步进行探讨。

（三） 重组人血管内皮抑制素与化疗联合

重组人血管内皮抑制素（Endostar，商品名：恩度）是我国学者自主研发生产出来的一种特异性抑制血管内皮细胞增殖和肿瘤增长的 Ⅰ 类新药。2003 年 4 月到 2004 年 6 月间由中国医学科学院肿瘤医院牵头，组织全国 24 所大型综合医院及专科医院进行了随机、双盲、安慰剂平行对照、多中心 Ⅲ 期临床试验。对 493 例 Ⅲ / Ⅳ 期 NSCLC 患者使用 NP + YH216 和 NP + 安慰剂进行了随机、双盲、安慰剂平行对照的 Ⅲ 期临床研究。在可评价疗效的 486 例意向性治疗患者中，NP + YH216 组和 NP + 安慰剂组的总 RR 分别为 35.4 % 和 19.5 %（$P = 0.000\,3$），总 CBR 分别为 73.3 % 和 64.0 %（$P = 0.035$），总的中位肿瘤进展时间分别为 6.3 个月和 3.6 个月（$P = 0.0000$）。

（四） 其他抗血管生成药物与化疗联合

除了贝伐珠单抗之外，抗血管生成的药物还包括其他单克隆抗体（如阿柏西普、雷莫芦单抗）以及小分子多靶点酪氨酸激酶抑制剂（如索拉菲尼、苏尼替尼、西地尼布、莫替沙尼等）。已有多项 Ⅲ 期临床研究探讨了除贝伐珠单抗以外的抗血管生成药物（如索拉菲尼、西地尼布、莫替沙尼等）和化疗联合与单纯化疗相比能否进一步提高一线治疗的疗效，但遗憾的是所有研究均未发现总生存期上的获益。

第二节　抗血管生成在晚期非小细胞肺癌一线治疗进展后的作用

（一）雷莫卢单抗与化疗联合

血管内皮生长因子（vascular endothelial growth factor-2，VEGFR-2）主要存在于血管内皮细胞，通过结合 VEGF 和其他促进血管生成的配体，诱导新生血管形成，促进肿瘤细胞生长、增殖和转移。雷莫芦单抗（Ramucirumab，商品名：Cyramza）可与 VEGFR-2 特异性结合，具有很高的亲和力，从而阻断其与促血管生成因子的结合。临床研究已经证明雷莫芦单抗可有效抑制肿瘤细胞生长并抑制肿瘤转移。此前进行的 I 期及 II 期临床试验也已经提供了雷莫芦单抗治疗多种肿瘤的有效性和安全性数据。近期进行的 REVEL 研究则探讨了雷莫芦单抗与多西他赛联合在晚期非小细胞肺癌二线治疗中的疗效。该研究是一项多中心、随机、双盲的 III 期临床研究，共纳入 1 253 例一线治疗失败的 IV 期非小细胞肺癌患者（包括鳞癌患者），随机分入雷莫芦单抗（RAM）联合多西他赛（DOC）组（628 例），或安慰剂（PL）联合多西他赛（DOC）组（625 例）。分层因素包括性别、地域、ECOG 体能状态评分，以及既往是否接受维持治疗。DOC 联合 RAM 组接受剂量为 75 mg/m² 的 DOC 以及 10 mg/kg 的 RAM，而 DOC 联合 PL 组接受剂量为 75 mg/m² 的 DOC 以及 10 mg/kg 的 PL。上述方案均每 3 周进行一次，直至疾病进展或出现不可耐受的毒副作用。研究的主要终点是总生存期，次要研究终点包括无进展生存期和客观缓解率等。该研究结果表明，RAM+DOC 较 PL+DOC 能够显著提高客观缓解率（22.9% vs 13.6%，$P < 0.001$）、无进展生存期（4.5

个月 vs 3.0 个月，$P < 0.001$）及总生存期（10.5 个月 vs 9.1 个月，$P = 0.023\ 5$）。RAM+DOC 是近 10 年来首个相对活性对照药物（DOC）显著提高经一线治疗进展的晚期非小细胞肺癌患者生存期的治疗策略。REVEL 研究的结果明确了 RAM 在非小细胞肺癌二线治疗中的地位。值得注意的是，与此前针对贝伐珠单抗开展的研究不同，REVEL 研究中还纳入了 328 例鳞癌患者。亚组分析的结果表明，RAM+DOC 较 PL+DOC 同样能够显著延长鳞癌患者的无疾病进展生存期（4.2 个月 vs 2.7 个月，HR：0.76，95%CI：0.60 ~ 0.96），并有延长总生存期的趋势（9.5 个月 vs 8.2 个月，HR：0.88，95%CI：0.69 ~ 1.13）。可能由于样本量的关系，在鳞癌亚组中观察到的总生存期获益并不具有统计学意义上的显著性，但这仍是一个重要的发现。由于缺乏明确的驱动基因，鳞癌患者往往不能从特定的靶向治疗中获益，相比腺癌患者在治疗手段上更加局限。因此，值得在将来开展针对性的研究以明确 RAM 治疗鳞癌的效果。

（二）尼达尼布与化疗联合

尼达尼布（Nintedanib，商品名：Vargatef）是一种口服多靶点抗血管生成药物，可同时阻断 3 类生长因子受体：血管内皮生长因子受体（VEGFR 1-3）、血小板源性生长因子受体（PDGFR α 和 β）以及成纤维细胞生长因子受体（FGFR 1-3）。这 3 种受体均在新血管的形成和生长过程中发挥了关键性的作用。同时，尼达尼布还能够抑制 RET、FLT3 以及 Src 信号通路。临床前研究已经明确了尼达尼布能够抑制肿瘤的生长。在

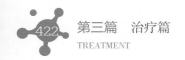
此前开展的Ⅰ期及Ⅱ期临床研究也已经表明尼达尼布对于多种实体肿瘤（包括非小细胞肺癌）均具有抗肿瘤活性，且毒副作用可控。近期的一项随机、对照、双盲Ⅲ期临床研究（LUME-Lung 1）评估了尼达尼布联合多西他赛在晚期非小细胞肺癌二线治疗中的疗效。该研究共纳入1 314例经一线治疗进展的晚期非小细胞肺癌患者，随机分入尼达尼布（N）联合多西他赛（DOC）组（655例）或安慰剂（P）联合多西他赛（DOC）组（659例）。N+DOC组的患者将接受多西他赛（75mg/m² d1）静脉滴注，并口服尼达尼布（200mg，2次/天，d2-21）；P+DOC组则接受多西他赛（75mg/m² d1）静脉滴注，并口服安慰剂（200mg，2次/天，d2-21）。上述方案每3周重复一次，直至疾病进展或出现无法耐受的毒副作用。该研究的主要研究终点为无进展生存期，次要研究终点包括总生存期等。LUME-Lung 1的研究结果表明，N+DOC较PL+DOC能够显著提高无进展生存期（3.4个月 vs 2.7个月，$P = 0.0019$），并有提高总生存期的趋势（10.1个月 vs 9.1个月，$P = 0.2720$）。亚组分析发现，在腺癌亚组中N+DOC较PL+DOC能够显著延长患者的总生存期（12.6个月 vs 10.3个月，$P = 0.0359$），但在鳞癌亚组中两组总生存期相似（8.6个月 vs 8.7个月，$P = 0.8907$）。更进一步的分析表明，对于预后不佳的肺腺癌患者，尼达尼布也可带来明显的生存获益，其与多西他赛联合治疗显著延长了一线治疗9个月内即出现疾病进展的患者的生存期（10.9个月 vs 7.9个月，$P = 0.0073$），以及一线治疗最佳疗效即为疾病进展的患者的总生存期（9.8个月 vs 6.3个月，$P = 0.0246$）。

值得注意的是，与LUME-Lung 1研究设计类似的LUME-Lung 2研究的结果却并不令人满意。LUME-Lung 2研究同样是一项随机、对照、双盲Ⅲ期临床研究，旨在评估尼达尼布联合培美曲塞在晚期非鳞非小细胞肺癌二线治疗中的疗效，对照组为安慰剂联合培美曲塞。该研究中期分析结果提示，尼达尼布联合培美曲塞较安慰剂联合培美曲塞能够显著提高无进展生存期（4.4个月 vs 3.6个月，$P = 0.0435$），但两组总生存期类似（12.2个月 vs 12.7个月，$P > 0.05$）。回顾上述两项研究，在LUME-Lung 1研究中，尼达尼布与多西他赛联合能够显著延长晚期肺腺癌患者的总生存期，但在LUME-Lung 2研究中，尼达尼布与培美曲塞联合却不能为晚期非鳞癌患者（绝大多数为肺腺癌）带来生存获益。前文已经提到，基础研究表明紫杉烷类化疗药物与抗血管生成治疗之间存在协同作用，但这种协同作用在其他种类的化疗药（如抗代谢类）与抗血管生成治疗之间并不明确，这可能是上述两个研究结论不同的原因之一。

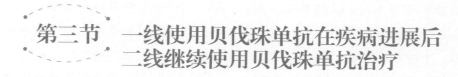

第三节 一线使用贝伐珠单抗在疾病进展后二线继续使用贝伐珠单抗治疗

在一线治疗中使用贝伐珠单抗治疗后出现疾病进展，二线继续使用贝伐珠单抗进行治疗，这种所谓的"跨线治疗"模式能否使晚期非小细胞肺癌患者获益一直是临床肿瘤学家关心的问题。

ASCO 上公布的 WJOG 5910L 临床试验正是针对这个问题开展的研究。该研究共纳入 100 例患者，50 例接受多西他赛单药治疗（60 mg/m²，每 3 周重复一次），50 例接受多西他赛（60 mg/m²，每 3 周重复一次）联合贝伐珠单抗（15 mg/kg，每 3 周重复一次）治疗。研究结果表明，贝伐珠单抗联合多西他赛较多西他赛单药能够提高无进展生存期（4.4 个月 vs 3.4 个月，$P = 0.058$），且有延长总生存期的趋势（13.1 个月 vs 11.0 个月，$P = 0.11$）。该研究提示贝伐珠单抗"跨线治疗"的模式能进一步提高晚期非鳞非小细胞肺癌二线治疗的效果，值得进行更大规模的临床研究加以验证。为进一步验证其可行性，一项大型 III 期临床研究 AvaALL（MO22097；https://clinical trails.gov:NCT01351415）正在开展。

第四节 小结与展望

晚期非小细胞肺癌患者的生存期虽然不断得到延长，但仍不理想。近年来抗血管生成药物在非小细胞肺癌的治疗中积累了越来越多的循证医学证据，合理使用抗血管生成药物可以进一步改善患者的预后。将来可从如下几个方面进一步开展抗血管生成药物治疗相关的研究：①将新的抗血管生成药物（如雷莫芦单抗、尼达尼布等）用于一线治疗。②将抗血管生成药物与靶向治疗（如 EGFR-TKI、ALK 抑制剂等）或免疫治疗（如 PD-1 单抗、CTLA-4 单抗等）联合。③探讨抗血管生成药物的"跨线治疗"模式。

（黄岩）

参考文献

[1] 王金万, 孙燕, 刘永煜, 等. 重组人血管内皮抑素联合NP方案治疗晚期NSCLC随机、双盲、对照、多中心 III 期临床研究[J]. 中国肺癌杂志, 2005, 8 (4): 283-290.

[2] HICKLIN D J, ELLIS L M. Role of the vascular endothelial growth factor pathway in tumor growth and angiogenesis [J]. J Clin Oncol, 2005, 23 (5): 1011-1027.

[3] O'BYRNE K J, KOUKOURAKIS M I, GIATROMANOLAKI A, et al. Vascular endothelial growth factor, platelet-derived endothelial cell growth factor and angiogenesis in non-small cell lung cancer [J]. Br J Cancer, 2000, 82 (8): 1427-1432.

[4] FERRARA N. Vascular endothelial growth factor: basic science and clinical progress [J]. Endocr Rev, 2004, 25 (4): 581-611.

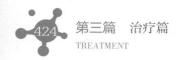
[5] SANDLER A, GRAY R, PERRY M C, et al. Paclitaxel-carboplatin alone or with bevacizumab for non-small cell lung cancer [J]. N Engl J Med, 2006, 355 (24): 2542-2550.

[6] RECK M, VON PAWEL J, ZATLOUKAL P, et al. Overall survival with cisplatin-gemcitabine and bevacizumab or placebo as first-line therapy for nonsquamous non-small cell lung cancer: results from a randomised phase III trial (AVAiL) [J]. Ann Oncol, 2010, 21 (9): 1804-1809.

[7] ZHOU C, WU Y L, CHEN G, et al. BEYOND: a randomized, double-blind, placebo-controlled, multicenter, phase III study of first-line carboplatin/paclitaxel plus bevacizumab or placebo in Chinese patients with advanced or recurrent nonsquamous non-small cell lung cancer [J]. J Clin Oncol, 2015, 33 (19): 2197-2204.

[8] ROODHART J M, HE H, DAENEN L G, et al. Notch1 regulates angio-supportive bone marrow-derived cells in mice: relevance to chemoresistance [J]. Blood, 2013, 122 (1): 143-153.

[9] VOLK-DRAPER L, HALL K, GRIGGS C, et al. Paclitaxel therapy promotes breast cancer metastasis in a TLR4-dependent manner [J]. Cancer Res, 2014, 74 (19): 5421-5434.

[10] ZINNER R G, OBASAJU C K, SPIGEL D R, et al. PRONOUNCE: randomized, open-label, phase III study of first-line pemetrexed + carboplatin followed by maintenance pemetrexed versus paclitaxel + carboplatin + bevacizumab followed by maintenance bevacizumab in patients ith advanced nonsquamous non-small cell lung cancer [J]. J Thorac Oncol, 2015, 10 (1): 134-142.

[11] PATEL J D, SOCINSKI M A, GARON E B, et al. Point Break: a randomized phase III study of pemetrexed plus carboplatin and bevacizumab followed by maintenance pemetrexed and bevacizumab versus paclitaxel plus carboplatin and bevacizumab followed by maintenance bevacizumab in patients with stage III B or IV nonsquamous non-small cell lung cancer [J]. J Clin Oncol, 2013, 31 (34): 4349-4357.

[12] SETO T, KATO T, NISHIO M, et al. Erlotinib alone or with bevacizumab as first-line therapy in patients with advanced non-squamous non-small cell lung cancer harbouring EGFR mutations (JO25567): an open-label, randomised, multicentre, phase 2 study [J]. Lancet Oncol, 2014, 15 (11): 1236-1244.

[13] GOSS G D, ARNOLD A, SHEPHERD F A, et al. Randomized, double-blind trial of carboplatin and paclitaxel with either daily oral cediranib or placebo in advanced non-small cell lung cancer: NCIC clinical trials group BR24 study [J]. J Clin Oncol, 2010, 28: 49-55.

[14] LAURIE S A, SOLOMON B J, SEYMOUR L, et al. A randomized double-blind trial of carboplatin plus paclitaxel (CP) withdaily oral cediranib (CED), an inhibitor of vascular endothelial growth factor receptors, or placebo (PLA) inpatients (pts) with previously untreated advanced non-small cell lung cancer (NSCLC): NCIC Clinical Trials Groupstudy BR29 [J]. J Clin Oncol, 2012, 30: Suppl. 15, 7511.

[15] SCAGLIOTTI G, NOVELLO S, VON PAWEL J, et al. Phase III study of carboplatin and paclitaxel alone or with sorafenib inadvanced non-small cell lung cancer [J]. J Clin Oncol, 2010, 28: 1835-1842.

[16] SCAGLIOTTI G V, VYNNYCHENKO I, PARK K, et al. International, randomized, placebo-controlled, double-blind phase IIIstudy of motesanib plus carboplatin/paclitaxel in patients with advanced nonsquamous non-small cell lung cancer: MONET1 [J]. J Clin Oncol, 2012, 30: 2829-2836.

[17] GARON E B, CIULEANU T E, ARRIETA O, et al. Ramucirumab plus docetaxel versus placebo plus

docetaxel for second-line treatment of stage IV non-small cell lung cancer after disease progression on platinum-based therapy (REVEL): a multicentre, double-blind, randomised phase 3 trial [J]. Lancet, 2014, 384 (9944): 665-673.

[18] MROSS K, STEFANIC M, GMEHLING D, et al. Phase I study of theangiogenesis inhibitor BIBF 1120 in patients with advanced solidtumors [J]. Clinical Cancer Res, 2010, 16: 311-319.

[19] RECK M, KAISER R, ESCHBACH C, et al. A phase II double-blind study to investigate effi cacy and safety of two doses of the tripleangiokinase inhibitor BIBF 1120 in patients with relapsed advanced non-small cell lung cancer [J]. Ann Oncol, 2011, 22: 1374-1381.

[20] RECK M, KAISER R, MELLEMGAARD A, et al. Docetaxel plus nintedanib versus docetaxel plus placebo in patients with previously treated non-small cell lung cancer (LUME-Lung 1): a phase 3, double-blind, randomised controlled trial [J]. Lancet Oncol, 2014, 15 (2): 143-155.

[21] HANNA N H, KAISER R, JOO-HANG K, et al. Retrospective evaluation ofthe futility analysis in LUME-Lung 2, a randomised, double-blind, placebo-controlled phase III trial of nintedanib (BIBF 1120) incombination with pemetrexed in NSCLC patients progressing afterone prior first-line chemotherapy [J]. Eur J Cancer, 2013, 49: 3418 (abstr) .

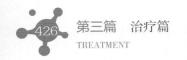

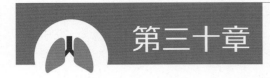

肺癌的免疫治疗

第一节　概　　述

2013 年 *Science* 将肿瘤免疫治疗列为十大科技进步之首。免疫治疗经过多年的探索与临床试验，已经在黑色素瘤、霍杰金病、非小细胞肺癌、膀胱癌等的治疗中取得了突飞猛进的成果。目前，免疫检测点抑制剂在非小细胞肺癌领域已经进入临床一线、二线的标准治疗。美国（Food and Drug Administration，FDA）于 2015 年先后批准 Nivolimab（抗 PD-1 单抗）用于晚期非小细胞肺癌二线治疗，Pembrolizumab（抗 PD-1 单抗）用于肿瘤细胞 PD-L1 表达阳性的转移性非小细胞肺癌患者的二线治疗。2016 年，美国 FDA 又批准了 Atezolizumab（抗 PD-L1 单抗）用于晚期非小细胞肺癌一线含铂双药化疗方案治疗失败后的二线治疗。2017 年 FDA 批准 Pembrolizumab 用于 PD-L1 强阳性非小细胞肺癌患者的一线治疗，

Pembrolizumab 联合培美曲塞 + 卡铂方案批准用于没有 PD-L1 表达的限制非鳞非小细胞肺癌一线治疗。

目前，以抗 PD-1、PD-L1 单抗为代表的免疫检测点抑制剂已经进入临床的一线、二线治疗，改变了我们的治疗选择与临床实践。然而肺癌的免疫治疗仍然有很多问题值得进一步研究：如何精准鉴定免疫治疗的获益人群，如何理解和克服免疫治疗的耐药，如何联合免疫治疗与其他治疗从而优化治疗策略，如何设定免疫治疗的疗效评价标准，如何全程化合理使用免疫治疗实现免疫治疗的个体化，如何管理免疫治疗的副反应等。这些问题的深入研究与解答将不断提高我们对肺癌免疫治疗的认识，进一步提高肺癌患者的生存获益。

第二节 肿瘤免疫治疗的基本概念与原理

一 肿瘤免疫逃逸

肿瘤免疫逃逸（tumor escape）是指肿瘤细胞通过多种机制逃避机体免疫系统识别和攻击，从而得以在体内生存和增殖的现象。Weinberg 教授 2011 年在 *Cell* 发表综述介导了肿瘤的十大特征及对应的治疗靶点，其中免疫逃逸是肿瘤十大特征之一（图 30-1）。肿瘤免疫逃逸也是肿瘤发生、发展过程必须具备的能力，针对肿瘤免疫逃逸具体机制所衍生的治疗均可以称为肿瘤免疫治疗。

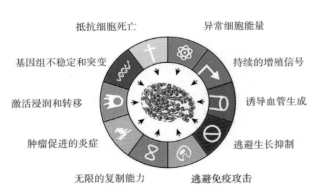

图 30-1 恶性肿瘤的十大特征

为了更好地理解肿瘤免疫的多环节、多步骤的复杂性，陈和提出了肿瘤－免疫循环的概念（图 30-2）。文中将有效的肿瘤－免疫循环分为 7 个环节：①肿瘤抗原释放；②肿瘤抗原呈递；③启动和激活效应性 T 细胞；④ T 细胞向肿瘤组织迁移；⑤肿瘤组织 T 细胞浸润；⑥ T 细胞识别肿瘤细胞；⑦清除肿瘤细胞。这些环节任何地方出现异常均可以导致抗肿瘤－免疫循环失效，出现免疫逃逸。不同肿瘤可以通过不同环节的异常抑制免疫系统对肿瘤细胞的有效识别和杀伤，从而产

生免疫耐受，甚至促进肿瘤的发生、发展。肿瘤免疫治疗就是通过重新启动并维持肿瘤－免疫循环，恢复机体正常的抗肿瘤免疫反应，从而达到控制与清除肿瘤的目的。

与肿瘤－免疫循环的 7 个环节相对应的治疗策略都处在不同阶段的研究中，有学者将其中针对启动和激活效应性 T 细胞和清除肿瘤细胞的环节称为免疫反应的启动阶段和效应阶段（图 30-3）。这两个环节主要受免疫检测点的多个蛋白分子调控，其中有些为刺激因子（绿色），有些为抑制因子（红色）。目前研究比较成功的是针对免疫启动阶段的 CTLA-4 和免疫效应阶段的 PD-L1/PD-1，这些免疫检测点信号的活化会抑制免疫反应的启动和免疫反应的效应阶段，实现免疫逃逸与免疫耐受。针对 CTLA-4 开发的 Ipilimumab 单抗能有效阻断 CTLA-4/B7.1 的负性调控，针对 PD-L1/PD-1 研发成功的 Nivolimab、Pembrolizumab、Atezolizumab 能有效阻断 PD-L1/PD-1 对效应性 T 细胞的抑制效应。正是对免疫逃逸机制的深入理解，针对免疫检测点的抑制剂才在临床的研发上取得了巨大成功。

二 肿瘤免疫治疗

肿瘤免疫治疗是应用免疫学原理和方法，提高肿瘤细胞的免疫性和对效应细胞杀伤的敏感性，激发和增强机体抗肿瘤免疫应答，并应用免疫细胞和效应分子输注宿主体内，协同机体免疫系统杀伤肿瘤、抑制肿瘤生长。肿瘤免疫治疗近来备受关注，是肿瘤治疗领域的热点。近几年，以免疫检测点为代表的肿瘤免疫治疗取得了前

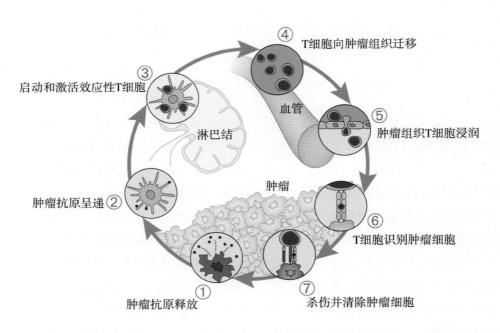

图 30-2 肿瘤 – 免疫循环示意图

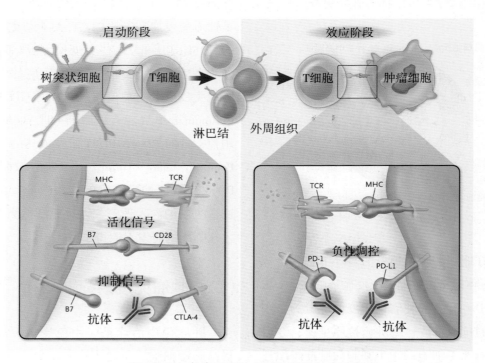

图 30-3 免疫反应的启动阶段和效应阶段

所未有的成就。目前，已在一些肿瘤类型如黑色素瘤、非小细胞肺癌、膀胱癌等的治疗中展示出了强大的抗肿瘤活性，并已有肿瘤免疫治疗药物 Ipilimumab、Nivolimab、Pembrolizumab、Atezolizumab 获得美国 FDA 批准临床应用。肿瘤免疫治疗已成为继手术、化疗、放疗、靶向治疗后肿瘤治疗领域的全新的、最有前景的治疗手段。

第三节　肺癌免疫治疗的现状

早在 1957 年，Macfarlane Burnet 和 Lewis Thomas 首先提出了"肿瘤抗原""免疫监视"理论，认为机体中经常会出现的突变肿瘤细胞可被免疫系统所识别而清除，为肿瘤免疫治疗奠定了理论基础，然而利用自身免疫系统临床治疗肿瘤取得实质性疗效最近才变成事实。

免疫治疗的临床成功首次见于高度免疫原性恶性黑色素瘤。高剂量白介素 –2（IL–2）显示客观反应率（ORR）为 16%。有趣的是，许多获得完全缓解的患者可维持较长时间的免疫反应，尽管毒性较高，IL–2 仍被广泛使用于黑色素瘤患者。2011 年 CTLA–4 的抑制剂 Ipilimumab，2014 年 PD–1 的抑制剂 Pembrolizumab 和 Nivolumab 相继被批准用于黑色素瘤患者。Ipilimumab 对于黑色素瘤患者的有效率大约为 10%；PD–1 抑制剂有效率达到 40%；而联合 Ipilimumab 和 Nivolumab 治疗，有效率达到 42%~60%。毫无疑问，这些免疫检测点抑制剂大大延长了晚期黑色素瘤患者的总生存期并且副反应更小。

肺癌被公认为低免疫原性肿瘤，免疫治疗如 BCG 和 IL–2 均显示没有效果，直到最近免疫检测点抑制剂在肺癌领域取得的巨大成功才真正开启了肺癌免疫治疗的大门。

（一）免疫检测点抑制剂在肺癌二线治疗中的地位

（一）Nivolumab（抗 PD–1 单抗）

Nivolumab（抗 PD–1 单抗）是 PD–L1/PD–1 通路的代表性药物之一，也是第一个被两个Ⅲ期随机对照临床研究证实在非鳞非小细胞肺癌和肺鳞癌二线治疗中比标准治疗多西他赛更有治疗获益的药物。CheckMate 017 研究和 CheckMate 057 研究对比多西他赛分别在晚期肺鳞癌、非鳞非小细胞肺癌患者二线治疗中的随机、对照Ⅲ期研究。CheckMate 017 研究中，Nivolumab 组及多西他赛组的中位 OS 分别为 9.2 个月和 6.0 个月（HR 0.59，$P=0.000\ 25$），中位 PFS 分别为 3.5 个月和 2.8 个月（HR：0.62，$P=0.000\ 4$），ORR 分别为 20% 和 9%（$P=0.008\ 3$）。CheckMate 057 研究中 Nivolumab 组和多西他赛组的中位 OS 分别为 12.2 个月和 9.4 个月（HR：0.73，$P=0.001\ 5$），客观缓解率（ORR）分别为 19% 和 12%（OR：1.72，$P=0.024\ 6$），中位无进展生存期（PFS）为 2.3 个月和 4.2 个月（HR：0.92，$P=0.393\ 2$）。两项研究的安全性数据一致，Nivolumab 组优于多西他赛组。这两项研究结果表明，Nivolumab 无论在鳞癌还是非鳞癌患者二线治疗中，总体显示出的疗效及安全性方面均显著优于多西他赛。不同的是，对于肺鳞癌，Nivolumab 的疗效与 PD–L1 的表达没有相关性，而对于肺腺癌，Nivolumab 的疗效与 PD–L1 的表达有相关性，PD–L1 > 1% 阳性者，其疗效优于没有表达者，PD–L1 表达越高者，相对化疗获益越大。基于以上临床研究数据，FDA 和欧洲药品管理局（EMA）先后批准 Nivolumab 用于晚期肺鳞癌和 EGFR、ALK 阴性的非鳞 NSCLC 的二线治疗（关键数据见表 30–1）。

（二）Pembrolizumab（抗 PD–1 单抗）

Pembrolizumab（抗 PD–1 单抗）为 PD–L1/PD–1 通路的又一代表性药物。KEYNOTE–001 研究是 Pembrolizumab 的Ⅰ期临床研究，旨在评估晚期 NSCLC 患者的安全性与初步疗效，在Ⅰ期

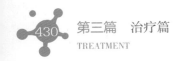
表 30-1　抗 PD-L1/PD-1 单药一线治疗 NSCLC 的疗效

	KEYNOTE-0241 ITT 人群 * （ n=305 ）	CheckMate 0262 ITT 人群 （ n=541 ）	BIRCH3 一线队列 （ n=142 ）	JAVELIN4 一线队列 （ n=156 ）
研究期别	Ⅲ	Ⅲ	Ⅱ	Ⅰ
PD-L1 选择	PD-L1 ≥ 50%	PD-L1 ≥ 1%	PD-L1 ≥ 5%	未选择
主要终点	PFS（ PD-L1 ≥ 50% ）	PFS（ PD-L1 ≥ 5% ）	ORR	ORR

HR 0.50　　　　　　HR 1.15

中位 PFS（月）：
- Pembro 10.3
- 化疗 6.0
- Nivo 4.2
- 化疗 5.9
- Atezo 7.3
- Avel 4.1

	KEYNOTE-0241	CheckMate 0262	BIRCH3	JAVELIN4
ORR，%	Pembro 45% vs 化疗 28%	Nivo 26.1% vs 化疗 33.5%	Atezo 25%	Avel 22.4% （默克 / 辉瑞）
DoR，月	NR vs. 6.3	12.1 vs. 5.7	16.5	NR
随访时间	中位 11.2 个月	NR	中位 22.5 个月	至少 3 个月

研究中，Pembrolizumab 显示了令人鼓舞的疗效与安全性，尤其是肿瘤细胞 PD-L1 表达强阳性的患者（ ≥ 50% 肿瘤细胞表达阳性，PD-L1 抗体为 22C3 clone ），有效率达到 45.2%。在此基础上，进行了 KEYNOTE-010 研究，这是一项比较 Pembrolizumab 与多西他赛在 PD-L1 阳性的 NSCLC 患者二线治疗疗效的 Ⅱ ~ Ⅲ期随机对照临床研究。研究入组 PS 状态 ≥ 1 分，没有脑转移及慢性免疫相关疾病，并要求至少 1% 肿瘤细胞 PD-L1 表达阳性，肿瘤细胞含量不得低于 1%。研究随机分为 3 组：Pembrolizumab，2mg/kg，每 3 周一次组，344 例；Pembrolizumab，10mg/kg，每 3 周一次组，346 例；多西他赛，75mg/kg，每 3 周一次组，343 例。主要研究终点为意向治疗人群（ITT）以及 PD-L1 高表达患者（TPS ≥ 50%）的 PFS 和 OS，次要研究终点为客观有效率（ORR）、持续反应时间（DOR）和安全性。

总生存数据显示，在整个研究人群（所有 PD-L1 表达水平）中，与多西他赛化疗组相比，Pembrolizumab 2 种剂量治疗组总生存期（OS）均显著延长。具体为，Pembrolizumab 2 mg/kg 每 3 次剂量组 OS 提高 29%（HR：0.71，P=0.000 8；95% CI：0.58~0.88），中位 OS 为 10.4 个月（95% CI：9.4~11.9）；10 mg/kg 每 3 周 1 次剂量组 OS 提高 39%（HR：0.61，P < 0.000 1；95% CI：0.49~0.75），中位 OS 为 12.7 个月（95% CI：10.0~17.3）；多西他赛治疗组中位 OS 为 8.5 个月（95% CI：7.5~9.8）（关键数据见表 30-1）。

在 PD-L1 表达水平较高（TPS ≥ 50%）的患者中，Pembrolizumab 2 个剂量组均优于多西他赛化疗组。具体为，与多西他赛治疗组相比，Pembrolizumab 2 mg/kg 每 3 周 1 次剂量组 OS 提高 46%（HR：0.54，P=0.000 2；95% CI：0.38~0.77），中位 OS 为 14.9 个月（95% CI：10.4~ 未达到）；10 mg/kg 每 3 周 1 次剂量组 OS 提高 50%（HR：0.50，P < 0.000 1；95% CI：0.36~0.70），中位 OS 为

17.3 个月（95% CI：11.8~ 未达到）；多西他赛治疗组中位 OS 为 8.2 个月（95% CI：6.4~10.7）。

无进展生存期（PFS）数据显示，在整个研究人群（所有 PD-L1 表达水平）中，与多西他赛化疗组相比，Pembrolizumab 2 种剂量治疗组 PFS 均得到延长，但数据无统计学显著差异 [2 mg/kg：HR：0.88（95% CI：0.74~1.05，P=0.07）；10 mg/kg：HR：0.79（95% CI：0.66~0.94，P=0.004）]。具体为，Pembrolizumab 2mg/kg 每 3 周 1 次剂量组中位 PFS 为 3.9 个月（95% CI：3.1~4.1）；10 mg/kg 每 3 周一次剂量组中位 PFS 为 4.0 个月（95% CI：2.7~4.3）；多西他赛治疗组中位 PFS 为 4.0 个月（95% CI：3.1~4.2）。

在 PD-L1 表达水平较高（TPS ≥ 50%）的患者中，与多西他赛化疗组相比，Pembrolizumab 2 种剂量治疗组 PFS 均得到统计学意义的显著延长 [2 mg/kg：HR：0.59（95% CI：0.44~0.78，P=0.000 1）；10 mg/kg HR：0.59（95% CI：0.45~0.78，P < 0.000 1）]。具体为，Pembrolizumab 2 mg/kg 每 3 周 1 次剂量组中位 PFS 为 5.0 个月（95% CI：4.0~6.5）；10 mg/kg 每 3 周 1 次剂量组中位 PFS 为 5.2 个月（95% CI：4.1~8.1）；多西他赛治疗组中位 PFS 为 4.1 个月（95% CI：3.6~4.3）。

这些研究中，Pembrolizumab 治疗相关最常见的不良反应包括疲劳、皮疹、皮肤瘙痒、腹泻、恶心、关节痛等，大部分不良反应报告的严重程度为 1 级或 2 级。最严重的不良反应为免疫相关不良反应和严重的输液相关反应。

基于以上临床研究数据，FDA 和欧洲药品管理局（EMA）先后批准 Pembrolizumab 用于 PD-L1 阳性的晚期 NSCLC 的二线治疗。至此，对于晚期 NSCLC 二线治疗又多了一个药物选择。不同于 Nivolumab 的是，选择 Pembrolizumab 作为二线治疗时，需要用 PD-L1 抗体（Dako 22C3）判定患者肿瘤 PD-L1 表达呈阳性，且既往接受过至少一种化疗方案的局部晚期或转移性 NSCLC

患者。

（三）Atezolizumab（抗 PD-L1 单抗）

Atezolizumab（抗 PD-L1 单抗）为 PD-L1/PD-1 通路的又一代表性药物。在早期的 Ⅱ 期临床研究中，一项与多西他赛对比的 POPLAR 研究已显示了 Atezolizumab 的临床效果。Ⅲ 期随机对照临床研究 OAK 进一步肯定了 Atezolizumab 对非小细胞肺癌的治疗价值。研究入组的患者为经历过一线或二线标准治疗后的进展期非小细胞肺癌患者，按 1 : 1 随机分配到 Atezolizumab 治疗组（1 200 mg 固定剂量，每 3 周 1 次）或多西他赛治疗组（75 mg/kg，每 3 周 1 次）。分层因素包括病理类型、PD-L1 状态和先前治疗线数。研究的主要终点为总人群的 OS 和 PD-L1 ≥ 1%（包含了肿瘤细胞及免疫细胞的表达）的亚组的 OS。次要终点为 ORR、DOR、PFS 以及安全性。主要结果如表 30-1 所示。研究显示，对比多西他赛，Atezolizumab 有更好的总生存（OS，13.8 个月 vs 9.6 个月；P=0.003）。生物标志物分析显示，PD-L1 表达阳性的患者 Atezolizumab 有更好的生存获益。PD-L1 ≥ 1% 的患者（占实验组 55%）中位 OS 为 15.7 个月，PD-L1 ≥ 3% 的患者中位 OS 达到 20.5 个月，而 PD-L1 阴性的患者中位 OS 只有 12.6 个月（占实验组 45%）。然而，即使 PD-L1 阴性组，Atezolizumab 对比多西他赛仍显示出了生存的获益（OS，12.6 个月 vs 8.9 个月；HR：0.75，95% CI：0.59~0.96；P=0.02）。在所有的亚组分析中，除了 EGFR 突变的患者（OS，10.5 个月 vs 16.2 个月），Atezolizumab 均显示了相似的获益优势。次要终点，PFS（HR：0.95，95% CI：0.82~1.10）和 ORR（13.6% vs 13.4%）两组间均无明显差异。对于治疗有效的患者，无论 PD-L1 是否阳性，Atezolizumab 治疗组显示了持续的有效时间（16.3 个月 vs 6.2 个月）。在安全性方面，Atezolizumab 治疗组显示了更好的耐受性，Atezolizumab 治疗组治疗相关不良事件的发生率更低（64% vs 86%，其中 3/4 级严重不良事件的发生率为 15% vs 43%）。正是由于 Atezolizumab 相对于多西他赛显示了更好的疗效，更低的毒副反应，FDA 于是批准 Atezolizumab 用于二线或多线晚期非小细胞肺癌的治疗。

需要注意的是，尽管 POPLAR 研究的生物标志物分析发现 PD-L1 越高的患者相对于化疗获益越大，OAK 研究中的生存获益与 PD-L1 的表达与否并无相关性，OS 改善不仅限于 PD-L1 表达的患者，即使在没有 PD-L1 表达（TC0 和 IC0）的患者中，Atezolizumab 组的生存获益也改善了 25%（12.6 个月 vs 8.9 个月，HR：0.75，P = 0.020 5）。Atezolizumab 也是 FDA 批准的第一个 PD-L1 的单抗。

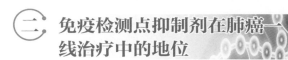

（二）免疫检测点抑制剂在肺癌一线治疗中的地位

（一）Pembrolizumab 获批 NSCLC 一线治疗适应证

在 Pembrolizumab 获得 PD-L1 阳性非小细胞肺癌二线适应证后，默沙东公司并没有停止其进军一线治疗的步伐。KEYNOTE-024 研究，一线对比 Pembrolizumab 与含铂双药标准化疗对于晚期非小细胞肺癌的优势。研究入组患者需要肿瘤细胞 PD-L1 高表达（肿瘤细胞 PD-L1 阳性率 ≥ 50%），并且排除：① EGFR 突变及 ALK 融合突变阳性的患者。②未经治疗的脑转移的患者。③需要系统治疗的活动性免疫相关疾病。④ PS 状态为 2~4 分的患者。Pembrolizumab 治疗组每 3 周 1 次接受 200 mg 固定剂量，直至疾病进展或不可耐受副反应出组，最长可以接受 2 年的 Pembrolizumab 治疗。研究者选择了含铂双药 3 周方案标准化疗，化疗方案可以为 AP/AC 方案、GP/GC 方案或 TC 方案。顺铂的剂量为 75 mg/m²，卡铂按曲线下面积（AUC）5~6 计算，

培美曲塞剂量为 500 mg/m²，吉西他滨剂量为 1 250 mg/m²，紫杉醇剂量为 200 mg/m²。化疗组进展后可以交叉到 Pembrolizumab 治疗组。总共 1 934 名患者接受了 PD-L1 表达筛选，其中 500 例患者 PD-L1 表达 ≥ 50%（占 25.9%）。最终共 305 例患者随机到 Pembrolizumab 治疗组（n=154）和对照化疗组（n=151）。治疗进展后，化疗组 50%（n=75）的患者交叉到 Pembrolizumab 治疗组，Pembrolizumab 治疗组直到数据分析时，有 23% 的患者出现进展并接受了后续治疗。化疗组患者根据耐受情况，可以接受维持治疗。研究的主要终点为 PFS，次要终点包括：OS、ORR 和毒副反应。DOR（持续反应时间）为探索性研究终点。

主要结果如表 30-2 所示，研究的主要终点为 PFS，Pembrolizumab 组和化疗组中位 PFS 分别为 10.3 个月（95% CI：6.7~ 未达到）和 6.0 个月（95% CI：4.2~6.2）。6 个月疾病无进展率分别为 62.1%（95% CI：53.8%~69.4%）和 50.3%（95% CI：41.9%~58.2%）。两组的中位生存期都还未达到，前者已显著长于后者，死亡风险比为 0.60（95% CI：0.41~0.89；P=0.005）。采用 RECIST 标准评价两组的疗效，Pembrolizumab 和化疗组的有效率分别为 44.8%（95% CI：36.8~53.0）和 27.8%（95% CI：20.8~35.7）。两组患者从治疗开始到疗效出现的中位时间均为 2.2 个月，Pembrolizumab 组的中位反应持续时间在发布数据时还没得到（1.9⁺~14.5⁺月），化疗组为 6.3 个月（2.1⁺~12.6⁺月）。在所有预设的亚组分析中均发现 Pembrolizumab 组更加具有优势，尤其是鳞癌患者，PFS 优势更加明显（HR：0.35；95% CI：0.17~0.71）。

副反应方面，免疫治疗显示了更好的耐受性。治疗相关不良事件与总体不良事件 73% vs 90%，其中 3/4 级不良反应发生率，免疫治疗组为 26%，化疗组为 51%。Pembrolizumab 治疗的不良事件主要为：腹泻（14.3%）、恶心（9.7%）、疲

表 30-2　免疫检测点抑制剂在肺癌一线治疗中的表现

	KEYNOTE-024 ITT人群 (n=305)	KEYNOTE-042 ITT人群 (n=1274)	KEYNOTE-189 ITT人群 (n=616)	KEYNOTE-407 ITT人群 (n=559)	CheckMate 026 ITT人群 (n=541)	CheckMate 227 ITT人群 (n=299) Ia、1b、TMB≥10	CheckMate 227 ITT人群 (n=363) 1b (PD-L1<1%)	IMpower 131 ITT人群 (n=683) (Arm B+Arm C)	IMpower 150 ITT人群 (n=692) (Arm B+Arm C)
对比方案	Pembro vs 化疗	Pembro vs 化疗	Pembro+化疗 vs 化疗	Pembro+化疗 vs 化疗	Nivo vs 化疗	Nivo+IPI vs 化疗	Nivo+化疗 vs 化疗	Atezo+卡铂+白蛋白结合型紫杉醇(Arm B) vs 卡铂+白蛋白结合型紫杉醇(Arm C)	Atezo+卡铂+紫杉醇+Bev(Arm B) vs 卡铂+紫杉醇+Bev(Arm C)
病理类型	NSCLC	NSCLC	非鳞癌	鳞癌	NSCLC	NSCLC	NSCLC	鳞癌	非鳞癌
PD-L1选择	PD-L1≥50%	PD-L1≥1%	未选择	未选择	PD-L1≥1%	PD-L≥1% PD-L1<1%	PD-L1<1%	未选择	未选择
EGFR、ALK 驱动基因选择	排除	排除	排除	排除	排除	排除	排除	排除	入选
主要终点	PFS (PD-L1≥50%)	OS (PD-L1 ≥50%、≥20%、≥1%)	OS	PFS、OS	PFS (PD-L1≥5%)	OS (PD-L≥1%) PFS (TMB≥10/M) (1a 和 1b)	OS (PD-L1<1%) PFS (TMB≥10/M) (1a 和 1b)	PFS、OS	PFS (ITT-WT) PFS (Teff-high WT) OS (ITT-WT)
OS,月	NA	PD-L1≥50%: 20 vs 12.2, HR=0.69, p=0.003; PD-L1≥20% vs 化疗: 17.2 vs 13.0, HR=0.77, p=0.002; PD-L1≥1%: 16.7 vs 12.1, HR=0.81, p=0.0018	NR vs 11.3 HR=0.49 P<0.0001	15.9 vs 11.3 HR=0.64 P=0.0008	14.4 vs 13.2 HR=1.02	20.3 vs 16.4 HR=0.79	NA	14.0 vs 13.9 HR=0.96 P=0.6931	19.2 vs 14.7 HR=0.78 P=0.02
PFS,月	10.3 vs 6.0 HR=0.50 P<0.001	PD-L1≥50%: 7.1 vs 6.4, HR=0.81, p=0.017; PD-L1≥20% vs 化疗: 6.2 vs 6.6, HR=0.94; PD-L1≥1%: 5.4 vs 6.5, HR=1.07	8.8 vs 4.9 HR=0.52 P<0.001	6.4 vs 4.8 HR=0.56 P<0.001	4.2 vs 5.9 HR=1.15 P=0.25	7.2 vs 5.4 HR=0.58 P=0.0002	5.6 vs 4.7 HR=0.74	6.3 vs 5.6 HR=0.71 P=0.0001	Arm B vs Arm C: 8.3 vs 6.8 (ITT-WT); Arm B vs Arm C: 11.3 vs 6.8 (Teff-high WT)
ORR,%	45 vs 28	PD-L1≥50%: 39.3 vs 32; PD-L1≥20%: 33.4 vs 28.9; PD-L1≥1%: 27.3 vs 26.5	47.6 vs 18.9	57.9 vs 38.4	26.1 vs 33.5	45.3 vs 26.9	36.7 vs 23.1	49 vs 41	63.5 vs 48 (ITT-WT)
DoR,月	NR vs 6.3	PD-L1≥1%: 20.2 vs 8.3	11.2 vs 7.8	7.7 vs 4.8	12.1 vs 5.7	NR vs 5.4	7.2 vs 4.7	7.2 vs 5.2	9.0 vs 5.7
随访时间 (中位,月)	11.2	12.8	10.5	7.8	18	11.5	11.5	17.1	20

劳乏力（10.4%）、发热（10.4%）和食欲下降（9.1%）。而化疗的常见不良反应为骨髓抑制（44%）、恶心（43.3%）、疲劳乏力（28.7%）、食欲下降（26%）、中性粒细胞抑制（22.7%）和呕吐（20%）。特别需要注意的是，Pembrolizumab 治疗诱导的自身免疫事件发生率为 29.2%，其中报道的 3/4 级免疫相关不良事件发生率为 9.7%，主要包括免疫相关肺炎、皮肤反应和肠炎。总之，Pembrolizumab 在主要终点 PFS，次要终点 OS、ORR 及安全性上都达到了令人满意的阳性结果。

由于该项出色的研究结果，2016 年 10 月 FDA 批准 Pembrolizumab 用于 PD-L1 强阳性（肿瘤细胞 PD-L1 阳性率 ≥ 50%）晚期 NSCLC 的一线治疗。到目前为止，对于无驱动基因突变的肺癌，既往的一线、二线标准治疗（即传统的化疗）均被免疫治疗所取代。

一直以来，对于无驱动基因突变的晚期非小细胞肺癌，化疗仍然是标准治疗，传统化疗由于有效率不高、副反应较大，限制了医生的治疗选择及患者的临床获益。此项研究开创了无靶向驱动基因突变的晚期 NSCLC 患者治疗的新机会。本研究显著的有效性与安全性数据均提示 Pembrolizumab 将成为无驱动基因突变但高表达 PD-L1 的晚期 NSCLC 的一线治疗方案的新选择。

但我们也要注意到此项研究结果主要来自高度选择患者的数据。本研究排除了具有 EGFR、ALK 突变的患者，排除了 PS ≥ 2 的患者，排除了有脑转移未控制稳定的患者，排除了具有自身免疫性疾病及需要使用皮质激素的患者，并且要求 PD-L1 高表达（肿瘤细胞 PD-L1 阳性率 ≥ 50%）。在现实生活中，可能只有 25% 左右甚至更低比率的 NSCLC 患者达到本研究的入组要求。也就是说，按目前的数据，Pembrolizumab 作为晚期肺癌一线治疗的新选择仅适用于高度选择的一部分患者，对于其他更多患者的治疗价值及将来的治疗策略仍需要更多的研究数据。

（二）Nivolumab 在 NSCLC 一线使用对生存的改善不优于标准化疗

I 期临床研究 CheckMate-012 提示 Nivolumab 单抗作为晚期非小细胞肺癌的一线治疗结果令人鼓舞，然而随后启动的 III 期随机对照临床研究 CheckMate-026 并没有取得预期的成功。CheckMate-026 是一项开放标签、随机分组 III 期研究，主要考察一线使用 Nivolumab 单药治疗与研究者选择的化疗方案在晚期 NSCLC 患者中的疗效差异。入组的 541 例患者之前未接受过全身性治疗，而且经检测为 PD-L1 表达阳性（PD-L1 ≥ 1%）受试组接受静脉注射 Nivolumab 3mg/kg（每 2 周 1 次），对照组给予研究者选择的化疗方案，给药一直持续到疾病进展、出现不可接受毒性事件或完成 6 个给药周期。研究的主要终点是 PD-L1 表达 ≥ 5% 的患者的 PFS。数据显示，在 PD-L1 表达 ≥ 5% 的患者中，Nivolumab 和铂类标准化疗组合相比，中位 PFS 分别为 4.2 个月 vs 5.9 个月（HR：1.15，95% CI：0.91 ~ 1.45）。奇怪的是，即使 PD-L1 表达 ≥ 50% 的患者（总计 214 例，88 例在 Nivolumab 治疗组），Nivolumab 治疗组与化疗组 PFS 仍然没有差别。在 PD-L1 ≥ 5% 的人群中，Nivolumab 治疗组与化疗组 ORR 分别为 26%、33.5%，无统计学差异。对于 PD-L1 表达 ≥ 50% 的患者，两组的 ORR 分别为 34%、39%，仍然没有统计学差异；总生存期为 14.4 个月 vs 13.2 个月（HR：1.02，95% CI：0.80 ~ 1.30）。化疗患者疾病进展后有 60% 转为交叉使用 Nivolumab 进行后续治疗。Nivolumab 的安全性与既往研究一致。Nivolumab 组所有等级治疗相关不良事件以及 3/4 级不良事件的发生率分别为 71% 和 18%，化疗组为 92% 和 51%。Nivolumab 一线治疗晚期 NSCLC 对比传统化疗在 PFS 方面并未取得优势。

当然 CheckMate-026 研究的失败和 KEY-NOTE-024 研究的成功并不能证明 Pembrolizumab

比 Nivolumab 在一线肺癌更有效，更没证明前者在其他多种癌症治疗中的优越性。只是证明 PD-1 抗体在 PD-L1 表达较低的人群作为单独用药在控制肿瘤增长方面与化疗相比没有优势。该研究的失败主要原因跟其入选的人群是有关的。最近更新的数据显示，CheckMate-026 研究在肿瘤突变负荷较高的患者中，Nivolumab 组和化疗组患者的缓解率分别为 47% 和 28%，中位 PFS 分别为 9.7 个月和 5.8 个月（HR：0.62，95% CI：0.38~1.00）。中位 OS 相似，不受肿瘤突变负荷的影响。针对 Nivolumab 治疗优势人群的探索，将来有可能通过以突变负荷作为标准物，对突变负荷高的那部分患者，Nivolumab 作为一线治疗的效果可能优于标准化疗。

（三）Pembrolizumab 单抗联合化疗获批非鳞 NSCLC 一线治疗

KEYNOTE-021 研究是一项评估 Pembrolizumab 联合化疗疗效的 I / II 期研究。该研究设计分多个队列（A~H），其中队列 G 对比培美曲塞 + 卡铂方案联合与不联合 Pembrolizumab 一线治疗非鳞非小细胞肺癌。研究入组 III B 期或 IV 期非鳞非小细胞肺癌，要求患者体能状态 PS ≤ 1 分，*EGFR*、ALK 均为野生型，入组排除有未经治疗过的脑转移、间质性肺炎及需要全身激素治疗的患者。Pembrolizumab 200mg/ 次，每 3 周 1 次；培美曲塞 500 mg/m²，卡铂按 AUC=5 计算。联合治疗 4 个周期后，Pembrolizumab 按 3 周 1 次维持治疗，最长可维持 2 年，培美曲塞由研究者决定是否维持。研究的主要终点为 ORR，次要终点为 PFS、OS、安全性、疗效与 PD-L1 表达的关系。化疗组进展后可以交叉到 PD-1 治疗组。

总计 123 例患者，60 例入组到 Pembrolizumab 联合化疗组，63 例入组到化疗组。Pembrolizumab 联合化疗组与化疗组 ORR 分别为 55%、29%（*P*=0.001 6）。中位 DOR 未达到。Pembrolizumab 联合化疗组中位起效时间为 1.5 个月，化疗组中位起效时间为 2.7 个月，两组的 PFS 分别为 13.0 个月和 8.9 个月（HR：0.90；95% CI：0.42~1.91），一年有效率分别为 75%、72%。当 PD-L1 表达采用 1% 为分界线时，PD-L1 ≥ 1% 的患者，Pembrolizumab 联合化疗 ORR 为 54%（*n*=39），PD-L1 < 1% 的患者，ORR 为 57%，两组没有统计学差异。但当 PD-L1 表达的阈值提高到 50% 时，疗效的差异就有所显示：当 PD-L1 表达 > 50%（*n*=20），Pembrolizumab 联合化疗 ORR 达到 80%，而当 PD-L1 表达介于 < 1%~49%（*n*=19）时，ORR 只有 26%。

总体上，化疗联合 PD-1 治疗组与化疗组 AE 发生率分别为 93%、90%，而 3/4 级严重不良事件发生率分别为 39%、26%。Pembrolizumab 联合化疗表现的主要副反应为：乏力（64%），恶心（58%），贫血（32%），皮疹（27%）和呕吐（27%）。化疗组的主要副反应为：贫血（53%），恶心（44%）和乏力（40%）。Pembrolizumab 联合化疗组发生免疫相关的副反应有甲状腺功能减退症（15%）、甲状腺功能亢进症（8%）和肺炎（5%）。

从 KEYNOTE-021 研究结果来看，Pembrolizumab 联合培美曲塞 + 卡铂方案在非小细胞肺癌一线治疗中相比化疗有效率明显提高（提高 26%），副反应也相应增加。Pembrolizumab 联合培美曲塞 + 卡铂在 PD-L1 高表达的患者（PD-L1 ≥ 50%）显示了令人振奋的疗效。研究结果于 2016 年 ESMO 首次报道，尽管只是一个 II 期临床研究，并且样本量有限，但由于其突出的临床疗效，2017 年 FDA 批准 Pembrolizumab 联合培美曲塞 + 卡铂方案用于非鳞非小细胞肺癌的一线治疗。这是免疫治疗的又一个里程碑，Pembrolizumab 早前已获批 PD-L1 ≥ 50% 的一线 NSCLC 治疗适应证，此次的联合方案使用于更广泛的非鳞非小细胞肺癌，并且没有 PD-L1 表达的限制，这势必改变肺癌的治疗格局。

第四节 肺癌免疫治疗的研究进展与方向

到目前为止，多个 PD-1/PD-L1 为代表的免疫治疗已经获批肺癌的一线、二线治疗并且可能很快会获批肺癌的术后辅助治疗。面对激烈的市场竞争，要想在免疫治疗上取得一席之地，或者改变目前已经形成的治疗格局，免疫治疗疗效预测生物标志物相关研究，免疫治疗与化疗、放疗、靶向治疗、免疫微环境调节剂联合治疗的研究正在如火如荼进行中。下面就这几个方面的进展与未来发展方向作一个简单的总结与评述。

(一) 免疫治疗生物标志物的研究进展与未来方向

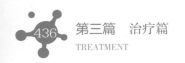

哪些人群能从免疫治疗中获益？总体上免疫治疗在实体瘤表现为有效率不高，起效的患者有相对较长的反应时间。目前，免疫治疗领域中大家最为关心的问题是：哪些患者适合使用免疫治疗？是否有相应的生物学标志物能够准确地预测免疫治疗带来的临床获益？在黑色素瘤及非小细胞肺癌方面，多项研究结果提示肿瘤大体可以分为以下几种情况：

（1）免疫浸润型肿瘤　患者存在 T 细胞浸润以及表达"炎症"相关基因，此类患者可能适合免疫检查点抑制治疗。

（2）免疫耐受型肿瘤　病理检查显示患者缺乏 T 细胞及炎症浸润并且存在非炎性"冷"基因的表达，此类患者可能适合过继细胞治疗。

（3）免疫浸润排斥型肿瘤　患者虽然存在 T 细胞以及其他免疫细胞，但仅仅存在于肿瘤外周及基质组织而肿瘤内部并不出现时，则患者可能适合抗血管生成药物联合免疫治疗。

此外，对于癌细胞周围有丰富的免疫细胞的"热肿瘤"而言，其 T 细胞浸润较明显，PD-1 常为高表达，PD-1/PD-L1 抑制剂多具有较好的治疗反应，其疗效与治疗前激活的免疫反应存在相关性。而对于缺乏免疫细胞浸润的"冷肿瘤"而言，过继细胞治疗可能是比较好的治疗选择；对于存在 T 细胞但尚未浸润至肿瘤内部的患者而言，比较适合应用抗血管生成剂或其他促 T 细胞迁移药物的治疗。

目前就生物标志物而言，研究相对成熟的标志物主要有：

1. PD-L1 表达　免疫治疗前是否需要进行 PD-L1 表达的检测，这是目前临床实践中每天都面临的问题。首先需要明确，从已获批的适应证而言，Pembrolizumab 适用于晚期非小细胞肺癌，需要进行 PD-L1 的检测，需要 PD-L1 在肿瘤组织的表达为阳性。Pembrolizumab 单药在非小细胞肺癌一线使用时，需要 PD-L1 表达为强阳性（PD-L1 在肿瘤细胞上的表达 ≥ 50%），而 Pembrolizumab 联合培美曲塞 / 卡铂方案一线用于非鳞非小细胞肺癌的治疗无 PD-L1 表达的要求。Nivolumab、Atezolizumab 获批非小细胞肺癌的二线适应证无 PD-L1 表达水平要求，但我们也要认识到，Nivolumab 在非鳞非小细胞肺癌的疗效与 PD-L1 表达水平是相关的，但在鳞癌不相关。Atezolizumab 虽然总体上在无 PD-L1 选择药物的情况下，临床获益已超过标准化疗，但其疗效、获益程度明显跟 PD-L1 在肿瘤组织及免疫细胞上的表达相关。对于 PD-L1 完全阴性的患者，在二线治疗时，Nivolumab、Atezolizumab 的临床获益也超过标准化疗多西他赛。所以，笔者认为，在临床可能的条件下，尽可能行 PD-L1 检测，PD-L1 的表达越强，越有可能富集从抗 PD-1/PD-L1 治疗中获益的患者。同时，我们也要认识 PD-L1 表达作为抗 PD-1/PD-L1 治疗疗效预测标志物的局限性，对于 PD-L1 全阴性的患者也可能从抗 PD-1/PD-L1 治疗中获益。

另外，对于 PD-L1 的检测，目前缺乏标准统一的检测抗体。默沙东的 Pembrolizumab 在临床研究中，伴随使用的 PD-L1 检测抗体为 Dako 22C3，而 Nivolumab、Atezolizumab 在标志物分析上，分别使用的是 Dako 28-8 和 Ventana SP142。尽管已有研究显示，这几个抗体在对肿瘤 PD-L1 的评估上差异并不大，但 PD-L1-IHC 表达水平本身受肿瘤异质性、标本质量、检测流程、不同抗体、治疗影响等众多因素影响，是我们不能忽视的问题。

2. 肿瘤微环境中浸润的 T 细胞　许多研究发现在结直肠癌、黑色素瘤和 NSCLC 等肿瘤活检标本中的淋巴细胞浸润与患者总生存时间明显相关。结直肠癌、黑色素瘤转移灶等实体瘤体中出现异位淋巴结样结构可能预示着患者有更长的生存时间。还有数据显示，治疗前活检样本 CD8+ 肿瘤浸润淋巴细胞密度高的 III 期 NSCLC 患者有相对更长的无进展生存期和总生存期。肿瘤的免疫识别能够导致宿主免疫反应或肿瘤 T 细胞炎症表型，这可以通过免疫机制促进疾病的控制，进而可能提示更佳的预后。另有研究报道，T 细胞炎性肿瘤微环境的出现也预示着患者可从高剂量 IL-2 和 MAGE-A3 疫苗中获益。因此，基线状态的肿瘤浸润淋巴细胞也很有可能作为 checkpoint 抑制剂免疫治疗的预测性生物标志物。

在一项 Ipilimumab 治疗转移性黑色素瘤的 II 期临床研究中，发现尽管肿瘤浸润淋巴细胞的基线状态与临床疗效无关，但在使用第二剂 Ipilimumab 后，活检样本中肿瘤浸润淋巴细胞密度的增加显示了明显更好的临床反应。随后

KEYNOTE-001 研究分析了肿瘤浸润淋巴细胞与黑色素瘤患者的 Pembrolizumab 应答的关系。肿瘤实质和边缘的肿瘤浸润淋巴细胞密度的定量检测表明，相比疾病进展的患者，那些治疗有效的患者的治疗前肿瘤样本中有更高的 CD8+T 细胞密度，而 CD4+T 细胞没有相关性。与 Ipilimumab 的情况类似，在抗 PD-1 治疗反应组的连续活检样本中观察到了 CD8+T 细胞密度的增加，而在疾病进展组却没有类似的现象。另一项抗 PD-1 治疗黑色素瘤的研究显示，治疗前标本中的 CD8+、CD3+ 和 CD45RO+T 细胞的密度与是否有治疗反应呈中度关联，且在抗 PD-1 治疗后这种关联更加明显。

尽管这些研究发现非常有意义，但治疗响应患者和疾病进展患者之间的基线 CD8+T 细胞密度界线不清，难以确立绝对的阈值，加上肿瘤微环境中浸润的 T 细胞的定量评估容易受到取材部位、标本大小、染色评估等多个因素、环节的影响，限制了其作为临床实用的预测性生物标志物的广泛应用。

3. T-细胞受体克隆性　为了进一步研究肿瘤浸润淋巴细胞基线是否存在某些 T 细胞受体谱型专门针对肿瘤特异免疫反应，以及这些特异的谱型是否与免疫治疗的应答有关。Tumeh 和其同事利用二代测序技术，检测黑色素瘤治疗前的肿瘤中 T 细胞受体 β 链可变区所有独特的重排。研究发现，相比于疾病进展组，治疗有效组的 T 细胞受体 β 链显示更多克隆、更少多样性。另外，治疗前、后的穿刺样本对比显示，治疗有效组在抗 PD-1 治疗后 β 链克隆的增量比无效组多 10 倍，这提示了这些患者有肿瘤特异的治疗反应。值得注意的是，基线 T 细胞受体克隆与肿瘤浸润淋巴细胞密度的相关性并不高，这意味着尽管有些患者的肿瘤浸润淋巴细胞低密度，但如果他们的肿瘤浸润淋巴细胞群落有肿瘤抗原特异的限制性 T 细胞受体克隆，那么他们仍然可以从抗

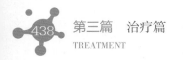
PD-1 治疗中获益。目前为止，T-细胞受体克隆性与免疫治疗疗效相关的研究还不多，仍缺乏大样本、前瞻性的研究证实 T-细胞受体克隆性在预测免疫治疗疗效的价值，尚不能作为临床应用的生物标志物。

4. 肿瘤细胞突变负荷（TMB）　肿瘤细胞突变负荷指肿瘤样本中存在体细胞错义突变的总量，发生错义突变的程度越高，突变负荷越大。Rizvi NA 等首次报道肿瘤的突变负荷与抗PD-1 的疗效相关，随后即吸引了许多学者对突变负荷、肿瘤新抗原与免疫治疗疗效的关注。2016 年 ASCO 会议上报道一项关于肺癌 TMB 与PD-1/PD-L1 治疗疗效关系的研究，研究分析超过 11 000 例肺癌患者通过二代测序，发现 TMB与不同组织类型相关，MSI-H 状态与 TMB 高表达明显相关（21/22 例），27% 的 MS- 稳定状态肺癌患者 TMB 是高表达，有明确驱动基因的肿瘤 TMB 低表达的概率大，而 TMB 高表达患者更多的会出现 BRCA1/2 失活、POLE 基因突变和 PD-L1 扩增。通过研究 64 例 NSCLC 使用PD-1/PD-L1 治疗的患者，发现药物使用的时间与 TMB 高表达相关，且应用 TMB 阈值为 15 时达到了统计学差异（$P=0.010$）。肺癌的 CGP同时由 TMB、MSI 状态、PD-L1 扩增和驱动基因变化的状态决定，它可能对 PD-1/PD-L1 抑制剂提供了有用的预测因子。另外，我们知道CheckMate-026 研究显示 Nivolumab 一线应用于晚期非小细胞肺癌在 PFS 和 OS 上均不优于标准化疗。该研究探索性分析评估了肿瘤突变负荷对临床结局的影响。本研究中肿瘤突变负荷的定义为：基线肿瘤样本中存在体细胞错义突变的总量，且经全外显子测序法在肿瘤组织样本和血样中予以证实。其中 0~100 个突变为低负荷组，100~242 个突变为中度负荷组，≥ 243 个突变为高负荷组。在 312 例患者（占随机分组患者58%）中，虽然两个随机分组患者基线时的肿瘤

负荷并不均衡，但这些数据及生存结果在入组总人群中是一致的。在肿瘤突变负荷较高的患者中，Nivolumab 组和化疗组患者的缓解率分别为 47%和 28%，中位 PFS 分别为 9.7 个月和 5.8 个月（HR：0.62，95%CI：0.38 ~ 1.00）。中位 OS 相似，不受肿瘤突变负荷的影响。其中，化疗组有 68% 的肿瘤突变负荷高的患者交叉至 Nivolumab 组接受治疗。

肿瘤的肿瘤细胞突变负荷（TMB）与免疫治疗疗效的相关研究已被多个研究证实。目前的研究仅限于回顾性的探索性研究，其临床广泛应用除了费用的问题之外，尚需要前瞻性的临床研究证实其潜在的临床价值。

5. 微卫星不稳定（microsatellite instability，MSI）与错配修复基因缺陷（mismatch repair deficiency，dMMR）　肿瘤组织常在错配修复通路中产生缺陷并在其重复的 DNA 序列中产生成千上万的体细胞突变，称之为微卫星灶。MSI-H与 dMMR 是两种常见的遗传异常，含有这两种变异的肿瘤，细胞内的 DNA 修复机制往往会受到影响而不能正常发挥作用。错配修复缺陷与微卫星不稳定肿瘤常常发生于结直肠癌、子宫内膜癌、胃癌、肝癌、小肠癌、甲状腺癌、皮脂瘤、黑色素瘤、卵巢癌等。

2017 年 5 月 23 日，美国 FDA：加速批准PD-1 抗体 Pembrolizumab（商品名：Keytruda）用于确定有高度微卫星不稳定性（MSI-H）或错配修复基因缺陷（dMMR）的成人和儿童晚期或转移性实体肿瘤患者。

Le DT 等首次在人体试验中报道了错配修复缺陷的突变水平与 PD-1 抑制剂 Pembrolizumab 对实体瘤治疗疗效相关。该研究入组了 41 例其他治疗失败的晚期实体瘤患者，有 MSI 阳性的，也有 MSI 阴性的，接受 PD-1 抗体 Pembrolizumab治疗。结果显示：MSI 阳性的患者，有效率是40%，20 周的无疾病进展生存率是 78%；而 MSI

阴性的患者，有效率是 0，20 周的无疾病进展生存率是 11% ~ 40%。

随后一项更大的研究进一步验证了 Pembrolizumab 对 MSI-H 或 dMMR 变异的实体瘤患者的效果。截至 2016 年底，已经招募了 86 例 MSI 阳性的、来自 12 种癌症的患者，并且完成了 PD-1 抗体的治疗和初步的随访。这些患者罹患的实体瘤涉及 12 种类型，且肿瘤中都带有 MSI-H 或 dMMR 变异。他们每 3 周接受 200mg Pembrolizumab 治疗，或每 2 周接受 10mg/kg 体重 Pembrolizumab 的治疗，直至出现不可接受的毒性反应或是出现疾病进展。如果患者没有出现这些情况，治疗总时长上限则为 24 个月。在该试验中，临床结果在 2017 年 6 月初召开的美国临床肿瘤学（ASCO）大会上进行宣读，同时研究结果发表在 Science 上。研究显示：86 例患者中，有效率是 53%，其中 21% 的患者完全缓解，77% 的患者疾病控制，2 年的无进展生存率达到 53%（42%~68%），2 年的存活率达到 64%（53%~78%）。基于这些数据，美国 FDA 加速批准 Pembrolizumab 用于治疗带有 MSI-H 或 dMMR 变异的所有实体瘤患者。

值得一提的是，这是美国 FDA 批准的首款不依照肿瘤来源，而是依照生物标志物进行区分的抗肿瘤药物，具有里程碑式的意义。这与中医提倡的"同病异治""异病同治"的理念相似。这也体现了精准医学的精髓与胜利，标志着人类对癌症的认识与理解抵达了一个新的阶段与水平。

6. 免疫相关基因表达谱 肿瘤微环境的特性在免疫检查点抑制剂的耐药性及敏感性方面发挥着重要作用。肿瘤微环境免疫相关基因表达谱评估涉及肿瘤基因表达与肿瘤微环境基因表达谱。

Ipilimumab 治疗晚期黑色素瘤的 II 期临床试验（CA184004）的回顾性分析证明基因表达谱的确可以作为有效的预测性生物标志物。该研究分析了 50 例治疗前标本 RNA 的表达情况，研究发现，相比对 Ipilimumab 无临床获益的肿瘤，有获益的肿瘤（包括 PR 和 SD 的患者）基因表达水平明显高 2.5 倍以上的有 22 个免疫相关的基因。其中包括细胞毒性 T 细胞的标志性蛋白基因（如 CD8A、granzyme B、perforin 1）、Th1 相关的炎症因子、MHC class II 分子和其他免疫相关基因（如 NKG7、IDO1）。治疗前、后免疫相关基因的表达（如 CXCL11、CXCR3）与 OS 正相关。

另外，免疫基因标签，尤其是干扰素 γ 诱导的相关基因，被多个研究证明是预测抗 PD-1 或抗 PD-L1 治疗临床效果稳定的生物标志物。Johnson 及其同事报道，接受 Ipilimumab 治疗的黑色素瘤患者，干扰素 γ 诱导的相关基因 PD-L1 与 MHC-II（HLA-DR）高表达的患者相对而言有更好的临床反应，更长的 PFS 和 OS。另一项干扰素炎症免疫基因印迹与抗 PD-1 治疗晚期黑色素瘤的研究的回顾性数据分析也进一步证实了这一点。研究分析了入组 KEYNOTE-001 的 19 例黑色素瘤患者，评估治疗前干扰素炎症免疫 10 个基因表达作为研究发现队列，随后在一项验证队列里进一步扩大到 62 例患者的 28 个干扰素炎症免疫相关基因表达，这些基因包括 IFN-γ、granzyme A/B（GZMA and GZMB）、perforin 1（PFR1）、IDO1、LAG3 和其他免疫相关基因。从 10 个基因评估的发现队列与 28 个基因的验证队列均发现干扰素炎症免疫相关基因标签评分与患者的治疗反应和 PFS 明显相关，OS 未发现明显相关。在这项研究里，干扰素炎症免疫相关基因表达评分对 Pembrolizumab 治疗疗效有效的阳性预测值达到 59%，对于无效的阴性预测值达到 90%。

由此可见，利用基因表达谱更广泛地评价肿瘤微环境中固有和获得性免疫活性也许可以有效预测 checkpoint 抑制剂的临床疗效。但由于这种评价受到临床标本质量、检测手段难以标准化的影响，干扰素炎症免疫相关基因标签评分应用到临床实践仍需要前瞻性临床研究和统一的评估方法验证。

对肿瘤标本免疫相关基因表达谱的评估除了可以采用 RNA 表达谱外，还可以采用多重免疫组化或多重免疫荧光技术原位评估。通过多重免疫组化技术直接评价肿瘤和免疫细胞表型以及它们在空间上的关联，可提供肿瘤微环境免疫状态的相关信息，这可能优于或弥补了基因表达谱在组织结构与细胞类型上的缺陷，这些技术包括肿瘤切片的连续染色或同一切片的多次、多重染色。多项研究已表明多重免疫组化技术可以用来评估预测适应性免疫治疗及最新的 checkpoint 抑制剂的临床疗效。

7. 外周血标志物　外周血标志物作为一种无创的生物标志物，有其独特的优势，然而目前还没有前瞻性研究证实其可以作为预测性生物标志物。在 Ipilimumab 的相关研究中发现，更长的 OS 和 PFS 与一些指标的基线值有关，包括：中性粒细胞绝对计数低（＜7 500/μL）、中性粒细胞 / 淋巴细胞比值低（＜3）、单核细胞绝对计数低（＜650/μL）、骨髓来源抑制细胞（MDSC）比例低（＜5.1%）、FoxP3+ 调节 T 细胞比例高（≥1.5%）、淋巴细胞比例高（≥10.5%）、嗜酸性粒细胞计数高（≥50/μL）。上述指标在治疗过程中的动态变化也与患者的临床获益有关，包括 FoxP3+ 调节性 T 细胞的减少，T 细胞绝对数的增加和嗜酸性粒细胞计数的增加。在抗 PD-1 治疗的研究中也有类似的发现。如一项包括 607 例接受 Pembrolizumab 治疗的黑色素瘤的回顾性的研究发现，治疗前嗜酸性粒细胞计数高（≥1.5×10^9/L）和较高的淋巴细胞比率（≥17.5%）的患者具有更长的生存时间。另一个外周血的标志物是外周 T 细胞群体的评估，特别是 T 细胞受体基因序列或对新抗原的反应性可能是潜在的预测性生物标志物。有研究报道，T 细胞受体基

因多样性（如包括多种不同的 V-J 重排的受体谱型）和均一性（如均匀分布的频率）的提高与 Ipilimumab 治疗黑色素瘤的临床获益显著相关，但可能由于样本量小，这两点对 OS 并无显著贡献。另外有研究通过对肿瘤进行全外显子测序，再利用体外实验评估外周血中 T 细胞对测序预测出的肿瘤新抗原特异的识别能力，从而预测患者是否对抗 CTLA-4 和抗 PD-1 治疗起反应。当然，肿瘤新抗原特异的 T 细胞在外周 T 细胞中只占很少的比例，但这部分细胞可能会随着治疗进行迅速地扩增。尽管这个方法可以直接评估外周血中 T 细胞对肿瘤新抗原特异的识别能力，但该技术过于复杂，限制了其在临床上的广泛应用。

8. 肠道菌群　近年来，越来越多的研究证据将机体的免疫系统与肠道菌群联系了起来，免疫系统能够被肠道菌群调节，反过来免疫系统又能够主动调节机体肠道菌群的多样性从而来影响健康。

目前，大部分针对微生物在肿瘤免疫防御中作用的研究都是在小鼠模型中进行的。Sivan A 等首次探讨人体微生物与免疫应答之间相关性的研究。研究人员对 233 例转移性黑色素瘤患者首次治疗（93 例开始接受抗 PD-1 抑制剂治疗）时的粪便样本进行了分析，基于实体瘤疗效评价标准，将所有受试者分为抗 PD-1 治疗应答组和无应答组。同时，利用 16S rRNA 基因测序技术对受试者口腔和肠道微生物的种类及组成进行分析，同时检测受试者肿瘤样本中多种免疫细胞的组成及分布密度。研究结果显示，抗 PD-1 抑制剂治疗应答组与无应答组之间，肠道菌群有显著性差异。应答组患者样本中肠道菌群的种类明显比无应答组更多，且其组成也有"显著差异"。应答组患者肠道内梭菌目的细菌量更多，而无应答组患者肠道内拟杆菌目的细菌量更多。此外，抗 PD-1 抑制剂治疗应答组患者肿瘤微环境中细胞毒素 CD8+T 细胞的分布密度显著高于无应答组患者，

且与肠道菌群特定共生菌相关。

尽管此研究仍处于早期阶段，但若在其他类型肿瘤患者的免疫治疗中也能发现相似现象，将对癌症预防及治疗有重大意义。免疫治疗正迅速改善我们的临床实践，但该治疗方法却对部分患者无效，目前我们也未能全面了解这种现象发生的具体机制。如果调节肠道菌群组成可能有助于提高患者对 PD-1 药物的应答反应，这将开启相关研究的新大门。

9. 联合多种生物标志物策略 目前尚无单一的生物分子标记及相关阈值可以明确判断免疫检查点抑制剂的治疗获益，以及筛选适合或者不适合免疫检查点抑制剂治疗的患者。欲明确 PD-1/PD-L1 或 CTLA-4 抑制治疗的影响因素，需要结合肿瘤细胞自身本质以及宿主 T 细胞的特异性因素进行全面考虑。有时肿瘤浸润淋巴细胞计数低，但肿瘤 PD-L1 也可能高表达；而浸润淋巴细胞密度高的肿瘤也可能不表达 PD-L1。这两种情况下，抗 PD-1 或抗 PD-L1 的单药治疗的临床活性可能很低，但单一指标检测可能会给出错误判断。类似地，并非所有的高突变负荷或新抗原负荷都代表有治疗前免疫活性。基因表达谱方法如干扰素 γ 相关基因评分、结合多种免疫变量有可能准确预测各种不同免疫治疗是否有响应。联合两个或多个评价肿瘤微环境免疫状态的策略，形成一个预测 checkpoint 抑制剂疗效的复合预测性生物标志物可能是更有效的。

二、免疫治疗与其他治疗手段的联合应用研究现状与进展

尽管现在 PD-1/PD-L1 抑制剂在二线也成为标准，效果比多西他赛好，而且患者生活质量高 [对于 PD-L1 强阳性的非小细胞肺癌患者（PD-L1 ≥ 50%），Pembrolizumab 已获批一线治疗]，但总体上 PD-1/PD-L1 抑制剂单药有效率并不高，即使 PD-L1 强阳性的非小细胞肺癌患者，有效率也只有 45% 左右，并且只适合少部分患者。为了提高有效率，让更多的患者能从免疫治疗中获益，联合治疗自然成了必然探索之路。

（一）PD-1/PD-L1 抑制剂联合化疗

化疗诱导肿瘤细胞发生免疫源性死亡，释放肿瘤抗原；化疗还可以干扰肿瘤细胞的免疫逃逸。KEYNOTE-021 研究中，评估了 Pembrolizumab 与多个化疗方案联合的安全性与有效性。患者不进行 PD-1/PD-L1 检测，然后分为 3 组，A 组接受 Pembrolizumab+ 紫杉 + 卡铂，B 组接受 Pembrolizumab+ 紫杉 + 卡铂 + 贝伐珠单抗，C 组接受 Pembrolizumab+ 卡铂 + 培美曲塞。治疗 6 个周期后，使用相应药物进行维持治疗，主要终点是 ORR。结果显示，ORR A 组为 52%，B 组为 48%，C 组为 71%；3 组 PFS 都在 10 个月以上，OS 没有达到。

随后的一项 II 期临床研究［KEYNOTE-021（队列 G）的研究］中，评估卡铂 + 培美曲塞加或不加 Pembrolizumab 一线治疗晚期 NSCLC 的疗效与安全性。该项研究结果在 2016 年 ESMO 年会上首次报道，2017 年 ASCO 年会上更新了随访数据。该队列共 123 例患者随机分为两组，一组是 Pembrolizumab+ 卡铂 + 培美曲塞，另一组是卡铂 + 培美曲塞，联合化疗 4 个周期后，允许培美曲塞 500mg/m²，每 3 周 1 次维持治疗，研究根据 PD-L1 表达情况进行了随机分层，化疗组进展后可以使用 Pembrolizumab 治疗，研究主要终点是 PFS。结果显示，ORR 联合组达到 56.7%，化疗组为 30.2%；PFS 联合组为 1 个月，化疗组为 8.9 个月（HR 0.49，95% Cl：0.31 ~ 0.91，$P=0.035$），2016 年 8 月截止随访，总生存数据并不成熟。根据 PD-L1 表达水平分析显示，当 PD-L1 ≥ 50% 时，ORR 联合组达到 80%（$n=20$），化疗组为 41%（$n=17$）；PD-L1 ≥ 1% 时，ORR 联合组达到 54%（$n=39$），化疗组为 40%（$n=40$）；

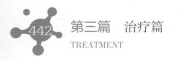
当PD-L1 < 1%时，ORR联合组达到62%（n=21），化疗组为13%（n=23）；当PD-L1在1%~49%时，ORR联合组达到26%（n=21），化疗组为39%（n=23）。总体上，除了当PD-L1在1%~49%，ORR在联合组更低外，其他情况下，联合治疗组有效率均比化疗组高，更令人惊喜的是，在PD-L1高表达组，联合方案有效率达到80%。至于当PD-L1在1%~49%时，为什么联合方案有效率反而更低，大多数学者认为，这可能是样本量较小导致的数据偏倚所致，有待大样本量的结果证实。

目前有更多PD-1/PD-L1抑制剂联合化疗的研究正在进行，如Pembrolizumab联合化疗用于非鳞与鳞癌的III期临床研究（NCT02578680，NCT02775435），Nivolumab联合化疗（CheckMate 227，NCT02477826）、Atezolizumab联合化疗（NCT02367781，NCT02367794，NCT02366143）一线治疗非小细胞肺癌的III期临床研究，我们期待新的研究结果的公布。

（二）PD-1/PD-L1抑制剂联合放疗

放疗作为与手术、化疗并称的肿瘤三大治疗手段之一，在临床工作中往往单独使用或与化疗联合。传统观念认为放疗在杀伤肿瘤细胞的同时，也损伤了机体免疫功能。

近来研究发现，放疗在控制局部病灶的同时，可通过释放肿瘤相关抗原及一系列免疫刺激信号激活细胞免疫反应，引起非照射区域肿瘤的缩小，称之为"远隔效应"。远隔效应的出现不仅让放疗突破了局部治疗的范畴，而且为晚期肿瘤患者的治疗提供了新的方向，但远隔效应在临床上并不常见，反映出放疗对免疫激活能力的不足。目前的临床观察主要还是体现在远隔效应上，而单独放疗所产生的远隔效应却仅见个案报道。分析其原因，一方面由于患者自身肿瘤经抗原调变后，抗原丢失，免疫原性减弱，另一方面则由于单独放疗产生的免疫促进作用不足以抗衡其产生的抑

制作用。放疗可以释放肿瘤新抗原进入免疫系统，但能否真正产生抗肿瘤免疫却取决于正、负免疫信号之间的博弈。免疫治疗的加入正是作为"推动者"，增强正性信号，抑制负性信号。

虽然目前已有的临床研究较少，但结果均提示放疗联合免疫治疗的模式具有非常好的效果。最早报道放疗与抗CTLA-4抗体联合的临床研究，1例晚期黑色素瘤患者，在使用Ipilimumab过程中出现了疾病进展，但联合胸部放疗后，全身多处转移灶出现缩小，甚至达到完全缓解。Silk AW等进行放疗联合Ipilimumab治疗黑色素瘤脑转移的临床研究，接受全脑放射治疗（WBRT）和Ipilimumab治疗患者的中位生存期是3.1个月，而接受立体定向放疗（SRS）和Ipilimumab治疗患者的生存时间是19.9个月。后续又有多项临床研究证实了放疗联合Ipilimumab治疗具有显著疗效。

目前，放疗与免疫治疗联合的研究在肺癌领域的报道并不多。有个案报道，一位晚期非小细胞肺癌患者，在接受放疗序贯Ipilimumab治疗后出现多个非放疗野内病灶的缩小，根据Ipilimumab单药在非小细胞肺癌治疗中基本没效，作者推测，这可能跟放疗与Ipilimumab联合产生增强的远隔效应有关。另一个Ipilimumab联合放疗的I期研究中报道了8列肺癌患者接受局部放疗的情况，1/8的患者出现PR或超过6个月的疾病稳定。最近一项重要的研究报道了放疗对肺癌患者接受抗PD-1治疗疗效的影响。对KEYNOTE-001研究的二次分析共纳入97例非小细胞肺癌患者，其中肺炎的患者是排除在外的。42例（43%）在第一次使用Pembrolizumab单抗治疗前接受过放疗，其中24例患者（25%，24/97）接受过胸部放疗，38例患者（39%，38/97）接受过颅外放疗，大部分患者为姑息性放疗。分析发现在之前接受过任何形式的放疗患者中，PFS及OS要比未接受任何放疗的患者明显延长，PFS分

别是 4.4 个月（2.1~8.6）和 2.1 个月（1.6~2.3），6 个月的 PFS 分别是 49% 和 23%，OS 分别是 10.7 个月（6.5~18.9）和 5.3 个月（2.7~7.7）。6 个月的总生存率分别是 73% 和 45%。基于以上的优势，研究者最后对 Pembrolizumab 疗效影响进行了多因素独立分析，年龄、吸烟史、ECOG 评分、之前接受过放疗及之前接受过颅外放疗五个因素对 Pembrolizumab 治疗肺癌的 PFS 疗效具有独立预后影响。而其中放疗因素对 Pembrolizumab 疗效的影响非常明显，HR 达到 0.59，$P=0.025$。在对 OS 的独立预后分析显示，放疗仍然对 Pembrolizumab 的 OS 具有显著影响，HR 达到 0.62，$P=0.041$。这从统计学层面再次验证了放疗对 Pembrolizumab 的疗效有明确的预测价值，且任何部位的放疗都显示出增效作用。

基于此试验，是否提示临床医生在整体规划患者治疗流程方面可适当调整放疗时间以提高免疫疗效。但文中也提出，此次回顾性分析还是存在大量的细节及偏倚因素待挖掘，比如放疗的时间、剂量及分割，有待大数据的验证。目前许多放疗联合免疫检测点及其他免疫调节的治疗正在进行，当这些研究结果陆续公布时，免疫治疗与放疗联合的种种问题将得到回答，放疗联合免疫治疗的策略也将深刻影响肺癌领域的临床实践。

（三）免疫治疗与靶向治疗的研究联合

靶向治疗在具有驱动基因突变的肺癌领域取得巨大成功，免疫检测点抑制剂的应用使少部分患者获得了较长时间的生存获益。Postow MA 等在一篇 Cell 的综述里提出了靶向治疗跟免疫检测点治疗联合应用将让更多患者达到长期生存的设想。这一美好的设想能否变成现实呢，这有待于临床研究的证实。

临床前研究显示，EGFR 高表达、ALK 阳性患者 PD-L1 表达水平比野生型高，EGFR、ALK 突变激活可以诱导 PD-L1 表达。TKI 除了直接的抗肿瘤效应外，对免疫系统也具有调控作用。

首先，对于 EGFR、ALK 突变的晚期非小细胞肺癌，在多个二线治疗的临床研究中，抗 PD-1/PD-L1 单抗疗效均比标准的化疗效果要差。具体原因可能跟具有 EGFR、ALK 驱动基因突变的肺癌总体突变负荷较低有关。

一项名为 TATTON 的队列研究采用 AZD9291 联合 Durvalumab 治疗 EGFR 突变 NSCLC 患者。研究的 A 部分为 23 例 EGFR-TKI 治疗过的患者，B 部分为 11 例 EGFR-TKI 未治疗过的患者。在 EGFR-TKI 耐药患者中，T790M 阳性患者的 ORR 为 67%，T790M 阴性患者的 ORR 为 21%，B 部分 EGFR-TKI 未治疗过的患者 ORR 为 70%。总体上，有效研究显示治疗效果没有明显提高，但毒副作用增多，该研究总共出现 38%（13/34）的间质性肺炎，其中 A 组为 26%（6/23），B 组为 64%（7/11）。这 13 例出现间质性肺炎的患者中 5 例达到 3/4 级，研究中未出现因间质性肺炎导致死亡的病例。在先前的研究中，AZD9291 单药出现间质性肺炎的概率为 2%~3%，而 Durvalumab 单药出现间质性肺炎的概率也低于 2%，所以 AZD9291 联合 Durvalumab 治疗 EGFR 突变 NSCLC 患者出现如此高的间质性肺炎让人意外，该研究也因出现如此严重的副反应被提前终止。目前，其具体的分子机制仍不清楚。正因如此，同期正在进行的一项对比 AZD9291 联合 Durvalumab 与单药 AZD9291 治疗 EGFR 突变肺癌接受 EGFR-TKI 治疗后出现 T790M 突变的 Ⅲ 期临床研究也被暂停（NCT02454933）。相似地，一项 Gefitinb 联合 Durvalumab 的研究也发现疗效没有明显的增加，但肝毒性明显增加（40%~70%）。另一项 Atezolizumab 联合厄洛替尼的 Ⅰ 期研究 ORR 为 75%，治疗相关的 3/4 级毒性达到 39%，其中主要包括 ALT 升高（7%）、发热（7%）、皮疹（7%）。

从上面已报道的少数几个研究看，EGFR-TKI 联合化疗没有明显增加疗效，相反明显增加了毒副反应，但我们也可以看出，其严重的毒副反应也与 TKI 本身的特点相关。另外，不同免疫检测点的联合是否在疗效及副作用有差异，其他 TKI，如 ALK-TKI 与免疫治疗的联合是否会出现类似的结果仍需要进一步的临床研究数据验证。到目前为止，靶向治疗与免疫检测点的联合仍未看到疗效的增加，相反副反应明显增多。但不同检测点抑制剂与 TKI 采用不同给药方式、不同剂量的组合仍值得更多的研究。

（四）不同检测点抑制剂之间的联合

伊匹木单抗和 Iremelimumab 为抑制细胞毒 CTLA-4 重组单克隆单抗。晚期 NSCLC 单药 Tremelimumab 有效率低且毒性较大。单药 PD-1 或 PD-L1 抑制剂已获批部分晚期肺癌的一线、二线治疗，但总体有效率仍不高，获益人群有限。早期临床前研究发现联合 CTLA-4 抑制剂和 PD-1 通路抑制剂具有协同抗肿瘤作用。在转移性黑色素瘤，纳武单抗联合伊匹木单抗较单药治疗作用提高。

2015 年 ASCO 会上发布多中心 I 期 KEYNOTE-021 研究（摘要号 8011）：Pembrolizumab 联合伊匹木单抗二线治疗 17 例晚期 NSCLC。治疗超过 6 周的 11 例患者中，联合治疗 ORR 55%（CR 9%）且 DCR100%，3 级不良反应事件发生率 11%。II 期 KEYNOTE-021 队列 H（NCT02039674）研究：派姆单抗联合伊匹木单抗一线治疗 NSCLC 正在进行中。

I 期多中心纳武单抗联合伊匹木单抗一线治疗 NSCLC 的 CheckMate 012 研究：78 例患者随机分为纳武单抗（3 mg/kg，每 2 周 1 次）+ 伊匹木单抗（1 mg/kg）每 12 周 1 次（$n = 38$，12 周方案组）或每 6 周 1 次（$n = 40$，6 周方案组）。确认 ORR 为 47%（12 周方案组）和 38%（6 周方案组）。中位有效时间未达到，伊匹木单抗 12 周方案组 PFS 更长（8.1 个月 vs 3.9 个月）。OS 数据尚不成熟。两组 3/4 级治疗相关不良事件发生

率类似（12 周方案组 37%，6 周方案组 33%）；最常见 3/4 级不良事件为脂肪酶增加、肺炎、肾功能不全和结肠炎。两组治疗相关严重不良事件发生率分别为 32% 和 28%。无治疗相关死亡发生。研究未根据 PD-L1 选择患者，数据显示出随着 PD-L1 表达率的上升，联合疗法的应答率增加。在这些联合用药组中，PD-L1 表达 ≥ 1% 的患者客观缓解率达到 57%，PD-L1 表达 ≥ 50% 的患者客观缓解率高达 92%（$n = 12/13$），PD-L1 表达 < 1% 的患者客观缓解率为 15%。在 PD-L1 表达高水平患者中联合治疗获益更明显。

I b 期 Durvalumab 和 Tremelimumab 联合一线治疗 NSCLC 研究：未接受免疫治疗 102 例，Durvalumab 和 Tremelimumab 联合治疗。严重不良事件发生率为 36%，28% 患者因毒性终止治疗。根据安全性和临床数据，采用 Durvalumab 20 mg/kg（每 4 周 1 次）联合 Tremelimumab 1 mg/kg（每 4 周 1 次）用于剂量拓展研究。疗效可评估患者 63 例，ORR 为 25%，疗效与 PD-L1 状态无关。

目前多项 3 期双免疫检测点抑制剂联合治疗的临床研究正在进行，例如 MYSTIC 研究（NTC02453282）、NEPTUNE（NCT02542293）研究和 CheckMate 227 研究。这些结果将进一步明确联合免疫治疗对晚期 NSCLC 一线治疗的价值，不过免疫相关毒性及昂贵的费用问题可能限制联合治疗在人群的广泛应用。

（五）抗 PD-1/PD-L1 抑制剂与抗血管生成治疗联合的研究

肿瘤血管生成是实体瘤发生、发展、转移的关键步骤，也是肿瘤靶向治疗的主要研究领域之一。抗 VEGF 单抗及酪氨酸激酶抑制剂（TKI）等抗血管生成药物在肺癌及其他多个实体瘤广泛应用。理论上说，肿瘤微环境中肿瘤血管与各种免疫细胞能够产生相互作用，血管正常化能够重塑肿瘤微环境，从免疫抑制状态向免疫促进状态转换。那么抗血管生成治疗和免疫治疗联合的效

果如何呢?

JVDF 使用雷莫芦单抗联合 Pembrolizumab 治疗的 I 期研究中, 研究入组了 20 例三、四线治疗失败的晚期 NSCLC 患者。在 NSCLC 患者中, 3/4 级不良反应只有 1 例。结果显示缓解率较好, 持续时间较长。正在进行的 IMpower150 研究 (编号: NCT02366143), 1 200 例晚期 NSCLC 患者随机分为三组, 分别是 Atezolizumab+ 紫杉醇 / 卡铂、Atezolizumab+ 贝伐珠单抗 + 紫杉醇 / 卡铂、贝伐珠单抗 + 紫杉醇 / 卡铂。这个研究将提供未来晚期 NSCLC 一线治疗新的策略。Pembrolizumab 或 Nivolumab 联合贝伐珠单抗用于 NSCLC 患者的研究也正在进行中 (编号: NCT02039674 和 NCT01454102)。

免疫治疗与抗血管生成治疗联合才刚刚起步, 希望这两种针对免疫微环境调节的联合治疗策略会给我们带来惊喜。

(六)免疫治疗与免疫微环境调节剂的联合应用

肿瘤微环境指肿瘤在其发生、发展过程中所处的内环境, 由肿瘤细胞本身、肿瘤以外的细胞、胞外基质、可溶性因子等构成。肿瘤以外的细胞包括: 免疫细胞、纤维原细胞、血管内皮细胞等; 胞外基质: 胶原、黏连蛋白等; 可溶性因子: 酶、生长因子、激素、趋化因子等。肿瘤的形成与进展是肿瘤细胞与肿瘤微环境 (TME) 相互作用的结果。肿瘤免疫微环境中不仅存在能杀伤肿瘤细胞的细胞毒性 T 淋巴细胞 (CTL), 还存在多种具有免疫抑制功能的免疫细胞, 包括肿瘤浸润树突细胞、调节性 T 细胞、髓源性抑制性细胞以及肿瘤相关巨噬细胞等。

在肿瘤微环境中, 肿瘤细胞和肿瘤间质细胞通过多种途径可以抑制肿瘤杀伤性 T 细胞功能, 包括: 上调免疫负性调节配体, 如 CTLA-4、PD-L1、TIM3 等; 分泌可溶性免疫抑制因子, 如 TGF-β、IL-6、IL-10、VEGF 等; 高表达吲哚胺 -2,

3- 双加氧酶 (IDO)、精氨酸酶等代谢酶或因乏氧导致细胞外免疫抑制代谢产物腺苷堆积等。我们可以看出, 免疫检测点抑制剂如抗 PD-1/PD-L1 抗体的治疗本身就是免疫微环境调控的一种, 另外再干扰上述免疫抑制因子的表达和功能, 调节肿瘤微环境中的抑制性的代谢产物, 就有可能重塑免疫微环境, 从而改善 PD-1/PD-L1 抗体的抗肿瘤免疫应答。

IDO1 (吲哚胺 -2,3- 双加氧化酶 1) 是一种 IFNγ 诱导的细胞内酶, 催化色氨酸 (tryptophan, Trp) 降解为犬尿氨酸 (kynurenine, Kyn) 的第一步限速步骤, 色氨酸降解成犬尿氨酸以后, 调节性 T 细胞 (Treg) 和髓源性抑制细胞 (MDSC) 的免疫抑制功能会被提高, 从而发生肿瘤免疫逃逸。IDO1 抑制剂能抑制色氨酸 (Trp) 的代谢, 增强肿瘤微环境 (TME) 的免疫监视。IDO1 和 PD-L1 在很多肿瘤中都有共同表达。两者通路不同, 但是在介导效应 T 细胞抑制方面有互补的作用。所以, IDO1 抑制剂和 PD-L1 抑制剂联合可能可以协同减轻肿瘤内的免疫抑制。

2017 年刚召开的 ASCO 年会上, 公布了一项 Pembrolizumab 联合 Epacadostat (IDO1 抑制剂) 治疗 NSCLC 的疗效和安全性 (ECHO-202/KEYNOTE-037) I / II 期研究的初步结果。研究发现, Pembrolizumab 联合 Epacadostat (IDO1 抑制剂) 总人群有效率达到 35%, DCR 达到 63%。既往接受过 0 ~ 2 线治疗的患者, PD-L1 表达 ≥ 50% 的 7 例患者, ORR 为 43% (3 PR), DCR 为 57% (1 SD); PD-L1 表达 < 50% (18/36) 的患者, ORR 为 33% (1 CR, 5 PR), DCR 为 56% (4 SD)。安全性方面, Epacadostat 联合 Pembrolizumab 治疗晚期 NSCLC 患者, 耐受性良好, 3~4 级不良事件发生率为 19% (11/58)。该研究的疗效与安全性数据支持该联合方案的进一步 III 期研究。

除了联合 IDO 抑制剂外, 2017 年 ASCO 年会

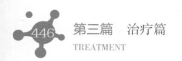

上也报道了 PD-L1 抗体与 Ⅱ 型 TGF-β 受体胞外段融合抗体、PD-1 抑制剂联合精氨酸酶抑制剂、腺苷受体 A2a 抑制剂单药治疗多个晚期实体瘤的早期研究。尽管这些研究尚属小样本量的早期研究，但均受到大会的特别重视，在大会上作为免疫治疗的"特别关注"进行了口头报告，引起学者们广泛关注。

免疫检测点抑制剂作为免疫微环境调节剂的主要角色在临床实践中已取得巨大成功。其他免疫微环境调节剂可能重塑免疫微环境，增加 PD-1/PD-L1 抗体的作用，提高 PD-1/PD-L1 抗体的抗肿瘤免疫应答。免疫微环境调节剂联合免疫检测点抑制剂将会成为联合免疫治疗研究的又一重要方向。

（三）以 CAR-T 为代表的新型细胞免疫治疗

以往的体细胞治疗为非特异性免疫治疗，由于疗效未得到大规模的临床试验验证，未能在临床上常规应用。CAR-T（嵌合抗原受体 T 细胞免疫疗法）是从肿瘤患者外周血中分离 T 细胞，经过基因工程改造，体外扩增后回输到患者体内。这是一个出现了很多年，但是近几年才被改良使用到临床上的新型细胞疗法。在白血病和非霍奇金淋巴瘤的治疗上有着显著的疗效，被认为是最有前景的肿瘤治疗方式之一。

CAR-T 最成功的案例是以 CD19 为靶点针对 B 细胞肿瘤的一系列临床试验。临床试验结果显示，CD19 CAR-T 对急性 B- 淋巴细胞白血病（B-ALL）的治愈率已经达到了 90%。2017 年 ASCO 年会上报道了多个关于 CAR-T 疗法在多发性骨髓瘤等的惊人疗效。关于实体瘤，也已有 CAR-T 成功治疗脑胶质母细胞瘤的个案报道。尽管 CAR-T 对实体肿瘤的临床研究目前尚未显示如同血液系统肿瘤的效果，但已有不少学者提出通过更新 CAR-T 设计或通过 CAR-T 与改造免疫微环境疗法的联合有望改变 CAR-T 对实体癌症的研究现状。

除了 CAR-T 外，针对 MHC 分子递呈的肿瘤特异性抗原，通过基因工程改造使 T 细胞携带具有高度亲和性的肿瘤特异性抗原受体 TCR 的 T 细胞治疗是工程化特异性 T 细胞免疫治疗的又一重要方向。

当然，免疫细胞治疗在实体瘤的治疗上仍面临巨大挑战，主要包括 T 细胞特异性问题（脱靶问题），难以预期的毒副反应。幸运的是，免疫治疗的兴起与生物工程、基因组学领域结合，科学家们正在开发有效的工具和方法，以解决 T 细胞介导的癌症治疗面临的挑战，免疫细胞治疗将是精确治疗的主要应用实践之一，推动精确医学概念的广泛应用。

（方文峰）

参考文献

[1] BURNET M. Cancer: a biological approach. Ⅲ. Viruses associated with neoplastic conditions. IV. Practical applications [J]. Br Med J, 1957, 1 (5023): 841-847.

[2] BRAHMER J, RECKAMP K L, BAAS P, et al. Nivolumab versus Docetaxel in advanced squamous-cell non-small cell lung cancer [J]. N Engl J Med, 2015, 373 (2): 123-135.

[3] BORGHAEI H, PAZ-ARES L, HORN L, et al. Nivolumab versus Docetaxel in advanced nonsquamous non-

small cell lung cancer [J]. N Engl J Med, 2015, 373 (17): 1627−1639.

[4] GARON E B, RIZVI N A, HUI R, et al. Pembrolizumab for the treatment of non−small cell lung cancer [J]. N Engl J Med, 2015, 372 (21): 2018−2028.

[5] HERBST R S, BAAS P, KIM D W, et al. Pembrolizumab versus docetaxel for previously treated, PD−L1−positive, advanced non−small cell lung cancer (KEYNOTE−010): a randomised controlled trial [J]. Lancet, 2016, 387 (10027): 1540−1550.

[6] FEHRENBACHER L, SPIRA A, BALLINGER M, et al. Atezolizumab versus docetaxel for patients with previously treated non−small−cell lung cancer (POPLAR): a multicentre, open−label, phase 2 randomised controlled trial [J]. Lancet, 2016, 387 (10030): 1837−1846.

[7] RITTMEYER A, BARLESI F, WATERKAMP D, et al. Atezolizumab versus docetaxel in patients with previously treated non−small−cell lung cancer (OAK): a phase 3, open−label, multicentre randomised controlled trial [J]. Lancet, 2017, 389 (10066): 255−265.

[8] RECK M, RODRíGUEZ−ABREU D, ROBINSON A G, et al. Pembrolizumab versus chemotherapy for pd−l1−positive non−small cell lung cancer [J]. N Engl J Med, 2016, 375 (19): 1823−1833.

[9] CARBONE D P, RECK M, PAZ−ARES L, et al. First−Line Nivolumab in stage IV or recurrent non−small cell lung cancer [J]. N Engl J Med, 2017, 376 (25): 2415−2426.

[10] BROWN C E, ALIZADEH D, STARR R, et al. Regression of glioblastoma after chimeric antigen receptor T−Cell therapy [J]. N Engl J Med, 2016, 375 (26): 2561−2569.

[11] HUH J W, LEE J H, KIM H R. Prognostic significance of tumor−infiltrating lymphocytes for patients with colorectal cancer [J]. Arch Surg, 2012, 147 (4): 366−372.

[12] LIM W A, JUNE C H. The principles of engineering immune cells to treat cancer [J]. Cell, 2017, 168 (4): 724−740.

[13] THOMAS N E, BUSAM K J, FROM L, et al. Tumor−infiltrating lymphocyte grade in primary melanomas is independently associated with melanoma−specific survival in the population−based genes, environment and melanoma study [J]. J Clin Oncol, 2013, 31 (33): 4252−4259.

[14] ZENG D Q, YU Y F, OU Q Y, et al. Prognostic and predictive value of tumor−infiltrating lymphocytes for clinical therapeutic research in patients with non−small cell lung cancer [J]. Oncotarget, 2016, 7 (12): 13765−13781.

[15] MESSINA J L, FENSTERMACHER D A, ESCHRICH S, et al. 12−Chemokine gene signature identifies lymph node−like structures in melanoma: potential for patient selection for immunotherapy [J]. Sci Rep, 2012, 2: 765.

[16] TOKITO T, AZUMA K, KAWAHARA A, et al. Predictive relevance of PD−L1 expression combined with CD8+ TIL density in stage III non−small cell lung cancer patients receiving concurrent chemoradiotherapy [J]. Eur J Cancer, 2016, 55: 7−14.

[17] GAJEWSKI T F, SCHREIBER H, FU Y X. Innate and adaptive immune cells in the tumor microenvironment [J]. Nat Immunol, 2013, 14 (10): 1014−1022.

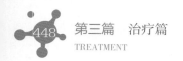
[18]HAMID O, SCHMIDT H, NISSAN A, et al. A prospective phase II trial exploring the association between tumor microenvironment biomarkers and clinical activity of ipilimumab in advanced melanoma [J]. J Transl Med, 2011, 9: 204.

[19]TUMEH P C, HARVIEW C L, YEARLEY J H, et al. PD-1 blockade induces responses by inhibiting adaptive immune resistance [J]. Nature, 2014, 515 (7528): 568-571.

[20]CHEN P L, ROH W, REUBEN A, et al. Analysis of immune signatures in longitudinal tumor samples yields insight into biomarkers of response and mechanisms of resistance to immune checkpoint blockade [J]. Cancer Discov, 2016, 6 (8): 827-837.

[21]RIZVI N A, HELLMANN M D, SNYDER A, et al. Cancer immunology. Mutational landscape determines sensitivity to PD-1 blockade in non-small cell lung cancer [J]. Science, 2015, 348 (6230): 124-128.

[22]NEWICK K, O'BRIEN S, MOON E, et al. CAR-T cell therapy for solid tumors [J]. Annu Rev Med, 2017, 68: 139-152.

[23]DUDLEY J C, LIN M T, LE D T, et al. Microsatellite instability as a biomarker for PD-1 blockade [J]. Clin Cancer Res, 2016, 22 (4): 813-820.

[24]LE D T, URAM J N, WANG H, et al. PD-1 blockade in tumors with mismatch-repair deficiency [J]. N Engl J Med, 2015, 372 (26): 2509-2520.

[25]LE D T, DURHAM J N, SMITH K N, et al. Mismatch-repair deficiency predicts response of solid tumors to PD-1 blockade [J]. Science, 2017, 357 (6349): 409-413.

[26] YUAN J, HEGDE P S, CLYNES R, et al. Novel technologies and emerging biomarkers for personalized cancer immunotherapy [J]. J Immunother Cancer, 2016, 4: 3.

[27]FENG Z, PURI S, MOUDGIL T, et al. Multispectral imaging of formalin-fixed tissue predicts ability to generate tumor-infiltrating lymphocytes from melanoma [J]. J Immunother Cancer, 2015, 3: 47.

[28]FERRUCCI P F, ASCIERTO P A, PIGOZZO J, et al. Baseline neutrophils and derived neutrophil-to-lymphocyte ratio: prognostic relevance in metastatic melanoma patients receiving ipilimumab [J]. Ann Oncol, 2016, 27 (4): 732-738.

[29]MARTENS A, WISTUBA-HAMPRECHT K, GEUKES F M, et al. Baseline peripheral blood biomarkers associated with clinical outcome of advanced melanoma patients treated with ipilimumab [J]. Clin Cancer Res, 2016, 22 (12): 2908-2918.

[30]DELYON J, MATEUS C, LEFEUVRE D, et al. Experience in daily practice with ipilimumab for the treatment of patients with metastatic melanoma: an early increase in lymphocyte and eosinophil counts is associated with improved survival [J]. Ann Oncol, 2013, 24 (6): 1697-1703.

[31]KU G Y, YUAN J, PAGE D B, et al. Single-institution experience with ipilimumab in advanced melanoma patients in the compassionate use setting: lymphocyte count after 2 doses correlates with survival [J]. Cancer, 2010, 116 (7): 1767-1775.

[32]SIMEONE E, GENTILCORE G, GIANNARELLI D, et al. Immunological and biological changes during ipilimumab treatment and their potential correlation with clinical response and survival in patients with advanced

melanoma [J]. Cancer Immunol Immunother, 2014, 63 (7): 675-683.

[33]WEIDE B, MARTENS A, HASSEL J C, et al. Baseline biomarkers for outcome of melanoma patients treated with pembrolizumab [J]. Clin Cancer Res, 2016, 22 (22): 5487-5496.

[34]POSTOW M A, MANUEL M, WONG P, et al. Peripheral T cell receptor diversity is associated with clinical outcomes following ipilimumab treatment in metastatic melanoma [J]. J Immunother Cancer, 2015, 3: 23.

[35]SNYDER A, MAKAROV V, MERGHOUB T, et al. Genetic basis for clinical response to CTLA-4 blockade in melanoma [J]. N Engl J Med, 2014, 371 (23): 2189-2199.

[36]THOMAS S, IZARD J, WALSH E, et al. The host microbiome regulates and maintains human health: a primer and perspective for non-microbiologists [J]. Cancer Res, 2017, 77 (8): 1783-1812.

[37]PARK J S, WITHERS S S, MODIANO J F, et al. Canine cancer immunotherapy studies: linking mouse and human [J]. J Immunother Cancer, 2016, 4: 97.

[38]SIVAN A, CORRALES L, HUBERT N, et al. Commensal Bifidobacterium promotes antitumor immunity and facilitates anti-PD-L1 efficacy [J]. Science, 2015, 350 (6264): 1084-1089.

[39]GIBNEY G T, WEINER L M, ATKINS M B. Predictive biomarkers for checkpoint inhibitor-based immunotherapy [J]. Lancet Oncol, 2016, 17 (12): e542-e551.

[40]POSTOW M A, CALLAHAN M K, BARKER C A, et al. Immunologic correlates of the abscopal effect in a patient with melanoma [J]. N Engl J Med, 2012, 366 (10): 925-931.

[41]SHARMA P, ALLISON J P. Immune checkpoint targeting in cancer therapy: toward combination strategies with curative potential [J]. Cell, 2015, 161 (2): 205-214.

[42]AKBAY E A, KOYAMA S, CARRETERO J, et al. Activation of the PD-1 pathway contributes to immune escape in EGFR-driven lung tumors [J]. Cancer Discov, 2013, 3 (12): 1355-1363.

[43]CHEN N, FANG W, ZHAN J, et al. Upregulation of PD-L1 by EGFR activation mediates the immune escape in EGFR-driven NSCLC: implication for optional immune targeted therapy for NSCLC patients with EGFR mutation [J]. J Thorac Oncol, 2015, 10 (6): 910-923.

[44]OTA K, AZUMA K, KAWAHARA A, et al. Induction of PD-L1 expression by the EML4-ALK oncoprotein and downstream signaling pathways in non-small cell lung cancer [J]. Clin Cancer Res, 2015, 21 (17): 4014-4021.

[45]HONG S, CHEN N, FANG W, et al. Upregulation of PD-L1 by EML4-ALK fusion protein mediates the immune escape in ALK positive NSCLC: implication for optional anti-PD-1/PD-L1 immune therapy for ALK-TKIs sensitive and resistant NSCLC patients [J]. Oncoimmunology, 2016, 5 (3): e1094598.

[46]LEE C K, MAN J, LORD S, et al. Checkpoint inhibitors in metastatic EGFR-mutated non-small cell lung cancer-a meta-analysis [J]. J Thorac Oncol, 2017, 12 (2): 403-407.

[47]AHN M J, YANG J, YU H, et al. 1360: Osimertinib combined with durvalumab in EGFR-mutant non-small cell lung cancer: results from the TATTON phase Ib trial [J]. J Thorac Oncol, 2016, 11 (4 Suppl): S115.

[48]GIBBONS D L, CHOW L Q, KIM D W, et al. 570: Efficacy, safety and tolerability of MEDI4736 (durvalumab [D]) , a human IgG1 anti-programmed cell death-ligand-1 (PD-L1) antibody, combined with gefitinib (G):

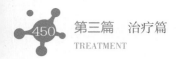
a phase I expansion in TKI-naïve patients (pts) with EGFR mutant NSCLC [J]. J Thorac Oncol, 2016, 11 (4 Suppl): S79.

[49]MA B B Y, RUDIN C M, CERVANTES A, et al. Preliminary safety and clinical activity of erlotinib plus atezolizumab from a phase Ib study in advanced NSCLC [J]. Ann Oncol, 2016, 27: S9 .

[50]POSTOW M A, CHESNEY J, PAVLICK A C, et al. Nivolumab and ipilimumab versus ipilimumab in untreated melanoma [J]. N Engl J Med, 2015, 372 (21): 2006-2017.

[51]HODI F S, CHESNEY J, PAVLICK A C, et al. Combined nivolumab and ipilimumab versus ipilimumab alone in patients with advanced melanoma: 2-year overall survival outcomes in a multicentre, randomised, controlled, phase 2 trial [J]. Lancet Oncol, 2016, 17 (11): 1558-1568.

[52]HELLMANN M D, RIZVI N A, GOLDMAN J W, et al. Nivolumab plus ipilimumab as first-line treatment for advanced non-small-cell lung cancer (CheckMate 012): results of an open-label, phase 1, multicohort study [J]. Lancet Oncol, 2017, 18 (1): 31-41.

[53]ANTONIA S, GOLDBERG S B, BALMANOUKIAN A, et al. Safety and antitumour activity of durvalumab plus tremelimumab in non-small cell lung cancer: a multicentre, phase 1b study [J]. Lancet Oncol, 2016, 17 (3): 299-308.

[54]QUAIL D F, JOYCE J A. Microenvironmental regulation of tumor progression and metastasis [J]. Nat Med, 2013, 19 (11): 1423-1437.

[55]MANEGOLD C, DINGEMANS A C, GRAY J E, et al. The potential of combined immunotherapy and antiangiogenesis for the synergistic treatment of advanced NSCLC [J]. J Thorac Oncol, 2017, 12 (2): 194-207.

[56]HERBST R S, BENDELL J C, ISAMBERT N, et al. A phase 1 study of ramucirumab (R) plus pembrolizumab (P) in patients (pts) with advanced gastric or gastroesophageal junction (G/GEJ) adenocarcinoma, nonsmall cell lung cancer (NSCLC) , or urothelial carcinoma (UC): phase 1a results [J]. J Clin Oncol, 2016, 34: Suppl, abstr 3056.

[57]MOON Y W, HAJJAR J, HWU P, et al. Targeting the indoleamine 2, 3-dioxygenase pathway in cancer [J]. J Immunother Cancer, 2015, 3: 51.

[58]LIU X, SHIN N, KOBLISH H K, et al. Selective inhibition of IDO1 effectively regulates mediators of antitumor immunity [J]. Blood, 2010, 115 (17): 3520-3530.

[59]MAHONEY K M, RENNERT P D, FREEMAN G J. Combination cancer immunotherapy and new immunomodulatory targets [J]. Nat Rev Drug Discov, 2015, 14 (8): 561-584.

[60]PARK J H, GEYER M B, BRENTJENS R J. CD19-targeted CAR T-cell therapeutics for hematologic malignancies: interpreting clinical outcomes to date [J]. Blood, 2016, 127 (26): 3312-3320.

[61]WANG Z, WU Z, LIU Y, et al. New development in CAR-T cell therapy [J]. J Hematol Oncol, 2017, 10 (1): 53.

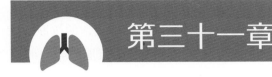

第三十一章

肺癌的生物治疗

恶性肿瘤的生物治疗经历了一个漫长曲折的过程，早期人们试图通过刺激机体的免疫功能来达到抵抗肿瘤的目的，故称为免疫治疗。随着对肿瘤免疫学的了解，以及肿瘤细胞生物学、免疫、基因技术的发展，生物治疗出现了不少新疗法，其内涵也就更广泛，统称为生物治疗。

第一节　肿瘤的免疫学特性

（一）免疫系统对肿瘤的抑制作用

在控制具有免疫原性肿瘤细胞生长的方面，T 细胞介导的特异性免疫应答起重要作用。CD8+CTL 是抗肿瘤免疫最重要的肿瘤杀伤细胞，其杀伤机制有二：一是通过其抗原受体识别肿瘤细胞上的特异抗原，并在 Th 细胞的辅助下活化后直接杀伤肿瘤细胞；二是分泌 IFN-γ、TNF-β 淋巴毒素等细胞因子间接杀伤肿瘤细胞。若要激活 T 细胞介导的抗肿瘤免疫反应，肿瘤抗原必须在肿瘤细胞内或抗原提呈细胞内被加工成抗原肽，抗原肽与 MHC-I 类分子结合共表达于肿瘤细胞或抗原提呈细胞的表面，CD8+CTL 通过其抗原受体与 MHC-I 类分子结合的肿瘤抗原肽识别和结合，获得第一活化信号。CD8+CTL 通过表面的某些分子如 CD28 和肿瘤细胞或抗原提呈细胞表面的分子如 B7 分子识别获得第二活化信号。

NK 细胞不需预先致敏就能杀伤肿瘤细胞，其作用不受 MHC 限制，也无肿瘤细胞特异性。NK 细胞是一类在肿瘤发生早期起作用的效应细胞，是机体抗肿瘤的第一道防线。

巨噬细胞在抗肿瘤免疫中既是抗原呈递细胞，也是杀伤肿瘤的效应细胞，其杀伤机制有：①与肿瘤细胞结合后通过释放溶酶体直接杀伤肿瘤细胞；②处理和提呈肿瘤抗原，并通过产生 IL-1 和 IL-12 等激活 T 细胞；③通过特异性 IgGFc 受体介导 ADCC 效应；④分泌 TNF、一氧化氮等间接杀伤肿瘤细胞。

体液免疫在肿瘤免疫中的作用有待进一步研究。抗体 Fab 片段结合肿瘤细胞表面抗原后，Fc 片段结合 NK 样细胞，介导 NK 样细胞杀伤靶细胞，

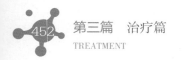

成为抗体依赖性细胞毒性（ADCC）。如果 Fc 片段介导补体杀伤靶细胞，称为补体依赖性细胞毒性（CDC）。但是，目前应用于临床的单克隆抗体的主要作用机制是干扰信号通路，而 ADCC 和 DC 作用是次要的。

从理论上讲，化疗杀伤增殖中的肿瘤细胞，而生物治疗不依赖细胞周期，对休眠期细胞也有效，两者互相补充。在设计免疫治疗方案时，应全面分析肿瘤细胞的免疫表型和患者的免疫功能状况，既要设计 HLA-Ⅰ限制的抗原特异性杀伤，又要设计不依赖 HLA-Ⅰ的非特异性杀伤。肿瘤根治术不仅是机体的肿瘤负荷降到最低，而且解除了肿瘤诱导的免疫抑制，因此，根治术后是进行免疫治疗的最佳时机。在体外，免疫清除效应为 0 级动力学，即一定数量的淋巴细胞杀伤一定数量的肿瘤细胞。当肿瘤直径达 1cm 时，肿瘤细胞约为 10^9。发生转移时，肿瘤负荷达 10^{11}，终末期患者的肿瘤负荷达 10^{12}。一般来讲，50 个 CTL 细胞可杀伤一个肿瘤细胞，而临床常规治疗所用的免疫效应细胞为 10^{10} 数量级，提示免疫细胞治疗的适应证应该是微小病变。临床研究已证实这一假设。2004 年美国 NIH 的 Rosenberge 总结 5 种疫苗、入组 765 例晚期患者的临床试验结果，其客观有效率仅为 3.8%。在另一方面，肿瘤疫苗在肾细胞癌、结肠癌和黑色素瘤的辅助治疗临床试验中已取得阳性结果，正反两方面的经验均支持免疫治疗的最佳适应证是微小病灶。

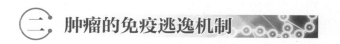

（二）肿瘤的免疫逃逸机制

肿瘤免疫逃逸是肿瘤发生与发展的重要机制。肺癌细胞表达的肿瘤抗原有癌 - 睾丸抗原、突变的癌基因和抑癌基因、过度表达的抗原等 3 类。当肿瘤细胞不能提供适当的抗原或肿瘤细胞能抵抗免疫效应细胞的攻击（如肿瘤细胞不表达抗原表位、抗原加工缺陷、抗原调变、抗原脱落、缺乏 MHC-Ⅰ类分子、缺乏免疫共刺激分子、肿瘤细胞表达抑制分子、肿瘤细胞表达 FasL 等），或机体在免疫缺陷、免疫抑制时均可能发生免疫逃逸。

Ropponen 等在 1997 年发现很多肿瘤组织中存在很多肿瘤浸润淋巴细胞（TIL），TIL 在肿瘤免疫中起非常重要的作用，TIL 可通过释放颗粒酶、穿孔素，或通过 Fas 系统杀伤肿瘤细胞。这种由肿瘤细胞诱导的 TIL 的凋亡被认为是导致肿瘤免疫逃逸的主要原因。结直肠癌细胞通过多种机制诱导免疫耐受，表现为血清 TGF-β、IL-10、VEGF 和 PEG 细胞因子浓度升高、外周血中不成熟细胞增多、T 细胞无反应、Th1 细胞凋亡、Th2 细胞极化、T 细胞和 NK 细胞 CD3 复合物 ζ 链表达下调、调节性 T 细胞增加等，肿瘤抗原 Ep-CAM 结合 LAIR-1（人类白细胞相关免疫球蛋白样受体）后能直接抑制细胞免疫反应。因此，减轻肿瘤负荷、解除肿瘤诱导的免疫抑制是免疫治疗的重要前提。直肠癌细胞可通过表达 FasL，诱导 TIL 发生凋亡，反击机体免疫系统，这可能是肺癌免疫逃逸的重要机制之一。肺癌组织通过 FasL 的上调表达以主动逃避机体的免疫杀伤，对肿瘤的发生、发展起到了重要的促进作用，也为临床肿瘤治疗开辟了新的途径。

第二节　肿瘤生物治疗的概念与分类

(一) 定义

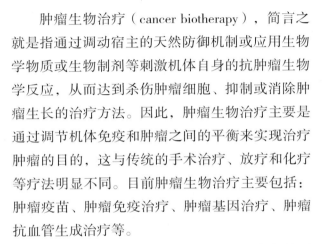

肿瘤生物治疗（cancer biotherapy），简言之就是指通过调动宿主的天然防御机制或应用生物学物质或生物制剂等刺激机体自身的抗肿瘤生物学反应，从而达到杀伤肿瘤细胞、抑制或消除肿瘤生长的治疗方法。因此，肿瘤生物治疗主要是通过调节机体免疫和肿瘤之间的平衡来实现治疗肿瘤的目的，这与传统的手术治疗、放疗和化疗等疗法明显不同。目前肿瘤生物治疗主要包括：肿瘤疫苗、肿瘤免疫治疗、肿瘤基因治疗、肿瘤抗血管生成治疗等。

其实，肿瘤生物治疗迄今已有 100 多年的历史。19 世纪末期，欧美的医生观察到肿瘤患者合并严重感染，感染被成功控制后，肿瘤也明显缩小。根据这些事实，他们用混合细菌疫苗（mixed bacterial vaccine，MBV）治疗肿瘤患者，也取得一定的疗效。现代肿瘤生物治疗发展迅速，许多生物反应调节剂（biological response modifier，BRM）、基因治疗制剂、肿瘤疫苗、单克隆抗体以及抗肿瘤新生血管制剂等均已进入临床或正在临床试验中。

在早期阶段，肿瘤生物治疗主要在一些免疫原性较强的肿瘤中进行，如黑色素瘤、肾癌、恶性脑胶质瘤等。随着生物治疗研究的发展，其应用范围越来越广，近年来在结直肠癌的综合治疗中发挥的作用也越来越大。

(二) 肿瘤生物治疗分类

肿瘤的生物治疗主要包括肿瘤免疫和肿瘤基因治疗。前者主要包括肿瘤的免疫调节治疗、肿瘤疫苗、过继性细胞免疫治疗和免疫检查点阻断治疗，是肿瘤生物治疗的基础，也是目前研究最多的领域；后者是肿瘤生物治疗的方向。

第三节　生物治疗的概况

生物治疗的领域涉及面极广，几乎生物反应调节剂的所有方面均有不同程度的进展。本文仅就免疫调节剂、肿瘤疫苗、过继性细胞免疫治疗、靶向治疗和免疫检查点阻断剂治疗等方面的进展和问题作一代表性的介绍。

(一) 免疫调节剂

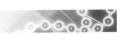

免疫调节剂，是指增强及调节免疫功能的非特异性生物制品。根据免疫调节剂对机体免疫功

能的作用不同，可以分为免疫增强剂、免疫抑制剂、双向免疫调节剂。按来源分为：人和动物免疫系统的产物（如 TNF-α、白细胞介素和干扰素等），化学合成剂，生物制剂（如卡介苗、短棒杆菌和香菇多糖等），以及中药或植物来源的免疫调节剂。目前，临床实践中应用较为广泛的免疫调节剂主要包括细胞因子、非特异性免疫刺激剂和造血生长因子三大类。

1. 细胞因子 细胞因子（cytokine）是由免疫细胞（淋巴细胞、单核巨噬细胞等）及其相关细胞合成分泌的一类低分子蛋白或糖蛋白的大家族。生物作用的特点是微量高效，在体内各种细胞因子构成复杂的网络关系，常以自分泌或旁分泌的方式在局部发挥免疫调节作用。临床上常用的抗肿瘤细胞因子有白细胞介素-2（IL-2）、干扰素（IFN）、肿瘤坏死因子（TNF）以及粒细胞-巨噬细胞集落刺激因子（GM-CSF）等。

（1）干扰素（IFN） IFN 是一种糖蛋白，1975 年 Isaacs 和 Lindenmann 在一种病毒干扰的细胞产物中发现并提纯，可防治病毒的进一步感染。IFN 的主要作用有：直接抗病毒作用；增强主要组织相容性抗原（MHC）和肿瘤相关抗原（TAA）的表达；增强自然杀伤细胞（NK）的细胞毒作用；增强抗体依赖性细胞的细胞毒（ADCC）作用；直接的抗肿瘤细胞增殖作用和抗血管生成作用等。IFN 有 3 种，即 IFN-α、IFN-β 和 IFN-γ。

IFN-α 是第一个用于临床的重组基因细胞因子，于 1981 年开始在临床试用，1986 年被 FDA 正式批准用于毛细胞白血病和转移性肾癌的治疗。单用 IFN-γ 治疗结肠癌、乳腺癌、肺癌、骨肉瘤等实体瘤的效应不足 10%。

（2）白细胞介素（interleukin，IL）白细胞介素这一名称是特指由白细胞产生的可以调节其他细胞反应的可溶性蛋白或糖蛋白，通过内分泌（endocrine）、自分泌（autocrine）和旁分泌

（paracrine）等途径发挥作用，白细胞介素也通过对血管内皮细胞、成纤维细胞、角化细胞、脂肪细胞等的作用发挥全身调节作用。目前，以白细胞介素命名的细胞因子已达 18 种。其中，以 IL-2 研究最为深入，应用最为广泛。

IL-2 通过作用于 T 细胞、B 细胞、NK 细胞、巨噬细胞表面受体而起作用。对于 IL-2 在肿瘤治疗中的应用过去一度成为研究热点，经过十几年的临床实践和全世界各大研究所和医院的努力，对于 IL-2 治疗肿瘤的评价日趋客观和冷静。

许多基础和临床研究已证明：IL-2 对某些恶性肿瘤治疗有一定的应用价值。例如，IL-2 与 LAK 细胞联合用于临床治疗有一定的应用价值。例如，IL-2 与化疗联合应用的疗效更显著，目前已经进入临床研究。鉴于 IL-2 在 T 细胞激活和增生中的重要地位和它在免疫反应中所扮演的关键性角色，IL-2 作为辅助治疗可能对绝大多数实体肿瘤有效，但在取得实质性效益前，尚需进一步了解它在调节肿瘤消退中的机制和判断治疗效应的指标，还需要做许多临床研究，目前尚无成熟经验。在临床应用 IL-2 的时候，更需注意它可引起几种全身性剂量限制性副作用，最常见的是血小板减少症，其次有免疫抑制所伴随的对细菌感染抵抗力的降低、可逆性心肌炎、心律失常伴低血压和心肌梗死。IL-2 引起的低血压则是造成 IL-2 相关死亡的最常见原因。因此对有潜在性心肌缺血性疾病的患者，不宜应用任何大剂量 IL-2 的免疫治疗。

IL-12 主要激活 T 细胞分泌，能通过与 IL-2 类似的途径激活免疫，介导杀伤肿瘤细胞，并有较强的抗血管生成活性，对小鼠 B16 黑色素瘤、Lewis 肺癌和肾癌有抗转移活性。

2. 非特异性免疫刺激剂 卡介苗（BCG）可以通过诱导机体主动非特异免疫反应来发挥抗肿瘤作用。其唯一一个有前景的研究是 NSABP 发现单独利用卡介苗作为免疫辅助治疗能够提高

Ⅱ/Ⅲ期结肠癌患者的5年生存率和降低复发率，但是对于这个研究结果未进一步深入。传统医学是我国的优势，近年从中草药中提取出多种免疫调节剂，如商陆多糖、人参总皂甙、冬虫夏草、香菇多糖、云芝多糖、黄芪多糖、刺五加多糖、扶正女贞素（LL-E）、枸杞多糖、淫羊藿多糖等，体外实验、临床试验均提示有良好的作用，但是缺乏严格设计的大规模临床试验进行验证，其对大肠癌的治疗效果尚待进一步研究。

3. 造血生长因子（hematopietic growth factor）造血生长因子是一类细胞因子的总称，即它们都可以影响造血细胞，在主细胞的生长和分化上也起重要的调节作用。在成熟造血细胞的功能激活上也起重要作用。目前美国FDA批准正式临床使用的只有3种，即粒细胞生长因子（G-CSF）、粒细胞-巨噬细胞生长因子（GM-CSF）和红细胞生成素（EPO）。G-CSF、GM-CSF用于治疗化疗、放疗后中性粒细胞缺乏。2003年EPO已经批准进行临床恶性肿瘤贫血的临床研究治疗。

（二）肿瘤疫苗

通过疫苗激发宿主主动的抗肿瘤特异性免疫反应，从而破坏肿瘤细胞，也产生抗肿瘤相关抗原的免疫记忆。特异性地针对免疫系统，消除肿瘤细胞，不影响周围正常组织。分子病理学的进展使得一系列结直肠癌的抗原可以得到确定并认识其特性，针对这些抗原的疫苗可以刺激免疫系统。大量的关于肿瘤疫苗的临床研究已进行或正在进行，如自体结肠癌细胞并用半抗原修正的Newcastle病毒或卡介苗，合成RAS肽结合抗原呈递细胞APC，热休克蛋白，糖蛋白黏液素，模仿肿瘤相关性抗原的抗独特型抗体等。

1. 肿瘤细胞疫苗　目前肿瘤细胞疫苗介导的抗肿瘤免疫反应取得一定临床效果。Liang等研究发现，自体肿瘤细胞疫苗和新城疫病毒（newcastle disease virus，NDV）疫苗可以延长患者的生存期，并可显著提高患者的生活质量。Sivanandham等在鼠结肠癌模型的研究显示，应用照射的结肠癌肿瘤细胞（CC-36-FL）联合IL-2治疗肿瘤鼠，可以缩小肿瘤并提高其生存率。抗独特型抗体（Ab2）作为疫苗激发产生抗肿瘤免疫反应，具有安全、高特异性，并可通过生物技术生产足够的数量。Ab2可避免免疫系统对肿瘤相关抗原的免疫耐受性。3H1（Ab2）是模仿癌胚抗原（CEA）的一个特异性抗原决定基的鼠源性抗独特型抗体，Saha等在不同的动物研究中证明3H1（Ab2）可以替代CEA作为疫苗，激发抗CEA的免疫反应，加用一些辅助制剂，如DCs或磷酸胞苷酰寡核苷酸（CpG）制成复合疫苗（3H1-DC或3H1-CpG）后，可以打破肿瘤宿主对CEA的免疫耐受，并介导产生保护性的抗肿瘤免疫。

2. 核酸疫苗　DNA或RNA疫苗可以激发抗肿瘤免疫反应。Conry等在临床研究中用编码CEA和HBsAg的DNA疫苗（质粒体）治疗有转移的结直肠癌患者，结果显示，8例重复剂量治疗的患者中有6例产生了针对HBsAg的抗体，虽然没有产生针对CEA的抗体，但是17例患者中有4例产生了针对抗原CEA的淋巴细胞增殖反应。肿瘤抑制基因p53在多种人类癌症患者包括结直肠癌在内的肿瘤细胞中呈过度表达，已经证实p53可以激发抗肿瘤的T淋巴细胞免疫反应，p53疫苗治疗结直肠癌患者是可行的。

3. 蛋白/多肽疫苗　肿瘤相关抗原CEA可作为免疫原激发机体的抗肿瘤免疫反应。Sinibaldi等用人工合成的CSH-275疫苗治疗切除原发癌灶的肿瘤鼠，显示CSH-275疫苗可以显著地增加细胞毒性T淋巴细胞的数量并明显地提高其抗肿瘤活性，同时也诱导大量CD8$^+$T淋巴细胞浸润肿瘤组织，显著地延长肿瘤鼠的生存期。

三 过继性细胞免疫治疗

1. LAK（lymphokine-activated killer cell）细胞治疗　LAK 细胞是在患者开始 IL-2 治疗几天后反跳性增殖时收集的激活淋巴细胞，在体外与 IL-2 一起培养数天后发展为具高度非特异性细胞毒型细胞后再回输给患者。20 世纪 80 年代末期，免疫学和肿瘤学界对 LAK 细胞治疗的有效性曾经有过广泛的争论，但没有令人信服的证据说明加用 LAK 细胞后，疗效比单独使用 IL-2 要好，这一疗法基本已被放弃。

2. 肿瘤浸润淋巴细胞（tumor infiltrated lymphocyte，TIL）　是直接从肿瘤组织中分离出来的 T 淋巴细胞，IL-2 诱导活化后具有肿瘤特异性细胞毒作用，特别是对黑色素瘤有效。TAK（tumor antigen-avtivated killer）细胞治疗是通过外周血淋巴细胞分离，用肿瘤抗原、抗 CD3 单克隆抗体和 IL-2 一起培养扩增后返输给患者，达到免疫治疗目的。以上各项研究都有用于肺癌治疗，但疗效不明。且因抗原性强度，呈递表达的效率、共刺激信号、肿瘤细胞抗原特异性等问题，临床应用困难。如何使过继性细胞免疫治疗更好地应用于临床实践还需深入研究。

3. 树突状细胞（dendritic cell，DC）肿瘤疫苗　近年来其在肿瘤治疗领域的研究进展迅速，已经开展多项临床试验。树突状细胞是人体内最有效的抗原呈递细胞，起到处理、呈递特异性抗原的作用，激活细胞免疫和体液免疫，尤其是细胞毒性 T 淋巴细胞（CTL）介导的免疫反应，在机体抵御恶性肿瘤和传染性疾病中发挥着十分重要的作用。DC 肿瘤疫苗的临床 I 期、II 期、III 期试验也取得了令人鼓舞的结果，显示出 DC 疫苗在结肠癌治疗中的巨大前景。DC 疫苗的制备主要包括 DC 细胞分离、诱导、肿瘤抗原呈递、将成熟 DC 回输等步骤，技术成熟。早期有研究将手术切除的结肠肿瘤进行灭活后，与 DC 一起孵育，诱导产生具有肿瘤抗原特异性的 DC，进行免疫治疗。因灭活后肿瘤细胞抗原性不强等原因，疗效欠理想。近来将 CEA 片段进行抗原负载或用基因技术将抗原肽导入 DC 表达，提高 DC 抗原处理能力，疗效提高。目前 DC 疫苗广泛进行了恶性黑色素瘤、肾细胞癌、前列腺癌、卵巢癌等多种肿瘤治疗的 II 期、III 期临床试验。CEA 肽负载的 DC 治疗晚期肺癌的临床研究表明，DC 疫苗可以提高肺癌患者的 PFS，改善患者的生活质量。

四 靶向治疗

随着一系列治疗效果良好，应用前景广阔的靶向治疗药物的临床应用，肿瘤的靶向治疗已通过重重考验，得到世界的公认，开辟了特异、高效、低毒的杀伤肿瘤细胞的新天地。由于靶向治疗药物对特异性靶标的高亲和性，可以提高患者对治疗的反应，同时也能对放化疗起增敏作用，降低其对化疗药物的耐药性。目前靶向治疗药物主要有单克隆抗体和小分子化合物。前者通过和细胞、血管表面的受体或抗原结合，抑制其下游信号转导而发挥作用，后者由于分子量小，可以直接进入细胞，阻断信号通路上各种酶的活化而发挥抗肿瘤作用。

在肺癌的生物治疗中，靶向治疗已经成为新的研究热点，并且随着一系列在肺癌治疗中有效药物的出现，其已成为最有前景的研究领域。目前在临床上针对肺癌应用最多的靶向治疗药物主要为针对 EGFR 受体胞内区的表皮生长因子受体酪氨酸激酶抑制剂（EGFR-TKI）。除此之外，针对 EGFR 受体胞外区的抗表皮生长因子受体的单克隆抗体，抗血管内皮生长因子的单克隆抗体，以及针对 ALK 基因突变的靶向治疗药物也逐渐在临床中有了越来越多的运用。

（一）小分子靶向药物

信号转导（signal transduction）参与细胞生长、分化及细胞间功能协调，对肿瘤病因研究、治疗都有重要意义。激素、生长因子及细胞因子等刺激信号与细胞表面或细胞内受体结合，通过激酶蛋白磷酸化级联步骤传递给细胞内分子后活化转录因子，这个过程中受体对于完成信号转导过程发挥至关重要的作用，受体激酶就是一组受体蛋白，它有潜在的磷酸化能力，可使其他蛋白磷酸化。如受体酪氨酸激酶（PTK）与细胞外配基结合后，在膜内二聚化，从而使激酶磷酸化，后者再使其他蛋白磷酸化从而启动信号转导通路，如果药物特异性地阻断了 PTK 系统的活化，就会影响转录的变化，进而抑制肿瘤的生长。

目前在临床上应用于晚期 NSCLC 治疗的表皮生长因子受体酪氨酸激酶抑制剂（EGFR-TKI）主要有吉非替尼（Gefitinib，Iressa）和厄洛替尼（Erloti，Tarceva）。第二代表皮生长因子受体酪氨酸激酶抑制剂阿法替尼（Afatinib）也已经被 FDA 批准用于晚期肺鳞癌患者。

1. 吉 非 替 尼（Gefitinib，ZD1839，Iressa）　Gefitinib 是苯胺奎那唑啉化合物（anilinoquinaziline），是强有力的 EGFR 酪氨酸激酶抑制剂，在细胞内与底物中的 ATP 竞争，抑制 EGFR 酪氨酸激酶磷酸化，从而阻断肿瘤细胞信号转导，抑制肿瘤细胞的生长、转移和血管生成，并促进肿瘤细胞的凋亡。EGFR 是一种糖蛋白的跨膜受体，是酪氨酸激酶生长因子受体家族的又一成员，也叫 Her-1。这个家族一共 4 个成员，分别叫 Her-1、Her-2、Her-3、Her-4。现在已知 EGFR 在肿瘤细胞的生长、修复和存活等方面具有极重要的作用，它的过度表达常预示患者预后差、转移早、生存期较短等。EFGR 抑制剂可能是通过促凋亡、抗血管生成、抗分化增殖和抗细胞迁移等方面起作用。EFGR 在结直肠癌、头颈鳞癌、胰腺癌、肺癌、乳腺癌、肾癌和脑胶质母细胞瘤等相当一部分瘤中都有不同程度的表达。Gefitinib 治疗 3~9 个月对于部分患者有效，并且可以提高患者生活质量。

IPASS 研究和 First Singnal 研究是第一代研究酪氨酸激酶抑制剂与化疗的头对头研究。IPASS 研究比较了酪氨酸激酶抑制剂作为晚期非小细胞肺癌的一线治疗与标准一线化疗的疗效，选择不吸烟、腺癌患者，随机分为单药吉非替尼组或紫杉醇＋卡铂化疗组，结果显示，在腺癌、不吸烟或已戒烟的轻度吸烟的亚裔晚期非小细胞肺癌患者人群中，口服吉非替尼相对于标准化疗，具有更长的 PFS。而在 EGFR 突变阳性的肿瘤患者亚组分析表明，吉非替尼单药较标准化疗可使患者 PFS 显著延长。而对于 EGFR 突变阴性的患者，化疗组患者的 PFS 显著长于使用吉非替尼的患者。在生活质量方面，吉非替尼组患者有更显著的生活质量。First Signal 研究同 IPASS 研究类似，比较了吉非替尼与吉西他滨＋顺铂一线治疗晚期 NSCLC 的Ⅲ期临床研究，结果也证实了 IPASS 研究的发现，提示 EGFR 突变的患者接受吉非替尼治疗的效果明显优于标准化疗方案。INTEREST 研究了一线含铂类化疗失败的晚期 NSCLC 患者，接受吉非替尼或多西他赛的治疗，发现两组患者中位生存期分别为 7.6 个月和 8.0 个月。这些研究表明，在 EGFR 基因突变患者中，酪氨酸激酶抑制剂在二线治疗中的重要作用。但对于 EGFR 基因野生型的患者，酪氨酸激酶抑制剂在二线治疗中的作用不如化疗。

2. 厄 洛 替 尼（Erloti，Tarceva）　Erloti 是另一种奎那唑啉类化合物，可选择性地直接抑制 EGFR 酪氨酸激酶并减少 EGFR 的自身磷酸化作用，抑制肿瘤细胞生长，诱导凋亡，其作用机制和 Gefitinib 相似。2002 年 9 月，FDA 批准其作为标准方案治疗无效的晚期 NSCLC 的二线或三线治疗方案。OPTIMAL 研究入组了既往未接受化疗的 EGFR 突变的晚期 NSCLC 患者，接受一线厄洛替尼治疗与吉西他滨/卡铂化疗相比的疗效，结果显示与化疗相比，厄洛替尼可显著延长患者的总体PFS，接受厄洛替尼治疗的患者中位无进展生存期为13.1个月，而接受化疗的患者中位无进展生存期为4.6个月。与接受化疗的患者相比，接受厄洛替尼治疗的患者客观缓解率得到显著提高（83% vs 36%），两组之间总生存期无显著差异。在化疗失败的NSCLC患者中，研究者比较了厄洛替尼和最佳支持治疗的两组患者的生存期，在入组的731例患者中，发现厄洛替尼有效率在8.9%，而安慰剂有效率<1%，PFS分别为2.2个月和1.8个月，OS为6.7个月和4.7个月，1年生存率为31%和22%。

3. 阿法替尼　阿法替尼是一个特异性抑制血管内皮细胞生长因子受体2（VEGFR2）的奎那唑啉类化合物，可以特异性地与血管内皮细胞结合，抑制内皮细胞的活化，抑制血管形成，从而抑制肿瘤细胞增殖，促进细胞凋亡。阿法替尼与上述两种药物作用机制相似，但它可与靶点进行不可逆性地结合，有望提高疗效。针对阿法替尼进行的第二代酪氨酸激酶抑制剂临床研究以LUX-Lung3为代表，该研究比较了阿法替尼与培美曲塞/顺铂作为一线治疗应用于*EGFR*突变的Ⅲb期或Ⅳ期NSCLC患者的效果。结果表明，接受阿法替尼作为一线治疗可使患者的PFS达到11.1个月，而接受培美曲塞/顺铂标准化疗的患者PFS为6.9个月。特别是在那些*EGFR* del19和L858R位点突变的患者中，接受阿法替尼治疗的

患者PFS为13.6个月，而标准化疗组PFS为6.9个月。

4. 克唑替尼　克唑替尼是*ALK*和*C-MET*基因的双重阻断剂。在PROFILE 1001研究中，克唑替尼的客观缓解率为61%，中位缓解持续时间为48.1周，中位治疗时间为32周，治疗8周已达到55%的客观缓解率。另一项PROFILE 1005研究入组了136例既往化疗失败的*ALK*阳性晚期NSCLC患者，接受克唑替尼治疗后，结果显示其ORR为50%。鉴于克唑替尼的治疗效果，美国FDA于2011年批准克唑替尼应用于局部晚期或转移性*ALK*阳性NSCLC的一线治疗。随后PROFILE 1007则验证了克唑替尼作为二线治疗也可使患者受益。在*ROS1*融合基因阳性的患者中，克唑替尼也显示出显著的治疗作用。

5. 其他　其他小分子靶向药物如SU11248对肿瘤血管信号转导PTK系统的多条通路均有阻断作用，在Ⅰ期临床试验中显示了较好的应用前景，Ⅱ期临床试验也正在进行中。mTOR抑制剂Temizolimus可抑制肿瘤细胞增殖，87例局限期SCLC诱导化疗后复发患者，接受周剂量分别为25 mg和250 mg该药治疗后，中位生存时间分别为16.5个月和22.9个月。蛋白激酶C抑制剂（SCH6633）、沙利度胺、CD56单抗、MMP抑制剂等均已经完成临床前研究，正在申报或进行临床试验。

目前正在进行临床试验或已经在临床使用的小分子靶向药物见表31-1。

表31-1　目前已上市或正在进行临床试验的小分子靶向药物

药物品称	分子靶点	研发阶段	研发机构
Gleevec™（ST1571）	Bcr-Abl/PD-GFR/c-Kit	上市	Novartis
Iressa（ZD™1839）	EGFR	上市	AstraZeneca
Tarccva™	EGFR	Phase Ⅲ	Roche/OSI
Semaxanib™（SU5416）	PDGFR/KDR/FGFR	Phase Ⅱ	Sugen
SU6668	EGFR	Phase Ⅱ	

（续表）

药物品称	分子靶点	研发阶段	研发机构
PK1166	Pan-ErbB	Phase Ⅱ	Pfizer/Wamer-Lambert
G11033	EGFR-HER2	Phase Ⅱ	Glaxo Wellcome
GW572016	KDR/PDGFR/c-kit	Phase Ⅱ	Novartis/Schering AG
PTK787/ZK224584	EGFE/HER2	Phase Ⅲ	Wyeth-Ayerst
EKB-569	EGFR	Phase Ⅰ	Boehringer Ingelheim
BIBX-1382	KDR/EGFR	Phase Ⅰ	AstraZeneca
AZD6474	VEGFR	Phase Ⅰ	AstraZeneca
AZZD2171	PDGFR/VEGFR/KIT/FLT3	Phase Ⅰ	Sugen
SU11248	多靶点作用	Phase Ⅱ	

（二）单克隆抗体

Kohler 和 Milstein1975 年发明单克隆抗体技术后，该技术在临床肿瘤的诊治中发挥了重要作用。随着对肿瘤相关抗原（tumor associated antigen，TAA）的进一步研究，针对 TAA 的单抗迅速发展，在肿瘤的诊断、鉴别诊断中起到了不可替代的作用，但在肿瘤的治疗上刚刚处于起步阶段。

1. 抗表皮生长因子受体的单克隆抗体　西妥昔单抗（C225，爱必妥）是 EGFR 及其异二聚体的人鼠嵌合型 IgG1 单克隆抗体，可以竞争性阻断 EGF 与 EGFR 的结合，抑制 EGFR 的酪氨酸激酶活性和其后细胞信号传导过程，抑制肿瘤细胞生长。目前的研究显示，C225 能够增强传统的放疗或者化疗的抗肿瘤效果。不同于 EGFR-TKI 作用机制，该药物主要是与 EGFR 细胞外区结合，阻断该受体介导的细胞信号传导通路。另外，该抗体还可引起 EGFR 内吞和降解，并诱导 ADCC 作用，杀伤 EGFR 阳性表达的肿瘤细胞。

西妥昔单抗与常规一线化疗药物联合用于 NSCLC 治疗的临床研究已有较多报道。总体来看，爱必妥联合化疗可以提高肿瘤应答率，耐受性良好，部分研究可延长 OS。在 FLEX 研究中，1 125 例晚期 NSCLC 患者随机分为单纯化疗组（长春瑞滨 + 顺铂）与化疗联合西妥昔单抗组，结果显示联合化疗组患者的中位 OS 达到 11.3 个月，1 年生存率将近 50%，单纯化疗组中位 OS 为 10.1 个月，1 年生存率为 42%，死亡风险降低了 13%。但是西妥昔单抗联合化疗组患者 3/4 级中性粒细胞减少性发热常见，2 级痤疮样皮疹也较多。SELECT 研究评估了在 NSCLC 患者的二线治疗中西妥昔单抗与化疗联合的治疗作用，纳入的 605 例经铂类为基础的一线化疗后复发或进展的 NSCLC 患者中，两组 PFS 无统计学差异（联合西妥昔单抗为 2.89 个月，单独培美曲塞组为 2.76 个月），加用西妥昔单抗与单用培美曲塞相比，有较高的反应率（6.6% vs 4.3%）和疾病控制率（52.2% vs 48%），但是两组无统计学意义。亚组分析表明，无论 EGFR 有无突变，NSCLC 二线治疗中，联合应用西妥昔单抗并不能提高患者疗效。

2. 抗血管内皮生长因子抗体　血管形成是指通过活化既有的内皮细胞而形成新的血管的过程。这个过程对肿瘤的生长非常重要，因为即使是最耐药的肿瘤细胞也需要依赖于氧气和营养成分来促进其生长和分化。肿瘤在体积较小的时候可以通过被动弥散来供给氧气和营养，但是当肿瘤体积增至 1 mm³ 以上时，如果没有新生血管生长，肿瘤将停止生长甚至退化。尽管有研究证实一些肿瘤能够不依赖于血管内皮细胞的参与，但是由血管内皮细胞产生的血管对于肿瘤来说仍然是不可缺少的，尤其是在肿瘤转移的过程中。血管丰富的肿瘤有更高的转移率，肿瘤内微血管密度（MVD）已成为预测肿瘤转移、复发和判断预后的重要指标。

影响肿瘤新生血管生成的因素复杂，其中一系列促血管生成因子起到了重要作用。促血管生成因子主要是一些经典的肽类生长因子，如：血管内皮细胞生长因子（VEGF）、碱性成纤维细胞生长因子（bFGF）、血管生成素（angiogenin，Ang）、基质金属蛋白酶（MMP）、血小板衍生生长因子（PDGF）、转化生长因子（TGF）、TNF-α，IL-8 等，其中最重要的是 VEGF、bFGF 和 Ang。

VEGF 亦称血管通透性因子（vascular permeability factor，VPG），是一种有肝素亲和性的同源二聚体多肽，由于 mRNA 的不同拼接方式形成 5 种异构体，即 VEGF-A、VEGF-B、VEGF-C、VEGF-D、VEGF-E 和胎盘生长因子（placenta growth factor）。VEGF 有 3 种酪氨酸激酶受体，VEGFR-1（Flt-1）、VEGFR-2（Flk-1/KDR）、VEGFR-3（Flt-4）均只存在内皮细胞上。不同受体的功能不同，促进新血管生成的主要是 VEGFR-2，VEGFR-1 负向调节 VEGF 的功能，而 VEGFR-3 主要调控淋巴管的发生。VEGF 与 VEGFR-2 结合，诱导其磷酸化，通过一系列级联反应，引起血管内皮细胞增生，诱导血管生成同时使血管通透性增高，导致血浆中大分子物质外渗，为肿瘤细胞快速增长提供营养。多种促血管生成因子，如 bFGF、PDGF、TNF-α 等能通过直接或间接影响 VEGF 和 / 或其受体信号传导起作用。VEGF 及其受体信号传导通路，在许多实体瘤包括结直肠癌的新血管生成中都起关键性作用，VEGF 通过旁分泌和自分泌途径促进肿瘤细胞生长。患者血清和尿液 VEGF 水平是判断部分肿瘤预后的辅助指标之一。因此，VEGF 及其信号传导通路成为抗血管生成治疗研究的主要靶点。VEGF 抑制剂包括抗 VEGF 抗体、可溶性 VEGF 受体、抗 VEGF 受体抗体、核酶、小分子 VEGF 受体抑制剂等。体外实验和动物模型已证实这些药物能有效抑制肿瘤的生长和转移。

bFGF 是最早明确的促血管新生因子，具有多种功能，可诱导内皮细胞在内的多种细胞的增生分化，影响内皮细胞的迁移，促进管腔形成，刺激内皮细胞分泌胶原酶，降解基底膜，以利于新生血管生长。越来越多的证据表明 VEGF 与 bFGF 在体内外血管生成中有协同作用。研究表明肿瘤患者血清和尿液 bFGF 浓度的增高和肿瘤血管生成有关。

Ang 是新发现的一族生长因子，有 4 个成员，Ang-1~Ang-4，特异性作用于内皮细胞，具有很强的促血管生成活性。Ang 家族并非在血管生成的早期阶段起作用，而是在后期的血管重建和稳定中发挥关键作用。激活 Tie-2/Ang-1 信号通路能诱导毛细血管发芽形成分支，募集血管外周平滑肌细胞，维持血管的稳定性，同时活化内皮细胞磷脂酰肌醇激酶（IP3），使凋亡抑制剂 survivin 生成增多，对抗内皮细胞凋亡。有趣的是，Ang-1 促进血管生成，而 Ang-2 拮抗此作用。Ang-2 通过诱导内皮细胞凋亡促使新生血管发生退化，Ang-1、Ang-2 和 VEGF 的水平共同决定了血管发展方向是增生、成熟，还是退化。大量的研究证实阻断 Tie-2 信号通路，能有效抑制肿瘤小鼠血管生成，进而展开了肿瘤研究的新领域，为治疗肿瘤提供了新的靶点。

贝伐珠单抗（Avastin）是一种针对血管内皮生长因子（VEGF）的重组单克隆抗体，通过和 VEGF 特异性结合，来阻断 VEGFR 的过度活化，从而抑制肿瘤区域血管的形成，使之无法在体内扩散，令化疗药物能够在肿瘤区域发挥有效作用。美国 FDA 批准贝伐珠单抗用于不能切除的，局部晚期、复发或专业的非鳞状细胞 NSCLC 患者。

临床研究显示该药物耐受性良好，在应用贝伐珠单抗的多项临床研究中发现：其主要不良反应是高血压、消化道穿孔、伤口愈合延迟、出血，其他少见的不良反应有动脉血栓、高血压危象、肾病综合征、充血性心力衰竭、粒细胞减少等，但发生率均较低。ECOG 4599 研究入组了 842 例患者，随机分为紫杉醇 + 卡铂 + 贝伐珠单抗（PCB组）与单纯化疗组（PC 组），贝伐珠单抗能提高缓解率（27% vs 10%），延长 PFS（6.4 个月 vs 4.5个月）和中位生存（12.5 个月 vs 10.2 个月）。但 PCB 组比 PC 组有更高的毒性反应，更常见的治疗相关死亡（分别为 9 例和 2 例）。基于该结果，ECOG 推荐 Avastin 联合紫杉醇和卡铂用于治疗经选择的 NSCLC 患者。

（五）免疫检查点阻断剂治疗

肿瘤微环境影响肿瘤细胞的发生与转移，一个成型的肿瘤不仅由肿瘤细胞组成，还包括基质细胞、炎症细胞、脉管系统和细胞外基质。免疫治疗的阳性反应也依赖于肿瘤细胞与肿瘤微环境内免疫调节的相互作用。T 细胞识别并监视体内肿瘤细胞，攻击具有特异性抗原的肿瘤细胞。然而，主要组织相容复合物抗原与 T 细胞抗原受体的识别不足以激活初始 T 细胞，还需要有第二共刺激信号，即 T 细胞表面的 CD28 分子与抗原表达细胞上的 B7 分子（CD80 和 CD86）的识别。许多研究已报道 T 细胞激活会受到协同刺激分子与协同抑制分子的双向调节。协同抑制分子 CTLA-4 是与 CD28 具有高度同源性的基因，它的表达与 T 细胞的激活有关，并竞争性结合于 B7 分子，对抗 CD28 的共同刺激，下调 T 细胞抗肿瘤免疫应答。另一个抑制性分子——程序性死亡分子 -1［programmed death 1，PD-1/PD-1 配体（PD-L1）］与 CTLA-4 不同，它不会干扰共刺激信号，但会干扰 T 细胞抗原受体介导的信号。

（一）抗 CTLA-4 抗体

CTLA-4 是一个目前大家比较感兴趣的免疫抗检测点，抗 CTLA-4 抗体阻断了 T 细胞激活的抑制性通路从而使其恢复抗肿瘤功能。易普利姆玛（Ipilimumab）是一个全人源化单克隆抗体，阻断了 CTLA-4 与其配体 CD80/CD86 的相互作用，黑色素瘤、肾癌、前列腺癌等患者均从中获益。在肺癌临床研究方面，一个随机、双盲、多中心 II 期临床试验中，130 例广泛期小细胞肺癌（ED-SCLC）初治患者被随机分配成 3 个治疗组，进行联合 Ipilimumab 和紫杉醇 / 卡铂的一线治疗，每组均接受 6 程的紫杉醇和卡铂化疗。研究结果显示，序贯应用 Ipilimumab 组较安慰剂对照组提高了免疫相关的无进展生存率（immune-related progression-free survival，irPFS）。序贯治疗组、同步治疗组和对照组中位 irPFS 分别为 6.4个月、5.7 个月和 5.3 个月；中位 PFS 分别为 5.2个月、3.9 个月和 5.2 个月；中位 OS 分别为 12.9个月、9.1 个月和 9.9 个月，序贯治疗组有改善OS 的趋势。另外，在上述 II 期临床试验队列中，204 名 III / IV 期 NSCLC 患者的分组情况与最终观察指标同前，结果提示延迟应用 Ipilimumab 5.7个月与对照组 5.6 个月相比差异有统计学意义，在 PFS 上数值也有提高。一项针对 NSCLC 中鳞癌的大型 III 期临床试验正在进行中；Ipilimumab联用靶向药物的研究也在进行中。另一种药物Tremelimumab，又称 CP657206，是一种人源化CTLA-4 的抗体，它是一种人免疫球蛋白 G2 抗体。在一项关于 NSCLC 的 II 期 I 临床试验中，入组87 名患者，在行 4 周期铂类化疗后分为两组——Tremelimumab 组和最佳维持疗法组，该项研究显示两组 PFS 无差异，总反应率（ORR）为 5%。在 NSCLC 患者中 Tremelimumab 联合抗 PD-L1 治疗和吉非替尼的临床研究正在进行。在相关生物标志物预测方面，通过从活检的肿瘤组织中获得的基因信息来指导血液中的相关标志物的监测。

在一项 Ipilimumab 试验中，基因组数据显示在治疗与未治疗的样本中主要差异在于 T 细胞信号通路的调节，在阻断 CTLA-4 之后肿瘤组织中 T 细胞浸润大幅增加。最显著的不同是表达可诱导共刺激分子（ICOS）的 T 细胞的增加，ICOS 是 T 细胞的表面分子，属于 CD28/CTLA-4 家族中的一员。ICOS$^+$T 细胞在接受 Ipilimumab 治疗的患者的肿瘤组织中浸润增加。这种增加与血液中的相似增幅是伴随的。与其他研究相比，这些数据显示 ICOS$^+$T 细胞增加的幅度可以充当抗 CTLA-4 治疗的一个药效学生物标志物。因此，ICOS 是可能为联合免疫治疗策略提供新靶点的刺激性的检查点。ICOS 抗体正处于临床检测开发和准备临床实验阶段。

（二）抗 PD-1/PD-L1 抗体

PD-1 属于 I 型跨膜蛋白，表达在活化的 T 细胞、B 细胞、单核细胞和树突状细胞表面。胞外区由一个单一的 IgV 样域组成，胞内区保留有一个免疫受体酪氨酸依赖抑制基序和一个免疫受体酪氨酸转换基序。包括 PD-1 在内的免疫受体酪氨酸依赖抑制基序是许多免疫抑制性受体的共有结构。PD-1 目前已知有 2 个配体：PD-L1 和 PD-L2。其中 PD-L1 是其主要配体，隶属 B7 超家族，曾命名 B7-H1，也属于 I 型跨膜糖蛋白。PD-L1 主要由 γ 干扰素和 IL-4 等炎症因子诱导，广泛表达于 T 细胞、B 细胞、单核细胞、巨噬细胞、树突状细胞表面，在卵巢癌、乳腺癌、淋巴瘤和黑色素瘤等人类肿瘤细胞株中表达也上调，提示其与肿瘤的发生、发展关系密切；而 PD-L2 主要在抗原提呈细胞中表达。PD-1 与 PD-L1/L2 结合后，能够抑制初始 T 细胞的活化及效应 T 细胞的功能，诱导调节 T 细胞的产生并维系调节 T 细胞的抑制功能。生理情况下，PD-1 能够抑制 T 细胞的功能，抑制自身免疫应答，防止自身免疫性疾病的发生。然而，在肿瘤患者中，PD-1/PD-L1 通路的持续激活使得正常的细胞免疫被抑制，无法充分发挥对肿瘤细胞的免疫监视与杀伤功能，导致肿瘤免疫逃逸的发生。

2015 年美国临床肿瘤学会（ASCO）在 NSCLC 的免疫治疗上，推出了纳武单抗（opdivo/nivolumab）和派姆单抗（pembrolizumab）两个里程碑式的药物，两种药物均属于程序性死亡分子（programmed death-1，PD-1）抑制剂，且均于 2015 年由美国 FDA 批准用于晚期 NSCLC 的二线治疗。派姆单抗用于恶化的晚期 PD-1 阳性 NSCLC 的治疗，纳武单抗用于接受铂类为基础的化疗恶化后的非鳞状 NSCLC 患者。在 2016 年 ASCO 年会上，免疫治疗在肺癌领域中的作用再次受到关注。下面对抗 PD-1/PD-L1 抗体在 NSCLC 的临床应用做一介绍。

1. 早期 NSCLC 的抗 PD-1 抗体治疗 Mary 等报道了一项 III 期多中心随机对照研究（PEARLS），PEARLS 研究针对的是 I B ~ III A 期的 NSCLC 患者，经过手术及标准辅助治疗后，比较 Pembrolizumab 和安慰剂的疗效。其中根据程序性死亡配体 -l（programmed death ligand-1，PD-L1）的表达量分为低、中、高 3 级（PD-L1 表达分别为 0，1%~49%，≥ 50%）。结果显示，患者的 DFS 提高了 13.5 个月（61.5 个月 vs 48 个月），在 PD-L1 高表达组，DFS 甚至提高了 39.3 个月（HR：0.55），该研究拟纳入 1 350 例患者再进行分析，进一步的结果尚在期待中。Patrick 等首次报道了 PD-l 抑制剂（nivolumab）用于早期 NSCLC 患者术前治疗，该报道只有 3 例患者，均为 I ~ III A 期，术前使用 nivolumab 2 周期后，患者病灶缩小，有 1 例患者肿瘤完全缓解。但由于病例数太小，尚不能说明 PD-1 抑制剂对早期 NSCLC 具有奇特的效果。

2. 晚期 NSCLC 的联合抗体治疗 PD-1 抗体纳武单抗（opdivo/nivolumab）联合 CTLA-4 抗体 Yervoy（ipilimumab）一线治疗晚期 NSCLC（CheckMate-12）。这是一项 I B 期研究，共纳

入了 148 例患者，将其分为 4 组，分别接受不同剂量、不同频次的纳武单抗及 Yervoy 治疗，A 组 31 例患者，接受 1 mg/kg 的 Opdivo 联合 1 mg/kg 的 Yervoy，3 周 1 次，共 4 次，之后 3 mg/kg 的 Opdivo 2 周 1 次；B 组 40 例患者，接受 1 mg/kg 的 Opdivo，2 周 1 次，联合 1 mg/kg 的 Yervoy，6 周 1 次；C 组 38 例，接受 3 mg/kg 的 Opdivo，2 周 1 次，联合 1 mg/kg 的 Yervoy，12 周 1 次；D 组 39 例，接受 3 mg/kg 的 Opdivo，2 周 1 次，联合 1 mg/kg 的 Yervoy，6 周 1 次。评估 Opdivo 在化疗初晚期 NSCLC 患者中的安全性及耐受性，结果提示，A 组客观缓解率（ORR）为 13%，B 组 ORR 为 25%，C 组 ORR 为 39%，D 组 ORR 为 31%。A 组中位 PFS 为 10.6 个月，B 组 PFS 为 4.9 个月，C 组 PFS 为 8 个月，D 组 PFS 为 8.3 个月。联合治疗在 PD-L1 表达水平 ≥ 1% 的患者中的 ORR 为 57%，是使用单药 Opdivo 的 2 倍，在 PD-L1 表达水平 ≥ 50% 的患者中 ORR 可达到 92%（$n=12/13$）；然而在 PD-L1 表达水平 < 1% 的患者中，ORR 仅为 15%。安全性方面，联合治疗虽在一定程度上增加了不良反应的发生，但 3/4 级不良事件导致的停药并未增加，故联合方案具有可改善的安全性和耐受性。PD-1 抗体 Keytruda（pembrolizumab/MK-3475）联合化疗一线治疗 NSCLC。该试验（KEYNOTE-021）为多中心、开放、随机的 Ⅰ / Ⅱ 期临床研究，纳入的患者为化疗初治表皮生长因子受体（EGFR）和淋巴瘤激酶（ALK）阴性，且瘤体不可切除或转移性 NSCLC。患者分为 3 组，A 组使用卡铂 AUC6+ 紫杉醇 200 mg/m²，Keytruda 维持治疗；B 组（非磷癌组织学）：卡铂 AUC6+ 紫杉醇 200 mg/m²+ 贝伐珠单抗维持治疗；C 组（非磷癌组织学）：卡铂 AUC5+ 培美曲塞 500 mg/m²，Keytruda+ 培美曲塞维持治疗。结果显示：C 组的 ORR 高达 71%，中位 PFS 为 10.2 个月，中位 OS 尚未达到，该研究联合治疗的安全性与以往一致。PD-L1 抗体 Avelumab

一线用于晚期 NSCLC，招募者均为未经过系统治疗、EGFR 野生型或 ALK 重排阴性的转移或复发的晚期 NSCLC 患者。现已随访 3 个月，1 例患者完全缓解，13 例患者局部缓解，34 例患者（45.3%）病情稳定；疾病控制率为 64%。

3. 晚期 NSCLC 的免疫二线治疗　PD-1 抗体 Keytruda（pembrolizumab/MK-3475） 联 合 CTLA-4 抗体 Yervoy（ipilimumab）二线治疗晚期 NSCLC。实验共纳入了 45 例一线治疗失败的晚期 NSCLC 患者，接受 2 mg/kg 的 Keytruda 和 1 mg/kg 的 Yervoy，3 周 1 次，共使用 4 次，之后使用 Keytruda 维持治疗。实验结果显示，患者 ORR 为 24%，疾病控制率为 64%。中位 PFS 为 6 个月，中位的总生存期（OS）为 17 个月，其疗效与 PD-1 的表达情况无关，可能需要更长时间随访了解总生存时间延长情况。不良反应方面，此两种药物联合应用的不良反应发生率为 30%，主要为腹泻。PD-L1 抗体 Atezolizumab 单药与多西他赛二线 / 三线治疗局部晚期或转移的 NSCLC 患者，共招募了 287 例患者，Atezolizumab 组的中位生存期是 12.6 个月，多西他赛组为 9.7 个月。在 PD-L1 表达阳性的患者中，Atezolizumab 组与多西他赛组的中位生存期分别为 15.1 个月和 9.2 个月；在 PD-L1 阴性的患者中，两组的中位生存期均为 9.7 个月。所以使用 Atezolizumab 前，PD-L1 的检测很有必要。

（三）展望

免疫治疗已从血液系统肿瘤拓展到实体肿瘤，无论是对黑色素瘤、肾癌、膀胱癌还是肺癌，免疫治疗都表现出了较好的疗效，并延长了患者的生存时间。从 2016 年 ASCO 会议的内容可以看出，对晚期 NSCLC 的治疗中免疫治疗已逐渐从二线上升到了一线。对于晚期经过多线治疗失败的病例，PD-1/PD-L1 抗体仍能使患者获益，并表现出有效率高、副作用小的特点。OS 和 PFS 在 PD-L1 表达阳性的患者身上优势更为明显。由

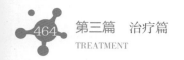
于 PD-1 抗体单用的有效率仅 20%，且部分只对 PD-1 表达阳性患者有效，为了有效率的提高，目前各免疫治疗药物间的联合应用成为一大研究方向。通过联合治疗可以提高药物疗效，带来的缓解率更为持久，并且导致停药的治疗相关 3/4 级不良反应发生率也很低。这可能是由于两种药物通过互补的机制提高 T 细胞抗肿瘤的活性，同时联合用药对免疫靶点不表达的患者亦有较好疗效。相信更多的联合治疗方案将会呈现在大家面前，如令人期待的 OX40+PD-L1、IDO+PD-L1 等。另外，在以后的研究中，可能会有针对 CAR-T、癌症疫苗等相关免疫治疗的实验研究。虽然免疫治疗在肿瘤治疗中显现出极大的优势，但目前为止它仍不能替代传统的手术、化疗及靶向治疗。

第四节　基因治疗

自 1990 年美国对 ADA 缺乏病患者首次应用基因治疗以来，以欧美为中心开展了各种基因治疗的临床试验，目前美国食品及药品管理局（FDA）所批准实施的基因治疗方案已经超过 600 种，60% 应用于癌症的治疗。3 500 例患者接受了基因治疗，其中 2 400 例是癌症患者。目前基因治疗的类型主要有：

1. 自杀基因治疗　又名基因介导的酶前药物治疗（gene directed enzyme prodrug therapy，GDEPT）。这是一种通过目的基因的转导，将外源酶转入肿瘤细胞中，使无毒的药物前体在肿瘤中代谢为有细胞毒性的药物，从而杀死肿瘤细胞。

2. 原癌基因和抑癌基因有关的基因治疗　大量实验证明肺癌的发生与多个癌基因激活或抑癌基因的失活有关，如原癌基因 *KRAS*、*myc*，抑癌基因 *P53*、*P16* 等。肺癌相关的癌变异基因治疗的关键在于肿瘤内要存在某种基因的高表达。该治疗目前主要是敲除致病基因和导入正常的抑癌基因。

3. 免疫基因治疗　是通过基因调节，激活细胞介导和（或）抗体依赖性肿瘤特异性免疫。针对肿瘤细胞繁殖导致的免疫下调和肿瘤抗原的复杂性，肺癌的免疫基因治疗主要是输入细胞因子基因及输入用肿瘤相关抗原基因重组的病毒基因，临床前试验证实，输入包括 *IL-2*、*IL-4*、*IL-12*、*CM-CSF*、*IFN-γ* 在内的一系列细胞因子基因，具有免疫增强作用。

4. 联合治疗　是目前基因治疗的发展方向，即将几种基因治疗协同应用。应用于大肠癌的联合基因治疗主要有：自杀基因与细胞因子基因的联合应用、自杀基因与放疗的联合应用等。动物实验已表明自杀基因与细胞因子基因的联合应用可避免肿瘤的复发，延长动物的成活时间。

单纯疱疹病毒胸苷激酶基因 / 更昔洛韦（herpes simplex thymidine kinase/ganciclovir，HSV-TK/GCV）、大肠杆菌胞嘧啶脱氨酶基因 /5- 氟胞嘧啶（cytosine deamniase/5-fluorocytosine，CD/5-FC）、硝基还原酶 /CB1954（nitroreductase/AB1954）自杀基因治疗方法、*P53* 抑癌基因治疗以及某些免疫基因已进入 I 期临床试验阶段。这些试验将验证基因治疗的有效性和安全性，并探讨其使用的剂量、途径和疗程等实际问题。但肺癌基因治疗的临床应用仍存在很多问题，如基因转导的低效性，抗肿瘤效应的低效性，基因表达的安全性，基因转导的靶向性，自体免疫反应，基因载体的安全性，非损伤性基因表达监控等。随着这些问题的解决，肺癌的基因治疗必将愈加完善，成为人类医治肺癌的重要手段。

第五节　生物治疗存在的问题与展望

肺癌的生物治疗模式随着实体肿瘤生物治疗的进展而进步，当前正处于快速发展期。全新的单克隆抗体类药物、细胞信号传导类药物的临床应用、推广，为肺癌的生物治疗提供了新手段，具有划时代的意义，但针对肺癌的生物治疗目前面临的主要问题是没有合适靶标，没有足够经济、长期的方案，没有正确的观念，因此，如何发展更多有意义的肿瘤分子靶标，建立规范的治疗方案，降低治疗费用，真正有效地服务于患者，是近期需要解决的问题。学会以一种新的思维方式对待生物治疗，将有助于正确和客观认识生物治疗的作用和地位。

综合应用现有的可能方法治疗肿瘤已经深入人心，并为肿瘤临床工作者所接受，综合治疗已成为肿瘤治疗最佳和最流行的模式，这一概念强调了机体和疾病两个方面，强调了应有计划地、合理地联合生物治疗和其他治疗手段，其目的一方面是要提高治疗的效果，延长生存时间，另一方面是改善患者的生活状态，提高生活质量，最终的结果是达到治疗效果和生存质量并重的统一。

肿瘤研究的各个领域所取得的进展，如分子生物学研究，肿瘤发展过程中的调控，单克隆抗体，基因治疗等方面新药的研究等，都必然会促进肺癌生物治疗的进展，这对肿瘤治疗的个体化和进一步提高疗效具有十分重要的意义。但是很多药物也存在相当多的不良反应，临床经验也还不多，需要对患者、肿瘤、药物三方面进一步深入了解，谨慎试用药物。相信随着临床经验的积累，治疗策略和用药艺术的提高，内科治疗在综合治疗中的地位必然会有所提高，而且会给患者带来较大的裨益。

（潘求忠　夏建川）

参考文献

[1] 周光炎. 免疫学原理[M]. 3版. 北京: 科学出版社, 2013.

[2] 夏建川. 肿瘤生物治疗基础与临床应用[M]. 北京: 科学出版社, 2016.

[3] 黄文林. 肿瘤分子靶向治疗[M]. 北京: 人民卫生出版社, 2009.

[4] 曾维威, 曾川, 范卫东, 等. 2016年ASCO会议非小细胞肺癌化学治疗的相关进展[J]. 中华肺部疾病杂志: 电

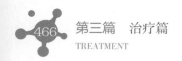
子版. 2016, 9 (4): 463−464.

[5] 秦虹, 曾川, 范卫东, 等. 2016年ASCO会议非小细胞肺癌免疫治疗的相关进展[J]. 中华肺部疾病杂志: 电子版. 2016, 9 (4): 464−466.

[6] GREENWALD R J, FREEMAN G J, SHARPE A H. The B7 family revisited [J]. Annu Rev Immunol, 2005, 23: 515−548.

[7] WALUNAS T L, LENSCHOW D J, BAKKER C Y, et al. CTLA−4 can function as a negative regulator of T cell activation [J]. Immunity, 1994, 1 (5): 405−413.

[8] LYNCH T J, BONDARENKO I, LUFT A, et al. Ipilimumab in combination with paclitaxel and carboplatin as first−line treatment in stage IIIB/IV non−small cell lung cancer: results from a randomized, double−blind, multicenter phase II study [J]. J Clin Oncol, 2012, 30 (17): 2046−2054.

[9] BRAHMER J, RECKAMP K L, BAAS P, et al. Nivolumab versus Docetaxel in advanced squamous−cell non−small cell lung cancer [J]. N Engl J Med, 2015, 373 (2): 123−135.

[10] WEBER J S, O'DAY S, URBA W, et al. Phase I/II study of ipilimumab for patients with metastatic melanoma [J]. J Clin Oncol, 2008, 26 (36): 5950−5956.

[11] YANG J C, HUGHES M, KAMMULA U, et al. Ipilimumab (anti−CTLA4 antibody) causes regression of metastatic renal cell cancer associated with enteritis and hypophysitis [J]. J Immunother, 2007, 30 (8): 825−830.

[12] RECK M, BONDARENKO I, LUFT A, et al. Ipilimumab in combination with paclitaxel and carboplatin as first−line therapy in extensive−disease−small−cell lung cancer: results from a randomized, double−blind, multicenter phase 2 trial [J]. Ann Oncol, 2013, 24 (1): 75−83.

[13] TOPALIAN S L, HODI F S, BRAHMER J R, et al. Safety, activity, and immune correlates of anti−PD−1 antibody in cancer [J]. N Engl J Med, 2012, 366 (26): 2443−2454.

[14] BORGHAEI H, PAZ−ARES L, HORN L, et al. Nivolumab versus Docetaxel in advanced nonsquamous non−small cell lung cancer [J]. N Engl J Med, 2015, 373 (17): 1627−1639.

[15] BRAHMER J, RECKAMP K L, BAAS P, et al. Nivolumab versus Docetaxel in advanced squamous−cell non−small cell lung cancer [J]. N Engl J Med, 2015, 373 (2): 123−135.

[16] MULLER M, SCHOUTEN R D, DE GOOIJER C J, et al. Pembrolizumab for the treatment of non−small cell lung cancer [J]. Expert Rev Anticancer Ther, 2017, 17 (5): 399−409.

[17] BRAHMER J R, TYKODI S S, CHOW L Q, et al. Safety and activity of anti−PD−L1 antibody in patients with advanced cancer [J]. N Engl J Med, 2012, 366 (26): 2455−2465.

[18] ARENDT M, NASIR L, MORGAN I M. Oncolytic gene therapy for canine cancers: teaching old dog viruses new tricks [J]. Vet Comp Oncol, 2009, 7 (3): 153−161.

[19] COUTELLE C, THEMIS M, WADDINGTON S N, et al. Gene therapy progress and prospects: fetal gene therapy−−first proofs of concept−−some adverse effects [J]. Gene Ther, 2005, 12 (22): 1601−1607.

[20] DRANOFF G. Cytokines in cancer pathogenesis and cancer therapy [J]. Nat Rev Cancer, 2004, 4 (1): 11−22.

[21] MELIEF C J. Cancer immunotherapy by dendritic cells [J]. Immunity, 2008, 29 (3): 372−383.

[22] VULINK A, RADFORD K J, MELIEF C, et al. Dendritic cells in cancer immunotherapy [J]. Adv Cancer Res,

2008, 99: 363-407.

[23] ARORA A, SCHOLAR E M. Role of tyrosine kinase inhibitors in cancer therapy [J]. J Pharmacol Exp Ther, 2005, 315 (3): 971-979.

[24] HANRAHAN E O, HEYMACH J V. Vascular endothelial growth factor receptor tyrosine kinase inhibitors vandetanib (ZD6474) and AZD2171 in lung cancer [J]. Clin Cancer Res, 2007, 13 (15 Pt 2): s4617-4622.

[25] ABDOLLAHI A, HAHNFELDT P, MAERCKER C, et al. Endostatin's antiangiogenic signaling network [J]. Mol Cell, 2004, 13 (5): 649-663.

[26] BLAGOSKLONNY M V. Antiangiogenic therapy and tumor progression [J]. Cancer Cell, 2004, 5 (1): 13-17.

[27] WACHSBERGER P, BURD R, DICKER A P. Tumor response to ionizing radiation combined with antiangiogenesis or vascular targeting agents: exploring mechanisms of interaction [J]. Clin Cancer Res, 2003, 9 (6): 1957-1971.

[28] CIARDIELLO F. Epidermal growth factor receptor tyrosine kinase inhibitors as anticancer agents [J]. Drugs, 2000, 60 Suppl 1: 25-32.

[29] TOPALIAN S L, MUUL L M, SOLOMON D, et al. Expansion of human tumor infiltrating lymphocytes for use in immunotherapy trials [J]. J Immunol Methods, 1987, 102 (1): 127-141.

[30] CHANG A E, LI Q, BISHOP D K, et al. Immunogenetic therapy of human melanoma utilizing autologous tumor cells transduced to secrete granulocyte-macrophage colony-stimulating factor [J]. Hum Gene Ther, 2000, 11 (6): 839-850.

[31] JOHNSON L A, MORGAN R A, DUDLEY M E, et al. Gene therapy with human and mouse T-cell receptors mediates cancer regression and targets normal tissues expressing cognate antigen [J]. Blood, 2009, 114 (3): 535-456.

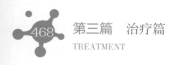
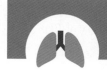

第三十二章

肺癌的辅助与新辅助治疗

　　肺癌的辅助及新辅助治疗往往包含多种治疗模式，如内科治疗、放疗。本章节将重点阐述内科治疗部分。放疗及其他治疗模式相关的内容可参考本书的其他章节。

第一节　非小细胞肺癌的辅助化疗

　　辅助化疗是指根治性手术后施行的化疗，实质是根治性治疗的一部分。目的在于清除残存病灶或者亚临床病灶，减少局部复发及远处转移的风险，从而提高根治率，延长患者生存期。

（一）完全切除的非小细胞肺癌术后辅助化疗的循证医学证据

　　若干大型随机、对照Ⅲ期临床研究评估了术后辅助化疗在完全切除的非小细胞肺癌中的价值。2003年以法国为中心开展的International Adjuvant Lung Cancer Trial（IALT）中，以完全切除的术后Ⅰ期、Ⅱ期、Ⅲ期非小细胞肺癌患者为研究对象，随机分入顺铂为主的术后辅助化疗组（顺铂＋依托泊苷或顺铂＋长春碱类药物的联合化疗）或术后观察组。研究共入组1 867例患者，经过56个月的中位随访后，发现术后辅助

化疗组和观察组的5年总生存率分别为44.5%和40.5%（HR: 0.86，95% CI: 0.76 ~ 0.98，$P < 0.03$），5年无病生存率分别为39.4%和34.3%（HR: 0.83，95% CI: 0.74 ~ 0.94，$P < 0.003$）。提示以顺铂为主的辅助化疗能降低疾病复发率，延长患者的生存期。尽管IALT研究随访7.5年的数据显示化疗组死亡的患者增加，化疗带来的生存获益随时间推移而降低，但辅助化疗仍在预防疾病复发上起作用。

　　2004年加拿大和北美研究组完成了另一项Ⅲ期临床研究（National Cancer Institute of Canada Clinical Trials Group JBR.10研究）。该研究共入组482例ECOG PS 0~1分，手术完全切除的ⅠB期（T2N0）、Ⅱ期（T1N1或T2N1）非小细胞肺癌患者，随机分入长春瑞滨联合顺铂组（242例）或术后观察组（240例）。两组中位年龄为61岁。与观察组相比，辅助化疗组总生存期明显延长（94

个月 vs 73 个月，HR 0.69，$P = 0.04$），无复发生存期也显著改善（还未观察到 vs.46.7 个月，HR：0.60，$P < 0.001$），5 年生存率显著提高，分别为 69% 和 54%（$P = 0.03$）。值得一提的是，与观察组相比，辅助化疗组的毒副反应可以耐受，死亡率并未增加。但 JBR.10 研究的最新 9 年随访数据显示，辅助化疗仅能使 II 期患者获益（HR：0.68，95% CI：0.5 ～ 0.92，$P = 0.01$），但不能使 IB 期患者获益（HR：1.03，95% CI：0.7 ～ 1.52，$P = 0.87$）。II 期非小细胞肺癌辅助化疗组和观察组患者的中位生存期分别是 6.8 年和 3.6 年。

在另一项 Adjuvant Navelbine International Trialist Association（ANITA）研究中，共入组 840 例 IB 期（T2N0）、II 期、IIIA 期非小细胞肺癌患者（中位年龄 59 岁），随机分入长春瑞滨联合顺铂辅助化疗组或对照组。中位随访 76 个月，化疗组和观察组的中位生存期分别为 65.7 个月和 43.7 个月。研究发现辅助化疗可明显提高完全切除的 II 期和 IIIA 期患者的 5 年生存率（提高 8.6%），但对于 I 期患者无生存获益。

CALGB 9633 研究是专门针对 T2N0M0，IB 期的非小细胞肺癌术后辅助化疗的研究。该研究共入组 344 例患者（34 ～ 81 岁），在术后 4 ～ 8 周内随机分入紫杉醇联合卡铂化疗组或术后观察组。结果显示患者对该辅助化疗方案耐受良好，未发生化疗相关死亡。研究发现辅助化疗能够显著提高 IB 期患者的 3 年生存率（80% vs 73%，$P = 0.02$），但 6 年生存率无显著性差异。亚组分析提示，仅对于肿块直径 ≥ 4cm 的患者，辅助化疗可以降低死亡风险（HR：0.69；95% CI：0.48 ～ 0.99，$P = 0.043$）。

2008 年 LACE（the Lung Ajuvant Cisplatin Evaluation）Collaborative Group 进行的 Meta 分析系统评估了术后辅助化疗的作用。该 Meta 分析共纳入了 4 584 例非小细胞肺癌术后患者，研究发现以顺铂为基础的辅助化疗方案能显著提高 5 年生存率（绝对获益 5.4%）；辅助化疗方案（长春瑞滨，依托泊苷或其他）之间没有明显差异。但值得注意的是，辅助化疗仅仅显著改善了 II 期及 III 期患者的总生存，对于 IB 期患者有改善的趋势，但不具有统计学意义。

（二）非小细胞肺癌患者术后辅助化疗的应用

根据上述循证医学证据，对于不同分期非小细胞肺癌术后辅助化疗的推荐存在差异。对于 IA 期非小细胞肺癌患者，不推荐术后辅助化疗。IB 期（T2abN0）外科 R0 切除的患者通常也不推荐进行辅助化疗。对于某些具有危险因素的患者是否进行辅助化疗目前尚存在争议。NCCN 指南推荐对于分化差的肿瘤、血管侵犯、楔形切除、肿块 > 4cm、脏层胸膜累及和淋巴结分期不完全的患者，可行术后辅助化疗（2A 类推荐）。但中国临床肿瘤学会（CSCO）原发性肺癌诊疗指南（2016 版）则认为，由于缺乏高级别证据的支持，对于 IB 期患者，不管有无高危因素，一般不推荐辅助化疗。

IIA 期和 IIB 期外科切缘阴性（T1ab-2abN1 或 T3N0）的患者，推荐术后辅助化疗；前述数个大规模临床研究中的结果均表明，术后辅助化疗可改善 II 期患者的预后生存，提高患者 5 年生存率 10% ～ 15%。

IIIA 期患者如果经过了完整手术切除，应当进行术后辅助化疗。如仅在手术探查和纵隔淋巴结切除时发现 N2 阳性的 IIIA 期 T1-3 的患者，若手术切缘阴性，患者术后需要行顺铂为主的联合方案辅助化疗。其他属于 IIIA 期情况如胸壁病灶（T3～T4，N0～N1）或可手术切除的位于气道近端或纵隔的肿瘤（T3～T4，N0～N1），若术后切缘阴性，则也同样需要对患者进行术后辅助化疗。

三　辅助化疗方案的选择

依据非小细胞肺癌辅助化疗的临床研究，NCCN 指南推荐顺铂联合长春瑞滨、长春碱、依托泊苷作为术后辅助化疗方案；顺铂与 20 世纪 90 年代后出现的第 3 代抗癌药物联合化疗方案，在术后辅助治疗中的有效性和安全性虽然尚需验证，但 NCCN 专家认为在术后辅助化疗中也可以选择顺铂联合吉西他滨、培美曲塞或多西他赛方案。若患者有使用顺铂的禁忌证，可以选择紫杉醇联合卡铂的方案。术后辅助化疗通常进行 4 个周期。

NCCN 建议的非小细胞肺癌术后辅助化疗方案具体如下：

顺铂　50 mg/m², d1, d8;
NVB　25 mg/m², d1, d8, d15, d22;
每 28 天重复，共 4 周期

顺铂　100 mg/m², d1;
NVB　30 mg/m², d1, d8, d15, d22;
每 28 天重复，共 4 周期

顺铂　75 ~ 80 mg/m², d1;
NVB　30 mg/m², d1, d8;
每 21 天重复，共 4 周期

顺铂　100 mg/m², d1;
Vp-16　100 mg/m², d1 ~ d3;
每 28 天重复，共 4 周期

顺铂　80 mg/m², d1, d22, d43, d64;
VLB　4 mg/m², d1, d8, d15, d22, 第 43 天后每 2 周完成 1 次;
每 21 天重复，共 4 周期

·有合并症或不能耐受顺铂的患者:
紫杉醇　200 mg/m², d1;
卡铂　AUC 6, d1;
每 21 天重复

·其他可接受的顺铂为主的方案:
顺铂　75 mg/m², d1;
盐酸吉西他滨　1 250 mg/m², d1, d8;
每 21 天重复

顺铂　75 mg/m²;
多西他赛　75 mg/m²;
每 21 天重复

培美曲塞　500mg/m², d1;
顺铂　75 mg/m², d1;
每 21 天重复

第二节　非小细胞肺癌的新辅助化疗

对非小细胞肺癌患者进行新辅助化疗的目的是：①将辅助化疗提前，避免患者因为手术创伤、恢复不佳而无法接受预定的化疗方案；②将级别比较高的肿瘤缩小，降期，以利于后续局部治疗的进行。

一　新辅助化疗的循证医学证据

SWOG 9900 研究是评估非小细胞肺癌新辅助化疗价值的最大型的临床研究之一。该研究共纳入ⅠB~ⅢA期的非小细胞肺癌患者（排除肺上沟瘤及 N2 阳性的患者）600 例。入组患者随机分入紫杉醇联合卡铂新辅助化疗组（3 个疗程，随后接受手术）或单纯手术组。该研究的主要研究终点为总生存期。在研究入组患者的过程中，由于非小细胞肺癌辅助化疗的研究取得了阳性的结果，辅助化疗成为标准治疗，因此本研究入组提前中止。尽管如此，该研究还是入组了 354 例患者。研究结果显示，新辅助化疗具有延长总生存期及无疾病进展生存期的趋势。新辅助化疗组总生存期为 62 个月，单纯手术组为 41 个月（HR：0.79，95% CI：0.60~1.06，$P = 0.11$）；新辅助化疗组无疾病进展生存期为 33 个月，单纯手术组为 20 个月（HR：0.80，95% CI：0.61~1.04，$P = 0.10$）。

另一项关于新辅助化疗的大型临床研究由 Scagliotti 等人开展。该研究纳入分期为ⅠB 期、Ⅱ期及ⅢA 期的非小细胞肺癌患者，随机分入吉西他滨联合顺铂新辅助化疗组（共 3 个疗程，此后接受手术）或单纯手术组。主要研究终点为无疾病进展生存期。该研究同样提前中止，共入组 270 例患者。研究发现，新辅助治疗显著改善了患者的无疾病进展生存期及总生存期。新辅助化疗降低了 30% 的疾病进展风险（HR：0.70，95% CI：0.50~0.97，$P = 0.003$）及 37% 的死亡风险（HR：0.63，95% CI：0.43~0.92，$P = 0.02$）。

2014 年 NSCLC Meta-analysis Collaborative Group 利用患者个体数据开展了一项大型的 Meta 分析，以评估术前新辅助化疗的价值。该研究共纳入 15 项随机对照研究，共 2 385 例患者的资料。研究发现，术前新辅助化疗显著改善了患者的生存（HR：0.87，95% CI：0.78~0.96，$P = 0.007$），将 5 年生存率提高了 5%（从 40% 到 45%）。此外，新辅助化疗还显著提高了无复发生存期及至远处转移时间。该研究认为，术前新辅助化疗疗效明确，应该成为一种实际中可以选择的治疗模式。

二、新辅助化疗与辅助化疗

新辅助化疗与辅助化疗究竟哪种模式疗效更优，这是亟待回答的临床问题。为了解答这个问题，吴一龙等开展了一项多中心随机对照研究，比较多西他赛联合卡铂作为新辅助治疗或辅助治疗在可手术非小细胞肺癌中的疗效（CSLC0501）。该研究纳入ⅠB 期、Ⅱ期及ⅢA 期的非小细胞肺癌患者，随机分入新辅助治疗组或辅助治疗组，两组均进行 3 个疗程。该研究计划入组 410 例患者，但由于入组缓慢最终仅入组 198 例患者。2016 年欧洲肿瘤内科学会年会上公布了本研究的结果。研究发现，新辅助化疗组的无疾病进展生存期为 2.3 年，辅助化疗组为 5.2 年，但差异无统计学意义（$P=0.057$）。辅助化疗组的总生存期在数值上也更长，达 7.3 年，而新辅助化疗组仅为 4.2 年，但同样不具有统计学意义上的显著差异（$P=0.087$）。考虑到样本量不够的问题，该结果从数值的趋势上可能提示了辅助化疗更具有优势。值得注意的是，术后辅助化疗也是指南更加推荐，同时临床上更加常用的治疗策略。

三、N2 阳性ⅢA 期非小细胞肺癌的新辅助化疗

N2 阳性ⅢA 期非小细胞肺癌本身异质性很大，治疗模式也存在诸多争议，经过新辅助治疗后行手术是可以选择的治疗模式之一。既往研究中新辅助治疗多为化疗与放疗联合，但毒性较大，患者耐受性欠佳。由瑞士学者开展的随机对照Ⅲ期研究则评估了新辅助化疗与新辅助化放疗在可手术 N2 阳性ⅢA 期非小细胞肺癌中的疗效。该研究共入组 232 例病理证实的 N2 阳性ⅢA 期非小细胞肺癌患者。入组患者随机接受 3 周期新辅助化疗（多西他赛联合顺铂），贯序新辅助放疗（44Gy/22F），

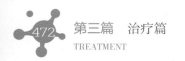

再接受手术；或接受 3 周期新辅助化疗后即接受手术治疗。研究结果提示，两种治疗模式疗效相当，新辅助化放疗组中位总生存期为 37.1 个月，而新辅助化疗组中位总生存期为 26.2 个月，无显著性差异（P=0.162）。研究者认为，N2 阳性ⅢA 期非小细胞肺癌没必要进行化疗、放疗及手术 3 种方法联合治疗，化疗联合根治性手术就已经可以达到较好的效果。但这种观点受到了很多的挑战，如研究样本量太少，不足以对两种治疗策略进行非劣性研究；研究采用化疗序贯加速放疗，而不是目前常用的同步化放疗；多西他赛与顺铂剂量太大，中国人可能无法耐受等。因此，这类患者理想的新辅助治疗模式还待进一步探索。

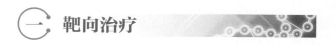

第三节　非小细胞肺癌的辅助及新辅助治疗进展

一　靶向治疗

靶向治疗在晚期非小细胞肺癌中取得了巨大的成功，因此，研究者希望将其用于非小细胞肺癌的辅助及新辅助治疗当中，进一步改善治疗效果，提高治愈率。在辅助治疗领域，RADIANT 研究是比较大型的探讨 EGFR-TKI 作为辅助治疗疗效的研究。该研究共纳入 973 例免疫组化 EGFR 蛋白表达阳性或 FISH 检测 EGFR 扩增，经手术完成切除的ⅠB~ⅢA 非小细胞肺癌患者。入组患者在完成辅助化疗后随机接受厄洛替尼（150mg/d）或安慰剂，共治疗 2 年。主要研究终点为无疾病进展生存期。同时研究者也会在 EGFR 基因突变阳性的患者亚组中对厄洛替尼的疗效进行分析。研究结果发现，在总体人群中厄洛替尼并未提高无疾病进展生存期（厄洛替尼组 50.5 个月，安慰剂组 48.2 个月；HR：0.90，95% CI：0.74~1.10，P = 0.324）。在 161 例 EGFR 基因突变阳性的患者亚组中，厄洛替尼组无疾病进展生存期在数值上延长，但无显著差异（厄洛替尼组

46.4 个月；安慰剂组 28.5 个月；HR：0.75，95% CI：0.48~1.16，P = 0.19）。两组的总生存期数据尚未完成收集。

ADJUVANT 研究与 RADIANT 研究类似，也是评估 EGFR-TKI 在 EGFR 基因突变阳性非小细胞肺癌辅助治疗中的疗效。该研究结果以口头报告的形式展示在了 2017 年 ASCO 年会上。该研究纳入的患者为经过手术完全切除的Ⅱ~ⅢA 期（N1-2）患者，具有 EGFR 敏感突变，共 220 例。入组的患者随机接受吉非替尼 250mg/d，共 2 年，或长春瑞滨联合顺铂化疗 4 个疗程。主要研究终点为无疾病进展生存期。研究结果表明，吉非替尼辅助治疗较标准方案化疗显著延长了患者的无疾病进展生存期（28.7 个月 vs 18.0 个月；HR：0.60，95% CI：0.42~0.87，P = 0.005）以及 3 年的无疾病生存率（34.0% vs 27.0%，P = 0.013）。研究者认为吉非替尼可以作为 N1~N2 这类患者的优选辅助治疗方案。但该结论受到很大的争议，突出的一点是辅助治疗的目的是提高患者的根治率，延长生存期，应该以总生存期为主要研究终点，而本研究整体总生存期数据尚不成熟，无法

得出吉非替尼优于标准辅助化疗的结论。

目前还有多项针对靶向治疗作为辅助治疗的临床研究正在进行，如 ALCHEMIST 研究。我们需要更多的临床研究数据来评估靶向治疗的作用，目前靶向治疗尚不能成为标准的辅助治疗方案。

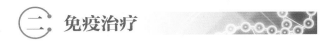

二　免疫治疗

最近几年以 PD-1/PD-L1 单抗为代表的免疫治疗在晚期非小细胞肺癌的治疗中显示出了良好的效果，成为目前的研究热点。2018 年新英格兰医学杂志发表了将 PD-1 单抗（Nivolumab）用于可切除非小细胞肺癌新辅助治疗的研究。该研究入组分期为 Ⅰ~ⅢA 期可手术的非小细胞肺癌患者，接受两次 Nivolumab 治疗（3mg/kg，在术前 28 天及 14 天各 1 次）。本研究共纳入 22 例患者，耐受性良好，研究中仅有 1 例患者出现 3 级以上毒副反应（肺炎）。在疗效方面，10% 的患者为部分缓解，86% 的患者疾病稳定。在接受了手术的患者中，45% 的患者达到了好的病理缓解（在手术切除标本中肿瘤细胞残留 < 10%）。该研究表明 Nivolumab 作为新辅助治疗存在巨大潜力，值得进一步研究。另一项大型的随机、对照 Ⅲ 期临床研究评估了 PD-L1 单抗 Durvalumab 用于辅助治疗的效果。该研究纳入了 713 例经含铂方案同步放化疗后未发生疾病进展的局部晚期 NSCLC（Ⅲ期）患者，按 2：1 随机分入 Durvalumab 组或安慰剂组，接受 Durvalumab（10 mg/kg，2 周为 1 周期，最长治疗 12 个月）或安慰剂治疗。结果显示，Durvalumab 巩固治疗组患者 PFS 得到显著的提高，达 16.8 个月，而安慰剂对照组仅为 5.6 个月（HR：0.52，95% CI：0.42~0.65，$P < 0.001$），且毒性可控。该研究结果已经被 NCCN 等指南采纳，作为这类患者的标准治疗方案进行推荐。目前还有多项将免疫治疗用于辅助治疗与新辅助治疗的研究正在开展（表 32-1，表 32-2），有望促进指南的改写，提高非小细胞肺癌患者的治疗效果。

表 32-1　新辅助治疗研究

临床研究编号	治疗组	项目支撑单位	病例数	试验分期	主要研究终点
NCT02259621 NA_00092076 （CA209-159）	Nivolumab 新辅助治疗	Sidney Kimmel Comprehensive Cancer Center	20	2	安全性
NCT01820754 TOP1201 IPI （CA184-203）	Ipilimumab 联合新辅助化疗	Duke University	30	2	治疗后循环 T 细胞的水平
NCT02434081 NICOLAS （CA209-208）	放化疗序贯联合 Nivolumab 治疗	European Thoracic Oncology Platform	43	2	3 级及以上的肺炎发生情况

表 32-2　辅助治疗研究

临床研究编号	治疗组	项目支撑单位	病例数	试验分期	主要研究终点
NCT022733754	Durvalumab 对比安慰剂辅助治疗	Canadian Cancer Trials Group	1100	3	无瘤生存期
NCT025728435	Durvalumab 新辅助联合辅助治疗	Swiss Group for Clinical Cancer Research	68	2	无事件生存期

（续表）

临床研究编号	治疗组	项目支撑单位	病例数	试验分期	主要研究终点
NCT025257572	Atezolizumab 联合放化疗对比单纯放化疗	MD Anderson Cancer Center	40	2	出现毒性反应的时长
NCT025994543	Atezolizumab 联合立体定向放疗	University of California, Davis	33	1	最大耐受剂量
NCT024447414	Pembrolizumab 联合立体定向放疗或全脑放疗对比 Pembrolizumab 单药治疗	MD Anderson Cancer Center	104	1/2	最大耐受剂量

三 抗血管生成治疗

ECOG 4599 及 BEYOND 研究表明，在含铂双药基础上联合贝伐珠单抗治疗可以显著延长晚期非鳞非小细胞肺癌的生存期。ECOG 1505 研究则是评估在辅助化疗的基础上加上贝伐珠单抗治疗能否提高辅助治疗的效果。该研究纳入的患者为ⅠB至ⅢA期经过手术完全切除的非小细胞肺癌患者，随机接受4个疗程的含铂双药辅助化疗，或在化疗的基础上联合贝伐珠单抗治疗（每3周1次，≤1年）。主要研究终点为总生存期。经过中位数 50.3 个月的随访后，单纯化疗组的中位总生存期尚未达到，而化疗联合贝伐珠单抗组的中位总生存期为 85.8 个月，两者之间无显著性差异（P=0.90）。因此，目前尚无证据支持抗血管生成治疗作为辅助治疗的一部分，尚需进一步研究探讨。

综上，化疗仍是目前非小细胞肺癌新辅助治疗及辅助治疗的基石。靶向治疗在辅助治疗及新辅助治疗中展现出了一定的优势，但是仍需生存数据成熟后才能明确其地位。免疫治疗在辅助治疗及新辅助治疗中取得了良好的效果，有望成为新的标准治疗，进一步提高非小细胞肺癌的治疗水平。

（杨云鹏）

参考文献

[1] ARRIAGADA R1, BERGMAN B, DUNANT A, et al. Cisplatin-based adjuvant chemotherapy in patients with completely resected non-small cell lung cancer [J]. N Engl J Med, 2004, 350 (4): 351-360.

[2] WINTON T, LIVINGSTON R, JOHNSON D, et al. Vinorelbine plus cisplatin vs. observation in resected non-small cell lung cancer [J]. N Engl J Med, 2005, 352 (25): 2589-2597.

[3] BUTTS C A, DING K, SEYMOUR L, et al. Randomized phaseⅢtrial of vinorelbine plus cisplatin compared with observation in completely resected stage IB and Ⅱ non-small cell lung cancer: updated survival analysis of JBR-10 [J]. J Clin Oncol, 2010, 28 (1): 29-34.

[4] DOUILLARD J Y, ROSELL R, DE LENA M, et al. Adjuvant vinorelbine plus cisplatin versus observation in

patients with completely resected stage IB—ⅢA non-small cell lung cancer (Adjuvant Navelbine International Trialist Association [ANITA]): a randomised controlled trial [J]. Lancet Oncol, 2006, 7 (9): 719-727.

[5] STRAUSS G M, HERNDON J E, MADDAUS M A, et al. Adjuvant paclitaxel plus carboplatin compared with observation in stage IB non-small cell lung cancer: CALGB 9633 with the Cancer and Leukemia Group B, Radiation Therapy Oncology Group, and North Central Cancer Treatment Group Study Groups [J]. J Clin Oncol, 2008, 26 (31): 5043-5051.

[6] PIGNON J P, TRIBODET H, SCAGLIOTTI G V, et al. Lung adjuvant cisplatin evaluation: a pooled analysis by the LACE Collaborative Group [J]. J Clin Oncol, 2008, 26 (21): 3552-3559.

[7] PISTERS K M, VALLIèRES E, CROWLEY J J, et al. Surgery with or without preoperative paclitaxel and carboplatin in early-stage non-small cell lung cancer: Southwest Oncology Group Trial S9900, an intergroup, randomized, phase III trial [J]. J Clin Oncol, 2010, 28 (11): 1843-1849.

[8] SCAGLIOTTI G V, PASTORINO U, VANSTEENKISTE J F, et al. Randomized phase Ⅲ study of surgery alone or surgery plus preoperative cisplatin and gemcitabine in stages IB to ⅢA non-small cell lung cancer [J]. J Clin Oncol, 2012, 30 (2): 172-178.

[9] BURDETT S, RYDZEWSKA L H, TIERNEY J F, et al. Preoperative chemotherapy for non-small cell lung cancer: a systematic review and meta-analysis of individual participant data [J]. Lancet, 2014, 383 (9928): 1561-1571.

[10] HOWINGTON J A, BLUM M G, CHANG A C, et al. Treatment of stage Ⅰ and Ⅱ non-small cell lung cancer: Diagnosis and management of lung cancer, 3rd ed: American College of Chest Physicians evidence-based clinical practice guidelines [J]. Chest, 2013, 143 (5 Suppl): e278S-e313S.

[11] PLESS M, STUPP R, RIS H B, et al. Induction chemoradiation in stage ⅢA/N2 non-small cell lung cancer: a phase 3 randomised trial [J]. Lancet, 2015, 386 (9998): 1049-1056.

[12] KELLY K, ALTORKI N K, EBERHARDT W E, et al. Adjuvant erlotinib versus placebo in patients with stage IB—ⅢA non-small cell lung cancer (RADIANT): a randomized, double-blind, phase Ⅲ trial [J]. J Clin Oncol, 2015, 33 (34): 4007-4014.

[13] FORDE P M, CHAFT J E, SMITH K N, et al. Neoadjuvant PD-1 blockade in resectable lung cancer [J]. N Engl J Med, 2018, 378 (21): 1976-1986.

[14] ANTONIA S J, VILLEGAS A, DANIEL D, et al. Durvalumab after chemoradiotherapy in stage Ⅲ non-small cell lung cancer [J]. N Engl J Med, 2017, 377 (20): 1919-1929.

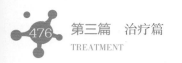

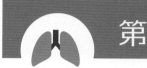

晚期非小细胞肺癌的化疗

肺癌患者每年新发病例约 500 000 例，其中非小细胞肺癌（NSCLC）约占 400 000 例（80%），大约 50% 的 NSCLC 患者在诊断时已经出现远处转移病灶。晚期患者如未行抗肿瘤治疗，则平均生存期（overall snrvival，OS）为 4~5 个月。Ⅳ期非小细胞肺癌为全身化疗的适应证。过去，不适合手术的晚期非小细胞肺癌的化学治疗是令人失望的，多数学者认为化疗能否延长非小细胞肺癌患者的生存期不能肯定，但近几十年来有了新的进展，联合化疗获得了令人鼓舞的疗效。如果能正确选择合适的治疗方案，便可以取得延长生存期的效果。

目前晚期非小细胞肺癌患者常规化疗方案的总体疗效尚不能令人满意，已进入平台期。对功能状态好的患者，治疗可选以顺铂为基础的化疗方案；对功能状态低下者，可试用单药治疗。

第一节 晚期非小细胞肺癌的一线化疗

晚期非小细胞肺癌的化疗研究近年发展相当迅速，特别是 20 世纪 90 年代以来一批新型的抗肿瘤药物如长春瑞滨、紫杉醇、多西紫杉醇、吉西他滨、培美曲塞等的出现，极大改变了过去肺癌化疗疗效低、副作用大的缺点。90 年代多个Ⅲ期随机对照研究显示铂类＋新药优于旧方案，临床研究证实：PS 评分较好的ⅢB/Ⅳ期患者可以从化疗中获益。目前，已有多个大宗随机对照研究证明上述新药＋铂类化合物为基础的化疗方案（第三代方案）优于其他含铂类的方案（第二代方案），有效率提高 20%〔25% vs（40%~50%）〕，平均中位生存期延长 2 ~ 3 个月（6 个月 vs 9 个月），1 年生存率提高 10% ~ 15%（25% vs 40%）。

常用方案包括紫杉醇、长春瑞滨、多西他赛、吉西他滨、培美曲塞、白蛋白结合型紫杉醇等，搭配铂类药物（顺铂、卡铂等）组合的含铂两药方案，Ⅲ期随机临床试验表明许多含铂的两药方案具有相似的客观缓解率和生存率。另外，上述第三代含铂方案之间相比较，疗效与生存差别不大。

著名的美国东部肿瘤协作组（ECOG）1594 号研究将 1 207 名ⅢB/Ⅳ期 NSCLC 患者随机分入 4 组：顺铂/紫杉醇（对照组），顺铂/吉西他滨，顺铂 / 多西他赛和卡铂 / 紫杉醇。结果全组患者的有效率为 19%（17% ~ 22%），中位生存期为 7.9 个月（7.4 ~ 8.1 个月），1 年生存率为 31% ~ 36%，组间均无统计学上的差异。

另一项 TAX326 号临床研究是迄今为止单组患者数量最多的研究，1 218 名 ⅢB/ Ⅳ 期患者被随机分入 3 组，即顺铂 / 多西他赛、卡铂 / 多西他赛和对照组顺铂 / 长春瑞滨。当顺铂 / 多西他赛与对照组相比时有更高的有效率、较好的中位生存期和 2 年生存率，分别是 31.6% vs 24.5%，P = 0.029；11.3 个月 vs 10.1 个月，P = 0.044；和 21% vs 14%。尽管中位生存期差距并不大，但由于该研究是第三代方案间的对比，其结果也值得重视。卡铂 / 多西他赛与对照组相比时无生存期上的优势。

2007 年 WCLC 大会，Grossi 等的研究，通过疾病有效率及疾病进展两个指标，分析 18 项随机多中心的临床研究中（共 7 401 例患者）多西他赛、吉西他滨、紫杉醇、长春瑞滨与铂类联合在晚期非小细胞肺癌一线治疗中的活性，结果显示：含第三代药物的方案与不含第三代药物的方案在晚期非小细胞肺癌一线化疗的有效率 RR（RR = CR + PR）基本相同，含多西他赛和吉西他滨的方案分别减少了 7% 和 12% 进展率（P = 0.29，P = 0.03），含紫杉醇方案则增加了 22% 进展率（P = 0.003），故认为吉西他滨和多西他赛能减少晚期非小细胞肺癌一线化疗早期进展的风险，可被视为优先选择的一线方案。

培美曲塞是一种新型抗叶酸代谢细胞毒药物，它和它的多聚谷氨酸能竞争性抑制胸腺嘧啶合成酶（TS）、二氢叶酸还原酶（DHFR）及甘氨酰胺核苷酸甲基转移酶（GARFD）等叶酸依赖性酶，造成叶酸代谢和核苷酸合成过程的异常，从而抑制肿瘤细胞的生长。Scagliotti 等进行的 JMDB 研究是一项非劣效性、Ⅲ 期随机研究，纳入了 1 725 例初次化疗的 ⅢB 期或Ⅳ期 NSCLC 患者，其中一组（n = 863）的方案为：顺铂 75mg/m²，d1；吉西他滨 1

250mg/m²，d1、d8；另一组（n = 862）的方案为：顺铂 75mg/m²，d1；培美曲塞 500mg/m²，d1；每 3 周重复，共治疗 6 个周期。研究结果显示：顺铂 / 培美曲塞组的总生存期不劣于顺铂 / 吉西他滨组（中位生存期 10.3 个月 vs 10.3 个月；HR：0.94，95% CI：0.84~1.05）。顺铂 / 培美曲塞组在腺癌（n = 847；12.6 个月 vs 10.9 个月）和大细胞癌（n = 153，10.4 个月 vs 6.7 个月）患者中的总生存期优于顺铂 / 吉西他滨组，差异具有统计学意义。与之相反，在鳞癌患者中，顺铂 / 吉西他滨组的总生存期明显优于顺铂 / 培美曲塞组（n = 473，10.8 个月 vs 9.4 个月）。对于晚期 NSCLC，顺铂 / 培美曲塞的化疗方案与顺铂 / 吉西他滨方案疗效相近，但耐受性更好，使用更加方便。这是第一项 NSCLC 患者的前瞻性Ⅲ期临床研究，显示了不同组织学类型之间的生存差异。正是基于这样的研究结果，奠定了顺铂 / 培美曲塞方案在晚期非鳞癌 NSCLC 一线化疗的地位。

Yang 等比较了培美曲塞联合顺铂与吉西他滨联合顺铂一线治疗东亚人群晚期 NSCLC 患者的疗效和安全性，结果显示对肺非鳞癌患者，当未按人种分组时，培美曲塞联合顺铂治疗患者的中位 OS 优于吉西他滨联合顺铂治疗组（分别为 11.0 个月 和 10.1 个月，P < 0.05）；在东亚人群患者中，培美曲塞联合顺铂治疗患者的中位 OS 明显优于吉西他滨联合顺铂治疗组（分别为 21.2 个 月 和 17.7 个月；HR：0.70，95% CI：0.39~1.24）。该研究结果提示，对 EGFR 基因野生型的非鳞癌 NSCLC 患者，一线治疗可优选铂类药物联合培美曲塞；而对晚期鳞癌 NSCLC 患者，标准一线治疗方案仍为铂类药物联合紫杉醇、多西他赛、吉西他滨或长春瑞滨。

目前晚期非小细胞肺癌使用三代含铂方案的疗效与生存期有所提高，但效应已达平台期，这些化疗方案及开发新的一线药物的研究还在继续。替吉奥（S-1）联合顺铂或卡铂是一个新的一线治

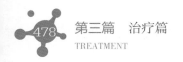
疗晚期 NSCLC 的化疗方案。Tamiya 等的一项多中心 II 期晚期 NSCLC 患者的临床研究，应用卡铂替吉奥（S-1）联合吉非替尼，主要研究终点为无进展生存期（PFS），次要研究终点为客观反应率（RR）、总生存期（OS）。结果显示：1 年 PFS 为 74.3%，总 RR 为 85.7%，中位 PFS 为 17.6 个月，但 28 例存活的患者中位 OS 为 21.4 个月。我国进行的 SC-103 试验结果显示，S-1 联合顺铂（SP）组一线治疗晚期 NSCLC 的 PFS 和 OS 不高于多西他赛联合顺铂（DP）组。SP 组 3/4 级中性粒细胞减少性发热及中性粒细胞减少的发生率明显低于 DP 组，但目前我国 CFDA 尚未批准该药应用于晚期 NSCLC 患者的治疗。

紫杉醇（白蛋白结合型）（paclitaxel, Abraxane）联合卡铂是另一个新的一线治疗晚期 NSCLC 的有效方案。Socinski 等进行的一项 III 期临床试验比较了白蛋白结合的紫杉醇与紫杉醇分别联合卡铂治疗晚期 NSCLC 患者的疗效，结果显示白蛋白结合的紫杉醇组患者的 ORR 明显更高（33% vs 25%，$P = 0.005$）。组织学分析还显示，白蛋白结合的紫杉醇联合卡铂治疗方案在肺鳞癌患者中的 ORR 也更高（41% vs 24%，$P < 0.001$）。III 期临床试验结果显示，晚期肺鳞癌患者接受紫杉醇（白蛋白结合型）联合卡铂方案的总有效率明显高于紫杉醇联合卡铂方案，而非鳞 NSCLC 患者两方案的总有效率相似。亚组分析显示，对于

年龄＞70 岁的老年患者，与紫杉醇联合卡铂方案相比，紫杉醇（白蛋白结合型）联合卡铂方案显著提高了 OS。除此之外，紫杉醇（白蛋白结合型）引起严重周围神经毒性及中性粒细胞减少的发生率明显低于紫杉醇组。因此，2012 年 10 月 11 日美国 FDA 批准紫杉醇（白蛋白结合型）与卡铂联合应用于晚期 NSCLC 患者的治疗。然而，最近一项在中国晚期 NSCLC 患者中进行的 II 期临床随机试验却显示，白蛋白结合的紫杉醇联合卡铂和卡铂联合吉西他滨治疗两组患者的 ORR、PFS 和 OS 均没有明显差异，且在白蛋白结合的紫杉醇组中，白细胞减少和中性粒细胞减少的发生率更高。

晚期 / 复发肺鳞癌 III 期随机临床研究（WJOG5208L），对奈达铂联合多西他赛（ND）和顺铂联合多西他赛（CD）的疗效进行比较，结果显示：二者的 OS 分别为 13.6 个月和 11.4 个月。ND 组的 PFS 同样较 CD 组长（$P = 0.050$），二者的中位 PFS 分别为 4.9 个月和 4.5 个月。紫杉醇（白蛋白结合型）联合卡铂也是一线治疗晚期 NSCLC 的有效方案。

不过，上述第三代含铂方案都拥有相似的疗效及生存期。目前为止，在有效率和生存获益上，没有证据表明某一化疗方案优于其他方案。临床医生在选择化疗方案时应考虑患者的具体情况（如病情、身体状况、经济条件等）。

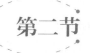 第二节　晚期非小细胞肺癌的二线化疗

肿瘤细胞的耐药性限制了化疗的疗效，常常导致化疗的失败。近年来，文献报道显示，尽管近些年有许多新的有效的药物可以应用在肺癌治疗上，但是含顺铂方案失效的晚期非小细胞肺

癌采用第二线方案化疗后总体有效率仍然低于10%。

在二线治疗方面，多西他赛是目前非小细胞肺癌标准的二线治疗用药，已有多个临床研究证明其优于支持治疗和 IFO、NVB 等药物。两项大型的随机试验确立了多西他赛在晚期 NSCLC 二线治疗的地位。Shepherd 主持进行了一项前瞻性的随机研究，对比了多西他赛单药与最佳支持治疗在既往含铂方案化疗失败的晚期 NSCLC 二线治疗中的情况。主要的研究终点是总体生存期，次要研究终点包括有效率（多西他赛组）、毒副作用和生活质量。患者随机分为多西他赛 100 mg/m^2 组、多西他赛 75 mg/m^2 组和最佳支持治疗组。结果发现多西他赛有效率为 7.1%，其进展前时间与最佳支持治疗组相比为 10.6 周 vs 6.7 周，$P < 0.001$，中位生存期 7.0 个月 vs 4.6 个月，$P = 0.047$。发现与最佳支持治疗组相比，多西他赛 75 mg/m^2 组生存获益更加明显（7.5 个月 vs 4.6 个月，$P = 0.010$，1 年生存率 37% vs 11%，$P = 0.003$）。Fossella 等报道了多西他赛、长春瑞滨及异环磷酰胺治疗铂类化疗失败后的晚期 NSCLC 的随机对照研究。373 例患者随机分为多西他赛 100 mg/m^2（D100）组或 75 mg/m^2（D75）组和长春瑞滨组或异环磷酰胺组（V/I）（对照组），三组间患者的特征平衡性较好。结果发现 D100 组有效率为 10.8%，D75 组为 6.7%，两组均较（V/I）组 0.8% 的有效率高（$P = 0.001$ 和 $P = 0.036$），接受多西他赛治疗的患者进展前时间较长（$P = 0.036$），D75 组的 1 年生存率明显较对照组高（32% vs 19%，$P = 0.025$）。D100 组的毒副作用最大，而 D75 组的毒副作用是可以耐受的。研究认为对于含铂方案化疗后疾病复发或进展的晚期 NSCLC，多西他赛 75 mg/m^2，3 周 1 次可使患者有临床获益。

培美曲塞被批准用于 NSCLC 二线治疗主要是基于一项大规模的Ⅲ期随机对照临床研究（JMEI）得出的结论。Hanna 等报道了对比培美曲塞与多西他赛二线治疗晚期非小细胞肺癌的多中心Ⅲ期临床研究。该临床研究共收治复发的非小细胞肺癌患者 571 例，患者被随机分成两组，分别接受培美曲塞（500 mg/m^2）或多西他赛（75 mg/m^2）治疗，两种药物均为静脉滴注，每 21 天重复 1 次，直至疾病进展或出现不可耐受的毒副作用，主要的研究终点是总体生存期，其中培美曲塞组的患者同时给予维生素 B$_{12}$、叶酸、地塞米松等药物支持。结果发现两组的有效率分别是 9.1% 和 8.8%（$P = 0.105$），中位无进展生存期均为 2.9 个月，中位生存期 8.3 个月 vs 7.9 个月，P 值无统计学差异），1 年生存率均为 29.7%。毒副作用方面，接受多西他赛组治疗的患者发生 3/4 级中性粒细胞下降和发热的比例较高，分别为 40% vs 5% 和 13% vs 2%。研究认为在晚期 NSCLC 二线治疗中培美曲塞疗效与多西他赛相似，但毒副作用明显降低，应当可以作为 NSCLC 二线标准治疗的选择。

TAILOR 研究入选的是经含铂类药物化疗方案一线治疗后疾病进展的 *EGFR* 基因野生型的 NSCLC 患者，其中 110 例患者接受多西他赛 75 mg/m^2（3 周为 1 疗程）或 35 mg/m^2（1 周为 1 疗程）、108 例患者接受厄洛替尼 150 mg/d 的二线治疗，直至疾病进展或出现不可接受的毒性反应为止。结果显示，使用多西他赛治疗较使用厄洛替尼治疗能显著改善患者的 PFS（HR：0.70，95%CI：0.53~0.94，$P = 0.016$），同时显著提高治疗的 ORR 和疾病控制率，而毒性反应均与预期相符。该研究表明，对 *EGFR* 基因野生型的晚期 NSCLC 患者的二线治疗，化疗的疗效优于靶向治疗。但对 *EGFR* 基因突变的 NSCLC 患者，二线治疗时应首选靶向治疗。

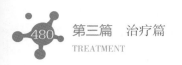

第三节　化疗在维持治疗中的应用

对晚期 NSCIC 维持治疗的研究来源于早期针对化疗周期的探索，研究结果显示，单纯延长化疗周期数，似乎并不能达到延长生存期的目的，毒性仍是需要跨越的障碍。对于化疗 4~6 个周期之后肿瘤缓解或疾病稳定而没有发生进展的患者，可给予维持治疗。

维持治疗的选择分为以下 2 种：

1. 在一线治疗 4~6 个周期之后，如果没有出现疾病进展，使用至少一种在一线治疗中使用过的药物进行治疗。

培美曲塞：PARAMOUNT 研究，研究者对培美曲塞联合顺铂诱导治疗后，培美曲塞联合最佳支持治疗（BSC）与安慰剂联合 BSC 的维持治疗进行了对比分析。研究共纳入 939 例非鳞癌 NSCLC 患者，给予培美曲塞联合顺铂（培美曲塞 500 mg/m²，顺铂 75 mg/m²，d1，3 周 1 次）诱导治疗 4 个周期，将获得疾病控制（即无疾病进展）的 539 例患者随机分组（2：1），分别给予培美曲塞（500 mg/m²，d1，3 周 1 次）＋ BSC 治疗，或安慰剂（d1，3 周 1 次）＋ BSC 治疗。结果显示接受培美曲塞维持治疗的患者的中位生存期为 13.9 个月，而安慰剂组的中位生存期为 11.0 个月（HR：0.78，$P = 0.019\ 5$）。培美曲塞维持治疗组的 1 年和 2 年生存率分别为 58% 和 32%；而安慰剂组分别为 45% 和 21%。培美曲塞维持治疗组较安慰剂组有显著性差异（$P < 0.5$）的 3/4 级不良反应有疲劳（4.7% vs 1.1%）、贫血（6.4% vs 0.6%）和中性粒细胞减少症（5.8% vs 0）。PARAMOUNT 研究表明培美曲塞维持治疗可延长晚期 NSCLC 患者 PFS 和 OS，指出对于接受培美曲塞联合顺铂诱导治疗的晚期非鳞癌 NSCLC 患者，培美曲塞维持治疗是有效的治疗方法，且其耐受性及安全性均良好。

JMEN 研究共计入组了 663 例一线含铂化疗 4 周期后未进展的ⅢB 期或Ⅳ期患者，按 2：1 随机分为接受培美曲塞（500 mg/m²，d1，3 周 1 次）联合 BSC（$n = 441$）或安慰剂联合 BSC（$n = 222$）治疗直至疾病进展。研究对所有参与随机入组的患者进行了分析。与安慰剂组相比，培美曲塞组可显著延长 PFS（4.3 个月 vs 2.6 个月，$P < 0.000\ 1$）和 OS（13.4 个月 vs 10.6 个月，$P = 0.012$）。培美曲塞组因治疗相关毒性停药的患者多于安慰剂组（5% vs 1%）。与安慰剂相比，培美曲塞维持治疗耐受性良好，可改善晚期 NSCLC 患者的 PFS 和 OS。Belani 等选取晚期肺非鳞状细胞癌患者 481 例，4 个周期含铂诱导化疗后，患者随机分为培美曲塞维持治疗组和安慰剂组，比较东方人群与非东方人群维持治疗的差异，东方人群 129 例，非东方人群 352 例，结果东方人群 PFS 培美曲塞维持治疗组（88 例）的 PFS 较安慰剂组（41 例）长（4.4 个月 vs 1.6 个月，HR：0.42，$P < 0.001$），非东方人群（维持组 237 例，安慰剂组 115 例）的 PFS 结果与东方人群相似（4.5 个月 vs 2.8 个月，HR 0.45，$P < 0.001$）。东方人群 OS 在数值上有差异，但差异无统计学意义（19.7 个月 vs 16.4 个月，$P = 0.67$），非东方人群培美曲塞维持治疗组的 OS 较安慰剂组长，差异有统计学意义（13.2 个月 vs 8.5 个月，HR：0.63，$P < 0.001$）。研究结果提示东西方人群对培美曲塞的耐受均较好。

吉西他滨：Brodowicz 等的研究中，初治ⅢB 期或Ⅳ期 NSCLC 患者经吉西他滨＋顺铂 4 个周期化疗后，未进展患者被随机分为吉西他滨维持治疗组或最佳支持治疗组。结果显示，维持治疗组 TTP 明显长于对照组（6.6 个月 vs 5 个月，$P < 0.001$），且维持治疗组患者的 OS 有延长趋势。2010 年美国临床肿瘤学会（ASCO）年会上 Perol 等报道的吉西他滨维持治疗的Ⅲ期临床试验（IFCT-GFPC0502）中，834 例Ⅲ/Ⅳ期患者入组，接受 4 个周期吉西他滨 + 顺铂化疗后，疾病控制的患者随机进入吉西他滨维持治疗组（154 例）或观察组（155 例），患者体力评分：0~1，结果中位 PFS 分别为 3.8 个月和 1.9 个月，维持治疗组的 PFS 较观察组显著延长（HR：0.55，$P < 0.000\ 1$），3/4 级治疗相关不良事件在维持治疗组（27%）比观察组（2%）更多见。对照组和吉西他滨维持治疗组相比，组间 OS 差异无统计学意义。结论认为顺铂联合吉西他滨诱导化疗

后，吉西他滨维持治疗可以推迟疾病进展，延长 NSCLC 患者的 PFS 与 TTP。

化疗与靶向治疗联合应用也是维持治疗的选择，如贝伐珠单抗、西妥昔单抗。在 4~6 个周期含铂两药化疗联合贝伐珠单抗治疗之后可使用贝伐珠单抗继续维持治疗，该疗法在 2013 年 NCCN 指南中作为一类证据得到推荐。另外，在 4~6 个周期顺铂 + 长春瑞滨联合西妥昔单抗治疗之后可使用西妥昔单抗继续维持治疗，也是维持治疗的一种选择，但西妥昔单抗维持治疗整体获益有限。

2. 常规化疗结束后换用另外一种药物来维持，也就是所说的换药维持治疗。

对于一线治疗 4~6 个周期之后没有出现疾病进展的患者应用培美曲塞，或者对于 *EGFR* 敏感突变的患者化疗后应用厄罗替尼 / 吉非替尼维持治疗，也能够带来生存获益。

第四节 晚期非小细胞肺癌化疗的争议

（一）晚期非小细胞肺癌化疗方案中药物数目几个为好

关于最佳化疗药物数目方面，法国 IGR（Institut Gustave Roussy）癌症中心的 Delbaldo 等报告了他们进行 Meta 分析的结果，Meta 分析复习了 1980—2001 年发表的 65 个临床研究共涉及 14 618 例患者的文献，其中有 33 个研究比较单药方案与两药方案的差别，32 个研究比较两药方案与三药方案的差异。结果显示：两药方案的有效率和 1 年生存率明显优于单药方案，比值比

（odds ratios，OR）分别为 0.39（$P < 0.001$）和 0.67（$P < 0.001$）；三药方案与两药方案相比仅有效率优于两药方案，风险指数为 0.64（$P < 0.001$），而两者的 1 年生存率差异则无统计学意义（OR $= 0.90$，$P = 0.30$）。此外，来自美国北卡洛莱纳州的 Baggstrom 等也对近年来发表的 19 个临床研究进行了同样的 Meta 分析，结果与 Delbaldo 的结论完全一致。因此，目前对活动能力（PS $\leqslant 2$）较好、短期内无明显体重下降（$> 5\%$）的晚期非小细胞肺癌患者，化疗方案应以含铂类的两药方案为主。而对于活动能力较低（PS > 2）、消瘦明显、化疗效果较差的患者，只进行单药治疗

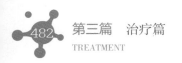
或对症支持治疗是合理的。

（二） 非铂类方案的作用如何

铂类特别是顺铂一直是治疗非小细胞肺癌的主要药物，但是顺铂的非血液学毒性如恶心、呕吐，远期的耳、肾、神经毒性都较重，血液学毒性如中性粒细胞减少和贫血也比较常见，妨碍了其在临床的广泛应用，甚至使患者因惧怕其毒副作用而放弃治疗。而晚期肿瘤的治疗目的不但在于延长生存期，缓解症状，亦在于改善生活质量。如何平衡疗效与毒副作用的关系成为临床必须解决的问题，随着第三代治疗肺癌的新药的出现，非铂类方案因为其较高的有效率、轻微的毒副作用而成为临床研究的热点。2001年希腊肿瘤协助组（GOCG）在《柳叶刀》杂志发表了一项Ⅲ期临床研究结果。该研究比较了顺铂＋多西他赛与吉西他滨＋多西他赛两个方案。研究目的为评估生存期、肿瘤缓解率、疾病进展时间、毒性反应。结果显示有效率及生存情况两组无差别，但毒性反应非铂类方案组较低，达到统计学差异的变量有3/4级中性粒细胞减少、3级恶心呕吐发生率、3/4级腹泻发生率等。在2001年ASCO年会中，Meerbeeck等报道了欧洲肿瘤协作组进行的一项大型Ⅲ期随机临床研究（EORTC 08975），该研究比较了顺铂＋紫杉醇、顺铂＋吉西他滨、吉西他滨＋紫杉醇3组化疗方案，每组有约160例患者入组，结果非铂类方案组有效率和生存时间略低，但未达统计学差异。主要毒性反应与铂类组相近两组相近。

综上所述，在晚期非小细胞肺癌的化疗中非铂类方案是否能够完全取代铂类药物，目前仍然无法取得一致性的意见，多数临床研究的结论认为铂类仍然是不可取代的药物。对于某些特殊人群，例如PS较差、老年人、二线治疗的患者，非铂类方案的化疗也是当前临床研究的热点

之一，已有多个临床研究显示非铂类方案的化疗对这些患者的临床获益明显大于传统的含铂类方案。

 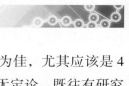

（三） 几个周期为佳

一线化疗究竟几个周期为佳，尤其应该是4个周期还是6个周期目前尚无定论。既往有研究探讨一线化疗的最佳周期数，如一项研究比较了3个周期与4个周期化疗，另一组则比较了6个周期与6个以上周期化疗的缓解率、生活质量及生存期差异。结果发现长化疗周期数（＞6周期）在以上指标中并未显示任何优势，相反其毒性反应更为严重。故认为4~6个周期化疗为佳。近期一项来自韩国的报道，452例晚期非小细胞肺癌患者随机接受了2个周期含铂方案治疗，其中达疾病控制阶段的314例（CR＋PR＋SD）被随机分为2组，分别继续接受另外2个周期与4个周期化疗。两组总生存时间差异无统计学意义，6个周期和4个周期化疗的中位生存时间（MST）、1年生存率、2年生存率分别为14.9个月 vs 15.9个月，59.0% vs 30.7%，62.4% vs 32.1%（$P = 0.461$），但6个周期化疗者TTP（6.2个月）长于4个周期化疗者（4.6个月，$P = 0.001$），两组不良反应的差异无统计学意义。故研究认为，对晚期非小细胞肺癌患者给予4个周期化疗为最佳治疗策略，过多的化疗并不能提高生存率，相反有可能带来毒性反应的蓄积，从而影响患者生活质量。然而接受6个周期化疗患者的TTP确有延长，这提示了对4个周期化疗后疾病得到控制的患者给予高效低毒的药物（单药或分子靶向药物）维持治疗，可能是较好的策略，需要设计严谨的研究进一步证实。

（四）免疫治疗时代化疗的选择

近年来，随着晚期非小细胞肺癌的免疫治疗研究不断深入，其扮演的角色也越来越重要。一些列临床研究证明了 Nivolumab、Pembrolizumab 以及 Atezolizumab 在经过一线含铂方案治疗失败的人群中，疗效优于多西他赛，已经被 NCCN 等多个指南作为这类人群的标准治疗进行推荐。KEYNOTE-024 研究表明，对于 PD-L1 强阳性的患者，在一线接受 Pembrolizumab 单药治疗，疗效对比既往标准的含铂双药化疗，PFS 及 OS 均显著延长，成为这类患者的新标准治疗方案。最近 2 项大型的 III 期研究 KEYNOTE-189（入组非鳞癌）及 KEYNOTE-407（入组鳞癌）也公布了结果，表明在未经 PD-L1 选择的人群中，在一线接受 Pembrolizumab 联合含铂双药治疗的患者，较接受单纯的含铂双药化疗的患者，PFS 及 OS 均显著延长。值得注意的是，在这 2 项研究中，OS 的延长并不依赖于 PD-L1 的表达水平，即使

PD-L1 表达阴性的患者在一线接受联合化疗后仍有总生存的获益。CheckMate-227 研究则探讨了在一线治疗中"去化疗"的可能性。2018 年新英格兰医学杂志发表了 CheckMate-227 研究中的亚组分析，结果发现，对于肿瘤突变负荷（tumor mutation burden，TMB）高的非小细胞肺癌患者，在一线治疗中接受 Ipilimumab 联合 Nivolumab 治疗的患者相较接受含铂双药化疗的患者，PFS 显著延长。但需要注意的是，"去化疗"策略需要严格筛选患者。如 CheckMate-026 研究入组了 PD-L1 > 1% 的患者，比较单药 Nivolumab 与含铂双药化疗在非小细胞肺癌一线治疗的效果，结果提示 Nivolumab 并无优势。因此，根据目前的数据分析，对于未经选择的患者，一线治疗不能盲目"去化疗"，将化疗与免疫治疗联合使用可能是更好的策略；对于经过分子标志物选择的患者，免疫治疗单药或者联合免疫治疗都是可行的策略，但关于"去化疗"与"联合化疗"谁疗效更好的分析，还需要更多的数据来支持。

第五节　小　　结

随着靶向药物的广泛应用，免疫治疗的不断发展，NSCLC 治疗已进入了新的阶段。对存在驱动基因突变的患者首选靶向治疗已经得到了临床的广泛认可。对于经过分子标志物（PD-L1/TMB）严格筛选的优势人群，一线用药选择免疫治疗单药或者联合免疫治疗逐渐成为趋势。然而，对于驱动基因阴性，同时并不是免疫治疗优势人群的患者群体，化疗仍是一线治疗的基石，在此

基础上联合免疫治疗是今后的发展方向。在将来的研究中，如何更加精准地筛选免疫治疗优势人群，使一部分患者能够在一线治疗中"去化疗"，探索更好的与免疫治疗联合的一线化疗方案，在二线及后线治疗中探索免疫治疗与化疗联合的效果，都是值得关注的方向。

（黄岩　张力）

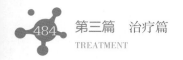
参考文献

[1] Non-Small Cell Lung Cancer Collaborative Group. Chemotherapy in non-small cell lung cancer: a meta-analysis using updated data on individual patients from 52 randomised clinical trials [J]. BMJ, 1995, 311: 899－909.

[2] LE CHEVALIER T, SCAGLIOTTI G, NATALE R, et al. Gemcitabine in the treatment of NSC LC: Meta analysis of survival and progression free survival data [J]. Lung Cancer, 2005, 47 (1): 69－80.

[3] GRIDELLI C, GALLO C, SHEPHERD F A, et al. Gemcitabine plus vinorel-bine compared with cisplatin plus vinorel -bine orcis platin plus gemcitabine for advanced non-small cell lung cancer: a phaseⅢ trial of the Italian GEMVIN Investigations and the National Cancer Institute of Canada Clinical Trials Group [J]. J Clin Oncol, 2003, 21 (16): 3025－3034.

[4] SCHILLER J H, HARRINGTON D, BELANI C P, et al. Comparison of four chemotherapy regimens for advanced non -small cell lung cancer [J]. N Engl J Med, 2002, 346 (2): 92－98.

[5] FOSSELLA F, PEREIRA J R, VON PAWEL J, et al. Randomized, multinational, phaseⅢ study of docetaxel plus platinum combinations versus vinorelbine plus cisplatin for advanced non-small cell lung cancer: the TAX 326 study group [J]. J Clin Oncol, 2003, 21: 3016－3024.

[6] SCAGLIOTTI G V, PARIKH P, VON PAWEL J, et al. PhaseⅢ study comparing cisplatin plus gemcitabine with cisplatin plus pemetrexed in chemotherapy-naive patients with advanced stage non-small cell lung cancer [J]. J Clin Oncol, 2008, 26 (21): 3543－3551.

[7] YANG C H, SIMMS L, PARK K, et al. Efficacy and safety of cisplatin/pemetrexed *versus* cisplatin/gemcitabine as first-line treatment in East Asian patients with advanced non-small cell lung cancer: results of an exploratory subgroup analysis of a phaseⅢ trial [J]. J Thorac Oncol, 2010, 5 (5): 688－695.

[8] TAMIYA A, TAMIYA M, SHIROYAMA T, et al. PhaseⅡ trial of carboplatin, S -1, and gefitinib as first -line triplet chemotherapy for advanced non-small cell lung cancer patients with activating epidermal growth factor receptor mutations [J]. Med Oncol, 2015, 32 (3): 40.

[9] SOCINSKI M A, BONDARENKO I, KARASEVA N A, et al. Weekly nab-paclitaxel in combination with carboplatin *versus* solvent-based paclitaxel plus carboplatin as first-line therapy in patients with advanced non-small cell lung cancer: final results of a phaseⅢ trial [J]. J Clin Oncol, 2012, 30 (17): 2055－2062.

[10] SHUKUYA T, YAMANAKA T, SETON T, et al. Nedaplatin plus docetaxel versus cisplatin plus docetaxel for advanced or relapsed squamous cell carcinoma of the lung (WJOG5208L): a randomised, open label phase 3 trial [J]. Lancet Oncol, 2015, 16 (16): 1630－1638.

[11] SHEPHERD F A, DANCEY J, RAMLAU R, et al. Prospective randomized trial of docetaxel versus best supportive care in patients with non-small cell lung cancer previously treated with platinum-based chemotherapy [J]. J Clin Oncol, 2000, 18 (10): 2095－2103.

[12] FOSSELLA F V, DEVORE R, KERR R N, et al. Randomized phaseⅢ trial of docetaxel versus vinorelbine or ifosfamide in patients with advanced non-small cell lung cancer previously treated with platinum-containing chemotherapy regimens. The TAX 320 Non-Small Cell Lung Cancer Study Group [J]. J Clin Oncol, 2000, 18

(12): 2354-2362.

[13] HANNA N, SHEPHERD F A, FOSSELLA F V, et al. Randomized phase Ⅲ trial of pemetrexed versus docetaxel in patients with non-small cell lung cancer previously treated with chemotherapy [J]. J Clin Oncol, 2004, 22 (9): 1589-1597.

[14] GARASSINO M C, MARTELLI O, BROGGINI M, et al. Erlotinib versus docetaxel as second -line treatment of patients with advanced non-small cell lung cancer and wild -type EGFR tumours (TAILOR): a randomised controlled trial [J]. Lancet Oncol, 2013, 14 (10): 981-988.

[15] PAZ-ARES L, DE MARINIS F, DEDIU M, et al. Maintenance therapy with pemetrexed plus best supportive care versus placebo plus best supportive care after induction therapy with pemetrexed plus cisplatin for advanced non-squamous non-small cell lung cancer (PARAMOUNT): a double-blind, phase 3, randomised controlled trial [J]. Lancet Oncol, 2012, 13 (3): 247-255.

[16] CIULEANU T, BRODOWICZ T, ZIELINSKI C, et al. Maintenance pemetrexed plus best supportive care versus placebo plus best supportive care for non-small cell lung cancer: a randomised, double-blind, phase 3 study [J]. Lancet, 2009, 374: 1432 - 1440.

[17] ZIELINSKI C, BESLIJA S, MRSIC-KRMPOTIC Z, et al. Gemcitabine, epirubicin, and paclitaxel versus fluorouracil, epirubicin, and cyclophosphamide as first-line chemotherapy in metastatic breast cancer: a Central European Cooperative Oncology Group International, multicenter, prospective, randomized phase Ⅲ trial [J]. J Clin Oncol, 2005, 23 (7): 1401-1408.

[18] CIULEANU T, BRODOWICZ T, ZIELINSKI C, et al. Maintenance pemetrexed plus best supportive care versus placebo plus best supportive care for non-small cell lung cancer: a randomised, double-blind, phase 3 study [J]. Lancet, 2009, 374: 1432 - 1440.

[19] ZHANG L, MA S, SONG X, et al. Gefitinib versus placebo as maintenance therapy in patients with locally advanced or metastatic non-small cell lung cancer (INFORM; C-TONG 0804): a multicentre, double-blind randomised phase 3 trial [J]. Lancet Oncol, 2012, 13 (5): 466-475.

[20] CAPPUZZO F, CIULEANU T, STELMAKH L, et al. Erlotinib as maintenance treatment in advanced non-small cell lung cancer: a multicentre, randomised, placebo-controlled phase 3 study [J]. Lancet Oncol, 2010, 11 (6): 521-529.

[21] DELBALDO C, MICHIELS S, SYZ N, et al. Benefits of adding a drug to a single-agent or a 2-agent chemotherapy regimen in advanced non-small cell lung cancer: a meta-analysis [J]. JAMA, 2004, 292 (4): 470-484.

[22] GEORGOULIAS V, PAPADAKIS E, ALEXOPOULOS A, et al. Platinum-based and non-platinum-based chemotherapy in advanced non-small cell lung cancer: a randomised multicentre trial [J]. Lancet, 2001, 357 (9267): 1478-1484.

[23] BRAHMER J, RECKAMP K L, BAAS P, et al. Nivolumab versus docetaxel in advanced squamous-cell non-small cell lung cancer [J]. N Engl J Med, 2015, 373 (2): 123-135.

[24] HERBST R S, BAAS P, KIM D W, et al. Pembrolizumab versus docetaxel for previously treated, PD-L1-

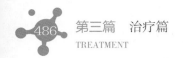

positive, advanced non-small cell lung cancer (KEYNOTE-010): a randomised controlled trial [J]. Lancet, 2016, 387 (10027): 1540-1550.

[25] RITTMEYER A, BARLESI F, WATERKAMP D, et al. Atezolizumab versus docetaxel in patients with previously treated non-small cell lung cancer (OAK): a phase 3, open-label, multicentre randomised controlled trial [J]. Lancet, 2017, 389 (10066): 255-265.

[26] RECK M, RODRíGUEZ-ABREU D, ROBINSON A G. Pembrolizumab versus chemotherapy for PD-L1-positive non-small cell lung cancer [J]. N Engl J Med, 2016, 375 (19): 1823-1833.

[27] GANDHI L, RODRíGUEZ-ABREU D, GADGEEL S, et al. Pembrolizumab plus chemotherapy in metastatic non-small cell lung cancer [J]. N Engl J Med, 2018, 378 (22): 2078-2092.

[28] PAZ-ARES LG, LUFT A, ALI TAFRESHI A, et al. Phase 3 study of carboplatin-paclitaxel/nab-paclitaxel (Chemo) with or without pembrolizumab (Pembro) for patients (Pts) with metastatic squamous (Sq) non-small cell lung cancer (NSCLC) [J]. J Clin Oncol, 2018, suppl: abstr 105.

[29] HELLMANN M D, CIULEANU T E, PLUZANSKI A, et al. Nivolumab plus ipilimumab in lung cancer with a high tumor mutational burden [J]. N Engl J Med, 2018, 378 (22): 2093-2104.

[30] CARBONE D P, RECK M, PAZ-ARES L, et al. First-line nivolumab in stage IV or recurrent non-small cell lung cancer [J]. N Engl J Med, 2017, 376 (25): 2415-2426.

第三十四章

肺癌脑转移的诊疗

第一节 肺癌脑转移的诊断

一、肺癌脑转移的概况与临床诊断

（一）概述

肺癌是我国发病率和死亡率最高的恶性肿瘤，肺癌最常见的远处转移部位之一是脑部。脑转移是肺癌患者治疗失败及死亡的重要原因，患者预后极差，且常伴有生活质量的下降，自然平均生存时间仅 1~2 个月。早期诊断、及时治疗是减轻患者痛苦、延长患者生存期的关键。

近年来，诊疗技术的进步使肺癌生存期延长，肺癌脑转移的诊断率和发生率也在逐年升高。20%~65% 的肺癌患者在病程中会发生脑转移，肺癌也是脑转移瘤中最常见的原发肿瘤类型，占全部脑转移瘤的 40%~70%。肺癌脑转移包括脑实质转移（brain metastasis，BM）和脑膜转移（leptomeningeal metastasis，LM）。脑实质转移最常见的发生部位为大脑半球，其次为小脑和脑干。脑膜转移较脑实质转移少见，但预后更差。不同组织学类型肺癌脑转移的发生率存在差异，美国医疗保险监督、流行病学和最终结果（Surveinllance，Epidemiology and End

Results，SEER）数据库的一项长期随访结果显示，在非小细胞肺癌（NSCLC）中，肺腺癌、肺鳞癌及大细胞癌发生脑转移的风险分别为 11%、6% 及 12%。小细胞肺癌（SCLC）首次就诊时脑转移发生率为 10%，诊疗过程中脑转移发生率为 40%~50%，存活 2 年以上患者脑转移发生率高达 50%~60%，是影响 SCLC 患者生存及生活质量的重要因素之一。

（二）临床表现

脑转移瘤大多慢性起病，但病程进展迅速。大部分患者有神经系统症状，5% ~ 12% 的患者为无症状性脑转移，仅能通过 CT 或 MRI 等影像学检查发现。肺癌脑实质转移和脑膜转移的临床表现既有共性又各有特点。

1. 脑实质转移 脑实质转移的临床症状与转移瘤所在部位的神经功能和肿瘤的大小密切相关，主要包括共性的颅内压增高、特异性的局灶性症状和体征。

颅内压增高主要表现为头痛、呕吐和视神经乳头水肿。其中头痛为最常见的首发症状，约占首发症状的 50%；呕吐多出现在头痛剧烈时，特点为喷射性呕吐。除这三个主征外，患者还可出现复视、黑蒙、头晕、意识障碍、脉搏徐缓和血压升高等症状，严重者可因肿瘤压迫产生脑疝导致呼吸停止。当转移瘤囊性变或瘤内卒中时可出现急性颅内压增高症状。

局灶性症状和体征：大脑半球功能区附近的转移瘤早期可出现局部刺激症状，晚期则出现神经功能破坏性症状，且不同部位肿瘤可产生不同的定位症状和体征，包括：①精神症状：常见于额叶肿瘤，可表现为性情改变、反应迟钝、痴呆等；②癫痫发作：额叶肿瘤较多见，其次为颞叶、顶叶肿瘤，可为全身阵挛性大发作或局限性发作；③感觉障碍：为顶叶转移瘤的常见症状，表现为两点辨别觉、实体觉及对侧肢体的位置觉障碍；④运动障碍：表现为肿瘤对侧肢体肌力减弱或完全性上运动神经元瘫痪；⑤失语症：见于优势大脑半球语言中枢区转移瘤，可表现为运动性失语、感觉性失语、混合性失语和命名性失语等；⑥视野损害：枕叶及顶叶、颞叶深部肿瘤因累及视辐射，引起对侧同象限性视野缺损或对侧同向性偏盲。

小脑转移瘤的临床表现：①小脑半球肿瘤：可出现爆破性语言、眼球震颤、患侧肢体协调动作障碍、同侧肌张力减低、腱反射迟钝、易向患侧倾倒等；②小脑蚓部肿瘤：主要表现为步态不稳、行走困难、站立时向后倾倒；③肿瘤阻塞第四脑室的早期即出现脑积水及颅内压增高表现。

脑干转移瘤大多出现交叉性瘫痪，即病灶同侧脑神经周围性瘫痪和对侧肢体中枢性瘫痪及感觉障碍。

2. 脑膜转移 脑膜转移患者的临床表现常因肿瘤细胞侵犯部位不同而复杂多样，缺乏特异性，有时很难与脑实质转移引起的症状和治疗原发肿瘤出现的毒副反应相鉴别，部分患者会因颈肩部疼痛进行性加重而被确诊为脑膜转移。

脑膜转移的主要临床表现有：①脑实质受累及脑膜刺激表现：头痛、呕吐、颈项强直、脑膜刺激征、精神状态改变、意识蒙眬、认知障碍、癫痫发作和肢体活动障碍等；②颅神经受累表现：常见的受累脑神经有视神经、动眼神经、滑车神经、外展神经、面神经、听神经等，表现为视力下降、复视、面部麻木、味觉和听觉异常、吞咽和发音困难等；③颅内压增高表现（头痛、呕吐、视乳头水肿）和脑积水压迫脑组织引起的进行性脑功能障碍表现（智力障碍、步行障碍、尿失禁）等；④如同时伴有脊膜播散则还可出现脊髓和脊神经根刺激表现，如神经根性疼痛、节段性感觉缺损、肢体麻木、感觉性共济失调、腱反射减弱或消失、括约肌功能障碍等，这些症状有助于脑膜转移的诊断。

（三）辅助检查

1. 影像学检查 颅脑 MRI 是肺癌脑转移的最佳影像学检查方法，头颅 CT、PET/CT 等在脑转移诊断中也具有一定的应用价值。近年来，某些功能成像及特殊造影剂在肺癌脑转移诊断中显示出一定的应用价值，详情请见下节内容。

2. 腰椎穿刺及脑脊液检查 腰椎穿刺可行脑脊液压力检测，收集脑脊液并完善脑脊液常规、生化及细胞学病理诊断检查，脑转移尤其是软脑膜转移的患者可出现脑脊液压力增高、蛋白含量增高，如细胞学检查见癌细胞可明确诊断。

3. 血清肿瘤标志物 肺癌相关的血清肿瘤标志物包括癌胚抗原（carcinoembryonic antigen，CEA）、细胞角蛋白片段 19（cytokeratin fragment，CYFRA21-1）、鳞状上皮细胞癌抗原（squamous cell carcinoma antigen，SCC）等；SCLC 具有神经内分泌特征，可引起促胃泌素释放肽前体（progastrinrelea sing pept ide，ProGRP）、神经元特异性烯醇化酶（neuron-specific enolase，NSE）以及嗜铬蛋白 A（chromograninA，CgA）等的释放异常。上述肺癌相关的血清肿瘤标志物可作为监测疗效和病情变化的辅助指标。

4. 分子病理检测 对于病理诊断为肺腺癌

或含腺癌成分的 NSCLC 患者，以及不吸烟、小活检标本的其他组织学类型患者，应在诊断的同时常规进行表皮生长因子受体（epidermal growth factor receptor，EGFR）基因突变和间变性淋巴瘤激酶（anaplastic lymphoma kinase，ALK）融合基因等的检测。脑脊液标本经细胞学病理诊断后，如查见癌细胞，可以应用脑脊液标本中癌细胞和/或无细胞脑脊液上清作为基因检测的标本。

脑转移预测标志物的最新研究：近年来，采用血液或脑脊液中的标志物诊断肺癌脑转移成为研究热点，如肺癌脑转移患者神经生化标志物 S100B 蛋白、髓鞘碱性蛋白（myelin basic protein，MBP）等血清标志物显著高于无脑转移患者；脑转移患者存在 CXCR4 蛋白的过表达；microRNA-328、microRNA-378 等在肺癌脑转移中起着重要作用。但上述研究大多数停留在基础研究或小规模临床研究层面，其临床应用价值有待进一步验证。

（二）肺癌脑转移的影像学诊断

颅脑是恶性肿瘤常见的远处转移器官之一，在癌症患者中，有 20%~40% 发生脑部转移，脑转移瘤占颅内肿瘤的 20%~40%，其中来自于肺癌的脑转移瘤占 50%~80%。肺癌的脑转移瘤多发生在幕上，少数病例可见脑膜转移。近几年影像检查技术的发展突飞猛进，脑转移瘤的检出率持续升高，而且针对脑肿瘤微观结构特点的研究技术更是层出不穷。

（一）影像检查方法

X 线平片对于肺癌脑转移的诊断价值相对有限，计算机断层扫描成像（CT）根据占位效应和（或）密度改变可以发现大多数肺癌脑转移病灶，CT 骨窗可显示转移瘤与颅脑骨质的关系，增强 CT 扫描可以更好地显示强化明显的病灶。

对于怀疑肺癌脑转移的患者，核磁共振成像（MRI）是首选的检查方法。MRI 以其多方位功能成像、良好组织分辨力等优势，成为检查脑转移的最敏感方式，相较 CT 可以检测出更小的病灶。另外，MRI 成像技术可进一步评估脑组织的功能和代谢改变，如弥漫加权成像（DWI）、灌注成像（PWI）、磁共振波谱成像（MRS），有利于肺癌脑转移的诊断及鉴别诊断。

（二）脑实质转移

肺癌脑转移 80% 以上发生在幕上，其中以大脑中动脉供血区多见，常表现为多发，但仍有 30%～50% 的肺癌脑转移为单发。一般来说，肺癌脑转移瘤中腺癌以多发转移瘤常见，鳞癌以单发转移瘤多见，可能与其病理特性有关。幕下转移常见于小脑。

其位置多发生于灰白交界区（约占 74.5%），主要受脑内动脉血液供应的特殊性影响，大脑皮层的血供为皮质下白质的 3～4 倍，故在解剖结构上供血动脉在灰白质界面上突然变细，使癌栓大多停留于此。

1. CT 表现　平扫表现为颅内多发或单发的圆形或类圆形病灶，以多发病灶多见（约 60%），呈高、中、低或混杂密度。肿瘤小者为实性结节，大者中间多有坏死，呈不规则环状；一般囊壁厚薄均匀一致，外部光滑、内壁模糊，偶可见壁结节。

由于转移瘤可以引起非神经组织毛细血管增生，并保持其来源的组织特征，且这种毛细血管无血脑屏障，因而 CT 增强扫描时可见强化。肺癌脑转移瘤增强扫描图像多呈结节状、环形或不规则明显强化。腺癌脑转移瘤以结节性强化多见，鳞癌则以环形强化多见。

另外，"小肿瘤大水肿"为其特征性表现，即单发病灶常以中、重度水肿为表现，呈大片指样水肿。多发病灶无水肿或轻度水肿。瘤周水肿通常不累及胼胝体和大脑皮质，这一点有别于胶质瘤。瘤周水肿程度可能与转移瘤的分化程度呈

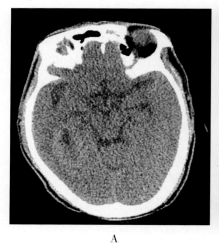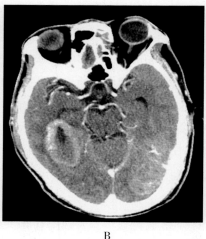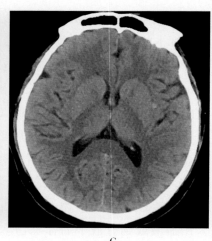

A　　　　　　　　　　　　　　B　　　　　　　　　　　　　　C

图 34-1　肺癌脑转移瘤

A.CT 平扫横断位示右侧颞叶见环形高密度灶，边界欠清，中央见低密度坏死区。B.CT 增强扫描横断位示病灶明显环形强化，中央坏死区无强化。C.另一患者，CT 增强扫描横断位示颅内多个高密度结节，最大者位于左侧外囊（黑箭头），增强扫描明显强化，周围水肿轻。

正相关，分化程度越低，转移瘤恶性程度越高，水肿越严重。（图 34-1）

2. MR 表现　无囊变坏死或出血病灶在 T1WI 上呈等信号或低信号，在 T2WI 上呈稍高信号或高信号，少数呈等信号。如瘤体内囊变坏死者呈长 T1、长 T2 信号，少数可见相对短 T2 信号环。出血者信号表现为混杂（短、长）T1、混杂（长、短）T2 信号，在 T2WI 图像上可见不规则含铁血素环，不规则表现为厚薄不一或不完整。绝大多数脑转移瘤在 MR 平扫 SE、T1WI 与 T2WI 图像上即可显示，极少数在转移早期或病灶位于皮层或者同时有脑萎缩的患者中，MR 平扫可无异常信号。增强扫描，除了发现平扫未发现的病灶外，85% 的病例发现比平扫更多的病灶，能显著提高阳性率。在进行 MR 增强扫描时可见有均匀的或环形的强化影像，以环形强化多见，瘤内坏死时，囊壁呈厚薄不均或壁结节强化（图 34-2）。

瘤周水肿在 MRI 上表现为在 T2WI 上呈斑片状、条片状高信号，在 T1WI 上呈等信号或稍低信号。一般表现为"小肿瘤大水肿"。董鹏等对影响肺癌脑转移灶瘤周水肿范围的一系列临床及影像因素做了对比分析，结果发现瘤周水肿程度与转移灶大小及发生部位有关，而与原发病灶强化形式、肿瘤的组织学类型无关。

在 DWI 上，肺癌转移瘤实质部分为等信号或高信号，坏死囊变部分低信号。在 ADC 图上，实质部分为等信号或稍高信号，坏死囊变部分明显高信号。在 MRS 检测中，肺癌脑转移瘤增强区域的波谱特征表现为 Cho 峰降低，Cr 显著降低或缺失，NAA/Cr 及 NAA/Cho 比值降低，而 Cho/Cr 比值升高。转移灶较小而且均匀强化时，无 Lip 或 Lac，Cho 较高。

（三）脑膜转移

脑是肺癌转移的常见部位之一，脑膜转移相对少见，发病率大概为 5%，概率虽然低，但由于早期诊断较困难，加上脑膜转移本身治疗难度大，导致患者预后不良。肺癌脑膜转移的诊断主要依靠肺癌病史、脑实质转移难以解释的神经系统症状和体征、脑 MRI 影像学检查及脑脊液细胞学检查。肺癌脑膜转移途径主要是血行转移和脑脊液播散。

肺癌的脑膜转移可发生在软脑膜及硬脑膜，

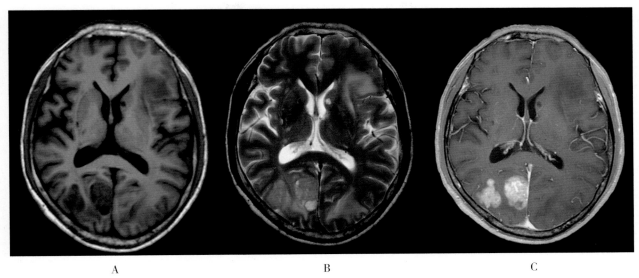

图 34-2 肺癌脑转移瘤

A.MRI 平扫横断位显示颅内多发结节异常信号，在 T1WI 上呈等信号或低信号，边界欠清。B. 病灶在 T2WI 上呈等信号或高信号，部分结节内见坏死，瘤周见不均匀斑片状水肿。C. 增强扫描结节环形强化或瘤体全强化。

表现为结节样、不均匀线样脑膜增厚或"鼠尾征"，增强扫描表现为明显强化。脑部 MRI 成像，特别是增强 MRI 是诊断和定位脑膜转移的重要手段（图 34-3）。

（四）鉴别诊断

1. 胶质瘤 多位于深部脑白质，单发常见，故需与单发的肺癌脑转移瘤鉴别。前者可有扩散灶，多数位于原发灶附近，浸润生长，边界不清，可沿脑白质扩散至邻近脑白质或经胼胝体累及对侧，呈环形强化时瘤壁厚薄不均，常有壁结节，瘤周水肿相对较轻，水肿可累及胼胝体。胶质瘤水肿区在 MRS 图像上 NAA 减低，Cho 升高，胶

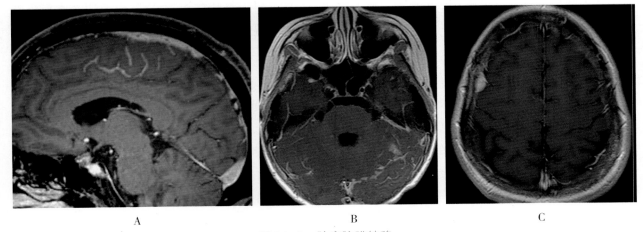

图 34-3 肺癌脑膜转移

A.MRI 增强扫描矢状位示顶部硬脑膜不均匀增厚、明显强化；部分脑回见条带状强化。B.MRI 增强扫描横断位示左侧小脑半球软脑膜呈不均匀线样强化。C.MRI 增强扫描横断位示右侧额部硬脑膜结节样增厚、明显强化。

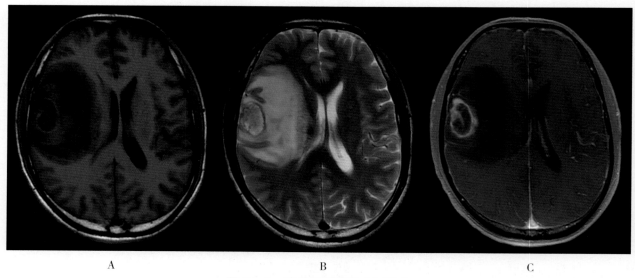

图 34-4 胶质母细胞瘤（Ⅳ级）

A.MRI 平扫横断位示右侧额叶不规则肿块，边界不清，在 T1WI 上呈混杂等稍低信号，病灶沿脑白质扩散。B. 病灶在 T2WI 上呈混杂等高信号，周围脑实质及胼胝体见大片状高信号水肿区。C. 在增强扫描上病灶呈明显环形强化，水肿区无强化，邻近见小斑片样强化扩散灶。

质瘤的瘤周 Cho/Cr 水平升高，而转移瘤在 MRS 图像上无此特点（图 34-4）。

2. 血管母细胞瘤 血管母细胞瘤好发于 16~48 岁，男性多于女性，多发生于小脑。其分型有囊结节型（大囊小结节）、实质型、单纯囊性型，囊壁一般不强化，结节显著强化，在 DWI 上实质部分不受限，结节及邻近脑组织可见流空血管。而肺癌脑转移多发生在老年患者，单发转移瘤以囊变多见，囊壁可见强化，在 DWI 上实质部分受限，无流空血管，可兹鉴别（图 34-5）。

3. 脑脓肿 感染病史是脑脓肿的重要鉴别依据，其病理分为 3 期：急性脑炎期、化脓期、包膜形成期（1 ~ 2 周）。其中包膜形成期最需要跟肺癌脑转移瘤相鉴别，前者在 T2WI 上可见低信号环征，在 DWI 上囊内呈高信号，强化环内外壁均较光滑整齐，壁厚薄均匀；可有"切迹征""囊中囊"等征象。而后者强化环外壁光滑，内壁模糊，瘤壁厚薄不均匀，可有壁结节，在 DWI 上囊内弥散不受限（图 34-6）。

4. 脱髓鞘病变 ①多发性硬化：需要与多发的肺癌脑转移瘤鉴别。多发性硬化多见于青年女性，病程以缓解与复发交替为特征；常发生在侧脑室周围及深部脑白质，最大径常与侧脑室垂直（即直角征）；活动期病灶可呈环形、半环形（开口向外，开环征）强化及结节强化；无占位效应、缺乏指状水肿；病灶多发，新旧不一，病灶内有走行正常的髓静脉穿过。②脱髓鞘假瘤：女性多见，平均年龄 37 岁。影像特点表现为脑白质内单发团块，在 T1WI 上呈低信号，在 T2WI 上呈高信号。非闭环形强化（开口朝向灰质）、环形强化或结节样强化，或病变内部垂直于侧脑室的线条样强化（梳齿样扩张静脉血管）是提示此病的征象。在 MRS 上 Cho、Cho/Cr 均可增高，常见乳酸峰和谷氨酸盐峰，对脱髓鞘假瘤的诊断有一定特异性（图 34-7）。

5. 脑结核 脑结核多见于青壮年，以血行播散为主，脑结核病变可见以下 4 种类型：肉芽肿型、干酪型、弥漫性粟粒样型、脑膜炎型。与肺癌脑转移瘤的鉴别要点是，前者囊变区在 T1WI 上呈稍高信号，在 DWI 上受限；后者囊变

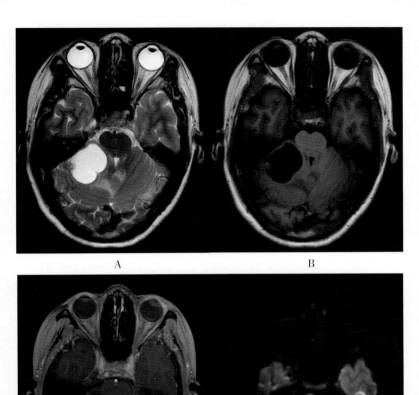

图34-5 血管母细胞瘤（囊结节型）

A.右侧小脑半球见一囊实性占位，在T2WI上囊性部分呈高信号，实性壁结节呈稍高信号，周围见少量水肿。B.在T1WI上囊性部分呈低信号，实性成分呈等信号。C.增强扫描结节明显强化，囊壁无强化。D.在DWI上结节呈低信号。

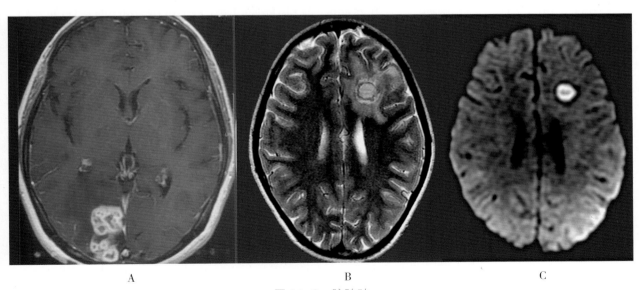

图34-6 脑脓肿

A.MRI增强扫描横断位示右侧枕叶多发环形强化灶，呈典型"囊中囊"征象。B.另一患者，MRI平扫示左侧额叶类圆形病灶，在T2WI上病灶中央呈明显高信号，周围见低信号环。C.在DWI上囊内弥散受限，呈高信号。

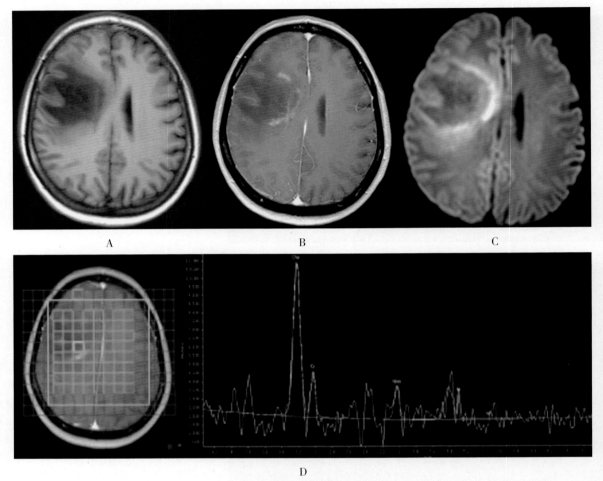

图 34-7 脱髓鞘假瘤

A.MRI平扫示右侧额顶叶病变，边界不清，在 T1WI 上呈低信号。B.增强扫描病灶呈非闭环形强化（开口朝向灰质）。
C. 在 DWI 上病灶呈低信号，周围见高信号环。D. 在 MRS 上见 Cho 峰明显升高，Cr、NAA 峰减低，可见 Lip 峰。

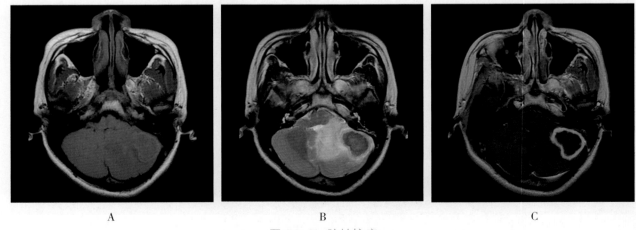

图 34-8 脑结核瘤

A.MRI平扫示左侧小脑半球见不规则病灶，边界不清，病灶中央在 T1WI 上呈等稍低信号，病灶边缘呈稍高信号。
B. 在 T2WI 上病灶呈混杂等稍高信号，边缘呈高信号，病灶周围脑实质见大片状水肿区。C.增强扫描病灶呈环形明
显强化，壁厚薄不均匀，中心囊变区无强化。

区在 T1WI 上呈低信号，在 DWI 上不受限（图 34-8）。

总之，肺癌的脑转移瘤在临床上发病率高，影像学上具有一定特征性表现，在临床诊断的基础上，结合相关影像学检查，特别是 CT 或 MRI 增强扫描对脑转移瘤病灶的发现具有重要的意义。

（吴译　吕衍春）

第二节　肺癌脑转移的治疗

（一）肺癌脑转移的多学科综合治疗

目前，肺癌脑转移主要的治疗措施包括手术、全脑放疗（whole brain radiotherapy，WBRT）、立体定向放射外科（stereotactic radiosurgery，SRS）、内科治疗。近年来，随着非小细胞肺癌分子靶向治疗的研究进展，肺癌脑转移的内科治疗研究也取得了长足的进步。但肺癌脑转移患者存在很大的个体差异，如何合理运用上述治疗手段对肺癌脑转移进行个体化的多学科综合治疗仍然是肺癌脑转移治疗面临的重要挑战。

（一）肺癌脑转移的治疗方法

1. 手术治疗　至今，有 3 项前瞻性随机对照研究评价了手术治疗单发脑转移瘤的效果（表 34-1）。两项研究结果表明，相比单纯 WBRT，手术加术后 WBRT 可以延长患者生存期及生活自理持续时间。但另一项研究结果显示手术治疗并未改善单发脑转移患者的生存期，可能与该研究纳入的病例具有较差的体力评分及更多的颅外转移病灶有关。目前，对于行为状态良好、全身疾病控制良好的单发脑转移患者，推荐手术治疗。由于小细胞肺癌对放化疗敏感，小细胞肺癌单发脑转移不应首选手术治疗，除非为转移瘤和 / 或水肿体积大、颅内压失代偿、肿瘤卒中等濒临脑疝危及生命的情况应紧急手术，为下一步放化疗争取时间和空间。对于多发脑转移瘤，手术一般用于活检以明确病理及分子分型，从而指导进一步治疗。但对于不超过 3 个病灶的多发脑转移瘤，回顾性研究提示手术治疗仍然可获益，尤其对于 RPA（recursive partitioning analysis）分级 I 级的患者，手术治疗的生存期可达 16.1 个月。

2. 立体定向放射外科（SRS）　SRS 是指利用立体定向技术和三维立体（3D）影像重建技术，对颅内靶点精确定位，单次大剂量照射靶病灶，使之产生不可逆的生物毁损，而靶区周围的正常组织因边缘剂量的迅速衰减而免受损伤。目前，SRS 通常推荐应用于治疗 1~4 个病灶的脑转移瘤。

回顾性研究表明单纯 SRS 比单纯 WBRT 具有生存优势。最近，Yamamoto M. 等报告 SRS 治疗 5~10 个病灶的脑转移瘤与 2~4 个病灶的脑转移瘤的疗效相当，中位生存时间均为 10.8 个月，提示 SRS 也可应用于治疗 4 个以上病灶的脑转移瘤。实际上，已有越来越多的证据表明，依据脑转移病灶的总体积大小比依据脑转移病灶的数目更有利于选择合适的患者进行 SRS 治疗。Banfill KE 等的研究结果显示，SRS 治疗脑转移病灶总体积 ＜ 10 cm³ 患者的疗效优于脑转移病灶总体积 ＞

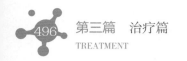

10 cm³ 患者，而单发转移患者与多发转移患者的疗效无差异。在 Yamamoto M. 的研究中，有 5~10 个病灶组的脑转移病灶平均总体积为 3.54 cm³，而 2~4 个病灶组的脑转移病灶平均总体积为 3.07

cm³，两者接近，均属于低总体积。这可能是 SRS 治疗 5~10 个病灶的脑转移瘤与 2~4 个病灶的脑转移瘤的疗效相当的原因之一。

表 34-1　手术 +WBRT 对比 WBRT 治疗单发脑转移瘤的研究

研究者	试验设计	分组		WBRT 剂量	总生存期	复发率	生活自理持续时间（KPS ≥ 70 分或 PS ≤ 1）
Patchell R.A.	RCT	组1：手术 + 放疗（n=25）组2：放疗（n=23）		36Gy/12f	组1：40 周组2：15 周	组1：20%组2：52%	组1：38 周组2：8 周
Vecht C.J.	RCT	组1：手术 + 放疗（n=32）组2：放疗（n=31）		40Gy/20f	组1：12 个月组2：7 个月	NR	组1：9 个月组2：4 个月
Mintz A.H.	RCT	组1：手术 + 放疗（n=41）组2：放疗（n=43）			组1：5.6 个月组2：6.3 个月	NR	NR

KPS：卡氏体力评分；PS：欧洲脑瘤协作组体力评分；RCT：随机临床试验；NR：未报道。

3. 全脑放疗（WBRT）　多年来，WBRT 一直是脑转移瘤的主要治疗方法，可以缓解患者的神经系统症状。尤其是小细胞肺癌脑转移患者，容易发生多发性脑转移而对放疗敏感，通常首选 WBRT 作为局部控制手段。早期研究结果显示，WBRT 治疗多发性脑转移的中位生存时间为 15 ～ 18 周。关于 WBRT 照射剂量及分割方式，目前临床上总体共识为 30Gy/10f 和 40Gy/20f 可作为大部分患者的方案。然而，迄今为止唯——项对比对症支持治疗与对症支持治疗 +WBRT 治疗非小细胞肺癌脑转移瘤的研究结果对 WBRT 在非小细胞肺癌脑转移中的作用提出了质疑。该研究显示患者接受对症支持治疗 +WBRT 治疗较单纯对症支持治疗没有生存获益（中位生存时间 9.2 周 vs 8.5 周），未能改善生活质量。由于非小细胞肺癌脑转移的患者存在很大的异质性，目前该研究结论尚不能应用于所有非小细胞肺癌脑转移患者的治疗。但需要注意的是，该研究的亚组分析结果提示，KPS < 70 分、年龄 > 70 岁、RPA 分级 3 级、原发肿瘤未控制的患者行 WBRT 治疗

反而增加死亡风险，对这些患者实施 WBRT 应该慎重。另外，WBRT 损害认知功能的不良反应越来越受关注，应用简易精神状态评价量表（mini-mental state examination，MMSE）评估发现，WBRT 可导致患者治疗后 6 个月发生认知功能受损的风险由 11% 增加至 33%。

4. 内科治疗　传统化疗既是晚期肺癌的主要治疗手段，也可有效控制脑转移病灶。晚期肺癌（非小细胞肺癌及小细胞肺癌）的一线化疗方案对颅内转移灶的有效率与对颅外病灶的有效率相近。贝伐珠单抗在晚期非小细胞肺癌治疗中担当重要的角色，但关于贝伐珠单抗治疗肺癌脑转移瘤疗效的研究较少，近年报告的 II 期临床研究结果表明，紫杉醇 + 卡铂方案联合贝伐珠单抗治疗非鳞状细胞肺癌的颅内病灶与颅外病灶的缓解率相似（61.2% vs 64.2%），药物对颅内病灶的中位有效持续时间达 8.1 个月。与历史数据相比，颅内出血率较低，提示含贝伐珠单抗方案治疗非小细胞肺癌脑转移患者安全有效。近年来分子靶向药物治疗肺癌脑转移取得了突出的疗效，是肺

癌脑转移内科治疗的重要进展。对于 *EGFR* 突变的肺癌脑转移患者，一代、二代 EGFR-TKI 虽然在脑脊液的浓度相对较低，但对脑转移病灶的有效率均超过 50%，与颅外病灶的有效率相近。三代 EGFR-TKI 奥希替尼具有更佳的血脑屏障渗透性，治疗 *T790M* 突变阳性的非小细胞肺癌脑转移病灶的有效率高达 70%，有效持续时间达 8.9 个月。对于 ALK 阳性的肺癌脑转移，ALK 抑制剂同样疗效显著。一代 ALK 抑制剂克唑替尼的血脑屏障渗透率虽然低至 0.26%，但对脑转移病灶的有效率也可达 18%~50%。二代 ALK 抑制剂更是因出色的血脑屏障渗透性具有更高的疗效，如阿雷替尼的血脑屏障渗透率为 86%，其治疗 ALK 阳性的肺癌脑转移病灶的有效率高达 83%。

（二）肺癌脑转移多学科综合治疗的共识及争议

1. 单发脑转移瘤的局部治疗　手术切除还是 SRS 治疗？迄今为止，还没有前瞻性随机对照研究比较手术和 SRS 治疗单发脑转移瘤的疗效。

系统评价结果显示，SRS 与手术的疗效相当（中位生存时间 12.7 个月 vs 14.9 个月）。一般认为肿瘤直径＞3 cm、肿瘤或其水肿占位效应重、需要明确病理诊断的患者适合选择手术切除。当然，在选择是手术切除还是 SRS 治疗时，还需考虑患者全身状况、肿瘤部位、手术风险等因素。

2. 单发脑转移瘤治疗模式　单纯手术还是手术 +WBRT？ Patchell R.A. 等报告的 WBRT 对单发脑转移瘤术后作用的随机对照临床试验结果显示，单纯手术组与手术 +WBRT 组的总生存期相近（48 周 vs 43 周），术后 WBRT 可以显著降低转移瘤原位复发率（10% vs 46%）及脑其他部位的复发率（14% vs 37%）。随着肺癌脑转移患者的生存期延长，WBRT 引起的神经认知功能损伤逐渐受到关注，目前对单发脑转移瘤术后是否需行 WBRT 尚有争议，非小细胞肺癌 NCCN 指南（2017 年第 6 版）及中枢神经系统肿瘤 NCCN 指南（2016 年第 1 版）均将术后 WBRT 作为 2A 类推荐治疗方案（表 34-2）。

表 34-2　SRS±WBRT 治疗 1~4 个病灶的脑转移瘤的随机对照临床试验

试验	入组病例	分组	局部控制率	复发率	中位生存时间
JROSG99-1	1~4 个病灶	组 1：SRS（*n*=67）	1 年： 组 1：72.5%	1 年： 组 1：46.8%	组 1：8.0 个月
		组 2：SRS+WBRT（*n*=65）	组 2：88.7%	组 2：76.4%	组 2：7.5 个月
MSACC	1~3 个病灶	组 1：SRS（*n*=30）	1 年： 组 1：67%	1 年： 组 1：73%	组 1：15.2 个月
		组 2：SRS+WBRT（*n*=28）	组 2：100%	组 2：27%	组 2：5.7 个月
EORTC22952	1~3 个病灶	组 1：SRS（*n*=100）	未报道	2 年： 组 1：78%	组 1：10.7 个月
		组 2：SRS+WBRT（*n*=99）		组 2：48%	组 2：10.9 个月
NCCTGN0574（Alliance）	1~3 个病灶	组 1：SRS（*n*=111）	1 年： 组 1：72.8%	1 年： 组 1：49.5%	组 1：10.4 个月
		组 2：SRS+WBRT（*n*=102）	组 2：90.1%	组 2：15%	组 2：7.4 个月

3. 1 ~ 4 个病灶的脑转移瘤治疗模式　单纯 SRS 还是 SRS+WBRT？至今，有 4 项Ⅲ期随机对照临床试验探讨了 SRS 治疗后辅助 WBRT 的作用（表 34-2），结果一致显示 SRS 治疗后辅助 WBRT 可以提高局部控制率及降低复发率，但未能延长总生存时间。而且，在 SRS 治疗后 3 个月

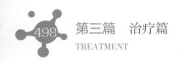
及 12 个月时，WBRT 组认知功能恶化的发生比例较观察组明显升高。基于以上证据，美国放射肿瘤学协会（ASTRO）不主张对少数病灶的脑转移瘤进行 SRS 治疗后辅助 WBRT，非小细胞肺癌 NCCN 指南（2017 年第 6 版）也推荐对于此类非小细胞肺癌脑转移患者仅行 SRS 治疗。

4. 多发脑转移瘤　WBRT 能否与化疗同步治疗？在既往，学者们曾经希望 WBRT 联合化疗能够同时兼顾全身控制及脑局部控制以提高脑转移瘤的疗效。但多项随机对照研究显示（表 34-3），与单纯 WBRT 相比，WBRT 联合化疗没有延长患者的生存期，反而增加神经毒性反应及加重骨髓抑制。因此，对于无症状的脑转移瘤患者，推荐先行化疗；对于有症状的脑转移瘤患者，可先行 WBRT。然而，既往研究的化疗方案并非是现今肺癌的推荐化疗方案，前者可能影响了全身治疗的疗效，第三代的化疗联合 WBRT 有较多的单臂 Ⅱ 期临床报道，结果显示该方案取得较好疗效，但未有随机对照研究证明同步化疗联合脑放疗的优势。

表 34-3　WBRT 联合化疗对比 WBRT 的随机对照研究

研究者	试验设计	分组		颅内病灶有效率	中位生存期
Ushio Y	RCT	1：WBRT（$n=25$）		36%	27 周
		2：WBRT+CCNU/ACNUB（$n=34$）		69%	29 周
		3：WBRT+CCNU/ACNU + 替加氟（$n=29$）		74%	30.5 周
Antonadou D	RCT（Ⅱ 期）	1：WBRT（$n=23$）		67%	7.0 个月
		2：WBRT+TMZ（$n=25$）		96%	8.6 个月
Guerrieri M	RCT	1：WBRT（$n=21$）		10%	4.4 个月
		2：WBRT+ 卡铂（$n=21$）		29%	3.7 个月

RCT：随机对照试验；TMZ：替莫唑胺。

（三）肺癌脑转移的多学科治疗展望

近年来，随着新药研发的快速进展，内科治疗在肺癌脑转移的治疗中发挥着越来越重要的作用，在 EGFR、ALK 靶向药物已获良好疗效的基础上，如何结合放疗、优化治疗模式将是未来重要的议题。此外，在晚期肺癌治疗中大放异彩的免疫治疗药物，在治疗肺癌脑转移中也初现曙光。一项小型 Ⅱ 期临床试验结果显示，应用 Pembrolizumab 治疗 PD-L1 阳性（PD-L1 表达 ≥ 1%）的非小细胞肺癌脑转移后，33% 的患者脑病灶出现持久缓解。Bidoli P. 等报告了使用 Nivolumab 治疗 372 例晚期肺鳞癌患者的疗效，其中 38 例为脑转移患者，其疾病控制率为 47.3%（1 例完全缓解、6 例部分缓解、11 例肿瘤稳定），与全组病例的疾病控制率相近（47%）。脑转移患者的中位无进展生存时间及总生存时间分别为 5.5 个月和 6.5 个月。

WBRT 对认知功能的损伤影响了其治疗肺癌脑转移瘤的应用价值。研究发现认知功能损伤的发生可能与照射诱导海马结构损伤有关。因此，多项研究探索了保护海马的 WBRT 方法，将海马区最大剂量限制在 9~16Gy，可降低神经认知功能下降的发生率，且治疗后海马区出现转移的概率仅为 1.49%~4.5%。但以上结果仍需 Ⅲ 期随机对照研究进一步证实，保护海马的 WBRT 治疗尚未成为标准的治疗方法。目前，美国放射治疗协作组（NRG）正在开展 2 项前瞻性随机对照研究探索保护海马的 WBRT 方法对减轻认知功能损伤的作用，一项是比较保护与不保护海马的 WBRT 方法的 Ⅲ 期随机研究（NRG-CC001），另一项比较保护与不保护海马的小细胞肺癌预防性全脑照射的 Ⅱ/Ⅲ 期随机研究（NRG-CC003），主要的研究终点指标是认知功能的下降。

对于病灶数目少的可切除的脑转移瘤，术后辅助 WBRT 因未能延长总生存期及引起认知功能损伤，其应用价值存在争议。由于 SRS 对认知功能损伤相对较小，有学者应用术后辅助 SRS 替代术后辅助 WBRT。回顾性分析结果显示术后辅助 SRS 治疗模式的局部复发率为 10%~20%，颅内远处复发的发生率为 30%~60%，中位生存时间为 10~17 个月，与单纯手术或单纯 SRS 治疗疗效的历史数据接近。但关于 SRS 是否优于术后观察或术后辅助 WBRT 仍无定论。有 2 项 Ⅲ 期前瞻性随机对照研究试图回答这一问题。一项是脑转移瘤切除术后辅助 SRS 与观察组的对照研究，另一项是脑转移瘤切除术后辅助 SRS 与辅助 WBRT 的对照研究。这两项研究结果将有助于我们制定脑转移瘤切除术后患者的治疗策略。

（冯卫能　陈丽昆）

（二）EGFR 突变型 NSCLC 脑转移治疗

（一）背景

在非小细胞肺癌患者的疾病发展过程中，20%~40% 的患者会出现脑转移，而表皮生长因子受体（epidermal growth factor receptor，EGFR）基因突变患者发生脑转移的概率更高，在亚洲人群中可达 60%。若单纯对症治疗，其中位总生存期（OS）仅有 4 周，预后非常差。

过去全脑放疗是 NSCLC 脑转移的标准治疗方法，但疗效欠佳，中位 OS 仅有 4.5 个月，且毒性较大，包括认知能力和生活质量的下降等。而在当今精准治疗时代，表皮生长因子受体酪氨酸激酶抑制剂（EGFR-TKI）不但取代化疗成为

晚期 EGFR 突变型 NSCLC 患者的标准一线治疗方案，而且在多个临床研究中显示出有效控制颅内病灶进展的能力：EGFR 突变型 NSCLC 脑转移患者在接受 EGFR-TKI 治疗后，中位 OS 可达 19 ~ 58 个月。对突变型患者，EGFR-TKI 与脑放疗的联合治疗可以结合全身及局部治疗，在一些临床研究中显示出较好疗效。目前多采用综合治疗模式，随着靶向新药的不断开发，EGFR 突变型 NSCLC 脑转移的最佳治疗策略也在不断探索中。

（二）靶向治疗

1. 第一代 EGFR-TKI 单药治疗　第一代 EGFR-TKI，包括吉非替尼（易瑞沙®，阿斯利康，英国）、厄洛替尼（特罗凯®，罗氏，瑞士）和埃克替尼（凯美纳®，贝达，中国浙江），是可逆的 TKI，被广泛应用于晚期 EGFR 突变型 NSCLC 患者的一线治疗。目前有多个临床试验证明第一代 TKI 单药治疗在 EGFR 突变型 NSCLC 脑转移中有着显著的疗效。首先是韩国学者 Park 等报道的一项 Ⅱ 期临床试验，28 例初治的 EGFR 突变型 NSCLC 脑转移患者接受厄洛替尼（150mg，1 次/天）或吉非替尼（250mg，1 次/天）治疗后客观缓解率（ORR）达 83%，中位无进展生存期（PFS）为 6.6 个月，中位总生存期（OS）为 15.9 个月。随后日本学者 Iuchi 等报道了另一项 Ⅱ 期临床研究结果，41 例 EGFR 突变型 NSCLC 脑转移患者接受吉非替尼治疗后 ORR 为 87.8%，中位 PFS 为 14.5 个月，中位 OS 为 14.5 个月。在我国吴一龙教授牵头的 CTONG 系列研究中，CTONG-0803 是一项评估晚期 NSCLC 脑转移患者二线接受厄洛替尼治疗的有效性和安全性的 Ⅱ 期临床研究。入组的 48 名患者中有 8 名携有 EGFR 突变，接受厄洛替尼治疗后 ORR 和 PFS 分别为 58.3% 和 15.2 个月。而 CTONG-1201 作为全球首个将靶向治疗与全脑放疗联合化疗进行对比的 Ⅲ 期临床试验，研究结果表明，对比全脑放疗联合

化疗组，埃克替尼可提高无疾病进展期（PFS：4.8个月 vs 10.0 个月；PFS：3.4 个月 vs 6.8 个月），获得更优的客观缓解率（颅内 ORR：40.9% vs 67.1%；总体 ORR：11.1% vs 55.0%）及疾病控制率（颅内 DCR：67.1% vs 84.7%；总体 DCR：54.8% vs 78.8%）。综上所述，TKI 单药治疗在初治的 EGFR 突变型 NSCLC 脑转移患者中可取得较佳疗效，颅内 ORR 在 60%~88%，与过去报道的总体 RR 值一致。

有少数回顾性研究显示厄洛替尼在脑转移中的疗效较佳。通过检测血液和脑脊液中的药物浓度证实一代 EGFR-TKI 在脑脊液的浓度仅为外周血的 1%~6%，其中厄洛替尼在脑脊液中的浓度相对较高。然而 3 种 EGFR-TKI 对脑转移的 NSCLC 均取得了较好的临床疗效。到目前为止，3 种一代 TKI 孰优孰劣尚未在任何前瞻性临床研究中得到证实。

2. 第一代 EGFR-TKI 联合放疗 有研究表明，放疗通过破坏血脑屏障促进药物入脑，增加 TKI 疗效；同时体内外实验证明 EGFR-TKI 具有放疗增敏的作用。因此，放疗亦是 EGFR 突变型 NSCLC 脑转移的重要治疗手段之一。目前对于放疗方法（WBRT/SRS）的选择已有标准，但对于放疗时机的选择尚无共识。由于 EGFR-TKI 的高颅内有效率，以及全脑放疗的认知功能损害等毒性，目前对无症状的脑转移一般选择延迟放疗作为挽救治疗策略。曾经有一项针对无症状脑寡转移瘤患者对比早期 SRS 联合化疗和单纯化疗的前瞻性Ⅲ期临床试验，由于 TKI 一线治疗晚期 EGFR 突变型 NSCLC 适应证的获批而提前结束，但是数据分析表明早期 SRS 联合化疗并不能改善 OS。而另一项回顾性研究分析了延迟放疗对 EGFR 突变型脑转移患者生存的影响，得出延迟放疗不能延长 OS 的相反结论。目前亟须前瞻性、随机、多中心研究来比较一线 TKI 联合早期放疗与一线 TKI 联合挽救放疗的疗效。

3. 第二代 EGFR-TKI 阿法替尼（吉泰瑞®，勃林格殷格翰，德国）是不可逆的第二代 EGFR-TKI。LUX-LUNG7 是全球首个头对头比较阿法替尼与吉非替尼作为一线治疗药物应用于 EGFR 突变型 NSCLC 的随机Ⅱb 期临床研究。结果显示阿法替尼在 PFS 方面优于吉非替尼，但两者在 OS 方面没有差异。目前尚无阿法替尼在脑转移方面的前瞻性临床研究。一项最大的回顾性研究纳入了 100 名至少一线化疗和一线 EGFR-TKI 治疗失败后接受阿法替尼治疗的脑转移患者，分析得到中位疾病进展时间为 3.6 个月，颅内 ORR 为 35%，颅内疾病控制率（DCR）为 66%。但在这项研究中，并不是所有患者均在第一代 EGFR-TKI 治疗失败后立即接受阿法替尼治疗。因此，有可能肿瘤细胞在治疗间歇期恢复了对 EGFR-TKI 的敏感性。另外有一个在厄洛替尼治疗期间发生脑转移的个案报道，在直接更换为阿法替尼治疗后颅内病灶达到部分缓解（PR）、颅外病灶维持稳定（SD），这提示阿法替尼在 EGFR 突变型脑转移中可能有一定疗效。

4. 第三代 EGFR-TKI 尽管第一代、第二代 EGFR-TKI 的疗效显著，但大部分患者接受 TKI 治疗一定时间后会产生耐药，主要表现为新发脑转移或原颅内病灶进展。在各种耐药机制中，50%~60% 是 T790M 突变的发生。奥希替尼（泰瑞沙®，阿斯利康，英国）是同时针对 EGFR 经典敏感突变和 T790M 突变的不可逆的第三代 EGFR-TKI。动物实验数据表明，奥希替尼在脑转移灶中的浓度远高于血浆中的浓度，为 5~25 倍。在 AURA Ⅱ期扩展研究和 AURA2 研究中共有 39% 的患者在入组时合并有脑转移，中位 PFS、ORR 均与总体人群相似，分别为 8.0 个月 vs 9.7 个月、62.0% vs 66.1%；颅内疾病进展率仅为 14.3%，说明奥希替尼对于颅内病灶有着良好的疾病控制。AURA3 是一项随机Ⅲ期临床研究，对比奥希替尼与铂类联合培美曲塞双药化疗方案在一线 EGFR-TKI 治疗失败并且确认有 *T790M* 突变患者中的疗效与安全性。研究共纳入 419 名患者，其中脑转移患者占 34%。结果显示脑转移亚组的中位 PFS 显著长于双药化疗组，分别为 8.5 个月 vs 4.2 个月。

5. 新一代 EGFR-TKI　AZD3759 是一种针对 EGFR 经典敏感突变、对血脑屏障具有穿透能力的新一代 EGFR-TKI。临床前数据显示，AZD3759 在小鼠中枢神经系统中能有效分布，穿透血脑屏障的能力显著高于其他 EGFR-TKI。一项多中心 I 期临床研究结果显示，在 20 例脑转移灶可测量评价的患者中有 8 例的脑转移灶明显缩小，AZD3759 表现出非常好的颅内抗肿瘤活性。

（三）化疗

EGFR-TKI 在肺癌治疗中的地位已经明确，多项研究亦证实其在肺癌脑转移中的有效性。但 *EGFR* 突变型 NSCLC 脑转移患者常在靶向治疗的过程中发生进展，有 14% ~ 17% 的患者仅表现为颅内进展。化疗可作为 EGFR-TKI 治疗失败后的挽救治疗手段。最常用的化疗方案为以铂类为基础的双药联合方案。

尽管有报道顺铂和卡铂的血脑屏障穿透性很差，分别为 3.7% 和 2.6%，但数据显示含铂方案化疗后颅内 RR 为 23%~50%，与总体 RR 一致，说明化疗不仅对颅外病灶有效，对脑转移亦有一定疗效。但哪一种含铂方案对 *EGFR* 突变型 NSCLC 脑转移最有效，目前尚无定论。曾经有一项随机 III 期试验比较了顺铂联合吉西他滨、紫杉醇联合吉西他滨、顺铂联合紫杉醇三者在脑转移中的疗效和安全性，并没有得出阳性结论。培美曲塞是第三代化疗药物，与其他化疗药物相似，在中枢神经系统中的渗透率不到 5%。但有一项 II 期临床研究纳入了 43 例初治 NSCLC 患者（其中有 36 例为腺癌），在接受顺铂联合培美曲塞方案化疗后颅内和颅外 RR 分别为 41.9% 和 34.9%。另一项观察性研究结果显示，30 例肺腺癌患者接受顺铂联合培美曲塞方案化疗后颅内 RR 为 40%。此外在一项回顾性研究中，39 例患者接受培美曲塞单药治疗后颅内 DCR 和 RR 分别为 69.2% 和 38.4%。这些研究表明虽然化疗药物的正常血脑屏障渗透率较低，但脑转移后血脑屏障通透性可能改变，化疗可作为 EGFR-TKI 治疗失败后脑转移的挽救治疗选择。

（四）抗血管生成治疗

1971 年，Folkman 博士在《新英格兰医学杂志》上首先提出了肿瘤生长依赖血管形成的概念。大量的研究进一步证实了新生血管形成与肿瘤发生、发展的关系，并且研究发现了许多抗新生血管形成的技术及制剂。抗肿瘤血管生成治疗成为新型抗癌手段。

贝伐珠单抗（安维汀®，罗氏，瑞士）是血管内皮生长因子（VEGF）单克隆抗体，获准联合含铂双药化疗方案用于晚期 NSCLC 的一线治疗。一项 II 期临床研究共入组 67 例合并无症状脑转移的 NSCLC 患者，接受紫杉醇 + 顺铂联合安维汀方案治疗后颅内 RR 为 61.2%，与颅外 RR（64.2%）相近，而且仅有 I 级颅内出血并发症发生。针对有症状脑转移，两项小型回顾性研究和一项前瞻性研究均显示，接受安维汀治疗后颅内高压症状得到缓解，同时地塞米松剂量减少，而且颅内出血的发生率并没有增加。另外有研究发现安维汀可减轻 SRS 治疗引起的放射性坏死。在 AVAIL 研究中 1 043 名非鳞非小细胞肺癌患者随机接受顺铂联合吉西他滨 ± 安维汀治疗，结果发现含安维汀组中首次复发部位为脑的比例更低，提示血管生成是早期脑转移发生的关键。这些研究表明，安维汀在预防和治疗 NSCLC 脑转移方面有着良好前景。目前尚不清楚安维汀在 *EGFR* 野生型和突变型 NSCLC 中的疗效是否不同，但已有多个前瞻性临床研究评估厄洛替尼联合安维汀治疗的疗效。一项双盲、III 期临床试验（BeTa 研究），共入组 636 例患者（其中 30 例

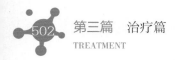

携有 *EGFR* 突变，68 例有脑转移并已接受全脑放疗），得到联合治疗组的中位 PFS 为 17.1 月，厄洛替尼单药组仅有 9.7 个月。另一个欧洲的多中心、单臂、Ⅱ期临床试验（BELIEF）也得出相似的结果，联合治疗组的中位 PFS 为 13.2 个月。且在入组的 109 例患者中有 21 例合并无症状脑转移，这部分患者的中位 PFS 为 8.8 个月，没有颅内出血并发症发生。综上所述，EGFR-TKI 联合安维汀治疗安全、有效，有可能成为脑转移的治疗选择之一。

（五）免疫治疗

免疫治疗被广泛应用于各种恶性肿瘤，包括 NSCLC、黑色素瘤和肾细胞癌等。目前 PD-1 单抗 Keytruda 已被美国食品和药物管理局（FDA）批准用于 NSCLC 的一线治疗。但免疫治疗在 NSCLC 脑转移方面尚没有太多证据支持。只有一项 Nivolumab 在肺鳞癌中的Ⅱ期临床研究（CheckMate-063）纳入了 4 例有脑转移的患者，其中 2 例患者的脑转移灶可测量评估并表现出不错的疗效。目前也有一项评估 Nivolumab 在初治无症状脑转移的 NSCLC 患者中的安全性和耐受性的前瞻性研究正在开展（NCT01454102）。而在 *EGFR* 突变型 NSCLC 患者中，免疫治疗的疗效似乎有限。一项 Meta 分析收集了 CheckMate-057、KEYNOTE-010 和 POPLAR 三项临床研究的数据，结果显示免疫治疗在 *EGFR* 突变型 NSCLC 患者中的疗效劣于多西他赛。

（六）总结

NSCLC 患者发生脑转移的风险很高，尤其是 *EGFR* 突变型患者。尽管过去脑转移的预后非常差，但由于 EGFR-TKI 的出现，极大地提高了疗效并改善预后。目前第一代 EGFR-TKI 单药治疗或联合放疗是标准治疗方案。新一代 EGFR-TKI 有着较强的血脑屏障渗透性，未来有望成为有症状脑转移的标准治疗。化疗可作为靶向治疗失败的挽救治疗策略；抗血管生成治疗有着良好的前景；免疫治疗缺乏证据支持。目前需要更多的临床研究，以探索出 *EGFR* 突变型 NSCLC 脑转移的最佳治疗策略。

三　ALK 阳性 NSCLC 脑转移治疗

（一）概述

间变性淋巴瘤激酶（anaplastic lymphoma kinase，ALK）基因重排是 NSCLC 中比较少见的肿瘤驱动基因，其发生率为 2%~7%。而在初诊的 ALK 阳性晚期 NSCLC 中，其脑转移发生率与总的晚期 NSCLC 相似，为 20%~30%。虽然靶向治疗能够改善 ALK 阳性人群的生存，但患者在治疗过程中容易发生脑转移。根据目前的临床数据，60% ~ 90% 的 ALK 阳性 NSCLC 患者最终会发生颅内进展。

在所有的 NSCLC 中，脑转移患者的预后非常差，其中位生存期为 3 ~ 15 个月，远短于 ALK 阳性的脑转移患者。一项来自 Mak 等的研究统计了不同分子分型的 NSCLC 脑转移患者接受脑放疗及全身系统治疗后的中位生存期，分别为 26 个月（ALK 阳性）、14 个月（*EGFR* 突变型）和 6 个月（*KRAS* 突变型以及野生型）。另一个来自 Johung 等的多中心研究分析了 90 例 ALK 阳性的 NSCLC 脑转移患者，在接受脑放疗及 ALK 抑制剂治疗后其中位生存期长达 49.5 个月。ALK 阳性 NSCLC 患者发生脑转移是一个缓慢的疾病进展过程，多发、复发性脑转移常常发生。

（二）克唑替尼时代

克唑替尼（赛可瑞®，辉瑞，美国）是第一个被获批用于晚期 ALK 阳性 NSCLC 的一代 ALK 抑制剂。在过去的 5 年中，PROFILE 系列研究，尤其是 PROFILE1014 和 PROFILE1029，奠定了克唑替尼在晚期 ALK 阳性 NSCLC 一线治疗中的地位。但目前尚没有针对 ALK 阳性脑转移的大型临床研究开展，对于 ALK 阳性脑转移的治疗认识主要来源于病例报道和临床研究的亚组分析。Costa 等人将 PROFILE1005 和 PROFILE1007 研究中 275 例发生无症状脑转移的 ALK 阳性 NSCLC 患者分成两组：入组前曾接受脑放疗组（60%）和没有接受脑放疗组（40%）。数据分析显示两组患者的第 12 周颅内疾病控制率非常接近，分别为 62%（95% CI：54%~70%）和 56%（95% CI：46%~66%），但曾接受脑放疗组对克唑替尼有着更高的颅内客观缓解率（分别为 33% 和 18%），并且颅内进展的中位时间更长（分别为 13.2 个月和 7.0 个月）。Solomon 等人则分析对比了另一项 PROFILE1014 Ⅲ 期临床研究中克唑替尼与标准化疗方案培美曲塞 + 铂类在 NSCLC 脑转移患者中的疗效。结果发现，无论是在所有入组患者，还是基线无脑转移患者，或基线有脑转移且接受过局部治疗的患者中，两种方案在延长颅内进展时间方面没有统计学意义，但克唑替尼显著改善了基线有脑转移且接受过局部治疗的患者在第 12 周和第 24 周的颅内疾病控制率（分别为 85% vs 45% 和 56% vs 25%）。

以上数据表明克唑替尼在脑转移中有着一定的疗效，但是否能长期颅内获益仍然未知。根据 Solomon 等人的研究统计，颅外病灶的有效率要高于颅内病灶，且大部分颅内进展表现为新发脑转移病灶，因此克唑替尼疗效的取得或许与颅外病灶的良好控制以及颅内转移的"种子"减少有关。另外，既往接受过脑放疗也可能通过改变血脑屏障对药物的渗透性和下调 P- 糖蛋白转运体的功能等机制，增加克唑替尼在脑转移中的疗效。

在颅外病灶稳定的前提下，使用克唑替尼治疗的 ALK 阳性 NSCLC 患者发生颅内进展后的治疗策略包括继续靶向治疗的同时进行脑部放疗。Weickhardt 等人纳入 28 例在接受克唑替尼治疗的过程中出现颅内或颅外进展的 ALK 阳性 NSCLC 患者，观察继续克唑替尼治疗并加入局部脑部治疗的疗效。这 28 例患者中有 46% 的初次复发部

位为中枢神经系统，通过接受立体定向放疗或全脑放疗，其中位无进展生存期延长了 7 个月。而发生颅外进展后接受局部治疗的患者，其中位无进展生存期仅延长了 4 个月。对于颅内进展后继续接受克唑替尼治疗和脑部放疗的患者，颅内无进展生存期的中位时间为 12~13 个月。另一项研究则将肿瘤进展后继续服用克唑替尼的患者与接受化疗的患者进行对比分析，两者的中位生存期分别为 16.4 个月和 5.4 个月。虽然该研究结果为进展后继续靶向治疗提供了有力支持证据，但仅适用于颅外病灶有效、颅内病灶可接受局部治疗的患者。

目前对于克唑替尼一线治疗后颅内进展的患者，是继续原方案治疗还是更换为新一代 ALK 抑制剂尚无定论。在 PROFILE1005 和 PROFILE1007 的荟萃分析中，患者接受 WBRT 治疗后继续克唑替尼治疗能有效控制颅内病灶的发展；而 AF-002JG 研究中，患者同样接受脑部放疗后行 Alectinib 单药治疗，其疾病控制率达 75%。我们可以假设，ALK 阳性的 NSCLC 与 EGFR 突变型的 NSCLC 是相似的，在获得耐药前已经发生中枢神经系统转移，而目前数据说明接受放疗并继续靶向治疗有利于患者获益。

（三）新一代 ALK 抑制剂

尽管克唑替尼的疗效显著，但患者往往在 1~2 年内出现耐药，以中枢神经系统的复发进展较为常见。一方面与 ALK 阳性 NSCLC 容易发生脑转移的生物学行为有关，另一方面提示克唑替尼透过血脑屏障的能力欠佳。目前已经问世的新一代 ALK 抑制剂包括：Alectinib（Alecensa®，罗氏，瑞士巴塞尔），Ceritinib（Zykadia®，诺华，瑞士巴塞尔），Brigatinib（AP26113，ARIAD，美国），Lorlatinib（PF-02343922，辉瑞，美国）和 Ensartinib（X-396，Xcovery，美国）等。

1. Alectinib　Alectinib 是第二代 ALK 抑制剂，可对抗大多数 ALK 激酶区突变包括守门员

突变 *L1196M*，且因与 P- 糖蛋白结合差而穿越血脑屏障的能力更强，脑脊液中的药物浓度为血清中的 63% ~ 94%。在一项观察 Alectinib 治疗克唑替尼治疗失败的 ALK 阳性 NSCLC 患者疗效和安全性的 Ⅰ / Ⅱ 期临床研究（AF-001JG）中，21 例基线有脑转移的患者在使用 Alectinib 后，6 例达到 CR（29%），5 例 PR（24%），8 例 SD（38%）以及 2 例 PD（20%）。其中有 5 例患者提供体液标本进行实验室检测，结果显示脑脊液中 Alectinib 药物浓度与血浆中游离 Alectinib 浓度呈线性关系；其脑脊液水平（2.69 nmol/L）远大于抑制 ALK 活性的 IC50 值。在随后的 Ⅱ 期临床研究报告中，18 例基线有脑转移但未接受脑部放疗的患者在服用 Alectinib 后，客观有效率达 67%（10 例 CR 和 2 例 PR）。另外一项全球多中心 Ⅱ 期临床研究也报道了在基线有脑转移但没有行脑部放疗的 84 例患者中有 43% 达到 CR，总体颅内客观有效率达 57%，1 年内累计有 25% 的患者发生颅内进展，而有 33% 发生颅外进展。这不难令人假设：Alectinib 能够预防或延迟脑转移发生。

J-ALEX 研究是第一项将 Alectinib 与克唑替尼进行头对头对比的开放、随机 Ⅲ 期临床研究，共招募了 207 名初治的 ALK 阳性非小细胞肺癌患者，按 1 : 1 的比例分配到 Alectinib 组或克唑替尼组。该研究的结果显示 Alectinib 显著延长了无进展生存期，超过 20.3 个月（克唑替尼组的中位 PFS 为 10.2 个月），由于达到其主要终点研究被提前中止。另外 Alectinib 还表现出对脑转移更优、更有效的控制，目前 Alectinib 组尚未统计出中位颅内无进展生存时间，但显示明显优于克唑替尼组的 7.4 个月，而且 Alectinib 组中枢的完全缓解率高达 38%。

2. Ceritinib　作为第二代 ALK 抑制剂的"元老"之一，Ceritinib 目前在脑转移治疗方面的进展也相当迅猛。在一项关于 Ceritinib 的 Ⅰ 期临床研究（ASCEND-1）中，基线有可测量脑转移病灶、既往未接受 ALK 抑制剂治疗的患者服用 Ceritinib 后颅内客观有效率达 63%，而既往接受 ALK 抑制剂治疗的患者服用 Ceritinib 后颅内客观有效率仅有 36%。Ceritinib 的 Ⅱ 期临床研究（ASCEND-2）纳入 140 例含铂两种以上化疗失败且克唑替尼治疗失败的 Ⅳ 期 NSCLC 患者，其中有 100 例（71%）存在无症状或稳定的脑转移病灶，服药后颅内总缓解率达 45.0%，疾病控制率为 74.0%，中位持续缓解时间为 9.2 个月。Ⅲ 期临床研究（ASCEND-4）直接将一线 Ceritinib 与化疗进行对比，结果显示与化疗组相比，Ceritinib 组的中位 PFS 明显改善，分别为 16.6 个月和 8.1 个月；客观缓解率（ORR）更高，分别为 72.5% 和 26.7%。对于基线脑转移病灶可测量以及 ≥ 1 次基线后评估的患者，Ceritinib 治疗的颅内 ORR 也比化疗高，分别为 72.7% 和 27.3%，中位颅内持续缓解时间达 16.6 个月。

基于 Ceritinib 对脑转移有效率高、控制时间长的结果，Ceritinib 也可能成为 ALK 阳性 NSCLC 的一线新选择。后续的 Ⅱ 期临床研究（ASCEND-7）更是增加了对脑脊液中药物水平检测的内容，以便观察 Ceritinib 通过血脑屏障的能力。

3. Brigatinib　Brigatinib 是针对 *EGFR* 突变和 ALK 阳性的新型双重抑制剂，可强效抑制 *EGFR* 的 *T790M* 突变、*ALK* 的 *L1196M* 突变以及 Alectinib 和 Ceritinib 不能克服的 *G1202R* 突变。在 Rosell 等人发起的 Ⅰ / Ⅱ 期单臂、开放、多中心研究中，有 15 例基线脑转移的患者，其中 8 例（53%）有可测量的 ≥ 10 mm 脑转移灶并获得了颅内病灶的客观缓解；颅内疾病控制率为 87%，中位颅内持续缓解时间为 18.9 个月，提示 Brigatinib 的入脑效果更好。2016 年 ASCO 口头报告的 Ⅱ 期临床实验（ALTA）将入组的对克唑替尼耐药且未接受其他 ALK 抑制剂治疗的 222 例 ALK 阳性 NSCLC 晚期患者随机分为两个剂量组：90 mg，1 次 / 天（A 组，$n = 112$）和 90 mg，

1 次 / 天，7 天后改为 180 mg，1 次 / 天（B 组，*n*=110）。每组均有 70% 的患者合并有脑转移。结果显示两组的总体客观缓解率分别为 45% 和 54%；在脑转移灶可测量评价的患者中，两组的颅内客观缓解率分别为 42% 和 67%，但疾病控制率均超过 80%。中位 PFS 分别为 9.2 个月和 12.9 个月，对比之前 Ceritinib（mPFS，6.9 个月）和 Alectinib（mPFS，8.9 个月）在克唑替尼耐药患者中得到的数据，Brigatinib 的疗效似乎更佳。目前，将 Brigatinib（起始剂量为 90 mg，1 次 / 天，连续服用 7 天后改为 180 mg，1 次 / 天）对比克唑替尼治疗初治晚期 ALK 阳性 NSCLC 患者的 III 期临床研究（ALTA-1L）已经启动（NCT02094573）。

4. Lorlatinib 和 Ensartinib　Lorlatinib 是第三代 ALK 抑制剂，可抑制目前已知的所有 *ALK* 耐药突变，正处于 I / II 期临床研究阶段（NCT01970865）。最新结果显示，41 例入组患者总体客观缓解率为 46%（95% CI：30.7%~62.6%），其中 19 例有可评价脑转移灶的患者颅内客观缓解率为 42%（95% CI：20.3%~66.5%），有 6 例达 CR（32%）。该研究还同时收集了 4 名患者的脑脊液和血液标本进行药物浓度对比，发现 Lorlatinib 穿透血脑屏障的能力很强，脑脊液 / 血浆浓度比介于 61%~91%，远高于吉非替尼（1.1%）、厄洛替尼（2%）和克唑替尼（0.26%）。

Ensartinib 是第二代 ALK 抑制剂，但除了针对 ALK 外还同时针对 MET，abelson murine leukemia viral oncogene（ABL），AXL，ephrin type-A receptor 2（EphA2），leucocyte receptor tyrosine kinase（LTK），ROS1 和 STE20-like serine/threonine-protein kinase（SLK）基因，目前同样处于 I / II 期临床研究阶段（NCT01625234）。据报道，在 42 例克唑替尼耐药和未使用过克唑替尼的 ALK 阳性 NSCLC 患者中，有 53% 患者的颅内病灶达到 PR。

新一代 ALK 抑制剂在中枢神经系统中的活跃撼动了在 ALK 阳性脑转移治疗中脑部放疗的地位。正因为广泛脑转移病灶不适合选择 SRS，而 WBRT 的副作用较大，具有穿越血脑屏障能力的 ALK 抑制剂成为较优选择。另外，通过这些靶向药物控制颅内病灶发展，使患者从需要 WBRT 转变为只需要 SRS 来解决散在的小病灶或作为大病灶、稳定病灶的巩固治疗，也是一种策略。

（四）现状与展望

2017 年是发现部分 NSCLC 存在 ALK 重排 10 周年。此后，第一代 ALK 抑制剂克唑替尼的应用使得初治或化疗耐药 ALK 阳性 NSCLC 患者的无进展生存相比化疗而言得到了显著改善。二代、三代 ALK 抑制剂的相继出现更是使得初治或化疗或克唑替尼耐药 ALK 阳性 NSCLC 患者的无进展生存得到更进一步的改善。

除颅内病灶进展、出现获得性 *ALK* 耐药突变外，目前也已确定其他耐药机制。具体包括 ALK 或 c-KIT 扩增、经典的化疗耐药机制（如 P- 糖蛋白过表达）、旁路（如 MEK 及 SRC）的活化等。此外，亚洲人特有的 BIM 多态性缺失可产生 ALK 阳性 NSCLC 亚洲患者所特有的克唑替尼耐药。因此，随着多种 ALK 抑制剂的产生，要在接下来真正实现 ALK 阳性 NSCLC 患者的个体化治疗，就必须在检出 ALK 阳性的情况下理解其特有的生物学，确定所有可能的耐药机制，从而合理应用或联合应用 ALK 抑制剂治疗，而不是凭经验序贯应用 ALK 抑制剂。

（李德兰　陈丽昆）

四、无驱动基因非小细胞肺癌脑转移的治疗

（一）无驱动基因脑转移的分子机制

除了 EGFR、ALK、ROS1 外，CXCR/CXCL12、WNT/TCF、HOXB9、LEF1、FGFR1 等已被证明和肺癌脑转移的发生相关；EGFR 可以通过激活

MET 和 MAPK 信号通路促进肿瘤细胞的侵袭，增强脑转移（BM）的能力。2015 年有研究对肺癌、黑色素瘤、乳腺癌、食管癌患者发生脑转移后的全外显子和 RNAseq 测序数据进行分析，结果发现了新的与 BM 发生相关的基因，包括显著突变的基因有 DSC2、ST7、PIK3R1 和 SMC5，以及与 DNA 修复相关的 ERBB-HER 信号通路，axon guidance and protein kinase-A 信号通路，86%（31/36）脑转移病灶的基因图谱较原发灶发生了明显改变。

（二）无驱动基因脑转移的预后

克利夫兰神经肿瘤中心回顾分析 348 例已知基因状态的 NSCLC 患者，257 例野生型和 91 例驱动基因阳性患者，在脑转移灶个数上没有差别，但是驱动基因阳性患者颅外病灶更多。治疗上 33.3% 患者接受 SBRT 治疗，39% 接受了 SBRT 联合手术治疗作为一线治疗，驱动基因阳性人群更多比例联合了 WBRT（16% vs 6.4%）。在野生型 NSCLC，BM 病灶个数对总生存影响较大，1 个病灶的总生存期为 13.8 个月，2~3 个病灶的总生存期为 11 个月，超过 3 个病灶的总生存期为 8.1 个月。多因素分析显示，颅外病灶显著影响野生型患者的总生存，在颅外病灶存在的情况下 BM 个数对总生存的影响在临界值（$P=0.063$）。

（三）无驱动基因脑转移的治疗

脑转移的治疗目的是控制症状、提高生活质量、尽可能延长生存期，治疗手段包括手术、放疗、化疗、联合治疗、试验治疗和多学科诊疗。

针对无驱动基因的肺癌脑转移，目前的治疗效果并不令人满意。目前，全脑放疗、立体定向放疗和手术是脑转移患者局部治疗的主要手段。全身治疗以细胞毒药物化疗为主，适时联合或不联合放疗。肿瘤化疗的失败传统认为是因为血脑屏障的存在，但既往研究结果显示，一旦出现脑转移，患者的血脑屏障通透性就会增加，该结果已经被多个研究证实。无论是化疗药物还是分子靶向药物，均具有一定通透血脑屏障的能力。因此，对于药物的选择，当今的观念认为原发肿瘤对药物的敏感性是脑转移更为重要的疗效因素。

1. 姑息支持治疗 早期姑息支持治疗能够改善转移性 NSCLC 患者的生活质量，并且改善生存。除了一般的姑息治疗措施外，NSCLC 伴脑转移患者常常需要额外的药物支持，如类固醇和抗癫痫药物。系统回顾研究提出了以下建议：如果需要给予皮质类固醇药物治疗，地塞米松是最好的选择（3 级）。应给予 4~8 mg 起始剂量的地塞米松以暂时缓解与颅内压升高相关的症状。在更严重的情况下，如果症状表明即将出现脑疝，可以考虑 16 mg/d 或更大剂量。没有足够的证据支持地塞米松用于无症状 BM 的治疗。皮质类固醇可以成为控制 BM 瘤周水肿的重要药物，并减轻相关症状。70%~80% 患者在使用类固醇治疗 48h 内得到症状缓解。QUARTZ 研究进一步证实了类固醇激素在 BM 中的作用，使用包括地塞米松的最佳支持治疗联合 WBRT 并未优于单纯的最佳支持治疗（HR：1.06，95% CI：0.90~1.26）。

30%~40% 脑转移瘤患者合并癫痫发生，癫痫的类型可以指导治疗，但预防性使用抗癫痫药物对于没有癫痫病史的患者是不必要的。最常使用的药物有苯妥英钠、丙戊酸钠及左乙拉西坦。

2. 手术 外科手术切除是脑转移瘤的有效治疗手段，其适应证为：单发病灶直径 > 3 cm；脑非言语功能区病灶；局限和 / 或可控的全身疾病；KPS 评分在 70 分以上；一个症状性病灶和多个无症状病灶，症状性病灶可切除，其他病灶可使用放疗。有报道，手术切除的 BM 复发率约为 10%，死亡率约为 5%。

相比于放疗，手术切除对于单发病灶直径 > 3 cm，病灶在脑的非言语功能区的患者预后更好。资料显示约 13% 的手术患者出现局部复发，而 39% 的患者接受了放疗后出现局部复发。

治疗 NSCLC 局限性脑转移的方法，包括手术、放疗或者联合治疗。手术切除主要用于 BM 诊断或缓解颅内高压症状。最近，手术在单个可切除脑转移灶患者中的疾病控制、改善生存作用已被证明。两项前瞻性研究结果显示，在单个可切除脑转移灶患者中，手术后全脑放疗与单纯全脑放疗相比，具有降低颅内复发、改善生存的作用。手术联合全脑放疗可以获得 8~16 个月的中位生存时间和 85%~93% 的局部控制率。目前的 1 级证据支持在具有单一可切除病变，PS 0~2 分和颅外疾病局限的患者中接受手术切除和 WBRT。

此外，同样在颅内寡转移的 NSCLC 患者中，脑转移瘤切除术后加上 SBRT 可以减少颅内病灶局部复发，延长生存。MD Anderson Cancer Center 单中心研究报道共有 128 例患者，患者为 1~3 个 BM 病灶，最大切除直径 ≤ 4 cm，分为术后 30 天内接受 SBRT 达完全切除的患者（63 例）和观察组（65 例），中位随访 11.1 个月，SBRT 组比观察组更能减少局部复发，1 年局部无复发率是 72% vs 43%（P=0.015），中位至复发时间观察组为 7.6 个月，SBRT 组未达到。

3. 放疗

（1）全脑放疗（WBRT）　过去几十年，WBRT 是颅内多发转移、KPS 评分低、预计寿命 < 3 个月患者的标准治疗。全脑放疗的原理是基于对肿瘤细胞的微转移存在于大脑其他地方的推测。既往推荐使用 30Gy/10fr/14 天，接受 WBRT 患者的中位生存时间为 3~6 个月。海马保护的 WBRT 可保护肿瘤患者短期记忆，一项研究结果表明，接受海马保护的 WBRT 患者 6 个月内记忆力下降发生率约为 2%，显著低于传统的 WBRT 治疗手段（30%）。

RTOG 进行了几项评估不同剂量 / 分级方案的随机试验，但是在疾病控制或存活方面没有最优方案。大约 60% 的患者将经历完或部分反应，具有相近的症状改善率。使用 WBRT 的一个主要问题是发生神经认知缺陷的风险，特别是短期记忆。不幸的是，WBRT 后神经认知缺陷的实际发生率和缺陷程度尚未得到充分的研究。已有研究显示超过 90% 的 BM 患者在基线和 WBRT 之前的一次或多次神经认知测试中有神经认知损害。WBRT 的支持者认为，是大脑中的疾病进展而不是 WBRT 治疗损害了患者的神经认知功能。然而，一些患者发展出不能以脑部疾病进展简单解释的认知问题。WBRT 的晚期效应通常在治疗后 6 个月可见，并且是继发于白质损伤。如果患者生存时间更长，认知缺陷将会在更大比例的患者中被认为是合理的。

（2）立体定向放射外科（SRS）　SRS 可以在避免损伤周围正常组织的同时向目标病灶提供单次高剂量的照射。理论上，多个病灶可以在一次治疗中解决，随着病灶数量增多，区域交错的剂量也会使健康的脑组织受损。对于直径为 1~3cm 的病灶，中位剂量为 15~24Gy，其放射毒性随肿瘤体积增大而增加，体积 > 10 cm^3 的肿瘤单次放射手术，脑坏死发生风险为 47%，而 < 10 cm^3 的发生风险约为 24%。立体定向放射外科在治疗系统疾病局限、KPS 评分较高、预期寿命超过 6 个月的患者中效果较好。放射外科也越来越多地用于接受转移性脑肿瘤切除患者的辅助治疗。尽管 SRS 可改善局部脑控制率，鉴于其辐射的集中照射，单独使用 SRS 可能导致大脑其他地方的失败率升高。然而，WBRT 引发认知功能缺陷的担忧导致研究人员在特定患者中单独使用 SRS，一旦失败，再使用 WBRT。N107C 研究结果显示，在可切除 BM 患者的认知功能保护和生活质量方面，SRS 优于 WBRT，WBRT 在减少颅内肿瘤局部复发方面占优。目前仍未有数据显示 SRS 或 WBRT 可改善脑转移患者的生存。

4. 化疗　《中国肺癌脑转移诊治专家共识（2017 年版）》推荐，对于 EGFR 基因敏感突变阴性，ALK 融合基因阴性及这两个基因状态未知伴有无症状脑转移的 NSCLC 患者，应选择全身

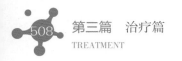
化疗。

近年来有研究显示转移瘤可能干扰血脑屏障的正常功能。研究发现化疗药物通过血脑屏障主要取决于药物溶解性、血清蛋白结合率和分子量，部分化疗药物如铂类类似物、替莫唑胺、拓扑替康，可以通过血脑屏障，有效地抑制肿瘤生长。

以顺铂、卡铂为主的铂类药物为基础，联合第三代化疗药物可给 NSCLC 脑转移患者带来生存获益。临床研究报道 AP 方案治疗 NSCLC 脑转移有效。Barlesi 研究报道，AP 方案颅内 ORR 为 41.9%，TTP 为 5.7 个月，OS 为 7.4 个月。陈丽昆等研究回顾分析了 837 例 NSCLC 患者的不同方案一线治疗脑转移，发现颅内和外周病灶疗效没有差别。三代化疗方案包括培美曲塞 / 紫杉醇 / 多西紫杉醇 / 吉西他滨 / 长春瑞滨联合铂类对肺癌脑转移的颅内颅外均有效（25%~40%）。

因放疗可以改变 NSCLC 脑转移患者血脑屏障的通透性，因此化疗联合放疗模式治疗 NSCLC 脑转移受到关注。国外 RCT 研究结果也证实，化疗联合 WBRT 控制颅内病灶切实可行，有效率为 29%~74%。陈丽昆等前瞻性研究报道原发性 NSCLC 患者脑转移依次接受 3 种化疗方案（TP → NP → GP），对脑转移的反应率分别为 41.2%、35.6% 和 27.8%，联合 WBRT 治疗，患者中位生存时间为 14.7 个月，1 年、2 年和 3 年生存时间分别为 67.8%、20.6% 和 1.3%。

培美曲塞作为低毒的化疗药物，在治疗肺腺癌脑转移上具有一定优势，培美曲塞与顺铂联合 WBRT 治疗初诊 NSCLC 脑转移患者有效。Ⅱ 期临床研究结果显示，培美曲塞加顺铂联合同期放疗治疗的颅内病灶缓解率达 65.8%，化疗联合全脑放疗的中位生存时间为 3.5 ~ 13 个月。《中国肺癌脑转移诊治专家共识》认为培美曲塞在非鳞 NSCLC 中有良好的抗肿瘤活性，是非鳞 NSCLC 患者一线治疗和维持治疗的重要药物，并推荐培美曲塞可成为 NSCLC 脑转移患者有效的治疗选择之一。

替莫唑胺（TMZ）是一种新型口服咪唑四嗪类烷化剂，可在人体内转化成有活性的烷化剂前体，能透过血脑屏障，用于治疗多种肿瘤的脑转移。小样本研究报道，诺维本（NVB）联合 TMZ 治疗肺癌脑转移的临床获益率达 45%~59.5%。替莫唑胺单药或联合其他化疗药物与 WBRT 序贯或同步应用，尤其是同步应用，可提高颅内转移灶的 DCR。目前相关报道多为 Ⅱ 期临床研究，显示替莫唑胺在 NSCLC 脑转移患者的治疗中安全、有一定疗效，但由于样本量较少，尚需大规模的 Ⅲ 期研究进一步证实。

5. 靶向治疗 目前包括抗血管生成靶向治疗在内的新型分子靶向治疗在脑转移治疗中展示出了一定的抗肿瘤效果。PASSPORT 研究入组 115 例经治脑转移的非鳞 NSCLC 患者，颅内病灶得到控制后，使用 15mg/kg 贝伐珠单抗联合一线 / 二线治疗，平均使用贝伐珠单抗 5 周期，经 6.3 个月随访后，安全性良好，脑出血发生率低，可见在化疗或厄洛替尼治疗基础上加贝伐珠单抗安全可行。同样，BRAIN 研究证实贝伐珠单抗用于未治疗无症状脑转移的 NSCLC 患者安全可行。目前针对 EGFR 野生型的非鳞 NSCLC 脑转移患者，使用 AP 联合贝伐珠单抗治疗的临床研究正在进行当中。

6. 免疫治疗 目前支持免疫治疗用于中枢神经系统转移的临床证据有限。免疫治疗的靶点包括程序性细胞死亡蛋白（PD-1）和程序性细胞死亡配体（PD-L1），均属于免疫检查点。免疫治疗在肺癌治疗中已取得一定疗效，但 PD-1/PD-L1 抑制剂在最初的肺癌临床试验中，排除了所有脑转移患者，因为既往认为抗体药物难以通过血脑屏障，无法发挥作用。而现有观点认为，虽然健康人的血脑屏障是关闭的，抗体药物很难进入，但是发生脑转移后药物是有可能透过血脑屏障的，因此 PD-1/PD-L1 抑制剂是可以或至少有部分能进入脑组织的。研究结果显示，Ipilimumab 治疗黑色素瘤脑转移有效；PD-1/PD-L1 抑制剂（包括 Nivolumab、Pembrolizumab、Durvalumab）针对外周肿瘤脑转移（如肺癌脑转移）和脑部原发肿瘤（如胶质瘤）都是有效的。

免疫治疗的疗效可能与 PD-L1 的表达程度相关。有研究报道，NSCLC 原发灶 PD-L1 表达高于脑转移灶（52% vs 32%）。2016 年发表于 *Annals of Oncology* 的一项对比肺癌原发灶和脑转移灶 PD-L1 表达情况的研究结果显示，73 例患者中有 10 例患者两病灶（原发灶和脑转移灶）肿瘤细胞的 PD-L1 表达不一致（14%，κ=0.71），19 例患者两病灶肿瘤浸润性淋巴细胞的 PD-L1 表达不一致（26%，κ=0.38），大多数表达不一致发生在 6 个月以上出现脑转移的患者。

CheckMate-012 和 CheckMate-017 研究均显示，Nivolumab 单药治疗 NSCLC 脑转移的有效率为 16.7% ~ 19%。CheckMate-063 研究三线治疗肺鳞癌，其中经 Nivolumab 治疗的 2 例伴中枢神经系统转移的患者均取得疗效，神经毒性少见。在 2016 年 ASCO 年会上，Goldman 等报道通过荟萃分析 Nivolumab 系列研究包括 CheckMate-063、CheckMate-017 和 CheckMate-057 评估 Nivolumab 在无症状 NSCLC 脑转移患者中的疗效和安全性，结果显示，Nivolumab 单药治疗的客观缓解率为 28%（13/46），疗效达 SD 者有 31%（13/42），PD 者有 43%（18/42）。

一项 2016 年发表于 *Lancet Oncology* 针对脑转移的免疫治疗研究（NCT02085070）结果显示，Pembrolizumab 对于 34 例 NSCLC 伴脑转移灶直径不超过 2cm 的患者（所有患者原发灶 PD-L1 表达均为阳性），颅内 CR 率为 22%，RR 为 33%，中位生存时间 7.7 个月。毒性均可耐受，集中在肠炎（1 例，6%）、肺炎（1 例，6%）、乏力（1 例，6%）、IV 级高钾血症（1 例，6%）、II 级急性肾功能衰竭（1 例，6%）。

Med14736（Durvalumab）单药治疗上皮来源恶性肿瘤脑转移的 II 期研究正在开展。其中包括队列 1 的 NSCLC 亚组联合激素组，以及队列 3 的不联合激素组。Durvalumab 按照固定剂量治疗体重 ≥ 30 kg 的患者，750 mg，2 周 1 次，静脉滴注 60min 治疗；体重 < 30 kg 的患者，剂量按照 10mg/kg，2 周 1 次。研究结果预计在 2020 年汇报。此外还有脑放疗联合 PD-1 单抗治疗 NSCLC 脑转移的研究，PD-1 单抗使用的中位时间是 192 天。目前，尚有多项 PD-1 联合全脑放疗治疗无驱动基因的 NSCLC 脑转移研究在进行。

总体来说，无驱动基因 NSCLC 脑转移治疗仍需更多证据支持，须加强精准医学的引导，选择最合适的治疗，从而提高疗效。

（覃涛　陈丽昆）

五　小细胞肺癌脑转移

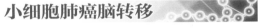

（一）概述

脑转移是小细胞肺癌（SCLC）最常见的致死原因之一。SCLC 初诊时发现脑转移的比例为 10%~24%，治疗过程中脑转移发生率为 40%~50%，尸检时脑转移发生率可高达 65%。脑转移患者预后极差，自然中位生存期仅 1~2 个月。由于血脑屏障的存在，脑转移具有不同于身体其他部位转移的特点及治疗的特殊性。目前 SCLC 脑转移的治疗方法主要包括全脑放疗（WBRT）、立体定向放射外科（SRS）、手术治疗和全身化疗，但单一治疗方式的疗效并未获得突破性的进展。近年来多项临床研究表明预防性全脑照射（PCI）能有效降低 SCLC 脑转移的发生率，因此 NCCN 指南建议一线放化疗后达缓解或部分缓解的患者应尽快行 PCI。随着对 SCLC 脑转移研究的不断深入，制定综合治疗方案已成为个体化治疗的热点。

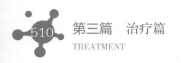

（二）小细胞肺癌脑转移的化疗

SCLC 是一种对放化疗非常敏感的肺癌类型，初次化疗原发灶的有效率可达 60%~70%。既往研究认为由于血脑屏障的阻挡作用化疗药物不能到达脑肿瘤部位，但近年来一些研究已经证实当出现脑转移时肿瘤可破坏血脑屏障，有利于化疗药物的通过，同时 WBRT 可促进化疗药物进一步通过血脑屏障，具有放疗增敏作用。国内外对脑转移瘤化疗的研究也进一步提示一旦出现脑转移，肿瘤的"庇护所"——血脑屏障似乎不再起到保护作用，对化疗敏感的肿瘤所发生的脑转移也能取得一定疗效。新观点的产生及新药物的不断出现，使研究者们开始探索化疗在 SCLC 脑转移治疗中的作用。目前关于 SCLC 脑转移化疗方面的文献多数是一些单中心或回顾性的临床研究结果，尽管随机对照研究的数量有限，但仍为临床治疗提供了指导。

1. 初治脑转移的化疗　既往多数研究发现 SCLC 脑转移对化疗敏感，初始化疗有效率与原发灶相似。1992 年 Kristensen CA 等率先进行了一项关于化疗在 SCLC 脑转移治疗中作用的研究，结果显示单纯化疗对初诊脑转移的有效率为 76%。随后 Van den Bent、Postmus 等也进行了相关研究，均提示化疗对脑转移灶有很好的效果，并且疗效与原发灶相似。一份来自 7 项早期研究的合并数据提示一线化疗对脑转移灶的有效率可达 79%。然而 2006 年 Tat Jana Seute 报道了一项无症状 SCLC 脑转移一线化疗的研究，认为单纯化疗对脑转移灶的有效率（27%）低于原发灶（72%），对脑转移灶的治疗需在化疗的基础上加入 WBRT。目前化疗在 SCLC 脑转移治疗中的重要作用已经得到广泛认可，多数研究也认为脑转移灶与原发灶的化疗敏感性相似，因此化疗药物的选择主要根据原发肿瘤的敏感程度而非单个药物在血脑屏障的通透性。故目前推荐初治 SCLC 脑转移化疗方案首选依托泊苷联合顺铂/卡铂，其次可选择伊立替康联合顺铂/卡铂。

2. 复发或进展后脑转移的化疗　目前对于复发/进展后 SCLC 脑转移的治疗尚无统一标准。据文献报道，使用不同化疗方案治疗 SCLC 脑转移的有效率可达 22%~50%，并且接近于颅外病灶控制率，提示化疗在复发/进展脑转移治疗中仍占据重要位置。但对于化疗方案选择的研究目前多局限于小样本、单臂或回顾性研究，高级别的循证医学证据很少。一项单中心 II 期临床研究评估伊立替康联合铂类在 SCLC 脑转移中的疗效，在 14 名病灶可评价疗效的患者中（初治 33% 和复发 67%），化疗对脑转移灶有效率可达 65%。Abdel Karim 等报道了 4 例 SCLC 脑转移复发后二线伊立替康单药治疗的案例，结果显示伊立替康对脑病灶有良好的控制效果。Schuette 等报道了一项拓扑替康单药用于颅内复发/进展的 SCLC 脑转移的回顾性研究，提示拓扑替康对颅内病灶有效率为 50%。替莫唑胺是一种可透过血脑屏障的新型口服化疗药，既往 Antonadou 等报道了一项替莫唑胺联合 WBRT 对比单纯 WBRT 在脑转移瘤中的 II 期临床研究，结果显示替莫唑胺联合 WBRT 组有效率高达 66%，但遗憾的是该研究只入组了少数 SCLC 患者。Satoru Miura1 等报道了 8 名复发的 SCLC 中枢神经系统转移患者使用氨柔比星二线治疗的研究结果，其中 7 名患者为脑转移，1 名为脊髓转移，二线氨柔比星治疗后获得了 50% 的有效率（2 名敏感复发患者达到 CR）。紫杉醇、多西他赛、吉西他滨、长春瑞滨等第三代抗肿瘤药物也可作为 SCLC 多线治疗后的选择，但既往 II 期临床研究均提示上述药物在复发的 SCLC 中疗效不显著，也几乎没有在 SCLC 脑转移方面的研究。贝伐珠单抗是抗血管生成的单克隆抗体，近年来越来越多研究者关注其在脑转移方面的治疗效果。有学者将紫杉醇联合贝伐珠单抗用于复发/进展 SCLC 脑转移的治疗，这项多中心的 II 期临床研究结果显示该方案对脑转移灶的有效率为 20%。

（三）小细胞肺癌脑转移局部治疗

目前小细胞肺癌（SCLC）脑转移局部治疗方式主要包括 WBRT、SRS 和手术治疗。然而对于小细胞肺癌脑转移局部治疗方式的选择及时机目前仍未非常明确，需要更多的前瞻性随机对照临床研究进一步探索。

1. 全脑放疗（WBRT）　SCLC 是一种对放疗非常敏感的肺癌类型。目前 WBRT 是 SCLC 脑转移的标准治疗方式之一，它能迅速缓解脑转移患者的神经症状。但是既往对于 WBRT 在 SCLC 脑转移中的前瞻性随机对照临床研究很少，主要是一些回顾性研究。在既往研究报道中 WBRT 在 SCLC 脑转移中的有效率为 34.4%~90%。Postmus PE 等报道了一项 WBRT 在 SCLC 脑转移中的 II 期临床研究，其中入组 22 名仅有脑转移的 SCLC 患者，最终 WBRT 使 6 名患者（27.2%）获得完全缓解（CR），5 名患者（22.7%）获得部分缓解（PR），脑转移灶治疗有效率达到 50%。Carmichael 等报道了一项回顾性研究，在 59 名 SCLC 脑转移患者中，WBRT 的有效率达 62.7%。Postmus PE 等后续报道了一项替尼泊苷联合或不联合 WBRT 在 SCLC 脑转移的 III 期前瞻性随机对照临床研究，结果显示替尼泊苷联合 WBRT 组的脑转移灶有效率为 57%，而替尼泊苷单药组的有效率为 22%（$P < 0.001$）。可见 WBRT 在 SCLC 脑转移中的作用还是非常显著的。基于目前循证医学证据，对于无症状的 SCLC 脑转移患者可先行全身化疗，但对于一线是否需要加上 WBRT 仍然存在争议；而对于有脑神经症状的患者应先行 WBRT 缓解症状，再行化疗对全身病灶进行控制。值得注意的一点是对于既往接受过 PCI 的 SCLC 患者，之后出现多发脑转移时，需慎重选择再次 WBRT。

2. 立体定向放射科（SRS）　SRS 具有定位剂量集中、精确定位、损伤较小等特点，目前也成为脑转移治疗的重要手段之一。既往多项研究提示对于 1~4 个脑转移灶的患者，SRS 比 WBRT 有更好生存获益，并且能更好地保留患者的认知功能。近期也有研究提示，对于 5~10 个脑转移灶的患者，仍能从 SRS 中获益。随着 SRS 技术的不断提高，其在肺癌脑转移治疗中的作用也逐渐凸显。目前 SRS 在 SCLC 脑转移中的报道主要为回顾性临床研究。Kwang Wook Jo 等报道了一项 SRS 治疗 50 名 SCLC 脑转移患者的回顾性临床研究，结果显示 SRS 对脑病灶的局部控制率为 76.4%。Shoji Yomo 等随后报道了另一项 SRS 治疗 SCLC 脑转移的回顾性研究：全组 70 名患者中，SRS 在 46 名患者中作为初始脑转移局部治疗手段，在 24 名患者中作为 WBRT 治疗失败后的挽救性治疗。最终全组患者中位生存期为 7.8 个月，在 SRS 治疗后 6 个月及 12 个月时的脑局部复发率分别为 25% 和 47%。因此对于 SCLC 脑转移初始局部治疗或 WBRT 失败后的挽救治疗，SRS 也不失为好的选择方式。

3. 手术治疗　考虑到 SCLC 对放化疗极其敏感，并且大部分 SCLC 初诊时合并有多发脑转移，因此手术治疗在 SCLC 脑转移中的作用非常有限，主要用于脑转移瘤体积较大导致颅内压失代偿、肿瘤卒中等濒临脑疝或危及生命者的急诊手术治疗。既往对于手术治疗在肺癌脑转移中作用的随机对照临床研究均将对放化疗敏感的 SCLC 排除在外，因此目前没有可获得的研究数据提示手术治疗在 SCLC 脑转移中的作用，仅个别病例报告报道了接受手术切除治疗的单发 SCLC 脑转移患者获得长期生存的案例。

（陈薪如　陈丽昆）

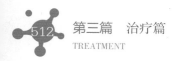
参考文献

[1] 侯荣林, 荣阳, 李兆丰, 等. 肺癌脑转移瘤的CT表现与病理对照研究[J]. China Medical Herald, 2010, 7 (35): 063-072.

[2] 李龄, 张彦. 血脑屏障对神经放射学的意义[J]. 国外医学: 临床放射学分册, 2006, 19 (5): 257.

[3] 夏黎明. 肺癌脑转移的MR诊断[J]. 同济医科大学学报, 2000, 29 (5): 464.

[4] 何江波. 肺癌脑转移瘤的常规MR、DWI及MRS诊断价值[J]. 中国医学计算机成像杂志, 2005, 11 (4): 227-231.

[5] 石远凯, 孙燕, 于金明, 等. 中国肺癌脑转移诊治专家共识 (2017年版) [J]. 中国肺癌杂志, 2017, 20 (1): 1-13.

[6] GONCALVES P H, PETERSON S L, VIGNEAU F D, et al. Risk of brain metastases in patients with nonmetastatic lung cancer: Analysis of the Metropolitan Detroit Surveillance, Epidemiology, and End Results (SEER) data [J]. Cancer, 2016, 122 (12): 1921-1927.

[7] MURRAY N, SHEEHAN F. Limited stage small cell lung cancer [J]. Curr Treat Options Oncol, 2001, 2 (1): 63-70.

[8] LIU W, ZHAO J, WEI Y. Association between brain metastasis from lung cancer and the serum level of myelin basic protein [J]. Exp Ther Med, 2015, 9 (3): 1048-1050.

[9] ARORA S, RANADE A R, TRAN N L, et al. MicroRNA-328 is associated with (non-small) cell lung cancer (NSCLC) brain metastasis and mediates NSCLC migration [J]. Int j cancer, 2011, 129 (11): 2621-2631.

[10] PATCHELL R A, TIBBS P A, WALSH J W, et al. A randomized trial of surgery in the treatment of single metastases to the brain [J]. N Engl J Med, 1990, 322 (8): 494-500.

[11] KALKANIS S N, KONDZIOLKA D, GASPAR L E, et al. The role of surgical resection in the management of newly diagnosed brain metastases: a systematic review and evidence-based clinical practice guideline [J]. J Neurooncol, 2010, 96 (1): 33-43.

[12] PAEK S H, AUDU P B, SPERLING M R, et al. Reevaluation of surgery for the treatment of brain metastases: review of 208 patients with single or multiple brain metastases treated at one institution with modern neurosurgical techniques [J]. Neurosurgery, 2005, 56 (5): 1021-1034.

[13] LI B, YU J, SUNTHARALINGAM M, et al. Comparison of three treatment options for single brain metastasis from lungcancer [J]. Int J Cancer, 2000, 90 (1): 37-45.

[14] YAMAMOTO M, SERIZAWA T, SHUTO T, et al. Stereotactic radiosurgery for patients with multiple brain metastases (JLGK0901): a multi-institutional prospective observational study [J]. Lancet Oncol, 2014, 15 (4): 387-395.

[15] BUI N, WOODWARD B, JOHNSON A, et al. Novel treatment strategies for brain metastases in non-small cell lung cancer [J]. Curr Treat Options Oncol, 2016, 17 (5): 25: 1-17.

[16] CEDRYCH I, KRUCZALA M A, WALASEK T, et al. Systemic treatment of non-small cell lung cancer brain metastases [J]. Contemp Oncol (Pozn) , 2016, 20 (5): 352-357.

[17] SEUTE T, LEFFERS P, WILMINK J T, et al. Response of asymptomatic brain metastases from small cell lung cancer to systemic first-line chemotherapy [J]. J Clin Oncol, 2006, 24 (13): 2079-2083.

[18] QIN H, WANG C, JIANG Y, et al. Patients with single brainmetastasis from non-small cell lung cancer equally

benefit from stereotactic radiosurgery and surgery: a systematic review [J]. Med Sci Monit, 2015, 21: 144−152.

[19] SHEN C J, LIM M, KLEINBERG L R. Controversies in the therapy of brain metastases: shifting paradigms in an era of effective systemic therapy and longer−term survivorship [J]. Curr Treat Options Oncol, 2016, 17 (9): 46.

[20] PATCHELL R A, TIBBS P A, REGINE W F, et al. Postoperative radiotherapy in the treatment of single metastases to the brain: a randomized trial [J]. JAMA, 1998, 280 (17): 1485−1489.

[21] AOYAMA H, SHIRATO H, TAGO M, et al. Stereotactic radiosurgery plus whole−brain radiation therapy vs stereotactic radiosurgery alone for treatment of brain metastases: a randomized controlled trial [J]. JAMA, 2006, 295 (21): 2483−2491.

[22] CHANG E L, WEFEL J S, HESS K R, et al. Neurocognition in patients with brain metastases treated with radiosurgery or radiosurgery plus whole−brain irradiation: a randomised controlled trial [J]. Lancet Oncol, 2009, 10 (11): 1037−1044.

[23] KOCHER M, SOFFIETTI R, ABACIOGLU U, et al. Adjuvant whole−brain radiotherapy versus observation after radiosurgery or surgical resection of one to three cerebral metastases: results of the EORTC 22952−26001 study [J]. J Clin Oncol, 2011, 29 (2): 134−141.

[24] BROWN P D, JAECKLE K, BALLMAN K V, et al. Effect of radiosurgery alone vs radiosurgery with whole brain radiation therapy on cognitive function in patients with 1 to 3 brain metastases: a randomized clinical trial [J]. JAMA, 2016, 316 (4): 401−409.

[25] GOLDBERG S B, GETTINGER S N, MAHAJAN A, et al. Pembrolizumab for patients with melanoma or non−small cell lung cancerand untreated brain metastases: early analysis of a non−randomised, openlabel, phase 2 trial [J]. Lancet Oncol, 2016, 17: 976−983.

[26] BIDOLI P, CHIARI R, CATINO A, et al. 1228P−efficacy and safety data from patients with advanced squamous NSCLC and CNS metastases Participating in the Nivolumab Expanded Access Program in Italy [J]. Ann Oncol, 2016, 27 (suppl 6): 1228.

[27] SHIN D Y, NA I I, KIM C H, et al. , EGFR mutation and brain metastasis in pulmonary adenocarcinomas [J]. J Thorac Oncol, 2014, 9 (2): 195−199.

[28] GERBER N K, YAMADA Y, RIMNER A, et al. Erlotinib versus radiation therapy for brain metastases in patients with EGFR−mutant lung adenocarcinoma [J]. Int J Radiat Oncol Biol Phys, 2014, 89 (2): 322−329.

[29] ECONOMOPOULOU P, MOUNTZIOS G. Non−small cell lung cancer (NSCLC) and central nervous system (CNS) metastases: role of tyrosine kinase inhibitors (TKIs) and evidence in favor or against their use with concurrent cranial radiotherapy [J]. Transl Lung Cancer Res, 2016, 5 (6): 588−598.

[30] WU Y L, ZHOU C, CHENG Y, et al. Erlotinib as second−line treatment in patients with advanced non−small cell lung cancer and asymptomatic brain metastases: a phase II study (CTONG−0803) [J]. Ann Oncol, 2013, 24 (4): 993−999.

[31] IUCHI T, SHINGYOJI M, SAKAIDA T, et al. Phase II trial of gefitinib alone without radiation therapy for Japanese patients with brain metastases from EGFR−mutant lung adenocarcinoma [J]. Lung Cancer, 2013, 82 (2):

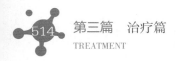
282-287.

[32] ROSELL R, CARCERENY E, GERVAIS R, et al. Erlotinib versus standard chemotherapy as first-line treatment for European patients with advanced EGFR mutation-positive non-small cell lung cancer (EURTAC): a multicentre, open-label, randomised phase 3 trial [J]. Lancet Oncol, 2012, 13 (3): 239-246.

[33] MAEMONDO M, INOUE A, KOBAYASHI K, et al. Gefitinib or chemotherapy for non-small cell lung cancer with mutated EGFR [J]. N Engl J Med, 2010, 362 (25): 2380-2388.

[34] LI M X, HE H, RUAN Z H, et al. Central nervous system progression in advanced non-small cell lung cancer patients with EGFR mutations in response to first-line treatment with two EGFR-TKIs, gefitinib and erlotinib: a comparative study [J]. BMC Cancer, 2017, 17 (1): 245.

[35] KRIS M G, NATALE R B, HERBST R S, et al. Efficacy of gefitinib, an inhibitor of the epidermal growth factor receptor tyrosine kinase, in symptomatic patients with non-small cell lung cancer: a randomized trial [J]. JAMA, 2003. 290 (16): 2149-2158.

[36] JOHUNG K L, YAO X, LI F, et al. A clinical model for identifying radiosensitive tumor genotypes in non-small cell lung cancer [J]. Clin Cancer Res, 2013, 19 (19): . 5523-5532.

[37] GOW C H, CHIEN C R, CHANG Y L, et al. Radiotherapy in lung adenocarcinoma with brain metastases: effects of activating epidermal growth factor receptor mutations on clinical response [J]. Clin Cancer Res, 2008, 14 (1): 162-168.

[38] LIM S H, LEE J Y, LEE M Y, et al. A randomized phase III trial of stereotactic radiosurgery (SRS) versus observation for patients with asymptomatic cerebral oligo-metastases in non-small cell lung cancer [J]. Ann Oncol, 2015, 26 (4): 762-768.

[39] PARK K, TAN E H, O'BYRNE K, et al. Afatinib versus gefitinib as first-line treatment of patients with EGFR mutation-positive non-small cell lung cancer (LUX-Lung 7): a phase 2B, open-label, randomised controlled trial [J]. Lancet Oncol, 2016, 17 (5): 577-589.

[40] KOBAYASHI S, BOGGON T J, DAYARAM T, et al. , EGFR mutation and resistance of non-small cell lung cancer to gefitinib [J]. N Engl J Med, 2005, 352 (8): 786-792.

[41] MOK T S, WU Y, AHN M-J, et al. Osimertinib or Platinum-Pemetrexed in EGFR T790M-positive lung cancer [J]. N Engl J Med, 2017, 376 (7): 629-640.

[42] ZUSTOVICH F, FERRO A, LOMBARDI G, et al. Bevacizumab-based therapy for patients with brain metastases from non-small cell lung cancer: preliminary results [J]. Chemotherapy, 2014, 60 (5-6): 294-299.

[43] HERBST R S, ANSARI R, BUSTIN F, et al. Efficacy of bevacizumab plus erlotinib versus erlotinib alone in advanced non-small cell lung cancer after failure of standard first-line chemotherapy (BeTa): a double-blind, placebo-controlled, phase 3 trial [J]. Lancet, 2011, 377 (9780): 1846-1854.

[44] ROSELL R, DAFNI U, FELIP E, et al. Erlotinib and bevacizumab in patients with advanced non-small cell lung cancer and activating EGFR mutations (BELIEF): an international, multicentre, single-arm, phase 2 trial [J]. Lancet Respir Med, 2017, 5 (5): 435-444.

[45] RIZVI N A, MAZIERES J, PLANCHARD D, et al. Activity and safety of nivolumab, an anti-PD-1 immune

checkpoint inhibitor, for patients with advanced, refractory squamous non-small cell lung cancer (CheckMate 063): a phase 2, single-arm trial [J]. Lancet Oncol, 2015, 16 (3): 257-265.

[46] LEE C K, MAN J, LORD S, et al. Checkpoint Inhibitors in Metastatic EGFR-Mutated Non-Small Cell Lung Cancer-A Meta-Analysis [J]. J Thorac Oncol, 2017, 12 (2): 403-407.

[47] SHAW A T, ENGELMAN J A. ALK in lung cancer: past, present, and future [J]. Journal of Clinical Oncology, 2013, 31 (8): 1105-1111.

[48] BARNHOLTZ-SLOAN J S, SLOAN A E, DAVIS F G, et al. Incidence proportions of brain metastases in patients diagnosed (1973 to 2001) in the Metropolitan Detroit Cancer Surveillance System [J]. J Clin Oncol, 2004, 22 (14): 2865-2872.

[49] SPERDUTO P W, KASED N, ROBERGE D, et al. Summary report on the graded prognostic assessment: an accurate and facile diagnosis-specific tool to estimate survival for patients with brain metastases [J]. J Clin Oncol, 2012, 30 (4): 419-425.

[50] SOLOMON B J, MOK T, KIM DW, et al. First-line crizotinib versus chemotherapy in ALK-positive lung cancer [J]. N Engl J Med, 2014, 371 (23): 2167-2177.

[51] COSTA D B, SHAW A T, OU S H, et al. Clinical experience with crizotinib in patients with advanced ALK-rearranged non-small cell lung cancer and brain metastases [J]. J ClinOncol, 2015, 33 (17): 1881-1888.

[52] SOLOMON B J, CAPPUZZO F, FELIP E, et al. Intracranial efficacy of crizotinib versus chemotherapy in patients with advanced alk-positive non-small cell lung cancer: results from profile 1014 [J]. J Clin Oncol, 2016, 34 (24): 2858-2865.

[53] GADGEEL S M, GANDHI L, RIELY G J, et al. Safety and activity of alectinib against systemic disease and brain metastases in patients with crizotinib-resistant ALK-rearranged non-small cell lung cancer (AF-002JG): results from the dose-finding portion of a phase 1/2 study [J]. Lancet Oncol, 2014, 15 (10): 1119-1128.

[54] SHAW A T, GANDHI L, GADGEEL S, et al. Alectinib in ALK-positive, crizotinib-resistant, non-small cell lung cancer: a single-group, multicentre, phase 2 trial [J]. Lancet Oncol, 2016, 17 (2): 234-242.

[55] OU S I, AHN J S, DE PETRIS L, et al. Alectinib in crizotinib-refractory ALK- rearranged non-small cell lung cancer: a phase ii global study [J]. J Clin Oncol, 2016, 34 (7): 661-668.

[56] HIDA T, NOKIHARA H, KONDO M, et al. Alectinib versus crizotinib in patients with ALK -positive non-small cell lung cancer (J-ALEX): an open-label, randomised phase 3 trial[J]. The Lancet, 2017, 390 (10089): 29-39.

[57] KIM D, MEHRA R, TAN D S W, et al. Activity and safety of ceritinib in patients with ALK-rearranged non-small cell lung cancer (ASCEND-1): updated results from the multicentre, open-label, phase 1 trial [J]. Lancet Oncol, 2016, 17 (4): 452-463.

[58] CRINO L, AHN M, DE MARINIS F, et al. Multicenter phase II study of whole-body and intracranial activity with ceritinib in patients with ALK -rearranged non-small cell lung cancer previously treated with chemotherapy and crizotinib: results from ASCEND-2 [J]. J Clin Oncol, 2016, 34 (24): 2866-2873.

[59] SORIA J C, TAN D S, CHIARI R, et al. First-line ceritinib versus platinum-based chemotherapy in advanced

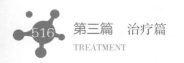
ALK-rearranged non-small cell lung cancer (ASCEND-4): a randomised, open-label, phase 3 study [J]. Lancet, 2017, 389 (10072): 917-929.

[60] COSTA D B, KOBAYASHI S, PANDYA S S, et al. CSF concentration of the anaplastic lymphoma kinase inhibitor crizotinib [J]. J Clin Oncol, 2011, 29 (15): e443-e445.

[61] SHI W, DICKER A P. CNS metastases in patients with non-small cell lung cancer and ALK gene rearrangement [J]. J Clin Oncol, 2016, 34 (2): 107-109.

[62] BREINDEL J L, HASKINS J W, COWELL E P, et al. EGF receptor activates MET through MAPK to enhance non-small cell lung carcinoma invasion and brain metastasis [J]. Cancer Res, 2013, 73 (16): 5053-5065.

[63] ANTONADOU D, PARASKEVAIDIS M, SARRIS G, et al. Phase II randomized trial of temozolomide and concurrent radiotherapy in patients with brain metastases [J]. J Clin Oncol, 2002, 20: 3644-3650.

[64] NAIYER A, RIZVI J M, DAVID P, et al. Activity and safety of nivolumab, an anti-PD-1 immune checkpoint inhibitor, for patients with advanced, refractory squamous non-small cell lung cancer (CheckMate 063): a phase 2, single-arm trial [J]. Lancet Oncol, 2015, 16 (3): 257-265.

[65] GOLDBERG S B, GETTINGER S N, MAHAJAN A, et al. Pembrolizumab for patients with melanoma or non-small cell lung cancer and untreated brain metastases: early analysis of a non-randomised, open-label, phase 2 trial [J]. Lancet Oncol, 2016, 17 (7): 976-983.

[66] PIKE L R G, BANG A, OTT P, et al. Radiation and PD-1 inhibition: Favorable outcomes after brain-directed radiation [J]. Radiother Oncol, 2017, 124 (1): 98-103.

[67] BEX A, SONKE G S, POS F J, et al. Symptomatic brain metastases from small cell carcinoma of the urinary bladder: The Netherlands Cancer Institute experience and literature review [J]. Ann Oncol, 2010, 21: 2240-2245.

[68] AUPERIN A, ARRIAGADA R, PIGNON J P, et al. Prophylactic cranial irradiation for patients with small cell lung cancer in complete remission. Prophylactic Cranial Irradiation Overview Collaborative Group [J]. N Engl J Med, 1999, 341: 476-484.

[69] ROSSI A, DI MAIO M, CHIODINI P, et al. Carboplatin- or cisplatin-based chemotherapy in first-line treatment of small cell lung cancer: the COCIS meta-analysis of individual patient data [J]. J Clin Oncol, 2012, 30: 1692-1698.

[70] KRISTENSEN C A, KRISTJANSEN P E, HANSEN H H. Systemic chemotherapy of brain metastases from small cell lung cancer: a review [J]. J Clin Oncol, 1992, 10: 1498-1502.

[71] SEUTE T, LEFFERS P, WILMINK J T, et al. Response of asymptomatic brain metastases from small cell lung cancer to systemic first-line chemotherapy [J]. J Clin Oncol, 2006, 24: 2079-2083.

[72] POSTMUS P E, HAAXMA-REICHE H, SMIT E F, et al. Treatment of brain metastases of small cell lung cancer: comparing teniposide and teniposide with whole-brain radiotherapy--a phase III study of the European Organization for the Research and Treatment of Cancer Lung Cancer Cooperative Group [J]. J Clin Oncol, 2000, 18: 3400-3408.

[73] SCHUTTE W, MANEGOLD C, VON PAWEL J V, et al. Topotecan--a new treatment option in the therapy

of brain metastases of lung cancer [J]. Front Radiat Ther Oncol, 1999, 33: 354-363.

[74] ANTONADOU D, PARASKEVAIDIS M, SARRIS G, et al. Phase II randomized trial of temozolomide and concurrent radiotherapy in patients with brain metastases [J]. J Clin Oncol, 2002, 20: 3644-3650.

[75] MIURA S, KAIRA K, KAIRA R, et al. The efficacy of amrubicin on central nervous system metastases originating from small cell lung cancer: a case series of eight patients [J]. Invest New Drugs, 2015, 33: 755-760.

[76] YAMAMOTO M, SERIZAWA T, SHUTO T, et al. Stereotactic radiosurgery for patients with multiple brain metastases (JLGK0901): a multi-institutional prospective observational study [J]. Lancet Oncol, 2014, 15: 387-395.

[77] ABRATT R P, DE GROOT M, WILLCOX P A. Resection of a solitary brain metastasis in a patient with small cell lung cancer——long-term survival [J]. Eur J Cancer, 1995, 31a: 419.

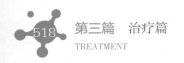
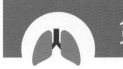

第三十五章

肺癌寡转移的诊疗现状

第一节 概　　述

（一）流行病学

约有 50% 的非小细胞肺癌（NSCLC）患者在首诊时即发现合并有全身转移，已接受根治性手术切除的肺癌术后患者中，也有 30%~75% 的人最终出现局部复发与远处转移。但是，并非所有的转移都是全身多发、广泛性、不可治愈的，出现转移也未必预示预后不良。在合并远处器官转移的 NSCLC 患者中，约有 7% 的患者表现为肺外孤立性转移的形式，且相当长的时间处于这种相对稳定状态。近年来，随着 PET/CT、MRI 等影像学检测技术的改进及循环肿瘤细胞检测（CTC）、分子标志物等肿瘤分子检测水平的提高，发现越来越多的肺癌患者处于这种状态。

（二）早期认识

20 世纪 90 年代，学者 Samuel Hellman 和 Ralph R. Weichselbaum 提出了寡转移的概念，用于形容这种特殊形式的晚期肿瘤转移状态。它是恶性肿瘤局限性原发灶与广泛性转移之间的中间阶段，该时期转移瘤的数目及受累的脏器相对有限，转移的器官具有特异性，比如肺癌更倾向于合并脑、肾上腺寡转移等，并且，该时期恶性肿瘤的生物侵袭性也相对较为温和。究其原因，肺癌寡转移状态的形成可能受到机体自身严密的调控，但其本质属性至今仍是一片盲区。有研究指出，特异的肿瘤基因编码与特殊的转移微环境决定了其相对局限的转移潜能，使其在相当长的时期内尽管已发生远处转移但又尚不具备全身广泛播散的倾向。

与晚期肺癌传统姑息性治疗不同，相对局限的转移潜能更凸显了局部治疗的临床价值。2015 年，国际肺癌研究协会（IASLC）提出的第八版 NSCLC 新分期调整中，寡转移被归类为 M1b，预后与 M1a 相似，明显优于广泛转移（M1c）的患者。并且，新分期特别强调了局部治疗手段（例如手术切除、立体定向放疗等）在肺癌寡转移治疗中的优势地位。因此，寡转移状态的治疗关键在于对原发灶及转移灶有效的局部控制，同时在治疗过程中需兼顾系统性的全身治疗，治疗隐匿性转移灶和预防远处转移灶。

第二节　肺癌寡转移的概念

一　寡转移的定义

诚然，时至今日，临床实践中并没有统一的肿瘤寡转移的定义将其与传统意义上的肿瘤广泛转移区别开来，但关于恶性肿瘤的寡转移状态，目前已基本形成共识：寡转移强调局限性的肿瘤负荷，近似于孤立性转移但又有所不同，转移瘤的数目或转移的器官可为多个。

然而，寡转移并非仅仅见于肺癌患者，除了NSCLC外，寡转移还可见于结直肠癌、乳腺癌、骨肿瘤等其他恶性肿瘤中。关于NSCLC寡转移的定义，至今仍存在一定的争议，但一般认为转移瘤的数目≤5个，受累器官≤2个（图35-1，图35-2）。

其实，早在20世纪90年代，Samuel Hellman和Ralph R. Weichselbaum首次提出了寡转移的概念，对肿瘤寡转移进行了系统性地总结，认为：①寡转移是恶性肿瘤发生远处转移的前期阶段，机体解剖或生理上的限制致使肿瘤的转移局限于单个或有限的器官，转移瘤的数目相对有限，常常为1个或数个，一般≤5个。②寡转移的发生是有目的性和方向性的，转移的器官往往具有特异性，例如肺癌容易累及脑、肾上腺等，这可能与原发肿瘤的基因分子信号密切相关。③该时期肿瘤的生物学侵袭性相对温和，受到原发肿瘤的严重程度［包括原发灶的TN分期、无疾病时间间隔（disease-free interval，DFI）］等影响。④与一般晚期肿瘤合并远处转移的治疗不同，寡转移患者接受相对积极有效的原发灶和转移灶的局部治疗，联合必要的系统性全身治疗后，能明确改善晚期肺癌患者的生存预后，甚至有部分患者可临床治愈。近年来，随着人们对肺癌寡转移认识和研究的不断深入，寡转移的概念和临床诊疗思路也日益清晰，例如肺癌脑寡转移的定义与治疗决策、肺癌合并肾上腺寡转移的定义及其治疗抉择等，临床上已基本形成共识。但究其本质，这些定义及其理念都是学者Samuel Hellman和Ralph R. Weichselbaum对肿瘤寡转移概念的延伸和分支。

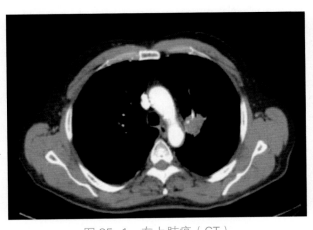

图35-1　左上肺癌（CT）

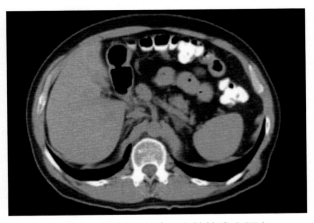

图35-2　左侧肾上腺孤立性转移（CT）

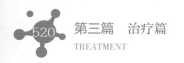
（二）同时性转移与异时性转移

目前，根据寡转移灶的发病时期，NSCLC 寡转移主要分为同时性转移和异时性转移。同时性转移是指诊断肺原发肿瘤的同时发现有寡转移灶，或者确诊原发灶之前已出现了其余脏器的寡转移情况，或者在原发灶治疗不久合并出现的寡转移情况，通常以 6 个月为界限；异时性转移是指肺部原发病灶经规范治疗一段时间才出现其余部位转移的情况。不同研究对同时性转移和异时性转移的时间界限的定义可能略有不同，但在绝大多数研究中，合并同时性转移的患者较异时性转移的患者近期预后更差。

21 世纪初，Tanvetyanon T 等发表在国际知名医学杂志 *Journal of Clinical Oncology* 的研究显示，NSCLC 肾上腺寡转移灶接受手术切除治疗后，同时性转移（DFI < 6 个月）对比异时性转移，1 年、2 年生存率为 45% vs 80%、30% vs 52%，中位生存期为 12 个月 vs 31 个月，两组数据的比较均具有统计学差异。2010 年，日本学者 Yano 等发现在肺、脑、骨寡转移的 NSCLC 患者中，DFI > 1 年为预后保护因素。然而，多数回顾性研究提示，NSCLC 合并同时性寡转移或异时性寡转移接受有效局部治疗后，5 年生存率一般差异不大，即对患者的远期生存的影响没有其对近期生存的影响显著。因此，相比于异时性转移，NSCLC 合并同时性寡转移可能提示肿瘤的生物侵袭恶性更强，肿瘤进程更晚，预后也相对更差。

第三节　寡转移状态生物学形成机制的探索与发展

NSCLC 寡转移状态的形成并非是随机、无序的，整个过程受到机体严格的调控。既往研究提示，特异的肿瘤基因编码与特殊的转移微环境决定了其相对局限的转移潜能，但究其本质，至今尚不清晰。从 19 世纪 80 年代肿瘤转移的"种子与土壤"假说开始，时至当前最流行的肿瘤"转移前微环境"学说，学者们对寡转移状态生物学机制的探索，至今仍未停住脚步。

（一）"种子与土壤"假说

19 世纪 80 年代末，英国学者 Stephen Paget 针对肿瘤转移的器官特异性首次提出了肿瘤转移的"种子与土壤"学说，认为肿瘤的转移并不是肿瘤细胞单纯沿循环系统随处播散、转移的，转移的过程受到肿瘤细胞与宿主靶器官的严密调控。原发灶肿瘤细胞特异驱动基因或分子信号的表达决定了肿瘤远处转移的活性和方向性，产生的相关信号分子对靶器官的微环境进行特异改造，为转移瘤的形成做好准备（图 35-3）。该学说在肿瘤学术界引起了巨大反响，流行了数十年，时至今日，在肿瘤转移相关研究领域仍占据着重要地位。近年来，无论是肺癌领域，还是其他恶性肿瘤，寡转移越来越备受关注，而寡转移的发生、发展也具有器官特异性，例如肺癌更倾向于合并脑、肾上腺等寡转移。因此，有不少科研及

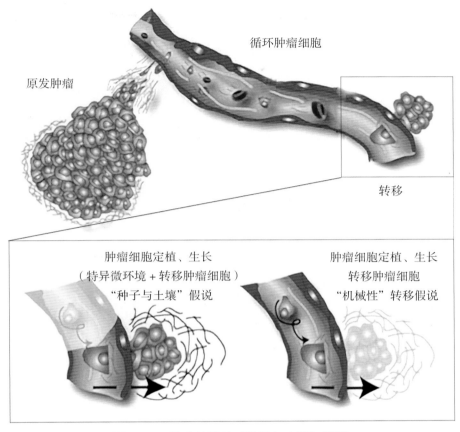

原发肿瘤　　循环肿瘤细胞　　转移

肿瘤细胞定植、生长
（特异微环境 + 转移肿瘤细胞）
"种子与土壤"假说

肿瘤细胞定植、生长
转移肿瘤细胞
"机械性"转移假说

图 35-3　肿瘤转移的"种子与土壤"模型

临床工作者坚信，肿瘤转移的"种子与土壤"理论是肺癌寡转移形成的主要机制，但目前仍待进一步探索。

 "转移前微环境"假说

21 世纪初，来自美国纽约梅耶尔癌症中心的 David Lyden 教授在 *Cancer Research* 上首次提出了"转移前微环境"假说，首次从靶器官微环境入手解读肿瘤的特异性转移，这是一个崭新的学说，与既往其余肿瘤转移假说截然不同，对传统的"种子与土壤"学说提出了严峻的挑战，被认为是肿瘤转移研究的新里程碑。2015 年，该团队在 *Nature* 上进一步阐释了特异性转移的机制，认为在原发肿瘤发生、发展的过程中，肿瘤细胞会产生一系列特异的外泌体，释放相应的外泌体

整联蛋白，作用于转移靶器官内部的特殊细胞分子，如肺组织内的成纤维细胞、支气管上皮细胞或脑内皮细胞等，同时与靶器官特异的细胞外基质（ECM）作用后，一起有效介导肿瘤源性的外泌体与靶器官特异细胞的黏附、结合，从而介导细胞内特异基因及炎症因子的表达，主要是 Src 基因的磷酸化和 S100 基因表达水平的上调，对靶器官的转移微环境进行特异性改造，使其具备足够的转移生长潜能，为原发肿瘤的远处器官趋向性转移提供了基础环境（图 35-4）。其中，外泌体整联蛋白 $\alpha 6 \beta 4$ 和 $\alpha 6 \beta 1$ 主要介导肺的趋向性转移，而外泌体整联蛋白 $\alpha v \beta 5$ 在肝脏的特异性转移过程中发挥着重要的作用。因此，肺癌寡转移的发生、发展过程亦可能如此，肺部原发灶可能产生某部分特异的外泌体分子，对靶器官微环境进行特异性改造，从而介导远处器官的

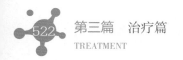

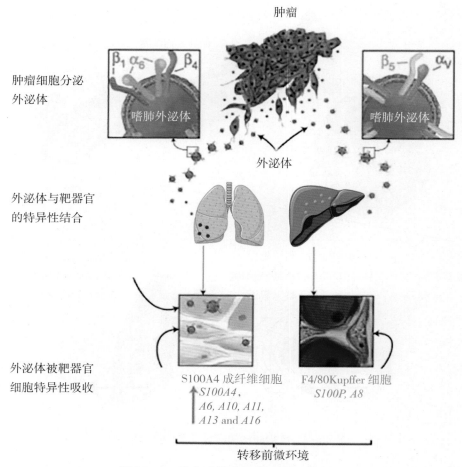

肿瘤

肿瘤细胞分泌
外泌体

嗜肺外泌体　　　　　　　　　嗜肺外泌体

外泌体

外泌体与靶器官
的特异性结合

外泌体被靶器官
细胞特异性吸收

S100A4 成纤维细胞　　　F4/80Kupffer 细胞
S100A4,　　　　　　　*S100P, A8*
A6, A10, A11,
A13 and A16

转移前微环境

图 35-4　肿瘤 "转移前微环境" 模式图

[引自：HOSHINA A, COSTA-SILVA B, SHEN T L, et al. Tumour exosome integrins determine
organotropic metastasis[J]. Nature, 2015, 527(7578): 329 - 335.]

特异性转移。与此同时，靶器官转移微环境的差异还可能决定着原发肿瘤的转移生长潜能，导致其出现转移却又尚未发生广泛转移，从而形成寡转移的状态。然而，目前国内外尚无直接关于寡转移形成过程中"转移前微环境"的探索性研究，相关理论与假说仍处于探索阶段。

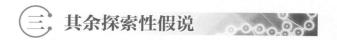 其余探索性假说

目前为止，肿瘤转移的"种子和土壤"假说和"转移前微环境"假说是肺癌寡转移生物学形成机制的主流探索性方向，除此之外，还有个别研究提出，原发瘤与转移瘤的发生、发展过程中，体细胞基因的突变及其基因克隆谱的改造在转移瘤的驱动过程中发挥着重大作用；基因印记、肿瘤基因组学的不稳定性以及 MicroRNA 表达谱等也可能改变肿瘤的转移状态。例如，寡转移形成过程中，MicroRNA-200 家族、MicroRNA-127-5p、MicroRNA-544a、Micro-655-3p 等特异基因片段的表达情况在整个过程中发挥着重要的作用，MicroRNA-200c 表达水平的上调，可能诱使寡转移向全身广泛转移进展，而 MicroRNA-127-5p、MicroRNA-544a、Micro-655-3p 的表达能够显著抑制肿瘤细胞转移过程中的黏附活性及生物学侵袭性，促使寡转移状态的形成。

第四节　肺癌寡转移的类型及其研究现状

一　脑寡转移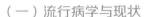

（一）流行病学与现状

颅脑作为 NSCLC 最常见的远处转移器官之一，据文献报道，30%~50% 的 NSCLC 患者在疾病的进程中会合并出现脑转移的情况，且若未予治疗，这部分患者的预后相当差，中位生存期仅为 1~2 个月。传统治疗中，单纯行姑息性全脑放疗（WBRT）曾经被推荐为 NSCLC 合并脑转移患者的一线治疗模式，有效控制率约 75%，然而仅能将患者的中位生存期延长至 3~6 个月，且慢性中枢神经系统并发症的发生率也较高，导致患者出现预后不良。

相比而言，NSCLC 合并脑寡转移的生物学行为相对较为稳定，对于符合特定条件的 NSCLC 脑寡转移的患者，同时接受肺原发灶和脑转移灶的有效局部治疗可明显提高患者的生存预后。因此，美国胸科医师学会（ACCP）临床指南及美国国家综合癌症网络（NCCN）指南强烈推荐，对于合并脑寡转移的 NSCLC 患者，若经 PET/CT 或超声支气管镜排除合并多站纵隔淋巴结转移等显著预后不良因素后，建议对肺原发灶行根治性切除，联合脑转移灶外科手术切除或 SBRT 等局部治疗。既往数个回顾性研究显示，合并同时性脑孤立性寡转移的 NSCLC 患者，接受肺癌根治性手术和脑转移灶局部手术切除或 SBRT 治疗后，总体的 2 年生存率可接近 30%，5 年生存率为 10%~20%。

（二）脑寡转移现代治疗模式的探索与建立

NSCLC 脑寡转移瘤的局部治疗手段主要有手术切除和颅脑立体定向放疗（SBRT 或 SRS）。早在 1986 年，Magilligan 等就已经开始探索局部治疗对肺癌合并脑寡转移患者的生存获益情况，该研究团队对 37 例合并有脑孤立性转移的 NSCLC 患者同期行原发灶和脑转移瘤切除术，同时术后给予辅助性全脑放疗，研究结果提示，这批患者的中位生存期可达 13 个月，5 年生存率为 21%，10 年生存率为 15%，显著优于传统姑息性治疗模式的预后。同时期，Patchell 等通过前瞻性对照研究比较手术联合 WBRT 与单纯 WBRT 的预后，中位生存期是 40 周和 15 周。多数研究显示，脑转移灶局部控制后，术后联合全脑放疗可有效预防颅内局部或全脑其余部位肿瘤的复发。近年来，随着颅脑显微外科技术的进步及治疗决策的改进，外科手术切除在脑转移瘤局部治疗中的地位愈发凸显，2012 年，Collaud 等报道，脑寡转移瘤外科治疗的总体 5 年生存率可达 37%。

与外科手术和全脑放疗不同，立体定向放疗（SBRT）通过将高剂量放射线在单一放射分隔中全部聚焦于颅内的病灶，减轻了周围脑实质的照射剂量，减少了因放疗导致的神经系统并发症的发生率。尽管 SBRT 在 NSCLC 脑寡转移局部治疗的临床价值一直存在争议，但随着最近几年放疗技术的不断革新，颅脑局部定向放疗联合全脑放疗可明显使患者生存获益。而且，相关研究显示，脑转移灶局部控制后，SBRT 或 SRS 术后联合 WBRT 可有效地预防颅内局部或全脑肿瘤复发。

（三）脑寡转移局部治疗模式的选择与思考

对于肺癌合并脑寡转移情况，该选择外科手术切除还是立体定向放疗，至今尚无定论。事实上，尽管颅脑外科手术和立体定向放疗作为

NSCLC 脑寡转移灶局部治疗的临床地位已得到认可，但目前国内外尚无直接比较两者疗效及长期预后的随机对照研究，回顾性研究结果的比较也难分高下。临床实践中，选择神经外科手术还是SBRT 或 SRS，目前主要取决于脑转移瘤的大小、位置、数目及其所致的中枢神经系统症状。2010年，美国著名神经外科学家 Steven N Kalkanis 的研究报道，当脑转移瘤的直径 > 3 cm 或肿瘤所致的颅脑中线位置移位 > 1 cm 时，立体定向放疗的疗效大大削弱，一般不推荐选用。因此，若患者基础功能状况良好，建议选择外科手术切除作为局部治疗的手段，同时为预防手术过程中因脑转移灶所致的颅脑水肿增加的麻醉风险意外，学者 Pfannschmidt 等认为，应于肺切除术前先行脑转移瘤切除术；此外，若患者已合并明显的中枢神经系统症状，影像学检查提示脑转移瘤压迫水肿显著或中性结构偏移严重等情况，也建议需先行脑转移瘤手术解除颅脑情况，择期再行肺原发瘤手术治疗；但是，若脑转移灶数目有限，直径较小，且无合并明显的神经系统症状，亦可以先行肺原发瘤手术，限期再行脑寡转移灶手术切除。如果脑转移瘤为散在多发、手术难以完全切除或患者不能耐受手术或转移瘤位于颅脑重要神经功能区附近，手术切除风险极高，则此时立体定向放疗将是更优的选择。

肾上腺寡转移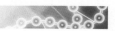

（一）流行病学与早期认识

肾上腺也是 NSCLC 最常见的远处转移器官之一。尽管 NSCLC 出现肾上腺转移的发生率不足 10%，但 NSCLC 合并肾上腺寡转移的实际发病率有 1.5%~3.5%，占全部 NSCLC 肾上腺转移的15%~35%。值得注意的是，肿瘤患者影像学上发现的肾上腺结节或异常肿大，并不全是转移所致，肾上腺腺瘤的发病率近 2%~9%。正因如此，Kim

等学者建议，NSCLC 合并肾上腺结节时，先于肺癌手术前进行肾上腺结节活检，协助明确诊断和疾病分期，尤其是对于长期无病生存的患者更应排除肾上腺腺瘤的可能。

NSCLC 合并肾上腺寡转移常常以单侧肾上腺受累及为主，表现为孤立性转移灶或数个小结节，肾上腺寡转移灶的数目为 1 个或 2 个。NSCLC 合并出现双侧肾上腺转移结节时，往往提示疾病已进入全身广泛性转移的阶段，恶性程度更高，预后更差。与全身广泛转移不同，NSCLC 肾上腺寡转移状态的形成可能与肿瘤特异的基因编码和特殊的转移微环境密切相关。更有研究指出，肺与肾上腺之间存在特异的腹膜后淋巴引流通道，为NSCLC 早期出现肾上腺寡转移提供了必需的解剖和生理基础，转移相对局限，其生物学活性也较稳定。

（二）肾上腺寡转移治疗模式的探索和发展趋势

目前，肾上腺寡转移灶的治疗主要以局部治疗为主，联合必要的系统性全身治疗。局部治疗的方法主要包括肾上腺转移瘤切除术、立体定向放疗（SBRT）或射频消融（RFA）等。多项回顾性研究证实，NSCLC 合并肾上腺孤立性转移患者接受肺原发灶和肾上腺寡转移灶切除术后，可获得较理想的长期生存预后，总体中位生存期可延长至 11~13 个月，5 年生存率约 26%。

对于局部治疗是否可以显著改善肺癌合并肾上腺寡转移患者的生存预后这个问题，国际上已有多项研究给出了答案。2015 年，来自意大利的著名专家 Mirko Barone 教授的研究结果显示，接受转移瘤切除术对比单纯使用化疗，患者的中位生存期为 31 个月和 13 个月，接受转移灶局部治疗的患者的 3 年和 5 年生存率分别可达 48.0%和 29.3%，既往其余类似的相关研究也得出较为一致的结论：肾上腺寡转移瘤局部手术切除可显著改善这部分患者的长期生存状况。与此同时，关于寡转移灶立体定向放疗的效果如何，学者 Milano 团队也于 2012 年通过临床试验证实了 SBRT 在肾上腺寡转移局部治疗中的地位，整体局部控制率可达 74%，中位生存期约 18 个月。近年来，还有其余部分临床研究开始尝试在局部治疗术后联合使用 EGFR-TKI 行靶向治疗，或者开始探索后期维持治疗在 NSCLC 肾上腺寡转移局部治疗后的全程治疗中的临床价值，目前研究结果不一。

（三）肾上腺寡转移的诊疗现状与共识

尽管局部治疗已被证实可使 NSCLC 肾上腺寡转移患者取得生存获益，但其主要是针对部分高度选择性的患者，肺部原发肿瘤的分期（T 分期）、纵隔淋巴结转移与否（N 分期）、无病时间间隔（DFI）等都会影响患者的整体预后。而且，关于肾上腺寡转移手术治疗时机和术式的选择，目前尚无统一的标准。

临床实践中，如何合理地制定肺癌合并肾上腺寡转移患者的诊疗决策？首先需通过术前 PET/CT 等确定 NSCLC 患者是否仅存在肾上腺寡转移，若预计可完整切除则应积极手术治疗，根据临床医生的全面评估后，肺叶切除术和肾上腺转移灶切除术可同期或分期完成。对于同时性肾上腺寡转移，先行肺原发灶手术还是肾上腺转移灶手术，目前争论各异。部分研究认为，为避免肾上腺皮质功能不全所致的术中风险，建议先行肺原发灶手术，择期再行肾上腺寡转移瘤手术；但是，目前临床研究结论更倾向于认为两者之间孰前孰后对预后影响不大，可根据临床实践具体操作。至于腹腔镜手术方式对于肾上腺转移瘤切除的意义，尚待确定。早在 2007 年，美国学者 Strong VE 等通过比较腹腔镜手术和传统开腹手术在 NSCLC 肾上腺转移瘤切除中的差异，试图回答以上提到的问题，研究结果发现，两者在肿瘤的疗效与局部复发等方面比较，差异并无统计学意义。

三 非脑非肾上腺寡转移

事实上，在 NSCLC 的发生、发展过程中，全身任何一个器官都可能出现转移、播散，除了颅脑、肾上腺以外，还包括肺内、肝脏、骨、肾脏、脾脏等。该时期寡转移状态的形成与 NSCLC 脑、肾上腺寡转移的形成机制相似，生物学活性也接近。虽然局部治疗在 NSCLC 合并脑或肾上腺寡转移治疗过程中的效果已得到大量临床试验研究证实，但对于非脑非肾上腺寡转移的治疗效果如何，目前尚存在争议。以下就针对肺内、肝、骨和其余非脑非肾上腺寡转移四个维度，对各自的最新研究进展展开初步探索。

（一）肺内寡转移

根据 IASLC 发布的第 7 版非小细胞肺癌 TNM 分期，同侧同肺叶内转移定义为 T3，同侧不同肺叶内转移为 T4，对侧肺内转移为 M1a。所以，诊断肺癌合并肺内寡转移，临床上还需要进一步鉴别多原发肺癌与肺内转移瘤。目前，临床上主要还是沿用 1975 年由 Martini 和 Melamed 提出的原则来鉴别肺多原发癌和转移瘤情况。随着近年来病理组织学和分子检测技术的进步，像 Yves Lussier 等部分研究者甚至提出，肿瘤转移的过程是受到宿主基因程序编码的，某些基因的异常克隆会赋予肿瘤细胞发生广泛转移的信号，若基因克隆低表达，则出现转移受到限制，所以每个肿瘤病灶都有自己独特的组织分子"指纹"，不仅可以用于鉴别原发癌或转移癌，甚至提示转移癌的严重程度和生物学属性。20 世纪 90 年代末，由学者 Pastorino U 主持开展的 IRLM（international registry of lung metastases）研究总结了肺转移瘤手术切除的经验，研究结果表明，接受肺转移瘤完整切除的 4 572 例患者的 5 年生存率可达 36%，10 年生存率为 26%，该大型研究强力证实了局部治疗在肺内寡转移瘤治疗中不可或缺的临床地位。除此之外，2008年国际肺癌研究协会（IASLC）大型研究结果表明，NSCLC 合并同侧肺寡转移患者接受手术治疗后预后较好，其中同肺叶卫星灶与同侧不同肺叶病灶的 5 年生存率分别为 28% 和 21%，远远优于单纯行姑息性全身治疗；即便是对侧肺叶伴寡转移的情况，若无淋巴结受累或其余远处转移证据，仍建议行寡转移灶手术切除，其疗效仍明显优于被认为是Ⅳ期而行姑息性化疗的效果。因此，限期行手术切除是肺内寡转移治疗的首选方法。对于同时性肺内寡转移的患者，若患者术前肺功能状况良好，可考虑同期行原发灶肺叶切除术和寡转移灶切除术，往往肺内寡转移瘤的切除以肺楔形切除术为主，也可行肺段切除术，术后需辅助必要的全身性治疗。

（二）肝寡转移

肝脏是许多恶性肿瘤最好发的转移器官，肝转移瘤的外科手术切除一直以来都备受关注。早在 20 世纪 80 年代，美国加州国立爱尔兰大学肿瘤外科专家 Hughes 团队就报道了 607 例接受肝转移瘤切除术的结直肠癌术后患者的预后情况，5 年生存率可达 25%。10 年之后，法国著名学者 Nordlinger 等的研究进一步证实了手术切除治疗肝寡转移的临床价值，本研究入组了 1 568 例接受肝转移瘤切除术的患者，终点生存分析显示，该研究人群的 5 年生存率高达 28%。迄今为止，对于肝转移瘤的治疗，局部治疗尤其是外科手术切除术，虽然仍存在一定的争议，但已渐渐被广泛认同和接受。NSCLC 合并肝寡转移的治疗亦是如此，局部治疗可使患者取得更佳的生存获益。手术治疗的目的在于切除所有可探及的相对有限的病灶并保证 R0 切除。随着腹腔镜技术的广泛应用，也为肝寡转移瘤的外科手术治疗提供了更多的选择，甚至对于双侧多发的有限的转移灶亦可考虑分期手术切除。如果患者一般情况较差，难以耐受手术治疗，则可以考虑行射频消融或经导管肝动脉化疗栓塞（TACE）术等局部治疗手段。

（三）骨寡转移

对于肺癌合并骨寡转移的情况，国内外现有的相关研究十分稀少，其治疗模式的选择主要还是源于医务工作者的临床经验与总结。目前临床上针对骨寡转移的局部治疗主要是为预防转移灶所致的病理性骨折或改善骨痛等不适症状，或者尽可能减少 NSCLC 的肿瘤负荷，各种局部治疗手段本质上均属于姑息性治疗。骨寡转移瘤的局部治疗往往以放射治疗手段为主，对于 NSCLC 合并骨寡转移的患者，是否联合手术治疗和放疗应视患者的全身情况和肺原发灶的局部情况而定。若肺原发灶局部分期（TN 分期）较早，且又明确排除其余肺外转移，骨寡转移病灶数目相对有限，可以考虑行肺癌根治术联合骨寡转移灶局部治疗和必要的系统性全身治疗。

（四）其余非脑非肾上腺寡转移

脑、肾上腺、双肺、肝脏和骨是 NSCLC 最常见的转移部位，其余部位的寡转移比较少见，而且针对其余非脑非肾上腺寡转移的外科治疗或局部放疗等方案在临床上的报道更是少之又少。目前，对于这部分患者的治疗，临床上尚无统一的标准和充分的研究经验，原则上首先应开展全面细致的检查（如 PET/CT）以排除全身广泛播散的情况，重点是彻底去除肺部原发灶，然后针对寡转移灶施以必要的局部治疗手段，如手术切除或局部放疗，控制转移灶情况。

第五节　肺癌寡转移研究的现状与展望

非小细胞肺癌寡转移临床上被评价为肺癌的晚期状态，但又有别于一般意义上的晚期肺癌，无论在生物学行为还是治疗策略上，都与传统的晚期肺癌大相径庭。临床上，NSCLC 合并寡转移的数量相对有限，目前尚缺乏前瞻性随机对照研究，但现有的研究数据已证实，经有效的局部治疗联合系统性全身治疗，可以明显改善患者的预后，其中，局部治疗（包括外科手术治疗或立体定向放疗等）在整个过程中占据重要的地位。

近年来，随着人们对寡转移认识的不断深入，国际上已有个别学者进行了初步的尝试，开展了数项关于寡转移瘤专题的前瞻性临床试验研究，希望从循证医学角度探索寡转移瘤的临床治疗策略，为临床决策提供高水平的证据支持。现阶段，根据"国际临床试验注册中心与信息公示平台（Clinicaltrials.gov）"记录的信息显示：2015 年 3 月，英国伦敦大学的 David Landau 教授主持开展了一项关于非小细胞肺癌寡转移瘤标准姑息性化疗对比局部根治性放疗（RT 或 SABR）联合姑息性化疗的 Ⅱ 期随机对照临床研究（SARON 研究，临床试验注册编码：NCT02417662），计划入组 50 例患者，比较两种治疗模式在总体生存期、无疾病进展期以及安全性、可行性等方面的差异。2016 年 4 月，英国皇家马斯登癌症中心的 Vincent Khoo 教授也主持开展了一项关于寡转移瘤的前瞻性、多中心、Ⅲ 期随机对照临床研究（CORE 研究，临床试验注册编码：NCT02759783），计划通过 1：1 配对入组单纯接受传统姑息性治疗和接受 SBRT 联合姑息性治疗的颅外寡转移瘤患者，旨在探索 SBRT 在寡转移瘤局部治疗中的临床地位。此外，为了探索靶向治疗、维持治疗或免疫治疗等在寡转移瘤全程治疗中的临床价值，也有少数研究正在相应领域进行探索。其中，近年来有研究指出，肿瘤放疗过程中可能会使肿瘤细胞暴露更多的自身抗原以激活机体的抗肿瘤免疫反应，影响机体的免疫识别和应激功能，提示在肿瘤放疗过程中，机体的免疫调节也发挥着一定的作用。因此，2013 年 9 月，来自荷兰马斯特里赫特放疗中心的 Phillippe Lambin 教授进行了一项 Ⅰ 期临床研究（临床试验注册编码：NCT02086721），探索免疫细胞因子 L19–IL2 联合 SBRT 在治疗寡转移瘤中的可行性及安全性，本研究计划入组 18 例病例，目前仍处于开展之中。

然而，虽然肺癌寡转移越来越受到重视，相关领域也有少数前瞻性临床试验正在有序地开展着，但对于肺癌寡转移的发生、发展及其临床诊疗决策，现有的研究仍是极其有限的，需要继续深入探索。主要包括以下几个方面：①肺癌寡转移形成过程中究竟发生了哪些生理、生化改变，寡转移状态形成的本质是什么。②各种局部治疗手段该如何选择，如何有效地权衡外科手术与 SBRT、消融等局部治疗手段，提高局部治疗水平。③寡转移全程治疗过程中，靶向治疗以及肿瘤后期维持性治疗的探索等。

（林耀彬　龙　浩）

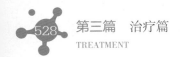
参考文献

[1] SIEGEL R L, MILLER K D, JEMAL A, et al. Cancer statistics, 2016[J]. CA Cancer J Clin, 2016, 66 (1): 7−30.

[2] CHEN W, ZHENG R, BAADE P D, et al. Cancer statistics in China, 2015[J]. CA Cancer J Clin, 2016, 66 (2): 115−132.

[3] GROSSI F, KUBOTA K. Future scenarios for the treatment of advanced non−small cell lung cancer: focus on taxane containing regimens[J]. Oncologist, 2010, 15 (10): 1102−1112.

[4] RAMALINGAM S, BELANI C. Systemic chemotherapy for advanced non−small cell lung cancer: recent advances and future directions[J]. Oncologist, 2008, 13 (Suppl 1): 5−13.

[5] MARTIN J, GINSBERG R J, VENKATRAMAN E S, et al. Long−term results of combined−modality therapy in resectable non−small cell lung cancer[J]. J Clin Oncol, 2002, 20: 1989−1995.

[6] LUKETICH J D, MARTINI N, GINSBERG R J, et al. Successfultreatmentof solitary extracranial metastases from non−small cell lung cancer[J]. Ann Thorac Surg, 1995, 60 (6): 1609−1611.

[7] GOMEZ D R, NIIBE Y, CHANG J Y. Oligometastatic disease at presentation or recurrence for non−small cell lung cancer[J]. Pulm Med, 2012, 2012: 396592.

[8] HELLMAN S, WEICHSELBAUM R R. Oligometastases[J]. J Clin Oncol, 1995, 13 (1): 8−10.

[9] GUPTA G P, MASSAGUE J. Cancer metastasis: building a framework[J]. Cell, 2006, 127 (4): 679−695.

[10] EBERHARDT W E, MITCHELL A, CROWLEY J, et al. The IASLC Lung Cancer Staging Project: proposals for the Revision of the M descriptors in the forthcoming eighth edition of the TNM classification of lung cancer[J]. J Thorac Oncol, 2015, 10 (11): 1515−1522.

[11] WEICHSELBAUM R R, HELLMAN S. Oligometastases revisited[J]. Nat Rev Clin Oncol, 2011, 8 (6): 378−382.

[12] JOACHIM P, HENDRIK D. Surgical treatment of oligometastatic non−small cell lung cancer[J]. Lung Cancer, 2010, 69: 251−258.

[13] SALAH S, TANVETYANON T, ABBASI S, et al. Metastatectomy for extra−cranial extra−adrenal non−small cell lung cancer solitary metastases systematic review and analysis of reported cases[J]. Lung Cancer, 2012, 75: 9−14.

[14] TANVETYANON T, ROBINSON L A, SCHELL M J. Outcomesofadrenalectomyforisolated synchronous versus metachronous adrenal metastases in non−small cell lung cancer: a systematic review and pooled analysis[J]. J Clin Oncol, 2008, 26 (7): 1142−1147.

[15] YANO T, HARO A, YOSHIDA T, et al. Prognostic impact of local treatment against postoperative oligometastases in non−small cell lung cancer[J]. Journal of Surgical Oncology, 2010, 102 (7): 852−855.

[16] INOUE T, KATOH N, AOYAMA H, et al. Clinical outcomes of stereotactic brain and/or body radiotherapy for patients with oligometastatic lesions[J]. Jpn J Clin Oncol, 2010, 40 (8): 788−794.

[17] PAGET S. The distribution of secondary growths in cancer of the breast[J]. Cancer Metastasis Rev, 1989, 8 (2): 98−101.

[18] KAPLAN R N, RAFII S, LYDEN D. Preparing the "soil": the premetastatic niche[J]. Cancer Res, 2006, 66 (23): 11089-11093.

[19] HOSHINA A, COSTA-SILVA B, SHEN T L, et al. Tumour exosome integrins determine organotropic metastasis[J]. Nature, 2015, 527 (7578): 329-335.

[20] CAMPBELL P J, YACHIDA S, MUDIE L J, et al. The patterns and dynamics of genomic instability in metastatic pancreatic cancer[J]. Nature, 2010, 467: 1109-1113.

[21] YACHIDA S, JONES S, BOZIC I, et al. Distant metastasis occurs late during the genetic evolution of pancreatic cancer[J]. Nature, 2010, 467: 1114-1117.

[22] LUSSIER Y A, XING H R, SALAMA J K, et al. MicroRNA expression characterizes oligometastasis (es) [J]. Plos One, 2011, 6 (12): e28650.

[23] UPPAL A, WIGHTMAN S C, MALLON S, et al. 14q32-encoded microRNAs mediate an oligometastatic phenotype[J]. Oncotarget, 2014, 6 (6): 3540-3552.

[24] SORENSEN J B, HANSEN H H, HANSEN M, et al. Brain metastases in adenocarcinoma of the lung: frequency, risk groups and prognosis[J]. J Clin Oncol, 1988, 6: 1474-1480.

[25] LAGERWAARD F J, LEVENDAG P C, NOWAK P J, et al. Identification of prognostic factors in patients with brain metastases: a review of 1292 patients[J]. Int J Radiat Oncol Biol Phys, 1999, 43: 795-803.

[26] SCHOUTTEN L J, RUTTEN J, HUVENEERS H A, et al. Incidence of brain metastases in a cohort of patients with carcinoma of the breast, colon, kidney, and lung and melanoma[J]. Cancer, 2002, 94: 2698-2705.

[27] ZIMM S, WAMPLER G L, STABLEIN D, et al. Intracerebral metastases on solid-tumor patients: natural history and results of treatment[J]. Cancer, 1981, 48: 384-394.

[28] DEUTSCH M, PARSONS J A, MERCADO J R. Radiotherapy for intracranial metastases[J]. Cancer, 1974, 34 (5): 1607-1611.

[29] DEELEY T J, EDWARDS J M. Radiotherapy in the management of cerebral secondaries from bronchial carcinoma[J]. Lancet, 1968, 1 (7554): 1209-1213.

[30] KOZOWER B D, LARNER J M, DETTERBECK F C, et al. Special treatment issues in non-small cell lung cancer: diagnosis and management of lung cancer, 3rd ed: American College of Chest Physicians evidence-based clinical practice guidelines[J]. Chest, 2013, 143 (5 Suppl): e369S-399S.

[31] FLANNERY T W, SUNTHARALINGAM M, REGINE W F, et al. Long-term survival in patients with synchronous, solitary brain metastasis from non-small cell lung cancer treated with radiosurgery[J]. Int J Radiat Oncol Biol Phys, 2008, 72 (1): 19-23.

[32] MORDANT P, ARAME A, DE DOMINICIS F, et al. Which metastasis management allows long-term survival of synchronous solitary M1b non-small cell lung cancer? [J]. Eur J Cardiothorac Surg, 2012, 41 (3): 617-622.

[33] MAGILLIGAN D, DUVERNOY C, MALIK G, et al. Surgical approach to lung cancer with solitary cerebral metastasis: twenty-five years' experience[J]. Ann Thorac Surg, 1986, 42: 360-364.

[34] PATCHELL R A, TIBBS P A, WALSH J W, et al. A randomized trial of surgery in the treatment of single metastases to the brain[J]. N Engl J Med, 1990, 322: 494-500.

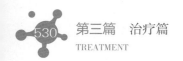
[35] COLLAUD S, STAHEL R, INCI I, et al. Survival of patients treated surgically for synchronous single-organ metastatic NSCLC and advanced pathologic TN stage[J]. Lung Cancer, 2012, 78: 234-238.

[36] AOYAMA H, SHIRATO H, TAGO M, et al. Stereotactic radiosurgery plus whole-brain radiation therapy vs stereotactic radiosurgery alone for treatment of brain metastases: a randomized controlled trial[J]. JAMA, 2006, 295 (21): 2483-2491.

[37] KALKANIS S N, KONDZIOLKA D, GASPAR L E, et al. The role of surgical resection in the management of newly diagnosed brain metastases: a systematic review and evidence-based clinical practice guideline[J]. J Neurooncol, 2010, 96: 33-43.

[38] BARONE M, DI NUZZO D, CIPOLLONE G, et al. Oligometastatic non-small cell lung cancer (NSCLC): adrenal metastases. Experience in a single institution[J]. Updates Surg, 2015, 67: 383-387.

[39] MCNICHOLAS M M, LEE M J, MAYO-SMITH W W, et al. An imaging algorithm for the differential diagnosis of adrenal adenomas and metastases[J]. AJR Am J Roentgenol, 1995, 165 (6): 1453-1459.

[40] KIM H K, CHOI Y S, KIM K, et al. Preoperative evaluation of adrenal lesions based on imaging studies and laparoscopic adrenalectomy in patients with otherwise operable lung cancer[J]. Lung Cancer, 2007, 58 (3): 342-347.

[41] KARANIKIOTIS C, TENTES A A, MARKAKIDIS S, et al. Large bilateral adrenal metastases in non-small cell lung cancer[J]. World J Surg Oncol, 2004, 2: 37.

[42] SASTRY P, TOCOCK A. Coonar AS. Adrenalectomy for isolated metastasis from operable non-small cell lung cancer[J]. Inter CardioVasc Thor Surg, 2014, 18: 495-498.

[43] PORTE H, SIAT J, GUIBERT B. Resection of adrenal metastases from non-small cell lung cancer: a multicenter study[J]. Ann Thorac Surg, 2001, 7 (3): 981-985.

[44] MERCIER O, FADEL E, PERROT M. Surgical treatment of solitary adrenal metastasis from non-small cell lung cancer[J]. J Thorac Cardiovasc Surg, 2005, 130 (1): 136-140.

[45] LUKETICH J D, BURT M E. Does resection of adrenal metastases from non-small cell lung cancer improves survival[J]. Ann Thorac Surg, 1996, 62 (6): 1614-1616.

[46] MILANO M T, KATZ A W, ZHANG H, et al. Oligometastases treated with stereotactic body radiotherapy: long-term follow-up of prospective study[J]. Int J Radiat Oncol Biol Phys, 2012, 83 (3): 878-886.

[47] IYENGAR P, KAVANAGH B D, WARDAK Z, et al. Phase II trial of stereotactic body radiation therapy combined with erlotinib for patients with limited but progressive metastatic non-small cell lung cancer[J]. J Clin Oncol, 2014, 32 (34): 3824-3830.

[48] STRONG V E, D'ANGELICA M, TANG L, et al. Laparoscopic adrenalectomy for isolated adrenal metastasis[J]. Ann Surg Oncol, 2007, 14: 3392-3400.

[49] MARTINI N, MELAMED M R. Multiple primary lung cancers[J]. J Thorac Cardiovasc Surg, 1975, 70 (4): 606-612.

[50] LUSSIER Y A, KHODAREV N N, REGAN K, et al. Oligo-and polymetastatic progression in lung metastasis (es) patients is associated with specific microRNAs[J]. Plos One, 2012, 7 (12): e50141.

[51] PASTORINO U, BUYSE M, FRIDEL G, et al. Long-term results of lung metastasectomy: prognostic analyses based on 5206 cases. The International Registry of Lung Metastases[J]. J Thorac Cardiovasc Surg, 1997, 113: 37-49.

[52] ZELL J A, OU S H, ZIOGAS A, et al. Survival improvements for advanced stage nonbronchioloalveolar carcinoma-type non-small cell lung cancer cases with ipsilateral intrapulmonary nodules[J]. Cancer, 2008, 112 (1): 136-143.

[53] HUGHES K S, SIMON R, SONGHORABODI S, et al. Resection of the liver for colorectal carcinoma metastases: a multi-institutional study of patterns of recurrence[J]. Surgery, 1986, 100: 278-284.

[54] NORDLINGER B, GUIGUET M, VAILLANT J C, et al. Surgical resection of colorectal carcinoma metastases to the liver. A prognostic scoring system to improve case selection, based on 1568 patients. Association Française de Chirurgie[J]. Cancer, 1996, 77: 1254-1262.

[55] SUVA L J, GRIFFIN R J, MAKHOUL I. Mechanisms of bone metastases of breast cancer[J]. Endocr Relat Cancer, 2009, 16 (3): 703-713.

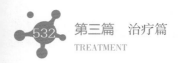
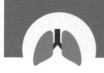

第三十六章

多原发肺癌的诊治现状及展望

第一节 概 述

随着各国对肺癌的相关基础及临床研究重视的加深，以及人口老龄化、肿瘤检测技术和治疗水平的提高，尤其是高分辨率 CT 的广泛应用、无疾病生存期延长以及对肿瘤随访的重视，目前越来越多首诊或在肿瘤治疗过程中发现肺内多发孤立性结节，尤其是影像学表现为磨玻璃样病变的患者越来越多，且大多数此类患者的临床表现与传统的肺内转移有极大的不同。面对这一问题，近年来多原发肺癌（multiple primary lung cancer,

MPLC）这一概念不断深入人心且受到关注，但由于缺乏高级别的循证医学证据，其诊断、治疗方式及预后等各方面仍存在争议。传统的第七版肺癌 TNM 分期将同侧相同肺叶的多发肿瘤结节定为 T3，同侧不同肺叶的多发肿瘤结节定为 T4，对侧的肿瘤结节定为 M1，而缺乏对多原发肺癌与肺癌肺内转移的详细区分，这可能会使部分患者的分期偏高，从而失去接受更加好的干预手段并获得更好预后的机会。

第二节 早 期 认 识

MPLC 最早于 1924 年被报道，国际上首个规范的诊断标准是基于 Martini 等在 1975 年第一次发表的系统性临床回顾研究中所拟定的 Martini-Melamed 标准，其要点包括：①两病灶位于不同侧肺或不同肺叶；②彼此孤立且均为原位癌起源；

③共同引流淋巴途径无转移，且无肺外转移；④间隔 6 个月以内为同时性多原发肺癌（sMPLC），6 个月以上为异时性多原发肺癌（mMPLC）。该诊断标准认为，原发肺癌切除后生存 2 年以上为治愈，肺部再次出现独立肿瘤为第二原发癌，其

转移或复发的可能很小。然而，考虑到当时的基础科学及医学条件限制，Martini - Melamed 标准主要基于肿瘤临床特点，包括肿瘤的形态、位置、是否原位癌、血管侵犯和转移来进行临床推断，并不能在病理及基因表达上对第二原发肿瘤和转移灶进行鉴别（图 36-1）。

Martini - Melamed 标准

同时性多原发肺癌（synchronous MPLC）
　A.肿瘤在空间上是截然不同的（处于不同肺叶）
　B.组织学病理学类型：
　　1.病理类型不同
　　2.病理类型相同，但在不同的肺段、肺叶，否则：
　　　a.肿瘤独立起源于原位癌
　　　b.共同引流区淋巴结无转移
　　　c.诊断时无肺外转移

异时性多原发肺癌（metachronous MPLC）
　A.组织学病理类型不同
　B.组织学病理类型相同，除非：
　　1.无瘤间期超过两年
　　2.肿瘤独立起源于原位癌
　　3.第二肿瘤来源于不同肺叶，但是：
　　　a.共同引流区淋巴结无转移
　　　b.诊断时无肺外转移

Antakli et al. 后续新增标准相关修订
　A.组织学类型不同
　B.组织病理学类型相同但同时满足以下两点：
　　1.解剖学上位于不同肺叶
　　2.相关的癌前病变
　　3.无全身转移
　　4.没有医疗上的传播
　　5.DNA突变有异质性

图 36-1　多原发肺癌诊断标准（Martini - Melamed 标准）

随着人们对多原发肺癌的重视，越来越多的相关研究在近 30 年逐步展开。就发病率来说，相关荟萃分析文献总结 2010 年之前国内外在 MPLC 上的大型回顾性临床研究报道发现存在较大差异。国内对于此类疾病的相关研究集中于 2010 年前后，几个相关研究的报道发病率为 0.3%~1.2%；而国外的大宗数据波动较大，范围大致位于 0.2%~20%，考虑相关研究时间跨度较长（1975—2016），且随着影像学技术及其疾病认识的发展，不同中心的发病率统计出现较大偏差是可以理解的。结合 MPLC 的诊断标准来说，一个完整的 MPLC 的诊断是基于手术处理并在获得一个完整的病理诊断的基础上，单纯以临床标准统计肺部孤立性结节的发病率并将之与多原发肺癌鉴别开其实并不准确。因此最新的回顾性研究认为，MPLC 的发病率占整个可手术肺癌的 5.5%~7%，并且有研究报道认为在整个 MPLC 的分型中，mMPLC 的发病率较 sMPLC 更高（表 36-1）。

既往我们往往将多原发肺癌与肺内转移瘤相混淆，并导致了相当一部分患者在首诊时即出现分期错误而导致治疗错误，直接影响患者预后，将多原发肺癌误认为是转移或者复发而放弃手术治疗。既往文献报道在可手术治疗的 I~III 期非小细胞肺癌（NSCLC）患者中，约有 16% 术前通过常规的影像学检查发现肺内存在多结节病灶。而在这些多发病灶中，有 1%~8% 的多结节其实应该诊断为多原发肺癌。肺癌作为我国第一大恶性肿瘤，从基础乃至临床早些年都有很多相关研究，而在 MPLC 方面其实国内多原发肺癌早期也受到一定程度上的关注，然而受限于当时的社会条件及科研环境，国内早期的相关研究集中于病例个案的报道，其发病率统计并不准确。推测发病率较低的原因包括：受到当时医疗条件的限制及对癌症的认识不足，手术条件有限，导致部分一般状况及肺功能不佳等情况的患者无法承受同期或序贯式手术治疗而不便行回顾性统计，进而错过了最准确的诊断治疗时机。随着肿瘤诊疗技术的进步，尤其是高分辨率 CT 的广泛应用，加之肿瘤患者生存期逐渐延长，使得包括肺磨玻璃样影在内的常见多发肺结节病灶甚至 MPLC 的检出率不断增加，手术条件的进步及微创技术的发展使得更多的患者能够接受完整的手术切除，进而明确肺部多原发肺癌诊断。随着医学环境的发

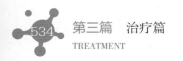

表 36-1　国际多原发肺癌大型临床研究（2010 之前）

作者	年份	研究类型	病例数	同时性	异时性	诊断标准
Moffat-Bruce 等	2010	回顾性研究	24	13	11	DNA 测序
Girard 等	2010	回顾性研究	7	4	3	Martini - Melamed 合并病理亚型
Girard 等	2009	单中心回顾性研究	20	6	14	aCGH, Martini - Melamed
Ono 等	2009	回顾性研究	50	29	21	p53, p16,p27, c-erbB2 的表达率
Chang 等	2007	回顾性研究	92	55	37	Martini - Melamed
Trousse 等	2007	回顾性研究	125	125	0	Martini - Melamed
Duchateau 等	2005	回顾性研究	44	NA	NA	Martini - Melamed
Tsunezuka 等	2004	单中心回顾性研究	36	18	18	Martini - Melamed Antakli
Aziz 等	2002	单中心回顾性研究	51	10	41	Martini - Melamed
Okada 等	1998	回顾性研究	57	28	39	Martini - Melamed
Antakli 等	1995	单中心回顾性研究	65	26	39	Martini - Melamed Antakli
Martini 等	1975	回顾性研究	50	18	32	Martini - Melamed

展，加深对 MPLC 的认识，对合适的患者制定合适的治疗手段，明确诊断是非常有必要的。

多原发肺癌的发病原因和致病因素目前尚无定论，Haraguch 等认为 MPLC 具有家族遗传倾向，具有肿瘤家族史的肺癌患者发生第二甚至第三肺癌的概率明显高于无肿瘤家族史者。来自瑞典的报道也证实了 MPLC 的家族遗传倾向。MPLC 发病增加与单发肺癌一样，吸烟是其最主要危险因素，占所有肺癌相关死亡危险因素的 85%~90%。有研究报道 MPLC 者的吸烟率高于单发肺癌者，而初次诊断肺癌后 2 年内戒烟的患者发生异时性 MPLC 的风险明显降低。其他致癌物如石棉、乙醚、多环芳烃、铬、镍等均与 MPLC 的发病相关。医源性因素如放射线、化疗药物的应用使得新发恶性肿瘤的危险升高。精神心理因素：患者患第一原发癌后焦虑、抑郁的精神心理因素对自身免疫力的影响，以及在原高危环境中的持续暴露增加了第二癌症的发生率。总结目前已发表的文献，以下高危因素及相关学说在多篇文章中均有涉及，并引起目前研究的重视：①支气管黏膜在致癌因子的作用下可以发生多处癌变，即可将肺癌视为一种潜在的具备空间异质性和时间异质性的多灶性疾病，即区域性癌化（field cancerization）假说。②第一次原发癌的放疗、化疗导致身体内环境改变诱发的二次癌变。③长期使用免疫抑制剂导致免疫系统紊乱，对肿瘤抵抗能力下降。④忧虑、紧张等负面情绪对肿瘤的发生、发展有促进作用。

第三节　目前的诊断模式及探索

进入 21 世纪后，随着相关研究的不断进展及 MPLC 越发受到重视，美国胸科医师协会（American College of Chest Physicians，ACCP）对

MPLC 的诊断标准给予了更加系统性的补充及说明（表 36-2，表 36-3）。

表 36-2　异时性多原发肺癌（sMPLC）的诊断标准

定位	相同组织学类型	不同组织学类型或不同分子遗传学特征或分别起源于不同原位癌
相同肺叶	无全身转移：多原发；	多原发
	全身转移：转移	多原发
不同肺叶	无 N2、N3 转移及无全身转移：不确定；	多原发
	N2、N3 转移或全身转移：转移	多原发

表 36-3　同时性多原发肺癌（mMPLC）的诊断标准

两病灶时间间隔	相同组织学类型	不同组织和学类型或不同分子遗传学特征或分别起源于不同原位癌
≥ 4 年	无全身转移：多原发；	多原发
	全身转移：转移	多原发
≥ 2 年 且 < 4 年	无 N2、N3 转移及无全身转移：不确定；	多原发
	N2、N3 转移或全身转移：转移	多原发
< 2 年	转移	多原发

2011 年由 IASLC、美国胸科学会（ATS）及欧洲呼吸学会（ERS）联合公布了关于肺腺癌的国际多学科分类新标准。新标准废止了细支气管肺泡癌（bronchiolo alveolar carcinoma，BAC）的定义，将腺癌分为浸润前病变（包含原位腺癌，即直径 ≤ 3 cm 的 BAC）、微浸润腺癌、浸润性腺癌（包含伏壁样生长为主型，即原来的非黏液性 BAC，浸润成分 > 5 mm）和浸润性腺癌的变异型（包含浸润性黏液腺癌，即原来的黏液性 BAC）。虽然不同的肺腺癌亚形在诊断 MPLC 上仍然未有定论，2013 年 ACCP 仍然提出对于肺

部多发孤立性结节在手术后病理类型均为肺腺癌时，腺癌的不同组织学亚型可以帮助我们将多原发肺部肿瘤与转移瘤加以鉴别（图 36-2）。

有些研究得出的结果倾向于 MPLC 的发病率高于肺内转移，而有些研究则相反，如美国印第安纳大学一项研究使用杂合性缺失、TP53 基因突变和 X 染色体失活状态分析多病灶肺癌的克隆起源，结果显示 30 例患者中 23 例具有相同的基因改变，即单克隆起源，也就是多病灶肺癌患者中多数是局部或区域性肺内转移。而 Huang 等使用杂合性缺失研究表明大多数临床诊断的 MPLC

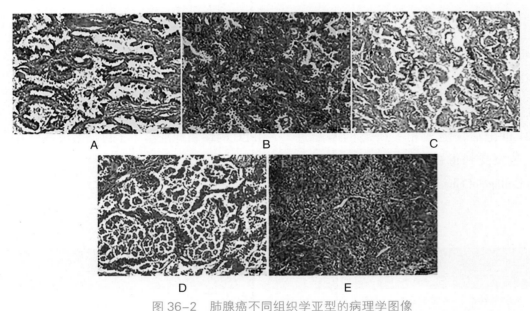

图 36-2　肺腺癌不同组织学亚型的病理学图像
A. 贴壁生长型腺癌。B. 腺泡型腺癌。C. 乳头型腺癌。D. 微小乳头状腺癌。E. 实体型腺癌。

具有不同的杂合性缺失形式，支持临床诊断。

但是目前在临床上一般较少应用分子基因特点不同和起源于不同的原位癌作为诊断指标，其原因是目前我们还不能应用可靠的分子生物学技术和根据两个癌灶是否起源于不同的原位癌来回顾性确认 sMPLC。如果单纯根据肺癌病灶的发生部位和发生时间间隔来鉴别 MPLC 和肺内转移则是不完善的，因此 ACCP 指南建议仍需综合考虑临床特点及影像学特征来鉴别 MPLC 和肺内转移。也就是说目前尚无诊断 MPLC 的金标准，以上标准仅供参考，原则上还是以手术为基础的临床诊断作为诊断的基础。就目前较为热门的遗传学及基因相关分析在多原发肺癌诊断的结合上，使用特异的分子标志物或突变来应用于多原发肺癌的诊断并无统一定论。

总的来说，如何在肺内同时或异时发生的多个恶性病变中确定各自是原发而非转移癌，根据 ACCP 现在的标准，当病理提示组织学类型不同时各个独立肿瘤是原发并无疑问，但是当组织类型相同时鉴别较困难（特别是随着以 GGO 为主的病灶逐渐增多），此时结合患者现有的临床检查结果及表现综合诊断仍然是目前多原发肺癌诊断的趋势。

胸部 CT 检查在多原发肺癌的诊断中起重要作用。转移癌多为圆形、光滑、密度一致的结节影，多发较单发更常见，进展相对缓慢。多原发癌结节影则多具有原发性肺癌的特点，如分叶、毛刺、边缘不光整、密度不均匀等；多见于老年人，周围型较常见，肺上叶为好发区域；就单个癌灶而言多数为早期癌。但如果病灶位于不同的肺叶甚至双侧肺，据旧的 TNM 分期则将之直接视为肺内转移，认为分期较晚（T4~M1）（图 36-3，图 36-4）。

由于 MPLC 和肺内转移癌的预后存在较大差异，对于任何原发肺癌患者术前都应仔细检查有无同期存在的其他病灶，术后应严密随访以期较早发现再发或转移病灶。在实际工作中，仅仅依靠临床和影像学方法无法有效鉴别多原发癌或是肺内转移病灶、抑或是良性结节，导致此类患者的确切临床分期和治疗方案选择不十分明确。常规的病理组织学诊断方法辅以免疫组化等技术能够协助鉴别 MPLC 或转移癌。但即便是组织学

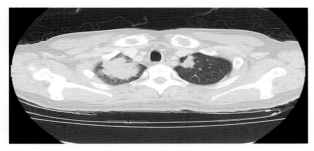

图 36-3　典型病例 1

右上肺肿物（大小约 4.5cm×5.0cm，分叶状，毛刺征 +），左上肺结节（大小约 1.5cm×2.0cm，分叶状，毛刺征 +）。

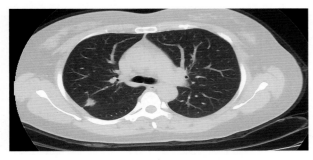

A

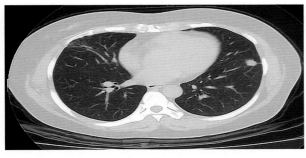

B

图 36-4　典型病例 2

A. 右上肺结节（大小约 1.0cm×1.5cm，分叶状，毛刺征 +，胸膜牵拉征 +），B. 左下肺结节（大小约 1.0cm×1.4cm，毛刺征 +，胸膜牵拉征 +）。

相同的多个癌灶亦有可能表达不同的分子病理类型，如不同的表皮生长因子受体（EGFR）基因突变型。

近些年有非常多的相关基础研究对多原发肺癌的分子基因层次诊断进行了探索。目前现有的相关研究均提示 MPLC 以肺腺癌多见，因此有研究认为可利用遗传分子学检测加以鉴别，如 P53 基因、表皮生长因子受体（EGFR）基因

等。Chang 等运用突变及分子分型分析发现 50% 以上的 MPLC 具有不同的分子克隆（不同的肿物间 P53 等突变存在差异）。Dacic 等对 20 例病理分期为 T4 期的同时性多原发肺腺癌患者进行 1p、3p、5p、9p、9q、10q、17p 和 22q 的共 15 个多态性微卫星标记的杂合性缺失分析，结果显示在所有的肺部多病灶中，14 例分子学表达更加倾向于同质性（不一致率 ≤ 40%），6 例分子学表达倾向于异质性（ > 40%），因此病理学诊断 T4 期肿瘤可能具有不同的克隆起源，然而此研究的分子标记有限，无法从根源上解决多原发肿瘤起源的问题。美国一项研究通过检测配对肿瘤多个基因及染色体位点杂合性缺失的形式，发现原发性肺癌和转移癌有着近乎一致的杂合性缺失，相反，目前临床诊断的大多数同时性及异时性 MPLP 杂合性缺失形式并不同。Wang 等通过检测杂合性缺失、TP53 基因突变和 X 染色体失活状态分析多发肺癌病灶的克隆起源，结果显示大多数 MPLC 具有相同的克隆起源，并且多发病灶具有局部和区域肺内转移的表现。美国另一项研究利用全面的组织学评估鉴别 MPLC 与肺内转移。近年来，一些新技术如综合比较基因组杂交技术（comparative genomic hybridization，CGH）、单核苷酸多态性和基因表达谱等手段逐渐用于探索多发肺癌病灶的克隆起源。Girard 等通过 CGH 和已选基因的突变谱及详细临床病理学分型评估 MPLC 的克隆关系，发现基因分析可鉴别多原发肺癌和转移癌，更好地完善了目前使用的临床病理学诊断标准。日本学者 Arai 等对同期双病灶肺癌的临床病理及基因分析特征的分析发现，通过 CGH 和 EGFR 突变检测 12 例双病灶肺癌患者（病理学诊断肺内转移 6 例，双原发 6 例），拷贝数变化的一致率在病理学诊断肺内转移组明显高于双原发组，将 50% 的一致率设定为诊断标准，结果显示 12 例中有 10 例与病理诊断相一致，另外 2 例通过详细的病理学分析也支

持 CGH 的结果。2013 Genomics 杂志发表的一篇关于 Illumina 二代测序和 CGH 诊断拷贝数变化的研究发现，在 39 例患者中，CGH 检测到的 11 处变化，二代测序也同样检测到。因此二代测序可代替 CGH 用于检测基因拷贝数的变化。2013 年荷兰学者 Geurts-Giele 等使用传统的分子检测及二代测序方法检测多病灶 NSCLC 基因突变情况，发现传统方法检测到的两个肺癌病灶具有不同的 *EGFR* 突变、*EGFR* 扩增、*TP53* 突变和杂合性丢失形式，二代测序同样可以检测出来。另外有文章提示二代测序还发现其中的一个病灶具有 ATM 变异，但该变异意义未明。此外，也可通过联合检测蛋白表达的差异鉴别 MPLC 和肺内转移癌，如 Ono K 等通过联合 4 个癌症相关蛋白（p53，p16，p27 和 cerbB-2）的表达区分 MPLC 和肺内转移癌。以上研究由于试验条件有限，检测样本量小，所分析的基因数目有限，价格昂贵，多原发肺肿物之间的基因差别存在需要生物统计学支持，不同实验室检测平台存在差异以及难以向临床推广等缺陷，故目前遗传分子学检测实际应用于临床较少。现在随着各项技术的成熟，有的中心提示在病灶具有一定大小的情况下，术前经由多部位穿刺活检获得分子病理诊断的方法在一定程度上安全、准确，有较高的临床价值。

随着最新的肿瘤异质性问题的提出及新一代检测技术的提出，在 *Science*、*Nature* 等杂志上连续发表了多篇基于目前精准医学条件下的多原发肺癌检测报道。Yang Yang 等最新的研究结果提示，回顾性分析 129 例 2011—2015 年行肺部多原发肺癌手术的患者，在所有的患者中有 123 位（95.4%）患者肺部有 2 个孤立病灶，5 位（3.9%）患者为 3 个病灶，其中有 1 例（0.8%）有 4 个原发病灶。对所有切下的肺部病灶均行热门靶点检测，包括 EGFR、BRAF、ROS1、KRAS 以及 EML4-ALK，发现这些热门靶点在 113 个（87.59%）病例上有检出。该研究提示在多原发肺癌患者中，大多数患者均在至少一个病灶中检测到 EGFR（98 名患者）基因突变，仅有 8 名（19.5%）男性和 8 名（9.1%）女性患者未检测到突变，有 10 名患者同时鉴定出两个基因的突变。在该研究的基因细分结果中，鉴定了 12 个亚型的 EGFR 基因突变，包括 6 种类型的复杂突变，且仅在女性患者中发现复杂突变（*L858R / S768I*，*L858R / 20ins*，*G719X / T790M*，*19del / T790M*，*19del / L858R* 和 *19del / 20ins*），而男性患者的突变谱相对简单，在男性患者中仅检测到外显子 *19del* 和 *L858R* 突变。

而 Yu Liu 等人于 *Nature* 上发表的文章指出，经分析 6 位患者共 15 个肺腺癌和一个区域淋巴结转移的病灶的基因组谱（该图谱包含既往在肺癌研究中检测的 1 127 个非同义编码和剪切位点突变）。所有 15 个肺肿瘤都显示不同的基因组谱，提示所有的肿瘤均为独立的原发性肿瘤，这与 6 位患者中的 5 人经病理医生进行的综合组织病理学评估一致。在这些分析中提示相同个体的多原发肺部肿瘤彼此不再相似，这种基于基因层面的诊断能够用于鉴别多原发肺癌及转移瘤。此研究提示几个已知的癌症相关基因在来自相同患者的不同肿瘤中具有不同的突变。这些发现表明，在相同的遗传背景和环境暴露的背景下，同一个体中的不同肺癌可以具有不同的基因组谱，并且可以由不同的分子事件驱动。因此随着关于多原发肿瘤基因诊断的进展，有望从基因层面对多原发肿瘤进行确切的诊断及将之与肺内转移癌鉴别开来，但是相关研究结果实际应用于临床仍然要等待大型临床试验的数据及结果。

第四节　关于多原发肺癌的治疗探索

已有越来越多的学者认为应将多原发肺癌病灶单独分期，视为独立个体，积极手术治疗。尤其对于病灶位于双侧的患者，应避免仅依据单侧病理结果决定治疗方案，相关文献及临床工作中已有类似误诊误治的报道。由于新的病理分型标准报道原位腺癌、微浸润腺癌进行根治切除后，年生存率达到或接近100%，使其成为近乎可以治愈的疾病，因此新标准对多原发肺腺癌的分期及治疗方式产生了巨大影响。已有观点认为单纯胸腔镜肺楔形切除是改善外周型原位腺癌患者长

期预后、提高术后生活质量的最佳选择。Mun 和 KohnoMl 对 27 例纯磨玻璃样多原发肺癌患者术后进行了近 4 年的随访，无患者死亡。Kim 等研究发现纯磨玻璃样病灶肺癌术后很少复发。De Leyn 等报道双侧病灶病理类型是否相同并不影响术后 5 年生存率，但均明显较Ⅳ期患者术后 5 年生存率高。在除外纵隔淋巴结转移的前提下，即使对于术后病理证实为转移癌的患者，其 5 年生存率较多原发癌患者也无显著差异。因此，对纵隔淋巴结阴性多结节 NSCLC 应建议积极手术治疗，

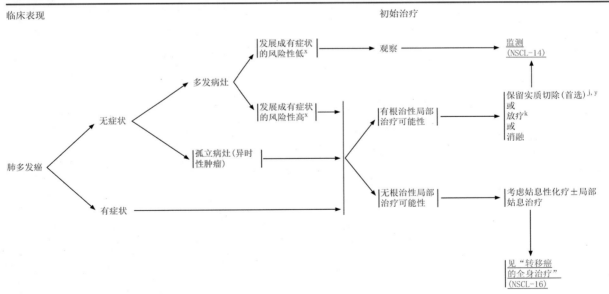

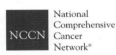
NCCN指南2015年第7版
非小细胞肺癌

NCCN指南索引
NSCLC目录
讨论

临床表现　　　　　　　　　　　　　　　　　　　　　　初始治疗

j 见"手术治疗原则"(NSCL-B)。
k 见"放射治疗原则"(NSCL-C)。
x 发展成有症状的风险低的病灶可以被观察到(如小而生长慢的半实质结节)。但是如果病灶发展到有症状或出现症状的风险变高(如半实质结节即使在很小时加速生长、实质成分增加或FDG摄取增加)，就应该考虑治疗。
y 首选能保留肺的切除术，但个体化治疗方案应受肿瘤分布和机构专业经验的指引。

注：除非另有说明，所有建议均为2A类。
临床试验：NCCN认为任何肿瘤患者都可以在临床试验中得到最佳处理，因此特别鼓励肿瘤患者参加临床试验。

图 36-5　多原发肺癌 NCCN 诊疗推荐指南

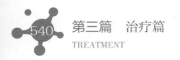
即便首诊双肺占位也不宜直接按终末期处置，如果术前检查没有发现远处转移的征象，可在完善包括 PET/CT、纵隔镜及超声支气管镜检查排除纵隔淋巴结阳性病例后，再依患者一般状况及肺功能等行双侧手术（图 36-5）。

现有的相关临床研究及指南指出：多原发肺癌传统的基本治疗原则是最大限度切除肿瘤的同时最大限度保存肺功能和降低手术风险。实际工作中受诊治医生临床经验、手术技术水平等主观因素影响较大，尚无统一规范的标准。总结现有研究结果显示，磨玻璃样病灶肺癌与实性肺癌的预后明显不同，且肿瘤最大径是影响预后的独立因素。回顾 NCCN 指南及总结相关文献，目前建议合理的治疗策略总结如下：

1. 首先明确病变位置、大小及影像学特点（是否以实性成分为主），完善术前患者心肺功能检查，根据患者 PS 评分确定同期或者分期手术治疗。

2. 同侧病变，尽量同期手术 ①多发肺部肿物均为磨玻璃样病灶：首选保留肺实质局限性切除，如主要病灶最大径＞2 cm 或实性成分超过病灶的 50%，则根据患者肺功能情况，可考虑肺叶切除。②磨玻璃病灶混合实性病灶：首先手术处理实性病灶一侧，建议行肺叶切除；如实性病灶最大径≤2 cm，在患者肺功能有限的情况下可对其进行局限性切除，其余磨玻璃样病灶选择局部切除（肺段／楔形）。③多发实性病灶：首先对最大径最大的病灶行肺叶切除，伴随病灶如最大径＞2 cm，且肺功能允许则首先考虑行第二肺叶切除；如伴随病灶最大径＜2 cm 或肺功能有限不允许手术范围过大，则可行局限性切除。④术中应尽可能切除同侧全部伴随病灶；对磨玻璃样病灶，如病变位置深，位于肺实质中央无法楔形切除或病灶太小，则建议留置观察，密切随访。

3. 双侧病变，首选分期手术 对于部分年轻、肺功能好的患者，也可同期手术。原则上分期手术，两次手术间隔 4~6 周，遵循的原则是：先切除中央型肺癌或进展较快的病灶，后切除周围型病灶；先切除病灶较大者，后切除病灶较小者；先切除临床诊断有纵隔或肺门淋巴结转移的肿瘤，后切除无淋巴结转移的肿瘤。首先切除主要影响患者预后一侧的病变（大小相同时先切除实性成分多的病灶）。但因双侧手术对患者的肺功能要求相对高，如考虑一侧手术后对侧手术时单肺耐受困难，则也可首先处理手术切除范围较小，对肺功能影响小的一侧。若对侧的伴随病灶为多发小磨玻璃样病灶，也可定期随访观察，待其实性成分增多或明显增大时再进行手术。

综上所述，目前临床诊治的多原发肺癌越来越多，其中磨玻璃样多原发肺癌与实性多原发肺癌的临床特点及预后明显不同。在多个相关文献中均提示病变大小及实性成分是影响预后的主要独立风险因素，且多原发肺癌的患者进行手术切除的总体疗效较传统肺内转移的患者预后佳。所以应针对不同类型的多原发肺癌患者采用相应的手术方式，并争取对所有的肺部病灶都进行处理。然而手术的具体方式、切除范围并无相关大型前瞻性临床随机对照研究，以下相关讨论依然存在争议：

1. 淋巴结清扫 对于在治疗多原发肺癌过程中淋巴结清扫与否，是清扫还是活检的问题，目前并没有明确的相关文献进行说明，尽管有文献认为清扫淋巴结能增加患者受益、改善预后，且明确的淋巴结病理诊断是多原发肺癌诊断不可或缺的一部分，但清扫时也要根据患者的具体情况综合考虑。在多发肿物中，根据既往经验磨玻璃样病灶侧纵隔淋巴结清扫往往阳性率低，还会增加创伤及出血风险，且改善预后并不明显；更何况在目前技术条件无法满足彻底清扫段间淋巴结的前提下，追求清扫肺门及纵隔淋巴结从淋巴引流途径的角度上讲并不完全合理。然而如病灶为实性单侧，考虑到肺内病灶的实性程度是预后的影响因素之一，在有条件的情况下进行系统性的淋巴结清扫，无论是从明确诊断或者是生存方面来说，患者应该是有所获益的。

2. 切除范围的综合考虑　对于以多发 GGO（浸润前病变／微浸润腺癌为主）为表现的 MPLC，尚缺乏前瞻性研究比较根治性肺叶切除＋纵隔淋巴结清扫与局限性肺楔形切除／肺段切除预后孰优孰劣，未来新的分期可能将其归为较早期肺癌，治疗倾向于局限性的胸腔镜肺段切除或楔形切除，目前尚缺乏大宗的前瞻性对照研究，因而仍旧强调术者经验的重要性。肺切除及楔形切除淋巴结的清扫范围仍将存在争议，然而就具体的临床应用来说，术中病理诊断的明确仍然是一个较大的问题，需鉴别原位腺癌与早期浸润性癌。

3. 手术方式　就手术方式而言，随着微创技术的不断发展及进步，对于需行双侧手术治疗的 MPLC 病例，应尽量选用现阶段较为成熟的胸腔镜辅助技术，目前的相关研究指出成熟的胸腔镜技术能降低围术期严重并发症的发生率和病死率。在术前除外纵隔淋巴结转移的情况下，积极手术，尽量避免全肺切除是应该纳入考虑范围的。对分期较晚或难以耐受手术的患者，亦可选择放疗、化疗等辅助治疗手段。文献报道应用立体定位放疗（SBRT）治疗多原发肺癌，局部控制率可达 95.2%，相关并发症发生率仅为 22.2%。还有选择其他放疗方式，如图像引导下放疗（image guided radiotherapy，IGRT）和调强放疗（Intensity-modulated radiotherapy，IMRT）治疗 SBLC 获得良好效果的报道。

4. 术后辅助治疗的选择　现阶段就多原发肺癌手术后是否需要辅助化疗，有限的临床研究结果并不明确，但是现在的临床研究更加倾向于多原发肺癌病灶单独分期，视为独立个体。因此在明确无纵隔淋巴结转移的情况下对于没有高位因素（肿瘤＞ 2 cm、实性成分超过病灶的 50%）的患者更加倾向于保守观察为主，术后辅助化疗是否影响多原发肺癌的预后目前存在争议，现有的相关临床研究分析结果并不明朗，如 Voholini 等与 Kocaturk 等的研究结论相反。目前主要的相关研究结果显示，术后是否进行辅助化疗并不是影响无复发生存率的危险因素。但是建议术后对于单个独立病灶均应考虑单独进行相关基因靶点的检测，如肿瘤出现复发及进展，再对其进行综合治疗方案的制定，同时也有助于 MPLC 的诊断与鉴别诊断。

第五节　多原发肺癌的预后

近期的临床研究多集中将多原发肺癌患者分为 3 组（纯 GGO 组、实性结节组、混合组），在近几年的相关研究中将肿瘤大小是否＞ 2 cm 及实性成分的多少作为多原发肺癌的预后影响因素。尽管早期临床基线数据显示，3 组在年龄、吸烟史、最大肿瘤最大径、性别等方面均存在差异，但多因素分析结果显示，仅肿瘤最大径与无复发生存率相关，而年龄、性别、吸烟史、肿瘤个数、位置、是否存在淋巴结转移、肿瘤的最高病理分期、病理类型及术后是否给予辅助治疗等

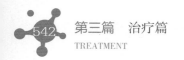
均不是预后的独立风险因素。国际多项注册研究均选择最大径 2 cm 作为早期肺癌亚肺叶切除与肺叶切除对比的截点，与本研究结果肿瘤最大径是否 > 2 cm 和预后明显相关相互印证。Shimada 等对多发磨玻璃样病变的研究结果也显示，主要病灶的最大径是影响远期生存的主要因素。

最新的国内相关研究提示对比纯 GGO、混合组全部患者的 3 年、5 年无复发生存率分别为 80.3%、64.9%，3 年、5 年总体生存率分别为 87.3%、68.6%。纯 GGO 组无复发或死亡，混合组 3 年、5 年无复发生存率分别为 77.7%、51.8%，纯实性结节组 3 年、5 年无复发生存率分别为 59.6%、44.7%，3 组间差异有统计学意义（P = 0.029）。3 组总体生存率差异无统计学意义（P = 0.214）。多因素分析结果显示，肿瘤最大径 > 2 cm（HR：4.475，95% CI：1.138 ~ 17.604，P = 0.032）是影响无复发生存率的独立风险因素。故如果将各个肿物作为独立分期因素，其预后明显好于肺内转移，并与独立分期中的最高分期相似。

2002 年报道了一项大型的机构研究（892 例患者），评估原发性肺癌手术切除术后 MPLC 的发生，第二原发肿瘤的发生率为 5.7%。异时性肿瘤的无癌间期的累积概率在 3 年时为 29%，在 5 年时为 15%，在 10 年时为 2%，虽然该研究不可能对同步 MPLC 情况执行类似的分析，但是统计结果仍然显示与同时性多原发肺癌的患者相比，异时性多原发肺癌患者的预后更差。

总的来说，如果患者能够接受完整的全肺部孤立肿瘤切除，同时进行一定程度的淋巴结清扫并完成完整的病理诊断，其生存获益与肺内各孤立病灶的最高分期对应的肺癌患者预后相似，且预后明显好于传统肺内转移，故在能接受手术的情况下，多原发肺癌患者的预后好于肺内转移癌患者。

第六节　小结与展望

小结目前的相关基础实验及临床研究，多原发肺癌的分子诊断日益趋于完善及成熟，然而受到各方面的条件限制，现阶段的临床与基础实验例数均较少，实际临床开展条件有限，对于肿瘤瘤内异质性及瘤间异质性的不同导致的鉴别诊断问题仍然无法得到妥善的解决。目前尚缺乏对多原发肺癌的预后及处理方式的相关大型临床随机对照研究，对于多原发肺癌的预后及规范化治疗仍然有疑问，后续的研究如可以就此方向展开，相信是很有意义的。

（周文杰　龙　浩）

参考文献

[1] 李营, 金波, 施建新, 等. 41例可手术多原发肺癌临床分析[J]. 中国癌症杂志, 2014 (09): 700-706.

[2] 陈克终, 王迅, 杨帆, 等. 不同影像学表现的多原发肺癌的临床特点及诊疗效果分析[J]. 中华外科杂志, 2015, 53 (10): 731-736.

[3] 李营, 韩宝惠. 多原发肺癌诊治新进展[J]. 临床肿瘤学杂志, 2014 (10): 953-956.

[4] 肖飞, 梁朝阳. 多原发肺癌的诊断治疗及预后判断[J]. 中华胸心血管外科杂志, 2014, 30 (8): 499-501,509.

[5] Cancer Genome Atlas Research Network. Comprehensive genomic characterization of squamous cell lung cancers [J]. Nature, 2012, 489 (7417): 519-525.

[6] OKADA M, TSUBOTA N, YOSHIMURA M, et al. Operative approach for multiple primary lung carcinomas [J]. J Thorac Cardiovasc Surg, 1998, 115 (4): 836-840.

[7] FUJITA S, MASAGO K, TAKESHITA J, et al. Multiple primary malignancies in patients with non-small cell lung cancer [J]. Intern Med, 2015, 54 (3): 325-331.

[8] MARTINI N, MELAMED M R. Multiple primary lung cancers [J]. J Thorac Cardiovasc Surg, 1975, 70 (4): 606-612.

[9] XUE X, LIU Y, PAN L, et al. Diagnosis of multiple primary lung cancer: A systematic review [J]. Journal of International Medical Research, 2013, 41 (6): 1779-1787.

[10] YU Y C, HSU P K, YEH Y C, et al. Surgical Results of Synchronous Multiple Primary Lung Cancers: Similar to the Stage-Matched Solitary Primary Lung Cancers? [J] Ann Thorac Surg, 2013, 96 (6): 1966-1974.

[11] SHIMADA Y, SAJI H, OTANI K, et al. Survival of a surgical series of lung cancer patients with synchronous multiple ground-glass opacities, and the management of their residual lesions [J]. Lung Cancer, 2015, 88 (2): 174-180.

[12] FABIAN T, BRYANT A S, MOUHLAS A L, et al. Survival after resection of synchronous non-small cell lung cancer [J]. J Thorac Cardiov Sur, 2011, 142 (3): 547-553.

[13] PORT J L, KORST R J, LEE P C, et al. Surgical resection for multifocal (T4) non-small cell lung cancer: is the T4 designation valid? [J] Ann Thorac Surg, 2007, 83 (2): 397-400.

[14] BATTAFARANO R J, MEYERS B F, GUTHRIE T J, et al. Surgical resection of multifocal non-small cell lung cancer is associated with prolonged survival [J]. Ann Thorac Surg, 2002, 74 (4): 988-993; discussion 993-994.

[15] HARAGUCHI S, KOIZUMI K, HIOKI M, et al. Hereditary factors in multiple primary malignancies associated with lung cancer [J]. Surg Today, 2007, 37 (5): 375-378.

[16] LI X, HEMMINKI K. Familial multiple primary lung cancers: a population-based analysis from Sweden [J]. Lung Cancer, 2005, 47 (3): 301-307.

[17] SECRETAN B, STRAIF K, BAAN R, et al. A review of human carcinogens-part E: tobacco, areca nut, alcohol, coal smoke, and salted fish [J]. Lancet Oncol, 2009, 10 (11): 1033-1034.

[18] EL G F, BAAN R, STRAIF K, et al. A review of human carcinogens-part D: radiation [J]. Lancet Oncol, 2009,

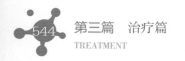
10 (8): 751−752.

[19] CHANG Y L, WU C T, LIN S C, et al. Clonality and prognostic implications of p53 and epidermal growth factor receptor somatic aberrations in multiple primary lung cancers [J]. Clin Cancer Res, 2007, 13 (1): 52−58.

[20] KOZOWER B D, LARNER J M, DETTERBECK F C, et al. Special treatment issues in non−small cell lung cancer: Diagnosis and management of lung cancer, 3rd ed: American College of Chest Physicians evidence−based clinical practice guidelines [J]. Chest, 2013, 143 (5 Suppl): e369S−3699S.

[21] GIRARD N, DESHPANDE C, AZZOLI C G, et al. Use of epidermal growth factor receptor/Kirsten rat sarcoma 2 viral oncogene homolog mutation testing to define clonal relationships among multiple lung adenocarcinomas: comparison with clinical guidelines [J]. Chest, 2010, 137 (1): 46−52.

[22] YOSHIZAWA A, SUMIYOSHI S, SONOBE M, et al. Validation of the IASLC/ATS/ERS lung adenocarcinoma classification for prognosis and association with EGFR and KRAS gene mutations: analysis of 440 Japanese patients [J]. J Thorac Oncol, 2013, 8 (1): 52−61.

[23] WANG X, WANG M, MACLENAN G T, et al. Evidence for common clonal origin of multifocal lung cancers [J]. J Natl Cancer Inst, 2009, 101 (8): 560−570.

[24] HUANG J, BEHRENS C, WISTUBA I, et al. Molecular analysis of synchronous and metachronous tumors of the lung: impact on management and prognosis [J]. Ann Diagn Pathol, 2001, 5 (6): 321−329.

[25] XUE X, LIU Y, PAN L, et al. Diagnosis of multiple primary lung cancer: A systematic review [J]. J Int Med Res, 2013, 41 (6): 1779−1787.

[26] ZHU Z, YU T, CHAI Y. Multiple primary lung cancer displaying different EGFR and PTEN molecular profiles [J]. Oncotarget, 2016, 7 (49):81969−81971.

[27] CHANG Y L, WU C T, LIN S C, et al. Clonality and prognostic implications of p53 and epidermal growth factor receptor somatic aberrations in multiple primary lung cancers [J]. Clin Cancer Res, 2007, 13 (1): 52−58.

[28] DACIC S, IONESCU D N, FINKELSTEIN S, et al. Patterns of allelic loss of synchronous adenocarcinomas of the lung [J]. Am J Surg Pathol, 2005, 29 (7): 897−902.

[29] BEDDEK A J, LI M S, KROLL J S, et al. Evidence for capsule switching between carried and disease−causing Neisseria meningitidis strains [J]. Infect Immun, 2009, 77 (7): 2989−2994.

[30] GIRARD N, OSTROVNAYA I, LAU C, et al. Genomic and mutational profiling to assess clonal relationships between multiple non−small cell lung cancers [J]. Clin Cancer Res, 2009, 15 (16): 5184−5190.

[31] ARAI J, TSUCHIYA T, OIKAWA M, et al. Clinical and molecular analysis of synchronous double lung cancers [J]. Lung Cancer, 2012, 77 (2): 281−287.

[32] GEURTS−GIELE W R R, DIRKX−VAN DER VELDEN A W, BARTALITS N M M T, et al. Molecular diagnostics of a single multifocal non−small cell lung cancer case using targeted next generation sequencing [J]. Virchows Arch, 2013, 462 (2): 249−254.

[33] YANG Y, YIN W, HE W, et al. Phenotype−genotype correlation in multiple primary lung cancer patients in China [J]. Sci Rep, 2016, 6: 36177.

[34] LIU Y, ZHANG J, LI L, et al. Genomic heterogeneity of multiple synchronous lung cancer [J]. Nat Commun,

2016. 7: 13200.

[35] MUN M, KOHNO T. Efficacy of thoracoscopic resection for multifocal bronchioloalveolar carcinoma showing pure ground-glass opacities of 20 mm or less in diameter [J]. J Thorac Cardiovasc Surg, 2007, 134 (4): 877-882.

[36] KIM H K, CHOI Y S, KIM J, et al. Management of multiple pure ground-glass opacity lesions in patients with bronchioloalveolar carcinoma [J]. J Thorac Oncol, 2010, 5 (2): 206-210.

[37] MATTHIESEN C, THOMPSON J S, DE LA FUENTE HERMAN T, et al. Use of stereotactic body radiation therapy for medically inoperable multiple primary lung cancer [J]. J Med Imaging Radiat Oncol, 2012, 56 (5): 561-566.

[38] LOO S W, SMITH S, PROMNITZ D A, et al. Synchronous bilateral squamous cell carcinoma of the lung successfully treated using intensity-modulated radiotherapy [J]. Br J Radiol, 2012, 85 (1009): 77-80.

[39] VOLTOLINI L, RAPICETTA C, LUZZI L, et al. Surgical treatment of synchronous multiple lung cancer located in a different lobe or lung: high survival in node-negative subgroup [J]. Eur J Cardiothorac Surg, 2010, 37 (5): 1198-1204.

[40] KOCATURK C I, GUNLUOGLU M Z, CANSEVER L, et al. Survival and prognostic factors in surgically resected synchronous multiple primary lung cancers [J]. Eur J Cardiothorac Surg, 2011, 39 (2): 160-166.

[41] AZIZ T M, SAAD R A, GLASSER J, et al. The management of second primary lung cancers. A single centre experience in 15 years [J]. Eur J Cardiothorac Surg, 2002, 21 (3): 527-533.

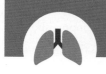

第三十七章

肺转移瘤的外科治疗

第一节 概 述

（一）肺转移瘤的定义及流行病学

肺转移瘤（继发性肺肿瘤）的定义是指肺外部肿瘤转移到肺，有时也将肺肿瘤肺内转移归于其中。

继肝脏之后，肺是最容易发生转移瘤的脏器。20%~54% 的癌症患者在其自然病程中会发生肺转移。随着恶性肿瘤患者生存期的延长，肺转移发病率越来越高。人群中肺转移瘤发病率为 6/10。恶性肿瘤患者尸检中，发现肺转移瘤的比例为 30%~40%，而临床报道肺转移病例仅约 6.5%。不同原发肿瘤发生肺转移的概率也不同，肉瘤、甲状腺癌、乳腺癌、肾癌、绒毛癌发生肺转移的概率最高，为 60%~90%；结直肠癌、胃癌、肝癌、前列腺癌、肺癌发生肺转移的概率为 35%~55%。但由于原发瘤本身发病率存在差别，临床上最常见的肺转移瘤来自结直肠癌和肉瘤。根据国际肺转移瘤注册机构（The International Registry of Lung Metastases, IRLM）的报道，1991—1995 年 IRLM 共计注册欧洲、美国、加拿大肺转移瘤患者 5 206 例，其中前 5 位转移瘤的原发灶分别是：软组织肉瘤 751 例，骨肉瘤 734 例，结直肠癌 645 例，乳腺癌 396 例，肾癌 372 例。中国医学科学院报道 1958—1989 年，该院 2 479 例肺转移瘤患者，原发病灶前 6 位分别为：肺癌 1 017 例，宫颈癌 317 例，乳腺癌 562 例，肾癌 263 例，肠癌 244 例，软组织肉瘤 212 例。

（二）肺转移瘤基础研究进展

肺是研究肿瘤转移的理想模型器官，故而肿瘤转移领域的基础研究和许多假说都源自肺转移模型研究。有许多学说对肺成为高频转移靶器官予以解释，如机械学说、血管滤过膜学说，而最引人关注的是"转移前微环境"假说。

2005 年，康奈尔大学医学院 David Lyden 教授团队提出"转移前微环境"假说。在癌细胞转移前靶器官已经发生变化，更加适于循环肿瘤细胞定植。与既往筛选研究恶性肿瘤细胞转移相关基因、肿瘤干细胞转移等研究方向不同，此研究关注了"土壤"的变化。David Lyden 团队早期研究发现原发肿瘤分泌炎症趋化因子，驱使血管内皮生长因子受体 1 阳性的骨髓祖细胞（VEGFR

1+HPCs）进入循环并于肺部定植，激活靶器官的成纤维细胞，靶器官发生纤维连接蛋白高表达致各种炎症因子富集，改造出适于恶性肿瘤细胞定植的转移前微环境。Kaplan用不同转移特性细胞的培养基培养不同转移特性的肿瘤细胞，发现恶性肿瘤转移的靶点最终由条件培养基最初培养的恶性肿瘤细胞决定。恶性肿瘤分泌的一些物质改变了靶器官的微环境。

针对恶性肿瘤的条件培养基，David Lyden团队做了大量筛选工作，最终他们发现了一种携带大量信息的肿瘤外泌体（exosome）。人体几乎所有类型细胞均可分泌外泌体，它广泛存在于各种体液中，如血液、唾液、尿液、母乳等。肿瘤外泌体由肿瘤细胞分泌，直径为30~150nm，表面为双层膜结构。外泌体内存在信号转导蛋白、DNA、mRNA、miRNA、lncRNA、circRNA，参与细胞活动的调控。肿瘤外泌体在靶器官定植后释放多种信息，进而形成转移前微环境。基于"转移前微环境"假说以及肿瘤外泌体可以在靶器官靶向定植的猜想，Ayuko等选择多种存在特定转移靶器官的恶性肿瘤细胞系，利用蛋白质组学分析不同肿瘤细胞的外膜蛋白，最终发现整合素（integrin）蛋白家族在不同转移特性的肿瘤细胞外泌体中存在显著差异。肺特异性转移的肿瘤细胞分泌更多含有integrins α6β4 和 integrins α6β1 的外泌体，如果下调 integrins α6β4 能显著降低肺转移瘤的发生。Peinado在小样本乳腺癌和胰腺癌患者血浆外泌体中查找特异整合素，可以达到预测哪些器官将发生转移的目的。"转移前微环境"假说体系趋于完善，每一个环节都有深远的临床意义，如通过整合素蛋白预测器官转移，通过小分子干扰整合素蛋白的组合，抑制骨髓干细胞归巢，降低靶器官炎症反应等。

第二节　肺转移瘤术前评估

（一）肺转移瘤手术适应证

肺转移瘤切除的历史可以追溯到1927年。Divis 在进行胸壁肉瘤切除术时，偶然发现肺转移结节并进行了同期切除，Divis 成为第一位报道肺转移瘤切除的学者。1965年，Thomford 等报道了大宗205例肺转移瘤切除术后5年生存率为30.3%，接近原发肿瘤，并提出肺转移瘤切除术四筛选标准：①患者一般状况可，无手术禁忌；②原发肿瘤得到控制；③没有发现肺外转移灶；④影像学证实转移灶局限于单肺。基于上述标准，肺转移瘤切除术在过去的几十年应用广泛，随着经验的积累、外科手术的进步、术前评估的精准性提高，肺转移瘤的手术适应证在扩大。时下肺转移瘤切除术的适应证为：

（1）原发肿瘤必须被控制或者可以被控制。

（2）胸腔外不存在未控制或者不可控制的转移。

（3）肺转移瘤可被彻底切除，同时保留足够的肺功能。

（4）无有效的治疗手段。

在肺转移瘤切除术前必须评估原发肿瘤无复发或复发后已经得到局部控制，无活跃病灶，否则为肺转移瘤彻底切除术的绝对禁忌。遇到类似情况无论是同时还是异时肺转移，均需先行处理原发灶。许多肺转移瘤可能存在肺外转移，是以彻底切除为目的的肺转移瘤手术的绝对禁忌。需要明确指出肠癌肝、肺转移为可控制的肺外转移范畴。既往研究报道显示接受过肠癌肝转移切除的患者接受肺转移瘤切除术仍能生存获益，对于同时存在的肠癌肝、肺转移如能同期彻底切除同样能取得 30%~42% 的 5 年生存率。现有数据显示对于各种不同病理类型的肺转移瘤，现阶段没有比切除术更有效的治疗手段，但乳腺癌与非精原细胞肿瘤例外，二者对化疗及激素治疗敏感甚至可达彻底消除。基于 IRLM 数据及大量回顾分析，研究者认为影响肺转移瘤取得较好预后的因素是：彻底切除、转移瘤的数目 ≤ 3、长无瘤间歇期（disease free interval，DFI）。

由于肺转移瘤切除术至今没有 IA 类证据支持，其适应证是基于队列研究及回顾分析得出，但大量回顾研究强调肺转移瘤切除术患者筛选的重要性。经过上述四种标准筛选，15%~25% 的肺转移瘤有机会接受彻底切除。筛选标准成就了肺转移瘤切除术，也成为肺转移瘤切除术是否切实有效最具争议的焦点。许多学者指出肺转移瘤切除术之所以能取得优于原发肺癌 5 年的生存率，是因为筛选了本来预后就很好的"寡转移"患者，而非手术带来的获益。同样肺转移瘤切除指征没有区分原发瘤的部位和性质，基于这样的假设与争议最终英国伦敦大学学院的 Tom Treasure 教授启动了国际多中心结直肠癌肺转移瘤切除术临床试验（pulmonary metastasectomy in colorectal cancer, PulMiCC）。

二、肺转移瘤术前影像评估

肺转移瘤的数量，双肺或单肺肺转移，是否可彻底切除，纵隔淋巴结转移与否，是否存在肺外转移以及原发瘤是否原位复发，这些问题直接关系到转移瘤是否适合手术治疗，手术入路以及淋巴结清扫与否，故而肺转移瘤术前影像学评估非常重要。

依据肺转移瘤手术适应证，第一点需要明确的问题是是否存在肺外转移以及原发灶是否原位复发。^{18}F- 脱氧葡萄糖正电子发射断层显像 -X 线计算机断层显像（^{18}F-FDG-PET/CT）是排除肺外转移、排除原发灶复发的有效手段，是筛选手术患者的重要检查。同时 PET/CT 可以提示肺部可疑结节的性质，但 PET/CT 判断肺转移瘤的敏感性欠佳，真阳性率为 67.5%，假阴性率为 32.5%，提示纵隔淋巴结转移的准确率约为 60%。Mayerhoefer 等回顾 181 例肺转移瘤 PET 检查结果，PET 的敏感性在 4~5 mm 的结节中为 7.9%，在 6~7 mm 的结节中为 33.3%，在 8~9 mm 的结节中为 56.8%，在 10~11 mm 的结节中为 63.6%，PET 对 ≥ 12 mm 的结节敏感性为 100%（$P < 0.001$）。除了该研究，也有回顾性研究表明 PET/CT 发现肺部小结节的能力要低于胸部增强 CT。鉴于这些数据，薄层多排增强 CT 与 PET/CT 结合是值得推荐的肺转移瘤术前检查。

理论上薄层多排 CT 可以发现直径 ≥ 1mm 的肺部结节，但龙浩教授团队的回顾性分析发现，对于 < 4 mm 的小结节，薄层多排 CT 有较高的遗漏率，几乎不能发现 1mm 的结节。胸部术前影像学检查的准确性直接决定了依赖影像学结果的肺转移瘤切除术的成败。64 排薄层胸部 CT 发现肺转移瘤的能力是否已经可以取代双手触诊，是当代需要回答的问题。基于此背景 Cerfolio 等进行前瞻性队列试验，对比 64 排薄层 CT 结合

PET/CT 与术中手触诊发现转移结节的差别，CT 结合 PET/CT 在 30 例患者中存在漏报，15 个结节不在所报的肺叶。Macherey 等综合 18 篇文献共计 1 472 例病例评估影像学检查与术中手触诊的敏感性与特异性，发现肺结节的敏感性为 34%~97%。PET/CT 的敏感性为 66%~67.5%，高分辨率 CT 的敏感性为 75%；高分辨率 CT 的阳性预测价值为 47%~96%，特异性为 54%~93%。对比高分辨率 CT，外科医生可以触诊到更多肺小结节，但是约 48.5% 为良性结节。作者认为术中手触诊可以发现更多的肺结节，从这个角度看能做到手触诊的术式要优于无法手触诊的胸腔镜。但这里同样存在两个问题：①手触诊的结节可能为良性；②未被切除的小结节是否影响生存并不明确。总之，现阶段肺术前影像学检查仍存在肺结节漏报，无法取代术中手触诊。故而 2011 年欧洲胸外科医师协会（European Society of Thoracic Surgeons，ESTS）仍旧推荐术中手触诊为肺转移瘤切除术提供依据。

Detterbeck 等 ESTS 肺转移瘤工作组中回顾了大量文献，并总结如下要点：①尽管薄层高分辨率 CT 能做到 64 排、128 排、256 排扫描，但没有数据证明对于肺转移瘤切除术薄层高分辨率 CT 能发现更多的结节，总体推荐 3~5 mm 层间距的 CT。②大量研究提示，即使是高分辨率 CT 仍存在约 25% 的肺转移瘤遗漏。③肺转移瘤切除术后监测研究较少。如果肺转移瘤切除术有手触诊辅助，那么术后 4~6 周复查，然后每半年复查 1 次连续 2 年，之后每年复查 1 次到术后第 5 年。如果术前影像学提示肿瘤倍增时间较短或术中没有采用手触诊，那么复查频率要高于上述周期。这些临床试验不仅确立了手触诊的重要性，同时也提出一个临床问题：以影像学为基础的治疗方式，存在遗漏肺转移瘤的可能性，即切除不彻底，该因素在 IRLM 中为独立预后因子。尽管不能取代手触诊，但胸部薄层 CT 发现小结节的能力不断增强，相信在不久的将来胸部薄层 CT 可与手触诊媲美，并最终超过手触诊。

纵隔与肺门淋巴结也是肺转移瘤切除术前的评估重点，大量数据证实肺门及纵隔淋巴结转移是不良预后因素。对于术前影像学提示可疑的淋巴结可以通过纵隔镜或超声气管镜细针穿刺活检来证实，从而决定是否于术中进行纵隔及肺门淋巴结清扫。大量回顾报道显示，对于纵隔及肺门存在阳性淋巴结的患者，彻底清扫淋巴结仍能带来生存获益。术前评估胸腔内淋巴结转移不是肺转移瘤切除术的手术禁忌，可提示预后不良同时提示手术清扫。

第三节　肺转移瘤的外科治疗

肺转移瘤外科治疗存在不少有争议的问题，如手术入路、纵隔肺门淋巴结的评估与清扫、转移瘤切除范围。

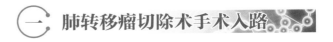

一　肺转移瘤切除术手术入路

肺转移瘤切除术的手术入路是最具争议的

问题。尽管胸腔镜（video-assisted thoracoscopic surgery，VATS）肺转移瘤切除术的报道越来越多，但 ESTS 肺转移瘤协作组仍旧推荐开胸手术切除肺转移瘤。对于处于疾病相对晚期的肺转移瘤患者，减少创伤是首选，故而 VATS 得以广泛在肺转移瘤切除中应用。基于现有数据的分析，胸部薄层扫描 CT 联合 PET/CT 仍旧遗漏肺部结节，故而胸腔镜肺转移瘤切除术有较大遗漏肺部结节的可能，同时肺转移小结节难于定位，切除范围难于掌握。尽管各种定位方法协助 VATS 尝试取代手触诊，如 CT 引导下经皮肺穿刺结节定位等，但无一证明比手触诊更有效。McCormack 等提出手触诊是肺转移瘤彻底切除必须的手段，故而 VATS 不是肺转移瘤切除的首选术式。

ESTS 肺转移瘤协作组推荐开胸手术配合手触诊探查，必要时双侧开胸探查切除。开胸手术的入路也存在争议，对于 IV 期患者双侧开胸显然创伤较大。直到手辅助胸腔镜（hand-assisted thoracoscopic surgery，HATS）术式的出现，将腔镜的微创优势及双侧开胸手触诊的优势结合起来。

1999 年 Mineo 等首次报道了 HATS 双肺转移瘤切除术，该入路为剑突上水平的横切口，暴露剑突后将其移除从而暴露双侧胸腔触诊手的入路，侧胸壁开镜孔置入腔镜从而完成手术。Mineo 为心胸外科医生，该入路为心脏手术的入路之一，显而易见该术式最大的缺点就是压迫心脏。Mineo 报道术中可见心律失常，在该术式的筛选标准中排除了心律失常病史的患者；由于心脏的阻挡导致肺尖、双下肺探查困难。2003 年，Gavin 等报道了改良的 HATS，为了避开心脏他采用双侧肋弓下弧形切，心脏压迫得以解除但膈肌损伤较重。龙浩教授自 2001 年起采用经胸肋三角的"龙氏"HATS 入路完成 HATS 双肺转移瘤切除术，该术式的最大特点是利用人体自然腔隙减少膈肌损伤、心脏压迫。于上腹正中剑突下做纵行手辅助切口，打开腹直肌前鞘，钝性分离腹

直肌，经由单侧胸肋三角进入胸腔完成手辅助入路。该入路对膈肌损伤小、心脏压迫轻，术中心律失常发生率低，也可完成肺叶切除。经胸肋三角的 HATS 是双肺转移瘤切除术的理想术式。

三、肺转移瘤切除术与纵隔肺门淋巴结清扫

肺转移瘤切除术通常不包括肺门及纵隔淋巴结的清扫。肺转移瘤肺门及纵隔淋巴结清扫被认为主要的作用是提示预后，而非延长生存。IRLM 的队列研究报道肺转移瘤淋巴结阳性率为 5%。日本学者报道肺转移瘤患者胸腔内淋巴结受累的概率为 8%~23.6%，与欧美报道类似。Garcia-Yuste 等报道 ESTS 工作组回顾分析 1985—2005 年数据，发现肺转移瘤胸腔内淋巴结的阳性率为 22%。既往认为肉瘤淋巴结转移的概率低，Pfannschmidt 等发现骨肉瘤肺转移瘤胸腔淋巴结受累的概率约为 23%，与上皮恶性肿瘤接近。总之肺转移瘤胸腔内淋巴结的阳性率为 11%~33%，平均值为 22%。

肺转移瘤术前淋巴结的评估并未得到足够重视，ESTS 肺转移瘤切除术工作组进行调查研究，发现肺转移瘤术前淋巴结评估并不普遍，43.8% 的医生很少进行评估，24% 从不评估，28.8% 的医生个别情况下会选用纵隔镜进行术前淋巴结评估，仅有 3.4% 的医生坚持为全部肺转移瘤患者进行术前纵隔镜评估。ESTS 的调查显示 55.5% 的医生进行淋巴结采样，13% 进行淋巴结清扫，3.2% 不评估淋巴结。日本学者的报道显示采样和清扫提示淋巴结阳性的效率是一致的。Pfannschmidt 等 245 例回顾性研究显示无纵隔淋巴结转移病例的中位生存期为 32.7 个月，肺门、纵隔淋巴结受累病例的中位生存期为 20.6 个月。淋巴结转移提示不良预后已无争议，但现在仍不知道纵隔淋巴结清扫是否会延长患者生存期，但

肺转移瘤术前应该尽可能地进行准确的淋巴结评估，对于可疑阳性患者进行淋巴结清扫或者采样，以达到精准分期、提示术后治疗以及可能的生存获益。2018 年 7 月丹麦开展了一项针对肺转移瘤纵隔淋巴结清扫的随机对照临床试验（Clinical Trials.gov Identifier: NCT03113318），肺转移瘤单纯切除对比切除 + 纵隔淋巴结清扫，主要终点为 5 年生存率，研究将在 2022 年结束。

（三）肺转移瘤扩大切除与肺实质保护

Chen 等报道 38% 的肺转移瘤患者会再次发生肺转移，其中 78.1% 的患者接受二次肺转移瘤切除术。肺转移再发切除术可带来生存获益，故而肺实质的保护非常重要。肺转移瘤切除术的双原则也是恶性肿瘤手术的原则：①尽可能一次性彻底切除；②尽可能保护正常肺实质。

对于外周容易行楔形切除的肺转移瘤，安全的彻底切除与正常肺实质的保护是两个需要平衡的问题。ESTS 问卷调查显示，约 89% 的肺转移瘤切除术用的是楔形切除，4.8% 行解剖性肺段切除，2.1% 为肺叶切除。82.2% 的切除手段为切割缝钉，32.2% 为电刀，12.3% 为激光切除。以上数据可以看出机械缝钉与楔形切除为肺转移瘤手术最常用的手段。相对于扩大切除，楔形切除是临床常见的情况，这些病例的切除边界是最重要的问题，是平衡根治与保护肺实质的关键。学界默认肺转移瘤的切除边界为 1 cm，2011 年 Welter 等发表了针对切除边界的前瞻性研究，共计发现 205 个卫星癌细胞距离转移瘤（0.99 ± 0.85）mm（范围 0.06~6.43 mm）。在距离转移瘤 1.59 mm 的范围内约存在 68.27% 的卫星癌细胞，在 3.43 mm 的范围内存在 95.5% 的卫星癌细胞，在 7.4 mm 的范围内存在 99.73% 的卫星癌细胞。研究结论指出对于较大的转移瘤，8~10 mm 为安全切除边界。上述研究及大量回顾分析提示，1cm 的切除边界是外周肺转移瘤的安全切除边界。边界的确定过程由手辅助更容易实现，而 VATS 却难于把握。

对于肿瘤位置靠近中央的转移瘤行肺段、肺叶切除。已有大量报道证实肺转移瘤肺段、肺叶切除术后获得长期生存，在学界这些术式也广为接受，近些年来随着放疗的进步对于深在的肺转移瘤也有了更多的选择。Rolle 等用 1 318 nm Nd:YAG（钕、钇、铝、石榴石）射线射频消融（radio frequencey ablation，RFA）肺转移瘤。然而有报道显示 RFA 2 年局部复发率为 35%，能耐受手术的情况下不建议选择 RFA。对于直接侵犯周围结构的肺转移瘤，Putnam 等报道 38 例扩大切除：其中 19 例为全肺切除，11 例为连续切除胸壁，8 例连膈肌、心包膜或上腔静脉进行切除。5 年生存率为 25%，围术期死亡率为 5%。对于需要进行全肺切除的病例，IRLM 报道有 2.6% 共计 133 例的患者接受了全肺切除，全肺切除死亡率为 3.6%。既往认为只要患者有足够的心肺储备，就可以进行全肺切除。ESTS 问卷调查显示大部分受访医生认为全肺切除是相对禁忌证，23% 受访医生认为是绝对禁忌证。梅奥诊所的回顾分析发现 20 例全肺切除的肺转移瘤病例 5 年生存率为 41%，围术期无死亡病例。Spaggiari 报道 42 例全肺切除术围术期死亡率为 7.1%，中位生存期为 6.5 个月（1~144 个月），5 年生存率为 16.8%。上述可见全肺切除术并非绝对禁忌，但术后生存差异巨大，因此 Pairolero 提出需要对患者进行严格筛选，主要适用于无瘤生存较长、既往无复发转移病史、原发肿瘤为软组织或骨肿瘤的中央型病例。Migliore 等认为全肺切除延长生存期的报道可能存在选择性报道偏倚，建议在单发而且惰性高的肿瘤中进行，在手术实施前需要经过多学科讨论以排除其他更优的选择。

IRLM 研究显示单发肺转移患者 5 年生存率为 43%，2~3 枚肺转移瘤患者 5 年生存率为

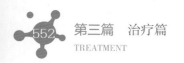
34%，多于 3 枚者为 27%。无论转移瘤数量或双侧转移，或中央型是否需要肺叶切除，只要一次性可彻底切除并保留足够的肺功能都可考虑手术，但对于全肺切除需要慎重评估并经多学科讨论。

<h2 style="text-align:center">第四节　PulMiCC 临床试验</h2>

肺转移往往发生在恶性肿瘤相对晚期的阶段或是根治治疗后的复发转移，病程往往较长，既往治疗史复杂，肺转移瘤切除术的临床试验难于开展。几乎所有的回顾分析与问卷调查都指出随机对照临床试验的重要性，但由于难度巨大迟迟无法开展。2009 年 Tom Treasure 团队选择临床较为常见的肠癌肺转移为研究对象，呼吁开展肠癌肺转移瘤切除术随机对照临床试验，并向全球征集试验设计方案。2010 年 3 月结肠癌肺转移的前瞻性随机对照临床试验（PulMiCC trial）正式启动，由英国癌症研究中心资助。2010 年 4 月开始入组患者，这是全球第一个肺转移瘤切除术的随机对照Ⅲ期临床试验。试验入组既往肠癌切除史的患者，如果怀疑肠癌肺转移将进行登记与评估，如果符合入组条件他们将被邀请加入随机试验，分为密切监测组与肺转移瘤切除加密切监测组。试验终点为总生存、无复发生存、肺功能及生活质量。

鉴于没有高级别临床证据，对肺转移瘤切除术的质疑声音从未停止，许多胸外科医生怀疑切除术后的长期生存来自筛选而非手术。PulMiCC 在 2015 年的报告中提到两点：①恶性肿瘤患者死亡时常常存在肺转移，但极少因为肺转移而死亡。肺转移瘤是非常罕见的死因。②即使在患者终末期死亡前肺转移也通常无症状，患者的各种症状和体征极少是因为肺转移导致的。PulMiCC 试验计划随机研究 300 个病例。2015 年 2 月有 329 例患者进入一阶段试验，78 例患者进行了随机分组。PulMiCC 由于入组缓慢，随机化难于推进，一度被迫关闭入组，重新启动后加入了中国区分中心：中山大学肿瘤防治中心龙浩教授团队，河南省肿瘤医院李印团队，中国区协调执行研究者郑燕。同时研究决定在随机组中的处理组加入 BFA，然而这些措施并没能够完全实现，因为入组速度缓慢而再次被关闭。现在全球各中心正在整理已有的数据，希望这些数据能为肺转移瘤的诊疗带来新的提示。

第五节　肺转移瘤外科治疗的挑战

肺转移瘤外科治疗最大的挑战是迄今为止没有ⅠA类证据支持肺转移瘤切除术。支持肺转移瘤切除术的依据大多数为回顾性分析，作为肺转移瘤切除术最根本的依据也是迄今为止最大的队列研究，IRLM存在较大的局限性，该研究仅对完成外科治疗的患者进行注册研究，没有提供未接受外科治疗的情况，存在选择性偏倚。选择手术的患者往往有良好的预后特征：单发、DFI较长、一般状况良好等。肺转移瘤手术的筛选及预测因素，本身也是预后因素。肺转移瘤切除术研究的最大缺陷是难以区分预后因素和预测因素。1997年，Aberg回顾了一位肺内科医生的资料，发现12例符合肺转移瘤切除术但未行手术治疗的患者，5年生存率达25%。Aberg认为肺转移瘤患者正是因为长期生存才有手术甚至反复手术的机会，而不是因为手术或反复手术使疾病得到了治疗。

随着放疗技术的进步，立体定向体部放疗（SBRT）的微创优势越发显著，应用于肺转移瘤治疗的报道越来越多，2年局部控制率超过80%，超过传统大剂量放疗疗效。过去几年，图像引导热消融（image guided thermal ablation, IGTA）治疗肺转移瘤的报道也越来越多。RFA则是较为传统的除手术外的另一选择。无论生存结果优劣，全部为回顾性分析数据，可信度有限，关于射频消融可检索到RCT，但是研究对象为肠癌肝转移，结果显示无生存获益。这些手段与手术相比存在3个最大的区别：①无法确定是否达到R0去除；②无法获得大体病理标本，对于小结节甚至无法获得活检标本；③无法确定保护正常肺组织的边界。电磁导航支气管镜（electromagnetic navigation bronchoscopy, ENB）技术最初用于肺小结节性质诊断、结节定位。这种诊断手段逐渐向治疗手段转化，有学者提出未来可在诊断的同时进行转移瘤的消融或冷冻治疗。

第六节　肺转移瘤诊疗的展望

肺转移瘤临床试验开展难度大，近百年仅有PulMiCC一个临床试验也面临着入组缓慢被关闭的情况。除RCT外，另一种研究方式即真实事件研究为肺转移瘤的研究带来新的思路。真实事件研究最初是针对新药及器械Ⅲ期临床试验无法回答的临床实际诊疗、药物上市后安全性监测、管理决策等问题。随着大数据时代的到来，数据挖掘技术的革新，相信真实事件研究也可以回答肺转移瘤外科治疗的问题。

尽管真实事件研究提供了一种新的研究思路，然而它并不能取代RCT。我国人口基数大，病例富集，但还没有成立肺转移瘤协作组，没有

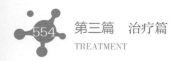
尝试多中心协作攻克这一问题，仍有很大的努力空间。成立中国肺转移瘤协作组并开展多中心合作的随机对照临床试验，相信能回答肺转移瘤切除术是否能带来生存获益的问题。

（郑　燕）

参考文献

[1] 张金铭,张弛,于海鹏. 继发性肺肿瘤-转移性肺肿瘤[M]. 天津: 天津科技翻译出版有限公司, 2014.

[2] 徐洁. 2001—2005年17960例恶性肿瘤住院病例统计分析[J]. 中国医院统计, 2007, 14 (2): 130-132.

[3] 朱元钰, 陈文彬. 呼吸病学[M]. 北京: 人民卫生出版社, 2003: 1066-1070.

[4] PASTORINO U, BUYSE M, FRIEDEL G, et al. Long-term results of lung metastasectomy: prognostic analyses based on 5206 cases. The International Registry of Lung Metastases [J]. J Thorac Cardiov Sur, 1997, 113(1):37-49.

[5] KAPLAN R N, RIBA R D, ZACHAROULIS S, et al. VEGFR1-positive haematopoietic bone marrow progenitors initiate the pre-metastatic niche [J]. Nature, 2005, 438(7069):820-827.

[6] KAPLAN R N, RAFII S, LYDEN D. Preparing the "soil": the premetastatic niche [J]. Cancer Res, 2006, 66(23):11089-11093.

[7] THAKUR B K, ZHANG H, BECKER A, et al. Double-stranded DNA in exosomes: a novel biomarker in cancer detection [J]. Cell Res, 2014, 24(6):766-769.

[8] PAOLILLO M, SCHINELLI S. Integrins and exosomes, a dangerous liaison in cancer progression [J]. Cancers, 2017, 9(12):95.

[9] HOSHINO A, COSTA-SILVA B, SHEN T L, et al. Tumour exosome integrins determine organotropic metastasis [J]. Nature, 2015, 527(7578):329-335.

[10] PEINADO H, ZHANG H, MATEI I R, et al. Pre-metastatic niches: organ-specific homes for metastases [J]. Nat Rev Cancer, 2017, 17(5):302-317.

[11] DIVIS G. Einbertrag zur operativen, Behandlung der Lunge-geschuilste [J]. Acta Chir Scand, 1927, 62:329-334.

[12] THOMFORD N R, WOOLNER L B, CLAGETT O T. The surgical treatment of metastatic tumors in the lungs [J]. J thorac cardiov sur, 1965, 49:357-363.

[13] TREASURE T, MILOSEVIC M, FIORENTINO F, et al. History and present status of pulmonary metastasectomy in colorectal cancer [J]. WJG, 2014, 20(40):14517-14526.

[14] ERHUNMWUNSEE L, TONG B C. Preoperative evaluation and indications for pulmonary metastasectomy [J]. Thorac Surg Clin, 2016, 26(1):7-12.

[15] FORTES D L, ALLEN M S, LOWE V J, et al. The sensitivity of ^{18}F-fluorodeoxyglucose positron emission tomography in the evaluation of metastatic pulmonary nodules [J]. Eur J Cardiothorac Surg, 2008, 34(6):1223-1227.

[16] MAYERHOEFER M E, PROSCH H, HEROLD C J, et al. Assessment of pulmonary melanoma metastases

with ^{18}F-FDG PET/CT: which PET-negative patients require additional tests for definitive staging? [J]. Eur Radiol, 2012, 22(11):2451-2457.

[17] FORTES D L, ALLEN M S, LOWE V J, et al. The sensitivity of ^{18}F-fluorodeoxyglucose positron emission tomography in the evaluation of metastatic pulmonary nodules [J]. Eur J Cardio-Thorac, 2008, 34(6):1223-1227.

[18] LONG H, ZHENG Y, SITU D, et al. Hand-assisted thoracoscopic surgery for bilateral lung metastasectomy through sternocostal triangle access [J]. Ann Thorac Surg, 2011, 91(3):852-858.

[19] KANG M C, KANG C H, LEE H J, et al. Accuracy of 16-channel multi-detector row chest computed tomography with thin sections in the detection of metastatic pulmonary nodules [J]. Eur J Cardiothorac Surg, 2008, 33(3):473-479.

[20] CERFOLIO R J, BRYANT A S, MCCARTY T P, et al. A prospective study to determine the incidence of non-imaged malignant pulmonary nodules in patients who undergo metastasectomy by thoracotomy with lung palpation [J]. Ann Thorac Surg, 2011, 91(6):1696-1701.

[21] MACHEREY S, DOERR F, HELDWEIN M, et al. Is manual palpation of the lung necessary in patients undergoing pulmonary metastasectomy? [J]. Interact Iardiovasc Thorac Surg, 2016, 22(3):351-359.

[22] DETTERBECK F C, GRODZKI T, GLEESON F, et al. Imaging requirements in the practice of pulmonary metastasectomy [J]. J Thorac Oncol, 2010, 5(6 Suppl 2):S134-139.

[23] HAMAJI M, CASSIVI S D, SHEN K R, et al. Is lymph node dissection required in pulmonary metastasectomy for colorectal adenocarcinoma? [J]. Ann Thorac Surg, 2012, 94(6):1796-1800.

[24] SIHAG S, MUNIAPPAN A. Lymph Node Dissection and Pulmonary Metastasectomy [J]. Thorac Surg Clin, 2016, 26(3):315-323.

[25] MURTHY S C, KIM K, RICE T W, et al. Can we predict long-term survival after pulmonary metastasectomy for renal cell carcinoma? [J]. Ann Thorac Surg, 2005, 79(3):996-1003.

[26] BURDINE J, JOYCE L D, PLUNKETT M B, et al. Feasibility and value of video-assisted thoracoscopic surgery wedge excision of small pulmonary nodules in patients with malignancy [J]. Chest, 2002, 122(4):1467-1470.

[27] LANDRENEAU R J, DE GIACOMO T, MACK M J, et al. Therapeutic video-assisted thoracoscopic surgical resection of colorectal pulmonary metastases [J]. Eur J Cardiothorac Surg, 2000, 18(6):671-676; discussion 676-677.

[28] ELLIS M C, HESSMAN C J, WEERASINGHE R, et al. Second Place Tie Residents' Competition: comparison of pulmonary nodule detection rates between preoperative CT imaging and intraoperative lung palpation [J]. Am J Surg, 2011, 201(5):615-618.

[29] DENDO S, KANAZAWA S, ANDO A, et al. Preoperative localization of small pulmonary lesions with a short hook wire and suture system: experience with 168 procedures [J]. Radiology, 2002, 225(2):511-518.

[30] GROGAN E L, JONES D R, KOZOWER B D, et al. Identification of small lung nodules: technique of radiotracer-guided thoracoscopic biopsy [J]. Ann Thorac Surg, 2008, 85(2):S772-S777.

[31] MCCORMACK P M, BAINS M S, BEGG C B, et al. Role of video-assisted thoracic surgery in the treatment of pulmonary metastases: results of a prospective trial [J]. Ann Thorac Surg, 1996, 62(1):213-216; discussion 216-217.

[32] MINEO T C, POMPEO E, AMBROGI V, et al. Video-assisted approach for transxiphoid bilateral lung

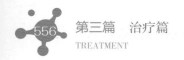

metastasectomy [J]. Ann Thorac Surg, 1999, 67(6):1808-1810.

[33] WRIGHT G M, CLARKE C P, PAIVA J M. Hand-assisted thoracoscopic surgery [J]. Ann Thorac Surg, 2003, 75(5):1665-1667.

[34] MENON A, MILTON R, THORPE J A, et al. The value of video-assisted mediastinoscopy in pulmonary metastasectomy [J]. Eur J Cardiothorac Surg, 2007, 32(2):351-354; discussion 354-355.

[35] GARCIA-YUSTE M, CASSIVI S, PALERU C. Thoracic lymphatic involvement in patients having pulmonary metastasectomy: incidence and the effect on prognosis [J]. J Thorac Oncol, 2010, 5(6 Suppl 2):S166-S169.

[36] IIDA T, NOMORI H, SHIBA M, et al. Prognostic factors after pulmonary metastasectomy for colorectal cancer and rationale for determining surgical indications: a retrospective analysis [J]. Ann Surg, 2013, 257(6):1059-1064.

[37] WATANABE K, NAGAI K, KOBAYASHI A, et al. Factors influencing survival after complete resection of pulmonary metastases from colorectal cancer [J]. Brit J Surg, 2009, 96(9):1058-1065.

[38] TREASURE T. Pulmonary metastasectomy for colorectal cancer: recent reports prompt a review of the available evidence [J]. Curr Colorectal Cancer Rep, 2014, 10(3):296-302.

[39] BOLUKBAS S, SPONHOLZ S, KUDELIN N, et al. Risk factors for lymph node metastases and prognosticators of survival in patients undergoing pulmonary metastasectomy for colorectal cancer [J]. Ann Thorac Surg, 2014, 97(6):1926-1932.

[40] PFANNSCHMIDT J, KLODE J, MULEY T, et al. Nodal involvement at the time of pulmonary metastasectomy: experiences in 245 patients [J]. Ann thorac surg, 2006, 81(2):448-454.

[41] ERCAN S, NICHOLS F C 3RD, TRASTEK V F, et al. Prognostic significance of lymph node metastasis found during pulmonary metastasectomy for extrapulmonary carcinoma [J]. Ann Thorac Surg, 2004, 77(5):1786-1791.

[42] VERONESI G, PETRELLA F, LEO F, et al. Prognostic role of lymph node involvement in lung metastasectomy [J]. J Thorac Cardiovasc Surg, 2007, 133(4):967-972.

[43] INTERNULLO E, CASSIVI S D, VAN RAEMDONCK D, et al. A survey of current practice amongst members of the European Society of Thoracic Surgeons [J]. J Thorac Oncol, 2008, 3(11):1257-1266.

[44] SHIONO S, MATSUTANI N, OKUMURA S, et al. The prognostic impact of lymph-node dissection on lobectomy for pulmonary metastasis [J]. Eur J Cardio-Thoracic, 2015, 48(4):616-621; discussion 621.

[45] KAIFI J T, GUSANI N J, DESHAIES I, et al. Indications and approach to surgical resection of lung metastases [J]. J Surg Oncol, 2010, 102(2):187-195.

[46] CHEN F, SAKAI H, MIYAHARA R, et al. Repeat resection of pulmonary metastasis is beneficial for patients with colorectal carcinoma [J]. World J Surg, 2010, 34(10):2373-2378.

[47] HACHIMARU A, MAEDA R, SUDA T, et al. Repeat pulmonary resection for recurrent lung metastases from colorectal cancer: an analysis of prognostic factors [J]. Interact Cardiovasc Thorac Surg, 2016, 22(6):826-830.

[48] WELTER S, THEEGARTEN D, TRARBACH T, et al. Safety distance in the resection of colorectal lung metastases: a prospective evaluation of satellite tumor cells with immunohistochemistry [J]. J Thorac Cardiovasc Surg, 2011, 141(5):1218-1222.

[49] ROLLE A, PERESZLENYI A, KOCH R, et al. Laser resection technique and results of multiple lung

metastasectomies using a new 1,318 nm Nd:YAG laser system [J]. Lasers Surg Med, 2006, 38(1):26−32.

[50] VON MEYENFELDT E M, PREVOO W, PEYROT D, et al. Local progression after radiofrequency ablation for pulmonary metastases [J]. Cancer, 2011, 117(16):3781−3787.

[51] PUTNAM J B, JR, SUELL D M, NATARAJAN G, et al. Extended resection of pulmonary metastases: is the risk justified? [J]. Ann Thorac Surg, 1993, 55(6):1440−1446.

[52] KOONG H N, PASTORINO U, GINSBERG R J. Is there a role for pneumonectomy in pulmonary metastases? International Registry of Lung Metastases [J]. Ann Thorac Surg, 1999, 68(6):2039−2043.

[53] TANJU S, ZIYADE S, ERUS S, et al. Extended resection: is it feasible for pulmonary metastases? [J]. Ann Surg Oncol, 2010, 17(7):1912−1916.

[54] MCGOVERN E M, TRASTEK V F, PAIROLERO P C, et al. Completion pneumonectomy: indications, complications, and results [J]. Ann thorac surg, 1988, 46(2):141−146.

[55] SPAGGIARI L, GRUNENWALD D H, GIRARD P, et al. Pneumonectomy for lung metastases: indications, risks, and outcome [J]. Ann thorac surg, 1998, 66(6):1930−1933.

[56] PAIROLERO P C. Invited commentary: pneumonectomy for lung metastases: indications, risks, and outcomes [J]. Ann Thorac Surg, 1998, 66:1930−1933.

[57] MIGLIORE M, JAKOVIC R, HENSENS A, et al. Extending surgery for pulmonary metastasectomy: what are the limits? [J]. J Thorac Oncol, 2010, 5(6 Suppl 2):S155−S160.

[58] TREASURE T, FALLOWFIELD L, FAREWELL V, et al. Pulmonary Metastasectomy in Colorectal Cancer: time for a trial [J]. Eur J Surg Oncol, 2009, 35(7):686−689.

[59] TREASURE T, FALLOWFIELD L, LEES B, et al. Pulmonary metastasectomy in colorectal cancer: the PulMiCC trial [J]. Thorax, 2012, 67(2):185−187.

[60] TREASURE T. Surgery and ablative techniques for lung metastases in the Pulmonary Metastasectomy in Colorectal Cancer (PulMiCC) trial: is there equivalence? [J]. J Thorac Dis, 2016, 8(Suppl 9):S649−S651.

[61] ABERG T. Selection mechanisms as major determinants of survival after pulmonary metastasectomy [J]. Ann Thorac Surg, 1997, 63(3):611−612.

[62] ABERG T, TREASURE T. Analysis of pulmonary metastasis as an indication for operation: an evidence−based approach [J]. Eur J Cardio−Thorac, 2016, 50(5):792−798.

[63] TAKEDA A, SANUKI N, KUNIEDA E. Role of stereotactic body radiotherapy for oligometastasis from colorectal cancer [J]. World J Gastroentero, 2014, 20(15):4220−4229.

[64] RUERS T, PUNT C, VAN COEVORDEN F, et al. Radiofrequency ablation combined with systemic treatment versus systemic treatment alone in patients with non−resectable colorectal liver metastases: a randomized EORTC Intergroup phase II study (EORTC 40004) [J]. Ann Oncol, 2012, 23(10):2619−2626.

[65] AWAIS O, REIDY M R, MEHTA K, et al. Electromagnetic Navigation Bronchoscopy−guided dye marking for thoracoscopic resection of pulmonary nodules [J]. Ann Thorac Surg, 2016, 102(1):223−229.

[66] ZHANG R, WANG Y, LIU B, et al. Clinical data quality problems and countermeasure for real world study [J]. Front Med, 2014, 8(3):352−357.

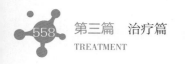

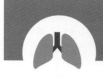

第三十八章

小细胞肺癌的综合治疗

第一节　概　　述

小细胞肺癌（SCLC）约占全部肺癌的 15%，具有侵袭性高、易复发、增殖快、早期广泛转移的生物学特点。通常依据美国退伍军人肺癌协会（veterans administration lung study group，VALG）分法分为局限期和广泛期：将病灶局限在一侧胸腔伴有肺门和纵隔淋巴结转移，可以被一个可耐受的放疗野包括的 SCLC 定义为局限期 SCLC（limited-stage SCLC，LS-SCLC）；将超过上述范围的 SCLC 定义为广泛期 SCLC（extensive-stage SCLC，ES-SCLC）。对于 LS-SCLC 患者早期行同步放化疗，一线化疗选用依托泊苷联合铂类；ES-SCLC 的标准治疗方案是化疗。

第二节　局限期小细胞肺癌

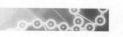

（一）外科治疗探讨

小细胞肺癌是一种全身性疾病，即便局限期患者，也不能仅仅行手术或局部放疗，一经发现就应该进行多学科合作背景下的联合治疗。虽然局限期患者从放化疗中能获得很好的疗效，但仍存在局部病灶容易复发的问题，所以手术切除可以作为控制局部复发的手段。Fujimori 等报告一组 I～II 期和 III 期患者接受诱导化疗和手术治疗后，3 年生存率分别为 73.3% 和 42.9%。Brock 等报告 I 期 SCLC 患者术后辅助化疗，5 年生存率达 58%。国际肺癌研究协会分期数据库开展的一项研究包含了 12 620 例 SCLC 患者，其中 349 例进行了手术切除，完全切除的 SCLC 患者 5 年生存率为：I A 期 56%、I B 期 57%、II A 期

38%、ⅡB 期 40%、ⅢA 期 12%、ⅢB 期为 0，手术患者的生存率更高。根据以上几项大样本的回顾性研究，早期（T1-2N0M0）患者能从包括手术在内的综合治疗中获益。目前 NCCN 指南推荐，Ⅰ期患者可考虑手术后行辅助化疗，同时根据淋巴结情况决定是否放疗。

（二）胸部放疗的最优模式

目前指南推荐 LD-SCLC 患者采用 EP 方案联合胸部放疗作为首选治疗方案，但胸部放疗的最佳剂量及分割方式仍存在争论。加速超分割的胸部放疗替代常规胸部放疗进一步提高了 LD-SCLC 生存率。Turrisi 等进行的一项随机对照试验，比较 EP 方案联合放疗（1 次 / 天 vs 2 次 / 天）对 LD-SCLC 患者的疗效，两组放疗总量均为 45 Gy，并对完全缓解的患者给予 25 Gy 的全脑预防性脑照射（prophylactic cranial irradiation，PCI）。超分割放疗与常规分割放疗中位生存时间分别为 23 个月与 19 个月，5 年总生存率分别为 26% 与 16%（P=0.04），在总剂量相等的情况下，3 周方案 45 Gy（1.5 Gy × 30 次，2 次 / 天）优于 5 周方案 45 Gy（1.8 Gy，1 次 / 天）是肯定的。2012 年报告的 RTOGP0239 临床试验，收集 72 例 LD-SCLC 患者，采用同步放化疗，第 1~22 天给予 1.8 Gy（1 次，1 次 / 天），第 23~33 天给予 1.8 Gy（1 次，2 次 / 天），中位生存期为 19 个月，2 年总生存率为 36.6%，2 年无进展生存率为 19.7%，急性食管炎发生率为 18%。RTOGP0239 临床试验虽然控制了放疗相关的不良反应，但生存率并没有得到预期结果。2017 年 Turgeon GA 等最新的一项研究显示，两种分割模式联合化疗治疗 LD-SCLC，结果无明显差异。2017 年 6 月，欧洲前瞻性临床试验 CONVERT 正式在 *Lancet Oncolo Gy* 发表（ISRCTN91927162），研究结果显示常规分割 66 Gy（2 Gy/fr，1 次 / 天）与超分割放疗 45 Gy（1.5 Gy/fr，2 次 / 天），在总生存率与急、慢性毒性上无差别，说明超分割放疗仍然是小细胞肺癌胸部放疗的标准模式。鉴于目前的研究结果，指南建议对于 LD-SCLC，放疗首选 45 Gy，1.5 Gy/ 次，2 次 / 天，至少间隔 6 h，连续 3 周；若采用 1 次 / 天，应使用更高剂量 60~70 Gy，1.8~2.0 Gy/ 次。

（三）预防性颅脑照射

脑部转移是 SCLC 治疗失败的重要原因，约 10% 的患者在初次诊断时即有脑转移，40%~50% 的患者在疾病的发展中出现脑转移。目前很多临床试验都证明预防性脑照射（prophylactic cranial irradiation，PCI）对 SCLC 患者有重要意义。学者在照射剂量及不良反应方面也做了不少研究，其中 Le Pechoux 等进行的随机临床试验分别给予 LD-SCLC 患者 PCI 总剂量 25 Gy 和 36 Gy，对比分析发现高剂量组没有降低脑转移发生率。RTOG0212 临床试验进行了 PCI 高剂量组 36 Gy（18 次，1 次 / 天）或 36 Gy（24 次，2 次 / 天）与低剂量组 25 Gy（10 次，1 次 / 天）的对比分析，结果发现 PCI 1 年后高剂量组慢性中枢神经系统毒性的发生率显著增加（P = 0.02），并且回归分析得出年龄大是中枢神经系统毒性的重要预测因子（P = 0.005）。根据以上证据，目前 NCCN 指南预防性全脑放疗推荐剂量为全脑 25 Gy 分割为 10 次，1 次 / 天；或 30 Gy 分割为 10~15 次，1 次 / 天；或者 24 Gy 分割为 8 次，对于 kamofsky 功能状态（KPS）评分差或者神经认知功能受损的患者不建议进行预防性全脑放疗。

（四）新的治疗模式探索

抗血管治疗的益处已经开始在 SCLC 患者中进行评估。在局限期 SCLC 患者中，伊立替康、

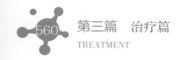

卡铂和贝伐单抗同步放疗与贝伐单抗的维持治疗（Ⅱ期试验），由于气管食管瘘的发生被提前终止（NCT02046733，STIMULI）。一项 LS-SCLC 比较单独放化疗与放化疗后进行 nivolumab 和 ipilimumab 巩固治疗的随机、开放、Ⅱ期临床试验（NCT02046733，STIMULI）于 2014 年 1 月开始。

主要研究终点包括 OS 和 PFS。联合免疫治疗组在诱导阶段经静脉给予 nivolumab（1 mg/kg）和 ipilimumab（3 mg/kg），每 3 周 1 次，总共 4 个周期。随后的维持阶段 nivolumab（240 mg）每 2 周 1 次，最长周期为 12 个月。研究还在进行中，结果值得期待。

第三节　广泛期小细胞肺癌

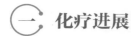

一　化疗进展

（一）一线治疗

在广泛期患者中评价了许多其他联合方案，和 EP 方案比较，几乎没有一致的证据显示获益。伊立替康联合铂类药物向 EP 方案发起了巨大的挑战。既往日本的一项小型Ⅲ期试验报道，SCLC 广泛期患者使用伊立替康联合顺铂治疗的中位生存期为 12.8 个月，使用 EP 方案治疗的中位生存期为 9.4 个月（$P = 0.002$）；此外，两组的 2 年生存率分别为 19.5% 和 5.2%。然而，随后美国 2 项比较伊立替康联合顺铂与 EP 的大型Ⅲ期试验证明两者之间的应答率和总生存率无明显差异。

有许多策略被评估是否能提高广泛期小细胞肺癌标准治疗已达到的疗效，其中包括在标准的两药联合方案中加入第 3 种药物。在 2 个试验中，EP 方案中加异环磷酰胺（或环磷酰胺加蒽环类抗生素）显示对广泛期患者轻度的生存获益。然而，这些试验显示的结果并不一致，与单独 EP 方案相比，加入烷化剂加或不加蒽环类抗生素都能显著增加血液毒性。同样，与Ⅱ期临床试验结果相同，在随后的Ⅲ期试验中，顺铂或者卡铂加依托泊苷方案中加入紫杉醇并没有改善生存期，可能与不能忍受的毒性有关。在 4~6 周期标准治疗后使用维持和强化化疗只能稍微延长有效时间，并没有提高生存期，并且带来更大毒性累积的风险。近期的一项荟萃分析报道称维持化疗并不能延长总生存期。

（二）二线治疗

尽管 SCLC 对初始化疗非常敏感，但大多数患者在初次治疗后出现复发和化疗抵抗，这些患者在接受进一步的化疗后只有 4~5 个月的中位生存期。尽管化疗的有效性很大程度上取决于从初始化疗结束到复发的时间间隔，但对于许多患者，二线和三线（即后续）化疗也能够获得显著缓解症状的效果。目前，拓扑替康是唯一被批准用于 SCLC 二线治疗的化疗药物。基于Ⅱ期试验，有效的后续治疗药物包括紫杉醇、多西紫杉醇、伊立替康、长春瑞滨、吉西他滨、异环磷酰胺、替莫唑胺和依托泊苷口服剂型。初步数据表明，替莫唑胺可能对 SCLC 患者有用，特别是那些有脑转移瘤和甲基化的鸟嘌呤-DNA 甲基转移酶（MGMT）阳性的患者。最近日本的一项Ⅲ期临床研究（JCOG0605）显示，在敏感复发的SCLC中，与单药拓扑替康相比，顺铂、依托泊苷、伊立替康3药联合能够延长患者生存，但是这个方案的毒性也非常明显，不推荐作为标准的二线治疗。

(二) 靶向药物探索

靶向药物是指被赋予了针对肿瘤细胞靶向驱动基因的药物或其制剂，最重要的两类靶向治疗药物分别为单克隆抗体和小分子酪氨酸激酶抑制剂。在过去的10年中，已有多种靶向药物被批准用于肺癌的治疗，给NSCLC患者带来了生存获益。但吉非替尼、厄洛替尼、克唑替尼等尚未开展SCLC的相关临床试验，或小规模人群的临床研究未达到预期的临床效果。近年来随着精准医疗的发展、免疫靶向药物及新型化疗药物的研制以及诊疗技术和诊疗水平的不断提高，SCLC的治疗方法逐渐增多，我们从这些新的研究进展中看到了SCLC治疗的希望。

(一) 抗血管生成药物

贝伐珠单抗是血管内皮生长因子（vascular endothelial growth factor, VEGF）的单克隆抗体，它在SCLC的抗血管生成治疗中的研究最多，涉及一线、二线和维持治疗。目前规模最大的一项Ⅲ期研究——GOIRC-AIFA FARM6PMFJM研究显示贝伐珠单抗联合EP方案（足叶乙甙＋顺铂）一线治疗广泛期SCLC提示PFS、OS均延长，但没有统计学改善，联合治疗的毒性可接受。阿柏西普（aflibercept）与VEGFR-1和VEGFR-2有很高的亲和力，在与拓扑替康联合治疗铂类耐药的SCLC患者中3个月PFS有所改善，但OS并没有明显改善且不良反应相应增加。此外舒尼替尼、索拉非尼、帕唑替尼等抗血管生成药物的临床试验提示患者未获得明显受益且不良反应增加。总之，目前报道的复发性SCLC的抗血管生成治疗较多但临床明显获益的很少，需

要进一步临床试验寻求突破。

(二) DLL3靶点的ROVA-T

SCLC全基因组测序分析发现有25%的患者存在NOTCH家族基因异常。Notch信号主要包括4个受体（Notch1-4）和5个配体（Jagged 1、Jagged 2和DLL1、DLL3、DLL4）、DNA结合蛋白及Notch的调节分子等。其中，配体DLL3是Notch信号的抑制因子，可直接影响Notch下游的靶基因ASCL，有助于神经内分泌肿瘤的发生。免疫组化显示大约有80%的SCLC肿瘤组织和肿瘤细胞表面存在DLL3表达，因此DLL3有可能是SCLC治疗理想的靶点。Rovalpituzumabtesirine（Rova-T，SC16LD6.5）是一种抗体偶联药物（ADC），由人源化的DLL3单克隆抗体偶联DNA损伤剂pyrrolobenzodiazepine二聚体毒素组成，利用表达在肿瘤细胞表面的DLL3识别肿瘤细胞并将细胞毒性药物输送到肿瘤细胞内，达到定向杀死肿瘤细胞的作用。在Ⅰ期临床试验中，证实了Rova-T治疗SCLC具有显著而持久的疗效。60例可评价患者的客观有效率（ORR）为18%，临床获益率（CBR）为68%，中位OS期为4.6个月，1年OS率为18%。在DLL3阳性率≥50%的26例患者中，10例（39%）获得缓解，中位OS期为5.8个月，1年生存率为32%。12例三线治疗的DLL3高表达的患者ORR为50%，CBR为92%。最常见的≥3级不良事件包括血小板减少、胸腔积液、脂肪酶升高；药物相关不良事件发生率为38%。目前，Rova-T针对DLL3表达的SCLC三线治疗的Ⅱ期研究（TRINITY）正在进行中。一线含铂化疗后ROVA-T维持治疗广泛期SCLC的Ⅲ期临床研究（NCT03033511），目前也正在入组，研究的主要目的是看ROVA-T能否提高PFS和OS。

(三) PARP靶点的Veliparib

PARP是DNA修复酶，有助于癌细胞在破坏DNA的化疗药物打击下存活。Veliparib是高效的

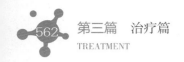

PARP1、PARP2 抑制剂。在 E2511（NCT01642251）研究（Ⅰ期部分）中 veliparib 联合标准化疗一线治疗 ED-SCLC 具有良好的抗肿瘤活性。2017 年 ASCO 对 E2511 研究Ⅱ期部分进行了报道，这部分研究为化疗联合 veliparib 或者安慰剂一线治疗 ED-SCLC 的随机对照研究，主要终点为无进展生存（PFS）。该研究共纳入了 128 例初治 ED-SCLC，化疗联合 veliparib 或者安慰剂的中位 PFS 期分别为 6.1 个月和 5.5 个月（$P = 0.01$），中位总生存（OS）期分别为 10.3 个月和 8.9 个月（$P = 0.17$），联合治疗组 3/4 级血液学毒性的发生率更高。PFS 的分层分析发现 LDH 升高的男性患者可从联合方案中获益。

（四）CDK4/6 靶点的 Trilaciclib（G1T28）

CDK4/6 激活会导致癌细胞持续增殖，使癌细胞在化疗打击下存活下来。Trilaciclib（G1T28）是一种 CDK4/6 抑制剂。ASCO 2017 年会发布了 Trilaciclib（G1T28）联合卡铂和依托泊苷治疗广泛期 SCLC 的ⅠB 期临床试验（NCT02499770）结果，提示联合治疗的耐受性良好，有效率达 88%，这一联合治疗有可能提高 SCLC 治疗的效果。

三、免疫治疗进展

肿瘤免疫治疗通过利用肿瘤抗原的免疫原性，采用各种有效的手段使宿主免疫系统产生针对肿瘤抗原的免疫应答，提高宿主免疫系统识别和杀伤肿瘤细胞的能力。

细胞毒性 T 淋巴细胞相关抗原 4（cytotoxic T-lymphocyte-associated antigen-4，CTLA-4）、程序性死亡因子-1（programmed death 1，PD-1）及程序性死亡因子配体-1（programmed death ligand 1，PD-L1）等在抑制免疫细胞活化、肿瘤细胞免疫逃逸中发挥着重要的作用，已成为癌症免疫疗法的重要靶点。几种针对上述靶点的单克隆抗体在治疗 SCLC 的初步探索中显现出一定的疗效，

但是在维持治疗和一线治疗中的作用，目前还在研究阶段。

（一）抗 CTLA-4 免疫治疗

Ipilimumab（Yervoy，MDX-010，BMS-734016）是一种全人源化的抗 CTLA-4 单克隆 IgG1 抗体，通过阻断 T 细胞表达的 CTLA-4 与 APC 上的配体（CD80/CD86）结合增强抗肿瘤免疫反应。2011 年 12 月开始的一项针对新诊断的 ES-SCLC 患者的随机、多中心、双盲、Ⅲ期临床试验（NCT01450761），该研究旨在比较 ipilimumab 联合铂类 / 依托泊苷与单用铂类 / 依托泊苷化疗的疗效差异，是目前为止唯一一项 ipilimumab 治疗 SCLC 的Ⅲ期研究，主要研究终点为至少接受 1 次 ipilimumab 和化疗的患者 OS。非常遗憾，ipilimumab 未能延长 PFS 和 OS。

（二）抗 PD-1 和 PD-L1 免疫治疗

Nivolumab（Opdivo，BMS-936558）是一种全人源化 PD-1 单克隆 IgG4 抗体，通过结合 T 细胞表面的 PD-1 受体阻止 PD-1 与肿瘤细胞 PD-L1/PD-L2 相互作用，从而诱导抗肿瘤免疫应答。CheckMate-032（NCT01928394）旨在比较 nivolumab 联用 ipilimumab 与 nivolumab 单药方案对一线或多线含铂双药化疗进展的晚期 SCLC 的疗效。2015 年 ASCO 首次报道了Ⅰ期结果，并陆续更新，研究显示复发 SCLC 接受 nivolumab 1 mg/kg + ipilimumab 3 mg/kg 获得 7.9 个月的 OS 期，2 年生存率达 30%，nivolumab ± ipilimumab 方案成为 SCLC NCCN 2017 V1 耐药复发 SCLC 二线治疗的新推荐。在毒性方面，联合治疗发生 3/4 级毒性的比率更高，关注疗效的同时，联合治疗的毒性仍然不可忽视。目前 nivolumab 在 SCLC 维持治疗和二线治疗中的疗效仍在探索当中，CheckMate-451（NCT02538666）是一项随机、多中心、双盲、Ⅲ期临床试验，旨在评价 ES-SCLC 患者一线铂类方案化疗后给予 nivolumab 单药、nivolumab 联合 ipilimumab 或安慰剂作为维持治疗

的疗效。CheckMate-331（NCT02481830）是一项随机、开放、Ⅲ期临床试验，比较 nivolumab 与化疗（欧美为拓扑替康，日本为拓扑替康或氨柔比星）治疗一线铂类方案治疗后复发的 SCLC。

Pembrolizumab（Keytruda，MK-3475）是一种人源性 PD-1 单克隆 IgG4 抗体，也是通过结合 T 细胞表面的 PD-1 受体阻止抗肿瘤免疫反应。KEYNOTE-028（NCT02054806）研究是一项 pembrolizumab 治疗 PD-L1 表达阳性的晚期实体肿瘤（包括 SCLC）的ⅠB 期、多队列研究。给药频率为每 2 周 1 次 pembrolizumab（10 mg/kg），最多维持 2 年或直至 PD 或出现不可耐受的不良反应。截止到中期分析，24 例之前接受过 pembrolizumab（10 mg/kg）治疗的患者，ORR 为 29.2%（7/24），中位反应时间为 8.6（7.7~16.1）周。截至数据统计时，7 例有效患者中的 6 例仍持续有效。中位 PFS 为 1.8 个月（95%CI：1.6~8.5），6 个月 PFS 为 32.5%。PD-L1 高表达与疗效无相关性。NCT02359019 针对 ES-SCLC 患者使用 pembrolizumab 进行维持治疗的开放、单臂、Ⅱ期临床试验，入组患者要求行至少 4 个周期依托泊苷联合卡铂/顺铂一线化疗后无进展。但是从 2017ASCO 公布的结果来看维持治疗并没有延缓疾病进展风险。

NCT02580994（REACTION）是一项在未经治疗的 ES-SCLC 患者中开展的多中心、开放、随机、对照、Ⅱ期临床试验，旨在比较依托泊苷+顺铂/卡铂联合或不联合 pembrolizumab 的疗效差异。主要研究终点为 PFS，目前研究正在入组的过程中。

Atezolizumab（Tecentriq）是一种 PD-L1 单抗，阻止 PD-L1 结合其受体 PD-1 和 B7.1 从而恢复抗癌 T 细胞活性。在广泛期 SCLC 中已经看到，Atezolizumab 毒性可以耐受，有效时间持久。按照 RECIST 1.1 证实的 ORR 为 6%（$n = 1/17$），部分缓解，疗效持续时间为 7 个月；按照免疫相关的评价标准（irRC），有效率为 24%（4/17），其中 2 例患者使用 Atezolizumab 超过 12 个月。IMpower133（NCT02763579），Atezolizumab 联合卡铂与依托泊苷一线治疗广泛期 SCLC 的全球Ⅰ/Ⅲ期、多中心、双盲的随机对照临床试验，主要研究终点是 PFS 和 OS。

新的靶向药物和新的免疫治疗药物不断出现，联合治疗的模式也多样化，包括免疫治疗药物之间的联合，免疫治疗和化疗的联合，免疫治疗与靶向药物的联合，以及免疫、靶向、化疗三者的联合等，这些治疗能不能最终改变我们的临床实践，给患者带来获益，还需要很多临床研究的证据。目前，相关的研究也在开展，包括 CASPIAN（NCT03043872）研究，Durvalumab（PD-L1 单抗）± Tremelimumab（CTLA-4 单抗）+含铂化疗对照单独含铂化疗一线治疗广泛期 SCLC 的Ⅲ期随机对照临床试验。这是 SCLC 一线治疗的豪华套餐，疗效和副作用都让人瞩目。NCT02937818 研究尝试免疫治疗 PD-1＋PD-L1 抑制剂或 DDR 抑制剂联合铂类治疗难治性广泛期 SCLC，结果也令人期待。

（四）放疗在广泛期 SCLC 中的应用

Jeremic 等的随机临床研究结果显示，远处转移病灶负荷小的广泛期小细胞肺癌在初始治疗后完全缓解或者接近完全缓解，可以序贯胸部的放疗。研究中，患者经过 3 个疗程的 EP 方案化疗，如果远处的病灶完全缓解，可随机分为 2 组。一组继续 EP 方案化疗；另外一组，在卡铂和依托泊苷的基础上联合加速高分割放疗（54 Gy/36fr/18D）。研究发现加用放疗可以提高患者的中位生存时间（17 个月 vs 11 个月）。另外一项Ⅲ期临床研究（CREST），评价了化疗有效的广泛期 SCLC 序贯胸部放疗的疗效，研究的结果虽然没有达到主要的研究终点，加用放疗

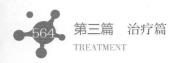
组与对照组 1 年的生存率的差别没有统计学意义（33% vs 28%，$P = 0.066$），但是在 2 年生存率上，放疗组明显高于对照组（13% vs 3%，$P = 0.004$）。

EORTC 的一项随机临床研究，在 286 例初始化疗有效的广泛期 SCLC 中对比了预防性颅脑照射（PCI）和不做 PCI 患者的疗效。与对照组相比，PCI 降低了脑转移的发生率（14.6% vs 40.4%），并且提高了 1 年的生存率（27.1% vs 13.3%）。

这项研究自发表以来，就有很多质疑，例如，在入组前没有用 MRI 来确定没有脑转移，没有规定放疗剂量和放疗计划，没有规定诱导化疗的方案。日本的一项 III 期临床研究的初步结果显示，在用 MRI 来确认患者没有脑转移的前提下，PCI 没有能够延长广泛期小细胞肺癌的生存。

（周宁宁）

参考文献

[1] FUJIMORI K, YOKOYAMA A, KURITA Y, et al. A pilot phase 2 study of surgical treatment after induction chemotherapy for resectable stage I to III A small cell lung cancer [J]. Chest, 1997, 111: 1089-1093.

[2] BROCK M V, HOOKER C M, SYPHARD J E, et al. Surgical resection of limited disease small cell lung cancer in the new era of platinum chemotherapy: Its time has come [J]. J Thorac Cardiovasc Surg, 2005, 129: 64-72.

[3] SHEPHERD F A. Surgery for limited stage small cell lung cancer: time to fish or cut bait [J]. J Thorac Oncol, 2010, 5: 147-149.

[4] TURRISI A T 3RD, KIM K, BLUM R, et al. Twice-daily compared with once-daily thoracic radiotherapy in limited small cell lung cancer treated concurrently with cisplatin and etoposide [J]. N Engl J Med, 1999, 340: 265-271.

[5] KOMAKI R, PAULUS R, ETTINGER D S, et al. Phase II study of accelerated high-dose radiotherapy with concurrent chemotherapy for patients with limited small cell lung cancer: Radiation Therapy Oncology Group protocol 0239 [J]. Int J Radiat Oncol Biol Phys, 2012, 83: e531-536.

[6] TURGEON G A, SOUHAMI L, KOPEK N, et al. Thoracic irradiation in 3weeks for limited-stage small cell lung cancer: Is twice a day fractionation really needed? [J]. Cancer Radiother, 2017, 21: 89-98.

[7] FAIVRE-FINN C, FALK S, ASHCROFT L, et al. Protocol for the convert trial-concurrent once-daily versus twice-daily radio therapy: an international 2-arm randomised controlled trial of concurrent chemoradiotherapy comparing twice-daily and once-daily radiotherapy schedules in patients with limited stage small cell lung cancer (LS-SCLC) and good performance status [J]. BMJ Open, 2016, 6: e009849.

[8] LE PECHOUX C, DUNANT A, SENAN S, et al. Standard-dose versus higher-dose prophylactic cranial irradiation (PCI) in patients with limited-stage small cell lung cancer in complete remission after chemotherapy and thoracic radiotherapy (PCI 99-01, EORTC 22003-08004, RTOG 0212, and IFCT 99-01): a randomised clinical trial [J]. Lancet Oncol, 2009, 10: 467-474.

[9] WOLFSON A H, BAE K, KOMAKI R, et al. Primary analysis of a phase II randomized trial Radiation Therapy

Oncology Group (RTOG) 0212: impact of different total doses and schedules of prophylactic cranial irradiation on chronic neurotoxicity and quality of life for patients with limited−disease small cell lung cancer [J]. Int J Radiat Oncol Biol Phys, 2011, 81: 77−84.

[10] NODA K, NISHIWAKI Y, KAWAHARA M, et al. Irinotecan plus cisplatin compared with etoposide plus cisplatin for extensive small cell lung cancer [J]. N Engl J Med, 2002, 346: 85−91.

[11] LARA P N, NATALE R, CROWLEY J, et al. Phase III trial of irinotecan/cisplatin compared with etoposide/cisplatin in extensive−stage small cell lung cancer: clinical and pharmacogenomic results from SWOG S0124 [J]. J Clin Oncol, 2009, 27: 2530−2535.

[12] HANNA N, BUNN P A, LANGER C, et al. Randomized phase III trial comparing irinotecan/cisplatin with etoposide/cisplatin in patients with previously untreated extensive−stage disease small cell lung cancer [J]. J Clin Oncol, 2006, 24: 2038−2043.

[13] LOEHRER P J, ANSARI R, GONIN R, et al. Cisplatin plus etoposide with and without ifosfamide in extensive small cell lung cancer: a Hoosier Oncology Group study [J]. J Clin Oncol, 1995, 13: 2594−2599.

[14] PUJOL J L, DAURES J P, RIVIERE A, et al. Etoposide plus cisplatin with or without the combination of 4'−epidoxorubicin plus cyclophosphamide in treatment of extensive small cell lung cancer: a French Federation of Cancer Institutes multicenter phase III randomized study [J]. J Natl Cancer Inst, 2001, 93: 300−308.

[15] MIYAMOTO H, NAKABAYASHI T, ISOBE H, et al. A phase III comparison of etoposide/cisplatin with or without added ifosfamide in small cell lung cancer [J]. Oncology, 1992, 49: 431−435.

[16] NIELL H B, HERNDON J E, MILLER A A, et al. Randomized phase III intergroup trial of etoposide and cisplatin with or without paclitaxel and granulocyte colony−stimulating factor in patients with extensive−stage small cell lung cancer: Cancer and Leukemia Group B Trial 9732 [J]. J Clin Oncol, 2005, 23: 3752−3759.

[17] SCHILLER J H, ADAK S, CELLA D, et al. Topotecan versus observation after cisplatin plus etoposide in extensive−stage small cell lung cancer: E7593−−a phase III trial of the Eastern Cooperative Oncology Group [J]. J Clin Oncol, 2001, 19: 2114−2122.

[18] ZHOU H, ZENG C, WEI Y, et al. Duration of chemotherapy for small cell lung cancer: a meta−analysis [J]. PLoS One, 2013, 8: e73805.

[19] HURWITZ J L, MCCOY F, SCULLIN P, et al. New advances in the second−line treatment of small cell lung cancer [J]. Oncologist, 2009, 14: 986−994.

[20] SCHNEIDER B J. Management of recurrent small cell lung cancer [J]. J Natl Compr Canc Netw, 2008, 6: 323−331.

[21] PIETANZA M C, KADOTA K, HUBERMAN K, et al. Phase II trial of temozolomide in patients with relapsed sensitive or refractory small cell lung cancer, with assessment of methylguanine−DNA methyltransferase as a potential biomarker [J]. Clin Cancer Res, 2012, 18: 1138−1145.

[22] ZAUDERER M G, DRILON A, KADOTA K, et al. Trial of a 5−day dosing regimen of temozolomide in patients with relapsed small cell lung cancers with assessment of methylguanine−DNA methyltransferase [J]. Lung Cancer, 2014, 86: 237−240.

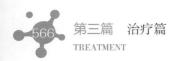
[23] GOTO K, OHE Y, SHIBATA T, et al. Combined chemotherapy with cisplatin, etoposide, and irinotecan versus topotecan alone as second-line treatment for patients with sensitive relapsed small cell lung cancer (JCOG0605): a multicentre, open-label, randomised phase 3 trial [J]. Lancet Oncol, 2016, 17: 1147-1157.

[24] TISEO M, BONI L, AMBROSIO F, et al. Italian, multicenter, phase Ⅲ, randomized study of cisplatin plus etoposide with or without bevacizumab as first-line treatment in extensive-disease small cell lung cancer: The GOIRC-AIFA FARM6PMFJM Trial [J]. J Clin Oncol, 2017, 35: 1281-1287.

[25] ALLEN J W, MOON J, REDMAN M, et al. Southwest Oncology Group S0802: a randomized, phase Ⅱ trial of weekly topotecan with and without ziv-aflibercept in patients with platinum-treated small cell lung cancer [J]. J Clin Oncol, 2014, 32: 2463-2470.

[26] RUDIN C M, PIETANZA M C, BAUER T M, et al. Rovalpituzumab tesirine, a DLL3-targeted antibody-drug conjugate, in recurrent small cell lung cancer: a first-in-human, first-in-class, open-label, phase 1 study [J]. Lancet Oncol, 2017, 18: 42-51.

[27] RECK M, LUFT A, SZCZESNA A, et al. Phase Ⅲ randomized trial of ipilimumab plus etoposide and platinum versus placebo plus etoposide and platinum in extensive-stage small cell lung cancer [J]. J Clin Oncol, 2016, 34(31):3740-3748.

[28] ANTONIA S J, LOPEZ-MARTIN J A, BENDELL J, et al. Nivolumab alone and nivolumab plus ipilimumab in recurrent small cell lung cancer (CheckMate 032): a multicentre, open-label, phase 1/2 trial [J]. Lancet Oncol, 2016, 17: 883-895.

[29] JEREMIC B, SHIBAMOTO Y, NIKOLIC N, et al. Role of radiation therapy in the combined-modality treatment of patients with extensive disease small cell lung cancer: a randomized study [J]. J Clin Oncol, 1999, 17: 2092-2099.

[30] SLOTMAN B J, VAN TINTEREN H, PRAAG J O, et al. Use of thoracic radiotherapy for extensive stage small cell lung cancer: a phase 3 randomised controlled trial [J]. Lancet, 2015, 385: 36-42.

[31] SLOTMAN B, FAIVRE-FINN C, KRAMER G, et al. Prophylactic cranial irradiation in extensive small cell lung cancer [J]. N Engl J Med, 2007, 357: 664-672.

[32] SETO T T, TAKAHASHI T, YAMANAKA T, et al. Prophylactic cranialirradiation (PCI) has a detrimental effect on the overall survival (OS) ofpatients (pts) with extensive disease small cell lung cancer (ED-SCLC):Results of a Japanese randomized phase Ⅲ trial [abstract] [J]. J Clin Oncol, 2014, 32:(Suppl 5):abstract 7503.

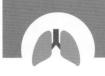

第三十九章

肺癌非血管性介入治疗的现状与评价

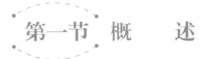

第一节 概 述

肿瘤微创介入治疗是肿瘤综合治疗手段中的重要组成部分，它是在影像设备如 DSA、CT、MRI、超声等的定位和导向下，采用经皮穿刺技术或人体自然腔道将导管、导引针、穿刺针、消融电极、支架等介入器材置于肿瘤内部或腔道狭窄部位，配合药物、放射粒子和消融能量在肿瘤局部实施精准治疗或植入支架扩张狭窄腔道的微创技术。介入治疗具有定位精准、创伤小、痛苦少、恢复快、疗效确切和治疗重复性强等优点，在肿瘤治疗中发挥着愈来愈重要的作用。介入治疗有血管介入治疗与非血管介入治疗之分，本章节主要讲述肺癌非血管介入治疗中消融治疗和放射性粒子植入治疗的内容。

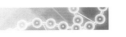

第二节 消 融 治 疗

消融治疗主要有射频、微波、冷冻等技术，目前已广泛用于各种实体肿瘤的局部治疗，在原发性和转移性肺癌治疗中的应用不断增多。

一、消融治疗的分类

1. 射频消融（radiofrequency ablation，RFA）临床上主要用来治疗肝、肺等部位实体肿瘤，是近 30 年发展较快、较为成熟的一种肿瘤局部治疗方法。RFA 灭活肿瘤的原理：利用高频电流（＞10kHz）使电极周围组织的离子相互摩擦产热，从而使肿瘤组织在高温下发生凝固坏死。RFA 电极在局部组织中心位点的温度可升高到 110℃甚至更高，以保证消融区肿瘤组织完全坏

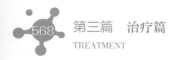
死。单支射频电极可产生大小为 2 cm×3 cm 的组织消融灶，消融灶形状呈椭球形，通过多针联合消融或单针多点消融可扩大消融灶范围。

2. 微波消融（microwave ablation，MWA） 临床应用范围与射频消融基本相同。微波是一种频率在 300MHz~30GHz 的电磁波，波长极短，能量高度集中。在微波电场的作用下，肿瘤组织内的极性水分子沿微波电场的方向进行有序运动，并随高频电场的交变而来回转动，极性水分子在这种高速转动的过程中与相邻的水分子发生剧烈摩擦生热而导致组织发生凝固坏死。单支微波天线消融灶形状多呈长椭球形，消融灶可达 3 cm×4 cm，通过多针联合消融或单针多点消融可扩大消融灶范围，灭活大的肿瘤病灶。

3. 冷冻消融（cryoablation） 是一种利用低温冷冻方法毁损肿瘤组织的消融技术，特别适合消融靠近胸壁的肿瘤病灶。冷冻消融的原理：氩气通过冷冻探针使肿瘤细胞冷冻至 –40~–50℃，细胞内冰晶形成，细胞体积膨胀，挤压及冰晶的机械损伤使细胞变形、死亡，再通过氦气的复温作用使细胞内冰晶爆裂，进一步毁损肿瘤组织。单支消融探针产生的有效冷冻消融作用的冰球直径大约为 2 cm，因此对于大的肿瘤组织，往往需要通过联合多支冷冻探针来产生大的组织消融范围以使肿瘤完全灭活。此外，冷冻消融后的坏死细胞碎片在 3 周左右被吸收，吸收后的肿瘤灭活组织成为抗原刺激机体免疫系统，增强机体的体液免疫和细胞免疫，产生抗肿瘤免疫反应。

（二）肺癌消融的适应证与禁忌证

1. 适应证

（1）原发性肺癌 ①因心、肺功能差或高龄不能耐受手术切除者；②拒绝行手术切除者；③术后或放化疗后残留复发病灶者。

（2）肺癌治疗后复发或者转移者 ①单侧肺病灶数目≤ 3 个（双侧肺≤ 5 个）；②多发转移瘤，最大直径≤ 3 cm；③单侧单发转移瘤，最大直径≤ 5 cm。如双侧肺均有病灶，不建议双侧同时消融，而是每次只进行单侧消融治疗。

2. 禁忌证 ①病灶周围有活动性炎证；②消融病灶同侧胸腔积液没有很好控制者；③血小板 < 50×10⁹/L、凝血功能严重紊乱；④肝、肾、心、肺、脑功能严重不全者，全身感染者；⑤晚期肿瘤，患者 KPS 评分 < 70 分或 ECOG 评分 < 3 分。

（三）肺癌消融治疗的疗效评估

与放疗、化疗机制不同，肺癌消融的机制主要是使靶组织发生凝固性坏死，达到灭活肿瘤的效果。肿瘤的局部控制率与复发率受病灶大小、分化程度、位置和血供影响较大。消融治疗肺癌时，其消融范围往往要超过肿瘤本身的范围，而这个超出的范围通常的病理表现为充血、水肿。因此短期内用影像学的方法观察治疗后病灶的大小往往会有所扩大而不是缩小，此时用治疗后病灶的大小判断肿瘤的疗效有一定的局限性。基于上述消融治疗技术的特殊性，消融治疗后的疗效判断建议使用改良实体瘤疗效标准（mRECIST）来评价。消融治疗后胸部肿瘤病灶在 CT 影像学上可以出现 5 种影像学变化：①肺不张型：消融治疗后在肿瘤完全坏死的情况下同时损伤了肿瘤累及的段支气管，从而导致相应肺段的肺不张；②空洞型：肿瘤消融区域为空洞，可能是高温导致肿瘤组织汽化或肿瘤组织坏死后经气管排出形成；③消失型：肿瘤完全消失；④纤维化型：肿瘤消融区域纤维化，纤维化的形态不规则，可以是条索状或半球状；⑤实性结节型：肿瘤消融区域为实性结节，其大小较治疗前无明显变化，在不同的随访时间点可能有一定变化。

肺癌消融的局部疗效评估，以消融后 1 个月时的病灶为基线判断疗效。①完全消融（出现下列表现任何一项）：病灶消失；完全形成空洞；病灶纤维化，可为瘢痕；实性结节缩小或无变化，但 CT 扫描无造影剂强化征象；原肺不张内的病灶 CT 扫描无造影剂强化征象。②不完全消融（出现下列表现任何一项）：空洞形成不全，有部分实性或液性成分，且 CT 扫描有造影剂强化征象；部分纤维化，病灶部分纤维化仍存有部分实性成分，且实性部分 CT 扫描有造影剂强化征象；实性结节，大小无变化或增大，且伴 CT 扫描造影剂有强化征象。

肺部肿瘤消融术后 CT 扫描显示的变化：①早期改变（1 周内），病灶内可出现蜂窝状或空洞样低密度影，消融肿瘤周边被不同衰减程度的同心圆包围，称为"帽徽"征象。②中期（1 周至 3 个月），消融区可持续增大，其周边可能出现清晰纹理的强化环，称为"蛋壳"征象。③后期（3 个月后），与基线（消融后 1 个月时的 CT）比消融区在 3 个月后病灶保持稳定，以后的 CT 随访过程中病灶区域有几种不同的演变模式，如纤维化、空洞、结节、肺不张、消失等。肺部肿瘤消融术后 CT 扫描变化规律为，消融后 1~3 个月病灶增大，3 个月后病灶保持稳定或逐渐缩小，因此一般主张 3 个月后复查 CT（图 39-1 至图 39-4）。

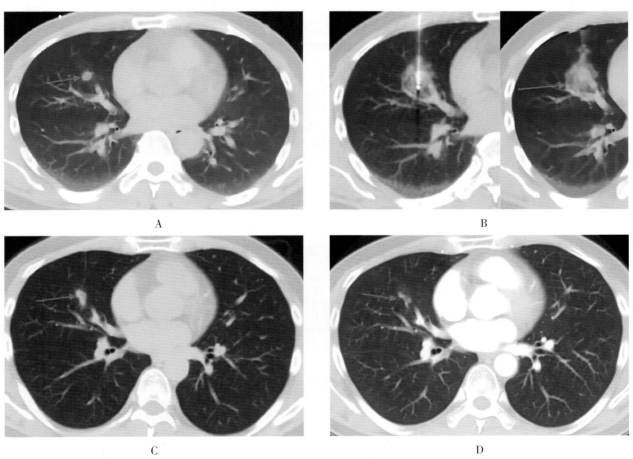

图 39-1　右肺肿瘤行单针射频消融术

A. 术前 CT 示右肺小结节（箭头所示），大小约 0.9 cm×1 cm。B. 射频消融术后即刻的 CT 表现，肿瘤消融周边为不同衰减程度的同心圆包围（箭头所示），称为"帽徽"征象。C. 术后 1 个月复查 CT 示肿瘤消融区域为实性结节（箭头所示），其大小较治疗前稍有增大。D. 术后 4 个月复查 CT 示肿瘤消融区域为纤维条索影（箭头所示），其大小较治疗前明显缩小。疗效评价为 CR。

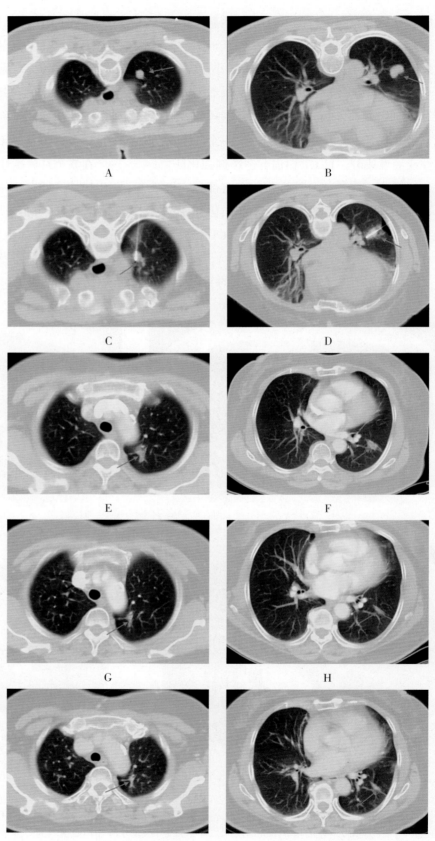

图 39-2 左肺 2 个肿瘤行
双针射频消融术

A、B. 术前 CT（俯卧位）
示左肺 2 个小结节（箭头所
示）。C、D. 术中（俯卧位）
分别对两个病灶行射频消融
术。E、F. 射频消融术后 1 个
月 CT（仰卧位）表现，纤维
条索影（箭头所示），其大小
较治疗前明显缩小。G、H. 术
后 3 个月复查 CT 示肿瘤消融
区域纤维条索影进一步缩小
（箭头所示）。I、J. 术后 10
个月复查 CT 示肿瘤消融区域
为纤维条索影（箭头所示）继
续缩小。疗效评价为 CR。

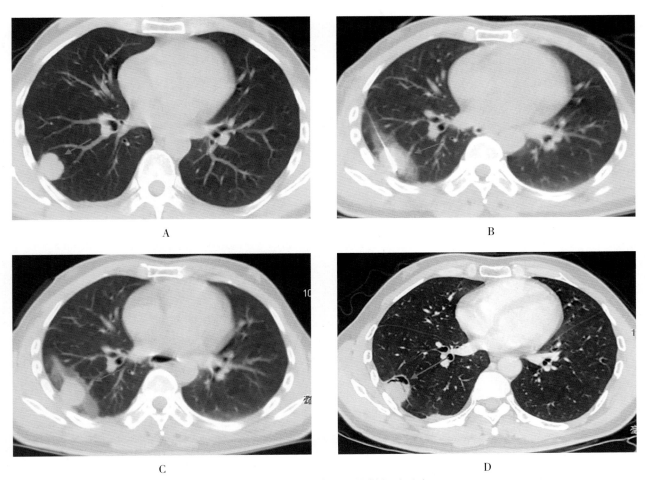

图 39-3　右肺肿瘤行单针射频消融术

A. 术前 CT 示右肺肿块（箭头所示），大小约 3.2 cm×2.8 cm。B. 对病灶进行单针射频消融（箭头所示）。C. 消融术后即刻的 CT 表现，肿瘤消融周边为不同衰减程度的磨玻璃影（箭头所示）。D. 术后 2 个月复查 CT 示肿瘤消融区域为结节影，其内可见空洞形成（箭头所示），大小较治疗前明显缩小。疗效评价为 CR。

　　肺癌消融临床疗效评估：在判断局部疗效的基础上，定期随访，消融后每隔 3 个月复查一次强化 CT，1 年后每 6 个月复查一次强化 CT，共复查 2~3 年。观察患者生存质量的改善情况（如疼痛缓解情况，可以用疼痛评分评估）。随访患者的生存时间，生存时间是最重要的临床疗效指标，记录患者 1 年、2 年、3 年、5 年的生存情况。

（四）肺癌消融术的常见并发症及处理

　　肺部肿瘤消融治疗的常见并发症有发热、疼痛、咳嗽、咯痰、气胸、出血、胸腔积液；少见

并发症有胸膜反应、肺炎、肺脓肿等；危及生命的并发症有肺部大出血、空气栓塞等。术后 1 周内，不要剧烈运动。术后 1~2 天内咯少量血色痰是正常的。轻度胸痛常见，但剧烈胸痛和呼吸短促可能预示着出血、气胸和胸腔渗出。

　　（1）发热　体温在 38.5℃ 以下者多为机体对射频、微波等发出高温的反应性发热，一般无须处理。如达到或超过 38.5℃ 时，大部分发热是由射频、微波治疗后，癌灶凝固性坏死组织吸收引起。此时无感染症状，白细胞计数增高，但多 < 10×10^9/L，中性粒细胞核左移不明显，术后常规应用抗生素 3~5 天，预防肺内坏死组织继发感

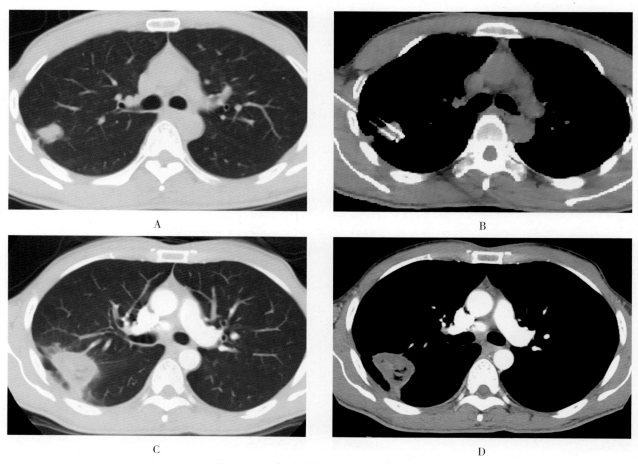

图 39-4 右肺肿瘤行双针射频消融术

A. 术前 CT 示右肺结节，大小约 2 cm×1.2 cm。B. 术中对病灶进行双针射频消融。C、D. 消融术后 1 个月复查 CT 示肿瘤消融区域为结节影，增强未见强化，其内可见空洞形成，大小较治疗前明显增大。疗效评价为 CR。

染，多数患者体温 1 周内可降至正常。

（2）胸痛 少数患者出现术后穿刺部位局部疼痛，因肿瘤位置表浅，消融时刺激胸膜或肋间神经所致，2 周左右自行缓解；疼痛不能耐受时应及时给予对症止痛处理。

（3）咳嗽、咯痰 一小部分患者术后出血咳嗽、咯褐色痰，个别病例痰中带血，是因瘤体靠近气管位置，术后坏死组织直接由气管排出所致，鼓励患者尽量将痰排出来，同时予雾化吸入促进排痰。

（4）气胸 经皮肺消融最常见的并发症为气胸，多为穿刺所致，发生率约为 30%。高龄、肺气肿、肺大泡、肺部手术史、肺部放疗史、同侧肺消融病灶数量多、微波天线穿过肺组织长者更易发生，可见于术中或术后，其中迟发性气胸常出现于消融术后 2~3 天。少量气胸可不予处置；中等至大量气胸可用胸穿抽气或放置胸腔闭式引流装置等处理，需放置引流管者不超过 20%。胸腔穿刺引流指征为肺压缩 > 30% 或出现下列症状之一者：氧饱和度下降、呼吸急促、胸痛。气胸的预防措施主要有：术前给予止咳及镇静药物，避免术中剧烈咳嗽；减少消融针经过胸膜的次数及尽量避免穿过叶间胸膜；消融针禁止在胸膜表面刮擦；尽量避免消融针经过有肺大泡的肺部；热消融针拔出时要边凝固边拔出，使针道边缘组织凝固等（图 39-5）。

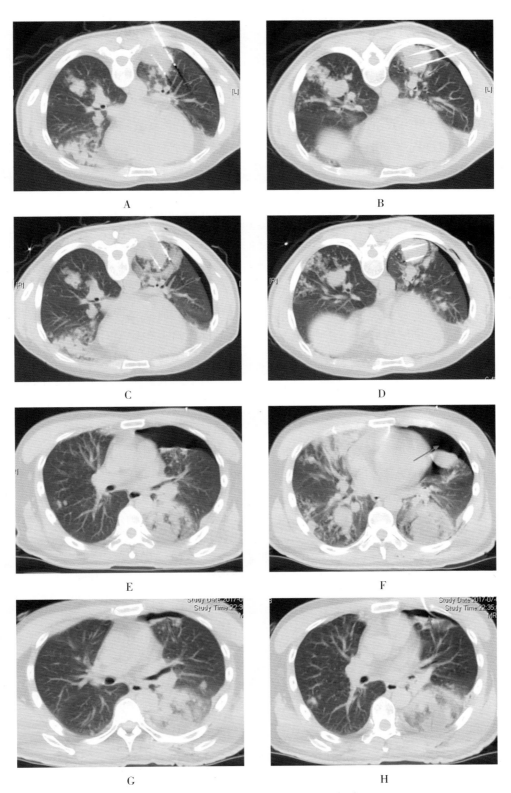

图 39-5 左肺肿瘤冷冻消融术后气胸

A、B.冷冻消融过程中第一个循环见少量气胸（箭头所示）。C、D.冷冻第二个循环见气胸增加（箭头所示）。E、F.冷冻消融结束拔针后见气胸较前明显增多（箭头所示），左肺压缩约 30%。G、H.放置胸腔闭式引流管后气胸量明显减少（箭头所示）。

（5）出血 包括肺出血和胸腔内出血，是由消融针损伤肺组织和胸壁血管所致。肺出血时CT显示消融针道附近的肺组织实变或磨玻璃状影，胸腔内出血时显示为胸腔积液，有气胸同时存在时显示气液平面。由于热消融本身可以使血液凝固，即使在消融过程中发生了少量出血，随着消融治疗的进行，出血会逐渐停止，故在热消融治疗过程中大出血的发生率并不高，消融中出血的发生率为3%~8%，但是大咯血的发生率极低。一旦发生咯血，处理方式如下：①合适的体位：平卧位或者患侧卧位，头略低，偏向患侧，禁向健侧卧位或坐位，避免血液或血块堵塞健侧支气管。②常规应用止血药物，如果出现中等以上的咯血应立即消融，同时静脉输注止血药，如蛇毒凝血酶（立芷雪，1~2kU）、垂体后叶素等。③如果大咯血不能控制，可以在DSA下行支气管动脉栓塞或急诊剖胸探查术。在穿刺过程中应尽量避免穿刺到较大血管或者不张的肺组织等。术后咯血，多能自限止血，可持续3~5天。肺外出血，损伤肋间动脉或内乳动脉。肋间动、静脉走行于肋骨下方，进针时应靠两肋中间或偏向下一肋的上缘；胸骨旁穿刺需注意内乳动脉；出现持续性的肺外出血时应及时外科手术止血（图39-6至图39-8）。

（6）严重胸膜反应、胸腔积液 肺肿瘤消融后，特别是靠近胸壁的肿瘤冷冻消融术后，常出现反应性胸腔积液，有中等至大量胸腔积液时需要穿刺引流。肺部肿瘤消融针穿刺过程中，或靠近胸膜的肿瘤冷冻消融术后3h内容易发生胸膜反应，主要表现为连续咳嗽、头晕、胸闷、面色苍白、出汗、血压下降、甚至昏厥等一系列反应。一旦出现胸膜反应，立即取平卧位，注意保暖，观察脉搏、血压、神志的变化。症状轻者，经休息后即能自行缓解。对于出汗明显、血压偏低的患者，给予吸氧、加快补液后可缓解，必要时皮下注射1：1000肾上腺素0.3~0.5 mL，防止休克。

（7）感染 消融术前要治疗原有的肺部感染病灶。消融术引起肺部感染的发生率<1%，消融术后可常规应用抗生素3天，有慢性支气管炎反复发作的患者适当延长使用抗生素时间。如

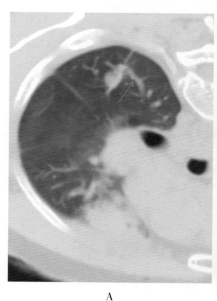
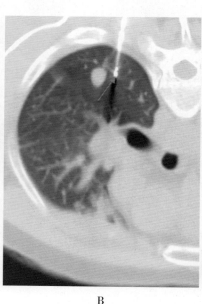
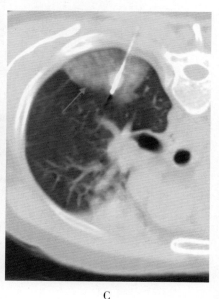

A B C

图39-6 CT引导下右肺肿瘤射频消融术合并肺出血

A、B.术中损伤肺内小血管（箭头所示）。C.患者出现咳嗽和少量咯血，CT表现为针道旁片状磨玻璃样影（箭头所示），术后出血停止。

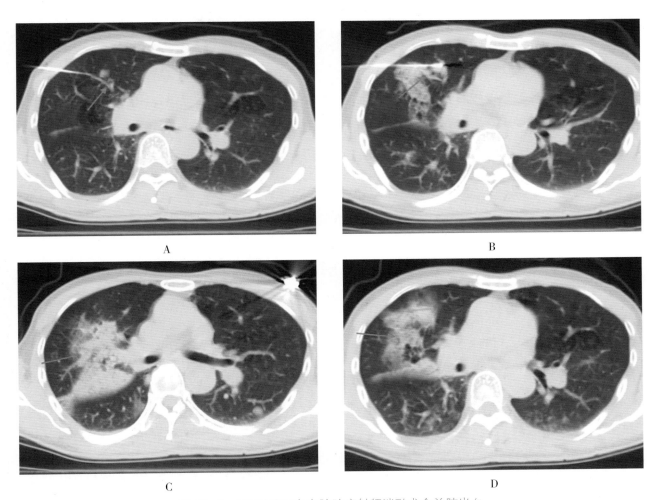

图 39-7　CT 引导下右中肺肿瘤射频消融术合并肺出血

A、B. 术中损伤肺内血管（箭头所示）。C、D. 患者出现咳嗽和中量咯血，CT 表现为针道旁片状磨玻璃样影（箭头所示），术中给予垂体后叶素、邦亭后出血停止。

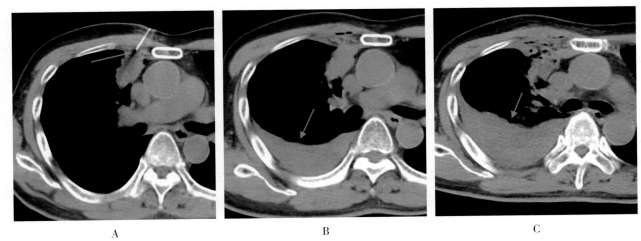

图 39-8　右肺肿物穿刺活检合并胸腔内出血

A. 损伤内乳动脉（箭头所示）。B. 出现右侧胸腔积液（箭头所示）。C. 应用止血药物治疗后无效，胸腔积液量即出血量继续增加（箭头所示）。

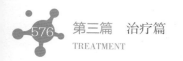

消融术后 5 天体温仍然 > 38.5℃，首先要考虑肺部感染，要根据痰及血或脓液培养的结果调整抗生素，如果发生肺部或胸腔脓肿可以置管引流，并冲洗。另外，放疗后消融的患者容易出现间质性肺炎，在间质性肺炎基础上容易发生感染，可以给予雾化吸入治疗。

（8）其他少见并发症 支气管胸膜瘘、慢性阻塞性肺病病情加重、急性肺损伤、空气栓塞、急性呼吸窘迫综合征、迟发性肺出血、喉返神经损伤等均有个案报道，需个别特殊处理（图39-9）。

第三节 ^{125}碘放射性粒子植入治疗

^{125}碘放射性粒子（简称 ^{125}I 粒子）植入治疗属于内放疗技术的一种，是肺癌外照射治疗的重要治疗补充，目前已越来越多地应用于原发性肺癌和肺转移瘤的治疗。

与外放射治疗相比，^{125}I 粒子具有如下优势：①对肿瘤局部治疗的持续时间长、剂量高；②总体放射治疗的剂量较低，对周围正常组织的损伤小；③对肿瘤细胞的杀伤力强。

一、^{125}I 粒子植入的作用机制

利用影像引导技术经皮穿刺将 ^{125}I 粒子植入到肿瘤组织内，利用 ^{125}I 放射性核素释放的 γ 射线持续对肿瘤细胞进行内放疗照射肿瘤细胞，在粒子射线的持续作用下不断破坏肿瘤细胞核的DNA 双链，从而使肿瘤细胞失去增殖能力，达到杀灭肿瘤细胞的目的。

二、^{125}I 粒子的主要特点

①发出的 γ 射线属于低能量核素；② 24 h 持续释放能量，半衰期为 59.4 天；③射线射程短，组织间有效射程直径为 1.7 cm；④植入的粒子瘤体高度适形，大部分射线能量被肿瘤组织吸收；⑤持续低剂量率杀伤作用仍可满足消灭恶性肿瘤的需要。

三、肺癌 ^{125}I 粒子植入的常见并发症及处理

常见并发症有发热、疼痛、咳嗽、咯痰、气胸、出血、胸腔积液，处理方式同消融并发症。与消融并发症不同的并发症有：肺栓塞、针道出血、粒子移位、粒子游走等，处理方式如下。

（1）肺栓塞 罕见，一旦发生，后果严重，主要表现为胸痛、大汗、呼吸急促、血压下降、血氧饱和度下降。产生空气栓塞的机制可能为，不带针芯的粒子针进入肺静脉，粒子针使气道、肺和肺静脉发生了交通。一旦发生肺栓塞，应立即吸入 100% 纯氧，让患者进入高压氧舱治疗。为防止空气栓塞，粒子针穿刺时患者绝对不能站立位或者半立位，粒子针必须带针芯，患者应避免咳嗽和过度紧张。

（2）针道出血 穿刺针刺中靶区内小血管，

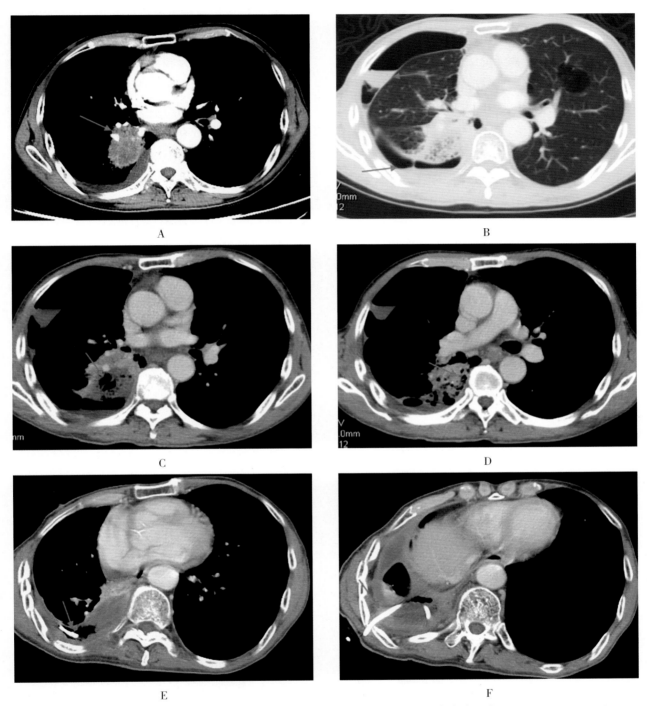

图 39-9　60 岁男性患者，右肺腺癌术后复发，行冷冻消融术

A. 术前增强 CT 示右肺门肿块（箭头所示），大小约 3 cm×4 cm。B. 冷冻消融术后 2 个月复查 CT 见右侧胸腔液气胸（箭头所示）。C. 术后 2 个月 CT 见冷冻消融范围内形成空洞（箭头所示）。D. 术后 4 个月患者出现频繁高热、频繁咳嗽、咯黄色浓痰，复查 CT 可见支气管胸膜瘘（箭头所示）。E、F. 放置引流管（箭头所示），应用左氧氟沙星 1 周后患者症状消失。

拔出针芯有血涌出。解决方法：退针 1~2 cm，在其旁 0.5 cm 处再进一针到相同深度，拔出针芯观察，如无血涌出，可以植入粒子。植入完成后，将出血针芯拔出，如无继续出血再拔针。注意中央型肺癌靶区周围大血管应在穿刺时反复与强化 CT 同一层面对照，以避开大血管，保证患者安全。

（3）粒子移位　粒子移位到胸膜腔或周围肺组织。粒子植入到胸膜腔的原因是紧靠近胸壁生长的肿瘤或合并胸腔积液时，将粒子植入到胸膜腔中。粒子移位到周围肺组织的原因可能是粒子进入到小气道所致。一般无明显的放射性损伤，无须特殊处理。

（4）粒子游走　粒子植入到被肿瘤挤压变形的肺血管内或部分位于肺血管内，随着粒子发挥作用，瘤体缩小，被挤压变形的肺血管恢复，粒子随血流游走（图 39-10，图 39-11）。

四　肺癌粒子植入术的疗效评估

对于放射性粒子植入的效果评价，主要依靠增强 CT 的影像学检查结果进行 RECIST 疗效评估。在治疗前和治疗后 2 个月进行 5 mm 的螺旋 CT 检查，把治疗前后影像学上肿瘤最大直径的总和进行比较。疗效评价标准为：①完全缓解（CR）：所有目标病灶完全消失。所有目标病灶均须评价。②部分缓解（PR）：所有可测量目标病灶的直径总和低于基线 ≥ 30%。目标结节总和使用短径，而所有其他目标病灶的总和使用最长直径。所有目标病灶均须评价。③稳定（SD）：不符合 CR、PR 或进展。所有目标病灶均须评价。④进展（PD）：可测量目标病灶的直径总和增大 20%，超过观察到的最小总和（超过基线，如治疗期间未观察到总和降低），最小绝对值升高 5 mm。

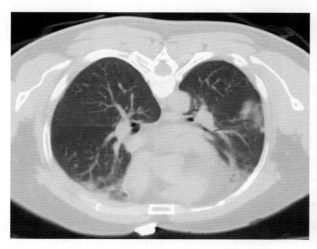
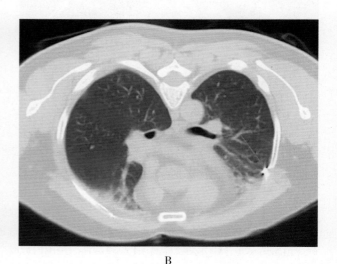

A

B

图 39-10　左肺肿瘤粒子植入术

A. 术中粒子植入部位（箭头所示）。B. 拔针后粒子移位至胸腔（箭头所示）。

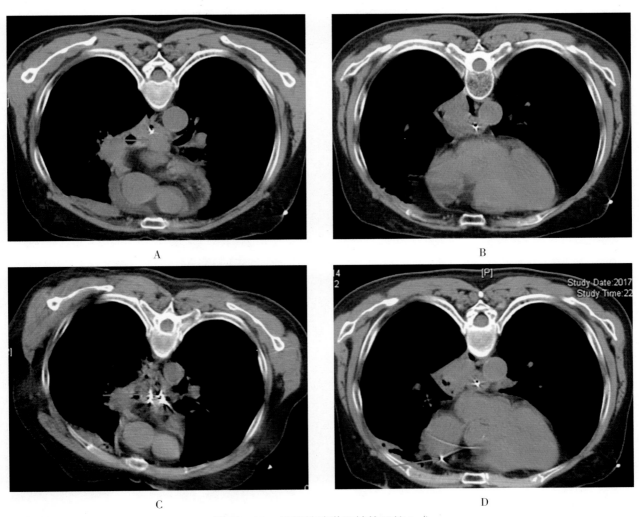

图 39-11 纵隔转移淋巴结粒子植入术

A、B. 图 A 中箭头所示部位为转移淋巴结，术前放置胃管（三角形所示）。C. 术中粒子植入放置情况（箭头所示）。D. 拔针后 CT 扫描示粒子移位至心包（箭头所示）。

第四节 肺癌介入治疗的典型病例

中国抗癌协会肿瘤微创治疗专业委员会专家共识认为，部分早期肺癌患者，存在相关疾病可能增加外科手术风险时，经皮射频、微波、冷冻消融技术可成为替代外科手术切除的有效治疗手段。对于术后复发的孤立肺转移瘤，影像引导下的微创介入治疗更是有效灭活肿瘤，改善患者生活质量的首选治疗方式。对于单个病灶≤1 cm 的患者，通常采用单根射频消融针进行单点消融（图39-12）。对于病灶最大径为 1~3 cm 的患者，可采用双针射频消融术或单针微波消融术（图 39-

13，图 39-14）。当病灶最大径 > 3 cm 时，特别是 > 5 cm 时，可采用多针微波消融或冷冻消融技术进行多针、多点消融（图 39-15，图 39-16）。如果病灶邻近重要脏器，如胸膜、膈肌、大血管、支气管等，可采用更为安全的 ^{125}I 放射性粒子植入术（图 39-17）。

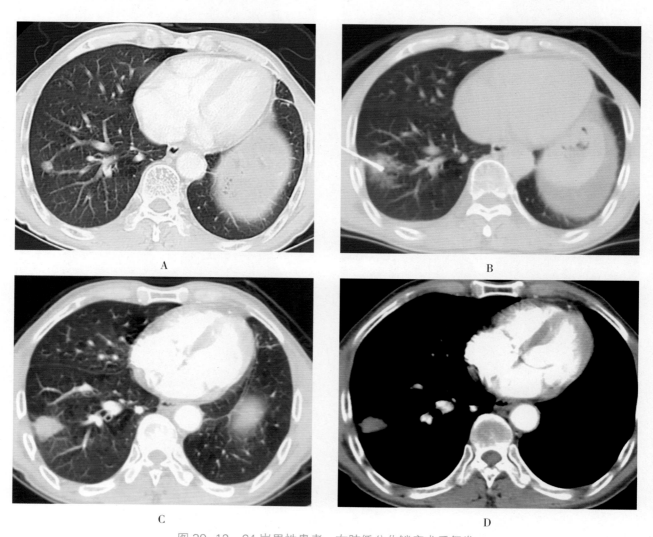

图 39-12 64 岁男性患者，右肺低分化鳞癌术后复发

A. 术前 CT 示右下肺转移灶，大小约 1 cm×1 cm。B. 对病灶行 CT 引导下单针射频消融术。C、D. 术后半年复查增强 CT 示病灶无活性，疗效评价为 CR。

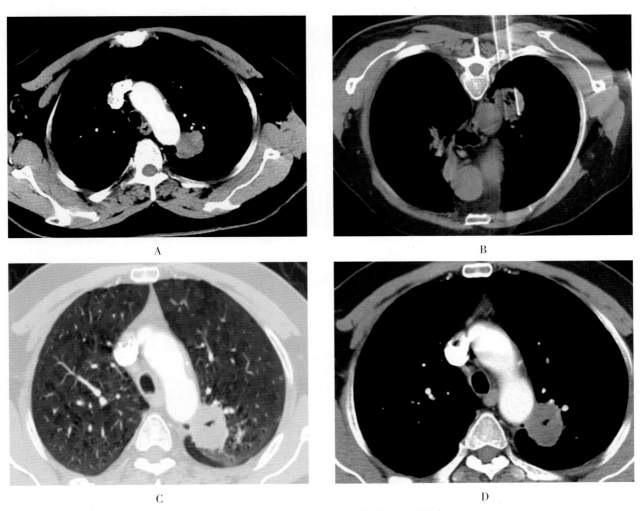

图 39-13　67 岁男性患者，左肺周围型肺癌

A. 术前 CT 示左肺病灶，大小约 2 cm×2.5 cm。B. 对病灶行 CT 引导下双针射频消融术。C、D. 术后 2 个月增强 CT 示病灶无活性。

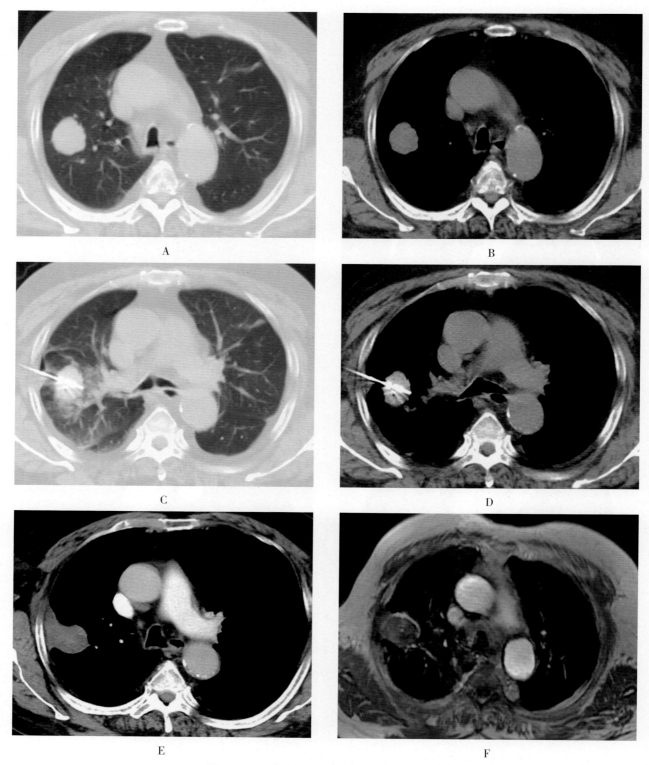

图 39-14 72 岁男性患者，周围型肺腺癌

A、B. 术前 CT 示右肺病灶，大小约 2.8 cm × 3 cm。C、D. 对病灶行 CT 引导下单针微波消融术。E. 术后 2 个月增强 CT 示右肺病灶与邻近胸膜粘连，增强未见明显强化，较前稍增大。F. 术后 5 个月增强 MR 示右肺病灶边缘轻度强化，考虑消融术后改变，疗效评价为 CR。

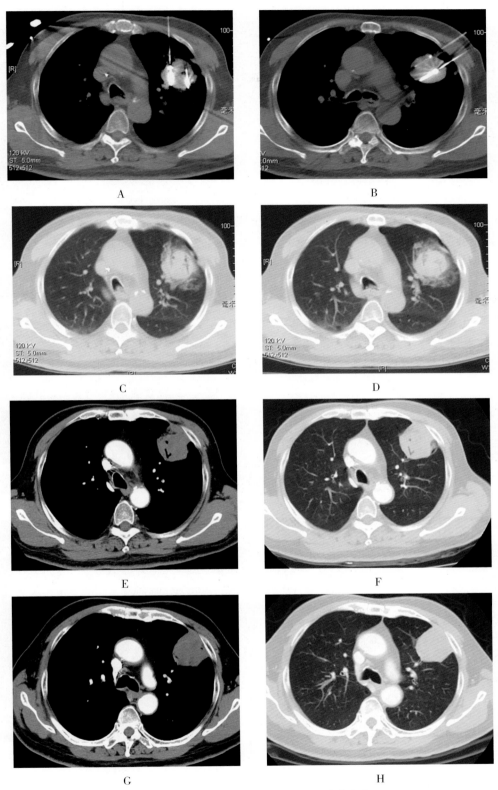

图 39-15　52 岁男性患者，周围型肺腺癌

　　A、B.术前 CT 示左上肺肿块，大小约 3.5 cm×4 cm。C、D.对病灶行 CT 引导下四针微波消融术。E、F.术后即刻 CT 改变。
G、H.术后 1 个月增强 CT 示左肺病灶与邻近胸膜粘连，增强未见明显强化，大小较前无明显变化。

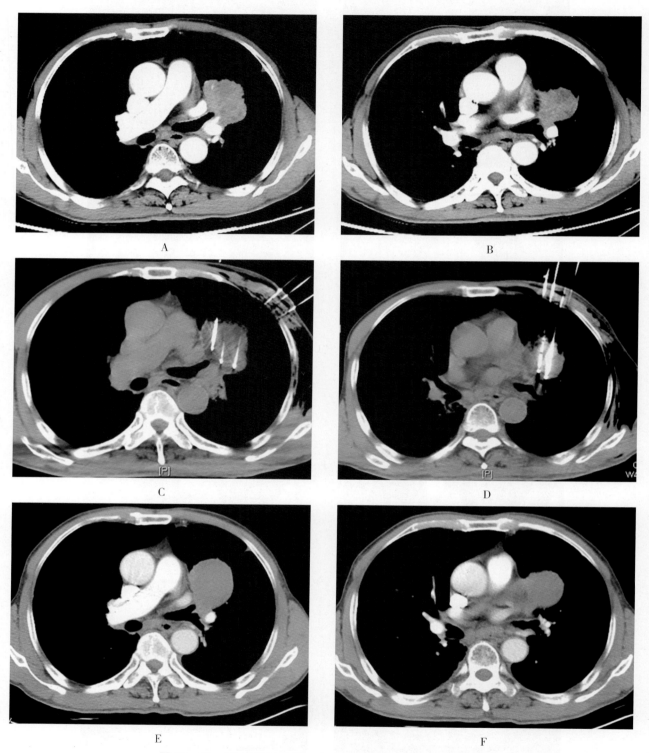

图 39-16　58 岁男性患者，左上肺鳞癌放化疗后 2 年复发

　　A、B. 术前增强 CT 示左肺上叶肺门肿块，大小约 4.3 cm×5.3 cm。C、D. 对病灶行 CT 引导下多针冷冻消融术。E、F. 术后 3 个月复查增强 CT 示病灶无活性，疗效评价为 CR。

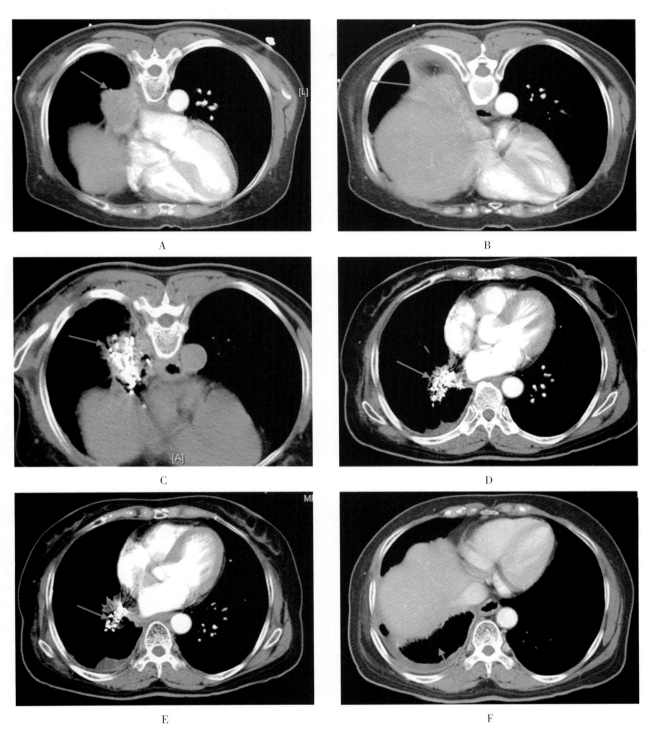

图 39-17　56 岁女性患者，右肺腺癌术后 5 年复发

A、B. 术前增强 CT 示右下肺肿块（A 箭头所示）并右下肺不张（B 箭头所示）。C.CT 引导下植入 ^{125}I 粒子（箭头所示）。D、E、F. 粒子植入治疗后 3 个月，增强 CT 示病灶消失、肺内残留粒子影（D、E 箭头所示），右下肺复张（F 箭头所示）。

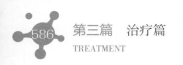
第五节 肺癌微创介入治疗的前景与展望

20世纪70年代至今，肿瘤微创介入治疗虽然只有短短40余年的发展历史，但其以精准、高效、微创、相对安全、适应证广等突出优点，成为肿瘤治疗中的第四大治疗手段，广泛应用于肺癌、肝癌、胰腺癌、胆管癌、宫颈癌、子宫肌瘤、骨与软组织肿瘤等多种良、恶性肿瘤治疗。肺癌是当前严重危害人类健康和生命的主要疾病之一，发病率已居当今世界各类恶性肿瘤之首，而且多数患者确诊时已属中晚期，失去了手术的最佳时机。肿瘤微创介入治疗技术因其损伤小，适用于不能接受外科手术的早期肺癌患者，特别是老年患者，或者失去手术机会、术后又复发的中晚期肺癌患者。微创介入治疗目前已经成为标准的肿瘤治疗手段，作为治疗肿瘤的一种新方法，其治疗理念也渐渐得到认可，已逐渐被广大患者和医务人员所接受。微创介入治疗对提高早期肺癌患者的生存率和降低局部复发率，改善生存质量，预防肺癌的复发转移有一定的作用，因此成为治疗肺癌的一种重要手段。

然而，尽管肿瘤微创介入治疗技术尤其是局部消融和放射性粒子植入技术，在近十多年来得到了迅猛发展，并取得了较好的临床疗效，但仍有诸多问题制约着微创介入治疗技术的发展。①肿瘤微创介入技术缺乏行业标准及规范的指导，临床开展多种多样，疗效参差不齐，缺乏循证医学依据。统一微创介入治疗的操作规范可减少不必要的并发症，提高治疗的安全性，有利于建立大样本、多中心的临床研究。②肿瘤微创介入治疗依靠各种影像设备及计算机辅助技术进行精确引导，甚至模拟预估手术路径及治疗范围，但技术的发展限制了上述方法的改进。③肿瘤微创介入治疗是一种局部治疗手段，肺癌的治疗一般不主张单一局部治疗，微创介入治疗需要与手术、放疗、化疗、靶向治疗、免疫治疗联合应用，可弥补各自的不足，提高肺癌的疗效。因此肺癌的肿瘤微创介入治疗技术的应用还有一定的局限性，不能取代传统的治疗方法，是对传统方法的有益补充。随着现代科学技术的飞速发展及微创介入治疗技术的改进和临床经验的不断总结，相信肺癌微创介入治疗的临床应用前景更加广阔。

（黄职妹 黄金华）

参考文献

[1] 罗君, 邵国良, 郑家平, 等. CT引导下射频消融治疗33例肺癌的回顾性分析[J]. 介入放射学杂志, 2015, (6):530-533.

[2] 黄伟, 马幸生, 刘勇恩. 微波消融术在肺癌中的应用[J]. 中国胸心血管外科临床杂志, 2015, (3):265-268.

[3] 刘春秋, 李振家, 窦卫涛, 等. CT导向下射频消融治疗不能手术切除肺癌患者的临床分析[J]. 医学影像学杂志, 2012, 22(2):205-207.

[4] 叶欣, 范卫君, 王徽, 等. 热消融治疗原发性和转移性肺部肿瘤专家共识(2017年版) [J]. 中国肺癌杂志, 2017, 20(7):433-445.

[5] 邓灵波, 李晓光, 明韦迪. 射频消融治疗晚期非小细胞肺癌疗效的荟萃分析[J]. 介入放射学杂志, 2013, 22(12):1000-1006.

[6] 曾川, 张献全. 肺癌的射频消融治疗现状及进展[J]. 中华肺部疾病杂志(电子版), 2015, 8(2):99-101.

[7] 李慎江, 肖湘生, 范丽, 等. 周围型肺癌微波消融术后半年CT随访变化[J]. 临床放射学杂志, 2015, 34(11):1753-1756.

[8] 时代, 张雪宁, 牛冬梅, 等. CT引导下单纯^{125}I粒子植入治疗中晚期非小细胞肺癌的近期疗效观察[J]. 中国临床医学影像杂志, 2013, 24(4):283-285.

[9] 焦德超, 张福君, 陆郦工, 等. ^{125}I粒子组织间植入治疗肺恶性肿瘤[J]. 介入放射学杂志, 2008, 17(3):190-193.

[10] LIAPI E, GESCHWIND J F. Transcatheter and ablative therapeutic approaches for solid malignancies [J]. J Clin Oncol, 2007, 25(8):978-986.

[11] DUPUY D E, ZAGORIA R J, AKERLEY W, et al. Percutaneous radiofrequency ablation of malignancies in the lung [J]. AJR Am J Roentgenol, 2000, 174(1):57-59.

[12] LEE W, DALY B D, DIPETRILLO T A, et al. Limited resection for non-small cell lung cancer: observed local control with implantation of I-125 brachytherapy seeds [J]. Ann Thorac Surg, 2003, 75(1):237-242.

[13] XIANG Z, LI G, LIU Z, et al. ^{125}I brachytherapy in locally advanced non-small cell lung cancer after progression of concurrent radiochemotherapy [J]. Medicine (Abingdon), 2015,94(49): S73.

[14] ZHANG T, LU M, PENG S, et al. CT-guided implantation of radioactive ^{125}I seed in advanced non-small cell lung cancer after failure of first-line chemotherapy [J]. Journal of Cancer Research & Clinical Oncology, 2014, 140(8):1383-1390.

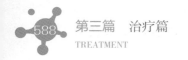
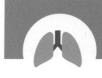

第四十章

肺癌的预后和预测

第一节　概　　述

肺癌是当今世界上发病率及死亡率最高的恶性肿瘤,其中非小细胞肺癌(NSCLC)占75%以上,是造成肺癌相关死亡的主要原因,即便是病理证实为ⅠA期的NSCLC,5年生存率也仅为73%。根治性外科手术仍然是临床早期(Ⅰ期与Ⅱ期)NSCLC最主要的治疗手段,亦是患者能否获得治愈的关键。但是肺癌的治疗效果远远不及同样以根治性手术治疗为主的结肠癌和乳腺癌,后两者5年生存率高达91%与98%。这个现象说明了在用的TNM分期系统并未能很好地预测肺癌的预后,更多更细化的预后因素需要进一步探讨。

虽然不同的研究人群可以部分解释为什么早期肺癌的治疗效果比其他实体肿瘤差的现象,但根本的原因是肺癌的生物学行为比其他实体肿瘤更具侵袭性,许多肺癌患者在诊断之时往往已经发生了临床微转移。目前唯一一项肺叶切除与局限性切除(肺段或楔形切除)治疗Ⅰ期NSCLC的随机对照研究亦验证了以上观点,该研究发现接受肺叶切除术的患者局部复发率要明显低于接受局限性切除术的患者。基于这项研究的结果,根治性肺叶切除术仍然是临床早期肺癌手术治疗的"金标准",因其可以最大可能地切除病灶及临床微转移灶,又最大可能地保留正常的肺功能。可惜这种"一刀切"的策略,其实是因为目前没有有效的影像学或病理学方法可以准确地发现这些临床微转移灶的无奈选择。另一个类似的现象是,尽管知道Ⅰ期NSCLC的预后欠佳,但是多个国际多中心临床研究均证实辅助化疗不能为这部分患者带来生存获益,仅在亚组分析里发现微弱的生存优势。因此,NCCN指南中并不常规推荐Ⅰ期NSCLC术后患者接受辅助化疗。同理,这种"一刀切"的做法也是受限于未能发现高危人群的结果。因此,寻找跟肺癌预后相关的临床病理因素,把预后差的患者挑选出来接受更为激进的根治性手术或辅助治疗,同时对预后佳的患者采用相对保守的治疗手段,这样或许可以既提高肺癌的治疗效果又避免"一刀切"做法导致的过度治疗,达到真正意义上的"个体化"治疗。

第7版肺癌TNM分期系统从2009年沿用到现在,第8版新分期系统从2017年开始启用。但是不难发现,更新的分期内容其实并不多,更为精准的预后预测依然没有达成。因此,已经有很多学者提出这样的疑问,下一版的TNM分期系统是否应该加入新的预后和预测因素，例如病理学亚分型、分子生物学标志物等以完善目前的分期系统的不足？以下我们带着这个疑问，回顾一下可能有预后和预测价值的标志物。

第二节　不同分子通路中的预后和预测因子

（一）核苷酸切除修复通路

（一）切除修复交叉互补基因 1（excision repair cross-complementation group 1，ERCC1）

ERCC1 基因定位于人类染色体 19q13.2，与 RAD10、uvrA、uvrC 具有同源性；大小为 15kb，有 10 个外显子。*ERCC1* 共有 4 种分子量的 mRNA，但只有 1.1kbmRNA 编码的 293 个氨基酸的蛋白质才具有核苷酸切除修复功能。其表达的蛋白与 XPF（ERCC4）形成异二聚体，在 NER 初期发挥 DNA 损伤识别功能，后者表现 5′ 核酸内切酶活性，共同行使损害部位 5′ 端切除的功能。*ERCC1* 被认为是 NER 修复途径中的前导基因；在小鼠模型中其功能与年龄的老化、大脑的正常发育和免疫球蛋白的正常转化有关。ERCC1 过表达可使停滞在 G2/M 期的损伤 DNA 迅速修复，导致其对顺铂耐药。

Simon GR 等使用 qRT-PCR 的方法检测了一组仅接受手术治疗但无辅助化疗的肺癌患者手术标本 ERCC1 的表达，他们发现 ERCC1 高表达的患者比低表达的患者总生存期更长（中位生存期 94.6 个月 vs 35.5 个月；$P = 0.01$），提示 ERCC1 高表达是预后良好的标志。Olaussen KA 等对

IALT 试验中的患者在蛋白水平进行 ERCC1 评价的临床试验，发现对根治性手术的 NSCLC 患者进行术后含铂辅助化疗，可以显著延长 ERCC1 表达阴性患者的生存期，而对 ERCC1 表达阳性的患者无显著帮助；在不化疗组中，ERCC1 表达阳性的患者生存期较表达阴性患者长，该结果说明 ERCC1 同时还是一个良好的预测因子。Besse 等进一步对其中的 ERCC1 阴性的非鳞癌患者进行了脑转移方面的研究，发现 ERCC1 阴性的非鳞癌中，辅助化疗会增加脑转移的发生概率，而在 ERCC1 阳性组中没有看到这一趋势。

（二）核糖核苷酸还原酶信使 1（ribonucleotide reductase messenger 1，RRM1）

RRM1 是核糖核苷酸还原酶的调节组成部分。RRM1 可以催化核糖核苷酸转变成脱氧核糖核苷酸，辅助 DNA 的合成与修复。另外，RRM1 还可以介导抑制细胞迁移和肿瘤转移。Zheng Z 等采用免疫荧光与自动定量分析的方法检测了 187 例仅接受手术治疗而无辅助治疗的肺癌患者术后肿瘤标本中的 RRM1、ERCC1 和 PTEN 的表达，该研究发现 RRM1 低表达患者的中位无复发生存率为 54.5 个月，明显短于 RRM1 高表达患者的 120 个月（HR：0.46；$P = 0.004$），提示 RRM1 高表达是一个预后良好的生物指标。

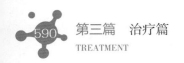
（三）乳腺癌基因1（breast cancer gene 1, BRCA1）

BRCA1 基因定位于 17q21，约 81kb, 内含高达 41.5% 的 Alu 重复序列和 4.8% 的其他重复序列，含有 23 个外显子。BRCA1 编码蛋白的 N 末端序列含有一环状结构域，能够与 BRCA1 相关环状蛋白（BRCA1 associated ring domain protein, BARD1）组成环二环异二聚体。2013 年人们认为异二聚体作为一种泛素酶发挥作用，其活性远高于单一的 BRCA1 或 BARD1 亚单位。同时，BARD1 是 RNA 合成酶的一个组成部分，而 BRCA1 也大量存在于 RNA 合成酶的转录复合物中。BRCA1 的 N 末端不仅与 RNA 合成酶相联系，还与 S 期和核点（nucleardot）形成有密切关系。去除 BRCA1 的 N 末端将会导致近 98% 的 BRCA1 失去与 RNA 合成酶的联系，因此人们认为 BRCA1 的 N 末端在调节 RNA 合成酶功能方面起着重要作用。

Rosell R 等采用 qRT-PCR 的方法检测了一组 126 例仅接受手术治疗的 NSCLC 病理标本中 BRCA1 的表达，研究发现 BRCA1 表达水平越高，患者的预后越差（HR：1.98，95% CI：1.11~6.00；$P = 0.02$）。另一组 58 例术前接受吉西他滨和顺铂化疗再行手术治疗的研究，同样获得类似的结论（HR：2.40，95% CI：1.01~5.90；$P = 0.04$）。西班牙肺癌研究组（Spanish Lung Cancer Group, SLCG）基于以上的结果率先开展了一项根据 BRCA1 表达水平而选取不同术后辅助化疗药物的临床研究，入组手术完全切除的 Ⅱ 期和 Ⅲ 期 NSCLC 患者，对于 BRCA1 表达水平高的患者术后辅助治疗采用单药多西他赛方案；BRCA1 中度表达者采用多西他赛加顺铂联合方案；而 BRCA1 低度表达者则采用吉西他滨加顺铂联合方案。最后的结论认为，在 BRCA1 高表达的 NSCLC 患者中使用单药多西他赛行辅助治疗不影响其总生存期。进一步的研究仍在进行当中。

二、细胞周期调节通路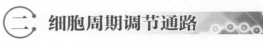

（一）P53

P53 基因是最为肿瘤学家所熟悉的基因之一，它在 1979 年被发现，是一种抑癌基因，定位于人类染色体 17p13.1，编码 393 个氨基酸组成的 53kD 的核内磷酸化蛋白，该蛋白被称为 P53 蛋白。*P53* 基因是细胞生长周期中的负调节因子，与细胞周期的调控、DNA 修复、细胞分化、细胞凋亡等重要的生物学功能有关。*P53* 基因分为野生型和突变型两种，其产物也有野生型和突变型两种。野生型 P53 蛋白极不稳定，半衰期仅数分钟，并具有反式激活功能和广谱的肿瘤抑制作用。突变型 P53 蛋白稳定性增加，半衰期延长，可被免疫组化方法检测出来。*P53* 基因的突变（缺失）是人类肿瘤的常见事件，与肿瘤的发生、发展有关。一般认为 *P53* 过表达与肿瘤的转移、复发及不良预后相关。

P53 的表达（DNA 或蛋白水平）与肺癌预后的关系亦被广泛研究，最著名的一项研究便是 JBR.10 研究。该项前瞻性随机对照研究入组了 482 例 Ⅰ B 期和 Ⅱ 期 NSCLC 术后患者，他们被随机分配到接受顺铂联合长春瑞滨术后辅助化疗组和仅临床观察组，其中 253 例手术标本采用免疫组化的方法检测了 P53 的表达。结果显示，P53 的表达率高达 52%；而在对照组（无辅助治疗组）中，伴有 P53 表达的患者总生存期较短（HR：1.89，95% CI：1.07~3.34；$P = 0.03$）。相反，在治疗组（有辅助治疗组）中，只有伴有 P53 表达的患者可以从术后辅助化疗中获益（HR：0.54，95% CI：0.32~0.92；$P = 0.02$）。这些结果说明，P53 的表达既是肺癌的一个预后因素，也是一个预测因素。

（二）KRAS

RAS 基因家族中与人类肿瘤相关的基因有 3

种，*HRAS*、*KRAS* 和 *NRAS*，分别定位在 11、12 和 1 号染色体上。*KRAS* 基因编码 21kD 的 ras 蛋白又名 *P21* 基因。在 *RAS* 基因中，*KRAS* 对人类癌症影响最大，它好像分子开关：当正常时能控制调控细胞生长的路径；发生异常时，则导致细胞持续生长，并阻止细胞自我毁灭。它参与细胞内的信号传递，当 *KRAS* 基因突变时，该基因永久活化，不能产生正常的 RAS 蛋白，使细胞内信号传导紊乱，细胞增殖失控而癌变。超过 30% 的肺腺癌可以发现 *KRAS* 突变，通常位于密码子 12 和 13；这些突变多见于吸烟者，而且腺癌比鳞癌高发。

一项入组 881 例 NSCLC 患者的荟萃分析结果显示，*KRAS* 突变是一个预后不良的指标。而在 JBR.10 临床研究中，450 例手术标本同时检测了 *KRAS*、*HRAS* 和 *NRAS* 的 3 个基因突变，117 例（26%）发现存在 *RAS* 突变而且多见于大细胞癌和肺腺癌。但是无论在单因素还是多因素分析中，*RAS* 突变都不是独立的预后因子（HR：1.23，95% CI：0.76~1.97；$P = 0.40$）。*RAS* 野生型的患者可以从术后辅助治疗中获益（HR：0.69；$P = 0.03$），而 *RAS* 突变型的患者却没有生存获益（HR：0.95；$P = 0.87$）。另一项 BR.21 临床研究主要研究厄洛替尼对比安慰剂在治疗进展期 NSCLC 中的疗效，同时对 206 例患者的肿瘤标本进行了 *KRAS* 突变检测，结果发现 *KRAS* 突变率达到 15%；在 *KRAS* 突变患者中，厄洛替尼似乎对 NSCLC 治疗无效；而在 *KRAS* 野生型患者中，厄洛替尼才显示出疗效，提示 *KRAS* 或是一个厄洛替尼疗效预测的因子。

（三）β- 微管蛋白（β-tubulin）

Tubulin，微管蛋白是一种球蛋白，是细胞内微管的基本结构单位。它是由两个蛋白质分子，即 α-、β- 微管蛋白分子聚合而成的异二聚体；每个这样的二聚体又与两个核苷酸分子相结合，一个为紧密结合，另一个为疏松结合，而且可以快速交换。微管蛋白有两个尺寸相等而结构不同的亚基（α 和 β），其亚基分子量为 5.5 万。微管蛋白具有专一性地与某些抗有丝分裂药物，如秋水仙碱、紫杉烷和长春花生物碱等相结合的特点。药物一旦结合后就阻止了 α-、β- 微管蛋白（亚单位）聚合成微管蛋白质，从而完全失去形成微管的功能。微管蛋白对于保持细胞形状、运动、胞内物质运输起到了不可或缺的作用。其中，改变 β- 微管蛋白（Ⅲ 型）的表达与 NSCLC 细胞株具有紫杉醇抗性相关。

JBR.10 试验采用免疫组化的方法检测了 265 例 NSCLC 的肿瘤标本中 β- 微管蛋白的表达，结果伴有 β- 微管蛋白高表达现象的患者总生存期及无病生存期均较短（HR：1.39；$P = 0.08$ 和 HR：1.52；$P = 0.03$）。另一项入组 93 例转移性 NSCLC 患者的临床研究，均接受含长春瑞滨的化疗，结果显示 β- 微管蛋白的表达与否不影响化疗的疗效，但是伴有 β- 微管蛋白高表达患者的无病生存率和总生存率要差于 β- 微管蛋白低表达者，研究者认为 β- 微管蛋白具有长春瑞滨抗性。然而在 JBR.10 试验中，β- 微管蛋白低表达的患者无论接受术后辅助治疗与否均不能改善预后，但对于 β- 微管蛋白高表达的患者，辅助化疗似乎有提高总生存率的趋势（HR：0.64，95% CI：0.39~1.08；$P = 0.07$）。Rosell R 等采用 qRT-PCR 的方法对 3 组进展期 NSCLC 患者进行 β- 微管蛋白的基因表达的检测，这 3 组患者分别接受吉西他滨联合顺铂方案、长春瑞滨联合顺铂方案及紫杉醇联合卡铂方案化疗。结果显示，β- 微管 mRNA 低表达的患者的确对紫杉醇联合卡铂方案更为敏感，但与另外两种化疗方案无相关性。

三　表皮生长因子受体通路

表皮生长因子受体通路（epidermal growth factor receptor, EGFR）近年来研究得比较深入，

它是调节细胞增殖、血管生成、细胞凋亡与迁移的一条重要通路。EGFR 的表达亦在非小细胞肺癌，尤其是肺腺癌中常见。EGFR 蛋白的表达可以通过免疫组化的方法进行检测；*EGFR* 的基因拷贝数则通过荧光原位杂交（fluorescence in-situ hybridization, FISH）和 qRT-PCR 的方法进行检测；最后，*EGFR* 基因的突变可以通过基因测序等方法来检测。

（一）EGFR 蛋白的表达

以往研究发现 40%~80% 非小细胞肺癌中可以通过免疫组化检测发现 EGFR 蛋白的表达。两个研究 EGFR-TKI 的临床试验 BR.21 和 ISEL 均发现 EGFR 蛋白表达阳性的肺癌对 EGFR-TKI 的治疗敏感性更高（BR.21: 7.5% vs 3.8%; ISEL: 8.2% vs 1.4%）。两个研究均显示，伴有 EGFR 蛋白表达的肺癌患者可以从 EGFR-TKI 治疗中获得生存获益，而 EGFR 蛋白表达阴性的患者却不能。这个结果提示 EGFR 蛋白表达可能是 NSCLC 的一个预测因子。

（二）EGFR 基因拷贝数

在 BR.21 和 ISEL 两项临床试验中，研究者均检测了肿瘤标本中 *EGFR* 的基因拷贝数，结果显示 *EGFR* 基因拷贝数与 NSCLC 的预后相关，拷贝数越高患者预后就越差。更重要的是，这两项研究还发现了 *EGFR* 基因拷贝数越高，NSCLC 患者就越能从吉非替尼或厄洛替尼中获益。Hirsch FR 等还报告了另一组晚期 NSCLC 患者接受化疗联合西妥昔单抗治疗的研究结果，他们发现 FISH 阳性（*EGFR* 拷贝扩增）比 FISH 阴性的肺癌患者更能从联合治疗中获益。

但也有结果相悖的临床研究，例如 INTEREST 研究，一项对比吉非替尼与多西紫杉醇治疗晚期 NSCLC 效果的临床试验，结果显示 FISH 阳性并不能准确预测肺癌患者是否对吉非替尼治疗敏感或能否获得生存获益。更有趣的是，另一项对比吉非替尼与长春瑞滨治疗老年晚期 NSCLC 的临床研究显示，FISH 阳性的患者似乎更能从长春瑞滨而非吉非替尼中获得生存获益。这些相悖的研究结果说明，*EGFR* 基因拷贝扩增与否并不能作为 NSCLC 的预测因子。

（三）EGFR 基因突变

在 2004 年，两项独立的研究同时报道了 *EGFR* 基因在酪氨酸激酶结构域的突变情况，从此 *EGFR* 基因敏感突变便被定义为外显子 19 的缺失和外显子 21 的 L858R 点突变。与 *EGFR* 敏感突变相关的临床病理特征包括亚裔人种、肺腺癌、女性和非吸烟人群。*EGFR* 突变在高加索人群中的发生率约为 10%，而在亚裔人群中却高达 40%。

多项研究显示，在从未接受治疗或仅接受安慰剂治疗的 NSCLC 患者中，*EGFR* 突变携带者的预后明显优于 *EGFR* 野生型患者。比如在 BR.21 临床试验的对照组中（仅接受安慰剂治疗），伴有 *EGFR* 突变的患者的中位生存期达 8.3 个月（范围：3.3~11.1 个月），而 *EGFR* 野生型的患者中位生存期只有 3.3 个月（范围：2.5~6.8 个月）。这说明 *EGFR* 基因突变状态是 NSCLC 的一个预后因子。

另外，在 BR.21 和 ISEL 两项研究的试验组中（接受 EGFR-TKI 治疗），*EGFR* 基因突变携带者的治疗效果亦明显优于 *EGFR* 野生型的患者（BR.21: 27% vs 7%; ISEL: 37.5% vs 2.6%）。BR.21 研究结果还进一步显示，与安慰剂相比，EGFR 突变型患者比 *EGFR* 野生型患者更能从厄洛替尼治疗获得生存获益（HR: 0.55, 95% CI: 0.25~1.19; $P = 0.12$）。这些数据又说明 *EGFR* 基因突变状态是 NSCLC 的一个预后预测因子。一项三期对比吉非替尼与紫杉醇联合卡铂化疗治疗晚期 NSCLC 效果的研究（IPASS 试验）更进一步证实了对于 *EGFR* 突变型肺癌患者，吉非替尼的治疗效果要明显优于传统化疗，前者总缓解率达到 43%（传统化疗只有 32.2%；$P=0.0001$），而且无进展生存期也明显延长（HR：0.74，95% CI：0.65~0.84；$P < 0.0001$）。

（四）其他分子生物学标志物

除了以上三大通路以外，可能与 NSCLC 预后和预测相关的分子生物学标志物还有以下两种：

（一）EML4-ALK 融合基因

EML4-ALK 是在 2007 年由 Soda 等通过应用酪氨酸激酶蛋白组学技术从一个肺腺癌患者肿瘤组织中筛选致癌基因时首次发现的。EML4 属于棘皮动物微管蛋白相关类蛋白家族，由 N 端 Basic 区、HELP 域和 WD 重复区构成；ALK 属于胰岛素受体超家族，由细胞外配体结合区、跨膜区及胞内的酪氨酸激酶区组成。ALK 蛋白通过活化下游的 STAT3 和 MARK 信号传导通路及激活 RAS/ERK、PI3K/AKT 等多条其他的信号通路来调控细胞的增殖和凋亡。正是由于 2 号染色体短臂的微小倒置导致 EML4 N 端 Basic 区、HELP 域和部分 WD 重复区在 ALK 胞内的酪氨酸激酶区发生融合，形成 *EML4-ALK* 融合基因。融合基因的 *EML4* 部分均具有致癌活性，其中以 Basic 区致癌活性最高，这种致癌活性依赖于融合伴侣 EML4 和 ALK 的二聚作用对酪氨酸激酶的激活。*EML4-ALK* 在体内及体外均拥有强大的致癌活性，这种致癌活性可以被针对 ALK 靶点的小分子 TKI 有效阻断，这为 *EML4-ALK* 作为肺癌发生的关键驱动因子提供了证据。*EML4-ALK* 存在十余种融合基因亚型，最常见的融合亚型为 E13:A20 和 E6a/b:A20，发生率分别为 33% 和 29%。

关于 *ALK* 融合基因是否影响早期 NSCLC 患者的预后尚存有一些争议。Paik JH 等回顾性研究了接受根治性手术治疗的早期 NSCLC 中 ALK 阳性患者的预后情况，研究指出，运用 FISH 技术对 735 例患者手术标本进行 *ALK* 融合基因检测，

其中 ALK 阳性患者 28 例（3.8%），中位随访时间 41.6 个月时，ALK 阳性患者与 ALK 阴性患者的 OS 分别为 97.7 个月和 78.9 个月（$P = 0.10$），DFS 分别为 76.4 个月和 71.3 个月（$P = 0.66$）。另一项类似的研究却发现 ALK 阳性患者与 ALK 阴性患者的 OS 无统计学差异，但 ALK 阳性患者 DFS 更短（$P = 0.022$），提示 ALK 阳性患者更易出现术后疾病的复发。而 *ALK* 融合基因对晚期 NSCLC 患者预后的影响则比较明确。研究发现 ALK 阳性和 ALK 阴性患者对含铂化疗方案的敏感性无统计学差异，ALK 阳性和 ALK 阴性患者 DFS 和 OS 无统计学差异，*ALK* 融合基因似乎并非是 NSCLC 的预后因素。

一项 Ⅲ 期临床试验（PROFILE1014）结果显示，克唑替尼作为一线用药对于延长 ALK 阳性晚期 NSCLC 患者的无进展生存期的疗效要优于传统化疗（HR：0.49，95% CI：0.37~0.64；$P < 0.001$）。因此，*ALK* 融合基因是晚期 NSCLC 的一个预测因子。

（二）ROS1 融合基因

ROS1 基因最初是在鸟肉瘤病毒（UR2）发现的具有独特致癌作用的基因序列。而人类 *ROS1* 基因定位于 6q21 染色体，属于酪氨酸激酶胰岛素受体基因，由胞内酪氨酸激酶活性区、跨膜区及胞外区三部分组成，编码具有酪氨酸激酶活性的嵌合蛋白。*ROS1* 基因发生重排时丢失细胞外区域，保留跨膜区和胞内酪氨酸激酶区域，重排位点主要发生在 *ROS1* 基因的 32~36 外显子。在 NSCLC 中 *ROS1* 基因主要与 SLC34A2、CD74 发生融合，并持续激活 ROS1 酪氨酸激酶区及下游 JAK/STAT、PI3K/AKT、RAS/MAPK 等信号通路，进而引起肿瘤的发生。

Bergethon K 等回顾性分析了 NSCLC 患者的 OS 在 *ROS1* 重排阳性和阴性患者之间未见差别。但 Lee HJ 等却报道了 ROS1 过表达与 Ⅰ 期 NSCLC 患者预后不佳相关。而 Cai W 等的研究表明，在

中国人群中，*ROS1* 融合基因阴性患者的预后优于阳性患者（$P = 0.041$）。*ROS1* 基因和 *ALK* 基因在酪氨酸激酶区域的同源性可达 49%，而在激酶催化区的 ATP 结合位点，二者同源性高达 77%，这可能是 ALK 抑制剂克唑替尼在治疗 *ROS1* 基因融合变异的 NSCLC 中取得明显疗效的共同基础。

（五）基因表达谱

基因表达谱的定义：通过构建处于某一特定状态下的细胞或组织的非偏性 cDNA 文库，大规模 cDNA 测序，收集 cDNA 序列片段，定性、定量分析其 mRNA 群体组成，从而描绘该特定细胞或组织在特定状态下的基因表达种类和丰度信息，这样编制成的数据表就称为基因表达谱。

单个 NSCLC 预后与预测因子的研究存在十分明显的局限性，主要原因有两点：①从整体上看，与 NSCLC 预后相关的因子非常广泛和复杂，主要包括肿瘤本身、宿主和环境因素等多个方面，文献报告累计已多达 200 种以上。与此同时，单个研究涉及的有预后意义的因子数目有限。目前就 NSCLC 预后因子的数量而言，整体研究的广泛性与单个研究的有限性极不协调。②研究的不均一性现象广泛存在，即各个研究的结果常相互矛盾，各个指标预后意义的争议也较多，以致到目前为止尚无一种被大家公认的肿瘤分子标志物能在实践中应用于 NSCLC 的分子分期及预后、预测。目前看来单纯用某个或某几个指标来判断患者的预后意义是有困难的，甚至是不可能的。因此，多基因联合或采用基因表达谱的技术或许可实现更加精准的预后、预测。

早在 2001 年就有多个独立的研究发现了联合多个基因表达的"分子指纹"与 NSCLC 患者预后的关系。Bhattacharjee 等在 2001 年报道了同时伴有多个神经内分泌基因高表达的肺腺癌亚组，他们的研究发现该亚组肺腺癌的预后要明显差于其他肺腺癌（中位生存期 21 个月 vs 41 个月）。有趣的是，他们还发现了另一组同时伴有多个 II 型肺泡细胞相关基因高表达的肺腺癌亚组，其预后却明显优于其他肺腺癌（中位生存期 50 个月 vs 33 个月）。Beer DG 等在 2002 年也报道了一组由 50 个基因组成与预后相关的"分子指纹"，通过验证组随访证实具有该分子特征的 I 期 NSCLC 患者 3 年死亡风险增高（HR 2.78）。受到这些早期探索性试验的启发，其后陆续有不少关于 NSCLC 预后、预测"分子指纹"的研究报告，而这些基因表达谱亦逐渐为肿瘤学家们所接受。

笔者所在研究团队在早期 NSCLC 预后、预测模型的构建方面亦进行了相关探索，研究利用组织芯片和免疫组织化学技术，结合数据挖掘方法，构建了 I B 期 NSCLC 的个体化预后模型，初步筛选出 19 个免疫组织化学分子标志物，由此构建了 3 个肺癌预后模型。148 例 I B 期 NSCLC 患者分别被 3 个模型分为高风险组和低风险组，高风险组 5 年生存率分别为 7.3%、17.1% 和 20.0%，而低风险组的 5 年生存率分别为 88.7%、90.8% 和 91.6%。3 个模型的敏感性分别为 78.0%、82.0% 和 84.0%，特异性分别为 96.9%、91.8% 和 88.8%；阳性预测价值分别为 95.1%、82.0% 和 79.2%，阴性预测价值分别为 88.8%、91.8% 和 91.6%；总的预测正确率分别为 90.5%、88.5% 和 87.2%。

第三节　不同亚型肺腺癌的预后和预测价值

肺腺癌相比其他类型的非小细胞肺癌更具肿瘤异质性，其异质性不单表现于组织学和分子生物学层面，而且反映在预后和治疗效果上。因此，为了应对肺腺癌在病理学、分子生物学、放射影像学与肿瘤学的进展，国际肺癌研究协会（International Association for the Study of Lung Cancer，IASLC）、美国胸科学会（American Thoracic Society，ATS）及欧洲呼吸学会（European Respiratory Society，ERS）在 2011 年共同发起了关于肺腺癌的国际多学科新分类的修订，目的是便于识别肺腺癌的预后、预测因子以及治疗的靶点。新分类对临床上占绝大多数的浸润性腺癌重新分为附壁样生长型（lepidic）、腺泡样型（acinar）、乳头状型（papillary）、微小乳头状型（micropapillary）、实体型（solid）及其他变异型。仅含单一亚型成分的肺腺癌是十分罕见的，绝大多数的肿瘤（超过 80%）含有 2 种或 2 种以上的亚型成分并以一种亚型为主。

其后国内外的研究者不仅开始研究不同腺癌亚型之间病理学、分子生物学及放射影像学等方面的差异，更重要的是研究了不同亚型的预后特点。Yoshizawa 等按照 IASLC/ATS/ERS 新分类

的标准对一组 514 例已接受根治性肺叶切除术的 I 期肺腺癌病理标本进行重新分类，然后结合临床随访结果，对不同亚型为主的腺癌进行预后分析。该研究发现，实体型和微乳头型为主型的肺腺癌预后最差，5 年无疾病生存率分别为 70% 和 67%，明显差于其他亚型（$P < 0.001$）。Hung 等亦回顾性地分析了一组 573 例已接受了手术治疗的肺腺癌患者，发现实体型或微乳头型为主型的肿瘤更容易发生局部复发和远处转移，而且这两种亚型亦是肺腺癌患者独立的预后不良指标，建议这类高危患者接受更为积极的辅助治疗。来自我国的几项相似的回顾性分析研究同样表明实体型或微乳头型为主型的肺腺癌具有侵袭性强、易复发转移和预后差的特点，IASLC/ATS/ERS 新分类是一项独立的预后预测指标。而笔者研究团队的前期研究采用 Sica G 等提出的方法对这 5 种肺腺癌亚分型进行分级与评分，即附壁样生长型为 1 级（Grade 1），腺泡样型和乳头状型为 2 级（Grade 2），微小乳头状型和实体型为 3 级（Grade 3），然后对不同分级的患者进行生存分析。结果表明分级越高、Sica 评分越高，肺腺癌患者 5 年总生存率就越低。

第四节　小结与展望

肺癌领域的研究将继续一如既往地向个体化

预后、预测与个体化治疗的方向发展。即便是新

版 TNM 分期系统都未能精准地提供肺癌患者的预后信息，胸部肿瘤科医生必须同时考虑病理学亚分型和分子生物学标志物等具有预后和预测价值的因素。核苷酸切除修复通路中最具价值的是 ERCC1，它既是 NSCLC 的预后因子也是其预测因子，加上免疫组化检测成熟而简便，非常适合在日常临床中使用。而 RRM1 和 BRCA1 是否有类似的预后和预测价值仍需进一步研究验证。细胞周期调节通路中的 P53、KRAS 和 β-微管蛋白均显示有一定的预后和预测价值，但文献中存在相悖的结果，仍需进一步研究确认。表皮生长因子受体通路，尤其是 *EGFR* 基因突变状态是目前临床证据最充分的预后和预测因子，推荐对所有肺癌患者进行检测。而 *ALK* 融合基因与 *ROS1* 融合基因则为 NSCLC 两个明确的预测因子。单个因素的预后与预测效能极为有限，采用基因表达谱的方法和"分子指纹"的方式，或许可实现更为精准的预后和预测，但目前尚未成熟。肺腺癌亚分型中的微乳头状型和实体型是预后不良的独立因素，因此肺腺癌的病理检测应完整报告各个亚型成分及其所占肿瘤的百分比。

相信在不久的将来，通过多学科的共同努力，综合临床、病理及分子生物学各种对 NSCLC 具有预后和预测价值的因素进行大数据挖掘和分析，并积极开展大型的、多中心的验证性临床研究，可实现真正意义上的 NSCLC 精准个体化预后和预测。

（司徒冬荣）

参考文献

[1] SIEGEL R L, MILLER K D, JEMAL A. Cancer statistics, 2016[J]. CA Cancer J Clin, 2016, 66(1):7-30.

[2] PFANNSCHMIDT J, MULEY T, BULZEBRUCK H, et al. Prognostic assessment after surgical resection for non-small cell lung cancer: experiences in 2083 patients[J]. Lung Cancer, 2007, 55(3):371-377.

[3] FANG D, ZHANG D, HUANG G, et al. Results of surgical resection of patients with primary lung cancer: a retrospective analysis of 1 905 cases[J]. Ann Thorac Surg , 2001, 72(4):1155-1159.

[4] COELLO M C, LUKETICH J D, LITLE V R, et al. Prognostic significance of micrometastasis in non-small cell lung cancer[J]. Clin Lung Cancer, 2004, 5(4):214-225.

[5] GINSBERG R J, RUBINSTEIN L V. Randomized trial of lobectomy versus limited resection for T1 N0 non-small cell lung cancer. Lung Cancer Study Group[J]. Ann Thorac Surg, 1995, 60(3):615-622; discussion 622-613.

[6] PIGNON J P, TRIBODET H, SCAGLIOTTI G V, et al. Lung adjuvant cisplatin evaluation: a pooled analysis by the LACE Collaborative Group[J]. J Clin Oncol, 2008, 26(21):3552-3559.

[7] REED E. ERCC1 and clinical resistance to platinum-based therapy[J]. Clin Cancer Res, 2005, 11(17):6100-6102.

[8] REED E. Platinum-DNA adduct, nucleotide excision repair and platinum based anti-cancer chemotherapy[J]. Cancer Treat Rev, 1998, 24(5):331-344.

[9] SIMON G R, SHARMA S, CANTOR A, et al. ERCC1 expression is a predictor of survival in resected patients with non-small cell lung cancer[J]. Chest, 2005, 127(3):978-983.

[10] OLAUSSEN K A, DUNANT A, FOURET P, et al. DNA repair by ERCC1 in non-small cell lung cancer and cisplatin-based adjuvant chemotherapy[J]. N Engl J Med, 2006, 355(10):983-991.

[11] BESSE B, MASSARD C, HADDAD V, et al. ERCC1 influence on the incidence of brain metastases in patients with non-squamous NSCLC treated with adjuvant cisplatin-based chemotherapy[J]. Ann Oncol, 2011, 22(3):575-581.

[12] PAUL A, PAUL S. The breast cancer susceptibility genes (BRCA) in breast and ovarian cancers[J]. Front Biosci (Landmark Ed), 2014, 19:605-618.

[13] ROSELL R, SKRZYPSKI M, JASSEM E, et al. BRCA1: a novel prognostic factor in resected non-small cell lung cancer[J]. PLoS One, 2007, 2(11):e1129.

[14] LORD R V, BRABENDER J, GANDARA D, et al. Low ERCC1 expression correlates with prolonged survival after cisplatin plus gemcitabine chemotherapy in non-small cell lung cancer[J]. Clin Cancer Res, 2002, 8(7):2286-2291.

[15] HUNCHAREK M, MUSCAT J, GESCHWIND J F. K-ras oncogene mutation as a prognostic marker in non-small cell lung cancer: a combined analysis of 881 cases[J]. Carcinogenesis, 1999, 20(8):1507-1510.

[16] SHEPHERD F A, RODRIGUES PEREIRA J, CIULEANU T, et al. Erlotinib in previously treated non-small cell lung cancer[J]. N Engl J Med, 2005, 353(2):123-132.

[17] SEVE P, LAI R, DING K, et al. Class III beta-tubulin expression and benefit from adjuvant cisplatin/vinorelbine chemotherapy in operable non-small cell lung cancer: analysis of NCIC JBR. 10[J]. Clin Cancer Res, 2007, 13(3):994-999.

[18] SEVE P, ISAAC S, TREDAN O, et al. Expression of class III β-tubulin is predictive of patient outcome in patients with non-small cell lung cancer receiving vinorelbine-based chemotherapy[J]. Clin Cancer Res, 2005, 11(15):5481-5486.

[19] ROSELL R, SCAGLIOTTI G, DANENBERG K D, et al. Transcripts in pretreatment biopsies from a three-arm randomized trial in metastatic non-small cell lung cancer[J]. Oncogene, 2003, 22(23):3548-3553.

[20] RUSCH V, KLIMSTRA D, VENKATRAMAN E, et al. Overexpression of the epidermal growth factor receptor and its ligand transforming growth factor alpha is frequent in resectable non-small cell lung cancer but does not predict tumor progression[J]. Clin Cancer Res, 1997, 3(4):515-522.

[21] FONTANINI G, DE LAURENTIIS M, VIGNATI S, et al. Evaluation of epidermal growth factor-related growth factors and receptors and of neoangiogenesis in completely resected stage I - IIIA non-small cell lung cancer: amphiregulin and microvessel count are independent prognostic indicators of survival[J]. Clin Cancer Res, 1998, 4(1):241-249.

[22] HSIEH E T, SHEPHERD F A, TSAO M S. Co-expression of epidermal growth factor receptor and transforming growth factor-alpha is independent of ras mutations in lung adenocarcinoma[J]. Lung Cancer, 2000, 29(2):151-157.

[23] THATCHER N, CHANG A, PARIKH P, et al. Gefitinib plus best supportive care in previously treated patients with refractory advanced non-small cell lung cancer: results from a randomised, placebo-controlled, multicentre

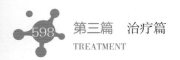

study (Iressa Survival Evaluation in Lung Cancer)[J]. Lancet, 2005, 366(9496):1527-1537.

[24] ZHU C Q, DA CUNHA SANTOS G, DING K, et al. Role of KRAS and EGFR as biomarkers of response to erlotinib in National Cancer Institute of Canada Clinical Trials Group Study BR. 21[J]. J Clin Oncol, 2008, 26(26):4268-4275.

[25] HIRSCH F R, HERBST R S, OLSEN C, et al. Increased EGFR gene copy number detected by fluorescent in situ hybridization predicts outcome in non-small cell lung cancer patients treated with cetuximab and chemotherapy[J]. J Clin Oncol 2008, 26(20):3351-3357.

[26] HIRSCH F R, VARELLA-GARCIA M, BUNN P A, et al. Molecular predictors of outcome with gefitinib in a phase III placebo-controlled study in advanced non-small cell lung cancer[J]. J Clin Oncol, 2006, 24(31):5034-5042.

[27] CRINO L, CAPPUZZO F, ZATLOUKAL P, et al. Gefitinib versus vinorelbine in chemotherapy-naive elderly patients with advanced non-small cell lung cancer (INVITE): a randomized, phase II study[J]. J Clin Oncol, 2008, 26(26):4253-4260.

[28] PAO W, MILLER V, ZAKOWSKI M, et al. EGF receptor gene mutations are common in lung cancers from "never smokers" and are associated with sensitivity of tumors to gefitinib and erlotinib[J]. Proc Natl Acad Sci USA, 2004, 101(36):13306-13311.

[29] LYNCH T J, BELL D W, SORDELLA R, et al. Activating mutations in the epidermal growth factor receptor underlying responsiveness of non-small cell lung cancer to gefitinib[J]. N Engl J Med, 2004, 350(21):2129-2139.

[30] ZHU C Q, PINTILIE M, JOHN T, et al. Understanding prognostic gene expression signatures in lung cancer[J]. Clin Lung Cancer, 2009, 10(5):331-340.

[31] MOK T S, WU Y L, THONGPRASERT S, et al. Gefitinib or carboplatin-paclitaxel in pulmonary adenocarcinoma[J]. N Engl J Med, 2009, 361(10):947-957.

[32] SODA M, CHOI Y L, ENOMOTO M, et al. Identification of the transforming EML4-ALK fusion gene in non-small cell lung cancer[J]. Nature, 2007, 448(7153):561-566.

[33] SOLOMON B J, MOK T, KIM D W, et al. First-line crizotinib versus chemotherapy in ALK-positive lung cancer[J]. N Engl J Med, 2014, 371(23):2167-2177.

[34] KOIVUNEN J P, MERMEL C, ZEJNULLAHU K, et al. EML4-ALK fusion gene and efficacy of an ALK kinase inhibitor in lung cancer[J]. Clin Cancer Res, 2008, 14(13):4275-4283.

[35] CHOI Y L, TAKEUCHI K, SODA M, et al. Identification of novel isoforms of the EML4-ALK transforming gene in non-small cell lung cancer[J]. Cancer Res, 2008, 68(13):4971-4976.

[36] KIM M H, SHIM H S, KANG D R, et al. Clinical and prognostic implications of ALK and ROS1 rearrangements in never-smokers with surgically resected lung adenocarcinoma[J]. Lung Cancer, 2014, 83(3):389-395.

[37] SHAW A T, YEAP B Y, MINO-KENUDSON M, et al. Clinical features and outcome of patients with non-small cell lung cancer who harbor EML4-ALK[J]. J Clin Oncol, 2009, 27(26):4247-4253.

[38] LEE J K, PARK H S, KIM D W, et al. Comparative analyses of overall survival in patients with anaplastic

lymphoma kinase-positive and matched wild-type advanced nonsmall cell lung cancer[J]. Cancer, 2012, 118(14):3579-3586.

[39] SHAW A T, KIM D W, NAKAGAWA K, et al. Crizotinib versus chemotherapy in advanced ALK-positive lung cancer[J]. N Engl J Med, 2013, 368(25):2385-2394.

[40] BERGETHON K, SHAW A T, OU S H, et al. ROS1 rearrangements define a unique molecular class of lung cancers[J]. J Clin Oncol, 2012, 30(8):863-870.

[41] LEE H J, SEOL H S, KIM J Y, et al. ROS1 receptor tyrosine kinase, a druggable target, is frequently overexpressed in non-small cell lung carcinomas via genetic and epigenetic mechanisms[J]. Ann Surg Oncol, 2013, 20(1):200-208.

[42] CAI W, LI X, SU C, et al. ROS1 fusions in Chinese patients with non-small cell lung cancer[J]. Ann Oncol, 2013, 24(7):1822-1827.

[43] BHATTACHARJEE A, RICHARDS W G, STAUNTON J, et al. Classification of human lung carcinomas by mRNA expression profiling reveals distinct adenocarcinoma subclasses[J]. Proc Natl Acad Sci USA, 2001, 98(24):13790-13795.

[44] BEER D G, KARDIA S L, HUANG C C, et al. Gene-expression profiles predict survival of patients with lung adenocarcinoma[J]. Nat Med, 2002, 8(8):816-824.

[45] ROEPMAN P, JASSEM J, SMIT E F, et al. An immune response enriched 72-gene prognostic profile for early-stage non-small cell lung cancer[J]. Clin Cancer Res, 2009, 15(1):284-290.

[46] SUN Z, WIGLE D A, YANG P. Non-overlapping and non-cell-type-specific gene expression signatures predict lung cancer survival[J]. J Clin Oncol, 2008, 26(6):877-883.

[47] SKRZYPSKI M, JASSEM E, TARON M, et al. Three-gene expression signature predicts survival in early-stage squamous cell carcinoma of the lung[J]. Clin Cancer Res, 2008, 14(15):4794-4799.

[48] SHEDDEN K, TAYLOR J M, ENKEMANN S A, et al. Gene expression-based survival prediction in lung adenocarcinoma: a multi-site, blinded validation study[J]. Nat Med, 2008, 14(8):822-827.

[49] RAZ D J, RAY M R, KIM J Y, et al. A multigene assay is prognostic of survival in patients with early-stage lung adenocarcinoma[J]. Clin Cancer Res, 2008, 14(17):5565-5570.

[50] LAU S K, BOUTROS P C, PINTILIE M, et al. Three-gene prognostic classifier for early-stage non-small cell lung cancer[J]. J Clin Oncol, 2007, 25(35):5562-5569.

[51] RAPONI M, ZHANG Y, YU J, et al. Gene expression signatures for predicting prognosis of squamous cell and adenocarcinomas of the lung[J]. Cancer Res, 2006, 66(15):7466-7472.

[52] ZHU Z H, SUN B Y, MA Y, et al. Three immunomarker support vector machines-based prognostic classifiers for stage IB non-small cell lung cancer[J]. J Clin Oncol, 2009, 27(7):1091-1099.

[53] HUNG J J, YEH Y C, JENG W J, et al. Predictive value of the international association for the study of lung cancer/American Thoracic Society/European Respiratory Society classification of lung adenocarcinoma in tumor recurrence and patient survival[J]. J Clin Oncol, 2014, 32(22):2357-2364.

[54] WRIGHT G M, DO H, WEISS J, et al. Mapping of actionable mutations to histological subtype domains in

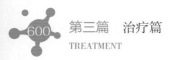
lung adenocarcinoma: implications for precision medicine[J]. Oncotarget, 2014, 5(8):2107−2115.

[55] YOSHIZAWA A, MOTOI N, RIELY G J, et al. Impact of proposed IASLC/ATS/ERS classification of lung adenocarcinoma: prognostic subgroups and implications for further revision of staging based on analysis of 514 stage I cases[J]. Mod Pathol, 2011, 24(5):653−664.

[56] HUNG J J, JENG W J, CHOU T Y, et al. Prognostic value of the new International Association for the Study of Lung Cancer/American Thoracic Society/European Respiratory Society lung adenocarcinoma classification on death and recurrence in completely resected stage I lung adenocarcinoma[J]. Ann Surg, 2013, 258(6):1079−1086.

[57] SONG Z, ZHU H, GUO Z, et al. Prognostic value of the IASLC/ATS/ERS classification in stage I lung adenocarcinoma patients−−based on a hospital study in China[J]. Eur J Surg Oncol, 2013, 39(11):1262−1268.

[58] ZHANG J, WU J, TAN Q, et al. Why do pathological stage IA lung adenocarcinomas vary from prognosis? a clinicopathologic study of 176 patients with pathological stage IA lung adenocarcinoma based on the IASLC/ATS/ERS classification[J]. J Thorac Oncol, 2013, 8(9):1196−1202.

[59] GU J, LU C, GUO J, et al. Prognostic significance of the IASLC/ATS/ERS classification in Chinese patients−A single institution retrospective study of 292 lung adenocarcinoma[J]. J Surg Oncol, 2013, 107(5):474−480.

[60] SICA G, YOSHIZAWA A, SIMA C S, et al. A grading system of lung adenocarcinomas based on histologic pattern is predictive of disease recurrence in stage I tumors[J]. Am J Surg Pathol, 2010, 34(8):1155−1162.

[61] ZHAO Z R, XI S Y, LI W, et al. Prognostic impact of pattern−based grading system by the new IASLC/ATS/ERS classification in Asian patients with stage I lung adenocarcinoma[J]. Lung Cancer, 2015, 90(3):604−609.

第四篇

CLINICAL RESEARCH AND METHODS
临床研究方法篇

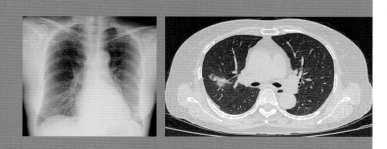

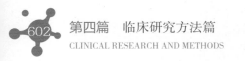

第四十一章

临床研究方法概论

　　当代临床医学经历了由经验型向科学型发展的过程。在这个过程中，临床研究方法的应用对发现和揭示疾病规律、寻找病因、确定诊断依据和治疗方法功不可没。根据研究中有无人为施加的试验措施，临床研究可以分为观察性研究（observational study）和试验性研究（trial）两大类。本章节将对两类临床研究中常用方法的概念、设计要点和注意事项进行介绍。

第一节　观察性研究

　　观察性研究，又称非实验性研究，是一大类在自然状态下对一定数量研究对象的特征进行观察和记录，并对结果进行描述和对比分析的研究。观察性研究中，研究者不向研究对象施加任何试验因素，问卷调查和临床检验是最常用的数据收集方式。常用的观察性研究包括：横断面研究（cross-sectional study）、队列研究（cohort study）和病例对照研究（case-control study）三类（图41-1）。

 ### 横断面研究

　　横断面研究，又称现况研究或现况调查，即通过调查特定时点或时期内，某特定群体中个体的健康指标（如是否患肺癌）和其是否具有某些因素（如吸烟）或因素的等级，来探索因素与健康指标的关联性。

　　横断面研究分为普查和抽样调查两大类。实际工作中通常使用抽样调查，即从总体中随机抽取部分观察单位（统计学上称为样本）进行调查。常见的抽样方法有：单纯随机抽样（simple random sampling）、系统抽样（systematic sampling）、分层抽样（stratified sampling）和整群抽样（cluster sampling）。四种方法按抽样误差从小到大（即样本对总体代表性从高到低）排序为：分层抽样、系统抽样、单纯随机抽样、整群抽样。实际研究中，也常对四种方法进行组合，形成多阶段抽样（multi-stage sampling）。例如，调查肺腺癌患者EGFR的突变率，考虑突变率在地域间存在差异，为提高样本代表性，采用三阶

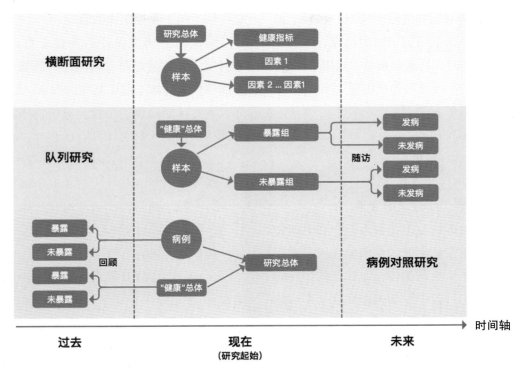

图 41-1　三类常用观察性研究设计示意

段分层系统随机抽样。第一阶段，将调查范围按不同地域分层；第二阶段，在不同分层内按系统抽样，抽取相同数量的医院；第三阶段，在样本医院内随机抽取相同数量的肺腺癌患者。

横断面研究可用于：

（1）描述疾病在时间、地区和人群中的分布，从而发现高危人群、病因和疗效的线索。

（2）描述某些因素与疾病的关联，确定危险因素。

（3）为疾病监测或其他类型流行病学研究提供基础资料。

横断面研究的局限性：

（1）调查时疾病与因素同时存在，不能推断因果关系。

（2）无法避免各类偏倚（bias）的产生。如选择研究对象时，易产生选择性偏倚；收集信息时，难以避免回忆性偏倚。偏倚是指研究结果与其真实 0 值间存在的差异。

（3）调查结果只能计算患病率，不能计算发病率。且一般仅适用于慢性病研究。

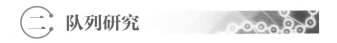

（二）队列研究

队列研究是将某特定人群按是否暴露于某因素或暴露程度分为不同的亚组，追踪观察各亚组研究对象的结局（如发病）发生情况，通过比较各组间结局发生率的差异，从而判定该因素与该结局之间有无因果关联及关联程度的一种研究。

根据研究开始时间与结局观察时间的先后顺序，队列研究可分为：前瞻性队列研究、历史性队列研究和双向性队列研究。篇幅原因，本节仅介绍其中最常用的前瞻性队列研究（prospective cohort study）。

前瞻性队列研究的设计要点是，先将研究对象按照是否暴露于某因素或暴露程度分组，之后对各组对象前瞻性地观察（随访）一段时间后，记录和分析各组研究结局的发生情况。相较于横断面研究，前瞻性队列研究资料更可靠，一般不存在回忆偏倚。同时，其观察暴露（病因）在前，观察疾病发生在后，因此可验证因果关系。

队列研究可用于：

（1）检验病因假设。

（2）研究疾病自然史。

（3）新药上市后的监测。

（4）评价宏观卫生政策的效果。

队列研究的局限性：①耗费人财物和时间较多，尤其不适用于发病率低的疾病的病因研究。②随访过程容易产生失访偏倚，尤其是随访时间长的研究。③随访过程中混杂因素及其水平可能发生变化，增加分析和结果解释的难度。

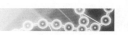

（三）病例对照研究

病例对照研究是以研究时确诊患有某种特定疾病的患者作为病例，以不患该病但在某些因素上具有可比性的个体作为对照，通过询问、实验室检查和复查病史等方法回顾性地搜集既往各种可能的危险因素暴露史，通过比较病例组与对照组中各因素的暴露比例，以分析这些因素是否与该疾病存在关联。相较于队列研究，其因果论证的效力较低，但省力、省时、省钱，容易组织实施，且特别适用于罕见疾病的研究。

病例对照研究设计的关键是合理选择病例和对照，尤其是对照。病例选择的基本要求是：①能够代表总体人群中某病的患者；②诊断可靠；③以新近诊断病例为最佳。对照选择的要求是：①产生病例的人群总体具有代表性；②与病例可比，通常通过匹配（matching）的方法实现。匹配是指要求对照在某些因素（混杂因素）上与病例保持一致。通常，病例与对照的样本例数比为1∶1，最多不超过1∶4。

病例对照研究可用于：

（1）疾病病因未明时，探索可疑的危险因素。

（2）既往研究初步形成病因假设后，可通过设计精良的病例对照研究验证该假设。

病例对照研究的局限性：

（1）研究中不可避免各类偏倚的产生。例如，选择性偏倚、回忆性偏倚，以及因匹配因素过多产生的过度匹配偏倚。

（2）有时不易判断暴露和疾病发生的时间先后顺序。

（3）不适用于研究人群中暴露比例很低的因素与疾病之间的关联。

（4）不能计算发病率。

第二节　试验性研究

试验性研究是指研究者根据研究目的，人为地向试验对象施加试验因素，通过对照、随机、均衡等原则控制混杂因素的影响，并前瞻性地记录和分析试验效果的一大类研究方法，包括以患有某种特定疾病的患者为研究对象的临床试验，和以自然人群为研究对象的现场试验。本节主要介绍临床试验常用的设计类型：平行组设计（parallel group design）、析因设计（factorial design）和交叉设计（cross-over design）。

（一）平行组设计

平行组设计，又称成组设计，是指将受试对象按一定的概率随机分配到各处理组，各组同时进行平行推进的设计类型，也是最常用的临床试验设计。分组概率可以事先固定或根据试验开展情况动态变化。

以两个处理组比较的平行组设计为例，设计要点示意如图41-2：先定义受试对象总体，根据临床实际制定纳入标准和排除标准，确保受试对象符合研究目的且具有同质性，之后按一定的概率（如两组各占50%）随机将受试对象分组。

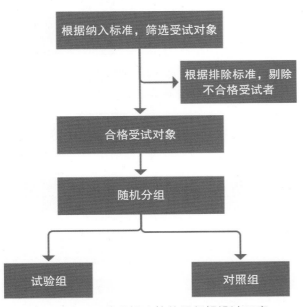

图41-2　两处理组比较的平行组设计示意

平行组设计根据处理组数量可以分为：两组比较，即一个试验组与一个对照组比较；多组比较，如试验药与多个对照组（安慰剂和阳性对照药）比较，或试验药的多个剂量组间比较。根据

对照类型，又可分为：安慰剂对照试验、阳性对照试验、量效关系对照试验和无治疗对照试验。

安慰剂（placebo）是一种与试验药在外观上，如剂型、大小、形状、颜色、质量、气味、口味等尽可能相同，但不含试验药的有效成分且无药理作用的虚拟药物，或模拟制剂。一项临床试验是否应该采用安慰剂对照，应由研究者、患者、机构审查委员会和独立伦理委员会作出判断。无治疗对照试验与安慰剂对照试验的主要区别在于，前者采用非盲设计，而后者须采用盲法。因此，无治疗对照试验在临床试验中很少应用。

在阳性对照试验中，阳性药物的选择必须谨慎。临床试验统计学指导原则（ICH E9）指出：合适的阳性对照应当是被普遍使用的，且对适应证的疗效和用法、用量已经过设计良好的优效性试验确证，并预期在新的试验中能表现出类似的效果。量效关系对照试验主要用于考虑剂量-效应关系或剂量-不良反应关系。

（二）析因设计

析因设计是一种多因素的交叉分组试验设计，通过将两个或多个研究因素的各个水平进行全面组合，同时评价各研究因素的效应。析因设计不仅可以检验每个因素各水平间的差异，还可检验各因素间的交互作用。临床试验中采用析因设计的主要目的有两个，一是评价联合用药是否优于单独用药，二是评价两种或多种药物间是否具有交互作用，从而寻找最佳复方。

析因设计中，各种处理称为"因素"，每个因素在试验中的各种状态称为该因素的"水平"。为体现试验中因素和水平的数量，析因设计用（因素数量）×（水平数量）的形式表示。例如，最简单的析因设计为2×2析因设计（图41-3），即有2个因素（A药和B药），每个因素有2个水平（"用药"和"不用"），将两因素

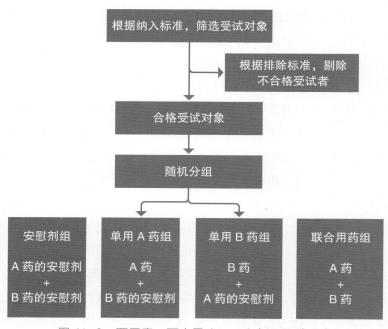

图 41-3　两因素、两水平（2×2）析因设计示意

和两水平全面组合后，共有 4 个处理组。

当处理因素或各因素的水平较多时，析因试验的处理组数和所需试验对象数量都会很多，研究实施和数据分析的难度很大。此时，可以采用正交设计（orthogonal design）简化试验设计。正交设计是借助一套规格化的正交表，从多因素多水平的全部组合中，选择一部分有代表性的水平组合作为处理组进行试验。正交表可以通过查阅专业统计书籍获取。

（三）交叉设计

交叉设计是指将受试对象随机分配到不同的试验次序组别，在试验的不同时期分别接受不同的处理。在交叉设计中，所有受试对象均接受两种或两种以上的处理，且这些处理是在不同试验阶段分别实施的。交叉设计是生物等效性、生物利用度试验的标准设计方法。

交叉设计包括几个基本要素，以 2×2 交叉设计为例，设计要点如图 41-4。

（1）准备阶段　是指试验对象经过一段时间不加任何处理（导入期）的观察，确认已进入自然状态，可以进行试验。

（2）试验顺序和试验阶段　试验顺序是两个或多个处理在试验中实施的先后顺序。试验阶段是受试对象接受处理的不同时期。以两处理、两阶段交叉设计（2×2 交叉设计）为例，对 A 和 B 两种处理，试验顺序包括 AB 和 BA 两种。AB 表示试验对象在试验阶段 1 接受 A 处理，在阶段 2 接受 B 处理；BA 则相反。试验顺序需在研究方案中事先设定。

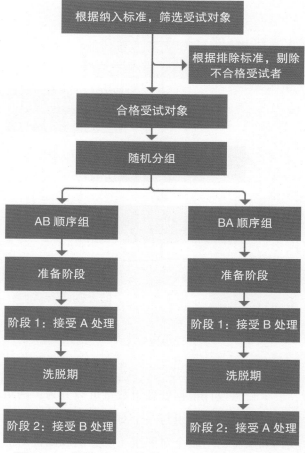

图 41-4　两处理、两阶段（2×2）交叉设计示意

（3）洗脱期（wash-out period）　前一个试验阶段结束后，需停药一段时间，确认前一阶段的治疗效应已经消失，试验对象又回到自然状态，才能开始下一阶段的治疗。停药的阶段即为洗脱期，以保证没有滞后效应（carry-over effect），即后一阶段的治疗效果不受前一阶段治疗的影响。

与析因设计类似，多处理、多阶段交叉设计也会增加实际操作和数据分析的难度。此时，常用方差平衡设计进行替代，包括正交拉丁方设计、Williams设计、平衡不完全区组设计、最小化设计、局部平衡设计等。相关内容，可参阅专业统计书籍。

（陈　雯）

参考文献

[1] 沈洪兵, 齐秀英. 流行病学[M]. 8版. 北京: 人民卫生出版社, 2013.

[2] 高晨燕, 冯毅, 陈峰, 等. 临床试验的统计学指导原则（Ⅰ）[J]. 中国临床药理学杂志, 1999, 15 (3): 228-235.

[3] 高晨燕, 冯毅, 陈峰, 等. 临床试验的统计学指导原则（Ⅱ）[J]. 中国临床药理学杂志, 1999, 15 (4): 311-317.

[4] MANN C J. Observational research methods. Research design Ⅱ: cohort, cross sectional, and case-control studies [J]. Emerg Med J, 2003, 20: 54-60.

[5] FRIEDMAN L M, FURBERG C D, DEMETS D, et al. Fundamentals of clinical trials[M]. 5th ed. Cham, Switzerland: Springer International Publishing, 2015.

[6] JONES B, KENWARD M G. Design and Analysis of Cross-over Trials[M]. 3rd ed. Boca Raton: Chapman and Hall/CRC, 2015.

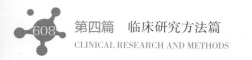
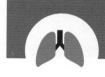

第四十二章

临床试验设计与统计学原则

自 19 世纪 40 年代起，以评价药品、生物制剂和医用仪器设备的有效性和安全性为目的临床试验逐渐成为临床研究的核心。随着政府机构、医疗和研究机构以及社会对临床试验设计和实施的科学性、规范性的要求日益提高，生物统计学在临床试验的设计、实施、分析及评价的各个环节中的作用日益凸显，成为保障临床试验质量不可或缺的部分。本章节将对临床试验设计阶段主要的统计学考虑及原则进行介绍。

第一节　临床试验的研究要素

 ## 试验对象

临床试验在选择试验对象和对其进行分组时应注意：①满足临床实际和伦理学的要求；②试验对象必须在试验总体人群中具有代表性；③试验对象数量必须足够大（满足事先估计的样本量），以确保试验结果的可靠性；④不同处理组间试验对象具有同质性。

 ## 试验因素与效应

每个临床试验都有一个主要研究问题，例如：药物 A 是否能延长非小细胞肺癌患者的无进展生存期。在这里，接受药物治疗是试验因素，药物 A 和对照药的总体疗效差异为试验效应。试验效应需要通过对与临床试验目的相关的指标进行测量来评价，这些指标称为终点指标（endpoint）。终点指标可以是临床终点（如无进展生存）、替代指标（生物标志物或短期效应指标）或安全性与难受性指标等。

根据终点指标与试验主要目的的相关性和临床实际，其可进一步分为"主要变量"和"次要变量"。主要变量又称主要终点（primary endpoint），是能够就试验主要目的提供与临床最有关且可信证据的变量。次要变量是与试验主要目的相关的支持性指标，或与次要目的相关的指标。

在设计临床试验时，需事先定义一个主要变量（如试验需要，有时也可设定多个主要变量）和有限个次要变量。一般而言，终点指标的选择原则为：易于量化、客观性强、重复性高、为相关研究领域公认的指标。临床试验统计学指导原则（ICH E9）建议使用在早期研究中或在已发表的文献中报道过的、已积累有试验经验的可靠且有效的变量作为主要变量。肺癌临床研究中常用的效应指标及选择依据可参见本篇第四十四章和第四十五章。

第二节　临床试验中如何避免偏倚

偏倚（bias）是临床试验在设计、执行、分析评价过程中产生的、可干扰疗效和安全性评价的系统误差。随机化（randomization）和盲法（blinding）是临床试验中避免偏倚的重要技术。在方案设计阶段应充分考虑试验过程中是否采用及如何采用随机化和盲法技术。

一、随机化

随机化是指参加临床试验的每一个试验对象都有同等的机会被分配到试验组或对照组，分组结果不受试验对象和研究者主观意愿的影响。随机化的目的是最大程度地保证混杂因素在组间分布均衡，确保不同处理组的试验对象具有同质性。

随机化方法可分为固定随机化（fixed allocation procedure）和动态随机化（dynamic randomization）两大类。固定随机化是按照事先确定的概率将试验对象分配至不同的处理组，且在研究过程中保持分组概率不变，常见的方法有：简单随机化、区组随机化、分层随机化、分层区组随机化。动态随机化是指试验过程中试验对象随机分组的概率根据已经入组的试验对象情况动态变化，目的是使分层因素在组间的分布

相近。动态随机化在分层因素较多而样本量有限时尤为必要。动态随机化方法有：偏币法、瓮法和最小化法，以最小化法最为常用。

二、盲法

盲法是为保持临床试验的参与者，包括试验对象、研究者和试验效应评价者，不知晓"随机化分组信息"所采用的各种方法与手段，目的是降低因"知晓随机化分组信息"而产生的偏倚。

根据设盲程度的不同，临床试验分为双盲（double blind）试验、单盲（single blind）试验和非盲试验，又称开放（open label）试验。双盲试验是指研究者（包括研究者和试验效应评价者）和受试者在整个试验过程中都不知道受试者接受的是何种处理；单盲试验是指仅受试者处于盲态；非盲试验中研究者和受试者都知道受试者采用何种处理。

三种设盲程度中，双盲是最理性的设计，但受客观因素影响有时难以实施。例如，比较不同的医用设备或手术治疗与药物治疗的对比性研究等，双盲设计并不可行。因此，临床试验设盲程度的选择，视具体情况而定。但需要强调的是：

①以安慰剂为对照的临床研究和终点指标受主观因素影响较大时，必须采用"双盲"设计，例如，量表评分和受试者自我评价等。②在单盲或非盲试验中，应采取措施（如集中随机化）使得研究者不知道下一个受试者接受哪种处理，不影响下一个进入研究的受试者的入选。此外，进行临床结果评价的医务人员不参与治疗，且在试验过程中始终处于盲态。

第三节 不同类型研究设计的统计学考虑

临床试验研究设计类型，包括平行组设计、交叉设计和析因设计3类，其中平行组设计最为常用。关于3类研究设计的定义、设计要素和特点参见本篇第四十一章，本节主要就其在样本量估计和研究假设方面的统计学考虑进行介绍。

一 平行组设计

根据对照类型，平行组设计可分为：安慰剂对照试验、阳性对照试验、量效关系对照试验和无治疗对照试验。

安慰剂对照试验要求采用双盲设计，在样本量估计和疗效评价时，采用优效性试验。阳性对照试验应尽可能做到双盲，由于试验药和阳性药外观或用法、用量不同，该类试验中常采用双盲双模拟技术。双模拟技术是指，分别为试验药和阳性对照药制备安慰剂，试验组接受试验药＋阳性对照药安慰剂，对照组接受阳性对照药＋试验药安慰剂。阳性对照试验在样本量估计和疗效比较时，通常有两种选择：一是验证试验药的疗效优于阳性对照药（优效性试验），二是验证试验药与阳性对照药治疗作用相当（等效性试验），倘若试验药的疗效比阳性对照药差，则差值在临床可接受的范围内（非劣效性试验）。

量效关系试验通常为双盲设计，在样本量估计和量效关系评价时，通常有两种选择：一是以安慰剂组做对照时，采用优效性试验；二是以推荐剂量或标准药品做阳性对照时，采用优效性试验或非劣效性试验。

二 交叉设计

与平行组设计相比，交叉设计具有更高的效率，是生物等效性、生物利用度试验的标准设计方法。滞后效应既是交叉设计的关键点，也是统计分析的难点。以 2×2 交叉设计为例，在统计学上不能将滞后效应与处理和阶段的交互作用进行区分。因此，在试验设计时应重视根据临床实际采取避免滞后效应的措施。此外，交叉设计一般仅限于预期只有少数失访的情况，试验对象失访会增加数据分析和解释的难度。在应用时应重视对试验对象依从性的管理。

三 析因设计

析因设计可以均衡地对各因素的不同水平进行全面组合，分组进行试验，具有高效性。但试验设计需要注意两点：一是当两种处理因素对终点指标的作用机制相似或相近时，析因设计不是一个很好的选择。此时，可能会因为"天花板效应"而产生仅在统计学上有意义的"交互作用"，增加结果解释的难度。二是如果计划检验交互作用，样本量的估计必须基于交互作用而不是主效应，以保证有足够的把握度检验交互作用。

第四节　样本量估计

样本量估计是指为满足统计结果的准确性和可靠性，计算出临床研究所需的研究对象数量，它是临床试验设计中非常重要的环节，直接关系到研究结论的可靠性、可重复性，以及研究效率的高低。样本量的估计方法和结果需要在研究方案中详细阐述，包括计算样本量所依据的试验设计（包括设计类型、比较类型和主要指标等）、效应量估计值、检验水准、检验效能、单双侧检验、分配比例、预计试验脱落率等信息。

第五节　比较类型（优效性／等效性／非劣效性试验）

根据研究目的，临床试验的比较类型分为优效性试验（superiority trial）、等效性试验（equivalence trial）和非劣效性试验（non-inferiority trial）。优效性试验的目的是显示试验药的治疗效果优于对照药，即试验药与对照药的疗效差值大于优效界值。等效性试验的目的是确证两种或多种治疗的效果差别大小在临床上并无实际意义，即疗效差值在等效界值范围以内。非劣效性试验目的是确证如果试验药的治疗效果在临床上低于阳性对照药，那么差值在临床可接受范围内，即阳性药与试验药的疗效差值小于非劣效界值。

在设计临床试验时，必须事先指定优效／等效／非劣效界值，界值的确定主要由临床医学专家根据临床实际和历史研究确定，统计学家可以提供计算方法的建议。一般而言，非劣效界值应不超过临床上能接受的最大差别范围，同时小于历史研究中阳性对照药与安慰剂的优效性试验中所观察到的疗效差异。等效界值的确定可考虑先借助非劣效界值确定的方法获得一侧的界值，然后再参考该界值大小确定另一侧的界值。

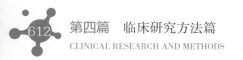

第六节 多中心临床试验

多中心（multiple center）临床试验是由一个主要研究者总负责，多个单位的研究者合作，按同一个临床试验方案，在不同中心同时进行的临床试验。多中心临床试验可以在较短的时间内招募到足够多的病例数，同时较单中心病例更具有代表性，结论应用面更广泛。新药的 II 期、III 期临床试验多为多中心的。

多中心试验在设计时，应制定统一、标准化、清晰的试验方案，并以此指导各中心的整个试验过程。同时，完善的设计应使各中心的各处理组试验对象分布均匀，避免出现各中心样本数相差悬殊和个别中心样本数太少的情况，并制定管理措施保障这一设计目标。

（陈 雯）

参考文献

[1] 高晨燕, 冯毅, 陈峰, 等. 临床试验的统计学指导原则（I）[J]. 中国临床药理学杂志, 1999, 15 (3): 228−235.

[2] 高晨燕, 冯毅, 陈峰, 等. 临床试验的统计学指导原则（II）[J]. 中国临床药理学杂志, 1999, 15 (4): 311−317.

[3] 夏结来. 非劣效临床试验的统计学考虑 [J]. 中国卫生统计, 2012, 29 (2): 270−274.

[4] 陈平雁. 临床试验中样本量确定的统计学考虑 [J]. 中国卫生统计, 2015, 32 (4): 727−731, 733.

[5] 张茂春, 夏结来, 王素珍, 等. 新药临床试验量效关系研究的设计与分析方法评价[J]. 中国新药杂志, 2009, 18 (20): 1930−1934.

[6] 姚晨, 黄钦, 杨志敏. 我国临床试验生物统计学指导原则与国际ICH E9比较研究[J]. 中国卫生统计, 2012, 29 (4): 529−534.

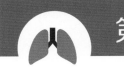

第四十三章

临床研究中的伦理学考量

第一节 引 言

随着新型抗肿瘤药物的快速发展和临床应用，特别是临床医学进入了循证医学时代，涉及肺癌等抗肿瘤新药、不同药物组合或方案、剂量调整等都需要进行临床研究，以证实其有效性与安全性，在研究设计和研究过程的各个阶段均应解决医学伦理问题，只有预见并解决了这些伦理学问题，才能保证研究的顺利进行，特别是在方案设计和知情同意方面。

医学伦理学是运用一般伦理学原则解决医疗卫生实践和医学发展过程中的医学道德问题和医学道德现象的学科。近年来，抗肿瘤药物治疗领域的临床研究取得了长足发展，各种临床研究在我国也得以广泛开展，临床研究相关的医学伦理问题及其具体实施也日益引起重视，我国于1999年制订和2003年修订并颁布了《药物临床试验质量管理规范》（GCP）。为了指导和规范国际多中心药物临床研究，国家食品药品监督管理总局（CFDA）于2015年1月组织制订并发布了《国际多中心药物临床试验指南（试行）》，自2015年3月1日起试行。抗肿瘤药物临床研究从一开始的方案设计、开展、实施直至总结全过程均与医学伦理学息息相关。

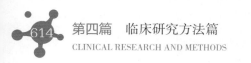

第二节　临床研究的内在道德矛盾客观存在

（一）利与害的矛盾

许多临床研究，尽管目的是为了提高诊疗水平，更好地医治疾病，最终让患者获益，但临床研究本身往往利中有弊、弊中有利，处于利与弊的矛盾状态中。由于药物或治疗方案的疗效及不良反应的不确定性，许多新疗法和新药物的临床研究结果可能是阴性，甚至可能试验组疗效更差、毒性更大等。

（二）科学利益与受试者利益的矛盾

从根本上讲，科学利益与患者利益是一致的，但在实践过程中，却又是矛盾的，因为受试者不一定就是获益者，如健康受试者参与的临床研究，往往不能直接从研究结果中获益。因此，临床研究自始至终存在着科学利益与受试者利益之间的矛盾与冲突。现实中，如果临床研究的目的与受试者所患疾病的治疗有关，研究中、后期分析结果为阳性，允许交叉使用试验药物，且经过交叉治疗后，两组间疗效没有差异，这种情况下两者的矛盾可以得到缓和。

（三）自愿与无奈的矛盾

临床研究是以人体作为受试对象，作为受试者主体（即患者或健康人）应以自愿或者主动为原则。但有时志愿者是出于金钱、生活所迫而同意或签字，有的志愿者则出于对自己疾病救治的渴望，实际上患者的自愿是出于无奈（或者被动），与伦理学上的真正自愿存在矛盾。如某个上市新药的同类药物在进行临床研究，患者因为没有经济条件选择该上市药物进行治疗，只有选择参加临床研究才有机会使用到该药物，甚至对试验的目的、要求和方法大多不了解、不关心，也对可能发生的危害不甚清楚，甚至对出现危害后的相应补救措施不过问，这种表面上的自愿或者主动，实际是一种无奈或者被动，是临床研究中常见的现象，也是涉及伦理的重要问题。只有通过方案设计或者政策调整方能弱化矛盾。

第三节　临床研究中的道德原则

由于临床研究中存在着上述诸多复杂伦理矛盾与问题，因此，研究者及伦理审查委员必须树立良好的医学道德思想，既要崇尚科学，又要坚持伦理原则，以缓解科学研究与伦理原则之间的矛盾，对临床研究规范伦理审查过程。我国临床研究的道德原则尚处于不断完善的阶段，根据国际公认的 1946 年《纽伦堡法典》和 1964 年颁布的《赫尔辛基宣言》（最新为 2013 年修订版），抗肿瘤药物临床研究道德原则的核心内容就是维护受试者权益。对受试者权益的维护应体现在以下方面：

（一）知情同意原则

知情同意原则（principle of informed consent），也称知情承诺原则，体现了对患者人格、自主性和生命的尊重，在医患关系中有着重要的法律意义，赋予患者知情同意权的初衷和最终目的，是为了保障患者的生命健康权。在临床实践和临床研究中，临床医师在为患者做出诊断和治疗方案后，必须向患者提供包括诊断结论、治疗决策、病情预后及诊治费用等方面真实、充分的信息，尤其是诊疗方案的性质、作用、依据、损伤、风险、不可预测的意外及其他可供选择的诊疗方案及其利弊等信息，特别是其他可替代的治疗方案及其优劣性，使患者或家属经深思熟虑自主做出选择，并以相应方式表达其接受或拒绝此种诊疗方案的意愿和承诺；在得到患方明确承诺后，才可最终确定和实施由其确认的诊治方案。知情同意书是患者表示自愿接受医学诊疗的文件证明。

知情同意书必须符合"完全告知"的原则，必须根据《赫尔辛基宣言》、国际医学科学组织委员会（CIOMS）的《人体生物医学研究国际伦理指南》、国家食品药品监督管理局（原 SFDA，现为 NMPA）《药物临床试验质量管理规范》（GCP）、当地的相关法律法规以及临床研究方案进行设计。采用受试者能够理解的文字和语言，使受试者真正能够"充分理解"和"自主选择"。知情同意书不应包含要求或暗示受试者接受某种方案与研究或者放弃他们获得赔偿权利的文字。

知情同意书分为"知情"与"同意"两部分内容，前者为"知情告知"（必要时还应设计帮助受试者理解研究目的、程序、风险与受益的视听资料），后者为"同意签字"。知情同意书至少一式两份，受试者保存其副本。

在临床研究前，需对患者作筛选检查，如需要收集患者的生物标本，必须得到两种知情同意，一种用于生物标本的收集和分析，另一种用于如果实验室结果符合纳入标准后参加相应临床研究。临床研究过程中需要再次收集生物标本，则需要再次签署生物样本收集知情同意书，并且需要明确表明提供生物样本的程序、风险、受益或补偿。筛选时发现不合格（医学方面的原因）的研究对象，应给予有帮助的参考意见、任何必要的和有用的治疗或推荐到其他部门就诊。

对于以患者为受试者的临床试验性治疗，这些患者有的是经过常规治疗手段无效或效果不明显的情况下，才进入临床研究筛查，因此，研究人员必须将试验严格限制在患者所患疾病的范围内，任何偏离或扩大试验对象的做法都不符合伦理原则。研究者在知情告知过程中，需要做到客观、公正、全面、容易理解，不隐瞒关键性信息。为了表明公正和自觉接受监督，在临床研究发表时，还应该披露利益关系及声明。

由于未成年人理解能力不足等原因，往往无法对复杂事件做出正确判断，以未成年人为受试者必须得到其监护人的同意，而且事先必须经过动物或成人试验证明其获益大于风险。国外以儿科医师巴索洛米（Bartholome）为代表提出以下伦理准则：试验方案经有关部门审核批准；试验有重要价值或提供有用知识；只有在儿童身上试验才能取得有意义的结果；不会有危害性或引起其家庭生活不快；已在成年人身上进行过同样的试验确定无害；经父母同意；试验需在伦理道德监督机构的监督下执行。我们认为遵循这些要求，对于维护儿童健康权益非常必要。这些准则同样适用于针对成年人的临床研究。

（二） 保证受试者安全的原则

生命权是以自然人的性命维持和安全利益为内容的人格权，具有优先性。因此，保证受试者的生命安全是临床研究基本的、首要的原则。一旦患者的知情同意权与生命健康权发生冲突时，医生的合理选择应该是尊重和维护患者更根本的权利——生命健康权。

抗肿瘤药物的临床研究必须在保证受试者安全的情况下进行。在研究设计过程中，必须充分考虑因药物、方案或研究设计原因可能引起受试者生命安全出现威胁的情况，如出现严重不良事件等。避免因为研究设计导致威胁生命安全事件的发生。研究过程中出现威胁受试者生命的情况时，必须以挽救受试者生命为第一任务，临床研究必须让位于患者或者受试者的生命。

（三） 科学性原则

试验设计必须严谨，符合科学性。在试验设计时，主要研究者必须充分收集有关资料，如目前的疾病治疗现状、研究药物的作用原理、药物的疗效及不良反应（程度、发生率、如何治疗及避免出现）、目前的研究现状等，整个试验程序设计应得到科学的说明。抗肿瘤药物在体外和动物试验阶段必须取得一定疗效，而且不良反应可以耐受，才能用于临床研究。一个临床研究通常经过如下过程：理论探讨→体外试验→动物试验→健康人试验→临床患者试验。

（四） 试验对照原则

试验对照原则是科学性原则的特殊要求，它是医学科学发展的需要。临床研究既受试验条件和机体内在状态的制约，也受社会文化、心理、习俗等因素的影响。设置对照组，经过科学的对照可以消除偏见，正确判断试验结果的客观效应。常用的对照方法有空白对照、试验对照、标准对照、自身对照、相互对照和历史对照等。在进行对照试验时，要特别注意对照组和试验组的可比性，具体要求如下：

1. 分组要采取"随机化" 要将不同的年龄、性别、民族、文化、社会地位等受试对象随机分配到试验组或对照组，以保证两组的均衡性，确保临床研究结果的正确性。

2. 适当使用安慰剂对照 安慰剂对照是临床研究设置对照组常用的一种方法。这样可以排除主观感觉和心理因素等偏因对试验结果的影响，但需要符合伦理原则。

3. 正确使用盲法 盲法应严格遵循如下伦理道德要求：由于安慰剂是中性的无效药，因此，除非对照组是当前的"标准治疗＋安慰剂"，否则受试者只能选择病情轻微、进展缓慢的疾病类型；患者要求中断或停用研究药物时应尊重其意见；出现病情恶化时，应停止试验并采取补救措施。由于受试者处于"盲"的地位，对试验组和对照组都给予无偏的医疗照顾，这就保证了试验结果的科学性。应当指出，盲法和临床研究的知情同意原则是不矛盾的，从根本意义上说，知情同意是保护受试者利益不受侵害，盲法同样是以受试者利益不受侵害为前提的。

（五） 重视医学伦理委员会的作用

医学伦理委员会负责涉及人体的医学研究、临床研究、器官移植等活动的医学伦理学审查。目前中国各大医院均设有医学伦理委员会，并且独立开展工作。所有即将开展的临床研究均需要通过医学伦理委员会的审查，提交的材料必须齐全、符合伦理审查要求，特别是临床研究方案设计应该经过研究者会议多次讨论和反复斟酌，经审查通过后方可启动临床研究工作。在临床研究开展过程中，任何涉及患者利益的内容，比如更改方案、方案违背、方案修订、暂停或终止方案执行、发生严重不良事件或安全性问题等均需要在医学伦理委员会讨论或备案。随着我国医学伦理委员会成员对伦理学认识的提高，医学伦理委员会在药物临床研究中保护受试者利益的作用越来越明显。

总之，在抗肿瘤药物临床研究中，医学伦理问题贯穿于整个研究，从方案设计、讨论、取得伦理委员会批准、实施过程到总结，维护受试者权益是始终要坚持的最主要原则。

（曾令烽）

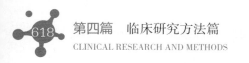

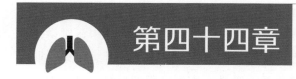

第四十四章

临床研究方案的撰写

第一节 临床研究方案的定义

临床研究方案（Protocol）是指导所有参与研究的人员实施一项临床研究的计划书，也是研究结束后进行数据统计分析的重要依据。通常，方案中要对临床研究的背景、理论基础和目的、研究对象、研究设计、干预方法、评价指标、统计学考虑、实施细节和质量管理等进行详细阐述。因此，临床研究方案对于整个研究规范实施的重要性不言而喻。如果把整个临床研究的完成比喻为建造一幢"房子"的话，那么临床研究方案就好比建房之前必须绘制的"图纸"。

第二节 撰写研究方案的基本原则

研究方案一般要遵循以下几个原则：

1. 伦理原则　在涉及人体的生物研究中，伦理问题应该始终被放在首位。受试者在临床研究中享有合法权益，包括：知情权、生命健康权、隐私权和补偿权。不能因为一个科研假设的验证而牺牲受试者权益，不给予受试者充分的知情，置受试者于研究风险之中而没有获益，甚至侵犯受试者隐私以及没有给予应有的补偿等。总之，受试者的合法权益高于一切，临床研究不仅仅是在实施阶段，在方案设计阶段就应该避免可能导致受试者利益受损的问题出现，尽量把研究风险降到最低。

2. 法规原则　任何一项临床研究的开展必然脱离不了所处的法规环境。一个未上市的新药或已经上市的药品可以用于开展哪些类型的试验，通常是有相关法规规定的。比如一个未在中国上市的新化合物，用其开展人体试验，必须根据《药品注册管理办法》（局令第 28 号）第三章执行；

已在中国上市销售的抗肿瘤药物，如需开展其他非注册适应证的临床研究，可参考 2012 年 5 月发布的《已上市抗肿瘤药物增加适应证技术指导原则》的要求来设计。如果超出法规允许私自开展研究的，将按照《中华人民共和国药品管理法》第七十九条予以处罚。

3. 科学原则　临床研究的目的是为了验证一个科学假设或通过一定样本的数据回答一个临床问题，推动科学的进步。因此，一项研究的设计需要建立在前期充分而坚实的研究基础之上，包括实验室研究、动物实验研究以及科学文献和其他相关信息等，并非异想天开或者突发奇想。如果是新药首次开展人体的试验，必须得到充足的临床前实验室结果，证明安全有效后才可以向药监管理部门递交新药试验申请，获得新药临床试验批件后方可开展；如果是已上市的药品，如想在新的适应证开展研究，首先需要获得体外及体内实验数据证明对该适应证有取得疗效并且安全的机会，且患者可能的获益大于承担的风险。如果想开展大样本的随机对照研究，那么试验组的预计疗效应该有 1～2 项单臂研究加以探索和

证实，作为随机对照研究样本量估算的证据，并在此基础上设计随机对照研究作为确证性证据。切忌匆忙开展大型对照研究，既浪费病例资源和研究经费，而且不一定得到阳性结果。

4. 统计原则　从统计角度而言，临床研究是希望用有限的病例样本通过科学的设计与严格的实施来获得可靠的结果，并推演到人群的研究方法。因此，研究方案的撰写要遵循统计学四原则：随机、重复、对照和盲法。后续将有相关章节对此详述。

5. 可操作性原则　临床研究设计得再好，最终需要到临床中去实施，在具体的患者身上去验证、去观察，所以在进行方案设计时就应该考虑到可操作性的问题，特别是对于多中心研究更加要全面考虑。有的设计在实验室中，以细胞、小鼠为研究对象的环境中是可行的，但具体在临床上依从性就很难控制或出现很多的方案偏离，甚至方案违背。有的设计在组长单位可以实施，但并非可推广实施到所有参加中心，如果勉强执行，将会产生意料之中的方案偏离，影响研究质量。

第三节　研究方案应当兼顾的四大范畴

科学研究是为了通过对一定样本的病例进行干预或观察后，分析数据用以说明总体的共性特征。因此，临床研究总是设法尽可能地减少研究结论的误差，尽可能贴近总体，反映总体特征。从这个层面来讲，研究方案中对各项标准、操作等描述的准确性和严谨性决定了方案实施过程的规范性和一致性，对保证研究质量有着关键性的

指导作用。在撰写研究方案时，需兼顾考虑以下四个范畴的内容，它们会分别体现在研究方案的各个章节，缺一不可。

1. 医学设计　一项临床研究是否具有价值，对特定疾病的诊治是否具有指导意义，很大程度上取决于医学设计本身。因此，研究者不仅要对所研究的疾病具有比较全面的认识，对最新治疗、

研究进展与时俱进的关注，而且还要善于归纳、凝练，从临床问题转化为科学问题，才能为即将开展的研究找到坚实的理论基础和研究背景。应该说，一个好的方案，应包括背景的阐述，研究假设、研究目的的明确，各项评价指标的定义，研究结果的推演与应用。

2. 伦理设计　受试者获益与风险的权衡；揭盲与退出研究的条件和机制；获取知情同意的方法；出现不良事件的处理方法及调整剂量的预案等均要在方案中进行明确表述。

3. 统计设计　样本量计算的依据和方法；控制偏倚的措施和 SOP；统计分析计划（一般单独撰写）和中期分析计划等也要事先进行规划。

4. 研究管理设计　通常对于比较复杂的研究而言，这是保证研究质量的重要章节，对于多中心研究就显得尤为重要。保证执行一致性的措施；研究数据的收集和管理方式；研究过程中监察和稽查的一般原则；医学咨询联系人、报送 SAE 的方式、联系人等均要在方案中明确。

第四节　研究方案制定者的选择

通常，研究方案由研究发起者或申办方来撰写。无论是制药企业还是研究者发起的研究，方案制定均离不开具备相关领域专业背景的人士、具有丰富临床研究经验的医学专家和统计专家的参与。由于临床研究的复杂性，方案的设计可能还需其他具备相关知识的专家参与讨论，包括项目管理、法规事务、数据管理、临床监察、临床护理人员等。这样集合多方共同参与使研究方案更符合法律法规要求，在满足科学性的同时更具可行性，并有利于临床研究的执行和最终数据的收集。在研究设计阶段多费一些时间，吸取各方的意见，看似耗费了很多时间，但从整体效益来看，当方案真正执行时，将能减少许多问题的发生，保证试验的顺利开展，从而很大程度上避免不必要的时间及成本的浪费。

当然，除了研究方案，临床研究的相关文档还包括研究者手册、知情同意书、病例报告表、受试者日记卡及其他文件。其余文档均以研究方案为核心，对研究方案是必要的补充和扩展，为保证研究的顺利开展，收集临床研究数据而服务。

第五节　高质量研究方案的基本要求

不同研究设计、期别的研究方案撰写重点有所不同。针对常见设计类型的临床研究，国际上有不少成熟的指南或模版可以参考和借鉴，比如对于前瞻性、干预性临床研究方案的撰写，2013年发布的 SPIRIT 2013 Statement 可参考；国内北京大学临床研究所也发布了一份《临床研究方案撰写指南》，为观察性研究和确证性研究方案的撰写提供了较好的指引；2017 年 5 月 2 日美国 FDA 和美国 NIH 共同发布的"临床研究方案模版"，虽然是为向 NIH 申请临床研究项目资助申请而设计，但条目全面、完整，非常值得作为临床研究方案撰写的重要参考。因此，综合上述文件，一项干预性临床研究方案建议包括但不限于如下条目：

封面：研究题目、研究编号、主要研究者姓名、申办者、资助基金、版本号、版本日期。

方案目录

方案摘要：研究题目、研究目的、研究终点、研究人群、期别、参与研究中心名单、干预措施描述、研究期限、受试者参与期限；研究流程图 / 示意图。

研究简介：包括研究基本原理、研究背景、风险获益分析等。

研究目的和终点指标：主要目的、次要目的；主要终点指标、替代终点指标。

研究设计：总体设计、研究设计的基本原理、剂量确定原理、研究终止的定义。

研究人群：入选标准、排除标准、筛选失败处理、招募策略等。

研究干预：试验组药物 / 干预措施、对照组药物 / 干预措施、剂量与用法。

研究药物 / 器械的准备、标签、储存和计数：干预措施的实施方法；药物的配方、外观、包装和标签；储存、稳定性要求；配置要求，必要时参见相应的 SOP。

最小化偏倚措施：随机、盲法等描述。

研究干预的依从性计算方法。

合并治疗：允许合并用药、禁忌合并用药、解救药物等。

干预措施的终止、受试者的退出原则：研究的终止 / 中断标准；受试者可提前退出研究的标准；受试者失访的数据处理计划。

研究评价：有效性评价项目和时点；安全性评价指标和时点；不良事件和严重不良事件定义及特别关注的事件、不良事件的程度分级标准、与干预措施相关性判断标准、已知的相关不良事件、评估时限和频率以及随访要求；不良事件的记录要求、严重不良事件的报告要求；受试者获知不良事件的方式；特别关注事件的描述；妊娠事件的报告要求等。

非预期事件的处理方式

统计学考虑：统计假设、样本量确定、分析数据集定义、各类终点指标的统计分析方法、安全数据分析方法、基线统计描述方法、中期分析计划、亚组分析方法、受试者数据列表要求、扩展性分析。

支持文件和操作指引等：规范性要求、伦理要求、知情同意过程的表述、保密与隐私保护、存储标本和数据的使用方法、研究负责人信息、医学监察负责人信息、临床监察大致计划、质量保证和质量控制、研究数据处理和保存原则、数据收集和管理责任、数据保存期限、发表策略和数据共享原则、利益回避原则、其他。

缩写对照表：将方案中出现的英文缩写与中文翻译进行一一对应，避免产生歧义。

方案修订记录。

参考文献。

以上是一个干预性研究方案应该包括的基本条目。每个条目中应该书写的内容，建议参照相关的撰写模版，结合专业学科知识以及与生物统计专家、临床研究管理人员等深入探讨后不断完善。

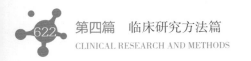
第六节 研究方案撰写的常见问题

（一）不明就里：对研究开展的意义和主要研究目的不清晰

研究设计之初，需要反复考究：这个科学问题重要吗？哪些已经清楚，哪些还不清楚？早前研究有什么不足？搞清楚到底有什么用？这个研究结果能产出新的科学知识，改变临床实践，还是可以帮助制定新的政策？

人体医学研究要有科学价值和社会价值，这也是研究伦理合理性的表现。开展一项研究是希望发现有益于人类健康的新方法，应该遵循普遍接受的科学原则。研究的科学依据主要结合相关的前期研究结果，包括科学文献、实验室研究、动物实验结果等，同时，科学依据要确保真实、充分、可靠，才能保障受试者利益，减少不必要的浪费和风险。只有对临床问题的研究现况做充分的文献阅读，对临床问题进行反复凝练，转换为精准的科学问题再加以深入探讨才可能得到一个好的结果。

（二）一劳永逸：希望用一个临床研究解决一揽子科学问题

在临床研究项目审评中，我们看到不少研究方案中主要研究目的就有 3~5 个，囊括了从临床疗效指标的变化到分子预后指标的改善，我们称之为"大撒网"设计。根据研究设计的基本统计原则可知，如果存在多个主要研究目的，需要逐一计算所需样本量，取其中最大值作为该研究的样本量，这样才能满足回答所有科学问题的要求。另外，每个研究目的的评价方法和评价时间点都可能存在差异，全部设计到一个研究中，需要把这些要素在全部入组病例中体现，所以这样设计无疑是低效能的，会浪费不少病例数和研究资源。

还有一种情况也不可取，即在研究设计时，将符合入选的受试者分配到大于 4 组的治疗干预中，我们索性称之为"八爪鱼"设计，这样看似对受试者进行了精准的个体化治疗，但这类研究往往得不出什么确证性的结论；即使是探索性研究，由于分组过细，很难在一定时间内，每组都收集到足够多的病例数，得出一个有意义的结果。

（三）缺胳膊少腿：研究方案简单、粗糙、基本条目不全

严格地说，国际上已有不少指南、模版指导临床研究方案的撰写，特别是干预性研究的 SPIRIT 声明，方案书写不完整、不严谨的情况应该可以大大避免，但实际情况却不尽人意。我们在项目评审中，仍然可以看到不少"偷工减料"的研究方案，验证一个严肃的科学问题如果没有一份完整、严谨、清晰的临床研究方案作为"行动纲领"或"行为准则"，而是仁者见仁智者见智，研究实施中将产生许多偏倚和不可控风险，最后临床研究的内部真实性都存疑，更无从判断研究的外部真实性，研究结果无法推广。

所以，还是希望研究者能认真学习成熟的研究方案模版，借鉴成熟的临床研究方案，把方案中需要包含的条目写全面、写清楚，并且尽可能在定稿前充分讨论，减少因定稿后的不断修订和更改造成最终结果的解读出现困难。

（四）生物统计专家成摆设：忽略生物统计指导在试验全程的重要性

临床研究设计阶段，临床问题提炼为科学问题的过程、研究整体设计思路、统计设计方案选

择、样本量计算、统计分析计划撰写、CRF 设计等需要统计专家参与；实施过程中进行的评价指标调整、中期分析、安全数据监测预警、数据管理等需要统计专家参与；项目完成后，数据清理、数据统计分析、特殊数据的解释与处理、亚组分析、统计分析报告撰写、研究总结报告的定稿等许多环节也离不开统计专家的参与。

在实际工作中，统计专家实质性参与临床研究设计与管理的重视程度不够，加上生物统计专家的稀缺，所以统计专家并未在关键环节对项目起到必要的指导和协助工作。不少研究者可能都有相同的经历，就是待临床研究论文投稿后，收到不少关于统计设计方面的问题，有的可能是最初设计时与统计专家沟通不足造成的先天缺陷；有的可能是实施过程中对关键指标更改后无法用原来的统计方法分析和解释，最后结果存在瑕疵，结论大打折扣；还有的可能是 CRF 表格设计不佳、数据管理混乱，使得收集的数据可用率下降，价值减低。因此，我们认为研究者应该从设计初期就重视与统计专家的沟通合作，签署合作协议，并在整个项目的实施结题过程中都保持密切的合作关系。

（五）偏科学轻伦理：为了科学问题而忽略受试者权益

在涉及人的生物医学研究中，应最大限度地保护受试者的预期受益，遵循风险最小化、受益最大化的原则。因此，临床研究设计和方案撰写一定要把保护受试者权益放在首位。一些对受试者没有直接受益的研究，也应当充分评估个体风险与社会预期受益的合理性，最大限度保护受试者的健康和权益。

这里提到的伦理不仅是方案设计时应该考虑的伦理基本原则，符合生物医学研究应该达到的标准，还包括在执行方案时，不断地定期得到伦理委员会的跟踪审查。每一项临床研究均涉及多方利益的博弈，需要正确处理研究措施与伦理原则之间、个体利益与社会公益之间的矛盾与冲突，需要持续跟踪审查，动态评估研究风险。从研究者的角度而言，希望在一定的时限内招募到足够的受试者，并且希望受试者能严格按照方案的要求回访、完成检查、接受方案规定的治疗干预，以保证获得足够多合格、有价值的数据用于分析。但在现实中，受试者毕竟不是实验室中的小白鼠，往往会由于各种原因延迟回访、漏做检查和没有按方案要求的剂量、时间接受治疗，这时研究者应该客观地评估受试者不能回访的原因。受试者不能完成相关检查，有可能使得应该及时发现的安全隐患被忽略或延误，比如肝肾功能损伤、心脏功能异常。如果受试者不能耐受研究干预措施而无法按期回访，这时研究者就不能一味强调严格执行方案，不能为了获得科研数据而强行要求受试者不顾个人安危完成研究，特别是对于一些创伤性比较大的干预措施，比如手术、放疗等。

（曹　烨）

参考文献：

[1] SCHULZ K F, ALTMAN D G, MOHER D, et al. CONSORT 2010 statement: updated guidelines for reporting parallel group randomized trials[J]. obstet gynecol, 2010, 115 (5): 1063−1070.

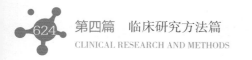

第四十五章

肺癌临床研究中常用的疗效评价指标

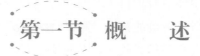

第一节 概 述

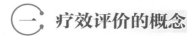

一 疗效评价的概念

绝大部分肿瘤临床试验的最终目的都是为了让患者在生存上得到获益，如总生存期（OS），无疾病生存期（DFS）等。理论上，每一个以生存获益为目的的研究，其研究终点都应该是生存评价指标。但是生存评价指标往往有较多的不确定性和较差的时效性，所以使用具有高准确度的替代指标反应生存获益的变化在临床试验中非常普遍。虽然循证医学非常强调研究终点指标与研究目的的一致性，但是替代终点（surrogate endpoint）仍然是药物临床试验决策中最常用的依据。既往众多的临床研究业已证明，抗肿瘤治疗后，患者机体肿瘤负荷的变化与其生存获益密切相关，而肿瘤负荷的变化是可以用肿瘤尺寸测量的方法反映的，这就是临床研究中疗效评价的由来。临床试验中抗肿瘤治疗后进行疗效评价是研究者决定临床试验继续或中止的重要依据。通过对替代终点指标的检测，并在临床试验中验证，我们目前临床应用的大量疗效评价标准应运而生，而标准的运用也促进了临床试验的发展，增强了

学术交流。同时，这些标准本身也随着学科的发展不断修订，以适应和促进临床医学的发展。

二 疗效评价的认识与发展

疗效评价标准的首次制定是在 1960 年，Zubrod 首次提出化疗药物的疗效评价概念和方法，确立了双径测量法（肿瘤最长径和垂直的最大短径乘积）来计算肿瘤面积，并且定义疾病缓解为治疗后肿瘤总面积缩小，没有任何一个肿瘤增大或新发肿瘤，或者医疗组评价副作用在可接受范围和患者症状改善；同时也定义了肺癌的肿瘤测量时间为每 2 周 1 次 X 线照射并且每次照射必须在治疗前 3 天内；定义连续 2 次肿瘤大小不变或缩小为缓解期开始，连续 2 次肿瘤增大为缓解期结束。该标准制定后沿用了 16 年，直到 1976 年，Moertel 对此标准的测量者偏倚发起质疑，在一项验证性研究中，共 16 位肿瘤专家用此方法评价 6 对人造肿瘤的大小变化，发现肿瘤缩减一半时，测量者重复测量差异达 7.8%，测量者个体间有 6.8% 的差异；如肿瘤缩小至 1/4 时，同一测量者和测量者之间的差异分别高达 19.0%

和 25.0%。该测量方法判定疗效的准确性被质疑。

1979 年，世界卫生组织聚集欧洲癌症研究与治疗组织（EORTC）、美国国立癌症研究所（NCI）、国际抗癌联合会、欧洲理事会以及其他一些组织的肿瘤专家，制定出大家所熟知的 WHO 实体瘤疗效评价标准（表 45-1）。该标准仍然采用了双径测量法对肿瘤负荷进行测量，将肿瘤病灶定义为可测量和不可测量，并且首次提出了通过计算病灶最大长径与垂直径乘积之和（sum of the

products of the two largest perpendicular diameters，SPD）的变化比值，定义 4 个等级的疗效划分：完全缓解（complete remission，CR）、部分缓解（partial remission，PR）、稳定（stable disease，SD）和进展（progression disease，PD）。CR 和 PR 定义为肿瘤反应，其比值被确认为有效率。该标准一经推出便被广泛使用，该标准在一定时期内对推动新药临床试验的发展和促进学术机构之间的交流，起到了重大的推动作用并产生了深远的影响。

表 45-1　WHO 实体瘤疗效评价标准（1979 年）

疗效	可测量病灶	不可测量病灶	骨转移
CR	肿瘤完全消失	肿瘤完全消失	X 线片或骨扫描显示肿瘤完全消失
PR	肿瘤缩小 50% 以上 （1）单个肿瘤面积：肿瘤最长径和最大垂直径乘积。 （2）多个肿瘤面积：单个乘积相加之和	估计肿瘤总量缩小 50% 以上	（1）溶骨病灶缩小及部分钙化。 （2）成骨病灶的密度降低
SD 或 NC	肿瘤面积减少不到 50% 或增大未超过 25%	肿瘤总量约减少不到 50% 或增大未超过 25%	X 线片或骨扫描未见明显变化
PD	肿瘤增大超过 25% 或出现新病灶	估计肿瘤增大超过 25% 或新病灶	X 线片或骨扫描显示有肿瘤增加或出现新发转移灶

注：WHO 规定疗效为 CR 或 PR 者需要在 4 周后进行疗效确认。

然而经过多年的实践，该标准的弊端也逐渐显露出来。比如，没有规定可测量病灶和需要进行评价的病灶如何区分，没有规定可测量病灶的大小和数目，对于 PD 的判定定义不清，对于弥漫性多发转移的肿瘤病灶难以判定疗效等。上述的模糊概念，均可造成疗效评价结果的偏差。另一个重要的因素是双径测量法，两侧测量容易造成测量误差，从而影响患者的疗效。1985 年 Warr 的研究发现 5.0%~10.0% 的偏差由双径测量法测量肿瘤的误差造成。1999 年 James 回顾性分析了既往的 8 个临床试验中的共 569 例肿瘤患者，分别以单径测量法和双径测量法评价疗效，并作为分析集；另外前瞻性入组了 128 例新患者使

用单径测量法评价疗效，并作为训练集。结果显示，一维测量法方法简单，且疗效判定结果更准确。

1998 年 EORTC、NCI 联合加拿大国立癌症研究所，确定了新的实体瘤疗效评定标准（response evaluation criteria in solid tumors，RECIST），这就是大家熟知的 RECIST 1.0 版本。RECIST 疗效评价标准由 Therasse 在 2010 年发表，RECIST 与 WHO 标准最主要的不同之处是在肿瘤大小的测量方法上不同，RECIST 采用的是单径测量法，测量方法的标准化和简单化在临床试验中显然更为重要，单径测量法评价的准确性也被证明与双径法无区别。另一个很重要的区别在于 PD 的判

定，RECIST 对 PD 的判定标准更严格，肿瘤最大径之和增加 20% 以上（体积增大 73%）为 PD，WHO 中双径面积增加 25%（体积增大 40%）为 PD。报道显示，既往采用 WHO 标准评价为 PD 的肿瘤患者中有高达 25% 按照 RECIST 重判应该是 SD，WHO 对于 PD 的过严判定使一部分患者失去治疗机会，并影响抗肿瘤药物临床试验的结果。除此之外，RECIST 对可评价病灶、病灶的大小、总数量和脏器数量等均做了详细的规定，避免因为概念模糊而造成歧义。RECIST 提出了基于疗效评价而计算获得的新生存获益评价替代指标，即无进展生存期（PFS）、疾病进展时间（TTP），在日后众多的临床研究中得到广泛的应用。

为了对比 RECIST 标准与 WHO 标准在评价上的一致性，在新标准公布时，NCI、NCIC、EORTC 发布了一个回顾性分析的结果，纳入 13 个 II 期或 III 期临床试验，共 4 615 例患者的疗效数据分别用 RECIST 和 WHO 标准进行分析。有效率（CR 和 PR）基本一致，WHO 为 25.6%，RECIST 为 25.4%；另外纳入了 795 例患者进行 PD 判定，WHO 标准 PD 率为 30.3%，RECIST 标准 PD 率明显较低，为 29%。RECIST 标准采用的单径测量方法简单易用，同时规定了肿瘤病灶数量和最小尺寸。因此 RECIST 可重复性好，测量误差小，更适用于临床应用。2006 年 Therasse P 等完成了一个总共纳入 60 个研究或会议摘要的汇总分析，其中包括 11 个回顾性或前瞻性的 RECIST 与 WHO 标准对比研究，6 个单径测量法对比双径测量法研究，和多个特定癌肿的 RECIST 疗效评价分析，

得出结论：RECIST 疗效评价标准可准确反映治疗中肿瘤变化和患者的生存获益，尽管仍存在某些癌肿测量不便以及解剖结构改变滞后于功能性改变的缺陷，但 RECIST 已成为国际肿瘤界认同的标准，并逐渐取代了以往所有的标准。

随着 RECIST 标准在临床工作中广泛运用，在积累一定临床经验的基础上，临床工作者也发现了一些必须进一步改进和明确的问题，如：是否需要测量评价多达 10 个病灶？如何更准确地测量评价淋巴结？将骨病灶和囊性病灶直接排除出可评价病灶合适吗？肿瘤出现钙化和坏死怎么办？如何将新的影像学技术如 PET 和 MRI 运用在 RECIST 中？等等。针对以上 RECIST 标准实施后存在的问题，RECIST 标准制定小组在 2009 年 1 月于 EJC 杂志（*European Journal of Cancer*）上发表了一篇关于 RECIST 标准 1.1 版本的修订版。该修订版基于多达 6 500 个病例，18 000 个病灶分析的基础，采用了新的肿瘤大小的测量方法，使得肿瘤大小的测量误差更小、重复性更好。新标准更科学，操作更简单。测定病灶的数量由 10 个减少到 5 个。但由于修订后的标准仍然根据的是解剖学上的肿瘤病灶的变化，而非功能上的变化，所以修订后的 RECIST 标准被定义为 RECIST 1.1 版。这也就是现在国际大多数肿瘤临床试验均采用的疗效评价标准。

表 45-2 是 RECIST、RECIST1.1 与 WHO 实体瘤疗效评价 3 种不同标准在测量方法、是否涉及淋巴结、疗效评价之间的比较。可以看出 RECIST1.1 对 RECIST 和 WHO 标准在病灶的基线测量、疗效评价方面均进行了更好的完善。

表 45-2　WHO（1979 年）、RECIST（2000）和 RECIST（2009）疗效标准的异同点

	WHO（1979）	RECIST（2000）	RECIST1.1（2009）
测量方法	双径测量法 （肿瘤两个最大垂直径乘积，即肿瘤面积来测量）	单径测量法 [肿瘤最长径的总和，肿瘤以（总）长度来测量]	单径测量法 [肿瘤最长径的总和，肿瘤以（总）长度来测量]

（续表）

	WHO（1979）	RECIST（2000）	RECIST1.1（2009）
最小可测量病灶	X 线：20 mm × 20 mm CT：10 mm × 10 mm 淋巴结：未提及	CT：10 mm（螺旋 CT），20 mm（非螺旋 CT） 查体：20 mm 淋巴结：未提及	CT：10 mm 查体：10 mm（卡尺测量） 淋巴结：用 CT 测量，评价最小径 ≥ 15 mm 作为可测量病灶，10~15 mm 为非可测量病灶，< 10 mm 认为是非病理性的
特殊病灶说明	未提及	未提及	对骨病灶和囊性病灶做特殊说明
肿瘤负荷（靶病灶）	所有可测量病灶，病灶最大长径与垂直径乘积之和	最多 10 处可测量病灶，每个器官最多 5 处，最长径之和	最多 5 处可测量病灶，每个器官最多 2 处，最长径之和
评价标准	CR：未涉及淋巴结 PR：缩小 50% 以上（但未达到 CR），维持 4 周 SD/NC：非 PR/PD PD：病灶增加 25%，或出现新的病灶	CR：未涉及淋巴结 PR：缩小 30% 以上，维持 4 周 SD：非 PR/PD PD：长径总和增加 20%，或出现新的病灶	CR：所有淋巴结短径 < 10 mm PR：缩小 30% 以上，维持 4 周 SD：非 PR/PD PD：长径总和增加 20% 且绝对值至少增加 5 mm，或出现新的病灶
非靶病灶评价	判断标准不够明确	明确的进展	增加更多详细说明，需对所有病灶进行全面、综合的评价
新发病灶	出现新发病灶，未明确规定	出现新发病灶，未明确规定	新的部位出现新的病灶，有明确存在的证据
新增加评价指标	无	TTP/PFS	TTP/PFS
确认要求			仅在以缓解作为主要终点时需要确认，而以 PFS 为主要终点则无须确认

第二节　肺癌临床研究中最常用的疗效评价工具

2009 实体瘤疗效评价标准（RECIST1.1）：

（一）测量方法——单径测量法

James 等通过绘制直径、双径乘积与肿瘤体积的对数图，分析后发现肿瘤直径与肿瘤细胞数的变化关系比肿瘤双径乘积与肿瘤细胞数的变化更为密切。因此在这个理论基础上，RECIST 采用单径测量方法（图 45-1）替代既往的双径测量法。除外不能使用影像学检查的病灶，所有病灶必须使用影像学检查进行评价，对病灶基线评估和后续测量均应该使用同样的影像学检查技术和方法，并且使用同一个窗口进行测量。可以采用的影像学评估方法有 CT、MRI、X 线、超声等。CT 是目前用于疗效评价中最好的可重复方法（螺旋 CT 层厚≤ 5 mm），MRI 其次，对周边清晰的肺部病灶也可选用胸部 X 线片进行测量。超声波检查仅作为体表可扪及病灶（皮下结节、淋巴结等）的测量依据，因其易受体内气体及操作者主观因素的影响，不能作为测量体内肿瘤大小的方法。不建议采用内镜和腹腔镜检查方法测量肿瘤大小。PET 在 RECIST 中的价值在下文中有专门介绍。

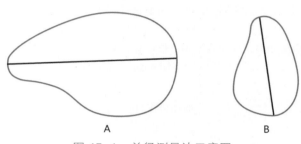

图 45-1　单径测量法示意图

（二）肿瘤病灶基线期的定义

1. 可测量病灶与不可测量病灶的定义　肺癌等实体瘤的可测量病灶是指至少单径可准确测量，最大径应该符合以下条件：传统 X 线片≥ 20 mm，螺旋 CT ≥ 10 mm；恶性淋巴结单个 CT 扫描短径≥ 15 mm。不可测量病灶包括：小病灶（最长径＜ 10 mm，或者病理淋巴结短径≥ 10 mm 但＜ 15 mm，病灶不能少于 2 层），骨病灶（不含软组织肿块），脑脊膜病变，腹腔、胸腔积液，心包积液，肺的癌性淋巴管炎，影像学不能确诊和随诊的腹部肿块，囊性病变。放射治疗照射野内的病灶有些可以测量，有些则不适合测量，应在临床试验计划书内做出具体规定。

2. 靶病灶和非靶病灶的定义　符合 RECIST 标准评价疗效者，至少应存在 1 个可测量病灶。对孤立性的可测量病灶作为靶病灶时，需经细胞学或病理学证实。当存在多个可以测量的病灶

时，应该在治疗前选定一些具有代表性的可测量病灶，设定为靶病灶，用于治疗前后对比评价疗效。靶病灶选择的原则：①适于准确、重复测量的可测量病灶；②包括主要的累及器官；③多发性转移病灶选取最大径肿瘤；④每个脏器最多选取 2 个病灶，总共不超过 5 个病灶。所有靶病灶测量的直径之和将被定义为基线直径总和。非靶病灶则定义为：所有不可测量的病灶，以及未被选为靶病灶的其他可测量病灶。非靶病灶不需要测量，但必须在基线评估时进行记录，每一个非靶病灶的出现或消失都应该记录在随访记录中。

（三）RECIST1.1 标准对肿瘤疗效评价

1. 靶病灶的疗效评价　靶病灶的评价根据病灶的最大长径的总和来计算。

CR：所有靶病灶全部消失，全部淋巴结短轴必须减少至＜ 10 mm，并至少持续 4 周。

PR：所有靶病灶直径之和比基线水平减少 30% 或以上，并至少持续 4 周。

PD：观察期间靶病灶直径之和（参考靶病灶直径和最小值）相对增加 20% 或以上，并且直径和的绝对值至少增加 5 mm，或出现新的病灶。

SD：既不能满足 PR，又不能满足 PD 的病变。

特殊情况：判断为靶病灶的淋巴结即使后续观察中短径＜ 10 mm，但每次测量仍需要记录；小到无法测量的靶病灶，由放射科医生确定大小（0 mm、5 mm 或者实际数值）；大病灶发生分裂时，应该将分裂部分最长径相加；小病灶融合时，应该将结合的各部分病灶平面予以区分并分别计算最长径，若无法区分，则取整体最长径。

2. 非靶病灶疗效评价

CR：所有非靶病灶消失，且治疗后肿瘤标志物恢复正常，所有淋巴结为非病理尺寸（短径＜ 10 mm）。

PD：病灶数量增加，或者已经存在的非靶病灶明确进展。

SD：即不满足 CR，又不满足 PD。

注意事项：当患者存在可测量非靶病灶时，必须满足非靶病灶整体的恶化程度已达到必须终止治疗；当患者的非靶病灶均不可测量时，用客观可靠的标准判定其明确进展。

3. 新病灶　新病灶定义为新的部位出现新的病灶。在随访中检测到的而在基线检查中未发现的病灶视为新病灶，新病灶太小不能确定时可判断为可疑，待后续观察中确定。

4. 最佳总疗效的评价　根据从治疗开始到病变恶化期间的靶病灶和非靶病灶的最好效果，综合靶病灶、非靶病灶和新出现的病灶进行总疗效的评价。总疗效评价见表45-3。

表45-3　最佳总疗效评价

靶病灶	非靶病灶	新病灶	总疗效
CR	CR	否	CR
CR	非 CR/ 非 PD	否	PR
PR	非 PD	否	PR
SD	非 PD	否	SD
PD	任何	是或否	PD
任何	PD	是或否	PD
任何	任何	是	PD

5. 治疗疗效评价的替代指标　抗肿瘤药物疗效评价的理论终点指标应该是生存期、无病生存期或无复发生存期，但上述指标只有当治疗使肿瘤达到完全缓解或者患者长期无病生存时才能实际计算出来。然而临床实际情况是药物的抗肿瘤治疗效果往往难以达到使得肿瘤完全缓解的目的。因此，在对肿瘤治疗进行疗效评价定义后，同时也产生了生存获益的替代指标，如疾病进展时间（time to progression，TTP）、无进展生存时间（progression-free survival，PFS）等。

TTP：是指从随机开始到肿瘤进展的时间。

PFS：是指从随机开始到肿瘤进展或任何原因死亡的时间。

第三节　疗效评价方法的新手段

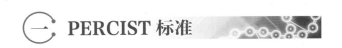

一　PERCIST 标准

无论是1979年版本的WHO标准，还是2000年RECIST 1.0版本，2009年RECIST 1.1版本的实体瘤疗效评价标准，其疗效评价基础均为肿瘤解剖结构变化。然而随着影像学技术的发展，核医学分子影像技术已经不仅限于提供解剖结构的信息，其他还包括肿瘤代谢、肿瘤生物学特性等各个方面，可反映肿瘤治疗的预后。众多学者认为分子影像技术可以作为肿瘤疗效评价的新手段。

在 1999 年，Yong 提出了采用 PET 评价疗效的 EORTC 标准，运用评价肿瘤代谢活跃程度 ^{18}F-FDG 摄取率（standardized uptake value，SUV）值作为疗效评价指标。2009 年，Wahl 针对 EORTC 版本标准对于体重校正 SUV 值存在的问题进行进一步修正，并提出进一步定量化的图像采集和处理质量要求，在 WHO、RECIST 实体瘤治疗疗效评价标准基础上，提出了 PERCIST 疗效评价标准。PERCIST 标准是采用 PET 在连续的时间点上监测 SUV 值变化，进行肿瘤疗效评价。

PERCIST 将可测量的病灶定义为单个摄取 ^{18}F-FDG 的病灶，病灶对 ^{18}F-FDG 摄取测量采用病灶感兴趣区域（ROI 区）峰值，并采用去脂体重（lean body mass，LBM）进行 SUV 值校正，取代传统的体重校正 SUV 最大值或平均值。不可以测量的病灶是指并未摄取 ^{18}F-FDG 病灶。靶病灶疗效评价分为 CMR、PMR 和 PMD，分别定义为在可测量的靶病灶 ^{18}F-FDG 摄取完全消失，降低至少 30%，以及增加 30% 且 SUV 绝对值增加 > 0.8 单位。具体定义请参考 PERCIST 文献，PERCIST 目前主要用于肝脏疾病的疗效评价，在肺癌临床研究中应用较少，但亦代表新的影像学技术正在改变以传统肿瘤解剖结构变化为基准的疗效评价模式，是未来发展的趋势之一。

（二）分子靶向治疗

肺癌的分子靶向治疗药物包括 EGFR 抑制剂、ALK 抑制剂、VEGFR 抑制剂等各种不同通路的信号转导阻断剂，分子靶向药物的作用机制完全不同于细胞毒类化疗药，其主要作用机制是通过阻断肿瘤细胞中的生长增殖信号转导，选择性抑制或稳定肿瘤生长。由于机制上的不同，所以肺癌分子靶向药物的治疗反应模式也与细胞毒药物不完全相同，特点有：疾病稳定率相对较高；客观疗效及不良反应的个体差异明显；影像学变化多样，存在肿瘤密度变化或坏死等现象；可能在未获得肿瘤客观缓解和无明显不良反应的情况下，无进展生存期或总生存期得到缓解。

2008 年，于世英教授提出分子靶向治疗疗效及获益表现具有不同于细胞毒类药物化疗的某些特点，机械地照搬细胞毒类药物的疗效评价标准，用于比对分析，可能会出现结论性偏差，而自定评价标准又可能获得变相的虚假分析结论。因此，分子靶向治疗疗效评价的终点指标仍然选择以生存期评价为主的客观指标。2010 年，HY Lee 则提出，肺癌分子靶向药物治疗后的影像学变化多样，基于细胞毒类药物的 RECIST 标准无法反映出靶向药物的真实疗效。分子靶向药物治疗后出现的与细胞毒类化疗药不同的 CT 影像学特点有：① 多发磨玻璃样半透明改变（GGO），既往研究证实其在周围性肺癌中是一个良好的预后指标，尤其在腺癌患者中。② 常出现空洞性改变，尤其在 EGFR-TKI 和 VEGFR-TKI 患者中。Lee 在非小细胞肺癌患者接受靶向药物治疗中，基于 RECIST 标准做出了一部分修改，形成了新 CT 疗效评价标准（new response criteria，NRC）（图 45-2），主要修改点在靶病灶的最长径测量中，CT 扫描出现情况①时参考其 HU 值，将病灶分为磨玻璃半透明影和实性肿瘤影，只测量实体肿瘤的长径；出现情况②时，将测量除空洞之外实体肿物的壁最厚处长度作为最长径。该临床试验将非小细胞肺癌患者分为试验组（80 例）和验证组（75 例），在试验组中，使用 NRC 和 RECIST 标准都可以达到非常好的重复率，观察者间的准确率非常高，其中 NRC 组评价中，疗效反应组较 RECIST 组多 16 例。在 75 例非小细胞肺癌的验证组中，研究者发现，根据 NRC 进行疗效评价比根据 RECIST 方法评价更能反映患者的生存获益，NRC 评价治疗起反应的患者总生存期明显较非反应患者延长（18.4 个月 vs 8.5 个月），而RECIST 标准中两者差别无统计学意义。从而得出 NRC 通过分子靶向药物治疗反应后测量病灶尺寸的新标准，较 RECIST 更能反映患者的生存获益。

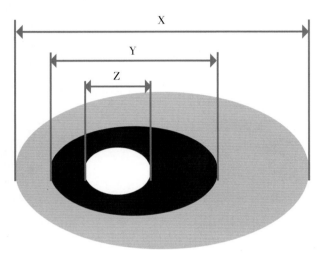

图 45-2　非小细胞肺癌的新 CT 疗效评价标准中对于靶病灶测量的方法

注：X 为病灶整体长轴；Y 为实性结节肿瘤长轴；Z 为肿瘤内空洞的长轴。根据 RECIST 标准，靶病灶选定长度为 X；根据 NRC 标准，靶病灶长度为 Y-Z。

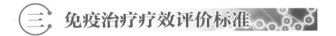

三　免疫治疗疗效评价标准

（一）免疫治疗的机制和不同的治疗反应

肿瘤细胞在发生、发展过程中，形成了多种不同于正常细胞的特点，其中细胞成分缺乏、抗原封闭等可导致肿瘤细胞免疫原性下降；通过各种复杂机制诱导活化机体的免疫抑制细胞，造成免疫逃逸等，这些特点都是使用免疫治疗发挥作用的地方。免疫治疗正是通过激活机体的免疫细胞，通过自身的免疫效应，达到杀伤肿瘤的目的。目前在临床上已经证实有效的免疫治疗主要是免疫检查点抑制剂（immune checkpoint blockade，ICB），针对免疫检查点分子细胞毒性 T 淋巴细胞相关抗原 4（CTLA-4）和程序性死亡蛋白 1

（PD-1）的单克隆抗体被美国 FDA 批准用于转移性黑色素瘤和晚期 / 难治性非小细胞肺癌的治疗。肿瘤发展过程中，这些免疫检查点与配体结合后，就可以导致免疫细胞 T 细胞功能的抑制，PD1 单抗和 CTLA-4 单抗可以阻断这个过程的发生，改变 T 细胞的免疫抑制，逆转肿瘤免疫微环境，恢复 T 细胞的抗肿瘤活性，从而提高免疫系统对肿瘤的杀伤作用。

通过免疫治疗的作用机制可知免疫治疗发挥作用需要一段时间，这个被学界定义为免疫治疗的延迟效应。免疫治疗的延迟效应包括免疫抑制状态解除，免疫过程的再激活，T 细胞活化建立免疫应答，T 细胞肿瘤趋化浸润杀伤肿瘤细胞，最终到临床可以观察到的症状缓解和影像学变化，这个过程需要几周乃至数月时间。Checkmate-063 研究显示 PD-1 抑制剂 nivolumab 的中位起效时间为 3.3 个月。由于免疫治疗的延迟效应，在免疫治疗起效前，肿瘤生长增殖并未得到很好的控制，可能会出现肿瘤符合的暂时性增大；另外免疫治疗激活免疫反应，导致病灶大量淋巴细胞浸润，引起超过肿瘤本身的炎性反应，上述现象在影像学检查中都可以表现为原有肿瘤负荷的增大，或者新病灶的产生，临床上考虑为假性进展，文献报道治疗过程中假性进展的患者为 6.7%～10%。若按照 RECIST 标准则需要判断为 PD 退出研究，从而使这部分患者失去继续治疗的机会。Wolchok JD 在 *Clinical Cancer Research* 上发表的免疫治疗指南总结了各大临床试验中观察到的治疗反应现象，总结了免疫检查点抑制剂与其他治疗方法不同的反应现象：①直接出现抗肿瘤效应而无新病灶；②稳定患者随后出现缓慢而稳定的抗肿瘤效应；③在总的负荷增加后出现抗肿瘤效应；④先出现新病灶而后出现抗肿瘤效应。这些免疫治疗的特点决定其治疗反应与细胞毒化疗药物不同，所以需要用修正的疗效评价标准进行评价。

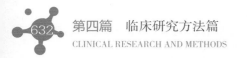

（二）Immune-related response criteria（irRC）

Wolchok 在 *Clinical Cancer Research* 上发表的免疫治疗指南首次提出了免疫相关疗效评价标准（immune-related response criteria，irRC），并将此标准在 3 项 CTLA-4 单抗 ipilimumab 单药治疗晚期实体肿瘤的临床试验（CA184-008，CA184-022，和 CA184-007），共 487 例患者中验证。irRC 标准是在 1979 年 WHO 疗效评价标准的基础上提出的，采用的仍是双径测量法，主要的不同之处在于 PD 的判定（表 45-4）。原有标准中，只要出现新发病灶，即判断为 PD；irRC 中对 PD 的判定更加严格，新发病灶若可测量（如双径面积≥ 5 mm×5 mm），则需要将新发病灶

的面积纳入可测量病灶面积总和中计算，总和减小≥ 50% 仍为 irPR，总的肿瘤负荷减小不到 50%，增加不到 25% 均为 irSD；同时不能因为出现新发不可测量（如双径面积＜ 5 mm×5 mm）病灶而判断为疾病进展；若可测量病灶面积总和增加超过 25%，则初次判断为 PD，在病情没有急剧恶化的情况下仍需继续治疗并进行二次评价（至少间隔 4 周），只有连续两次评价为肿瘤总负荷增加，并且与基线或最小值比较均达到 25% 才被认定为 irPD。当然等待 4 周确认 PD 还是要根据患者的情况进行综合分析，对于一个疾病迅速进展、症状明显恶化的患者来说，继续等待 4 周确认疗效是不合适的。

表 45-4　WHO 疗效评价标准与 irRC 的区别

	WHO	IrRC
新发可测量病灶	总是 PD	加入肿瘤总负荷中计算
新发不可测量病灶	总是 PD	不算入 PD 考量范围，但判断 irCR 时需要考虑
非记录病灶	参与判断 CR、PR、SD 和 PD	仅参与判断 irCR，需要全部消失
CR	连续 2 次相隔至少＞ 4 周的观察中，所有病灶全部消失	连续 2 次相隔至少＞ 4 周的观察中，所有病灶全部消失
PR	连续 2 次相隔至少＞ 4 周的观察中，所有记录病灶的 SPD 下降≥ 50%，且无任何新发病灶或确认的非记录病灶进展	连续 2 次相隔至少＞ 4 周的观察中，所有记录病灶的 SPD 下降≥ 50%
SD	所有记录病灶的 SPD 下降＜ 50%（对比基线）且升高＜ 25%（对比之前 SPD 最小值），且无任何新发病灶或确认的非记录病灶进展	所有记录病灶的 SPD 下降 <50%（对比基线）且升高＜ 25%（对比之前 SPD 最小值）
PD	所有记录病灶的 SPD 升高≥ 25%（对比之前 SPD 最小值），或者出现确认的非记录病灶进展，或者任何时间点出现新发病灶	连续 2 次相隔至少＞ 4 周的观察中，所有记录病灶的 SPD 升高≥ 25%（对比 SPD 在任何时间点的最小值）

（三）Modified response evaluation criteria in solid rumors（immune-related RECIST，irRECIST）

既往研究已经证实，单径测量法对比双径

测量法，方法简单，且疗效判定结果更准确。2013 年 Nishino 等的研究再次证明 RECIST 也能像 irRC 一样，在 RECIST1.1 的基础上进行修改，达到配合免疫治疗疗效评价的目的。Nishino 在

57 例入组 CTLA-4 单抗 ipilimumab 单药治疗晚期恶性黑色素瘤的患者中，验证单径测量法和双径测量法评价疗效的准确性，结果显示，两种方法评价疗效的准确率高度一致（Spearman 相关系数为 0.953~0.965），最佳免疫相关反应率和 TTP 都高度契合（κw = 0.881），单径测量法比双径测量法可重复性更好，95% 契合度区间分别为（-16.1%，5.8%）vs（-31.3%，19.7%）。在 2014 年 Nishino 的另一项研究中，2 个临床试验中共 90 例晚期恶性黑色素瘤患者使用 CTLA-4 单抗 ipilimumab 单药治疗，同样比较了靶病灶减少到最多共 5 个，每个器官最多 2 个的评价方法与传统 irRC 方法，结果显示 2 种方法准确率同样高度一致（Spearman 相关系数为 0.860~0.970），最佳免疫相关反应率和 TTP 同样高度契合（κw = 0.908）。因为上述 2 项临床试验的结果，2014 年欧洲内科肿瘤年会（ESMO）上，新的 irRECIST 标准被首次提出。该标准在 RECIST 1.1 的基础上进行了一定程度的修改，采用了单径测量法，并且减少了目标病灶，使评价标准更加简单易行而且可重复性好。修改之处借鉴了 irRC，同样是对 PD 的判断标准做出了一定程度的修改。在 irRECIST 中，新发病灶若可测量（根据 RECIST 1.1 标准确定），则需要将新发可测量病灶直径纳入靶病灶直径总和中重新计算，irPR、irSD 和 irPD 都是按照原 RECIST 1.1 规定的比例不变；同时不能因为出现新发不可测量病灶判断为疾病进展；若靶病灶直径之和增加超过 20%（与基线或最小值比较），则初次判断为 PD，在对患者的病理类型、疾病分期、一般状况等综合分析后判断是否允许继续治疗，irPD 需要在至少间隔 4 周后，若再次判断为 PD（同样与基线或最小值比较）则归为疾病进展而退出研究。irRECIST 在 2014 年被提出之后，迅速应用在各大免疫检查点抑制剂（PD1 单抗 nivolumab、pembrolizumab，和 PD-L1 单抗 atezolizumab 等）的临床试验中，根据 irRECIST 来评价疗效可以让临床试验的终点直至患者失去生存获益，充分考虑了患者临床获益。irRECIST 在免疫治疗疗效评价中的作用需要更多、更大样本量的临床试验加以证实。

irRECIST 标准是基于 irRC 标准制定的，而 irRC 标准是根据 Nishino 等人在 2013 年所述的一维测量改编的（表 45-5）。为了使 irRECIST 标准与 RECIST 1.1 更加一致，笔者列出了基线选择非靶病灶和新的不可测量病变的评估方法，并讨论了这些病变对总体肿瘤缓解评估的影响。

表 45-5　免疫治疗疗效评价标准：irRC 与 irRECIST 的内容和不同之处

原始 irRC，包括 WHO 标准参考	irRECIST 改动和说明	改动依据
进行基线肿瘤评价时，计算所有靶病灶的两个最大垂直直径（SPD）的乘积之和	1.0 基线：可测量病灶的定义和靶病灶的选择遵照 RECIST 1.1. 中的定义。必须至少在一个维度上准确测量可测量病灶，其最小尺寸如下： • 对于非淋巴结病灶，CT 或 MRI 扫描结果显示最长直径为 10 mm（或者不低于双倍切片厚度）；对于淋巴结，最短直径 ≥ 15mm。 • 10 mm，临床检查中使用卡尺测量时。 • 15 mm，使用胸部 X- 光检查测量时	基线时最多可选择 5 个靶病灶。将对病灶进行一维测量。正如 Nishino 等在 2013 年所述，irRECIST 中基线时最小靶病灶的尺寸与 RECIST1.1 中一致

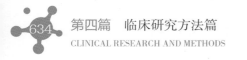

（续表）

原始 irRC，包括 WHO 标准参考	irRECIST 改动和说明	改动依据
WHO 5.1.2 不可测量病灶 不可测量病灶的形式多种多样，仅将少部分作为范例提出： 肺转移性淋巴管炎 皮肤受累的乳腺癌 可触及但不可测量的腹部肿块	1.1 基线：不可测量病灶的定义。 按照 RECIST 1.1 中的定义，非靶病灶将包括： • 未被选为靶病灶的可测量病灶。 • 所有不可测量的疾病部位，例如过小而无法测量的瘤性肿块，因为其最长连续直径 < 10 mm（或 < 2 倍轴向切片厚度），即最长的垂直直径 ≥ 10 mm 且 < 15 mm。 • 明显可代表瘤性组织但重现影像技术很难测量的其他类型的病灶，包括骨转移、软脑膜转移、恶性腹水、胸膜或心包积液、炎性乳腺疾病、皮肤/肺尖淋巴管炎、囊性病灶、不明确的腹部肿块、皮肤病灶等	尽管 irRC 中没有对非靶病灶给出特别的定义，但是 irRC 来源于 WHO 标准，且指出其定义非靶病灶的目的与 WHO 标准中相同。故 irRECIST 与 RECIST 1.1 一致
未明确	1.2 基线：靶淋巴结病灶和非靶淋巴结病灶的定义。 遵照 RECIST 1.1 中的定义	靶淋巴结病灶和非靶淋巴结病灶的定义较 RECIST 1.1 无变化
未明确	1.3 基线：非靶病灶的选择。 基线时未记录为靶病灶的所有病灶或所有疾病部位均应记录为非靶病灶。基线时可记录为非靶病灶的数目没有限制	根据 RECIST 1.1，基线时必须选择所有恶性病灶。基线时过量的可测量病灶和所有真实的不可测量病灶将被选为非靶病灶，并在后期时间点对其进行跟踪
未明确	1.4 基线：骨病灶。 遵照 RECIST 1.1 中的定义。 无论成像形态如何，不会将急性骨病灶选为靶病灶。带有 ≥ 10 mm 可测量软组织成分的溶解性或混合型溶解性急性病灶可选为靶病灶	骨病灶的处理方式与 RECIST 1.1 中相同
未明确	1.5 基线：脑部病灶。 脑部扫描检测到的脑部病灶既可视为靶病灶也可视为非靶病灶	基线时脑部病灶可选为靶病灶或非靶病灶，这取决于方案定义、适应证和研究设计
未明确	1.6 基线：作为靶病灶的溶解性和坏死性病灶。 部分溶解或者坏死性病灶可选为靶病灶。这类病灶的最长直径将计入基线所有靶病灶的肿瘤负荷总测量值（TMTB）。如果存在带有非液体/非坏死成分的其他病灶，应优先考虑这些病灶	RECIST 1.1 中并不包含对肿瘤组织生存能力的评价，此评价将包含在 irRECIST 中
未明确	1.7 基线：既往接受过局部治疗的病灶。 靶病灶选择过程中，放射科医师会考虑既往接受介入治疗（例如辐射、射频消融术、TACE、手术等）的解剖部位的信息。既往接受过介入治疗的病灶不会被选为靶病灶，除非有证据显示病灶发生了进展	为了使各研究点与中心之间的偏差最小化，需要向研究者和独立审查人员提供既往介入治疗的相关信息

（续表）

原始 irRC，包括 WHO 标准参考	irRECIST 改动和说明	改动依据
未明确	1.8 基线：基线时无疾病。 如果患者基线时既无可测量疾病，也无不可测量疾病，放射科医师将会在任何可用随访时间点使用"无疾病"。 （irND）作为总体肿瘤评价，除非发现了新的可测量病灶，否则该病灶的测量结果将计入 TMTB	irND 为带有附加设置的研究中的有效评价，该设置中方案和研究设计允许纳入无可视疾病的患者。任何肿瘤免疫治疗疗效评价标准中均未提及过此评价，但是需要纳入此评价标准，以允许对这些患者进行正确评价
后期的每次肿瘤评价中，将靶病灶、新的可测量病灶（ $\geq 5\ mm \times 5\ mm$；每个器官最多 5 个新病灶：5 个新皮肤病灶和 10 个内脏病灶）的 SPD 加在一起得到肿瘤负荷总值：$SPD_{指数病灶} + SPD_{新测量病灶}$	2.0 随访：记录靶病灶和新的可测量病灶的测量结果。 将记录非结节性靶病灶和新的非结节性可测量病灶的最长直径，以及结节性靶病灶和新的结节性可测量病灶的短径。这些记录一起构成随访中的肿瘤负荷总测量值（TMTB）	与 Nishino 等 2013 年所述一致，采用一维测量结果。所有测量病灶（基线选择的靶病灶和新的可测量病灶）的测量结果共同形成随访期的 TMTB
	2.1 随访：可测量的新病灶的定义。 要选为新的可测量病灶（每个时间点每个器官 ≤ 2 个病灶，总体 ≤ 5 个病灶）必须满足规定的基线靶病灶选择标准，且满足相同的最小尺寸要求（新的可测量病灶的最长直径为 10 mm，可测量淋巴结短径最小 15 mm）。新的可测量病灶可根据尺寸优先选择，首先将最大病灶选为新的可测量病灶	相比 irRC 标准中建议的 10 个新的可测量病灶，提出选择最多 5 个最小尺寸为 10 mm 的新的可测量病灶的依据如下：5 个新的可测量病灶尺寸相加获得的 TMTB 至少为 50 mm。由于 PD 定义为 TMTB 与最低点相比至少增加 20%，这意味着对于 irPD 评价，1 个器官中的 2 个病灶的最低点 TMTB 必须为 25 cm 或 1 个器官中的 2 个病灶的最低点 TMTB 必须为 10 cm，对于任何癌症患者而言，这已经是显著的肿瘤负荷了。这就是总共测量至多 5 个新的可测量病灶即足够且不会妨碍 irPD 评估的原因。不需要测量超过 5 个新的可测量病灶。相对于较小病灶，必须优先选择较大病灶作为新的可测量病灶，因为这些较大病灶的 TMTB 增加百分比对 irPD 的影响更大，从而支持一条更加保守的途径
随访时间点的非指数病灶可以协助定义 irCR（要求完全消失）	2.2 随访：非靶病灶的评价。 RECIST 1.1 中非靶病灶的评价定义同样适用。非靶病灶缓解主要有助于 irCR 和 ir 非–CR/非–PD（irNN）的总体缓解评价。非靶病灶不影响 irPR 和 irSD 评价。只有当仅非靶病灶出现大幅度的明确恶化时才提示 irPD，即使 TMTB 无进展	非靶病灶具有次级功能。当非靶病灶大幅进展时，则不可忽视该恶化情况，在此类罕见状况下，仅基于非靶病灶的 irPD 将成为有效的评价选择

（续表）

原始 irRC，包括 WHO 标准参考	irRECIST 改动和说明	改动依据
随访时间点发现的新的不可测量病灶并不定义为进展，仅可以用于排除 irCR	2.3 随访：新的不可测量病灶的定义和评价。所有未被选为新的可测量病灶的新病灶均将被视为新的不可测量病灶，并对其进行定性跟踪。只有当新的不可测量病灶出现大幅度的明确进展时，方可认为该时间点的总体评价为 irPD。原存在的新的不可测量病灶可用于 irCR 判断	当新的不可测量病灶大幅恶化时，在这些罕见状况下，仅基于新的不可测量病灶 irPD 将成为一项评价选择
irRC 总体肿瘤评价 irRC，所有病灶完全消失（无论是可测量病灶还是不可测量病灶，且无新的病灶） • 首次记录日期至少 4 周后通过重复、连续评价确认 irPR，肿瘤负荷较基线降低 ≥ 50% • 首次记录日期至少 4 周后通过连续评价确认 irSD，不满足 irCR 或 irPR 标准，且无 irPD，即首次记录日期至少 4 周后通过重复、连续评价确认，肿瘤负荷相对于最低点（记录的最小肿瘤负荷）升高 ≥ 25%	2.4 irRECIS 总体肿瘤评价。 irCR：所有可测量病灶和不可测量病灶完全消失。淋巴结的短径必须减小至 < 10 mm。不要求确认缓解状况。 irPR：TMTB 较基线降低 ≥ 30%，非靶病灶为 irNN，且新的不可测量病灶无明确进展。 irSD：不满足 irCR 或 irPR 标准，且无 irPD。 irNN：基线时未发现靶疾病，随访期间患者不满足 irCR 或 irPD 标准。 irPD：TMTB 相对于最低点增加 ≥ 20%，增加绝对值 ≥ 5 mm，或者非靶病灶或新的不可测量病灶出现 irPD。建议在首次 irPD 评价至少 4 周后确认进展状况。 irNE：在数据不足的特殊情况下使用。 irND：辅助化疗中未检测到疾病	irRECIST 总体肿瘤评价的依据包括测量的靶病灶和新病灶的 TMTB、非靶病灶评价和新的不可测量病灶。 irPR 和 irPD 评价的阈值与 RECIST 1.1 中一致，不要求确认缓解状况。 对于 TMTB 最小增加百分比超过 20% 的患者，可建议进行 irPD 确认扫描，尤其在治疗的前 12 周里的爆发时间窗内，即对化合物的疗效预期进行 irPD 确认扫描，以解释预期的延迟缓解

以上列出的 irRECIST 标准包含了对 irRC 标准和 Nishino 等在 2013 年发表内容的必要的调整和改动原因，以便在肿瘤研究中能够更好地对治疗进行评价，以满足研究者和患者的需求，而且能够更好地反映申办者对于更可靠且可重现的靶免疫治疗研究数据的需求。对原免疫治疗疗效评价标准的主要改动体现在对所有检测到的病灶的评价方面。非靶病灶和新的不可测量病灶的明确的大幅增加可防止判定 irCR，也可能导致 irPD。降低使用辅助化疗的患者的肿瘤负荷可能导致 irPR，这些患者可以入组具有缓解终点的研究。

需要证实这些改动的临床相关性。

 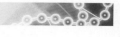

摘要和附加指南

（1）TMTB 基线选择的靶病灶和新的可测量病灶不应分开评价。这些病灶的测量结果应合并成肿瘤负荷总测量值（TMTB），并提供一份综合评价。

（2）新的可测量病灶 根据 irRC，只有可测量的新病灶的尺寸至少为 5 mm × 5 mm，才可选为靶病灶。对于二维测量结果，可接受该阈值。

在 irRECIST 中，一维病灶测量标准同时适用于靶病灶和新的可测量病灶：非结节性病灶的最长直径 ≥ 10 mm，淋巴结的短径 ≥ 15 mm。较小病灶也应视为非靶病灶或新的不可测量肿瘤负荷的一部分，但无须对其进行测量。

（3）无靶病灶的 irPR　如果在基线时无靶病灶的患者中出现了新的可测量病灶，则将评价为 irPD。将该 irPD 时间点视为新的基线，进行疗效评价时，所有后续时间点将与该时间点进行比较。如果新的可测量病灶的 TMTB 与首次 irPD 记录相比降低 ≥ 30%，则可能出现 irPR。

（4）辅助化疗研究中的 irPR　irRECIST 可用于辅助化疗中 CT/MRI 扫描显示无可视疾病的患者。新的可测量病灶的出现会自动导致 TMTB 增加 100%，并导致 irPD。如果 TMTB 在随访时减少，这些患者可能出现缓解，因为 TMTB 在随访时减少为延迟缓解的迹象。

鉴于（3）和（4），申办者可能考虑在具有缓解相关终点的研究中入组无可测量疾病的患者和 / 或无可视疾病的患者。

（5）非靶病灶　与 RECIST 1.1 一致，基线选择的非靶病灶绝对不可以转变为可测量病灶，即使这些病灶在后期时间点尺寸增加且变为可测量的病灶。只有真实的新病灶方可接受测量，并将其测量结果计入 TMTB。

（6）示例　某患者有多个肺转移病灶，这些病灶均 < 10 mm，且在基线时被认定为非靶病灶。如果在后期某个时间点，其中某些非靶病灶增大至 > 10 mm，且出现了 1 个 > 10 mm 的新病灶，则仅将新的可测量病灶结果归入 TMTB，而不应将后期尺寸增加的基线时认定的非靶病灶计入 TMTB。否则这种增加将使仍然存在的非靶病灶转入新的可测量病灶类别，这种方法是错误的，因为该病灶在基线时就已经存在。

（7）基于非靶病灶的 irPD　与 irRC 中评价 irPD 时忽视非靶病灶不同，在 irRECIST 中，如果非靶病灶出现实质性的明确增加，即提示出现了疾病进展。

（8）基于新的不可测量病灶的 irPD　根据 irRC，如果 1 例患者有多个 9 mm 的新病灶，则将视为非 PD，但是如果 1 例患者仅有 1 个 10 mm 的新病灶且该患者的 TMTB 较最低点增加 ≥ 20%，则评价为 irPD。根据 irRECIST，如果患者出现多个 9 mm 的新发病灶，且这些病灶提示有明确、大幅恶化的迹象时，则评价为 irPD。

（9）irPD 确认　如果首次 irPD 评价在化合物的特定肿瘤爆发时间窗内，为了防止出现边缘性疾病进展，特别建议在首次 irPD 评价后至少 4 周确认进展。

（马宇翔）

参考文献：

[1] 于世英. 对分子靶向治疗疗效评估的思考[J]. 中华肿瘤杂志, 2008, 30 (7) .

[2] ZUBROD C G, SCHNEIDERMAN S M, FREI E, et al. Appraisal of methods for the study of chemotherapy of cancer in man: comparative therapeutic trial of nitrogen mustard and thiophosphamide [J]. J Chronic Dis, 1960, 11: 7−33.

[3] MOERTEL C G, HANLEY J A. The effect of measuring error on the results of therapeutic trials in advanced cancer [J]. Cancer, 1976, 38 (1): 388−394.

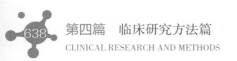
[4] HOOGSTRATEN B, MILLER A B, STAQUET M, et al. WHO hand book for reporting results of cancer treatment[M]. Geneva: World Health Organization Offset Publication, 1979.

[5] WARR D, MCKINNEY S, TANNOCK I. Influence of measurement error on response rates [J]. Cancer Treat Rep, 1985, 69 (10): 1127−1132.

[6] JAMES K, EISENHAUER E, CHRISTIAN M, et al. Measuring response in solid tumors: unidimensional versus bidimensional measurement [J]. J Natl Cancer Inst, 1999, 91 (6): 523−528.

[7] THERASSE P, ARBUCK S G, EISENHAUER E A, et al. New guidelines to evaluate the response to treatment in solid tumors [J]. J Natl Cancer Inst, 2000, 92 (3): 205−216.

[8] MAZUMDAR M, SMITH A, SCHWARTZ L H. A statistical simulation study finds discordance between WHO criteria and RECIST guideline [J]. J Clin Epidemiol, 2004, 57 (4): 358−365.

[9] RATAIN M J, ECKHARDT S G. Phase II studies of modern drugs directed against new targets: if you are fazed, too, then resist RECIST [J]. J Clin Oncol, 2004, 22: 4442−4445.

[10] THERASSE P1, EISENHAUER E A, VERWEIJ J. RECIST revisited: a review of validation studies on tumour assessment [J]. Eur J Cancer, 2006, 42 (8): 1031−1039.

[11] EISENHAUER E A, THERASSE P, BOGAERTS J, et al. New response evaluation criteria in solid tumours: revised RECIST guideline (version 1. 1) [J]. Eur J Cancer, 2009, 45 (2): 228−247.

[12] JUWEID M E, CHESON B D. Positron−emission tomography and assessment of cancer therapy [J]. N Engl J Med, 2006, 354: 496−507.

[13] YOUNG H, BAUM R, CREMERIUS U, et al. Measurement of clinical and subclinical tumor response using [^{18}F]−fluorodeoxyglucose and positron emission tomography: review and 1999 EORTC recommendations. European Organization for Research and Treatment of Cancer (EORTC) PET Study Group [J]. Eur J Cancer, 1999, 35: 1773−1782.

[14] WAHL R L, JACENE H, KASAMON Y, et al. From RECIST to PERCIST: Evolving considerations for PET response criteria in solid tumors [J]. J Nucl Med, 2009, 50: 122S−150S.

[15] LEE H Y, LEE K S, AHN M J, et al. New CT response criteria in non−small cell lung cancer: proposal and application in EGFR tyrosine kinase inhibitor therapy [J]. Lung Cancer, 2011, 73 (1): 63−69.

[16] DI GIACOMO A M, DANIELLI R, GUIDOBONI M, et al. Therapeutic efficacy of ipilimumab, an anti−CTLA−4 monoclonal antibody, in patients with metastatic melanoma unresponsive to prior systemic treatments: clinical and immunological evidence from three patient cases [J]. Cancer Immunol Immunother, 2009, 58 (8): 1297−1306.

[17] RIZVI N A, MAZIERES J, PLANCHARD D, et al. Activity and safety of nivolumab, an anti−PD−1 immune checkpoint inhibitor, for patients with advanced, refractory squamous non−small cell lung cancer (CheckMate 063): a phase 2, single−arm trial [J]. Lancet Oncol, 2015, 16 (3): 257−265.

[18] HODI F S, MARIO S, HARRIET M, et al. Long−term survival of ipilimumab−naive patients (pts) with advanced melanoma (MEL) treated with nivolumab (anti−PD−1, BMS−936558, ONO−4538) in a phase I trial [J]. J Clin Oncol, 2014, 32 (5s): abstr9002.

[19] HODI F S, HWU W J, KEFFORD R, et al. Evaluation of immune-related response criteria and RECIST v1. 1 in patients with advanced melanoma treated with pembrolizumab [J]. J Clin Oncol, 2016, 34 (13): 1510-1517.

[20] CHIOU V L, BUROTTO M. Pseudoprogression and immune-related response in solid tumors [J]. J Clin Oncol, 2015, 33 (31): 3541-3543.

[21] WOLCHOK J D, HOOS A, O'DAY S, et al. Guidelines for the evaluation ofimmune therapy activity in solid tumors: immune-related response criteria [J]. Clin Cancer Res, 2009, 15 (23): 7412-7420.

[22] NISHINO M, GIOBBIE-HURDER A, GARGANO M, et al. Developing a common language for tumor response to immunotherapy: immune-related response criteria using unidimensional measurements [J]. Clin Cancer Res, 2013, 1 9 (14): 3936-3943.

[23] NISHINO M, GARGANO M, SUDA M, et al. Optimizing immune-related tumor response assessment: does reducing the number of lesions impact response assessment in melanoma patients treated with ipilimumab? [J]. J Immunother Cancer, 2014, 2: 17.

[24] BOHNSACK O, LUDAJIC K. Adaptation of the immune-related response criteria: irRECIST [J]. ESMO, 2014, abstract 4958.

[25] ROSENBERG J E, HOFFMAN-CENSITS J, POWLES T, et al. Atezolizumab in patients with locally advanced and metastatic urothelial carcinoma who have progressed following treatment with platinum-based chemotherapy: a single-arm, multicentre, phase 2 trial [J]. Lancet, 2016, 387 (10031): 1909-1920.

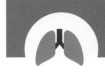

第四十六章

肺癌临床研究中常用的安全性评价指标

第一节 概 述

临床试验，这个概念在原 CFDA 的《药品临床试验质量管理规范》（Good Clinical Practice，GCP）中的定义是：指任何在人体（患者或健康志愿者）进行药品的系统性研究，以证实或揭示试验用药物的作用、不良反应及（或）试验药物的吸收、分布、代谢和排泄，目的是确定试验药物的疗效与安全性。在该定义中，符合受试者的利益，确保安全性是最重要的一点，也是在这种前提下，试验才能够进行。

在新药／新疗法临床试验的早期，即 I 期和 II 期临床试验中，由于纳入的病例数量有限，一般不超过 100 例，所以安全性数据的目的是识别治疗中最常见的不良反应，只有发生率较高的不良反应被观察到。对于新药的首次人体试验，若在 I 期试验阶段就发现有严重的不良反应，研发计划将有可能提前终止。

在新药／新疗法上市前的临床试验，即 III 期临床试验中，药物的安全性资料相比而言就全面多了。III 期临床试验往往采用随机对照设计，样本例数一般都超过 200 例。基于一个比较大的样本量，而且同时存在前瞻性的对照组，可以观察到更多发生率较低或者严重程度较高的不良反

应，可以较为准确地反映新药／新疗法总体的安全性状况，也便于研究者和申办方计算患者的风险获益比值（ratio of risk/benefit）。III 期临床试验的安全性分析资料，如不良事件名称、严重程度、发生率、持续时间和处理措施等，将会被列入药品说明书中，提供给处方医生作为参考。

新药／新疗法上市后的临床试验，即 IV 期试验，又被称为真实世界临床研究。上市后的临床研究，其主要目的是识别罕见的不良事件并可能对风险获益比值进行修改。上市后的临床试验往往不如上市前的临床试验要求那么严格，患者可能同时使用多种药物，致使安全性评价比较有难度，但是多国多协会的建议仍为应该主动收集上市后的安全性数据。

（一）安全性评价中的基本概念

药品不良反应（adverse drug reaction，ADR）：合格的药品在正常用法、用量下出现的与用药目的无关的或者意外的有害反应（WHO 版本）；在按规定剂量正常应用药品的过程中产生的有害而非所期望的、与药品应用有因果关系的反应（中

国 GCP 定义）。

非预期不良反应（unanticipated adverse reaction）：指性质和严重程度与文献记载或上市批文不一致，或者根据药物特性预料不到的不良反应。

不良事件（adverse event，AE）：在治疗过程中发生的任何意外的有害反应，其与用药间的必然因果关系尚待确定（WHO 版本）；患者或临床试验受试者接受一种药品后出现的不良医学事件，但并不一定与治疗有因果关系（中国 GCP 定义）。

严重不良事件（serious adverse event，SAE）：指与死亡、需住院诊治、延长住院时间、持久或显著性残疾或失能、威胁生命等相关联的事件（WHO 版本）；临床试验过程中发生的需住院治疗、延长住院时间、伤残、影响工作能力、危及生命或死亡、导致先天畸形等事件（中国 GCP 定义）；指在任何剂量时发生的导致死亡、危及生命、需住院或延长住院时间、导致持久的或严重的残疾或功能不全，先天异常或出生缺陷的事件（ICH 定义）。

中国 GCP 规定：在临床研究中，遇有严重不良事件（SAE），研究者必须在 24h 内报告国家药品监督管理部门，并立即报告申办者，同时尽快报告伦理委员会。

（二）不良事件的判断标准和判断方法

任何临床试验开始前，申办者和研究者应制定该临床试验中关于不良事件的记录和严重不良事件报告的标准操作程序（standard operation procedure，SOP）。其中至少应包括：有关术语定义（如不良事件、严重不良事件、药物不良反应、非预期药物不良反应等），不良事件的记录要求和快速报告的标准。

在临床试验中，研究者发现任何一件不良事件后，不管是否与试验用药有关，研究者均应在

原始记录中记录该不良事件，并转抄至病例报告中。不良事件的记录至少应包括：①不良事件所有相关症状的描述；②不良事件发生的时间和持续时间；③不良事件的严重程度及发作频度；④因不良事件所做的检查和治疗；⑤研究者判断不良事件是否与应用试验药物有关。初次判定不良事件后，应该进行追踪随访，并且将后续治疗中该不良事件的变化情况记录在原始文件中，包括实验室检查和检验结果报告单。

不良事件报告的内容中①、②均可按照临床常规进行处理和记录，而③中关于不良事件严重程度的判断则需要遵循一定的标准，国际各大学会也纷纷推出了各自的毒性判断标准，如 WHO 的毒副反应判断标准、ECOG 的常见毒性判断标准、美国国立癌症研究所的常规毒性判定标准（Common Terminology Criteria for Adverse Events，CTCAE）。其中 NCI-CTCAE 经过多年共 4 个版本的更新，现在的 4.03 版本（2010 年）已经囊括了临床中大多数不良事件的判断和分级，而被广泛使用。目前绝大多数临床试验，包括肺癌的临床试验，不良事件的判断均采用 NCI-CTCAE 4.03 版本。若观察到的不良事件不在评价标准的范围内，大部分的临床试验可以允许研究者根据临床经验划分为轻度、中度、重度。

关于④不良事件的检查和治疗，根据其严重程度采取以下处理措施：

1）记录和观察，无特殊处理　①非严重的不良反应：正常人（Ⅰ期）或患者可耐受的反应，包括大多数 1 度的不良事件，如恶心、发热、疲乏等。②副作用已知并且可以预防：如降血糖的药物等。③超出适应证范围的药物，使用时需要记录。④可避免的副作用：如老年人由于机体反应和器官衰老，用了不合适的剂量、引起了血药浓度较高所致的不良反应；肾功能不全患者使用经肾脏代谢的药品，可以通过剂量调整减少不良事件的发生。

2）调整试验剂量或更改方案，暂停、中断研

究　①对于一个临床试验整体，该处理措施主要发生在药物 I 期临床试验中，若≥ 1/3 的受试者无法耐受所用剂量（比例根据方案要求制定，大多数采用经典 3 ＋ 3 Fibonacci 法，爬坡临床试验均为 1/3），应进行剂量调整；若仍不能耐受，则要考虑药物能否继续进行临床研究。②对于单个受试者，若发生不能耐受的或严重不良反应，应暂停试验。一般在 1 个月（具体根据方案规定）内，不良事件恢复至 1 度或以下，由研究者判断是否需要继续研究或者是否需要调整剂量；如有的药物引起患者肝、肾损害，应查明是否为药物本身的毒性或患者同时服用了其他药物引起的药物相互作用所致。

　　3）永久停用试验药物　①发生严重不良反应甚至死亡的，且临床无法预防的。②在临床研究期间，动物试验发现有潜在的致畸性或致癌性。

　　4）伴随治疗　①发现不良反应，可通过同时服用其他药物以降低毒性，如有的抗肿瘤药物可引起肝酶升高，可使用膜稳定剂护肝治疗。②采用非药物治疗，如出现药物注射后血管炎等，可用物理治疗的方法缓解。

　　5）对已知风险，采取限制和教育相结合的

方式。

　　关于⑤研究者判断不良事件是否与应用试验药物有关。对不良事件进行相关性分析时，首先应该对该不良事件的总体情况进行判断，检查研究用药情况（剂量、用药持续时间、不良事件发生的时间顺序、国内外类似药物的报道等）以判断不良事件与药物的因果关系；同时需要鉴别较为常见的不良事件和实验室检查异常，结合患者的病情变化，以判断影响不良反应的因素与肿瘤是否相关；不良事件随访和治疗过程中，通过停药和治疗后的变化情况，判断相关性。

　　国际上有多种方法判断药物不良事件的因果关系，分析其关联性。WHO 采用 6 级评价标准。我国规定上市前药品临床试验不良反应 5 级评价标准：肯定有关、可能有关、可能无关、无关、无法判定；上市后不良反应相关性评价标准与 WHO 一致，为 6 级标准：肯定、很可能、可能、可能无关、待评价、无法评价。新药研究注册申报时，通常将肯定有关、可能有关、无法判定作为与研究有关进行统计。显然，"无法判定"的不良事件应尽量减少，否则可能过高估计不良事件发生率。

第二节　肺癌免疫检测点抑制剂临床研究中的安全性管理

一　概述

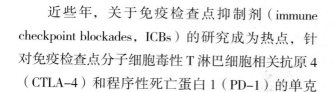

　　近些年，关于免疫检查点抑制剂（immune checkpoint blockades，ICBs）的研究成为热点，针对免疫检查点分子细胞毒性 T 淋巴细胞相关抗原 4（CTLA-4）和程序性死亡蛋白 1（PD-1）的单克

隆抗体被美国 FDA 批准用于转移性黑色素瘤和晚期 / 难治性非小细胞肺癌的治疗。ICB 能引发非典型性的肿瘤应答，但伴随的相关毒性给临床医生带来了很大的挑战（表 46-1）。接受 ICB 治疗的患者，ICB 通过免疫细胞渗透进入正常组织，从而引发自身免疫毒性。

表 46-1　接受免疫检查点抑制（ICB）治疗的不良事件情况一览

药物靶点	总体治疗相关性不良事件 /%	免疫相关性不良事件（irAE）/%	3+4 度治疗相关性不良事件 /%	常见的治疗相关性不良事件
CTLA-4	80~89	60	10~15	疲乏、胃肠道事件、皮肤病变
PD-1	70~84	41~54	13~22	疲乏、胃肠道事件、皮肤病变
PD-L1	61	39	9	输液反应、胃肠道事件、皮肤病变

　　临床上，要高度重视有关免疫异常不良反应的早期检测与治疗。为了避免造成延迟诊断与治疗，要了解 ICB 的毒性范围。既往研究表明，免疫相关毒性可以影响到几乎所有的器官（表 46-2），如皮肤（斑丘疹、白癜风、银屑病、莱尔综合征、药物相关多器官迟发超敏反应）、胃肠道（小肠结肠炎、胃炎、胰腺炎、乳糜泻）、内分泌器官（甲状腺功能亢进或减低、垂体炎、肾上腺功能不全、糖尿病）、肺（免疫性肺炎、胸膜炎、肺肉瘤）、外周和中枢神经系统（外周神经病变、无菌性脑膜炎、格林巴利综合征、脑神经病变、脊髓炎、脑膜脑炎、肌无力）、肝脏（免疫性肝炎）、肾脏（间质性肾炎、狼疮性肾小球肾炎）、血液系统（溶血性贫血、血小板减少症、粒细胞减少症、三系减少症）、肌肉关节系统（关节炎、肌肉病变）、心脏（心包炎、心肌炎）、眼睛（葡萄膜炎、结膜炎、视网膜炎、脉络膜炎、眼睑炎、眶周肌炎）等。所引发的毒性事件严重程度也不一样，有的症状较轻，易于管理，也有的症状严重，能够危及生命（表 46-3）。

表 46-2　目前常见的免疫检查点抑制剂相关的免疫毒性事件

免疫治疗类型	综合性病征	皮肤毒性	胃肠道毒性	肝脏毒性	内分泌毒性	其他毒性
检查点抑制剂（CTLA-4）	发热、寒战、嗜睡	斑丘疹	腹泻、溃疡性肠炎	肝脏实验室检查指标升高	下垂体炎、甲状腺炎、肾上腺功能不全	神经病变、肾炎、格林巴利综合征、重症肌无力、肉瘤、血小板减少症（均少见）
检查点抑制剂（PD-1）	发热、寒战、嗜睡	斑丘疹	腹泻、溃疡性肠炎（不常见）	肝脏实验室检查指标升高（不常见）	下垂体炎、甲状腺炎（常见）、肾上腺功能不全	肺炎（不常见）、神经病变、格林巴利综合征、重症肌无力、肾炎（均罕见）
检查点抑制剂（PD-L1）	发热、寒战、嗜睡	斑丘疹	腹泻、溃疡性肠炎（罕见）	肝脏实验室检查指标升高（罕见）	下垂体炎、甲状腺炎（常见）、肾上腺功能不全	肺炎、贫血（罕见）
联合治疗：检查点蛋白抑制剂	发热、寒战、嗜睡	斑丘疹	腹泻、溃疡性肠炎、胰腺指标升高（常见）	肝脏实验室检查指标升高（常见）	下垂体炎、甲状腺炎（常见）、肾上腺功能不全	肺炎（不常见）、神经病变、格林巴利综合征、重症肌无力、肾炎（均罕见）

表46-3　免疫检查点抑制剂共同毒性的
发生率以及严重程度

免疫检查点抑制剂相关毒性
常见（发生率＞10%）的免疫检查点抑制剂毒性
Ipilimumab（CTLA-4）：腹泻、皮疹、瘙痒、疲乏、恶心、呕吐、食欲下降、腹部疼痛
Nivolumab（PD-1）：疲乏、皮疹、瘙痒、腹泻和恶心
Pembrolizumab（PD-L1）：腹泻、恶心、瘙痒、皮疹、关节痛、疲乏
少见（发生率＜10%）危及生命的免疫检查点抑制剂毒性
免疫性肠炎，有胃肠道穿孔风险
免疫性肺炎，包括急性间质性肺炎和急性呼吸窘迫综合征
输液反应和过敏性休克
Ⅰ型糖尿病和酮症酸中毒
严重的皮肤毒性反应，药物相关多器官迟发超敏反应，Steven-Johnson综合征
溶血性贫血，或者免疫性血小板减少症存在出血风险
中性粒细胞减少症存在脓毒症风险
脑神经病变，神经系统后遗症
格林巴利综合征，存在呼吸障碍风险
脊髓炎，运动功能后遗症
心肌炎，心功能不全
急性肾上腺功能不全，低血容量性休克
胸膜，心包膜渗出
肾炎

表46-4　免疫检查点抑制剂使用前的风险评估

接受免疫检查点抑制剂前的检查
体格检查
体力状态评估
基本状况、生命体征：体重、身体质量指数、心率、血压
综合症状：疲乏、胃纳等容易被影响的症状
既往存在的症状：如肠道功能紊乱，呼吸困难或咳嗽，皮疹，恶心，头痛，感觉或运动神经病变，关节痛等发热病史，或者近期发生感染，需要进一步检查
心电图
正在接受的其他治疗
实验室检查
外周血血常规
外周血生化检查：电解质如钠、钾、钙、磷；尿酸、肌酐、肌酐清除率；肝功能如白蛋白、总胆红素、ALT、AST、GGT等；血糖、C-反应蛋白
甲状腺功能：T_3、T_4、TSH
肾上腺-垂体功能：清晨8点皮质醇、ACTH、性激素
尿常规：蛋白尿、肾小管功能等
病毒检测：HIV、HBV、HCV等
自身免疫性抗体：ANA、TPO自抗等
如果条件允许，治疗前可以贮存一部分血清或血浆，当出现有生物标记物的毒性反应时进行回顾性分析
影像学检查
胸部X线片
强烈建议行胸部增强CT薄层扫描
其他的检查可以由医生根据患者的病史、症状自行增加

二、免疫检查点抑制剂的安全性管理

（一）风险评估

由于癌症患者在治疗后可能存在毒性后遗症，在免疫治疗过程中，体检、实验室检测和影像学结果都可用作新发异常反应的参考。因此，在免疫治疗起始之前，肿瘤医生需要对患者进行详细的检测，并在之后的治疗过程中以及治疗结束后的随访期间定期监测各项指标的变化。如表46-4。

（二）治疗

一旦确诊发生免疫毒性，临床医生就要采取相应的治疗措施。但是对于不同症状特点的患者采取的措施也不一样。如何选择最佳治疗方案？现有的免疫治疗方法是否需要调整？临床医生需要掌握几个关键的点，也是irAE治疗的参考标准。

1. irAE治疗的参考标准　对irAE的典型性临床管理应当根据常见不良事件评价标准（CTCAE）实施。CTCAE 1级，可以继续现有免疫疗法的门诊治疗；CTCAE 2级，应当在门诊部实施局部注射或口服糖皮质激素，并暂缓免疫治疗；CTCAE 3 级，患者应当住院治疗，进行系统的糖皮质激素疗法，并考虑使用其他免疫抑制药物，同时，根据风险/收益评估结果，考虑是否继续免疫治疗；对 CTCAE 4 级，永久性停止免疫疗法，同时使用糖皮质激素药物和其他免疫抑制剂。CTCAE 3 级和 CTCAE 4 级患者同时需要进行器官检查。

需要注意的是，大多数的免疫异常毒性的治疗时间为 2~4 周。如果需要终止糖皮质激素治疗，应在至少 1 个月的时间内逐步降低剂量，以防 irAE 复发。免疫疗法在暂缓后如果需要恢复用药，

必须达到以下要求：副作用达到稳定 ≤ CTCAE 1 级（恢复到基态），糖皮质激素剂量减少到 ≤ 10 mg/d 或没有其他免疫抑制药物可用。

2. irAE 药物治疗 增强 T 细胞免疫反应带来的副作用就是潜在的正常组织发生自身免疫性炎症。大多数情况下，使用免疫调节的药物即可控制这些副作用。

对抗这些炎症反应，尤其是发展到严重阶段时，最佳的药物便是激素。对于激素治疗不满意的患者，其他免疫调节药物也可以选择，比如抗 TNF-α 抗体英利昔单抗、麦考酚酯、他克莫司、环孢素等（表 46-5）。

表 46-5 主要的免疫相关性毒性治疗药物

药物	主要作用机制
糖皮质激素	对 T 细胞、B 细胞和巨噬细胞发挥多重作用。机制主要是抑制白介素的转录，减少细胞因子的合成，抑制粒细胞凋亡，以及减弱巨噬细胞的作用
英利昔单抗	单克隆抗体，抑制炎性细胞因子 TNF-α 与受体的结合
吗替麦考酚酯	抑制次黄甘酸脱氢酶 IMPDH 的作用，使核苷酸合成受阻，抑制淋巴细胞的激活
他克莫司和环孢素	磷酸酶抑制剂，限制白介素 -2 的转录，阻断 T 细胞增殖

3. ICBs 推迟或停药 推迟给药或永久停药都是有效的治疗方法。

（1）推迟给药

1）可以暂停给药的情况 发生如下药物相关的免疫毒性反应：

任何 CTCAE 2 级药物相关的非皮肤毒性事件，如结肠炎、腹泻、神经毒性、肺炎等。实验室检查中如果出现 CTCAE 2 级药物相关的事件，如 ALT 升高、AST 升高、胆红素升高。

任何 CTCAE 3 级或以上的药物相关实验室检查异常。

2）必须暂停给药的情况 患者出现 CTCAE 3 级药物相关的，或者医生判断需 ICBs 给药的任何 AE、实验室检查异常或间发性疾病。

经过有效的治疗后，不良事件缓解到

CTCAE 1 级或以下，或恢复到基线值的情况下，可以重新开始相同剂量的治疗。如果 3 周内没有达到标准，考虑给患者停止 ICBs 治疗。

（2）永久停药

≥ CTCAE 2 级眼痛或视力下降，需要全身治疗；或者对局部治疗无反应，且在局部治疗后 14 天内未改善至 ≤ CTCAE 1 级。

CTCAE 3 级非皮肤不良事件，如支气管痉挛或其他超敏反应、感觉神经毒性、输液反应等，实验室检查异常除外；≥ CTCAE 2 级运动神经毒性。

ALT 或 AST > 8 倍正常值上限；总胆红素 > 5 倍正常值上限。

CTCAE 4 级实验室检查异常，非临床并发、自行消退或对常规医学干预有反应的以下实验室

检查异常除外：持续时间少于 48h 的电解质异常，持续时间少于 5 天的中性粒细胞减少，持续时间少于 5 天的淋巴细胞减少。

暂停给药对症处理超过 3 周仍未恢复。

（马宇翔）

参考文献：

[1] 郭韶洁, 赵秀丽, 周辉. 临床试验中不良事件管理的问题及分析[J]. 中国临床药理学杂志, 2014, 30 (1): 73-74, 77.

[2] 魏敏吉, 王水强, 赵彩芸, 等. Ⅰ期新药临床试验中安全性数据规范化分析探讨[J]. 中国临床药理学杂志, 2014, (10): 966-969.

[3] XIAO X, CHANG C. Diagnosis and classification of drug-induced autoimmunity[J]. J Auto immun, 2014, 48 (49): 66-72.

[4] EIGENTLER T K, HASSEL J C, BERKING C, et al. Diagnosis, monitoring and management of immune-related adverse drug reactions of anti PD-1 antibody therapy [J]. Cancer Treat Rev, 2016, 45: 7-18.

[5] NAIDOO J, PAGE D B, LI B T, et al. Toxicities of the anti PD-1 and anti PD-L1 immune checkpoint antibodies [J]. Ann Oncol, 2016, 26 (12): 2375-2391.

[6] VOSKENS C J, GOLDINGER S M, LOQUAI C, et al. The price of tumor control: an analysis of rare side effects of anti-CTLA-4 therapy in metastatic melanoma from the ipilimumab network [J]. PLoS One, 2013, 8: e53745.

[7] MICHOT J M, BIGENWALD C, CHAMPIATET S, et al. Immune-related adverse events with immune checkpoint blockade: a comprehensive review [J]. Eur J Cancer, 2016 (54): 139-148.

[8] CHAMPIAT S, LAMBOTTE O, BARREAU E, et al. Management of immune checkpoint blockade dysimmune toxicities: a collaborative position paper [J]. Ann Oncol, 2016, 27 (4): 559-574.

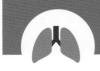

第四十七章

临床研究的实施与管理

第一节 临床研究均需获得伦理委员会批件

根据世界医学会《赫尔辛基宣言》、国际医学科学组织理事会《涉及人的生物医学研究国际伦理注册》以及我国《涉及人的生物医学研究伦理审查办法》和《药物临床试验质量管理规范》规定，任何涉及人的生物医学研究均须获得伦理委员会的审查批准后方可实施。实施过程中，伦理委员会还会对研究实施过程进行持续的跟踪审查，研究方案、知情同意书等重要文件的修改均需提交伦理委员会。根据修改内容和受试者承担

风险大小，伦理委员会将采取上会审查或快速审查的方式进行审批。

伦理委员会本着坚持生命伦理的社会价值、研究方案科学、公平选择受试者、合理的风险与受益比例、知情同意书规范、尊重受试者权利以及遵守科研诚信规范的标准审查临床研究项目。任何没有经过伦理委员会批准的涉及人的生物医学研究均被认为是违反法规的，且这样的研究结果不可公开发表与宣传。

第二节 临床研究受试者入组前应进行研究注册

临床研究是在人体进行的试验，每一个临床研究本身就是一个公共事件，具有社会属性。因此，任何人都有权知晓每一个临床研究的实施过程和结果细节。将研究负责人、实施单位和研究信息公之于众，是对全人类负责。临床研究不是

某些个人的行为，将每一个临床研究都纳入有序的管理，是医学科学认识上的一大进步。

临床研究注册是医学研究伦理的需要，是临床研究者的责任和义务；所有试验参与者都期望他们对生物医学知识的贡献能被用于改善全社会

的医疗保健；公开正在进行和已完成研究的信息可提高公众对临床研究的信任和信心；另外，临床研究注册不仅能确保追溯每个研究的结果，公开所做研究或研究结果信息，还有助于减少不必要的重复研究。

要想发表临床研究论文，注册临床研究也是必要条件，部分期刊以国际医学期刊编辑委员会（International Committee of Medical Journal Editors，ICMJE）制定的临床研究注册指南为指标。尽管ClinicalTrials.gov 接受在研究的任何阶段进行注册研究（开始后、报名截止后或研究完成后），但是国际医学期刊编辑委员会严格要求在第一名受

试者入组前完成研究注册。

目前比较常用的临床研究注册平台有美国国立卫生院（National Institute of Health，NIH）www.clinicaltrial.gov，"中国临床试验注册中心"www.chictr.org.cn，它们均属于世界卫生组织国际临床试验注册平台的一级注册中心，可接受所有类型临床研究的注册，注册功能上具有同等效力。对于在我国开展的上市前新药临床试验，还需在"临床试验登记与信息公示平台"www.chinadrugtrials.org.cn/eap/main 上进行注册，此平台由国家食品药品监督管理总局药品审评中心创建，基于我国"药物临床试验数据库"而搭建。

第三节 临床研究启动前应签署临床研究合同/协议

临床研究合同/协议属于委托研究合同，是临床研究中申办方、研究者、合同研究组织（CRO）约定各方职责、权利，明确临床研究经费的重要文件。我国《药物临床试验质量管理规范》第三十六条明确规定：申办者、研究者共同设计临床研究方案，述明在方案实施、数据管理、统计分析、结果报告、发表论文方式等方面职责及分工，签署双方同意的研究方案及合同。由此可见，临床研究合同与研究方案一样，对于保证研究的顺利开展、明确各方的工作范畴、责任等具有同等重要的作用。

对于制药企业申办的新药临床试验，制药企业作为合同甲方负责起草初步合同条款，并明确可支付的各项费用，包括受试者的免费检查、补贴补助，研究者的观察费和其他研究相关支出；研究机构和研究者应认真审查合同条款，对双方

的责任、权力、利益，特别是涉及受试者损害赔偿、费用支付进度、违约责任、知识产权约定等应重点关注。通常新药试验的合同，建议分研究团队、药物临床试验机构办公室、经费合同审查与管理小组（代表医疗机构）三个层次分别进行审核，因为各层次关注重点不同，可有效互补完善。

对于不涉及产品注册的研究者发起临床研究（IIT）合同，研究发起人即主要研究者既要承担研究者的职责，同时也作为研究的申办发起者，承担申办者应该承担的职责。因此，无论研究是否获得企业、政府的资助，临床研究的主要责任人均为主要研究者。IIT 中，主要研究者既可以是临床研究合同的甲方（委托方），也有可能成为乙方（被委托方），因此 IIT 的合同/协议会相对复杂多样。目前国内医疗机构中对 IIT 项目

进行系统管理的不占多数，诸如临床研究合同这样重要的文件，如未经认真拟定和审核就签署，以后无论对研究者、医疗机构，还是资助者甚至是参与研究的受试者都会产生巨大的纠纷隐患。所以对于临床研究项目，如涉及经费往来，一定要在临床研究开始前用合同／协议的方式进行明确约定，以便研究各方遵守和必要时追责；如不存在经费往来，如需在研究分工、权责和知识产权归属等方面进行约定的，也建议以研究协议的方式进行签字确认；研究过程中，如有变动，应尽快签署补充合同／协议，对新的变动予以文字上的约定和保障。

依据《中华人民共和国合同法》第二条：合同是平等主体的自然人、法人、其他组织之间设立、变更、终止民事权利义务关系的协议。依法成立的合同，受法律保护。因此，临床研究启动前，研究各方需要签署正式合同。

第四节　对受试者任何研究的相关检查、干预应在签署知情同意书后

依据《药物临床试验质量管理规范》第十四条，研究者或其指定代表必须向受试者说明有关临床试验的详细情况。因此，获得知情同意是开始任何研究相关操作，包括但不限于筛选检查、无创检查、问卷填写、治疗干预等的前提。

知情同意的环境应安静、私密。知情同意时必须明确的是，受试者参加研究是完全自愿的，且有权在研究的任何阶段随时退出试验而不会遭受歧视或不公平对待，权益不会受损；受试者应了解，其参与研究的个人资料、身份识别信息是保密的，除监管部门、伦理委员会和申办方代表外，任何人均不可查阅；知情同意过程应把研究目的、过程、期限、预期的受益和风险以及可能被随机分配到不同的试验组别交代清楚，且在知情同意书中写明，以便后续阅读考虑；如发生与试验相关的损害时，受试者可以获得的治疗和相应的补偿；另外除了受试者本人，如果可以，应尽可能让其关系密切的家属、朋友也参与知情过程，了解研究后可为受试者提供参考建议。另外，给予受试者充分的时间考虑，使用受试者或其代理人能理解的语言和文字，耐心解答受试者提出的问题；告知如发生与研究相关的损害时，受试者可以获得治疗和相应的赔偿及补偿。

最后，特别想强调的是，从受试者权益维护以及研究者的责任角度出发，受试者在进行任何与研究相关的检查和干预前必须充分知情，签署经伦理委员会批准通过的最新版知情同意书，一式两份，一份交受试者保存，一份交研究者留底。

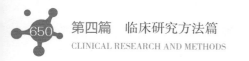

第五节 临床研究实施的阶段管理

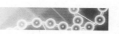

一 项目的启动

项目启动前：获得伦理委员会批件；项目合同已签署；研究团队组建，包括协助研究者、临床研究助理、研究药物/器械管理员、生物样本处理及管理人员等；研究用药物的准备；研究相关耗材的购买；项目监察员的委托等。

项目启动会：召开启动会、研究团队熟悉方案及相关实施流程、主要研究者对团队成员的分工及授权；研究相关技术培训；研究计划进度介绍等。主要研究者需指定专人做好相关会议记录。

项目启动培训：研究团队除学习上述内容外，还应包括但不限于如下内容——随机方法、试验用药品管理、标本采集保存方法、病例报告表填写等。

二 项目的运作与管理

（1）受试者入组 研究开始后，研究者根据临床试验方案招募和筛选受试者。对于入排条件比较严苛的项目，通常应预先做好招募计划，设想从哪些渠道可以招募到足够的受试者，预计每个月潜在的合适病例以及计划可入组的病例数。有条件的，可考虑多中心开展，增加入组速度。

（2）研究用药物的管理 临床研究中要做好研究用药的管理。上市后的临床研究，研究用药来源可能有两种，一种是由研究者开具给受试者，受试者按常规到普通药房取药使用，这种情况比较简单，能在相关医疗记录中体现受试者的用药时间、用药量及方式即可；另一种情况，研

究用药由制药企业免费提供或由项目组采购免费发放，主要研究者应指定专人负责研究用药的接收与管理，特别是需要特殊保存的药物，应该配备相应的存储冰箱或容器，保证提供给受试者的研究药物使用前均存放在合格的温度和湿度环境中。

有的制药企业提供免费研究用药时，也会要求研究者对免费药物进行规范管理。通常研究者需要填写相应的试验药物出入库登记表，试验药物领取、发放、回收、销毁登记表等，指定的药物管理专人需要按照要求填写、留存备查。

（3）与辅助科室的协调 在临床研究开展的过程中，与辅助科室的协调非常重要。辅助科室主要有检验科、放射科、B超室、心电图室等。试验启动前主要研究者就相关检查内容与辅助科室进行沟通，确保检查条件达到研究的要求，特别是多中心研究中，辅助科室的条件会在一定程度上影响可行性；有关检查项目的原始数据资料应可供溯源。

（4）多中心临床试验管理 通常需考虑如下几点：①选择的合作单位应与组长/牵头单位具有相当的诊疗水平和研究经验。②在研究启动前，充分培训各参加单位的研究骨干，并制定相应的SOP，保证重要步骤和环节的操作一致性。③对于前期沟通中，各家中心存在较大差异的诊断标准、评价标准等，可根据需要采取中心化评价方法，比如入排标准的中心复核、中心病理诊断、中心影像学评价等，尽量对关键环节进行质量把关，但关乎安全性评价的指标建议采用本地医院的检测、检验结果，以便及时给予受试者必要的干预和救治。④对于大型的临床研究，可考虑建立一个独立于研究团队之外的数据与安全评价委员会，对研究数据进行定期的独立评价，对受试

者的安全进行评估，并决定研究策略。⑤如果参与单位拥有一个比较系统、完善的临床研究支持平台，具有较强的统计咨询、GCP培训、质量管理和法规政策咨询等服务，那么临床研究实施和管理相对较好。⑥牵头/组长单位应该尽可能派出人员对分中心实施情况进行监察，这是保证多中心的实施质量的重要和必要措施。⑦研究团队的既往研究经验、聘有专职的临床研究助理，对项目的协调和事务性工作可给予充分的支持。

（5）数据收集与记录　数据是临床研究的关键，临床研究全程就是收集数据的过程。通过收集的数据来对研究干预措施的安全性、有效性做出评价，因此主要研究者应该采取必要措施确保数据的可溯源性、易读性、同期性、原始性、精确性。如今，临床研究助理（CRC）是录入电子数据库的主力，项目启动时，CRC应接受EDC系统培训。但可供CRC录入的数据一定需要有原始记录或文档作为支持，并且医学相关的判断必须由具有诊疗资质的研究者完成，因此尽管临床研究助理可以为医生分担不少临床研究的事务性工作，减轻临床医生的工作负荷，但在医学判断、安全评价、疗效评价等方面，临床医生仍然有着不可替代的作用，应该承担应有的责任。

（6）受试者的安全管理　上市后药物的临床研究，虽然安全风险相较上市前试验降低，且药物的不良反应和预期风险可从药品上市说明书等资料中获取，但从理论上来说，任何干预性临床研究都是伴随一定风险的，任何操作首先要符合伦理，把患者安全放在首要位置。按期随访、及时发现、及时处理，安全第一；受试者回访时应提醒或告知可能出现的用药后反应，以及应对方法，在知情同意书中或受试者联系卡留下研究医生的姓名和联系电话，以便受试者尽快获得帮助。对于研究中出现的安全数据应该如实、及时、完整地记录在病历中，并整理、统计写入总结报告或论文中；如发生SAE或SUSAR等，应按照所在单位伦理委员会和医疗常规要求，在规定时间内上报。

（7）干预措施的疗效评价　对干预措施的疗效评价，比如给予研究用药后的疗效观察，首先应严格按照方案要求的时间点进行相关指标评价，超出时间窗的提前或推后评价都会对结果产生影响；其次，良好的疗效评价源于研究者对疗效评价指标、评价方法非常熟悉，以便客观、准确地进行评价；另外，也是非常重要的一点就是管理好受试者，应嘱咐受试者按期回访，在时间窗内完成相关检查评价，另外对于可能影响疗效判断的合并用药、其他干预措施的使用以及不恰当的揭盲等予以避免，防止造成研究者和受试者主观上的评价偏倚。

（8）受试者依从性管理　受试者较好的依从性是研究数据质量的保证。筛选期及正常访视的依从性较高，但治疗结束的检查受试者依从性差，这是提高依从性的重点和难点。知情同意时就应将后续需要受试者配合、参与的环节充分告知，重点强调依从性，特别是口服药，每次发药时评估服药依从性，多进行用药教育。如果配合有难度的，估计依从性不佳的可酌情考虑不予入组。

受试者提前退出研究大致有两方面的原因。第一是客观因素，临床研究设计本身造成不便或研究药物的使用使受试者产生不适；第二是主观因素，可能受试者由于自身原因选择退出，也可能研究者鉴于某些因素终止受试者继续参与研究。

受试者退出除了不良反应不能耐受、疾病改善不明显等医疗原因外，还有以下常见原因：对继续参与研究的重要性认识不够；遵循方案回访成为一种负担；负责访视的研究者不固定、不熟悉；等候时间过长而访视问诊时间过短；个人感受没有得到充分关注且家庭成员对参与研究持否定态度等。

研究者对受试者终止的决定大多数出于医疗需要的立场，但也有一些来自受试者的原因而迫使研究者不得不将受试者退出。如受试者依从性差、长时间外出旅游或搬家、失访等。

提高受试者依从性的办法大致有如下几种：保持与受试者良好的沟通，尽量做到一对一的交流关系；积极肯定受试者的参与奉献和给予必要的关心；给予必要的交通补助、赠送小纪念品或者改善就医环境，提高受试者参与研究的满意度和舒适度；为受试者准备简介清晰的访视安排日历，提前的电话或短信提醒等。

（9）临床试验质量控制　对于上市后有研究者发起的临床研究而言，研究者既是临床研究质量的第一责任人，也同时是主要责任人。因此，临床研究实施过程中，除了研究团队应该首先确保对方案的严格执行外，也需要由主要研究者委派监察员（CRA）进行必要的监察，特别在多中心研究中，为了保障各分中心的研究实施过程能依从方案、SOP 要求开展，除了前期的研究者培训外，还要派出 CRA 到各家中心进行数据的溯源、核对，及时发现问题隐患并加以纠正，必要时报告主要研究者进行协调处理。

临床研究的主要研究者（principal investigator, PI）是实施和完成临床试验的总负责人，必须保证有足够的工作时间履行职责，负责临床研究全过程的规范性、科学性，保障受试者的安全与权益，负责指导其他研究者正确实施临床试验方案。对于一些研究所特有的、与临床诊疗常规不太一致的操作，应组织相关人员起草 SOP，以便规范操作细节，比如一些特别的手术操作方式、标本处理方式等应该拟定相关 SOP 或拍成视频并进行专项培训，提高不同操作者的一致性。

临床研究的质量管理贯穿研究全程，通过质量控制与质量保证两方面来实现。质量控制是指从研究开始启动到结束的过程中，为尽可能减少发生方案偏离甚至方案违背，根据 GCP 原则对研究环节的质量要素进行控制所采取的措施和活动。质量保证则是指为确保研究的进行和完成满足 GCP、伦理等的要求，对研究过程中质量要素的控制所进行的有计划和有组织的评价活动。临床研究最终质量的好坏和研究水平的高低，依赖于临床研究过程的规范化实施与管理。研究者是临床试验的主要实施者，PI 对试验进度及质量负全责。

PI 指派专人定期（每季度或每半年）对方案的依从性进行评估，将方案偏离、方案违背按照情节严重程度分类并进行统计。PI 应关注统计结果，分析质量问题存在的环节，找出解决策略，若方案执行存在较大问题，需再次进行方案培训。

（三）临床研究中期会议

通常，在临床研究进行过程中，主要研究者会定期召集研究团队就项目进展情况和存在的问题进行沟通或决定下一步临床研究的开展计划。若实施过程中获知研究相关的国内外新进展或更新信息等，PI 应通报全体参与人员，必要时更新"研究者手册"；如发现研究方案有疏漏、不妥之处，应在研究者会上提出讨论，商议解决措施，以便及时修改方案；新版研究方案应取得主要研究者、参加研究中心和研究资助方等各方同意，并通报各临床研究参与单位；修改后的临床试验方案需再次经伦理委员会批准。

另外，如果临床研究设计之初就计划进行中期分析的，应按计划在统计专家的帮助下进行中期分析，并按照相应的规范公布分析结果。对于一些大型的随机、双盲、对照研究，有的项目会成立一个独立于研究团队之外的"数据安全管理委员会（Data Safety Management Committee, DSMC）"，中期分析结果会通报给委员会，委员会全体成员会对前期临床研究产生的疗效、安全性数据进行审阅，由委员会负责人决定研究是继续开展还是需要终止。

（四）项目的中止／中断和终止

临床研究项目的结束可大致分为两种情况：

（1）若临床研究按方案要求完成受试者的招募、治疗、随访等，达到预定的目标，获得研究终点数据。此类结束情况是比较圆满的结局。

（2）研究项目由于各种原因而需要提前终止。可能的原因有：研究机构无足够合适的受试者入选；研究者依从性较差，研究质量不保；研究者发生变动无法立即找到合适的替代人选；研究者或研究资助方认为继续研究的风险大于获益；或是根据阶段数据可知，获益非常明显，尽快公布结果以便造福更多患者；再者，可能由于研究经费的短缺，无法支持研究工作的继续开展。

若临床研究因各种原因中止/中断，申办者和研究者应及时报告所在单位的临床研究管理部门和伦理委员会，如为注册类项目，还需报告药品监督管理部门，并按中止临床试验的相关制度/SOP 完善相关手续。另外，对于仍然在接受研究治疗或处于随访期的受试者，研究者应将已获伦理委员会批准的中止信息进行告知，权衡将来的获益和风险并由受试者决定是否继续留在研究中；已经退出研究的受试者，如非涉及需再次知情同意的信息，可暂不要求回访。

临床研究中止/终止后，主要研究者要全面审查原始记录和病例报告表，核对并确认签名；双盲研究应进行揭盲，告知受试者入组信息，以便制定下一步治疗计划，正式的盲底存入研究档案中保存，以备将来的研究者或监管部门查询；回收剩余研究药物及包装，药物管理的相关表格经确认后归档；临床研究监察员完成结题前的监察访视，对各中心的物资等进行清理回收；主要研究者按要求撰写研究总结报告，多中心研究者对总结报告进行讨论并定稿；最后对研究经费进行清算、结账。

（五）病例报告表的设计与管理

病例报告表（case report form，CRF）是指按照研究方案规定设计的一种文件，用以记录每一名受试者在试验过程中的数据。人用药品注册技术规定国际协调会议（ICH）将 CRF 定义为一种印刷的、可视的或者是电子版的文件，用于记录每个受试者的所有研究方案要求的信息，向申办者报告。

CRF 是临床试验中获取研究资料的重要手段，是收集数据的工具，是收集、记录和保存临床试验数据的载体。通常，临床研究报告（CSR）中所有数据都源于 CRF，因此，不需要用于结果分析的数据通常不应当在 CRF 中出现。设计良好的 CRF 有助于数据库的构建，提高收集数据的准确性，减少数据质疑，方便研究者填写且易于统计分析。显然，临床研究数据质量的好坏直接与 CRF 的设计好坏相关联。

CRF 种类有纸质的（印刷的）和电子化的（eCRF）。eCRF 是 EDC 系统使用的并且与纸质 CRF 具有相同的功能。CRF 设计流程应当规范，数据采集须符合试验方案要求。CRF 的页面设计应布局清晰，字段设计及编码应规范。

附 CRF 填写指南（供使用者参考）

（一）CRF 设计的原则与要求

1. 必须严格遵循临床研究方案 CRF 设计不严谨可能影响数据的完整性及可靠性，主要数据点的遗漏将造成难以弥补的损失，因而 CRF 应当采集所有试验方案规定的数据。临床研究期间如方案发生修订且此修订影响到数据采集时，必须对 CRF 进行相应的修订，以确保 CRF 严格遵循试验方案的要求。

2. 内容全面完整且简明扼要 CRF 应包含达成研究目的所需的所有必要数据，临床研究如何区分必要和不必要的数据需要根据研究方案、适应证特点、研究药物特性以及临床实践的实际情况来确定。例如，采集患者吸烟史对消化道肿瘤的临床研究没有必要，但是对肺癌研究却有重要意义。ICH-GCP 规定，在统计分析过程发现有遗漏、未用或多余的数据要加以说明，CRF 应当只包含与研究目的相关的数据，不应采集与研究无关的数据，减少研究者填写、监察员核对及数据管理员核查的工作量。

3. 设计指标意义明确　设计 CRF 应当考虑不同使用者（研究者、临床研究协调员、监察员、数据管理者、统计学家、医学人员等）的语言、专业背景，尽可能使其对 CRF 的理解趋于一致，提高数据的可靠性与一致性。CRF 设计指标要简单明了、意义明确，要尽量避免意义不明确或容易引起歧义的问题。同时数据采集时尽可能客观、量化。

4. 方便填写及录入　CRF 拟采集的数据格式、页面布局以及采集顺序要符合临床实践与研究方案要求，便于研究者填写。尽可能采用封闭式问卷，并尽可能减少文字书写，以降低填写的复杂性，减少出错率，增加数据一致性，提高工作效率。

5. 尽可能避免衍生数据　CRF 应尽可能收集原始数据，而不是计算后的衍生数据。如，体重指数可统一收集体重及身高，在后期分析时统一计算。这样不仅能避免数据评价者的计算错误，也能节省数据征询时间，提高数据管理工作效率。

6. 易于归档与统计分析　CRF 设计需考虑归档的需要，应便于存档与读取，如对于分次回收的就诊分册式 CRF，在每页或每一回收单元的封面上有便于识别的标识符。为使采集的数据适于统计分析，设计 CRF 时需考虑统计分析的要求，考虑数据编码的标准、一贯性和合理性。

（二）CRF 设计的操作流程

1. 准备阶段　CRF 设计可以开始于方案制定阶段（方案草稿完成后），与方案同时完成；也可在方案定稿后开始。CRF 设计和方案设计同时进行的好处是，可以发现方案存在的问题，例如方案规定了用过某些药物的受试者应该排除，

但是 CRF 设计时发现没办法确定收集受试者多长时间内的既往用药史，因为排除标准没有明确多长时间内用过该种药物的应该排除；缺点是，因为方案的不断修订，会导致 CRF 修订的版本比较多。相应地，CRF 设计在方案定稿后进行的优点是修订版本比较少，缺点是，如果发现与方案有冲突的问题，可能导致方案修订。

数据管理员首先应熟悉方案，决定每次访视所需的 CRF 页数及其需采集的数据点。如果外部数据（如中心实验室检查结果）也需加载到CRF，可能还需要与外部数据的提供者联系，确定外部数据与 CRF 联接的数据点。

2. 设计阶段　CRF 的设计必须考虑到方案规定的需获取的数据、需执行的特殊操作和其他有助于提高获取数据能力的信息。此外，CRF 的设计应符合方案规定的访视流程，且便于获取数据。CRF 设计应尽量使用 CRF 模板，以避免不必要的错误。设计阶段应注意的问题将在 CRF 的内容、布局和字段的设计部分详细讨论。

3. 审核及批准阶段　CRF 初稿设计完成后，应交给项目组审核，以确保符合方案。CRF 的审核人员通常包括数据库设计人员、统计师、医学人员和项目经理。制定标准化的审核清单，由项目组人员逐一审核，避免漏查。项目组给出审核意见后，CRF 设计人员根据审核意见修改 CRF。若有重大修改，应对修订稿再次审核，并根据审核意见修改，直到项目组批准同意。如有需要，也可请申办者和 / 或研究者审核 CRF（图 47-1）。

（三）CRF 的内容

CRF 收集的内容既不能太多，也不能太少。太多会带来不必要的数据收集和数据清理工作，太少则不能满足方案设计要求，不能回答方案的基本假设。CRF 收集的内容主要有两大类：①回答方案的基本假设（即有效性和安全性）的数据；②用于研究管理和记录法规、GCP 依从性的支持

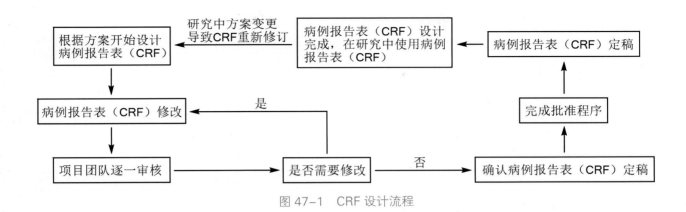

图 47-1　CRF 设计流程

性数据。

尽可能参照 CDASH/CDISC 的要求设计，CRF 的常用模块一般包括：知情同意、入选和排除标准、人口学数据、基线数据、生命体征、体格检查、疗效评价数据、研究用药物用药状况及剂量调整、实验室检查、心电图、B 超、CT、不良事件、合并用药/医疗措施、受试者提前中止页、方案要求的其他数据、用药结束/研究结束页等。

（四）CRF 的布局

1. 页眉和页脚　纸质 CRF 页眉通常包含方案版本号、研究中心 ID- 受试者 ID、受试者姓名缩写、访视描述、访视序号，页脚通常包含 CRF 版本号和页码。纸质 CRF 每一页的方案版本号、研究中心 ID- 受试者 ID、受试者姓名缩写应该一致，这是 CRF 与数据库之间的连接信息。CRF 的页码应该是连续的，这有助于清点 CRF 且方便数据质疑时定位数据点。访视描述是对本次访视安排的简单描述，访视序号有助于定位数据库中同一个受试者重复测量的数据。CRF 版本号的作用主要是防止使用了错误的 CRF 版本。

2. 流程表/目录　流程表和/或目录对 CRF 不是必要的，但是有利于研究者快速地对访视安排有一个清楚的认识，有助于临床监察员快速查阅 CRF，对数据库的构建也很有帮助。

3. 不同数据的布局　CRF 有 3 种类型的数据：与时间无关的数据、与时间有关的数据和累积的数据。与时间无关的数据指的是只收集一次的数据，如疾病史。与时间有关的数据指多次访视重复收集的数据，如生命体征。这种数据有两种布局方法，一种是每次访视一个页面，一种是多次访视的结果放在一起。第一种方法的优点是反映了访视的安排，有助于研究者填写；第二种方法的优点是节约了页面，且与数据库的结构一致。第二种方法的缺点也很明显，研究者每次访视填写的时候需要翻页，而且因为数据点比较多容易填错。累积的数据是指随时间积累，但不一定在特定的访视时间产生的数据，如不良事件和合并用药。这种数据一般放在一起。

4. CRF 页面布局的注意点　CRF 页面布局总体上应当按照研究流程的先后顺序排序。页面应清晰可辨，字体应足够大；填写栏、填写框的大小适宜，易于填写与辨认；以编码格式为选项框时，编码在选项框附近的位置等。数据项在页面上的布局应层次分明、赏心悦目。使用不同的字体、箭头可用于强调某些区域，但不可滥用，否则干扰使用者的注意力，弄不清重点所在。回答区域与问题尽可能靠近，以避免填写时串行。

（五）字段的设计

字段的设计包括三个方面的内容：怎样提出问题、问题的编码和问题的呈现。下面从这三个方面举例探讨应注意的问题。

1. 怎样提出问题　双重否定会降低语句可

读性，进而容易让人误解，CRF 设计时应避免双重否定，尽可能采用简单疑问句来提出问题（表47-1）。

表 47-1　避免双重否定

错误的示范
受试者最近 2 周是否没有服用降糖药？
□ 1. 是　□ 0. 否

正确的示范
受试者最近 2 周是否服用降糖药？
□ 1. 是　□ 0. 否

当一个句子包含多个问题时，容易让人费解，由于多个问题存在众多答案组合，有时甚至会出现答案组合不全，导致 CRF 填写困难，因此应尽可能一个句子仅含一个问题，避免一个句子包含多个问题（表47-2）。

表 47-2　避免一个句子包含多个问题

错误的示范		
受试者是否检查了第 3 项并且检查合格？		
	□ 1. 是	□ 0. 否

正确的示范		
受试者是否检查了第 3 项？	□ 1. 是	□ 0. 否
受试者是否合格？	□ 1. 是	□ 0. 否

描述问题时尽可能适合研究者或 CRF 填写者的言语习惯，尽量采用正面描述的方式提出问题或指示（表47-3）。

如果变量是分类变量或等级变量，而分类或等级的判定是基于测量的数值变量，此时 CRF 应当记录原始测量值（表47-4），而不是分类变量或等级变量，这样做可以避免 CRF 填写者的判定错误，同时也为统计分析提供更多的信息。

表 47-3　采用正面描述的方式提出问题

错误的示范		
您的健康状况比 1 年前更差了吗？		
	□ 1. 是	□ 0. 否
15. 您每天都在户外工作吗？		
	□ 1. 是	□ 0. 否（跳过问题 16）
16. 您每天在户外工作 |__|__| 小时		

正确的示范		
您的健康状况比 1 年前更好了吗？		
	□ 1. 是	□ 0. 否
15. 您每天都在户外工作吗？		
	□ 1. 是	□ 0. 否（跳过问题 16）
16. 您每天在户外工作 |__|__| 小时		

表 47-4　采集原始测量值

错误的示范		
你最近 1 周有头疼吗？	□ 1. 是	□ 0. 否

正确的示范	
你最近 1 周头疼过几次？	|__|__| 次

2. 问题的编码　类型相似的问题使用相同的编码，且尽量使用国际标准编码，不同研究的数据采用相同变量名、代码、结构或格式，有助于数据分析和交流，也方便向药政管理部门提交。

编码尽量按顺序排列（表47-5），这样可以减少 CRF 填写错误，便于统计分析。尽量避免使用单个选择框（表47-6），以区分是"不选"还是"漏选"。针对"其他"和缺失值（表47-7），尽可能按照标准编码。

表 47-5　按顺序排列问题

示例：严重程度
□ 1. 轻度　□ 2. 中度　□ 3. 重度

表 47-6 避免使用单个复选框

错误示例：是否 SAE？	☐
正确示例：是否 SAE？	☐ 1. 是 ☐ 0. 否

表 47-7 标准化"其他"或缺失值

编码	释义	举例
90	其他	血妊娠试验结果：
91	不知道	☐ 1. 阴性
92	未做	☐ 2. 阳性
93	不适用	☐ 3. 不适用（例如，男性、停经、绝育等）
94	无法评价	
95	无效	
96	未评价	

3. 问题的呈现 CRF 问题排列应当排版清晰，使问题和选项看起来清楚明白（表 47-8）。避免开放性的文本框，尽量具体化想要得到的答案（表 47-9）。当出现一个系列问题时，可以做成表格的形式，减少重复的描述（表 47-10）。

表 47-8 CRF 问题和选项排版清晰

错误示例
1. 在过去 4 个星期里，您的身体疼痛影响了您的工作和生活吗？
1）完全没有影响 2）有一点影响
3）中等影响 4）影响很大 5）影响非常大

正确示例
1. 在过去 4 个星期里，您的身体疼痛影响了您的工作和生活吗？
☐ 1. 完全没有影响
☐ 2. 有一点影响
☐ 3. 中等影响
☐ 4. 影响很大
☐ 5. 影响非常大

表 47-9 避免开放性文本框

错误示例
1. 您的生日？ _____
2. 您的体重？ _____
3. 您多久使用一次？ _____

正确示例
1. 您的生日？
|__|__|__|__|年|__|__|月|__|__|日
2. 您的体重？ |__|__|__|.|__|公斤
3. 您多久使用一次？
☐ 1. 每天 2 次
☐ 2. 每天 1 次
☐ 3. 每 2 天 1 次
☐ 4. 根据需要
☐ 5. 以上都不是，具体频率_____

表 47-10 日常生活能力量表的设计

	自己可以做 1	有些困难 2	需要帮助 3	根本无法做 4	不知道 9
自己搭乘公共汽车					
自己做饭					
……					
处理钱财					

CRF 是收集临床研究数据的主要文件。CRF 的设计应遵循临床研究方案，确保收集到方案规定的所有观察项目；应符合法规和相关标准；应易于理解，便于操作。设计良好的 CRF 有助于数据库的构建，有助于提高数据的准确性和一致性，从而减少数据质疑，且有助于提高统计分析的效率。CRF 设计应遵循标准化的操作流程，数据管理员需注意与项目组其他人员的沟通和合作。CRF 的内容应遵循临床研究方案，且应考虑到与外部数据的联接。CRF 的布局应遵循访视流程，并易于研究者填写。CRF 字段的设计应确保研究者清楚地知道需要填写的数据。

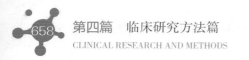

（六）临床研究经费预算和管理

对于由制药企业或 CRO 发起的新药试验，试验的各项预算和经费的决策权由制药企业 / CRO 承担，大部分在启动前已完成。而新药试验的项目经理在试验经费和管理上起着主导作用，他们不仅需要根据试验方案的访视流程和检测项目来预算研究者经费，还需要通盘考虑试验项目产生的其他辅助服务、程序和外包服务所需的费用，从而规划出临床试验项目的总经费预算。

IIT 是由研究者申请发起的临床研究，其与制药企业发起的临床研究最大区别在于，IIT 中制药企业不承担主导角色和申办者职责，仅直接或间接提供试验药、对照药或部分经费。其研究范围常常是制药企业申办的研究（industry-sponsored trial，IST）未涉及的领域，例如罕见病研究、诊断或治疗手段比较、上市药物新用途等。研究者发起的临床研究与制药企业发起的临床研究并行，互为补充，才能更好地推进药物研究的深度和广度，更多地获得研究数据，为循证医学提供依据。IIT 研究中，很难像企业发起的研究那样获得多部门、多学科的支持，比如资深的统计学家、数据管理员、临床药理学家、研究项目管理经理、临床前药理学 / 生物标志物专家等，GLP 实验室、数据录入系统也需要经过验证，这些都会对 IIT 研究的质量和结果解读带来潜在的影响。

没有经费很难开展临床研究，因为临床研究从前期设计、实施、受试者访视、相关文档准备到后期总结、论文发表等均需要经费的投入。因此想要做好一项临床研究除了一份好的方案、训练有素的研究者、依从性较好的受试者，还离不开足够的经费支持以及良好的经费预算和管理。

对于 IIT 研究，主要的经费预算包括但不限于以下内容（表 47-11）：

图 47-11　IIT 研究主要经费预算

序号	经费类别	经费内容
1	研究资料制作	临床研究方案、研究者手册、CRF 表格印制、随机信封制作、各分中心研究者档案准备
2	研究物资准备	研究用药物购买（如提供免费上市药）；研究用药物重新包装和制作标签（如为双盲研究适用）；研究用耗材（如有特殊要求，可集中采购后分发至各中心），如标本采集管、恒温盒等
3	研究者会议 / 启动会费用	用于参会人员的差旅食宿费、会议场地费、会议资料准备等
4	分中心合作费	根据组长单位和各家分中心协商，向各中心支付一定费用作为劳务付出报酬，通常按承担的实际病例数计算
5	统计服务费	支付统计专家在临床研究中统计设计、统计咨询、样本量计算、统计分析计划和报告的撰写等费用
6	数据管理费	用于项目临床研究数据库建立与维护、数据清理、质疑表产生以及数据库锁定等费用
7	研究监察访视	用于项目监察员 / 研究助理对包括组长单位在内的各家中心原始记录核对、CRF 审核、差旅食宿费等
8	临床研究助理聘用费	支付临床研究助理的人力成本或时薪，可授权受试者随访、填写 CRF、多中心协调、资料准备等任务
9	受试者费用	根据知情同意书内容，支付受试者的补偿、津贴等
10	研究涵盖的相关诊疗费用	根据知情同意书内容，为受试者报销的治疗费用、药费，检测、诊断、疗效评价等费用
11	外包服务费	如需外包监察服务、外聘研究助理、中心实验室检测、参加各类资格认证或培训等，应预留此费用

（续表）

序号	经费类别	经费内容
12	伦理委员会审评费	如需要
13	保险/受试者损害赔偿费用	购买临床研究责任险，或预留一笔经费用于受试者损害赔偿
14	院外人员劳务费	用于参与研究的其他单位人员劳务支出
15	其他	会议差旅费（外出参加国内/国际会议、汇报研究成果）、论文发表费、邮寄费、通信费
16	缓冲费用	由于临床研究的复杂性，对各项费用的预算很难做到精准，因此，建议按照一定比例上浮盈余

　　研究者发起的临床研究，经费支持一直是令研究者和伦理委员会比较困扰的问题。首先，如果没有足够的经费支持，试验组和对照组的诊疗费用差别较大，不提供免费药物或给予一定报销的话，就可能影响到随机的公正性，进而影响临床研究质量；其次，如果由于研究设计，需要受试者增加额外的访视、提供额外的血样/组织标本等，若不能给予一定的补偿或交通费用，一方面不符合伦理规范，另一方面会明显影响受试者的访视依从性，导致方案偏离或研究数据的缺失。

　　由于经费原因导致临床研究开展困难是 IIT 研究面临的普遍问题。在国外发达国家，政府部门会有专项拨款用于支持临床研究的开展，很多民间学术机构或慈善组织也有一些基金项目供临床研究项目申请，当然一些大的制药企业也会有一些资金供临床医生开展与其上市药品相关的在评价或新适应证探索研究，但并不承担申办者责任，仅作为药品和资金的提供者。目前国内用于资助临床研究的经费还非常有限，部分大学或医疗机构发起了一些临床研究资助计划，但金额尚有限，因此应鼓励更多的社会资源和组织重视临床研究投入，为探索更优更经济的疗法创造条件。

　　最后，用 NCCN* 指南中的一段话作为本章的结语：Although the guidelines are believed to represent the optimal treatment strategy, the panel believes that, when appropriate, patients should preferentially be included in a clinical trial over standard or accepted therapy.（尽管指南力求推荐最佳治疗方案，但专家组依然认为，在合适的情况下，患者应该优先被纳入到比标准的疗法或可采用的疗法更好的临床试验当中。）

（曹　烨）

---

*注：美国国立综合癌症网络（National Comprehensive Cancer Network, NCCN）每年发布的各种恶性肿瘤临床实践指南，得到了全球临床医师的认可和遵循。NCCN作为美国21家顶尖肿瘤中心组成的非营利性学术组织，其宗旨是在全球范围内提高肿瘤服务水平，造福肿瘤患者。